国家卫生健康委员会"十四五"规划教材

全 国 高 等 学 校 教 材

供基础、临床、预防、口腔医学类专业用

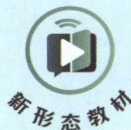

新形态教材

临床营养学

Clinical Nutrition

U0658676

主　　编｜石汉平　陈　伟

副 主 编｜李增宁　姚　颖　欧凤荣

数 字 主 编｜石汉平

数字副主编｜刘　明　陈俊强

人民卫生出版社

·北　京·

图书在版编目（CIP）数据

临床营养学 / 石汉平，陈伟主编. -- 北京：人民
卫生出版社，2024. 10（2025. 9重印）. --（全国高等
学校五年制本科临床医学专业第十轮规划教材）.
ISBN 978-7-117-37007-3

Ⅰ. R459. 3

中国国家版本馆 CIP 数据核字第 2024ZA5378 号

人卫智网	www.ipmph.com	医学教育、学术、考试、健康，购书智慧智能综合服务平台
人卫官网	www.pmph.com	人卫官方资讯发布平台

临床营养学
Linchuang Yingyangxue

主　　编：石汉平　陈　伟
出版发行：人民卫生出版社（中继线 010-59780011）
地　　址：北京市朝阳区潘家园南里 19 号
邮　　编：100021
E - mail：pmph @ pmph.com
购书热线：010-59787592　010-59787584　010-65264830
印　　刷：天津市光明印务有限公司
经　　销：新华书店
开　　本：850×1168　1/16　印张：28
字　　数：828 千字
版　　次：2024 年 10 月第 1 版
印　　次：2025 年 9 月第 4 次印刷
标准书号：ISBN 978-7-117-37007-3
定　　价：98.00 元
打击盗版举报电话：010-59787491　E-mail：WQ @ pmph.com
质量问题联系电话：010-59787234　E-mail：zhiliang @ pmph.com
数字融合服务电话：4001118166　E-mail：zengzhi @ pmph.com

编委名单

新形态教材使用说明

新形态教材是充分利用多种形式的数字资源及现代信息技术，通过二维码将纸书内容与数字资源进行深度融合的教材。本套教材全部以新形态教材形式出版，每本教材均配有特色的数字资源和电子教材，读者阅读纸书时可以扫描二维码，获取数字资源、电子教材。

电子教材是纸质教材的电子阅读版本，其内容及排版与纸质教材保持一致，支持手机、平板及电脑等多终端浏览，具有目录导航、全文检索功能，方便与纸质教材配合使用，进行随时随地阅读。

获取数字资源与电子教材的步骤

1 扫描封底红标二维码，获取图书"使用说明"。

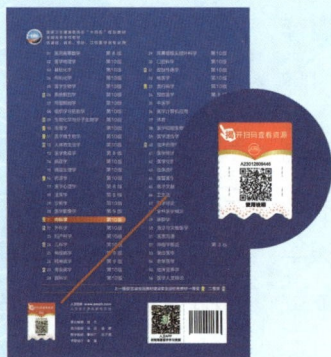

2 揭开红标，扫描绿标激活码，注册/登录人卫账号获取数字资源与电子教材。

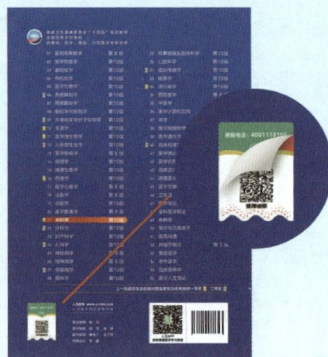

3 扫描书内二维码或封底绿标激活码，随时查看数字资源和电子教材。

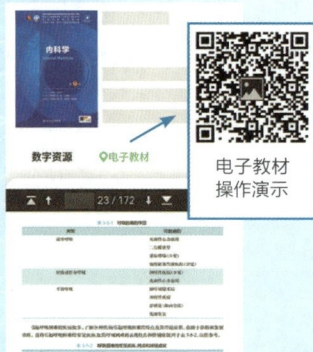

电子教材操作演示

4 登录 zengzhi.ipmph.com 或下载应用体验更多功能和服务。

扫描下载应用

客户服务热线 400-111-8166

读者信息反馈方式

人卫e教
medu.pmph.com

欢迎登录"人卫e教"平台官网"medu.pmph.com"，在首页注册登录后，即可通过输入书名、书号或主编姓名等关键字，查询我社已出版教材，并可对该教材进行读者反馈、图书纠错、撰写书评以及分享资源等。

序言

百年大计,教育为本。教育立德树人,教材培根铸魂。

过去几年,面对突如其来的新冠疫情,以习近平同志为核心的党中央坚持人民至上、生命至上,团结带领全党全国各族人民同心抗疫,取得疫情防控重大决定性胜利。在这场抗疫战中,我国广大医务工作者为最大限度保护人民生命安全和身体健康发挥了至关重要的作用。事实证明,我国的医学教育培养出了一代代优秀的医务工作者,我国的医学教材体系发挥了重要的支撑作用。

党的二十大报告提出到 2035 年建成教育强国、健康中国的奋斗目标。我们必须深刻领会党的二十大精神,深刻理解新时代、新征程赋予医学教育的重大使命,立足基本国情,尊重医学教育规律,不断改革创新,加快建设更高质量的医学教育体系,全面提高医学人才培养质量。

尺寸教材,国家事权,国之大者。面对新时代对医学教育改革和医学人才培养的新要求,第十轮教材的修订工作落实习近平总书记的重要指示精神,用心打造培根铸魂、启智增慧、适应时代需求的精品教材,主要体现了以下特点。

1. 进一步落实立德树人根本任务。遵循《习近平新时代中国特色社会主义思想进课程教材指南》要求,努力发掘专业课程蕴含的思想政治教育资源,将课程思政贯穿于医学人才培养过程之中。注重加强医学人文精神培养,在医学院校普遍开设医学伦理学、卫生法以及医患沟通课程基础上,新增蕴含医学温度的《医学人文导论》,培养情系人民、服务人民、医德高尚、医术精湛的仁心医者。

2. 落实"大健康"理念。将保障人民全生命周期健康体现在医学教材中,聚焦人民健康服务需求,努力实现"以治病为中心"转向"以健康为中心",推动医学教育创新发展。为弥合临床与预防的裂痕作出积极探索,梳理临床医学教材体系中公共卫生与预防医学相关课程,建立更为系统的预防医学知识结构。进一步优化重组《流行病学》《预防医学》等教材内容,撤销内容重复的《卫生学》,推进医防协同、医防融合。

3. 守正创新。传承我国几代医学教育家探索形成的具有中国特色的高等医学教育教材体系和人才培养模式,准确反映学科新进展,把握跟进医学教育改革新趋势新要求,推进医科与理科、工科、文科等学科交叉融合,有机衔接毕业后教育和继续教育,着力提升医学生实践能力和创新能力。

4. 坚持新形态教材的纸数一体化设计。数字内容建设与教材知识内容契合,有效服务于教学应用,拓展教学内容和学习过程;充分体现"人工智能+"在我国医学教育数字化转型升级、融合发展中的促进和引领作用。打造融合新技术、新形式和优质资源的新形态教材,推动重塑医学教育教学新生态。

5. 积极适应社会发展,增设一批新教材。包括:聚焦老年医疗、健康服务需求,新增《老年医学》,维护老年健康和生命尊严,与原有的《妇产科学》《儿科学》等形成较为完整的重点人群医学教材体系;重视营养的基础与一线治疗作用,新增《临床营养学》,更新营养治疗理念,规范营养治疗路径,提升营养治疗技能和全民营养素养;以满足重大疾病临床需求为导向,新增《重症医学》,强化重症医学人才的规范化培养,推进实现重症管理关口前移,提升应对突发重大公共卫生事件的能力。

我相信,第十轮教材的修订,能够传承老一辈医学教育家、医学科学家胸怀祖国、服务人民的爱国精神,勇攀高峰、敢为人先的创新精神,追求真理、严谨治学的求实精神,淡泊名利、潜心研究的奉献精神,集智攻关、团结协作的协同精神。在人民卫生出版社与全体编者的共同努力下,新修订教材将全面体现教材的思想性、科学性、先进性、启发性和适用性,以全套新形态教材的崭新面貌,以数字赋能医学教育现代化、培养医学领域时代新人的强劲动力,为推动健康中国建设作出积极贡献。

教育部医学教育专家委员会主任委员

教育部原副部长

林蕙青

2024 年 5 月

全国高等学校五年制本科临床医学专业
第十轮　规划教材修订说明

　　全国高等学校五年制本科临床医学专业国家卫生健康委员会规划教材自 1978 年第一轮出版至今已有 46 年的历史。近半个世纪以来,在教育部、国家卫生健康委员会的领导和支持下,以吴阶平、裘法祖、吴孟超、陈灏珠等院士为代表的几代德高望重、有丰富的临床和教学经验、有高度责任感和敬业精神的国内外著名院士、专家、医学家、教育家参与了本套教材的创建和每一轮教材的修订工作,使我国的五年制本科临床医学教材从无到有、从少到多、从多到精,不断丰富、完善与创新,形成了课程门类齐全、学科系统优化、内容衔接合理、结构体系科学的由纸质教材与数字教材、在线课程、专业题库、虚拟仿真和人工智能等深度融合的立体化教材格局。这套教材为我国千百万医学生的培养和成才提供了根本保障,为我国培养了一代又一代高水平、高素质的合格医学人才,为推动我国医疗卫生事业的改革和发展作出了历史性巨大贡献,并通过教材的创新建设和高质量发展,推动了我国高等医学本科教育的改革和发展,促进了我国医药学相关学科或领域的教材建设和教育发展,走出了一条适合中国医药学教育和卫生事业发展实际的具有中国特色医药学教材建设和发展的道路,创建了中国特色医药学教育教材建设模式。老一辈医学教育家和科学家们亲切地称这套教材是中国医学教育的"干细胞"教材。

　　本套第十轮教材修订启动之时,正是全党上下深入学习贯彻党的二十大精神之际。党的二十大报告首次提出要"加强教材建设和管理",表明了教材建设是国家事权的重要属性,体现了以习近平同志为核心的党中央对教材工作的高度重视和对"尺寸课本、国之大者"的殷切期望。第十轮教材的修订始终坚持将贯彻落实习近平新时代中国特色社会主义思想和党的二十大精神进教材作为首要任务。同时以高度的政治责任感、使命感和紧迫感,与全体教材编者共同把打造精品落实到每一本教材、每一幅插图、每一个知识点,与全国院校共同将教材审核把关贯穿到编、审、出、修、选、用的每一个环节。

　　本轮教材修订全面贯彻党的教育方针,全面贯彻落实全国高校思想政治工作会议精神、全国医学教育改革发展工作会议精神、首届全国教材工作会议精神,以及《国务院办公厅关于深化医教协同进一步推进医学教育改革与发展的意见》(国办发〔2017〕63 号)与《国务院办公厅关于加快医学教育创新发展的指导意见》(国办发〔2020〕34 号)对深化医学教育机制体制改革的要求。认真贯彻执行《普通高等学校教材管理办法》,加强教材建设和管理,推进教育数字化,通过第十轮规划教材的全面修订,打造新一轮高质量新形态教材,不断拓展新领域、建设新赛道、激发新动能、形成新优势。

其修订和编写特点如下：

1. **坚持教材立德树人课程思政**　认真贯彻落实教育部《高等学校课程思政建设指导纲要》，以教材思政明确培养什么人、怎样培养人、为谁培养人的根本问题，落实立德树人的根本任务，积极推进习近平新时代中国特色社会主义思想进教材进课堂进头脑，坚持不懈用习近平新时代中国特色社会主义思想铸魂育人。在医学教材中注重加强医德医风教育，着力培养学生"敬佑生命、救死扶伤、甘于奉献、大爱无疆"的医者精神，注重加强医者仁心教育，在培养精湛医术的同时，教育引导学生始终把人民群众生命安全和身体健康放在首位，提升综合素养和人文修养，做党和人民信赖的好医生。

2. **坚持教材守正创新提质增效**　为了更好地适应新时代卫生健康改革及人才培养需求，进一步优化、完善教材品种。新增《重症医学》《老年医学》《临床营养学》《医学人文导论》，以顺应人民健康迫切需求，提高医学生积极应对突发重大公共卫生事件及人口老龄化的能力，提升医学生营养治疗技能，培养医学生传承中华优秀传统文化、厚植大医精诚医者仁心的人文素养。同时，不再修订第9版《卫生学》，将其内容有机融入《预防医学》《医学统计学》等教材，减轻学生课程负担。教材品种的调整，凸显了教材建设顺应新时代自我革新精神的要求。

3. **坚持教材精品质量铸就经典**　教材编写修订工作是在教育部、国家卫生健康委员会的领导和支持下，由全国高等医药教材建设学组规划，临床医学专业教材评审委员会审定，院士专家把关，全国各医学院校知名专家教授编写，人民卫生出版社高质量出版。在首届全国教材建设奖评选过程中，五年制本科临床医学专业第九轮规划教材共有13种教材获奖，其中一等奖5种、二等奖8种，先进个人7人，并助力人卫社荣获先进集体。在全国医学教材中获奖数量与比例之高，独树一帜，足以证明本套教材的精品质量，再造了本套教材经典传承的又一重要里程碑。

4. **坚持教材"三基""五性"编写原则**　教材编写立足临床医学专业五年制本科教育，牢牢坚持教材"三基"（基础理论、基本知识、基本技能）和"五性"（思想性、科学性、先进性、启发性、适用性）编写原则。严格控制纸质教材编写字数，主动响应广大师生坚决反对教材"越编越厚"的强烈呼声；提升全套教材印刷质量，在双色印制基础上，全彩教材调整纸张类型，便于书写、不反光。努力为院校提供最优质的内容、最准确的知识、最生动的载体、最满意的体验。

5. **坚持教材数字赋能开辟新赛道**　为了进一步满足教育数字化需求，实现教材系统化、立体化建设，同步建设了与纸质教材配套的电子教材、数字资源及在线课程。数字资源在延续第九轮教材的教学课件、案例、视频、动画、英文索引词读音、AR互动等内容基础上，创新提供基于虚拟现实和人工智能等技术打造的数字人案例和三维模型，并在教材中融入思维导图、目标测试、思考题解题思路，拓展数字切片、DICOM等图像内容。力争以教材的数字化开发与使用，全方位服务院校教学，持续推动教育数字化转型。

　　第十轮教材共有56种，均为国家卫生健康委员会"十四五"规划教材。全套教材将于2024年秋季出版发行，数字内容和电子教材也将同步上线。希望全国广大院校在使用过程中能够多提供宝贵意见，反馈使用信息，以逐步修改和完善教材内容，提高教材质量，为第十一轮教材的修订工作建言献策。

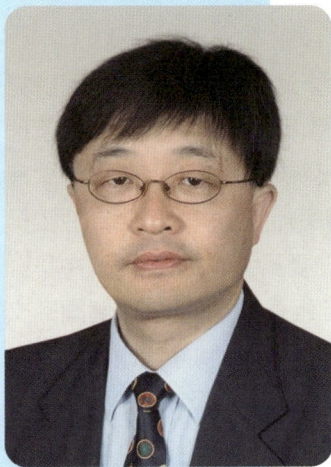

石汉平

博士,教授,博士研究生导师,美国外科医师学会会员(FACS)。首都医科大学附属北京世纪坛医院普外四科主任、肿瘤营养与代谢中心主任。国家重点研发计划项目首席科学家。中国抗癌协会副理事长、中国营养保健食品协会副会长、中华医学会肠外肠内营养学分会第五届委员会主任委员、国民营养健康专家委员会临床营养行动专业委员会主任委员、中国食品科学技术学会医学食品分会主任委员。创立中国抗癌协会肿瘤营养与支持治疗专业委员会、中国食品科学技术学会医学食品分会等 5 个国家二级学术组织,创办 *Journal of Nutritional Oncology*、*Precision Nutrition*、《肿瘤代谢与营养电子杂志》及《医学参考报——营养学频道》4 本期刊,创建 INSCOC、LIOC、CPNAS 3 个大型研究队列,创建国家市场监督管理总局重点实验室(肿瘤特医食品)及肿瘤代谢与营养北京市国际科技合作基地。发表学术论文 760 篇,其中第一作者或通信作者 SCI 论文 220 篇,主编专著 33 部。

从事教学工作近 40 年,推动《临床营养学》首次纳入全国高等学校五年制本科临床医学专业规划教材。创立我国肿瘤营养学科,首次提出"营养状况是基本生命体征""营养治疗是一线治疗""营养治疗是一项基本人权",呼吁建设"无饿医院"。获"全国优秀科技工作者""健康中国(2019 年度)十大人物"荣誉称号,连续两年被评为全球营养学领域最为活跃的五位学者之一,位列第二。

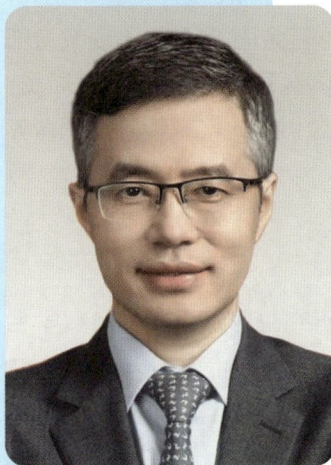

陈　伟

中国医学科学院北京协和医院临床营养科副主任,主任医师。现任中华医学会肠外肠内营养学分会副主任委员,中国营养学会临床营养分会主任委员,中国医师协会营养医师专业委员会总干事,中国医疗保健国际交流促进会临床营养健康学分会主任委员,北京医学会临床营养分会主任委员等。*APJCN* 共同主编,*NCP*、*Nutrients* 杂志通信编委,约翰斯·霍普金斯医院访问学者。

从事教学工作至今 29 年。主持并参加国家级、省部级课题 17 项,承担国家自然科学基金面上项目、国家重点专项课题研究,获得省级科技奖 3 项。发表学术论文 130 篇,第一作者及通信作者 SCI 收录 45 篇,撰写科普书籍 25 部。致力于各种类型营养不良的防治工作,主导医学营养治疗的实施全过程以及肥胖相关慢性疾病等营养治疗。编写中华医学会肠外肠内营养学、医学减重、糖尿病等循证指南和专家共识 16 部,牵头制定国家标准、卫生行业标准 5 项,在国内率先开展医学营养减重、家庭营养治疗、临床营养学的教育和培训工作。

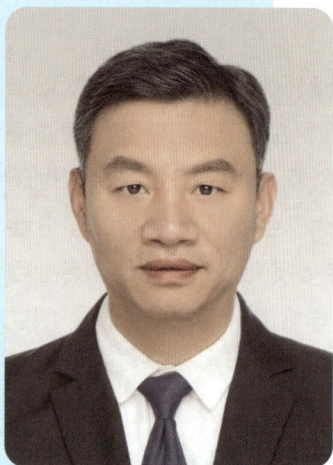

李增宁

二级教授,主任医师,博士研究生导师。河北医科大学口腔医院党委书记,河北医科大学第一医院营养科主任,河北省营养专业质量管理与控制中心主任,享受国务院政府特殊津贴专家。中国营养学会副理事长,中国营养科学界首批首席专家,中国医师协会营养医师专业委员会副主任委员,中国抗癌协会肿瘤营养专业委员会副主任委员,中华医学会肠外肠内营养学分会院外营养协作组组长,中国医疗保健国际交流促进会营养与代谢管理分会副主任委员。担任《肿瘤代谢与营养电子杂志》副主编,*Journal of Nutritional Oncology* 及《中华预防医学杂志》《中国社区医师》编委。

从事教学工作至今 31 年,主编、参编规划教材多部,承担国家自然科学基金等多项课题,在国内外发表论文百余篇。获河北省科学技术进步奖、华夏医学科技奖等多项奖项。

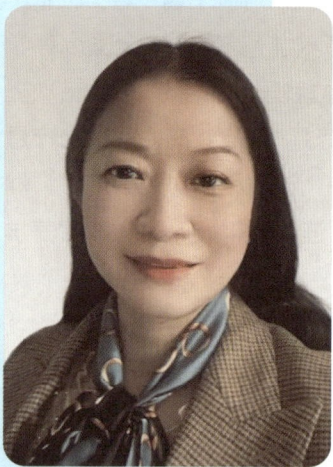

姚　颖

华中科技大学同济医学院附属同济医院临床营养科主任,肾内科副主任,二级教授,主任医师,博士研究生导师,国家注册营养师。中国人体健康科技促进会临床营养专业委员会主任委员、中国老年医学学会营养与食品安全分会副会长、中华中医药学会药膳分会副主任委员、中国营养学会常务理事、中华医学会肠外肠内营养学分会肾病营养协作组组长。

从事教学工作至今 33 年,主编、参编多部临床营养学专著、指南、共识及科普图书。在 *Cell Metabolism* 等国际知名期刊发表高水平 SCI 论文 40 余篇,主持 6 项国家自然科学基金面上项目、1 项教育部重大基金,获国家发明专利 1 项,现任《中国医刊》编委会副主任委员。荣获第二届全国创新争先奖、湖北省科学技术进步奖二等奖、中国营养学会营养科技服务团"双百"专家。

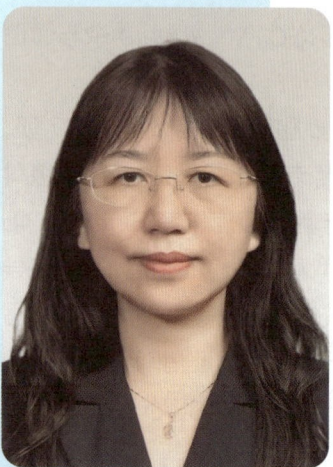

欧凤荣

中国医科大学教授、主任医师,硕士研究生导师。辽宁省教学名师,国家级一流课程负责人。教育部高等学校教学信息化与教学方法创新指导委员会委员,辽宁省营养学会第七届理事会常务理事,辽宁省营养学会老年营养专业委员会主任委员。

从事临床营养及教育教学工作 30 余年,参编《临床营养学》《健康营养学》《生活方式与健康》《临床医学导论》等教材。先后获得首届全国教材建设奖(高等教育)二等奖 1 项,国家级教学成果二等奖 2 项。承担及参与国家级、省级课题 10 余项。

前言

中国医学史会记住这一天！2022 年 9 月 19 日，《临床营养学》正式纳入全国高等学校五年制本科临床医学专业第十轮规划教材。自此，我国临床营养学教学一步跨进世界领先行列，正式开启新篇章。

2012 年 6 月 10 日，石汉平、曹伟新、于康、伍晓汀和李薇教授联名向国家有关部门递呈了《关于将临床营养学纳入医学生必修课程的提议》。此后，中国临床营养人发扬"四千"精神，以滴水穿石的决心推动医学生的临床营养学教育。十年过去了，梦想成真，九转功成。此时此刻，苦涩的汗水化为甘露，辛酸的眼泪变成释怀：临床营养学终于昂首阔步走进医学教育殿堂，营养治疗终于返璞归真成为一线治疗。这是患者之福，健康之本。

众所周知，一切生命活动都是营养驱动的，营养状况是机体健康水平和功能状态的镜像。营养不良不仅是疾病的结果，而且是疾病的原因；不仅导致体重丢失，而且影响所有器官系统。营养治疗不仅提供能量，而且调节代谢，更加焕发自愈力，促进患者食物权、健康权、生命权的有机结合。因此，在"以健康为中心"的时代，我们要大声疾呼"营养治疗是基础治疗，是人文关怀，还营养为一线治疗"，切实把营养治疗整合到每一位患者的综合治疗方案中去，充分发挥其价值医疗作用，促进患者更快、更好康复。

人才培养，始于教育。改变行动从改变观念开始。把临床营养学纳入高等学校临床医学专业本科生必修课对培养高水平、重人文的未来医师有巨大现实意义和深远历史影响。建设先要规划，教书先需教材。为此，人民卫生出版社于 2023 年 6 月 28 日组织召开了本教材第一次编写工作会议，确定了"编写高质量教材"的目标，描绘了"培养高素质人才"的愿景。全体编写人员不辱使命、不负荣誉、不辞劳苦，致力打造经典，历时八个月，修改数十次，更新数千处，最终成稿。

全书内容分为营养生理代谢、营养诊疗通则、不同人群营养管理、临床营养学科发展四个方面，从食物到制剂，从基础到临床，从病房到家庭，从患者到人群，围绕一个主题——"营养紊乱"、贯穿一条主线——"营养治疗"，落实一个主旨——"生命至上"进行讨论、叙述。全书共 23 章 173 节，既相对独立、各有侧重，又紧密联系、相互融合。本书以价值营养为核心，以精准营养为方向，以护佑健康为峰点，力求回答不同患者的主要营养关切，力争反映营养研究的最新重要成果，广泛适用于医学院校不同专业学生。纸质教材与数字资源珠联璧合，相得益彰，不仅探索了新形态教材的模式，而且方便了广大读者的学习。

本书是集体智慧的结晶，是共同努力的结果。首都医科大学、中国医学科学院、河北医科大学、华中科技大学、中国医科大学等 34 家单位、35 位专家直接负责编写工作，他们多年耕耘在医疗、教学、科研一线，是本领域的一流专家，是懂营养的临床医师、懂疾病的营养师、懂学生的教师。本书不仅凝集了编委团队的心血，还汇聚了多位未署名的幕后英雄的智慧，借此付梓之际，一并表示衷心感谢。限于编者水平和经验，由于科技进步日新月异，加上内容涉及广泛，本书可能存在不足、遗漏乃至错误，恳请批评指正。

谨以本书献给亲爱的医学生和患者！

石汉平

2024 年 10 月

目录

第一章 | 绪 论

营养(nutrition)是指机体摄入、利用食物到排出残物的过程的总和,包括摄入(ingestion)、消化(digestion)、吸收(absorption)、利用(utilization)、排泄(excretion)五个阶段(图1-1),"营"与"养"两个方面。人体主动摄入食物,消化成营养素并吸收(摄取)是为"营";吸收后的营养素经过同化代谢,合成生命活动所需的各种物质,并排出未消化、未吸收食物成分及代谢物,维持内环境稳定是为"养"。营养过程是一个主动健康过程。

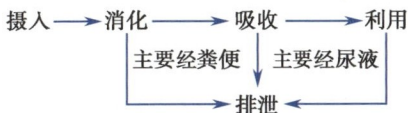

摄入 ⟶ 消化 ⟶ 吸收 ⟶ 利用
主要经粪便 │ 主要经尿液
⟶ 排泄 ⟵

图 1-1 营养的基本过程

人类营养学(human nutrition)是研究人体与营养素相互作用的科学,包括预防营养学(preventive nutrition)及临床营养学(clinical nutrition)。

预防营养学是研究人群或个体食物摄(输)入和营养素如何影响疾病发生风险的科学,是在人群层面上采取行动,以减少营养相关性疾病。

临床营养学是运用营养学原理和技术,防治疾病、修复损伤、稳定内环境的学科。它以患者个体为对象,研究营养与疾病之间相互影响。第一方面,研究营养失衡(nutritional imbalance)(不足或过多)与机体功能、疾病的关系;第二方面,研究疾病对营养与代谢的影响;第三方面,更加重要的是研究营养治疗在疾病康复中的作用。传统临床营养学多着墨于第一方面,随着人类对营养重要性认识的不断加深,临床营养学的内涵也在不断丰富。

第一节 | 临床营养学的发展历史

人类自从诞生的那一刻开始,面临的最大挑战便是饥饿,解决饥饿问题的过程是营养的一部分,所以,营养学可能是人类最古老的科学。

一、我国临床营养学发展历史

中华民族营养历史不仅悠久,而且光荣,是中华民族灿烂文明的重要组成部分。

上古时期,燧人氏、祝融先后发明钻木取火、击石点火,开启了人类主动用火的时代——烧烤食物、御寒及驱害,熟食的摄入使人类从动物中彻底分离出来。

约5 000年前,神农氏尝百草,甄别食物、药物与毒物,从大自然中寻找食物、药物,开创了我国自然五谷和自然医药历史。

约4 000年前,大禹通过治水开启了灌溉农业和水利兴修,开创了我国食品种植农业历史。

3 000多年前,商朝开始大量制作青铜炊具及餐具,开创了我国食品加工工业历史。

约3 000年前,周朝开启了著名的礼乐时代,制定了许多礼乐制度和规范,出现了掌管膳食、酒和宴会的营养师群体,开创了我国饮食文化和营养师职业分类的历史。

2 000多年前,《黄帝内经》编纂成书,提出"五谷为养,五果为助,五畜为益,五菜为充","圣人不治已病,治未病;不治已乱,治未乱",首次从理论上把食物、营养与医药结合起来,开创了我国预防营养学和医学食品的历史。

1915年,中华医学会成立。1938年,中华医学会特刊第10号发表《中国民众最低限度之营养需要》。

1945 年，中国营养学会创立；1956 年，《营养学报》创办；标志着我国现代营养学学科正式诞生。

1978 年，我国第一个肠外营养学术报告《静脉营养治疗外科（危）重病人》发布；1982 年，中国和瑞典两国间的第一家合资企业——华瑞制药有限公司成立；1985 年，全国外科营养支持学术会议召开；1990 年，中华医学会外科学分会外科营养支持学组成立；1993 年、1994 年，《中国临床营养杂志》及《肠外与肠内营养》先后创办；2004 年，中华医学会肠外肠内营养学分会成立；标志着我国临床营养学学科体系逐步形成。

2009 年，我国第一个肿瘤营养学术组织"广州抗癌协会肿瘤营养与支持治疗专业委员会"成立，首届肿瘤营养学术会议召开；2012 年，我国第一个国家级肿瘤营养学术组织"中国抗癌协会肿瘤营养学与支持治疗专业委员会"成立，我国第一部《肿瘤营养学》出版，常见恶性肿瘤营养状况与临床结局相关性研究（Investigation on Nutrition Status and its Clinical Outcome of Common Cancers，INSCOC，ChiCTR 1800020329）启动；2013 年，我国第一次国家级肿瘤营养学术会议（第一届全国肿瘤营养与支持治疗学术会议）召开；2014 年，《肿瘤代谢与营养电子杂志》创刊；2016 年，*Journal of Nutritional Oncology* 创刊；标志着我国临床营养学学科向亚专科深入发展，肿瘤营养学学科正式诞生。

2016 年，第一个国家级特殊医学用途配方食品学术组织"中国营养保健食品协会特殊医学用途配方食品应用专业委员会"成立。

2017 年，临床营养纳入《国民营养计划（2017—2030 年）》，成为国民营养计划六个重大行动之一，即临床营养行动。我国学者首次提出"营养治疗是一线治疗"。

2022 年，《临床营养学》纳入国家卫生健康委员会"十四五"规划教材——全国高等学校五年制本科临床医学专业第十轮规划教材，这是中国临床营养工作的开创性成果，是中国乃至国际医学教育历史上的里程碑式事件。

2023 年，中国食品科学技术学会医学食品分会成立，标志着我国临床营养学学科向交叉学科发展。

2024 年，全国高等学校五年制本科临床医学专业第十轮规划教材《临床营养学》第一版出版发行。

二、世界临床营养学的发展历程

5 000 年前，阿育吠陀（Ayur Veda）医学认为人体主要有 7 种组织：营养液、血液、肌肉、脂肪、骨骼、骨髓和生殖细胞，并提出药物治疗、特殊食物疗法以及根据医嘱适当运动三大治疗措施。

近 3 000 年前，希波克拉底提出：让食物成为您的药物（let food be your medicine）。

1747 年，Lind 医师在索尔兹伯里号船上开展了世界上第一个营养临床试验，他发现吃橘子和柠檬能减少并改善水手罹患的坏血病。

1810 年，Wollaston 发现胱氨酸；1820 年，Braconnot 分离出甘氨酸；1838 年，Mulder 发现蛋白质，并以希腊语 proteios 命名；1846 年，Liebig 从酪蛋白中分离出酪氨酸。

1831 年，Latta 对霍乱患者进行静脉盐水治疗获得成功；1887 年，Handerer 对出血性休克患者进行静脉葡萄糖输注；1911 年，Kansch 对外科术后患者静脉滴注葡萄糖。

1912 年，Funk 发现食用糙米的小鸡不会出现脚气病样症状，他认为这是糙米中重要的胺类物质发挥的作用，从而首次提出了"生命胺（vital amine）"的概念，后来他又简称其为维生素（vitamin）。1926 年，人类首次分离出硫胺素；1932 年，首次分离出维生素 C 并被证明能治疗坏血病；1936 年，首次合成维生素 B_1。

1924 年，Warburg 发现了肿瘤细胞的有氧糖酵解现象，为临床营养代谢治疗奠定了理论基础。

1928 年，美国营养学会（American Society for Nutrition，ASN）成立。

1935 年，Rose 开始研究人体需要的氨基酸，确定 8 种必需氨基酸及其需要量。

1952 年，《美国临床营养学杂志》（*The American Journal of Clinical Nutrition*）正式出版。

1957 年，Greenstein 发明要素膳，解决了宇航员营养问题，以后被应用于临床营养。美国食品药品管理局（the US Food and Drug Administration，FDA）批准先天性氨基酸代谢缺陷的苯丙酮尿症婴儿"膳食治疗药物"，世界第一个特殊医学用途配方食品诞生。

1959 年，Moore 提出营养治疗中最佳氮能量比例为 1∶150（g∶kcal）。

1961 年，Wretlind 发明脂肪乳（intralipid），用大豆油、卵磷脂、甘油等原料成功研制脂肪乳剂，人类首次实现脂肪安全输注。

1967 年，Dudrick 和 Wilmore 等首次报告全肠外营养（total parenteral nutrition，TPN）治疗使幼犬成功生长发育，并成功救治重症患者，开创了现代肠外营养治疗的先河。

1970 年，Scribner 与 Solassol 提出人工胃肠概念。

1973 年，联合国粮农组织（FAO）和世界卫生组织（WHO）推荐氨基酸注射液的人乳全蛋模式，这是目前世界上氨基酸注射液的最主要模式。全世界第一个成年人普通全营养特殊医学用途配方食品诞生。

1977 年，美国肠外肠内营养学会（American Society for Parenteral and Enteral Nutrition，ASPEN）成立，《肠外和肠内营养杂志》（*Journal of Parenteral and Enteral Nutrition*）创刊；1979 年，欧洲肠外肠内营养学会（The European Society for Parenteral and Enteral Nutrition，ESPEN）成立；1982 年，《临床营养杂志》（*Clinical Nutrition*）创刊。

1986 年，Cerra 提出代谢支持理论，对创伤、感染等危重患者建议减少非蛋白质能量，减少糖量，增加蛋白质供给量，提高氮能量比值。

1988 年，美国《孤儿药品法》首次对医用食品进行定义。

1991 年，国际食品法典委员会第一次明确定义"特殊医学用途配方食品（foods for special medical purposes，FSMP）"。

2016 年，全球领导人营养不良倡议（the Global Leadership Initiative on Malnutrition，GLIM）标准正式发布。

2022 年，《精准营养》（*Precision Nutrition*）杂志创刊。

第二节 | 现代临床营养理念——价值营养

价值营养（value-based nutrition，VBN）是现代临床营养的最新理念，更是临床营养核心价值的最佳体现。价值营养是价值医疗（value-based care，VBC）理念在临床营养学上的应用。价值医疗的核心理念是强调医疗质量和医疗服务的性价比，即用尽可能合理的成本取得尽可能大的医疗健康效益，它的三个基本原则是：为患者创造价值、全流程全人服务、考核医疗效果和费用。以人为本（person-centered care）、以患者为中心（patient-centered care）、个体化营养（personalized nutrition）、精准营养（precision nutrition），即 4P，是价值营养的基石。2021 年，我国学者首次呼吁把价值医疗的理念和原则落实到临床营养工作中，并提出价值营养治疗（value-based nutrition therapy），即以尽可能恰当的营养治疗达到尽可能好的健康及经济效果，把营养治疗融合到每一位患者的日常医疗服务中去，并建议从以下 8 个方面落实价值营养治疗。

一、加强临床营养学科建设

从价值医疗以患者为中心、个体化医疗的核心理念来看，临床营养学是实践价值医疗的有效载体，是临床医学的重要组成部分，应该得到大力发展。把临床营养学纳入医学院校的必修课，增加临床医学专业及临床医师的执业范畴——临床营养学，同时加强临床营养研究，是践行价值医疗的具体行动。

然而，由于多方面的因素，我国医院的临床营养科长期定位为后勤科室、辅助科室或医技科室，隶属于后勤部或门诊部。2020 年 11 月，全国临床营养专家代表在北京召开讨论会，就《临床营养工作规范》达成如下共识：临床营养科定位为临床治疗科室，隶属医院医务部门管理；按照临床骨干学科的要求与标准建设、考核临床营养科；鼓励有条件的医院成立营养病房或营养治疗单元（nutrition care unit，NCU）；按照营养师∶病床数 =1∶150 的要求配备营养师；临床营养科诊疗目录及相应收费标准应该纳入医院诊疗目录及收费目录；医院膳食科定位为医院后勤部门，按照医院健康膳食标准与要求制备医院膳食，医院膳食科负责的医院治疗膳食，接受临床营养科业务指导。

2022 年 3 月,国家卫生健康委员会发布《临床营养科建设与管理指南(试行)》,要求"二级以上综合医院以及肿瘤、儿童、精神等专科医院设置临床营养科",规定临床营养科是"医疗机构内独立开展临床营养诊疗服务的临床科室",鼓励"有条件的医疗机构可开设临床营养科病房"。这个指南为我国医疗机构临床营养学科建设指明了方向。2022 年 9 月,《临床营养学》纳入全国高等学校五年制本科临床医学专业第十轮规划教材。2024 年 9 月,国家卫生健康委员会发布《关于进一步推进临床营养工作的通知》,必将极大地促进临床营养学科建设。

二、强化"无饿医院"建设

1974 年 Butterworth CE 在 *Nutrition Today* 杂志发表了著名的论文"The skeleton in the hospital closet (医院里面骨瘦如柴的人)":发现医院是营养不良发生率最高的场所,住院患者是营养不良发生率最高的人群。加拿大营养不良特别工作组(Canadian Malnutrition Task Force,CMTF)报告,患者住院期间营养状况不但没有改善,反而恶化了。为此,中国抗癌协会肿瘤营养专业委员会及中华医学会肠外肠内营养学分会于 2018 年在国际上首次提出建设"无饿医院(hungry-free hospital,HFH)"倡议,并提出了建设"无饿医院"的 8 条行动宣言:①良好营养是基本人权;②良好营养是疾病预防、治疗及康复的前提;③全体医务人员应该熟知营养不良的危害;④努力降低医院营养不良的发生率;⑤为患者提供卫生、经济、营养丰富的膳食;⑥倡导口服营养补充(oral nutritional supplements,ONS),高度重视FSMP 的作用;⑦营养素是营养不良患者的必需药物;⑧营养治疗是疾病的一线治疗。为了落实"无饿医院"建设行动宣言,制定了 9 个具体行动:①成立与医院药事委员会并列的院级营养指导委员会;②成立新的医技科室——营养诊断室,负责全院门诊及住院患者的营养诊断;③采用任何验证合格的工具,对 100% 住院患者实施营养诊断;④如果患者有营养问题,应该在入院诊断及病历首页中记录;⑤医院有书面的营养不良防治政策并常规地传达到所有医务人员,对所有医务人员进行必要的技术培训,使其能实施这一政策;⑥对营养师进行临床医学规范化培训,对住院医师进行临床营养规范化培训;⑦优化诊疗计划,把营养治疗融入医疗常规中去,尽量缩短诊疗操作禁食时间;⑧在患者进餐期间不安排非急诊诊疗活动及操作,以保障就餐时间和就餐环境;⑨改善医院膳食,增加风味,延长供应时间。

为了进一步推动"无饿医院"建设,人大代表连续 3 年向全国人民代表大会提案,呼吁建设"无饿医院",得到国家卫生健康委员会的积极回应,并试点"无饿医院"建设。建设"无饿医院"、防治医院营养不良需要进一步的政策支持和统筹规划。

三、确立营养治疗的一线治疗地位

医学界长期以来把营养当成补充、支持,把营养看作是可有可无的辅助,营养制剂长期被列入国家辅助用药目录。实际上,无论是从价值医疗的角度,还是从临床重要性角度,营养不仅是补充、不仅是支持,更是治疗,而且是基础治疗、是一线治疗。近 30 年来,人们对营养重要性的认识日益加深,营养学研究已经成为世界科学研究的热点,过去 30 年 PubMed 收录的营养文献增加了 19 倍。营养显著改善临床结局、节约医疗费用的双重作用得到越来越多的认识,这从中国国家知识基础设施(China National Knowledge Infrastructure,CNKI)营养文献分析可见一斑。分别以"营养支持""营养治疗"为主题词进行检索,比较 2001—2010 年与 2011—2020 年前后两个 10 年营养观念的变化,发现以"营养治疗"为主题词的文献增长率显著高于以"营养支持"为主题词的文献。

价值医疗的原则决定了营养的一线治疗地位。营养一线治疗的理念要求把营养治疗整合到每一位患者的日常医疗服务中去,使营养成为疾病治疗和疾病康复的核心措施。要加大技能培训和理念宣传,使每一位临床医师牢固树立营养一线治疗的理念并熟练掌握营养一线治疗的技术。

四、落实入院营养诊断

没有营养诊断,就没有营养治疗;没有精准营养诊断,就没有精准营养治疗。精准营养诊断是落实精准营养治疗的前提,是实现价值营养的必然要求。一方面,营养状况与患者临床结局及预后密切相关,应该把营养状况视为患者的基本生命体征;另一方面,营养紊乱的后果不仅是生理的,而且是心理的,也是社会的,还是经济的。从病理生理来看,营养紊乱是一种多器官功能不全综合征。因此,应该强化营养诊断,住院患者的入院诊断应该由传统的"原发病"一元诊断增加营养状况诊断,即"原发病和营养状况"二元诊断。遗憾的是,在一项涉及 4 000 例患者的调查中,尽管患者营养不良发生率高达 48.1%,却只有 18.8% 的患者病历记载了营养相关问题,且只有 7.3% 的患者接受了营养治疗。由此可见,对患者实施营养诊断意义重大。中国抗癌协会肿瘤营养专业委员会推荐三级营养诊断,即营养筛查、营养评估及综合评价。对重度营养不良患者要进行四个维度的分析,了解患者的能量消耗、应激状况、炎症水平及代谢情况,使营养诊断逐渐深入,更加精准。

五、实施早期、规范、精准营养治疗

对患者实施早期、规范、精准营养治疗是落实价值营养治疗的必然要求。对高龄老年、危重症、内脏实体瘤、腹部大手术以及其他任何原因导致自主摄食不足的患者,应该在入院 24～48 小时内启动营养治疗,并优先考虑肠内营养。不能等到患者出现营养不良之后才开始营养治疗。意大利一项最新研究报告,无论是早期还是进展期肿瘤患者,与出现营养不良之后才实施的延期营养治疗相比,早期实施营养治疗可以显著延长患者的生存时间。因此,对肿瘤患者应该在肿瘤诊断确立之时就实施营养诊断及营养治疗。早期营养治疗可以避免疾病恶化及进展。

营养教育、肠内营养、肠外营养是营养治疗的三驾马车。谁先谁后、孰轻孰重? 不仅是规范营养治疗的要求,更是价值医疗的要求。中国抗癌协会肿瘤营养专业委员会提出的五阶梯营养治疗原则,即膳食+营养教育、膳食+口服营养补充、全肠内营养、部分肠内营养+部分肠外营养、全肠外营养,为规范营养治疗、实现价值营养治疗制定了临床路径。强调四个优先,即膳食优先、口服优先、营养教育优先、肠内营养优先。之所以强调五阶梯营养治疗及四个优先,是因为它们符合生理需要,效果显著,可以避免不合理营养治疗的不良反应并节约医疗费用。

精准营养治疗依靠两个前提条件:一是精准营养诊断,二是精准营养治疗产品,两者都是临床营养学的重点发展方向。

六、研发丰富多样的营养制剂

营养需求是多方面的,包括生理的、心理的和文化的等。中华民族有丰富的饮食文化,南米北面、东甜西酸、北咸中辣。各地饮食习惯、生活方式、营养健康意识差异显著。"千篇一律、千人一方"既不符合患者的饮食爱好、文化和心理需求,也不符合价值营养治疗的要求。营养全面、丰富、均衡是基本要求,此外,还要求色香味俱全,要求赏心悦目。与发达国家相比、与患者的需求相比、与价值营养治疗的要求相比,我国目前的营养制剂品种较少,产品表达形式单一。饮食文化的多样性、价值营养的核心理念要求我们增加营养制剂的表达形式和口味,如粉剂、液体制剂、固体制剂、半固体制剂,咸味、辣味、麻辣味、芝麻味、花生味、巧克力味、柠檬味、蒜香味、孜然味、胡椒味等,同时开发尽可能多的小包装营养制剂,从而满足不同患者的个体化需求,提高依从性,避免浪费。

七、重视卫生经济学效益

价值营养与价格营养的核心区别在于质量与效益,价值营养要求珍惜患者的每一分钱,使每一分钱的效益最大化。价值营养追求效益,但不追求低价格,不是低价格营养。价值营养与成本效益分析既相互联系,又相互区别。成本效益分析更多的是从国家、社会及行业层面上,比较不同医疗行为、不同医疗手段的相对价值,在价值相同中选择低价,并据此制定政策框架与要求。价值营养更多的是从患者个人利益上考虑,确保患者的每一分钱用到恰到好处、发挥最大价值。

卫生经济学研究已经充分证明了营养治疗节约医疗费用的巨大作用。Philipson TJ 等从美国 the

Premier Perspectives 数据库 4 400 万患者中,配对分析在住院期间有、无口服营养补充的 116 万患者,发现口服营养补充者平均住院时间缩短 2.3 天,医疗费用节约 4 734 美元,节省幅度高达 21.6%。Freijer K 等分析了荷兰社区疾病相关性营养不良老年患者口服营养补充的经济学效益,发现口服营养补充为国家年节约 1 300 万欧元,节省幅度为 18.9%。美国肠外肠内营养学会 2020 年发布官方报告:营养治疗每年为脓毒症、胃肠道肿瘤、院内感染、外科并发症及胰腺炎 5 类疾病患者节约 5.8 亿美元直接医疗费用。由此可见,营养治疗具有显著的卫生经济学效益。

八、加强营养治疗效果评价与随访

价值营养要求评价并追踪患者的治疗效果、减少 30 天再入院率。传统意义上的营养治疗主要关注患者体重和白蛋白变化。由于营养治疗的效果是多方面的,不仅显著改善患者身体状况,而且显著改善患者的智力、心理及认知,提高患者生活质量,恢复有功能、有意义的生活,所以,营养治疗的效果评价也应该是多方面、多维度的,包括生理、心理、行为、功能与结构、生活质量等。要动态监测营养治疗前、治疗过程中及治疗后的各参数变化情况。考虑到营养治疗的临床效果出现较慢,建议以 4 周为一个疗程。

营养治疗效果的评价与随访强调 4P,即预测性(predictive)、预防性(preventive)、个性化(personalized)及参与性(participatory)。需要强调的是,体重变化是患者本人可以观察的最简易参数,在体重、摄入量、肌肉量及体质指数(body mass index,BMI)四个最常用的营养参数中,体重对患者生存时间的预测权重最大,建议患者每 2 周称重一次并记录。

在临床医疗实践中,要充分发挥营养治疗的一线治疗作用,充分发挥营养治疗的价值医疗作用。营养治疗是价值医疗的有效载体,价值营养治疗是价值医疗的良好体现。全面落实价值营养治疗将有效促进价值医疗的全面发展,而价值医疗的全面发展将整体显著提高我国医疗质量和医疗效率。

第三节 | 临床营养学未来与展望——精准营养

临床营养学的未来与发展就是要进一步认识、充分发挥营养的价值,最大程度地发挥营养治疗在疾病治疗、健康维护中的作用,强调共性基础上的个性化营养治疗。精准营养(precision nutrition)既是临床营养学未来的发展方向,也是实现临床营养学美好愿景的主要推手。

一、精准营养概念的诞生

2015 年,时任美国总统奥巴马在国情咨文中首次提出"Precision Medicine(精准医疗)"的概念,引起全球医学界乃至整个科学界的高度关注,此后不断有学者提出了"精准医疗"在医学不同领域的应用,如精准外科、精准营养、精准药疗、精准眼科等。所以,有人认为"精准营养"是继"精准医疗"之后衍生出来的名词。实际上"精准营养"这个名词的出现要远早于 2015 年的"精准医疗"。2002 年,程汉良、吴立新及王亮三位学者就已经在《饲料工业》杂志发表了"鲤鱼的精准营养与健康养殖"的论文,讨论了水产养殖领域的精准营养概念。但是,直到 2017 年,国内外医学杂志才有"精准营养"的主题论文报告。2019 年我国第一个精准营养学术组织"中国营养保健食品协会精准营养专业委员会"成立。2022 年,中国精准营养与健康知信行(knowledge,attitude and practice,KAP)真实世界研究(China Precision Nutrition and Health-KAP Real World Study,CPNAS,ChiCTR 2100051983)项目启动。同年,世界第一本精准营养杂志——*Precision Nutrition* 创刊。

二、精准营养的基本框架

何谓精准营养?就是在临床实践中,要求结合患者生理、心理、文化及疾病特点,为患者制订个体化营养治疗方案并实施。要力戒没有营养诊断的"大包围"治疗,避免不必要的附带治疗、陪伴治疗,强调"精确制导""精准打击""定点清除"。精准营养的基本框架包括 8 个层次和 5 个维度(图 1-2)。

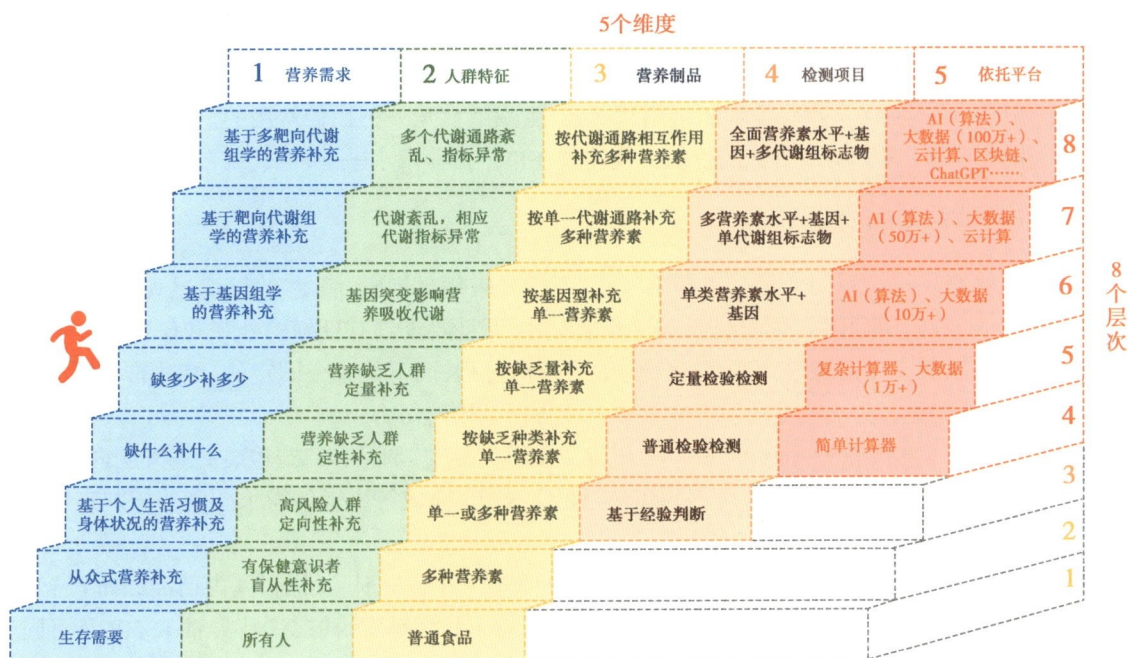

图 1-2　精准营养的基本框架

AI：artificial intelligence，人工智能。

三、精准营养的价值

精准营养的价值不言而喻，以谷氨酰胺（glutamine，Gln）、维生素 D、叶酸及生酮膳食为例说明。

研究发现：*MYC* 基因驱动的肿瘤高度依赖 Gln，所以，对于 *MYC* 基因驱动类肿瘤患者来说，补充 Gln 可能不利。肿瘤细胞通过谷氨酸脱氢酶（glutamate dehydrogenase，GlDH）及氨基转移酶（aminotransferase，AT）两条通路将谷氨酸盐代谢为 α-酮戊二酸，其中氨基转移酶通路表现出更强的生物合成及促进肿瘤生长表型。提示对以氨基转移酶通路为优势代谢的肿瘤患者来说，补充 Gln 可能反而促进肿瘤生长。维生素 D 受体基因 *Bsm1* 多态性影响肌肉功能，携带 B 基因较携带 b 基因的老年人有更高的跌倒风险，因而携带 B 基因的患者是维生素 D 治疗的最佳获益人群。叶酸代谢需要多种酶的参与，其关键酶亚甲基四氢叶酸还原酶（methylenetetrahydrofolate reductase，MTHFR）的常见突变位点为 C677T 和 A1298C。MTHFR C677T 位点发生纯合突变（TT 型）时，MTHFR 活性显著下降，仅为野生型（CC 型）酶活性的 30%；而发生杂合突变（CT 型）时，酶活性下降为正常酶活性的 65%。MTHFR C677T 在中国人群中的突变频率高达 50%，TT 基因型占比约为 25%，远高于白种人的 10%～12%。与 MTHFR C677T 位点相比，MTHFR A1298C 突变对酶活性的直接作用较弱，在中国人群中纯合突变比例约为 3.9%。上述基因的突变会影响叶酸的代谢过程，显著影响脑卒中和新生儿神经管畸形发病率、升高脑卒中的发病风险。因此，对于不同人群的妊娠期妇女服用叶酸剂量、高血压人群预防脑卒中的叶酸用药策略都应参考其叶酸代谢酶突变情况。

肿瘤生酮治疗的效果差异很大，原因就在于肿瘤细胞代谢分子分型不同。酮体代谢关键酶 3-羟基丁酸脱氢酶 1（3-hydroxybutyrate dehydrogenase 1，BDH1）、琥珀酰辅酶 A 转移酶 1（oxoacid CoA transferase 1，OXCT1）及乙酰辅酶 A 乙酰转移酶（acetyl-CoA acetyltransferase 1，ACAT1）的表达水平是决定生酮膳食抗肿瘤疗效的主要因素。BDH1、OXCT1 及 ACAT1 低表达的肿瘤细胞不能利用酮体供能，肿瘤细胞处于"饥饿"状态，肿瘤生长被抑制。最新研究表明，基于糖酵解与酮体代谢酶谱，可将结肠癌分为糖酵解亚型和酮体代谢亚型：前者糖酵解相关葡萄糖转运蛋白 1（glucose transporter 1，GLUT1）、6-磷酸果糖激酶/果糖-2,6-二磷酸酶 3（6-phosphofructo-2-kinase/fructose-2,6-biphosphatase 3，PFKFB3）分子任一高表达，伴随酮体分解代谢关键酶 OXCT1 或 ACAT1 表达缺陷，后者 OXCT1 与

ACAT1 同时高表达。其中糖酵解亚型的肿瘤细胞不能有效利用酮体供能,生酮膳食表现出良好的抗肿瘤效果,而酮体代谢亚型肿瘤细胞可以利用酮体,对生酮膳食不敏感。

谷氨酰胺、维生素 D 及叶酸是临床常用营养素,生酮膳食是一种比较常用的治疗膳食,精准营养的重要性由此可见一斑。精准营养的价值不仅体现在单个营养素水平上,也表现在整体膳食水平上。

四、精准营养的发展方向

个体化、精准化可能是两个最为重要的考量,不仅要求满足饱感、满足口感、满足观感,还要求吃得健康、吃得长寿、吃得聪明。营养制剂不仅要求有效,而且要求具有良好的外观和口感。必须清醒地认识到,精准营养是一个逐步深入的、相对的、变化的过程,而不是一个固定的、绝对的、终点目标,不可能一蹴而就。我国精准营养的发展应该在三个方面上同时努力。

第一,是要进一步丰富营养制剂的种类,研发更多不同品类、剂型、口味、包装的肠外肠内营养剂、FSMP、功能食品、营养强化食品,满足不同年龄、性别、文化、地域等患者的需求。营养制剂表达形式的丰富是最容易做到的一步。

第二,研发疾病特异性、病理生理特异性及营养特异性营养制剂。目前,国内已经颁布《特殊医学用途配方食品通则》,包括肿瘤、糖尿病、炎性肠病、慢性肝病等 13 种疾病特异性 FSMP 及不同非全营养配方食品。还需要进一步开发针对不同病理生理特点如高炎症负荷、胰岛素抵抗、肠漏(gut leakage)、毛细血管渗漏综合征等的营养制剂,进一步开发不同营养特性如高蛋白质、高脂肪、高维生素、富含膳食纤维、高能量密度等的营养制剂,进一步满足临床不同需求。

第三,研发代谢特异性乃至基因特异性营养制剂。组学科学与技术(omics science and technologies)如营养基因组学(nutrigenomics)、营养遗传学(nutrigenetics)、蛋白质组学(proteomics)及代谢组学(metabolomics)在临床营养上的应用,可以使人们更好地了解个体对食物、对营养素摄入的反应,有利于发现营养摄入反应生物标志物,从而为精准营养进而为价值营养保驾护航,使研发不同疾病特异性、同一疾病不同时期特异性精准营养制剂,甚至某一种基因型、某一种代谢表型营养制剂成为可能。

随着单核苷酸多态性(single nucleotide polymorphism,SNP)、直接面向消费者基因检测(direct to consumer genetic testing,DTC-GT)等技术的发展与普及,根据消费者、患者遗传变异及基因特点,量体裁衣、定制个体化营养制剂或将成为现实,从而推动精准营养、价值医疗的深入发展。

人工智能、大数据研究、互联网不仅促进了精准营养诊断,而且为精准营养治疗的实施提供了保证,从而有力推动临床营养学科的进一步发展。

(石汉平)

思考题及解题思路 本章目标测试 本章思维导图

第二章 | 食物营养成分

食物是维持生命的物质基础,人体所需的各种营养素主要由食物提供。食物中的营养物质包括碳水化合物、蛋白质、脂肪、矿物质、维生素和水等。根据人体需要量或含量多少,可将营养素分为宏量营养素和微量营养素。这些成分提供人体所必需的能量、维持正常功能、促进生长发育与组织修复等。

第一节 | 碳水化合物

碳水化合物(carbohydrate,CHO)也称为糖类,是由碳、氢、氧组成的有机化合物,结构式为 $C_n(H_2O)_m$,是自然界含量最丰富的有机物,也是人类最主要的能量来源。

一、碳水化合物的分类

根据化学结构及生理功能,将其分为糖、寡糖和多糖三类(表 2-1)。

表 2-1　主要的膳食碳水化合物分类和组成

分类	亚组	组成
糖(1～2 个单糖)	单糖	葡萄糖、果糖、半乳糖
	双糖	蔗糖、乳糖、麦芽糖、海藻糖
	糖醇	麦芽糖醇、山梨醇、木糖醇、乳糖醇
寡糖(3～9 个单糖)	低聚异麦芽糖	麦芽糊精
	其他寡糖	棉子糖、水苏糖、低聚果糖
多糖(≥10 个单糖)	淀粉	直链淀粉、支链淀粉、变性淀粉
	非淀粉多糖	纤维素、半纤维素、果胶、亲水胶质物

1. 糖　糖(sugar)包括单糖和双糖,糖醇是糖的水解产物。

(1)单糖:单糖(monosaccharide)是不能被水解的最简单的碳水化合物,主要为葡萄糖、果糖和半乳糖。葡萄糖是食物中各种糖类的最基本单位,可分为 D 型和 L 型,天然存在的葡萄糖多为 D 型。由于大部分生物没有 L 型葡萄糖分解酶,所以 L 型葡萄糖无法被人体吸收利用,也就不会产生能量,因此多用于糖尿病患者的甜味素。果糖是无色结晶,易于吸收,以游离的状态大量存在于水果的果浆和蜂蜜中,具有口感好、甜度高的特点,主要用于加工食品和饮料,如糖果、饮料、糕点等。半乳糖是哺乳动物的乳汁中乳糖的组成成分,常以 D-半乳糖苷的形式存在于大脑和神经组织中,也是某些糖蛋白的重要成分。

(2)双糖:双糖(disaccharide)由两个单糖分子组成,常见的有蔗糖、乳糖和麦芽糖。蔗糖主要来源于甘蔗或甜菜,是生活中最常用的糖。乳糖在肠道被乳糖酶水解成单糖而吸收,主要存在于乳制品中。麦芽糖是谷类发芽的产物。麦芽、淀粉、糖原被淀粉酶水解后可生成麦芽糖,能够被人体迅速吸收转化为能量,且对胃黏膜刺激小,是运动员及体育爱好者的良好能量来源。

(3)糖醇:糖醇(sugar alcohol)是单糖还原后的产物,由于具有和糖类似的化学结构,因此很多物理性质都和糖相似。在食品工业上,糖醇是重要的甜味剂和湿润剂,如麦芽糖醇、山梨醇和木糖醇等。

2. **寡糖** 寡糖(oligosaccharide)又称低聚糖,是由3～9单糖分子通过糖苷键构成的聚合物。重要的功能性低聚糖包括低聚果糖、低聚异麦芽糖、低聚木糖及大豆低聚糖等。低聚果糖主要存在于水果、蔬菜中,不能被人体的胃酸破坏,也无法被消化酶分解,但可以被肠道中的细菌发酵利用,产生短链脂肪酸以及乳酸。寡糖能有效促进肠道内双歧杆菌的生长繁殖,是双歧杆菌的增生剂,又称为"双歧因子"。

3. **多糖** 多糖(polysaccharide)是由10个或10个以上单糖分子通过糖苷键构成的聚合碳水化合物,分为淀粉、非淀粉多糖及糖原。根据聚合方式的不同,可将淀粉分为直链淀粉和支链淀粉,直链淀粉卷曲为螺旋形,且易老化形成难消化的抗性淀粉。支链淀粉具有树枝形分支结构,与体内的消化酶接触面积更多,更易被消化分解。抗性淀粉又称抗酶解淀粉或难消化淀粉,在小肠内无法消化吸收,但能被大肠内的微生物发酵利用。非淀粉多糖是植物细胞壁的组成成分,如纤维素、植物胶质等。糖原也称动物多糖,是由葡萄糖结合而成的支链多糖。糖原主要包括肝糖原和肌糖原两种,肝糖原可维持血糖水平的恒定,肌糖原主要为肌肉供能,提供身体运动时所需能量。

二、碳水化合物的生理功能

1. **提供和贮存能量** 碳水化合物是人类最经济和最主要的能量来源,主要以葡萄糖为主,为机体提供能量。每克葡萄糖在体内进行生物氧化可产生4kcal的能量。一般情况下,大脑仅利用葡萄糖作为能量来源,大脑在活动时约消耗2/3的血糖。肝脏既可以利用葡萄糖分解产热,也可以利用葡萄糖合成糖原作为储备能源,与脂肪不同,糖原可迅速动员,补充血糖的不足。肌肉在葡萄糖不足时,可在糖原酶的作用下直接分解糖原产生能量。

2. **构成组织及生理活性物质** 碳水化合物是构成机体的重要物质并参与细胞的组成,如糖与蛋白质结合形成的糖蛋白可以构成保护胃黏膜的黏液、构成软骨的主要成分硫酸软骨素,此外,糖蛋白还参与抗体、酶、激素及核酸的组成。糖和脂肪形成的糖脂是细胞膜的重要成分,参与细胞的标记和识别。

3. **节约蛋白质** 当碳水化合物供应不足时,为维持血糖水平,机体会动用蛋白质经糖异生作用转变成葡萄糖供能。碳水化合物供应充足时,可以预防体内膳食蛋白质消耗供能,发挥节约蛋白质的作用。

4. **抗生酮作用** 脂肪的代谢需要草酰乙酸参与,进入三羧酸(tricarboxylic acid,TCA)循环才能被彻底氧化,葡萄糖在体内氧化可生成草酰乙酸。当食物中碳水化合物不足时,机体需要动用储存的脂肪来提供能量。但由于草酰乙酸不足,脂肪酸不能彻底氧化而产生过多的酮体在体内蓄积,导致血酮升高,由于酮体是酸性物质,过量可造成酮症酸中毒。

5. **解毒作用** 碳水化合物代谢产生葡萄糖醛酸,后者在肝脏与细菌毒素、乙醇、砷等有毒物质发生反应,将它们转化成毒性较小或无毒的物质排出体外,从而发挥解毒作用。

6. **增强肠道功能** 在碳水化合物中有一类非淀粉多糖,如纤维素、果胶、抗性淀粉和功能性低聚糖等,无法在小肠进行分解吸收,但是可以促进肠道蠕动,增加结肠的发酵,促进肠道有益菌生长,产生短链脂肪酸,增强肠道的消化和排泄功能。

三、碳水化合物的食物来源和参考摄入量

碳水化合物是膳食主体,膳食中主要可利用的碳水化合物是淀粉类多糖,主要存在于植物性食品中,如小麦、大米、玉米、土豆和红薯等。粮谷类含碳水化合物60%～80%,薯类含15%～29%,豆类含40%～60%。单糖和双糖主要来源于白糖、糖果、甜食、糕点、水果、含糖饮料和蜂蜜等。食用糖或纯糖制品被摄取后迅速吸收,易于以脂肪形式贮存,一般认为摄入量不宜过多。粮谷类、薯类、根茎类、除含淀粉外还含有蛋白质、维生素、矿物质和较多的膳食纤维,是碳水化合物良好的食物来源。

《中国居民膳食营养素参考摄入量》(2023版)推荐:成年人碳水化合物平均需要量为120g/d,提

供 50%～65% 的膳食总能量。建议限制纯能量食物如单糖、双糖的摄入量,提倡摄入营养素/能量密度比值高的食物。

第二节 | 蛋白质

蛋白质(protein)是一切生命现象中起决定性作用的基本物质。组成蛋白质的基本单位是氨基酸(amino acid),氨基酸通过脱水缩合形成肽链,蛋白质是由一条或多条多肽链以肽键(酰胺键)连接折叠而成。

蛋白质含有碳、氢、氧、氮元素,也可能含有硫、磷等元素,是分子中具有氨基和羧基的化合物。绝大多数的蛋白质由 20 种氨基酸按不同比例组合而成,并在体内不断进行代谢与更新,分为必需氨基酸(essential amino acid,EAA)、条件必需氨基酸(conditionally essential amino acid,CEAA)和非必需氨基酸(non-essential amino acid,NEAA)三类。EAA 是指不能在体内合成,必须由食物供给的氨基酸;能在体内合成的氨基酸则称为 NEAA;而 CEAA 则是指那些在疾病、创伤、婴幼儿等特殊条件下由于合成不足或需求增加,必须从食物中补充的非必需氨基酸。其中赖氨酸、苏氨酸、亮氨酸、异亮氨酸、缬氨酸、甲硫氨酸、色氨酸、苯丙氨酸和组氨酸,人体不能合成,需要由食物提供,称为 EAA。半胱氨酸和酪氨酸在体内分别由甲硫氨酸和苯丙氨酸合成,若膳食中能够直接提供这两种氨基酸,则人体对甲硫氨酸和苯丙氨酸的需要量可减少 30% 和 50%,所以半胱氨酸和酪氨酸被称为 CEAA。其余的氨基酸称为 NEAA。

一、蛋白质的生理功能

1. **构成人体组织的基本成分**　蛋白质是机体细胞、组织和器官的重要组成部分,是组织更新和修复的主要原料。一般情况下,蛋白质约占人体重量的 16%～20%。这些蛋白质都在不断地进行代谢更新,每日约有 3% 的蛋白质参与更新。

2. **参与构成体内重要的生物活性因子**　人体要维持机体内环境的协调与稳定,并发挥生理功能,需要多种生物活性因子共同作用。如各种消化酶、激素、抗体和血红蛋白等的合成都必须以蛋白质为原料。蛋白质通过合成酶和激素的形式参与细胞分裂、新陈代谢、生长发育等生命活动,以维持身体的正常生理功能。

3. **供给能量**　蛋白质是人体能量的来源,1g 蛋白质在体内产生约 4kcal 的能量,由蛋白质提供的能量约占人体所需总能量的 10%～20%。一般情况下,人体以碳水化合物和脂肪供能为主,只有在碳水化合物和脂肪供能不足,或氨基酸摄入量超过体内蛋白质更新的需要时,蛋白质才会成为供能的主体。

4. **参与免疫调节和物质运输**　免疫系统中的蛋白质,如抗体、免疫球蛋白和细胞因子等可以通过介导细胞间相互作用及增强免疫系统功能等清除病原体、调节炎症反应、保护和维持机体内环境。载体蛋白对维持人体的正常生命活动是至关重要,许多物质通过载体蛋白在体内进行运输,如血液中的血红蛋白输送氧、脂蛋白输送脂肪、细胞膜上的受体和转运蛋白负责细胞内外物质的转运等。

5. **维持体液的渗透压和酸碱平衡**　体液内可解离为阴、阳离子的可溶性蛋白质能使体液渗透压酸碱度得以稳定,有助于维持机体的体液平衡,例如:白蛋白的主要作用是维持血管内的胶体渗透压,调节血液与组织之间的水分平衡,蛋白质丢失过多可引起水肿等。

二、食物中蛋白质的营养学评价

不同来源的蛋白质含量及氨基酸的组成存在差异性,营养价值也不完全相同,因此,评价食物蛋白质的营养价值,对于指导人群膳食营养及合理膳食等方面非常必要。

1. **蛋白质含量**　食物中蛋白质含量是评价食物蛋白质营养价值的基础,只有蛋白质含量高,才能保证人体所需要的营养价值,蛋白质的含量一般用凯氏(Kjeldahl)定氮法测定。食物中蛋白质的含氮量约为16%,其倒数为6.25,由氮计算蛋白质的换算系数即为6.25。蛋白质的含量计算公式为:蛋白质(g/100g)=总氮量(g/100g)×蛋白质的换算系数(6.25)。

2. 蛋白质消化率　蛋白质消化率(protein digestibility)是指食物蛋白质经消化酶水解及消化后的氨基酸和肽被吸收的程度。蛋白质消化率越高,越容易被人体吸收利用,其营养价值也越高。大豆类产品,如豆腐和豆浆中的蛋白质消化率都比整粒大豆高,因为加工后的豆制品去除了纤维素和其他不利于蛋白质消化吸收的因素。

蛋白质的真消化率(true digestibility,TD)是考虑了粪代谢氮的消化率。粪中排出的氮来自未被消化吸收的食物蛋白质和脱落的肠黏膜细胞以及肠道细菌等所含的氮,成年人24小时内粪代谢氮一般为0.9~1.2g。计算公式为:

$$蛋白质真消化率(\%)=[食物氮-(粪氮-粪代谢氮)]/食物氮×100\%$$

在实际应用中,为简便操作,往往不考虑粪代谢氮,这种消化率称为表观消化率(apparent digestibility,AD),表观消化率低于真消化率。计算公式为:

$$蛋白质表观消化率(\%)=(食物氮-粪氮)/食物氮×100\%$$

3. 蛋白质利用率　蛋白质利用率指食物中的蛋白质经消化吸收后,在机体内被利用的程度。衡量蛋白质利用率分别为:

(1)生物价(biological value,BV):蛋白质生物价是反映蛋白质经消化吸收后被机体利用程度的指标,生物价的值越高,表明其被机体利用的程度越高。计算公式如下:

$$生物价(\%)=储留氮/吸收氮×100\%$$
$$吸收氮=食物氮-(粪氮-粪代谢氮)$$
$$储留氮=吸收氮-(尿氮-尿内源性氮)$$

生物价高不仅反映了该蛋白质被机体利用程度高,还表明食物蛋白质中氨基酸主要用来合成人体蛋白,极少有过多的氨基酸经肝、肾代谢而释放能量或由尿排出,这对肝、肾疾病患者的膳食具有指导意义。

(2)蛋白质净利用率(net protein utilization,NPU):反映食物中蛋白质被利用的程度,包括食物蛋白质消化和利用两方面,能更为全面地评价蛋白质的营养价值。计算公式为:

$$蛋白质净利用率(\%)=消化率×生物价=储留氮/食物氮×100\%$$

(3)蛋白质功效比值(protein efficiency ratio,PER):是以测定生长阶段中的幼年动物(一般用刚断乳的雄性大白鼠)在实验期内,平均每摄入1g蛋白质所增加的体重克数来表示蛋白质被机体利用的程度,是反映蛋白质营养价值的指标,因此被广泛应用于婴幼儿食品中的蛋白质的评价。计算公式为:

$$蛋白质功效比值=动物体重增加(g)/摄入食物蛋白质(g)$$

(4)氨基酸评分(amino acid score,AAS):氨基酸评分又称为蛋白质化学评分,是目前被广泛采用的一种评价方法。将被测蛋白质的必需氨基酸评分模式与推荐的理想蛋白质氨基酸模式或参考蛋白进行比较,并计算氨基酸评分,反映了蛋白质构成和利用率的关系。此方法可以明确食物蛋白质中的限制氨基酸,不仅适用于单一食物,还可用于混合食物蛋白质的评价,是最简单的评估蛋白质质量的方法。计算公式为:

$$氨基酸评分=被测蛋白质每克氮(或蛋白质)中氨基酸量(mg)/理想模式或者参考蛋白质中$$
$$每克氮(或蛋白质)中氨基酸量(mg)$$

三、食物来源与参考摄入量

1. **蛋白质的食物来源**　蛋白质的食物来源主要包括植物性蛋白质和动物性蛋白质。植物性食物中谷类的蛋白质含量占 10% 左右,豆类是植物蛋白质良好的来源,含有丰富的蛋白质,特别是大豆含蛋白质高达 35%～40%,氨基酸组成也比较合理,在体内的利用率较高。蛋、乳中的蛋白质属于高生物价蛋白质,含有人体所需的必需氨基酸,并且氨基酸比例接近人体需求,因此,蛋、乳中的蛋白质更容易被人体吸收和利用,是优质蛋白质的主要来源。动物蛋白质必需氨基酸的种类、含量及比例比较接近人体,营养价值高于植物蛋白质,但其富含饱和脂肪酸和胆固醇,所以,要注意动物蛋白质和植物蛋白质的互补搭配。

2. **蛋白质的参考摄入量**　《中国居民膳食营养素参考摄入量》(2023 版)对蛋白质的膳食参考摄入量(dietary reference intakes,DRIs)做出推荐,成年男性为 65g/d,成年女性为 55g/d;妊娠中期为 70g/d,妊娠晚期为 85g/d;65 岁及以上老年男性为 72g/d,老年女性为 62g/d。

第三节 ｜ 脂　类

脂类(lipid)是脂肪(fat)和类脂(lipoid)的总称。脂肪又称甘油三酯(triglyceride,TG),约占脂类总量的 95%,是由 1 分子甘油(glycerol)和 3 分子脂肪酸(fatty acid,FA)结合而成,是体内重要的功能物质。类脂主要包括磷脂(phospholipid)和固醇类(sterol),约占脂类总量的 5%,是构成生物膜的主要成分,参与细胞间识别、细胞信号转导等活动。脂类难溶于水,能溶于有机溶剂,可用非极性有机溶剂从细胞和组织中提取。

一、脂肪酸的分类

脂肪酸的结构式为 $CH_3(CH_2)_nCOOH$。式中 n 的数目大部分为 2～24 个,基本上都是偶数碳原子。根据碳链的长短、饱和程度和空间结构的不同,脂肪酸的分类方法也不同。

1. **根据碳链长度分类**　长链脂肪酸(long chain fatty acid,LCFA)含 14～24 个碳,中链脂肪酸(medium-chain fatty acid,MCFA)含 8～12 个碳,短链脂肪酸(short-chain fatty acid,SCFA)含 6 个碳以下。高等动植物中的脂肪酸碳链长度一般是 14～20 个之间的长链脂肪酸,食物中主要以 18 碳脂肪酸为主,组成人体的脂肪酸主要以 16～18 碳的脂肪酸含量居多。短链脂肪酸主要包括乙酸、丙酸、丁酸等,是由肠道细菌分解不可消化的碳水化合物产生,是结肠细胞的主要能量来源。短链脂肪酸的食物来源为膳食纤维、抗性淀粉和低聚糖等。

2. **根据饱和程度分类**　脂肪酸可分为饱和脂肪酸(saturated fatty acid,SFA)和不饱和脂肪酸(unsaturated fatty acid,USFA)。SFA 中没有不饱和双键,不饱和脂肪酸中含有一个或多个不饱和双键。根据不饱和双键数量的不同,可将不饱和脂肪酸分为含有一个不饱和双键的单不饱和脂肪酸(monounsaturated fatty acid,MUFA)和含有两个及以上不饱和双键的多不饱和脂肪酸(polyunsaturated fatty acid,PUFA)。最常见的 MUFA 是油酸,最多见的 PUFA,如亚油酸和 α-亚麻酸均为必需脂肪酸,主要存在于植物油中。

3. **根据空间结构分类**　脂肪酸根据空间结构不同可分为顺式脂肪酸和反式脂肪酸。食物中的脂肪酸大多数为顺式脂肪酸,反式脂肪酸很少在天然食物中发现,含有氢化植物油的食物可能含有反式脂肪酸,如人造奶油和油炸食品等。

二、类脂的分类

类脂包括磷脂和固醇类。磷脂是除甘油三酯以外,在体内含量较多的脂类。
磷脂组成生物膜的主要成分,分为磷酸甘油酯与神经鞘脂。磷脂主要存在于脑、神经组织、骨髓、心、肝及肾等器官中。最常见的磷脂是卵磷脂(磷脂酰胆碱)、脑磷脂(磷脂酰乙醇胺)和神经鞘磷脂。磷脂中的卵磷脂是构成体内神经传递物质乙酰胆碱的前体物质,是神经元之间传递信息的一种最主要的"神经递质"。

固醇类广泛存在于动物固醇和植物固醇食物中,胆固醇是最重要的一种固醇,90%的胆固醇存在于细胞中。胆固醇不仅是膜结构和神经组织的重要组分,还是胆汁酸、维生素 D_3 和类固醇激素的前体。人体中的胆固醇转变成的7-脱氢胆固醇,经阳光紫外线作用合成维生素 D_3,促进钙的吸收和利用,与人体的骨骼生长发育相关。

三、脂类的生理功能

1. **储存和提供能量** 脂肪是人体最丰富的能量来源,同时也是体内能量的储存库,1g脂肪完全氧化可释放9kcal能量。人体摄入的能量在满足生理代谢及体力活动所需之外,不能利用的部分转变成脂肪储存起来,通常储存于皮下或体内脏器,必要时可为机体提供能量。

2. **维持细胞结构和功能** 脂类是构成细胞膜的重要组成部分,参与构成细胞膜、核膜、线粒体膜和内质网膜等,细胞膜的生物学特性和功能主要取决于其脂质组成,与细胞的正常代谢和生理活动密切相关。

3. **提供必需脂肪酸** 必需脂肪酸在人体内具有特殊的生理作用,是维持人体健康必不可少的成分。它们多以脂肪形式存在于食物中,因此只有通过摄入脂肪,机体才能获得必需脂肪酸。

4. **保温及保护脏器作用** 皮下组织脂肪可以防止体温散失过快,起到保温作用。脂肪是人体内脏器官的支撑和保护层,减少脏器之间的摩擦和震荡,起到保护内脏器官的作用。

5. **促进脂溶性维生素的吸收** 脂肪是脂溶性维生素如维生素 A、D、E 和 K 的溶剂和载体,参与其吸收与利用过程,可促进脂溶性维生素的吸收。

6. **脂肪组织内分泌功能** 脂类是内分泌激素合成的原料,脂肪组织分泌瘦素(leptin,LP)、肿瘤坏死因子(tumor necrosis factor,TNF)、白细胞介素(interleukin,IL)等,参与机体的代谢、免疫和生长发育等生理过程。

7. **增加饱腹感** 脂肪可刺激十二指肠产生肠抑胃素,使胃蠕动受到抑制,食物由胃进入十二指肠的速度减慢,在胃中停留时间或从胃到小肠的排空时间延长,因此可增加饱腹感。

8. **其他** ω-3 系列 PUFA 的二十碳五烯酸(eicosapentaenoic acid,EPA)和二十二碳六烯酸(docosahexaenoic acid,DHA)具有抗炎作用。不饱和脂肪酸摄入还可以改善抑郁症患者的症状。

四、膳食脂肪的营养学评价

1. **脂肪消化率** 不饱和键越多,脂肪酸链越短,熔点越低,越容易消化。因此,含不饱和脂肪酸和短链脂肪酸越多的脂肪,熔点越低,越容易消化,多见于植物脂肪。一般植物脂肪的消化率要高于动物脂肪。

2. **必需脂肪酸的含量** 一般植物油中亚油酸和 α-亚麻酸含量高于动物脂肪,其营养价值优于动物脂肪。

3. **各种脂肪酸的比例** 食物中 SFA、MUFA 和 PUFA 之间的参考比例为 1:1:1。

4. **脂溶性维生素含量** 脂溶性维生素含量高的脂类营养价值也高。植物油中富含维生素 E,动物皮下脂肪几乎不含维生素,而动物内脏如肝脏脂肪中富含维生素 A 和维生素 D。

5. **某些有特殊生理功能的脂肪酸含量** 如鱼油中含有丰富的 DHA 和 EPA,具有重要的营养价值。

五、食物来源与参考摄入量

1. **脂类的食物来源** 膳食脂肪主要来源于动物脂肪、肉类及植物种子。动物脂肪中含 SFA 及MUFA 较多,植物油中主要含有 PUFA,其中 PUFA 以亚油酸为主,但椰子油、可可油和棕榈油富含

SFA。海生动物和鱼类富含不饱和脂肪酸,如深海鱼、贝类含 EPA 和 DHA 较多。含磷脂较多的食物为蛋黄、肝脏、大豆、麦胚和花生等。动物脑、肝、肾等内脏和蛋类含胆固醇较多。坚果类食物脂肪含量可高达 50% 以上,但多以亚油酸为主,是 PUFA 的重要来源。

2. 脂类的参考摄入量 《中国居民膳食营养素参考摄入量》(2023 版)中提出宏量营养素可接受范围(acceptable macronutrient distribution range,AMDR)和必需脂肪酸的适宜摄入量(adequate intake,AI)。脂肪供能比 AMDR 值:成年人、妊娠期妇女和哺乳期妇女均为 20%～30%。必需脂肪酸 AI 值:0～6 个月婴儿为 48%,7～12 个月婴儿为 40%,1～3 岁儿童为 35%。饱和脂肪酸 AMDR 值的上限:4～17 岁儿童青少年为 8%,成年人为 10%。ω-6 和 ω-3 PUFA 的 AMDR 值分别为 2.5%～9.0% 和 0.5%～2.0%。

第四节 │ 矿物质

矿物质(mineral)是指除碳、氢、氧、氮构成机体的有机物和水外(约占人体重量的 95%),人体组织中含有的其他元素。按照化学元素在机体内含量多少,将矿物质分为宏量元素(macroelement)/常量元素和微量元素(microelement,trace element)。体内含量大于体重 0.01% 的称为常量元素,包括钙、磷、钠、钾、硫、氯和镁 7 种。含量小于体重 0.01% 的称为微量元素,包括铁、碘、锌、硒、铜、钼、铬和钴 8 种,也称为必需微量元素。锰、硅、镍、硼、钒 5 种为可能必需微量元素。氟、铅、镉、汞、砷、铝、锡和锂具有潜在毒性,但在低剂量时可能具有功能。本节简单介绍比较重要的几种。

一、常量元素

1. 钙 钙是人体内含量最多的矿物质,占人体体重的 1.5%～2.0%,其中约 99% 钙存在于骨骼和牙齿中,其余 1% 存在于软组织、细胞外液和血液中,统称为混合钙池。离子钙具有重要的生理活性,而与血浆蛋白结合的钙则可作为离子钙的储存形式。

(1)生理功能:钙是骨骼和牙齿的主要构成成分,也是维持神经肌肉正常生理功能的必需物质;钙还参与调节和维持细胞功能,促进细胞信息传递,作为凝血因子促进血液凝固、调节体内酶活性及维持细胞膜稳定性等。此外,钙还具有维持体内酸碱平衡,调节激素分泌等功能。

(2)缺乏与过量:婴幼儿缺钙和维生素 D 不足可影响骨骼和牙齿的发育。钙摄入不足易表现为龋齿,严重缺乏者可导致佝偻病。成年人缺钙可发生骨软化症,老年人缺钙易患骨质疏松症。过量的钙的摄入可能增加肾结石的危险及引起高钙血症或高钙尿等。高钙膳食可明显抑制铁、镁、磷的吸收及降低锌的生物利用度。

(3)食物来源和参考摄入量:钙的食物来源主要包括乳及乳制品,其吸收率高,因此生物利用率也高。虾皮、虾米、紫菜等含钙也较丰富。《中国居民膳食营养素参考摄入量》(2023 版)钙的推荐摄入量(recommended nutrient intake,RNI):9～17 岁为 1 000mg/d,成年人为 800mg/d,妊娠期妇女、哺乳期妇女、老年人无需增加钙的供给量,钙的可耐受最高摄入量(tolerable upper intake level,UL)为 2 000mg/d。

2. 磷 磷是人体含量较多的元素之一。成年人体内含磷 600～900g,约占体重的 1%,矿物质总量的 1/4。其中 85%～90% 存在于骨骼和牙齿中,主要以羟磷灰石形式存在。其余 10%～15% 与蛋白质、脂肪、糖类和其他有机化合物结合,多数以有机磷酸酯形式分布在细胞膜、骨骼肌、皮肤、神经组织及体液中,对生命活动起着重要的催化和调控作用。

(1)生理功能:磷是骨骼、牙齿和软组织的重要成分,还参与能量代谢,并组成细胞内第二信使。磷还是酶的重要成分,可以调节细胞因子活性及维持体内酸碱平衡。

(2)缺乏与过量:磷广泛存在于各种食物中,正常膳食可获得足够的磷,膳食中能量与蛋白供给充足时,磷一般不会缺乏。早产儿因仅以母乳为食,乳汁含磷较低,不能满足早产儿骨磷沉积的需要,可发生磷缺乏,引起佝偻病样骨骼异常。长期补充高渗葡萄糖和氨基酸维持营养平衡的患者,如这些溶液无磷则可引起低磷血症,患者出现神经精神症状和运动障碍等。临床上长期大量使用抗酸药、肾小管重吸收障碍等,严重情况下可发展为低磷血症。过量的磷在体内可能会对骨产生不良影响,还会引起非骨组织的钙化。过量的磷也可引起低钙血症,导致神经兴奋性增强,手足抽搐和惊厥。

（3）食物来源和参考摄入量:磷在食物中分布广泛,动物性食物和植物性食物中均含丰富的磷。磷含量较高的食物主要有禽、鱼、蛋、瘦肉、坚果、豆类、海带、紫菜。磷在人体中持续不断地通过肾脏以磷酸盐形式排出体外,所以在膳食中需要规律地摄入充足的磷来满足生命活动的需要。

《中国居民膳食营养素参考摄入量》（2023 版)推荐成年人膳食磷的 RNI 为 720mg/d,UL 为 3 500mg/d。食物中的钙磷比例会相互影响食物吸收率,一般来说,成年人膳食摄入的钙磷比为 2∶1、婴儿（1 岁以下)为 1.5∶1 时,最有利于钙的吸收。食物中钙磷比值超过 1∶3 为高磷膳食,摄入高磷膳食时肠钙吸收降低。

3. 钾　钾是人体必需的营养素,机体内一切细胞都含有钾。正常成年人体内含钾总量为 120～150g。体内 98% 的钾存在于细胞内液,仅有 2% 存在于细胞外液。钾在体内的分布与器官大小、细胞的数量和质量有关,其中 70% 的钾存在于肌肉中,10% 分布在皮肤,其余的钾在红细胞、肝脏、脑和骨骼中。

（1）生理功能:钾能够维持细胞内外渗透压和机体酸碱平衡,维持正常的心肌收缩运动和协调,维持神经肌肉的应激性和正常功能。钾还参与碳水化合物、蛋白质的正常代谢,并促进钠的排泄、防止水钠潴留,对抗血钠升高导致的血容量增多性高血压。

（2）缺乏与过量:钾广泛存在于各种食物中,一般情况下不易发生缺钾现象。体内缺钾的常见原因是摄入不足或损失过多。正常进食的人一般不易发生摄入不足,但由于疾病或其他原因需长期禁食或少食,而静脉补液内少钾或无钾时,易发生摄入不足。钾损失过多的原因比较多,可经消化道损失,如频繁的呕吐、腹泻、胃肠引流、长期用缓泻剂和大量出汗等。缺钾会影响神经肌肉系统,导致四肢软弱无力,出现软瘫。如累及呼吸器官,出现呼吸困难、神志淡漠、嗜睡等。缺钾导致心肌应激性降低,出现心律失常和传导阻滞,严重时可出现心搏骤停。如果出现高钾血症,会导致心率减慢、房室传导阻滞,严重者可出现心室颤动和心脏停搏,也会出现神经肌肉表现,如,全身软弱无力,下肢尤为明显,严重者可发生吞咽困难、呼吸困难和窒息等。

（3）食物来源和参考摄入量:钾普遍存在于日常食物中。豆类如红豆、蚕豆、扁豆、黄豆和黑豆等,蔬菜如冬菇、竹笋、紫菜和白菜等,水果如香蕉和橘子等均含有丰富的钾。《中国居民膳食营养素参考摄入量》（2023 版)推荐成年人、妊娠期妇女和哺乳期妇女的膳食钾 AI 为 2 000mg/d。

4. 钠　钠是人体中重要的无机盐,人体最基本的电解质,是细胞外液中的主要阳离子。正常成年人体内含钠 62～69g,占体重的 0.1%～0.15%,其中细胞外液占 45%～50%,细胞内占 9%～10%,骨骼占 40%～47%。人体钠可分为两部分,可交换钠和不可交换钠。可交换钠占总体钠的 70%～75%,称为钠的储存库,当人体缺钠时,它补充到细胞外液。骨骼中钠的 88% 沉积于羟磷灰石结晶格中,属于不可交换钠,仅小部分在晶体表面,血钠降低时从骨库中转移到血浆中。

（1）生理功能:钠可以维持正常渗透压和机体水平衡,维持酸碱平衡,维持神经肌肉兴奋性和维持血压等。

（2）缺乏与过量:膳食中钠含量充足,一般情况下人体不易缺钠。只有在禁食、少食,膳食钠限制过严而摄入非常低时,或在高温、重体力劳动、过量出汗、肠胃疾病、反复呕吐、腹泻时,由于钠过量排出而丢失时缺乏。血钠过低时,会导致低钠血症、电解质紊乱、酸碱失衡、直立性低血压、渗透压降低、细胞肿胀、恶心、呕吐、心动过速和视物模糊等,严重者可出现淡漠、昏迷和周围循环衰竭甚至死亡。正常情况下,钠摄入过多并不蓄积。高钠血症时,可出现口渴、面部潮红、烦躁不安、精神恍惚、谵妄、昏迷,严重者可致死亡。长期高钠膳食是高血压和胃癌发生的危险因素。

（3）食物来源和参考摄入量:食盐是钠的主要来源,中国人食盐摄入量普遍较高。《中国居民膳食营养素参考摄入量》（2023 版)推荐每人每天食盐摄入量在 5g 以下,成年人、妊娠期妇女和哺乳期妇女的膳食钠 AI 为 1 500mg/d,65 岁及以上老年人为 1 400mg/d。

二、微量元素

1. **铁** 铁是人体内分布广泛的必需微量元素,其中65%~70%的铁存在于血红蛋白中,3%在肌红蛋白中,1%在含铁酶类(如细胞色素、细胞色素氧化酶、过氧化物酶和过氧化氢酶等)、辅助因子及运载载体中,此类铁均称为功能性铁。此外还有贮存铁,以铁蛋白和含铁血黄素的形式存在于肝、脾和骨髓中,占铁总量的25%~30%。铁在肝、脾中含量较高。

(1)生理功能:铁是人体内血红素和铁硫基团的成分与原料,参与体内氧的运送和组织呼吸过程,维持正常的造血功能和免疫功能。

(2)缺乏与过量:铁缺乏时可影响血红蛋白的合成,最常见的铁缺乏导致的疾病为缺铁性贫血,表现为疲劳乏力、心慌头晕和面色苍白等。铁过量可引起铁中毒,表现为明显的胃肠道症状,如腹泻腹痛、恶心呕吐等,严重者甚至可能导致休克。

(3)食物来源和参考摄入量:动物性食物含铁较丰富,猪肝、瘦肉、全血等均是铁的良好来源。《中国居民膳食营养素参考摄入量》(2023版)建议膳食铁的RNI为:成年男性12mg/d,成年女性18mg/d,绝经期女性为10mg/d,妊娠早期18mg/d,妊娠中期25mg/d,妊娠晚期29mg/d,哺乳期妇女24mg/d。铁的UL为42mg/d。

2. **锌** 锌分布于人体的所有组织器官,以肝、肾、肌肉、视网膜和前列腺内含量最多。约60%以上的锌存在于肌肉,30%存在于骨骼中。

(1)生理功能:锌是金属酶的组成成分或酶的激活剂,促进生长发育,促进机体免疫功能及维持细胞膜结构等。锌对生长发育、物质代谢以及免疫功能等均发挥重要作用。

(2)缺乏与过量:锌缺乏时可出现生长发育减缓、食欲减退和异食癖等症状。成年人长期缺锌可导致性功能减退、精子数减少、创伤不易愈合、免疫力降低和易于感染等临床症状,妊娠期妇女缺锌还可导致胎儿畸形。盲目过量补锌或食用镀锌罐头污染的食物和饮料,可引起锌过量或锌中毒。过量的锌可干扰铜、铁和其他微量元素的吸收和利用。

(3)食物来源和参考摄入量:锌的来源较广泛,贝类海产品、红色肉类及内脏均是锌的良好来源,蛋类、豆类和谷类胚芽等也富含锌,蔬菜水果类锌含量较低。《中国居民膳食营养素参考摄入量》(2023版)推荐膳食锌的RNI:成年男性为12mg/d,女性为8.5mg/d,妊娠期均为10.5mg/d,哺乳期妇女为13mg/d。锌的UL为40mg/d。

3. **碘** 在人体内,70%~80%的碘分布于甲状腺组织内。甲状腺含碘量随年龄、膳食摄入量及腺体的活动性不同而有所不同。

(1)生理功能:碘主要参与甲状腺素的合成,其生理作用主要通过甲状腺素来实现,如维持正常的新陈代谢和生命活动,促进神经系统的发育分化和生长发育,维持蛋白质、碳水化合物和脂肪正常代谢。促进生物氧化,参与磷酸化过程,激活多种酶活性,调节水盐代谢,促进维生素的吸收和利用等。

(2)缺乏与过量:长期碘缺乏可引起甲状腺肿大,出现地方性甲状腺肿;胎儿和婴幼儿碘缺乏可引起生长发育减缓、智力低下甚至痴呆、聋哑等,称为呆小病或克汀病。长期高碘摄入可引发高碘性甲状腺肿。

(3)食物来源和参考摄入量:海产品,如海带、海藻、紫菜、鱼虾及贝类等均是碘的良好来源。《中国居民膳食营养素参考摄入量》(2023版)推荐碘的摄入量:成年人120μg/d,妊娠期妇女和哺乳期妇女分别为230μg/d和240μg/d;成年人碘的可耐受最高摄入量为600μg/d。

4. **其他** 氟、铜、硒等也是比较常见的微量元素,各自发挥重要作用。唾液中氟浓度升高可替换掉牙釉质羟基磷灰石中的OH^-,形成的氟羟基磷灰石晶体结构更稳定,增强了牙釉质的抗龋能力;同时可促进牙釉质再矿化;氟还可抑制多糖及脂磷壁酸等大分子物质的合成,减少细菌繁殖、抑制口腔细菌糖代谢中的烯醇化酶,阻止细菌产生有机酸,以及抑制细菌黏附形成菌斑的能力,减少细菌对牙釉质的破坏(图2-1)。

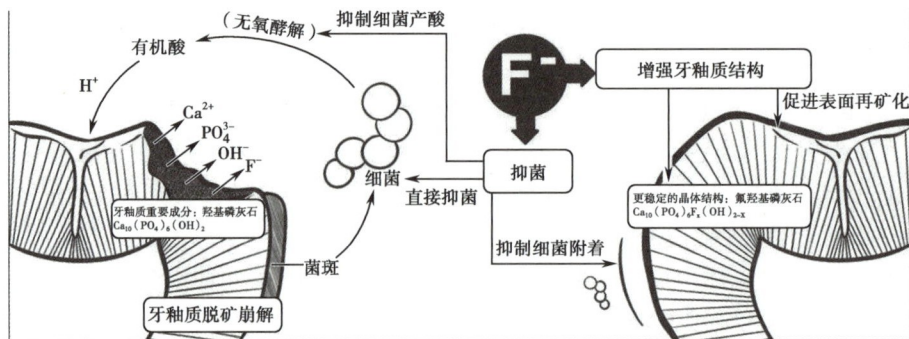

图 2-1　氟预防龋齿的作用机制

第五节 | 维生素

维生素（vitamin）是维持机体正常生命活动和生理功能所必需的一类微量的低分子有机化合物。维生素虽然既不是构成各种组织的主要原料，也不是体内的能量来源，但却在机体物质和能量代谢过程中发挥着重要作用。根据溶解性的不同，可将维生素分为脂溶性和水溶性两大类。脂溶性维生素指不溶于水而溶于脂肪及有机溶剂的维生素，包括维生素 A、维生素 D、维生素 E 和维生素 K，其吸收与肠道中的脂类密切相关。水溶性维生素指可溶于水的维生素，包括 B 族维生素（维生素 B_1、维生素 B_2、维生素 PP、维生素 B_6、叶酸、维生素 B_{12}、泛酸、生物素等）和维生素 C。由于大多数的维生素不能在体内合成，虽然需要量很小，但必须由食物提供。

一、脂溶性维生素

1. **维生素 A**　维生素 A 类是指含有视黄醇结构，并具有其生物活性的一大类物质，包括维生素 A、维生素 A 原以及其代谢产物。维生素 A 活性形式有三种，包括视黄醇、视黄醛和视黄酸，全反视黄醛通过异构酶或还原-异构-氧化过程转变为 11-顺视黄醛，11-顺视黄醛与色素蛋白结合成复合体视紫红质，参与弱光视觉感受。某些有色（黄、橙和红色）植物中含有类胡萝卜素，其中一小部分可在肝脏或小肠内转变成视黄醇和视黄醛的类胡萝卜素称为维生素 A 原，其中最重要的为 β-胡萝卜素。

（1）生理功能：维生素 A 能够维持上皮组织的正常形成和发育，构成视觉细胞内的感光物质成分。视紫红质在光的介导下，自身构象变化推动自身的分解与合成，形成视觉循环，即视紫红质光化学反应（图 2-2）：弱光射到视网膜上时，视紫红质分解，刺激视神经产生光觉，11-顺视黄醛变构为全反视黄醛，视黄醛从视紫红质上脱落，黑暗时 11-顺视黄醛再与视蛋白结合形成视紫红质，形成视循环。上述过程中，部分全反视黄醛被分解消耗，要靠由食物进入血液循环的维生素 A 来补充，因此，长期维生素 A 摄入不足，会导致夜盲症。

此外，维生素 A 还具有提高免疫功能，调节细胞生长、分化及凋亡，抗氧化和抑制肿瘤生长的作用。

（2）缺乏与过量：维生素 A 缺乏最早的症状是暗适应能力下降，严重者可致夜盲症，还可引起眼干燥症。除眼部症状外，还会引起机体不同组织上皮干燥、增生及角化和食欲降低等。维生素 A 缺

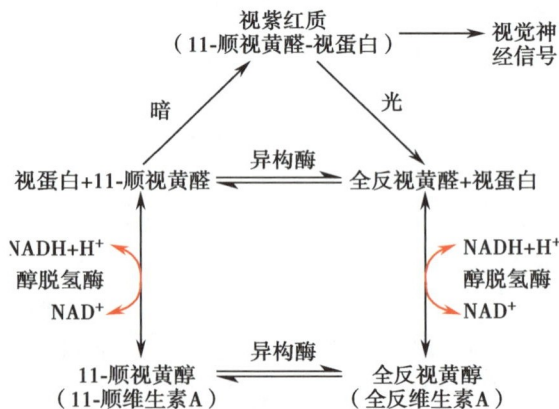

图 2-2　维生素 A 感受弱光的机制

乏还会造成血红蛋白合成代谢障碍,免疫功能低下,儿童缺乏维生素 A 可引起生长发育减缓。过量摄入维生素 A 可引起急性、慢性中毒以及致畸毒性。

(3)食物来源和参考摄入量:维生素 A 以视黄醇活性当量(retinol activity equivalent,RAE)为单位,其良好的食物来源是各种动物肝脏、鱼肝油、鱼卵、全乳和禽蛋等。植物性食物只能提供类胡萝卜素,主要存在于深绿色或红黄橙色的蔬菜和水果中,如青花菜(西蓝花)、空心菜、菠菜、胡萝卜、红心红薯、芒果和柿子等。《中国居民膳食营养素参考摄入量》(2023 版)推荐维生素 A 的 RNI:成年男性为 770μgRAE/d,女性为 660μgRAE/d,妊娠早期为 660μgRAE/d,妊娠中、晚期为 730μgRAE/d,哺乳期妇女为 1 260μgRAE/d。维生素 A 的 UL 为 3 000μgRAE/d。

2. 维生素 D 维生素 D 类是指含环戊氢烯菲环结构并具有钙化醇生物活性的一大类物质,以维生素 D_2(麦角钙化醇)及维生素 D_3(胆钙化醇)最常见。1,25-$(OH)_2$-D_3(或 D_2)是维生素 D 的活性形式,维生素 D 与维生素 D 受体(VDR)结合后发挥作用。

(1)生理功能:维生素 D 能够促进肠道对钙、磷的吸收和肾小管对钙、磷的重吸收。维生素 D 对骨骼钙有动员作用,以维持正常的血钙浓度,通过维生素 D 内分泌系统调节血钙平衡。维生素 D 具有激素功能,可以通过 VDR 调节生长发育、细胞分化和免疫等。近年来,维生素 D 与免疫的关系受到高度关注,1,25$(OH)_2D_3$ 可同时影响固有免疫和获得性免疫。在巨噬细胞中,1,25$(OH)_2D_3$ 可上调 CAMP 和 CD14 促进单核、巨噬细胞的增殖分化和极化。在树突状细胞中,维生素 D 可靶向 FBP1 和 PFKFB4 调节树突状细胞的糖异生,并通过影响 CD40、CD80 和 CD86 的表达,促进树突状细胞成熟、分化。此外,维生素 D 可通过和 VDR、视黄醇受体 X(RXR)结合促进细胞转录和翻译,促进 B 细胞产生抗体,促进 T 细胞 NFAT、AP1、NF-κB 转录,从而影响 IFN-γ、IL-2 和 IL-17 等炎症因子的表达,进而影响 T 细胞的增殖和向 Treg 细胞的分化。因此,维生素 D 对于维持机体的免疫功能,抵御各种病原体有着重要的作用。

(2)缺乏与过量:幼儿维生素 D 缺乏时,由于骨骼不能正常钙化,易发生骨骼变软和弯曲变形,导致佝偻病,表现为胸骨外凸("鸡胸")、形成"O"形或"X"形腿等。成年人维生素 D 缺乏可引起骨质软化症,老年人易引起骨质疏松症。维生素 D 缺乏还可导致钙吸收不足,引起手足痉挛症,表现为肌肉痉挛、小腿抽筋和惊厥等。过量维生素 D 可引起维生素 D 过多症,表现为食欲缺乏、体重减轻、恶心、呕吐、腹泻和疼痛等,严重的维生素 D 中毒可导致死亡。

(3)食物来源和参考摄入量:机体维生素 D 的来源包括皮肤合成和食物来源。经常晒太阳是人体获得充足维生素 D 的最好途径。海水鱼(如沙丁鱼)、肝脏、蛋黄等动物性食物及鱼肝油制剂中含有较丰富的维生素 D。《中国居民膳食营养素参考摄入量》(2023 版)推荐维生素 D 的 RNI:成年人为 10μg/d,65 岁以上老年人为 15μg/d。UL 为 50μg/d。

3. 维生素 E 维生素 E 类是指含苯并二氢吡喃结构、具有 α-生育酚生物活性的一类物质。维生素 E 包括 8 种化合物,即 α-T、β-T、γ-T、δ-T 四种生育酚和 α-TT、β-TT、γ-TT、δ-TT 四种生育三烯酚,其中 α-生育酚的生物活性最高。

(1)生理功能:维生素 E 具有抗氧化作用,还能够减少细胞中的脂褐质形成,改善皮肤弹性,预防衰老;具有调节血小板黏附力和聚集作用,维生素 E 缺乏时血小板聚集和凝血作用增强。维生素 E 还与动物的生殖功能和精子生成有关,缺乏时可出现睾丸萎缩、上皮细胞变性和孕育异常等。此外,维生素 E 还能够降低胆固醇,抑制肿瘤细胞的生长和增殖。

(2)缺乏与过量:维生素 E 缺乏时,可出现视网膜退行性病变、蜡样质色素积聚、溶血性贫血、肌无力、神经退行性病变和小脑共济失调等。低体重的早产儿、血 β-脂蛋白缺乏症、脂肪吸收障碍的患者可出现维生素 E 缺乏。维生素 E 毒性较小,但摄入大剂量维生素 E(每天摄入 800~3 200mg)可能出现中毒症状,如肌无力、视物模糊、复视、恶心、腹泻以及维生素 K 的吸收和利用障碍等。

(3)食物来源和参考摄入量:维生素 E 在自然界分布较广泛,一般不易缺乏。植物油、麦胚、坚果、种子类、豆类及其他谷类胚芽中维生素 E 含量较丰富。《中国居民膳食营养素参考摄入量》(2023 版)推荐成年人维生素 E 的 AI 为 14mgα-TE/d,UL 为 700mgα-TE/d。

二、水溶性维生素

1. 维生素 B₁　维生素 B_1 又称硫胺素、抗脚气病因子、抗神经炎因子等。

（1）生理功能：维生素 B_1 主要的活性形式是硫胺素焦磷酸（thiamine pyrophosphate，TPP），TPP 是糖代谢中氧化脱羧酶的辅酶，参与 α-酮戊二酸的氧化脱羧反应和磷酸戊糖途径的转酮醇反应。维生素 B_1 也发挥非辅酶的功能，可作为胆碱酯酶抑制剂，抑制胆碱酯酶对乙酰胆碱的水解，从而促进胃肠蠕动。维生素 B_1 参与神经递质的合成和代谢，维护神经系统正常生理功能。

（2）缺乏与过量：维生素 B_1 缺乏多发生在以食用精加工米面为主的人群，主要损害神经、血管系统，引起一系列疾病，统称为维生素 B_1 缺乏疾病（thiamine deficiency disorders，TDDs），脚气病（beriberi）是其中一种。成年人脚气病主要表现为疲乏、淡漠、食欲差、恶心、忧郁、下肢沉重麻木和心电图异常等。婴儿脚气病多发生在 2～5 月龄婴儿，多是由于哺乳期妇女维生素 B_1 缺乏所致。早期表现为食欲缺乏、呕吐、兴奋、心跳加快和呼吸急促等。晚期可出现发绀、水肿、心脏扩大、心力衰竭和强制性痉挛等。维生素 B_1 过量很少见，超过 RNI 100 倍可出现头痛、惊厥和心律失常等症状。

（3）食物来源和参考摄入量：维生素 B_1 含量丰富的食物包括谷类、豆类及干果类。瘦肉、动物内脏和禽蛋中含量也较高。维生素 B_1 多存在于谷物的表皮和胚芽中，因此，精细加工的米、面会造成大量维生素 B_1 的损失。由于维生素 B_1 易溶于水且在碱性条件下易受热分解，因此，过分淘米或烹调中加碱也可导致维生素 B_1 大量损失。《中国居民膳食营养素参考摄入量》（2023 版）推荐维生素 B_1 的 RNI：成年男性为 1.4mg/d，女性为 1.2mg/d，妊娠早期为 1.2mg/d，妊娠中期为 1.4mg/d，妊娠晚期和哺乳期为 1.5mg/d。

2. 维生素 B₂　维生素 B_2 又称核黄素，通常以黄素单核苷酸（flavin mononucleotide，FMN）和黄素腺嘌呤二核苷酸（flavin adenine dinucleotide，FAD）辅酶的形式与特定蛋白结合形成黄素蛋白，在许多酶系统中作为重要辅基的组成部分发挥作用。

（1）生理功能：维生素 B_2 以 FMN 和 FAD 辅酶的形式参与体内氧化磷酸化和能量代谢，维持蛋白质、脂肪和碳水化合物的正常代谢，促进生长发育，维护皮肤和黏膜的完整性等；维生素 B_2 参与维生素 B_6 和烟酸的代谢及体内抗氧化防御作用，并且在维持还原型谷胱甘肽的浓度和药物代谢等方面发挥作用。

（2）缺乏与过量：维生素 B_2 缺乏通常以口腔、眼和皮肤的炎症反应为主，如口腔症状：口角炎、口唇炎、舌炎（典型改变为地图样改变）；眼部症状：眼球结膜充血，睑缘炎、角膜血管增生、畏光以及视物模糊等；皮肤症状：鼻唇沟、眉间、腹股沟及阴囊等出现脂溢性皮炎。维生素 B_2 缺乏同时引起口腔和阴囊病变，称为"口腔生殖系统综合征"。严重缺乏可影响生长发育和胎儿骨骼畸形。通常不会出现维生素 B_2 过量中毒。

（3）食物来源和参考摄入量：维生素 B_2 广泛存在于动物性食物中，较植物性食物含量高。肝脏、肾脏、心脏、蛋类和乳汁中含量较丰富。植物性食物中绿色蔬菜和豆类含量较高。《中国居民膳食营养素参考摄入量》（2023 版）推荐维生素 B_2 的 RNI 与维生素 B_1 类似，成年男性为 1.4mg/d，女性为 1.2mg/d，妊娠早期为 1.2mg/d，妊娠中期为 1.3mg/d，妊娠晚期为 1.4mg/d，哺乳期妇女为 1.7mg/d。

3. 维生素 B₁₂　维生素 B_{12} 因含金属元素钴，又称为钴胺素，是唯一含金属元素的维生素。维生素 B_{12} 的吸收依赖于胃黏膜细胞分泌的糖蛋白内因子（intrinsic factor，IF），形成维生素 B_{12}-IF 复合物，进入肠道后附着在回肠内壁黏膜细胞受体，在肠道酶的作用下，内因子释放出维生素 B_{12}，由肠黏膜细胞吸收。

（1）生理功能：维生素 B_{12} 作为甲硫氨酸合成酶的辅酶参与同型半胱氨酸甲基化转变为甲硫氨酸；参与甲基及其他一碳单位的转移反应，提高叶酸利用率；作为甲基丙二酰辅酶 A 异构酶的辅酶参与脂肪酸的代谢促进甲基转移；促进红细胞的发育和成熟，使机体造血功能处于正常状态；参与神经组织中脂蛋白的形成，维护神经系统的正常功能。

（2）缺乏和过量：维生素 B_{12} 缺乏可致巨幼细胞贫血；儿童缺乏维生素 B_{12} 的早期表现为精神情绪异常、表情呆滞和反应迟钝等神经系统损害；维生素 B_{12} 的缺乏还可引起高同型半胱氨酸血症。注

射过量的维生素 B_{12} 可出现哮喘、荨麻疹、湿疹、面部水肿和寒战等过敏反应,也可能发生神经兴奋、心前区痛和心悸。

(3)食物来源和参考摄入量:维生素 B_{12} 主要在动物性食物,如动物内脏、肉类、鱼类、蛤类、蛋、牛乳及乳制品等含量丰富。《中国居民膳食营养素参考摄入量》(2023 版)维生素 B_{12} 推荐摄入量(RNI):成年人为 2.4μg/d,妊娠期妇女为 2.9μg/d,哺乳期妇女为 3.2μg/d。

4. 叶酸　叶酸(folic acid,FA)其化学名称是蝶酰谷氨酸,在体内的生物活性形式为四氢叶酸(tetrahydrofolic acid,THFA)。

(1)生理功能:叶酸作为一碳基团(甲酰基、亚甲基、甲基)的载体,参与嘌呤、嘧啶核苷酸的合成;催化二碳氨基酸和三碳氨基酸相互转化;参与血红蛋白和其他重要的甲基化合物合成,如肾上腺素、胆碱和肌酸等。

(2)缺乏与过量:叶酸缺乏会导致巨幼红细胞贫血;妊娠期妇女叶酸缺乏易出现胎儿宫内发育迟缓、早产和新生儿低出生体重;妊娠早期叶酸缺乏可通过 5 条途径引起胎儿神经管畸形,表现为脊柱裂和无脑畸形等神经系统发育异常(图 2-3)。叶酸缺乏可导致同型半胱氨酸向胱氨酸转化障碍,血中同型半胱氨酸水平增加,形成高同型半胱氨酸血症,高同型半胱氨酸是动脉粥样硬化和心血管疾病的危险因素。叶酸缺乏还可导致结肠癌。过量的叶酸可影响锌的吸收,导致锌缺乏;叶酸过量也会掩盖

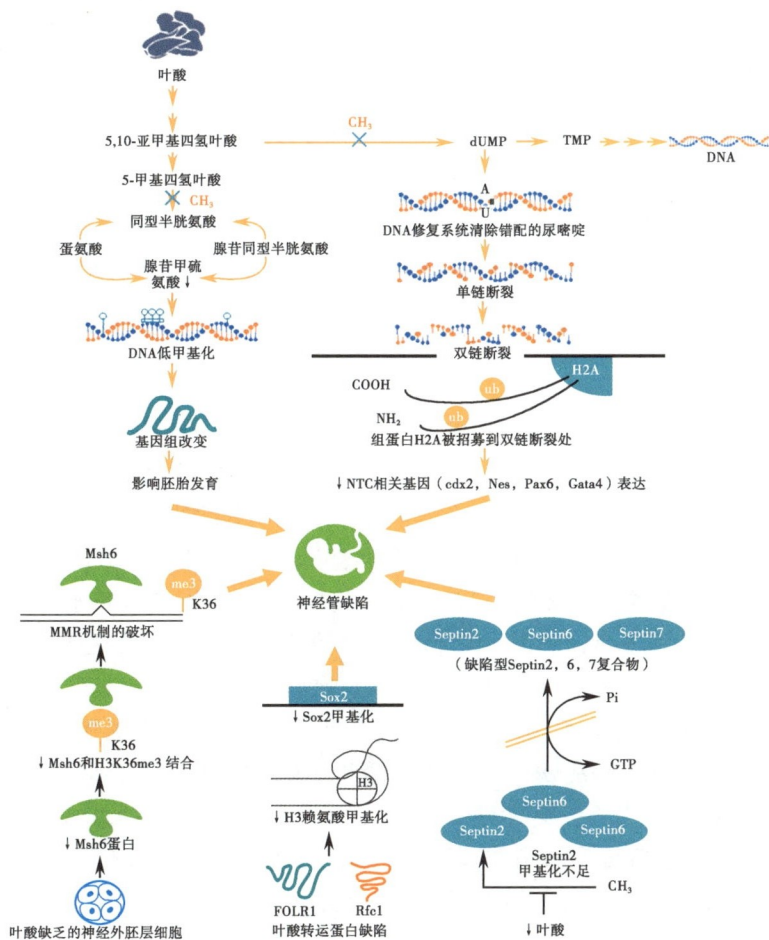

图 2-3　叶酸缺乏导致神经系统发育异常的机制

dUMP:deoxyuridine monophosphate,脱氧尿苷一磷酸;TMP:thymidine monophosphate,胸苷一磷酸;Msh 6:muts homolog 6,MutS 同源蛋白 6;Sox2:SRY-Box 2,SRY 相关高迁移率族蛋白盒 2;H3K36me3:histone H3 lysine 36 trimethylation,组蛋白 H3 第 36 位赖氨酸三甲基化;Septin:隔蛋白;cdx2:caudal type homeobox 2,尾型同源框 2;Nes:nestin,神经上皮干细胞蛋白;Pax6:paired box 6,配对盒 6;Gata4:GATA binding protein 4,GATA 结合蛋白 4。FOLR1:folate receptor 1,叶酸受体 1;Rfc1:reduced folate carrier 1,还原型叶酸载体 1。

维生素 B_{12} 缺乏的症状,干扰诊断结果。

（3）食物来源和参考摄入量:叶酸的食物来源有动物内脏、蛋类、豆类、花椰菜、莴苣、柑橘、香蕉和坚果等。《中国居民膳食营养素参考摄入量》(2023 版)建议叶酸 RNI:成年人为 400μgDFE/d,妊娠期妇女为 600μgDFE/d,哺乳期妇女为 550μgDFE/d。

5. 维生素 C

（1）生理功能:维生素 C 具有抗氧化作用,是一种较强的抗氧化剂。作为羟化过程底物和酶的辅助因子,促进类固醇代谢、清除自由基、参与合成神经递质和促进抗体形成。维生素 C 还能够将难以被吸收利用的三价铁还原成二价铁,促进肠道铁的吸收,也可以促进钙和叶酸的利用。

（2）缺乏与过量:维生素 C 缺乏主要引起坏血病,临床表现为前驱症状,如全身乏力、食欲减退,婴幼儿会出现生长减缓、烦躁和消化不良、全身点状出血、牙龈炎和骨质疏松。维生素 C 毒性很低,成年人一次摄入量超过 2~3g/d 可引起腹泻、腹胀。结石患者长期过量服用维生素 C 可增加尿路结石的风险。葡萄糖-6-磷酸脱氢酶缺乏者补充大剂量维生素 C 可能发生溶血。

（3）食物来源和参考摄入量:维生素 C 主要来源于新鲜蔬菜和水果,含量较丰富的蔬菜有辣椒、番茄、菠菜、油菜和卷心菜等。维生素 C 含量较多的水果有樱桃、石榴、柑橘、柠檬、柚子和草莓等。野生的苋菜、刺梨、沙棘、猕猴桃和酸枣等维生素 C 含量也很丰富。干豆不含维生素 C,但是发芽之后的豆芽含有一定量的维生素 C。《中国居民膳食营养素参考摄入量》(2023 版)推荐维生素 C 的 RNI:成年人为 100mg/d,妊娠早期为 100mg/d,妊娠中期和妊娠晚期为 115mg/d,哺乳期为 150mg/d。成人维生素 C 的 UL 为 2 000mg/d。

第六节 ｜ 水

水（water）是生命活动所必需的,也是构成组织细胞的主要成分之一,对维持组织形态、结构和功能发挥重要作用。成年人含水量约占体重的 60%~70%,老年人和肥胖者体内水含量较少,对失水性疾病耐受性较差。

一、水的生理功能

水是营养物质代谢的载体,参与体内物质代谢和生化反应。在消化、吸收、循环和排泄过程中,水能够促进营养物质的吸收和运送,协助代谢废物通过粪便、尿液、汗液及呼吸等途径排泄。水参与物质代谢,并提供各种生化反应的必要条件和重要的离子,是物质代谢的基础。

水可维持体液正常渗透压及电解质平衡,维持血容量。人体血液的主要成分是水,维持人体内水平衡对维持正常血压,保障器官组织的血液灌注有至关重要的作用。人体缺水时,血容量下降,严重时甚至可能导致休克从而危及生命。人体内环境稳态的维持需要一定的渗透压,当人体水分过多时,渗透压降低,血浆外液渗入组织液中,出现组织水肿,影响正常的机体功能。

水有维持人体温度恒定的作用。人体正常生理功能的发挥需要恒定的体温环境,体温过高或过低都会导致机体正常生理功能紊乱,皮肤和黏膜蒸发水分散热可以维持人体温度恒定。

水还有对眼睛、关节、肌肉等组织的润滑、缓冲、保护作用。如泪液可防止眼球干燥,有利于眼球转动;唾液有利于食物吞咽和咽部湿润;关节腔的滑液有利于关节的滑动;胸腔和腹腔浆液、呼吸道和消化道的黏液均有利于呼吸和消化功能的发挥,减少摩擦。

二、缺乏与过量

维持人体内的水平衡是机体各项生理活动的基础。水平衡是指在正常情况下,人体内水的摄入量与排出量是保持动态平衡的状态。人体有多种水平衡的调节方式,如神经调节、激素调节和化学调节等。水平衡与人体外环境、年龄、性别、生理状况、膳食状况和运动强度密切相关。

当人体排出的水量大于摄入量时,就会出现体内缺水,细胞外液电解质浓度增加形成高渗透压,细胞内水分外流,引起细胞脱水。轻度脱水:失水量占体重的 2%～4%,仅有一般的神经系统症状,如头痛、头晕无力、皮肤弹性稍有降低、口渴、少尿、黏膜干燥和眼窝轻度凹陷等。中度脱水:失水量占体重的 4%～6%,脱水的体表症状已经明显,出现极度口渴,并开始出现循环功能不全的症状,少尿或者无尿,皮肤黏膜干燥和眼窝有明显凹陷。重度脱水:失水量占体重的 6% 以上,前述症状加重,甚至出现无尿、休克、昏迷等,伴有一些行为失常、幻觉、谵妄,严重者可出现昏迷和低血容量性休克等。

当人体摄入的水量大于排出量时,就会出现水过量,甚至出现水中毒症状,如头昏眼花、虚弱无力和心跳加快等。特别是大量摄入无盐、低渗透压纯水时,水分迅速被吸收到组织细胞内,使细胞水肿(图 2-4),一旦脑细胞水肿,颅内压力会增高,便出现一系列的神经刺激症状,如头痛、呕吐、嗜睡、呼吸和心跳减慢,严重者还会产生昏迷、抽搐甚至危及生命。过量饮水导致的排尿增加会导致人体盐分过度流失。

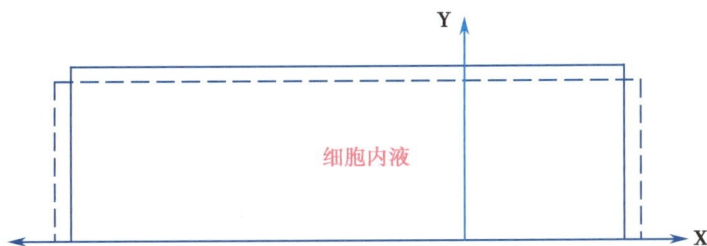

图 2-4　液体渗透压与细胞体积的 Darrow-Yannet 图
X 轴代表细胞内液容量(细胞体积),Y 轴代表渗透压。液体渗透压越低,细胞体积越大。

三、水的来源及参考摄入量

正常人水的来源有饮水、食物水和代谢水(也称内生水)。机体排出水分的途径有四个,即消化道、皮肤、肺和肾。

正常成年人每天水的进出量大致相等,水的摄入和排出处于动态平衡,其平衡状态称为水合状态(euhydration)。《中国居民膳食营养素参考摄入量》(2023 版)推荐水的适宜摄入量:成年男性为 1 700ml/d,女性为 1 500ml/d。天气炎热或身体活动量增加时,饮水量需进一步增加。

水的选择建议选择白水或茶水,尽量少喝或不喝含糖饮料。口渴时再饮水对健康不利,任何时间都可饮水,建议在晨起空腹、午睡起床后、睡前 2 小时、运动后及洗澡后要及时饮水。

第七节 ｜ 膳食纤维

膳食纤维(dietary fiber,DF)是指在体内不能被小肠消化吸收,而在大肠能部分或全部发酵的非淀粉多糖类碳水化合物,主要来自植物的细胞壁,包括纤维素、半纤维素、树胶、β- 葡聚糖、胶质、木质素、葡聚糖、果聚糖、抗性淀粉和糊精等。

一、分类

膳食纤维的种类多样,根据其溶解性不同,可分为两大类:可溶性膳食纤维(soluble dietary fiber,SDF)和不可溶性膳食纤维(insoluble dietary fiber,IDF)。可溶性膳食纤维是一类能溶于水又可吸水膨胀,不能被人体中消化酶分解,但能被肠道微生物代谢的纤维类物质,包括树胶、果胶和藻类多糖等。不可溶性膳食纤维是存在于植物细胞壁中,既不溶于水又不能被人体肠道微生物所酵解,但具有很强的吸水性和膨胀性的膳食纤维,主要起到机械蠕动作用,包括纤维素、半纤维素和木质素等。

二、生理功能

1. 膳食纤维能够降低血糖　摄入适量的膳食纤维能够降低正常人群糖尿病、高血压和高血脂等慢性疾病的患病概率,改善糖尿病患者进食后的血糖水平。不可溶膳食纤维对糖代谢影响较小,可溶膳食纤维已被证实具有调节餐后血糖水平、影响胰岛素分泌的作用。黏性成分有利于延缓消化道内食物的消化吸收速度,而可溶膳食纤维具有黏性,它可以作用于胃排空和肠道营养吸收两个环节,黏度较大的可溶膳食纤维胃排空效率较低,延缓葡萄糖吸收作用较强。

2. 膳食纤维能够降低血脂　膳食纤维可以降低血清中总胆固醇和低密度脂蛋白水平,可溶性膳食纤维黏性大,饱腹感强,减少了进食量,从而减少油脂胆固醇的摄入。可溶性膳食纤维的分子结构中含有很多的活性基团等,这些活性基团能够与胆汁酸盐发生吸附结合,而使胆固醇继续分解,以维持胆汁酸池的平衡,从而起到降低胆固醇的作用。膳食纤维与磷脂具有很好的亲和力,有利于高密度脂蛋白胆固醇在小肠中合成。

3. 膳食纤维可调节肠道功能　膳食纤维虽然不能被人体消化道中的酶类酶解,但却可以在结肠中发挥酵解作用,产生益生元,有利于肠道中有益微生物的生长繁殖。膳食纤维可通过促进肠道蠕动、增加排便次数、缩短排便时间、增加粪便含水量和提高小肠蠕动等方式改善肠道功能,预防便秘、痔疮等疾病。膳食纤维还可促进肠道内双歧杆菌、乳酸杆菌等有益菌群的生长繁殖,抑制肠球菌等有害菌的生长,使有益菌成为肠道内环境中的优势菌,维持肠道菌群的生态多样性。膳食纤维还可改善慢性便秘和炎症性肠病等慢性消化系统疾病,保护肠黏膜。肠道中膳食纤维的酵解产物短链脂肪酸增多,后者作为主要氧化燃料为小肠提供能源,可促进结肠细胞增殖。

三、食物来源与参考摄入量

食物中的膳食纤维主要来源是植物性食物,如谷粒(小麦、大米、燕麦、小黑麦、小米和高粱等)、豆类、蔬菜、水果和坚果等。整谷粒含有大量的膳食纤维,包括抗性淀粉和不可消化性低聚糖,同时还富含营养成分和一些植物化学物质(如多酚化合物、植物雌激素和植物甾醇等)。麸皮和米糠中含有大量纤维素、半纤维素和木质素,而精加工的谷类食品中含量较低。同种蔬菜的表皮含纤维量高于中心部位,同种水果果皮含纤维量高于果肉。《中国居民膳食营养素参考摄入量》(2023 版)建议膳食纤维的适宜摄入量(AI):成年人为 25~30g/d,妊娠期妇女和哺乳期妇女在成年人基础上增加 4g/d。

第八节 ｜ 食物中的生物活性成分

食物中除了含有多种营养素外,还含有一类物质虽然不是维持机体生长发育所必需的营养物质,但对维护人体健康、调节生理功能和预防疾病发挥着重要的作用,被称为"食物中的生物活性成分"(bioactive food components),如黄酮类化合物、酚酸、有机硫化物、萜类化合物和类胡萝卜素等,又被称为植物化学物。

一、植物化学物的分类

植物化学物(phytochemical)可按照其化学结构或者功能特点进行分类。其中摄入量较高且功能相对比较明确的植物化学物见表 2-2。总体来说,包括多酚、类胡萝卜素、萜类化合物、有机硫化物、皂苷、植物雌激素、植酸及植物固醇等。除上述各种植物次级代谢产物外,还有一些膳食摄入量较高且具有一定生物活性的植物化学物,如姜黄素、辣椒素、叶绿素及吲哚等。

二、植物化学物的生物活性

1. 抗微生物活性　植物中含有较多衍生物,多为次级代谢产物,这些次级代谢产物对人体具有多种益处,其中包括抗致病微生物和腐败微生物。具有抗微生物活性的主要化合物包括酚类、醌类、萜类、醛类、生物碱和多肽等。植物的这些提取物能够在体外抑制微生物的生长繁殖或对其产生杀灭作用,其机制主要是干扰微生物的代谢过程,影响其结构和功能等。

表 2-2 常见植物化学物的种类、食物来源及生物活性

名称	代表化合物	食物来源	生物活性
多酚	原儿茶酸、绿原酸、白藜芦醇、黄酮、花色苷	各类植物性食物,尤其是深色水果、蔬菜和谷物	抗氧化、抗炎、抑制肿瘤、调节毛细血管功能
类胡萝卜素	胡萝卜素、番茄红素、玉米黄素	玉米、绿叶菜、黄色蔬菜及水果	抗氧化、增强免疫功能、预防眼病
萜类化合物	单萜、倍半萜、二萜、三萜、四萜、多萜	柑橘类水果	杀菌、防腐、镇静、抑制肿瘤
有机硫化物	异硫氰酸盐、烯丙基硫化合物	十字花科和葱蒜类蔬菜	杀菌、抗炎、抑制肿瘤
皂苷	甾体皂苷、三萜皂苷	酸枣、枇杷、豆类	抗菌及抗病毒作用、增强免疫功能
植物雌激素	异黄酮、木酚素	大豆、葛根、亚麻籽	雌激素样作用
植酸	肌醇六磷酸	各种可食植物种子	抗氧化作用、抑制淀粉及脂肪的消化吸收
植物固醇	β-谷固醇、豆固醇	豆类、坚果、植物油	抗炎和退热作用、抑制胆固醇吸收

2. **抗肿瘤活性** 水果和蔬菜有降低肿瘤风险的潜力,虽然没有单一的食物或者食物本身的成分可以保护机体免受肿瘤的侵害,但是研究表明,摄入多种蔬菜、水果,还有豆类以及全谷物,有助于降低一些肿瘤的风险。食物中的生物学活性成分具有调控肿瘤干细胞自我更新的作用。染料木黄酮是大豆异黄酮中的主要活性因子,其对肿瘤干细胞的抑制作用首见于白血病,大豆异黄酮同时抑制肝癌细胞增殖和肝癌干细胞自我更新等。

3. **免疫调节作用** 植物化学物被认为具有一定的免疫调节作用。多项实验证明,类胡萝卜素调节免疫功能,能够提高免疫细胞活性,增加免疫细胞数目,调节人体免疫功能,增强免疫系统抵御病原体的作用。部分黄酮类化合物具有免疫抑制作用,而皂苷、有机硫化物和植酸具有增强免疫功能的作用。

4. **抗氧化活性** 许多植物化学物是抗氧化剂,具有抗氧化活性。抗氧化剂可以清除自由基,减少对细胞结构的破坏及代谢障碍。植物中含有的抗氧化剂包括类黄酮、多酚、维生素 C、维生素 E 和 β-胡萝卜素等。在植物性食物的所有抗氧化植物化学物中,多酚含量最高,并且自由基清除能力最强。花色苷对自由基的清除能力大于常见的抗氧化剂包括丁基羟基茴香醚和维生素 E。

5. **降胆固醇作用** 植物化学物中,皂苷能够和初级胆酸在肠道中结合形成微团,使其体积变大而无法通过肠壁,在一定程度上降低了胆酸的吸收作用,使胆酸的排出增加。另外,多酚(如花色苷)能够促进内源性胆固醇合成胆酸,使血液中胆固醇的浓度与含量降低。

三、常见的几种植物化学物

1. **类胡萝卜素** 类胡萝卜素(carotenoid)是广泛存在于动物、高等植物、真菌、藻类和细菌中的一类黄色、橙色或红色的脂溶性色素。根据其分子的组成,可分为两类,一类为不含有氧原子的碳氢族类胡萝卜素,称为胡萝卜素类;另一类为含氧原子的类胡萝卜素,称为叶黄素类。主要的类胡萝卜素包括 α-胡萝卜素、β-胡萝卜素、γ-胡萝卜素、叶黄素、玉米黄素、β-隐黄素和番茄红素等。类胡萝卜素在植物中主要存在于水果和新鲜蔬菜中,其中 β-胡萝卜素和 α-胡萝卜素主要来自黄橙色蔬菜和水果,β-隐黄素主要来自橙色水果,叶黄素主要来自深绿色蔬菜,番茄红素则主要来自番茄。《中国居民膳食营养素参考摄入量》(2023 版)提出叶黄素的特定建议值(specific proposed level,SPL)为 10mg/d、UL 为 60mg/d,番茄红素的 SPL 为 15mg/d、UL 为 70mg/d。

类胡萝卜素具有抗氧化作用,以番茄红素的抗氧化活性为最强,是预防动脉粥样硬化发生的重要保护性因子。类胡萝卜素中的番茄红素具有明显的抗癌作用,能有效预防多种肿瘤的发生。番茄红素和β-胡萝卜素能增强机体的免疫功能,通过促进 T 淋巴细胞、B 淋巴细胞增殖,刺激特异性效应细胞功能,减少免疫细胞的氧化损伤。类胡萝卜素具有保护视觉功能,叶黄素在黄斑区域(视觉最敏锐的区域)内高浓度聚集,是视网膜黄斑的主要色素。

2. 皂苷类化合物 皂苷(saponin)又名皂素,是一类广泛存在于植物茎、叶和根中的化合物。皂苷由皂苷元、糖、糖醛酸或其他有机酸组成。食用豆类食物较多的人群,其每日皂苷摄入量可达 200mg 以上。

皂苷具有调节脂质代谢,降低胆固醇的作用,其机制是通过阻止胃肠道外源性胆固醇的吸收或阻断肠肝循环,促进胆固醇的排泄。皂苷具有抗微生物作用,积雪草中的皂苷可抑制引起腹泻的细菌。皂苷具有抗肿瘤作用,其中以大豆皂苷为代表的抗肿瘤作用研究居多,大豆皂苷可抑制多种肿瘤细胞的生长。皂苷类化合物具有抗血栓作用,可激活纤溶系统,促进纤维蛋白溶解和减少血栓素释放,抑制血小板聚集。大豆皂苷可调节免疫,能够促进 T 细胞产生淋巴因子、提高 B 细胞的转化增殖、增强体液免疫功能及提高 NK 细胞的活性。大豆皂苷还具有抗氧化作用,能够增加超氧化物歧化酶(superoxide dismutase,SOD)含量、清除自由基而减轻机体的氧化损伤,人参皂苷可减少自由基的生成。

3. 多酚类化合物 多酚类化合物(polyphenol)是一类广泛存在于植物体内的具有多个羟基酚类植物成分的总称,主要指酚酸和黄酮类化合物。黄酮类化合物(flavonoid),又称生物类黄酮或类黄酮,主要分布于植物的叶、花、根、茎和果实中。本节重点介绍黄酮类化合物。

黄酮类化合物在植物体内大部分与糖结合成苷类或碳糖基的形式,小部分以游离形式存在。按其结构可分为黄酮和黄酮醇类,如槲皮素、芦丁和黄芩素等,其中槲皮素为植物中含量最多的黄酮类化合物。黄酮类化合物的生物活性尤其抗氧化活性与其化学结构有密切关系。羟基基团总数和构型显著影响其清除自由基的活性。酚羟基数目越多,其结合自由基的能力越强,槲皮素由于其显著的化学结构特征而具有很强的抗氧化特性。主要的食物来源有绿茶、各种有色水果及蔬菜、大豆、巧克力和药食两用植物等。

黄酮类化合物具有抗氧化、抗肿瘤、保护心血管、抗炎、抗菌和抗病毒等生物学活性。黄酮类化合物具有抗氧化作用,其结构中含有酚羟基,能与自由基反应生成较稳定的半醌式自由基或抑制与自由基产生有关的酶,如黄嘌呤氧化酶和细胞色素 P450 等,从而有效清除自由基。黄酮类化合物,尤其是茶多酚和大豆异黄酮具有抗肿瘤活性。黄酮类化合物具有保护心血管功能的作用,摄入富含黄酮类物质的食物可以减少冠心病和动脉粥样硬化的发生。黄酮类化合物能抑制炎症反应,通过抑制花生四烯酸代谢酶、基质金属蛋白酶 2(matrix metalloproteinase-2,MMP-2)和 MMP-9 的活性,抑制活性氧和 NF-κB 的活化,阻止炎症相关蛋白的合成来控制炎症反应。黄酮类化合物具有抑菌活性,黄芩素对金黄色葡萄球菌、枯草杆菌、大肠埃希氏菌和铜绿假单胞菌具有抑制作用。除以上生物学作用外,黄酮类化合物还具有抗突变、抗衰老、增强免疫、抗辐射以及雌激素样作用等。

(贾平平 江 华)

案例分析

本章目标测试

本章思维导图

第三章 ｜ 食物营养价值与膳食结构

食物（foods）按其来源可分为植物性食物（plant-based foods）（及其制品）和动物性食物（animal-based foods）（及其制品）两大类。不同食物的营养价值不同，每一种食物均有其独特的营养特点。除母乳对于 6 个月以内婴儿属于营养全面的食物外，没有任何一种食物能够满足人体对所有营养素的需要。因此，食物多样、合理搭配对满足机体的营养需求非常重要。平衡膳食模式是最大程度上保障人类营养需要和健康的基础，食物多样是平衡膳食模式的基本原则。本章将介绍各类食物的营养特点、常见膳食结构和中国居民膳食指南。

第一节 ｜ 植物性食品的营养价值

植物性食物包括谷类、薯类、杂豆类、蔬菜、水果、大豆类和坚果类，主要提供碳水化合物、蛋白质、膳食纤维、脂肪、矿物质、B 族维生素、维生素 C、维生素 E 以及有益健康的植物化学物。

一、谷类、薯类及杂豆类

谷类食物包括大米、小麦、玉米、小米、燕麦及高粱等；薯类包括马铃薯、甘薯、木薯；杂豆类包括豌豆、蚕豆、绿豆、红豆等。谷类食品是中国传统膳食的主食，为我国居民膳食碳水化合物、蛋白质和一些矿物质及 B 族维生素的重要来源。

（一）谷类

1. 谷类结构和营养素分布 谷粒由谷皮、糊粉层、胚乳和胚四个部分构成。有的谷粒由不可食用的谷壳包裹。

各种谷类种子形态大小不一，但结构基本相似（图 3-1）。最外层为谷皮，谷皮内为糊粉层，再内为胚乳和位于一端的胚。各种营养成分在谷粒中的分布不均匀。

（1）谷皮：为谷粒外面的数层被膜，主要由纤维素、半纤维素等组成，矿物质和脂肪含量较高。

（2）糊粉层：糊粉层介于谷皮与胚乳之间，含蛋白质、脂肪、矿物质和 B 族维生素。在碾磨加工时，糊粉层易与谷皮同时混入糠麸中丢失。

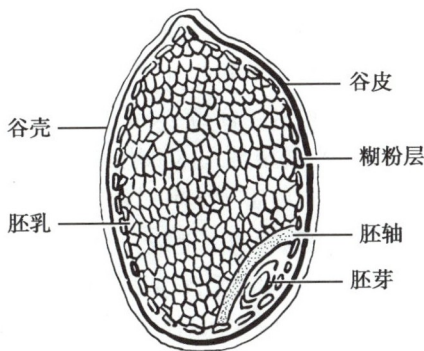

图 3-1 谷类种子的基本结构

（3）胚乳：胚乳是谷类的主要部分，含大量淀粉和一定量蛋白质，还含有少量的脂肪、矿物质和维生素。靠近胚乳周围部分蛋白质含量较高，越向中心分布含量越低。

（4）胚：位于谷粒一端，包括胚芽、胚轴等，其中胚芽富含脂肪、蛋白质、矿物质、B 族维生素和维生素 E。胚芽在加工过程中易与胚乳分离，与糊粉层一起混入糠麸。精加工谷类常因缺失胚芽造成营养价值降低。

2. 谷类的营养成分

（1）蛋白质：谷类蛋白质含量一般在 7.5%～15.0%。谷类作为我国传统主食，是居民膳食蛋白质的主要食物来源。谷类食物中赖氨酸含量较低，为第一限制氨基酸。利用蛋白质互补作用将谷类与豆类等富含赖氨酸的食物混合食用，可提高谷类蛋白质的营养价值。

（2）脂肪：谷类脂肪含量较低，主要分布在糊粉层和胚芽。小麦胚芽脂肪含量为10.1%，玉米胚芽脂肪含量高达17%以上，主要为不饱和脂肪酸，其中亚油酸占油脂总量的50%。

（3）碳水化合物：谷类碳水化合物含量高，占40%~70%，是碳水化合物最经济的来源，主要为淀粉（starch）。谷类淀粉可分为直链淀粉（straight-chain starch）和支链淀粉（branched starch）。直链淀粉易老化，形成难消化的抗性淀粉。支链淀粉易使食物糊化，从而提高消化率。与支链淀粉相比，直链淀粉使血糖升高幅度较小。

谷皮中膳食纤维含量较高，全谷类食物是膳食纤维的重要来源。

（4）矿物质：谷类含矿物质为1.5%~3.0%，主要是磷、钙，多分布于谷皮和糊粉层中，其消化吸收率较差。

（5）维生素：谷类是膳食B族维生素重要来源，如维生素B_1、维生素B_2、烟酸、泛酸和维生素B_6，主要分布在糊粉层和胚部。谷物胚芽中富含维生素E。

（二）薯类

薯类提供丰富的淀粉和膳食纤维，易产生饱腹感，并含一定量的维生素和矿物质，蛋白质和脂肪含量较低。薯类富含各种植物化学物。马铃薯块茎中酚酸类化合物含量较高。

（三）杂豆类

杂豆类碳水化合物占50%~60%，主要以淀粉形式存在；脂肪含量低于2%；蛋白质含量20%左右，蛋白质氨基酸模式比谷类好，富含赖氨酸，而甲硫氨酸不足；维生素和矿物质含量也较高，其营养素组成与谷类更为接近。

二、大豆类及其制品

（一）大豆类

1. 大豆营养成分

（1）蛋白质：大豆含有35%~40%蛋白质，氨基酸组成接近人体需要，且富含赖氨酸。大豆蛋白属于优质蛋白质。

（2）脂肪：大豆含脂肪15%~20%，其中不饱和脂肪酸约占85%，亚油酸高达50%以上。大豆油中还含有丰富的磷脂和维生素E。

（3）碳水化合物：大豆含碳水化合物25%~30%，其中一半为可供利用的淀粉、阿拉伯糖、半乳聚糖和蔗糖；其余是人体不能消化吸收的膳食纤维，在肠道细菌作用下发酵产气，可引起腹胀。

（4）矿物质和维生素：大豆含有丰富钙、铁、维生素B_1、维生素B_2和维生素E。

2. 大豆中的其他成分
大豆中的其他成分包括植物化学物及抗营养因子。大豆中含有丰富的植物化学物，如大豆异黄酮、大豆皂苷、大豆甾醇、大豆磷脂等。大豆抗营养因子包括蛋白酶抑制剂、植酸等，可影响人体对某些营养素的消化吸收。

（二）豆制品营养价值

大豆制品包括非发酵性豆制品，如豆浆、豆腐、豆腐干等；发酵豆制品，如腐乳、豆瓣酱、豆豉、臭豆腐等。大豆制品富含蛋白质，含有一定量的脂类和矿物质。水溶性维生素在豆腐制作过程中流失较多。

三、蔬菜、水果类

（一）蔬菜、水果的营养成分

1. 蛋白质 大部分蔬菜、水果蛋白质含量很低，一般为0.5%~2%。

2. 脂肪 蔬菜、水果脂肪含量极低。少数水果如鳄梨、榴梿脂肪含量较高。

3. 碳水化合物 蔬菜、水果所含碳水化合物包括糖、淀粉、纤维素、半纤维素和果胶等。薯芋类蔬菜和水生蔬菜含有丰富的淀粉。水果含糖较蔬菜多。蔬菜、水果所含纤维素、半纤维素、木质素和果胶等是膳食纤维的主要来源。

4. **维生素** 新鲜蔬菜、水果是维生素 C、胡萝卜素、维生素 B_2 和叶酸的重要食物来源。深色蔬菜维生素 C 和胡萝卜素含量通常较浅色蔬菜高。水果中鲜枣、草莓、橘子、猕猴桃中维生素 C 含量较多,芒果、柑橘、杏等黄色和橙色水果含胡萝卜素较多。

5. **矿物质** 蔬菜、水果中含有丰富的矿物质,如钙、磷、铁、钾、钠、镁、铜等。一些水果因富含维生素 C 和有机酸,铁的生物利用率也较高。

(二)蔬菜、水果中的其他成分

蔬菜、水果中常含有各种芳香物质和色素,使食品具有特殊香味和颜色。水果中的有机酸能增进食欲,有利于食物消化;有机酸还对维生素 C 有保护作用。蔬菜、水果中富含植物化学物,如有机硫化物、异硫氰酸酯类、黄酮类化合物等。

四、坚果类

1. **蛋白质** 富含油脂的坚果中蛋白质含量多在 12%~25% 之间。淀粉类坚果蛋白质含量相对较低。坚果类蛋白质氨基酸组成各有特点,与其他食物一起食用可达到蛋白质互补的作用。

2. **脂肪** 油脂类坚果中油脂含量可高达 44%~70%,富含必需脂肪酸,是优质的植物脂肪。

3. **碳水化合物** 油脂类坚果中可消化碳水化合物含量较少,而淀粉类坚果富含碳水化合物。坚果类膳食纤维含量较高。

4. **维生素** 坚果类是维生素 E 和 B 族维生素的良好来源。一些坚果含有一定的维生素 C 和胡萝卜素。

5. **矿物质** 坚果中钾、镁、锌、铜、硒等元素含量高。部分坚果含有较丰富的钙。

第二节 | 动物性食品的营养价值

动物性食物包括畜肉、禽肉、水产类、乳类和蛋类,能供给人体优质蛋白质、脂肪、矿物质、维生素 A、维生素 D 和 B 族维生素。

一、畜肉、禽肉和水产品

(一)畜肉类营养价值

1. **蛋白质** 畜肉蛋白质含量为 10%~20%,其必需氨基酸种类和比例接近人体需要,为吸收利用率高的优质蛋白质;但存在于结缔组织的间质蛋白,主要是胶原蛋白和弹性蛋白,因必需氨基酸组成不平衡,蛋白质利用率低。

2. **脂肪** 畜肉脂肪含量因牲畜肥瘦程度及部位不同有较大差异。如猪肥肉脂肪达 90%,猪五花肉 35.3%,猪里脊肉 7.9%。畜肉脂肪以 SFA 为主。胆固醇多存在于动物内脏,如猪脑为 2 571mg/100g,猪肝 288mg/100g,而猪瘦肉为 81mg/100g。

3. **碳水化合物** 畜肉中碳水化合物以糖原形式存在于肌肉和肝中,含量极少。

4. **矿物质** 畜肉矿物质含量为 0.8%~1.2%。铁含量较高,并以血红素铁形式存在,生物利用率高。牛肾和猪肾中硒含量较高。畜肉含有较多的钾、钠、铜、硫、磷等。

5. **维生素** 畜肉中 B 族维生素含量丰富,肝脏中富含维生素 A、维生素 B_2。

(二)禽肉营养价值

禽肉蛋白质含量约为 20%,氨基酸组成接近人体需要。与畜肉相比,禽肉脂肪含量较少,且熔点较低,含 20% 亚油酸,易于消化吸收。禽肉中硒含量高于畜肉。

(三)水产品类营养价值

水产品可分为鱼类、甲壳类和软体类。鱼类有海水鱼和淡水鱼之分。

1. **蛋白质**　鱼类蛋白质含量为 15%～25%，较畜、禽肉更易消化，其营养价值与畜、禽肉近似。其他水产品中河蟹、对虾的蛋白质含量约为 17%。

2. **脂肪**　鱼类脂肪含量较少，多由不饱和脂肪酸组成，熔点低，消化吸收率高。一些深海鱼类脂肪中含 PUFA，如 EPA 和 DHA。鱼子、虾子中胆固醇含量较高。

3. **碳水化合物**　鱼类碳水化合物的含量低，主要以糖原形式存在。

4. **矿物质**　鱼类矿物质含量较高，其中磷的含量最高，钙、钠、钾、镁含量也很丰富。水产品钙的含量较畜、禽肉均高，在小虾皮中含量特别高。海产鱼类含碘丰富，牡蛎富含锌。

5. **维生素**　鱼类是维生素 B_2 良好来源。海鱼肝脏富含维生素 A 和维生素 D。

（四）畜禽肉类制品的营养价值

肉类腌腊制品因水分减少，蛋白质含量相对增高，但易出现脂肪氧化及 B 族维生素损失。烧烤制品在高温加工时含硫氨基酸、色氨酸等被部分分解。油炸食品的脂肪含量大幅增加，B 族维生素明显下降。肉类罐头中 B 族维生素和含硫氨基酸受到破坏。腌腊、熏烧烤、油炸制品中亚硝胺类或多环芳烃类物质含量增加，应控制摄入量。

二、乳及乳制品

乳类食品是营养成分齐全、组成比例适宜、易消化吸收、营养价值高的天然食品，能满足初生幼仔迅速生长发育的全部需要。乳类食品中以牛乳最普遍食用。除牛乳外，还有羊乳和马乳。与人乳相比，牛乳含蛋白质较多，而乳糖低于人乳，故以牛乳代替母乳时，应适当调整成分使其接近人乳组成。乳类主要提供优质蛋白质、维生素 A、维生素 B_2 和钙。

（一）乳类营养价值

1. **蛋白质**　牛乳蛋白质含量平均为 3.0%，主要由 79.6% 酪蛋白、11.5% 乳清蛋白和 3.3% 乳球蛋白组成。乳蛋白质消化吸收率和生物学价值高，为优质蛋白质。

2. **脂肪**　乳类脂肪含量约为 3.0%～5.0%，主要为甘油三酯，吸收率高。

3. **碳水化合物**　乳类碳水化合物主要为乳糖，含量为 3.4%～7.4%，低于人乳。

4. **矿物质**　牛乳富含钙、磷、钾。牛乳中的钙吸收率高；牛乳铁含量低，用牛乳喂养婴儿时，应注意补充铁。

5. **维生素**　乳类含有各种维生素。放牧期牛乳中维生素 A、维生素 D、维生素 C 的含量较冬、春季在棚内饲养明显增加。

（二）乳制品营养价值

1. **巴氏杀菌乳、灭菌乳和调制乳**　除维生素 B_1 和维生素 C 有损失外，这三种形式的乳制品营养价值与新鲜生牛乳差别不大，但调制乳因其是否进行营养强化而差异较大。

2. **乳粉**　乳粉分为全脂乳粉、脱脂乳粉和调制乳粉。与新鲜生牛乳相比，全脂乳粉的营养成分变化很小；脱脂乳粉会损失脂溶性维生素。调制乳粉是以牛乳为基础，按照不同人群的营养需要特点加以调制而成，如婴儿配方粉各种营养成分含量、种类及比例接近母乳。

3. **发酵乳**　以新鲜乳、脱脂乳、全脂乳粉、脱脂乳粉或炼乳等为原料接种乳酸菌发酵而成，其中以酸牛乳最为普遍。发酵乳易消化吸收，且可调节肠道菌群。

4. **炼乳**　炼乳为浓缩乳，按其成分可分为甜炼乳（添加蔗糖）、淡炼乳（不加蔗糖）、全脂炼乳、脱脂炼乳及强化炼乳。

5. **奶油**　由牛乳中分离的脂肪制成产品，含脂肪 80%～83%。

6. **乳酪**　是在原料乳中加入乳酸菌发酵剂或凝乳酶，使蛋白质发生凝固并去除水分后的产品。

三、蛋类及其制品

蛋类主要指鸡、鸭、鹅、鹌鹑、鸽等禽类的蛋，其营养价值基本相似，其中鸡蛋食用最普遍。蛋类制品有皮蛋、咸蛋、糟蛋、冰蛋、蛋粉等。各种蛋类均由蛋壳、蛋清、蛋黄 3 部分组成。蛋类各部分的主要营养素含量见表 3-1。

表 3-1 蛋类各部分的主要营养素含量

营养成分	全蛋	蛋清	蛋黄
水分（g/100g）	74.1	84.4	51.5
蛋白质（g/100g）	13.3	11.6	15.2
脂类（g/100g）	8.8	0.1	28.2
碳水化合物（g/100g）	2.8	3.1	3.4
钙（mg/100g）	56	9	112
铁（mg/100g）	2.0	1.6	6.5
锌（mg/100g）	1.10	0.02	3.79
硒（μg/100g）	14.34	6.97	27.01
视黄醇当量（μg/100g）	234	微量	438
硫胺素（mg/100g）	0.11	0.04	0.33
核黄素（mg/100g）	0.27	0.31	0.29
烟酸（mg/100g）	0.2	0.2	0.1

1. **蛋白质** 蛋类含蛋白质约为 12%～15%，蛋清中较低，蛋黄中较高。鸡蛋蛋白的必需氨基酸组成模式与人体接近，是最理想的天然优质蛋白质。

2. **脂肪** 蛋类脂肪 98% 集中在蛋黄内，主要为中性脂肪。蛋黄中的磷脂主要是卵磷脂和脑磷脂。蛋中胆固醇含量较多，主要集中在蛋黄。鸡蛋中胆固醇含量为 585mg/100g，鸡蛋黄中胆固醇含量为 1 510mg/100g。摄入适量鸡蛋并不明显影响血清胆固醇水平。

3. **碳水化合物** 蛋类含碳水化合物较少。

4. **矿物质** 蛋中的矿物质主要存在于蛋黄。蛋黄中含矿物质 1.0%～1.5%，其中磷占 60% 以上，钙占 13%，还包括铁、硫、镁、钾、钠等。蛋黄中的铁与卵黄磷蛋白结合，生物利用率低。

5. **维生素** 蛋中维生素含量丰富，包括所有的 B 族维生素、维生素 A、维生素 D、维生素 E 等，但几乎不含有维生素 C。大部分的维生素都存在于蛋黄中。

第三节 | 食物营养价值的影响因素

食物加工、烹调及储藏过程对食物的营养价值具有明显影响。食物经过烹调、加工可改善其感官性状，去除或破坏食物中的一些抗营养因子，提高其消化吸收率和生物学价值，延长保质期；但同时也可使部分营养素受到破坏和损失，甚至形成有毒有害的物质。

一、加工对食物营养价值的影响

1. **谷类加工** 谷类通过加工去除杂质和谷皮后，可改善谷类的感官性状，且有利于消化吸收；但加工精度越高，糊粉层和胚芽损失越多，矿物质、维生素、蛋白质、脂肪损失越大，尤以 B 族维生素为甚。谷类加工粗糙、出粉（米）率高，虽然营养素损失减少，但感官性状差、消化吸收率也相应降低。

2. **豆类加工** 大豆制成豆制品可除去各种抗营养因子，并提高蛋白质消化率。大豆和绿豆发芽制成豆芽后可产生维生素 C。发酵豆制品含有维生素 B_{12}。

3. **蔬菜、水果加工** 蔬菜、水果加工可造成不同程度的营养素丢失。清洗蔬菜、水果的正确方法是先洗后切。如先切后洗、洗后浸泡,会使营养素溶于水而流失。蔬菜、水果经加工制成罐头食品、果脯、菜干后,维生素 C 损失明显。

二、烹调对食物营养价值的影响

1. **谷类烹调** 大米在淘洗过程中可导致水溶性维生素和矿物质损失。蒸煮过程损失 B 族维生素。高温油炸使 B 族维生素损失较大。加碱易破坏维生素 B_1。焙烤过程中,谷类蛋白质中的赖氨酸与还原糖起反应产生褐色物质,称为美拉德反应,可使赖氨酸失去效能。

2. **蔬菜烹调** 食物的切碎程度、切后放置时间和条件、烹调方式以及烹调后放置时间和条件等明显影响蔬菜营养价值损失的程度。急火快炒可减少维生素 C 的损失。烹调好的蔬菜应尽快食用,延长放置时间会损失营养素,还可能增加有害健康的亚硝酸盐含量。

3. **畜、禽、鱼、蛋类烹调** 畜、禽、鱼、蛋类用炖、煮方式烹调时,矿物质和维生素损失不大;用油煎炸时,B 族维生素损失较多,肉制品中 B 族维生素破坏明显。

三、储藏对食物营养价值的影响

1. **谷类储藏** 谷类种子在正常贮藏条件下营养素含量变化不大。当相对湿度增大、温度升高时,谷粒内酶活性增高、呼吸作用增强,引起蛋白质、脂肪、碳水化合物分解,促进真菌生长。

2. **蔬菜、水果储藏** 蔬菜、水果在采收后仍会不断发生生理、生化、物理和化学变化,保藏条件不当会降低其营养价值和食用价值。低温、气调、辐照保藏等方法能较好地保存蔬菜、水果的外观和营养素。

3. **动物性食物保藏** 畜、禽、鱼等动物性食物一般采用低温储藏,包括冷藏法和冻藏法。"快速冷冻,缓慢融化"能减少冷冻动物性食物的营养损失。

第四节 | 常见膳食结构

膳食结构(dietary pattern)是指一个国家、地区或个体日常膳食中各类食物的种类、数量及其所占的比例。膳食结构不仅反映人们的饮食习惯和生活水平,同时也反映民族传统文化、国家经济发展和地区环境与资源等多方面情况。膳食结构模式与健康状况密切相关。当今世界上的膳食结构大致分为以下几个代表类型:以植物性食物为主的东方膳食结构,以动物性食物为主的欧美膳食结构,以及食物多样化、动植物食物比例较为协调的膳食结构,其中又包括日本膳食结构和地中海膳食结构(表 3-2)。

1. **东方膳食结构** 这种膳食结构以植物性食物为主,动物性食物为辅,以某些发展中国家如印度、巴基斯坦、孟加拉国和非洲一些国家等为代表。

2. **欧美膳食结构** 该膳食结构以动物性食物为主,以多数欧美发达国家如美国、西欧、北欧诸国居民膳食为代表。

3. **日本膳食结构** 该膳食结构中动、植物性食物较为平衡,以日本、新加坡居民膳食为代表。这种膳食结构继承了东方国家以谷类食物为主要能量来源的优良传统,又吸取了欧美发达国家动物性食物较为丰富但并不过量的长处。该模式有利于避免营养缺乏病和营养过剩性疾病,膳食结构基本合理。

4. **地中海膳食结构** 该膳食结构的特点是居住在地中海地区的居民所特有的,以希腊、意大利居民膳食为代表。这种膳食结构中居民心脑血管疾病、糖尿病的发病率和病死率低。

5. **我国膳食结构** 由于经济快速发展,我国居民膳食结构已出现显著变化。目前我国居民膳食结构为多种并存的局面:贫困和偏远地区保持了东方膳食结构,经济发达地区居民已经是欧美膳食结构,其他地区则从原来的东方膳食结构向欧美膳食结构过渡。由于社会经济发展水平不平衡、人口老龄化和不健康生活方式等因素的影响,我国居民膳食不平衡的问题仍突出,成为慢性疾病发生的主要危险因素。

表 3-2　常见膳食结构的特点和存在问题

膳食结构	特点	存在问题
东方膳食结构 （某些发展中国家）	（1）谷类食物多，动物食物少 （2）能量基本满足需要 （3）膳食纤维充足 （4）动物脂肪和优质蛋白质不足 （5）新鲜天然食物为主	（1）蛋白质营养不良 （2）钙、铁、锌、维生素 A 不足 （3）易发生营养缺乏病
欧美膳食结构 （多数欧美发达国家）	（1）植物食物少，动物食物多 （2）高能量、高脂肪、高蛋白质 （3）低膳食纤维 （4）食物加工程度高	（1）能量过剩，营养过剩 （2）易发生肥胖、糖尿病、心血管疾病等慢性疾病
日本膳食结构 （如日本、新加坡）	（1）动植物食物比例适当 （2）能量和营养素全面、合理 （3）宏量营养素供能比合适 （4）膳食纤维丰富 （5）少油、少盐、多海产品	有受西方膳食模式影响的倾向
地中海膳食结构	（1）富含植物性食物 （2）每餐后吃新鲜水果 （3）橄榄油为主要食用油 （4）每天有适量的乳制品 （5）每周食用适量鱼、禽肉 （6）每月食用适量红肉 （7）习惯饮用葡萄酒 （8）食物加工程度低，新鲜度高 （9）脂肪供能占 25%～35%，饱和脂肪少、复杂碳水化合物多，膳食纤维丰富	一般家庭不易实现
我国膳食结构	（1）多种膳食结构并存：贫困和偏远地区保持东方膳食结构；经济发达地区为欧美膳食结构；其他地区从东方膳食结构向欧美膳食结构过渡 （2）大多数人群仍保持植物性食物为主，动物性食物和优质蛋白质摄入量在增加	（1）膳食不平衡仍突出，是慢性疾病主要危险因素 （2）高油高盐普遍存在 （3）青少年含糖饮料消费逐年上升 （4）全谷物、深色蔬菜、水果、乳类、鱼虾类和大豆类摄入普遍不足

第五节　中国居民膳食指南

《中国居民膳食指南》以营养科学原理为基础，针对当前主要的公共卫生问题，提出针对中国居民食物选择和身体活动的指导意见，其目的是实现平衡膳食，满足 DRIs 的要求。《中国居民膳食指南（2022）》由一般人群膳食指南、特定人群膳食指南和中国居民平衡膳食宝塔、餐盘组成。

1. **一般人群膳食指南**　《中国居民膳食指南（2022）》提出了平衡膳食八条准则，作为一般人群合理膳食的遵循原则，即：食物多样，合理搭配；吃动平衡，健康体重；多吃蔬果、乳类、全谷、大豆；适量吃鱼、禽、蛋、瘦肉；少盐少油，控糖限酒；规律进餐，足量饮水；会烹会选，会看标签；公筷分餐，杜绝浪费。

2. **特定人群膳食指南**　特定人群包括妊娠期妇女、哺乳期妇女、婴幼儿、儿童青少年、老年人和素食人群。根据这些人群的生理特点及营养需要，《中国居民膳食指南（2022）》制定了相应人群的膳食指南。除了 24 月龄以下的婴幼儿和素食人群外，针对其他特定人群的膳食指南均是在一般人群平衡膳食八条准则的基础上提出补充指导。

3. **中国居民平衡膳食宝塔、餐盘**　为指导大众日常生活，根据《中国居民膳食指南（2022）》的准则和核心推荐,提出了中国居民平衡膳食宝塔,把平衡膳食原则转化为各类食物的数量和所占比例的图形化表示。宝塔共分5层,分别代表5大类食物,即谷薯类、蔬菜水果、畜禽鱼蛋乳类、大豆和坚果类以及烹调用油盐(图3-2)。中国居民平衡膳食餐盘见图3-3。

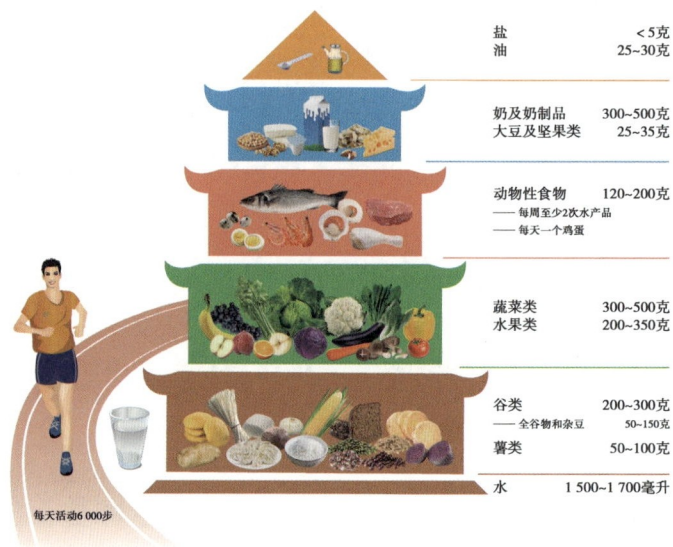

盐	<5克
油	25~30克
奶及奶制品	300~500克
大豆及坚果类	25~35克
动物性食物	120~200克
——每周至少2次水产品	
——每天一个鸡蛋	
蔬菜类	300~500克
水果类	200~350克
谷类	200~300克
——全谷物和杂豆	50~150克
薯类	50~100克
水	1 500~1 700毫升

每天活动6 000步

图 3-2　中国居民平衡膳食宝塔(2022)

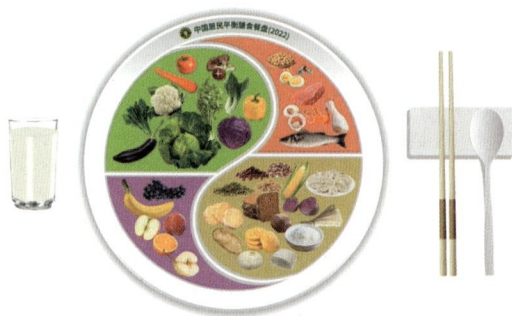

图 3-3　中国居民平衡膳食餐盘(2022)

在1 600~2 400kcal能量需要量水平下,推荐成年人每人每天摄入谷类200~300g,其中包含全谷物和杂豆类50~150g,另外薯类摄入50~100g;蔬菜至少300g,水果200~350g;鱼、禽、肉、蛋摄入量共计120~200g,每周至少2次水产品,每天1个鸡蛋;乳及乳制品300~500g,大豆和坚果类25~35g;烹调油25~30g,食盐不超过5g;每天至少饮水1 500~1 700ml;每天进行至少相当于快步走6 000步的身体活动。

(钟才云)

案例分析

本章目标测试

本章思维导图

第四章 | 营养代谢概述

营养代谢是指人体内各种营养物质的消化、吸收、转化、利用和排泄过程,包括消化吸收、中间代谢和排泄三个阶段。摄入的食物经消化后吸收进入血液和淋巴液,进入全身各器官、组织和细胞内。根据细胞功能需求,这些营养素可以通过不同代谢途径进行代谢:或产生能量,或合成细胞所需的各种结构和功能分子等,从而发挥营养素的生物学功能。机体合成和分解代谢包含着一系列逐步进行的化学反应;与此同时,在这些反应过程中伴随着能量逐步释放、转化、储存和利用,即能量代谢与物质代谢过程是密切联系的。不能被利用的食物残渣以及在分解代谢和合成代谢中产生的废物以不同形式被排出体外。

第一节 | 食物消化、吸收与排泄

食物是人体能量和营养素的最主要来源,机体生命活动所需的能量和各种营养素主要来自食物。天然食物经过一系列机械性、物理性和化学性消化过程,消化成相对小分子后由肠道吸收。

一、食物的消化

消化是指人体摄入的食物被分解为小分子物质的过程。正常的消化系统功能是良好营养状况的保证。

食物消化始于口腔,通过牙齿的咀嚼将大块的固体食物变为泥状食物,并在口腔淀粉酶的作用下开始碳水化合物的消化、吸收,完整的牙齿、足够的咀嚼次数是良好营养的开端,一般推荐每一口固体食物的咀嚼次数不低于 20 次。另一方面,唾液的低渗透压有利于降低食物的高渗透压。经过口腔预消化的食物经食管进入胃后,在胃里开始研磨、调和两个重要消化过程:通过研磨将泥状食物变成直径<1mm 的食糜,通过调和将高渗透压的食物变为等渗透压的食糜。一般情况下,食物中的钠含量是血液钠含量的 6～10 倍,食物越咸,钠含量越高。在食物刺激下分泌的胃液是低渗的,其中的钠含量不到血液钠含量的 50%,约 60mmol/L。这种低渗的胃液与高渗的食物进行充分混合,将食物变成等渗的食糜,排入小肠,从而避免高渗食物进入小肠诱发的倾倒综合征。某些情况下如胃切除术后,胃的研磨、调和功能障碍,高渗透压食物直接进入小肠,在小肠内吸收血液中的大量水分到肠腔,一方面导致直立性低血压样表现,另一方面导致腹胀、腹泻,此乃倾倒综合征的发病机制(图 4-1)。胃部分切除尤其是全部切除后,少量多餐、细嚼慢咽,使食物在口腔中进行充分的研磨、调和,防止大团块、高渗透压食物过多、过快进入小肠,可以有效预防倾倒综合征的发生。

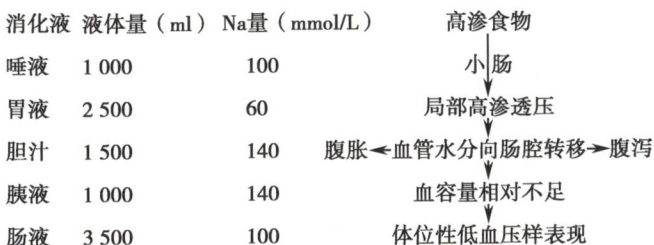

消化液	液体量(ml)	Na量(mmol/L)	高渗食物
唾液	1 000	100	小肠
胃液	2 500	60	局部高渗透压
胆汁	1 500	140	腹胀←血管水分向肠腔转移→腹泻
胰液	1 000	140	血容量相对不足
肠液	3 500	100	体位性低血压样表现

图 4-1 倾倒综合征的发病机制

1. 蛋白质的消化 食物蛋白质水解成氨基酸及短肽后方能被吸收。由于唾液中不含水解蛋白质的酶,而胃液含大量盐酸及胃蛋白酶,所以食物蛋白质的消化从胃开始。但蛋白质主要在小肠消化,胰腺分泌蛋白水解酶如胰蛋白酶、糜蛋白酶进一步降解小肠内蛋白质。

2. **脂类的消化** 成年人口腔唾液、胃液含脂肪酶甚少,脂肪在口腔、胃内几乎不能被消化。脂类的主要消化部位在小肠上段。肝脏分泌的胆汁经胆道进入肠腔,其中的胆汁酸盐可将脂类乳化分散,有利于其消化吸收。消化脂类的酶主要来自胰液,如胰脂酶、胆固醇酯酶、磷脂酶 A2 和辅脂酶,以及肠液中的肠脂肪酶。约70%的甘油三酯经胰脂酶催化生成甘油一酯和 2 分子游离脂肪酸,其余约20%的甘油三酯被小肠黏膜细胞分泌的肠脂肪酶继续水解为脂肪酸及甘油,未被消化的少量脂肪则随胆汁酸盐由粪便排出。磷脂和胆固醇酯被水解生成脂肪酸、溶血磷脂和游离胆固醇等。

3. **碳水化合物的消化** 唾液和胰液中的 α-淀粉酶可水解食物淀粉分子内的 α-1,4 糖苷键。食物在口腔中停留时间较短,所以淀粉主要在小肠消化。胰 α-淀粉酶可将淀粉水解成不同长度糖链和结构的水解中间物:α-1,4 糖苷键连接的麦芽糖(二聚葡萄糖)、麦芽三糖(三聚葡萄糖)、含分支(α-1,6 糖苷键)的异麦芽糖、由 4~9 个葡萄糖残基构成的含有分支的 α-极限糊精。这些中间产物进一步在小肠黏膜刷状缘经 α-葡萄糖苷酶、α-极限糊精酶水解成单糖——葡萄糖。小肠黏膜刷状缘还存在蔗糖酶和乳糖酶,可分别水解蔗糖和乳糖。如果缺乏乳糖酶,不能将乳糖分解为单糖(半乳糖及葡萄糖),就会出现乳糖不耐受症状。由于人体缺乏分解纤维素所需的纤维素酶,故不能消化食物中的纤维素,但纤维素能促进肠蠕动,改善肠道微生态。

食物在人体的基本消化过程如图 4-2 所示。

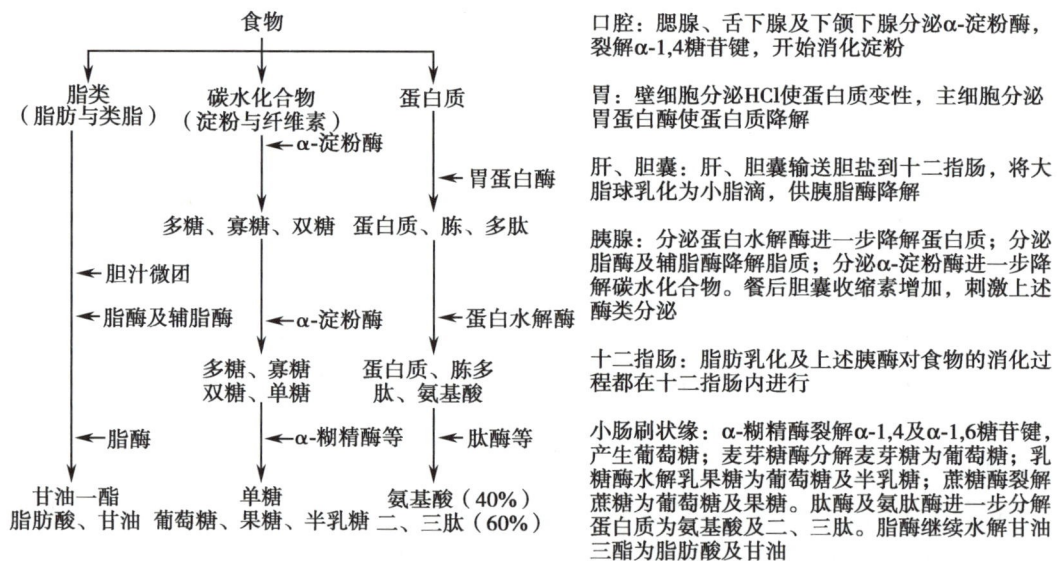

图 4-2 食物在人体内的基本消化过程

二、食物的吸收

吸收是指食物经消化后形成的小分子物质通过消化道进入血液或淋巴液的过程。蛋白质、脂肪和碳水化合物的消化产物大部分在十二指肠和空肠被吸收,其中空肠上段 100cm 吸收能力最强,回肠可主动吸收胆盐和维生素 B_{12}。口腔和食管内几乎不吸收营养素,胃内吸收酒精和少量铜、碘及水分,大肠吸收少量水分和无机盐。不同营养素的主要吸收部位见图 4-3。

1. **蛋白质的吸收** 食物蛋白质以游离氨基酸、短肽两种形式在小肠内吸收,且短肽是主要的吸收形式。目前的肠内营养剂、特殊医学用途配方食品有整蛋白和短肽两种制剂,短肽类制剂更适合肠道消化功能障碍的患者。

2. **脂类的吸收** 脂类消化产物甘油一酯、脂肪酸、溶血磷脂和胆固醇等主要在十二指肠下端及空肠上段吸收。短链和中链脂肪酸构成的甘油三酯经胆汁酸盐乳化后直接被吸收,并在肠黏膜细胞内水解为短/中链脂肪酸和甘油进入血液循环。长链脂肪酸被吸收后,则要在肠黏膜细胞的内质网上经酰基 CoA 转移酶的催化再合成甘油三酯；吸收入肠黏膜的游离胆固醇及溶血磷脂再酯化转变成胆固醇酯、磷脂。新生成的甘油三酯、胆固醇酯、磷脂与载脂蛋白结合形成乳糜微粒经淋巴进入血液循环。所以乳糜漏的患者会丢失大量长链脂肪酸，由于长链脂肪酸是人体必需脂肪酸，此时应经静脉补充长链脂肪酸。

3. 碳水化合物的吸收　食物中的碳水化合物经过消化后以单糖形式吸收。吸收部位主要在小肠的空肠。单糖首先进入肠黏膜上皮细胞，再进入小肠壁的门静脉毛细血管，并汇合于门静脉而进入肝脏，最后进入大循环。有少量单糖可能经淋巴系统进入大循环。牛乳喂养的

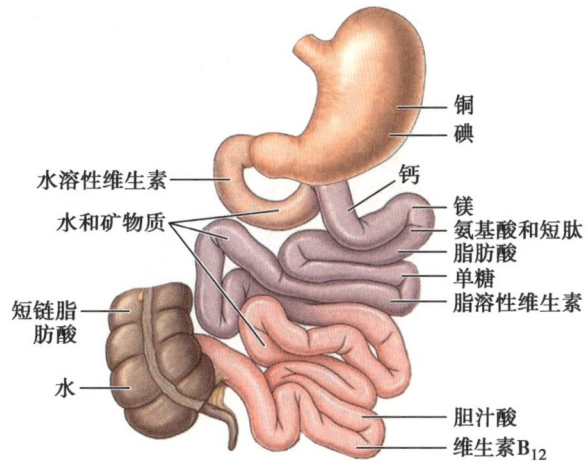

图 4-3　不同营养素主要吸收部位示意图

婴幼儿如果缺乏乳糖酶，不能将乳糖分解为单糖（半乳糖及葡萄糖），就会出现乳糖不耐受症状，如腹泻、腹胀；为了避免乳糖不耐受，目前的肠内营养剂、特殊医学用途配方食品均不含乳糖。

三、排空

食物包括水分在消化道内的排空过程是神经内分泌调节的结果，而不是食物依靠重力自动下行。

胃的运动除受胃壁平滑肌细胞自身电活动调节外，还接受神经、体液调控。其运动刺激因素有：副交感神经兴奋（通过乙酰胆碱及胃泌素）及胃内容物引起的胃扩张；运动抑制因素有：胃内容物 pH 降低及十二指肠因素（十二指肠扩张，内容物高渗透压，pH 降低刺激胰泌素及脂肪刺激 CCK）（图 4-4）。

液体食物与固体食物以不同的速率及方式排空。液体食物的排空开始于进食后即刻，沿着胃底收缩形成的胃窦-幽门-十二指肠的压力梯度，呈指数方式排空：即有一个早期快速排空期，以及一个较长尾巴的延迟排空期。液体食物的半排空期约为 29 分钟。胃近端（胃底）控制液体食物排空。

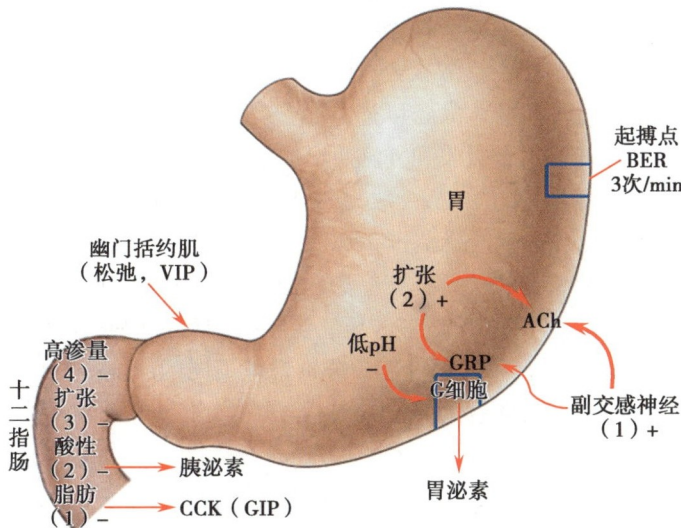

图 4-4　胃运动的调节

ACh：acetylcholine，乙酰胆碱；BER：basic electrical rhythm，基本电节律；GRP：gastrin-releasing peptide，促胃液素释放肽；VIP：vasoactive intestinal polypeptide，血管活性肠肽；GIP：gastric inhibitory polypeptide，抑胃肽；CCK：cholecystokinin，胆囊收缩素。+：刺激；-：抑制；括号内数字表示重要性排位。

37

固体食物的排空起始缓慢。进食后固体食物有一个碾磨期(将固体食物粉碎为<1mm 的食糜),平均持续时间约为 45 分钟,碾磨期内几乎没有固体食物排空。一旦碾磨完毕,食糜即以线性方式排空,连续不断,直至胃内完全空虚。固体食物的半排空期平均约 43 分钟。所以,进食固体后约 90 分钟(45+43=88 分钟)胃内固体食物排空一半。胃远端(胃窦)通过胃环形收缩控制固体食物排空(图 4-5)。

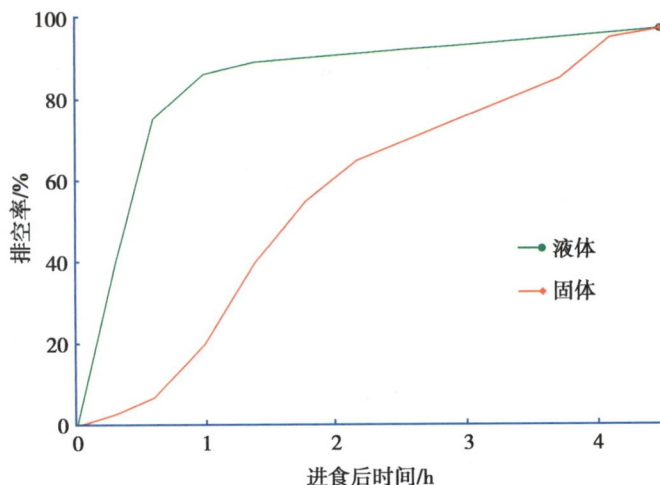

图 4-5　食物排空模式图

研究发现,创伤、手术后胃肠道运动功能恢复时间不同,小肠最快,胃次之,结肠最慢,分别为手术后 4～8 小时、24 小时、3～5 天。手术后早期以无渣(无膳食纤维)肠内营养剂实施早期肠内营养,不仅理论上可行,而且实际上有效。早期肠内营养的真正目的不在于提供能量,而在于维护肠道功能,通过肠内途径提供生理需要量 10%～25% 的能量即可以保存肠道的屏障功能,肠内营养越早,应激反应越轻。

手术后的胃(排空)运动障碍包括排空过快或过缓,以胃排空过缓、胃瘫、倾倒综合征 3 种情况最为常见。胃瘫常见于糖尿病、老年人、消瘦者及近期体重丢失较多的患者。长期大量经肠道(不经过胃)喂养也是胃瘫的重要危险因素。手术后经空肠喂养量>60% 目标需要量、持续时间>1 周,而且没有经口进食时,胃瘫的发生风险明显升高,其机制可能是空肠喂养量接近目标需要量时,反射性抑制胃排空。所以,手术后患者应该尽早经口摄食或经胃喂养,增加咀嚼运动包括咀嚼口香糖,而不是长期、大量空肠喂养。

四、排泄

人体摄入的食物被分解成小分子物质后被机体吸收利用;未被吸收利用的物质或一些代谢产物经大肠、肝、肾及肺等器官代谢,以粪便、胆汁、尿及呼气等形式被排出体外。

碳水化合物和脂肪在代谢过程中完全氧化成 CO_2 和水。氨基酸在代谢过程中脱去氨基后剩余碳链也氧化成 CO_2 和水,氨基可转化为氨、尿素或尿酸。CO_2 和部分水通过呼吸器官(肺)排出体外。皮肤以出汗的方式排出水及部分无机盐。大肠可排出没有被肠道吸收的废物。多余的水和含氮化合物通过血液循环到达肾,经肾的滤过、重吸收和分泌而形成尿液排出体外。

成年人粪便量约为摄入食物量的 10%,一般为 300g/d,其中 2/3 为水分,1/3 为固体,固体中 1/3 为细菌。粪便次数一般每天 1 次,正常变化范围为 3 次/d～3 次/周。粪便的软硬、便秘或腹泻均与食物中纤维及粪便中的水分含量密切相关。补充等渗性液体可以软化粪便,防止便秘;而大量补充低渗液体后,吸收入血降低血液渗透压,下丘脑渗透压感受器感知后,抗利尿激素分泌减少,产生利尿作用。所以,对便秘的患者、对需要利尿的患者应该分别推荐不同的液体,便秘患者推荐等渗性液体如淡盐水,需要利尿的患者推荐低渗性液体如纯水。

第二节 | 能量代谢

人体的能量主要来源于食物中的碳水化合物、脂肪,这些物质氧化分解释放出其分子结构中蕴含的化学能供人体利用(图 4-6)。由于进食是周期性的,而能量消耗则是连续不断的,因此,体内必须贮存一定量的能源物质供机体利用。当机体处于饥饿状态时,碳水化合物的贮备迅速减少,而脂肪和蛋白质则作为长期能量消耗时的能源,蛋白质是机体的合成材料,不是生理条件下的主要供能物质。

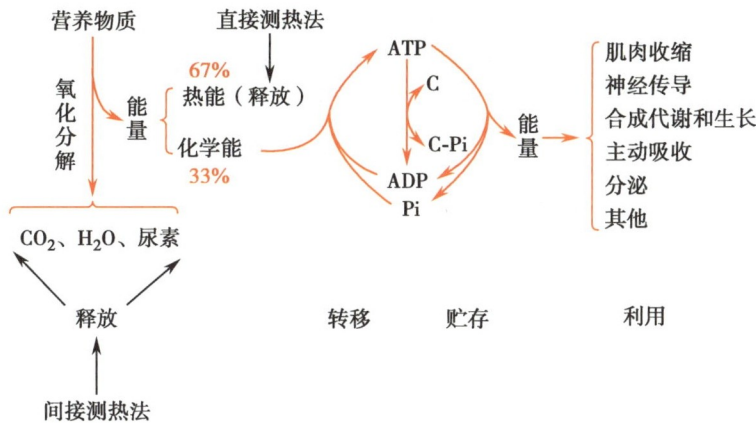

图 4-6　能量的转化、贮存和消耗

一、能量的转化

人体唯一能够利用的能量来源于食物中的能源物质(碳水化合物、蛋白质、脂肪)所蕴藏的化学能。这些能源物质经过生物氧化生成 CO_2 和水,同时释放出化学能,其中 50% 以上的能量转化为热能,主要用于维持机体的体温。在人体内,热能不再转化为其他形式的能。其余不足 50% 的能量是机体可以利用做功的"自由能"。

三磷酸腺苷(adenosine triphosphate,ATP)是"自由能"的载体,是机体组织细胞可直接利用的能量形式。产能营养物质在氧化时释放能量,二磷酸腺苷(adenosine diphosphate,ADP)与无机磷酸吸收这种能量而合成 ATP。机体内还存在磷酸肌酸(creatine phosphate,CP)等其他高能化合物,在机体生物氧化产生能量过剩时,将能量贮存于其中。但 CP 贮存的能量不能直接被机体利用,必须先转移给 ADP 生成 ATP 后才能被利用。因此,CP 是体内 ATP 的贮存库。机体细胞利用 ATP 所荷载的自由能进行细胞内合成代谢、肌肉收缩、神经传导、分泌和转运、细胞信号转导和细胞分裂等活动。

二、能量的贮存

机体摄入的碳水化合物、蛋白质和脂肪被消化、吸收后在体内贮存,成为机体活动的能量来源。

脂肪作为机体最大量贮存的能量形式,主要以甘油三酯和游离脂肪酸形式储存于脂肪组织与肌肉组织中。机体贮存的脂肪主要来自食物中的脂肪和碳水化合物,也有少量的贮存脂肪来自蛋白质的转化。人体贮存的脂肪量随胖瘦程度而不同,因性别亦不同,一般约为体重的 15%～30%,其中约有一半分布在皮下组织,其余分布在身体其他各部位。

碳水化合物被吸收后,大部分以糖原形式贮存在肝脏和肌肉中。一般情况下,机体以糖原的形式贮存的能量,只占体内贮存能量的 1%～3%;如总糖原按 1 000g 计算,仅能供给两天消耗。如果饥饿超过 48 小时,体内不再有贮存的糖原。此时,葡萄糖要通过糖原异生作用生成。

机体蛋白质,特别是肌肉组织也是一个大的能量库,但在正常情况下一般是不利用的。只有当长期饥饿导致体内糖原和脂肪几乎完全耗竭时,蛋白质才会大量分解用于供能,维持机体的基本生理活动。

表 4-1 总结了人体内能量以 ATP、CP 及各种不同类型碳水化合物、蛋白质和脂肪的储存情况。表中数值为粗略估值,不同个体间变化很大。

三、能量的消耗

机体在新陈代谢过程中,摄入体内的能量不断被消耗利用,完成机体的各种生理功能活动。成年人的能量消耗主要用于维持基础代谢、身体活动和食物热效应。特殊生理条件如妊娠期妇女、哺乳期妇女、生长发育期儿童,以及创伤患者康复期间,还需要额外的能量。食物的能量去路见图 4-7。

1. 基础代谢　基础代谢(basal metabolism)是指人体在基础状态下的能量代谢,即在清晨而又极

表 4-1 人体内贮存的主要能量状况

能量源	主要贮存形式	总能量/kcal	跑步距离
ATP	所有组织	1	16m
CP	所有组织	4	64m
碳水化合物	血葡萄糖	20	321m
	肝糖原	400	6.44km
	肌糖原	1 500	24.15km
脂肪	血游离脂肪酸	7	113m
	血甘油三酯	75	1.21km
	肌肉甘油三酯	2 500	40.25km
	脂肪组织甘油三酯	80 000	1 288km
蛋白质	肌肉蛋白质	30 000	483km

端安静状态下,不受精神紧张、肌肉活动、食物和环境温度等因素影响时的能量代谢。基础代谢是维持人体最基本生命活动所必需的能量消耗,是人体能量消耗的主要部分,约占人体总能量消耗的 60%～70%。影响基础代谢的因素包括:体型和机体构成、年龄、性别、内分泌、应激状态等。

2. **身体活动** 除了基础代谢外,身体活动是影响人体能量消耗的主要因素。身体活动所消耗的能量约占人体总能量消耗的 15%～30%。影响身体活动能量消耗的因素包括体重、肌肉发达程度、活动强度和活动时间。

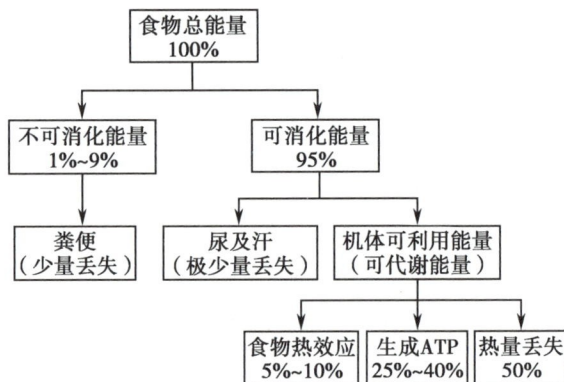

图 4-7 食物的能量去路

3. **食物热效应** 食物热效应(thermic effect of food,TEF)亦称食物特殊动力作用(specific dynamic action,SDA),为人体摄食过程中引起的额外能量消耗,是人体在摄食后对营养素的一系列消化、吸收、合成、代谢转化过程中所引起的能量额外消耗现象。碳水化合物、脂肪和蛋白质的食物热效应,分别为其本身产生能量的 5%～10%、0～5% 和 20%～30%。

4. **特殊生理条件**

(1)生长发育:婴幼儿、儿童和青少年的生长发育需要能量,包括合成新组织所需的能量以及储存在这些新组织中的能量。生长发育所需的能量,在出生后前 3 个月约占总能量需要量的 35%,在 12 个月时迅速降到总能量需要量的 5%,其后再逐渐减少。

(2)妊娠:妊娠期间,胎儿、胎盘的增长和母体组织(如子宫、乳房、脂肪储存等)的增加需要额外的能量。维持这些增加组织的代谢也需要额外的能量。

(3)哺乳:哺乳期的能量附加量由两部分组成,一是乳汁中含有的能量,二是产生乳汁所需要的能量。

第三节 | 宏量营养素代谢

三大宏量营养素即碳水化合物、脂类和蛋白质经消化吸收后,在细胞内经合成代谢构成机体组成成分或组织更新,同时经分解代谢形成代谢产物,并释放出机体所需的能量。

一、蛋白质的代谢

1. 蛋白质的分解 体内蛋白质处于不断合成和分解的动态平衡中。成年人体内的蛋白质每天有 1%~2% 分解,其中主要是肌肉蛋白。蛋白质分解产生的氨基酸大约 70%~80% 又被重新利用合成新的蛋白质。正常膳食的个体每日从尿中排出氮约 12g。若摄入蛋白质增多,则随尿排出氮也增多;若减少,则随尿排出氮也减少。当个体长期不摄入蛋白质时,每天仍分解一定量的蛋白质,会导致肌肉组织蛋白质流失。

2. 蛋白质的合成 机体在蛋白质分解的同时也不断在体内合成蛋白质。在相对稳定状态下,总转换中的分解与合成约各占一半。蛋白质的合成过程相当复杂,大体上可以分为三个阶段:①氨基酸的活化过程;②肽链的生物合成过程;③肽链形成后的加工过程。蛋白质合成的三个阶段受到多种因素的调控。

二、脂类的代谢

1. 脂肪的分解 当机体需要脂肪提供能量时,脂肪组织中的脂肪被脂肪酶水解成游离脂肪酸和甘油并释放入血液,以供全身其他组织利用,称为脂肪动员。在供氧充足的情况下,脂肪酸可在体内完全分解成 CO_2 和水,并产生大量的能量。除脑组织和成熟红细胞外,大多数组织都可氧化分解脂肪酸,其中以肝脏及肌肉组织最为活跃。线粒体是脂肪酸氧化的主要细胞器。β- 氧化是脂肪酸分解的主要途径。脂肪酸 β- 氧化生成的乙酰 CoA 还可在肝脏线粒体中生成酮体,包括乙酰乙酸、β- 羟丁酸以及丙酮。

酮体透过肝细胞膜由血液运输到肝外组织(脑、心肌和骨骼肌等),进一步氧化分解供能。正常情况下,血中仅含少量酮体(0.03~0.5mmol/L)。在饥饿或糖尿病时血酮体增加,严重糖尿病患者血中酮体含量可高出正常人数十倍,导致酮症酸中毒(ketoacidosis)。

2. 脂肪的合成 机体内脂肪酸除来自膳食外,主要是从乙酰 CoA 合成,但这并不是 β- 氧化的逆反应。在代谢中产生乙酰 CoA 的物质均是合成脂肪酸的原料。肝脏是人体脂肪酸合成的主要部位。与脂肪组织比较,肝脏合成脂肪酸的能力为其 8~9 倍。肝、肾、小肠、肺、脑、乳腺以及脂肪组织均含有脂肪酸合成酶。合成脂肪的前体分子甘油和脂肪酸主要来自葡萄糖代谢中间产物转化。因此,长期过多摄入碳水化合物可导致脂肪增加。

三、碳水化合物的代谢

葡萄糖吸收入血后进入细胞代谢。葡萄糖进入细胞依赖于葡萄糖转运蛋白(glucose transporter,GLUT)。现已发现有 5 种 GLUT,分别在不同组织细胞中起作用。葡萄糖在不同类型细胞中的代谢途径有所不同,其代谢涉及分解、储存、合成三个方面。葡萄糖的分解代谢在餐后尤其活跃,主要包括糖的无氧氧化、有氧氧化和磷酸戊糖途径;其分解方式取决于不同类型细胞的代谢特点和供氧状况。例如,机体绝大多数组织在供氧充足时,葡萄糖进行有氧氧化生成 CO_2 和 H_2O;肌组织在缺氧时,葡萄糖进行无氧氧化生成乳酸;饱食后肝内由于合成脂质的需要,葡萄糖经磷酸戊糖途径代谢生成磷酸核糖和还原型烟酰胺腺嘌呤二核苷酸磷酸(reduced nicotinamide adenine dinucleotide phosphate,NADPH),即还原型辅酶Ⅱ。葡萄糖的储存仅在餐后活跃进行,以糖原形式储存于肝和肌组织中,以便在短期饥饿时补充血糖。葡萄糖的合成代谢在长期饥饿时尤其活跃,某些非糖物质如甘油、氨基酸等经糖异生转变成葡萄糖,以补充血糖。这些分解、储存、合成代谢途径在多种激素调控下相互协调、相互制约,使血糖水平趋于稳定。肝脏对于维持血糖稳定发挥关键作用。当血糖较高时,肝脏通过合成糖原和分解葡萄糖来降低血糖;当血糖较低时,肝脏通过分解糖原和糖异生来升高血糖。

1. 分解代谢 碳水化合物在体内分解过程中,首先经糖酵解途径降解为丙酮酸,在无氧情况下,丙酮酸在胞质内还原为乳酸,这一过程称为碳水化合物的无氧氧化(anaerobic oxidation),也称为糖酵解（glycolysis）。糖无氧氧化最主要的生理意义是不利用氧迅速提供能量，这对肌肉收缩尤为重要。当机体缺氧或剧烈运动肌肉局部血流不足时，能量主要通过糖无氧氧化获得。成熟红细胞没有线粒体，只能依赖糖的无氧氧化提供能量。其他特定类型组织，如视网膜、神经、肾髓质、胃肠道、皮肤等，即使不缺氧也常由糖的无氧氧化提供部分能量。此外，在感染性休克、肿瘤恶液质等病理情况下，糖的无氧氧化也极为活跃，产生的大量乳酸主要被肝脏利用进行糖异生。1mol 葡萄糖无氧氧化时最终产生 2mol ATP。

在有氧的情况下，丙酮酸进入线粒体，氧化脱羧后进入三羧酸循环，最终被彻底氧化成二氧化碳及水，这个过程称为碳水化合物的有氧氧化（aerobic oxidation）。有氧氧化是机体获取能量的主要方式。1mol 葡萄糖彻底氧化可净生成 30mol 或 32mol ATP。有氧氧化释放的能量不但效率高，而且可将逐步释放的能量储存于 ATP 分子中，因此，能量的利用率也很高。

肿瘤细胞即使在供氧充足条件下也进行活跃的糖酵解，被称为有氧糖酵解，是肿瘤细胞能量代谢的重要特征，即瓦尔堡效应（Warburg effect）。

2. 糖原的合成和分解 消化吸收的葡萄糖或体内其他物质转变而来的葡萄糖进入肝脏和肌肉后，可分别合成肝糖原和肌糖原，此种过程称为糖原的合成作用。肝糖原可在肝脏分解为葡萄糖，此种过程称为糖原的分解作用。饥饿 12～18 小时肝糖原几乎全部分解而消耗。肌糖原只有在长时间剧烈运动后才趋于耗尽。因肌肉中缺乏葡萄糖-6-磷酸酶，故肌糖原不能直接分解为葡萄糖，但可通过糖酵解作用分解为乳酸，后者随血流入肝脏后，通过糖异生间接转变为葡萄糖。肝糖原和肌糖原的生理意义不同。肝糖原是血糖的重要来源，这对于一些依赖葡萄糖供能的组织（如脑、红细胞等）尤为重要。而肌糖原则主要为肌肉收缩提供急需的能量。

3. 糖异生 由非碳水化合物（主要为乳酸、丙酮酸、甘油及生糖氨基酸）转变为葡萄糖或糖原的过程称为糖异生（gluconeogenesis）。糖异生的主要场所是肝脏。在严重饥饿情况下，肾皮质也能进行一定程度的糖异生。糖异生的生理意义有保持饥饿时血糖相对稳定、促进肌乳酸的充分利用、补充或恢复肝糖原储备、有利于肾脏排 H^+ 保 Na^+ 等。

4. 其他代谢途径 包括磷酸戊糖途径、糖醛酸途径、多元醇途径。磷酸戊糖途径也是碳水化合物的一种分解代谢途径，该途径不生成 ATP，其生理意义主要在于提供 NADPH 及磷酸核糖。糖醛酸途径即葡萄糖醛酸途径，是一条能使葡萄糖转变成葡萄糖醛酸、抗坏血酸及戊糖的代谢途径，也不生成 ATP，但生成的葡萄糖醛酸及磷酸戊糖有重要的生理功能。多元醇途径是指醛糖在醛糖还原酶作用下还原为相应的多元醇的过程。如果多元醇在神经组织中堆积，可使神经肿胀而出现周围神经障碍。

第四节 │ 水、电解质代谢

水是维持生命最重要的营养素之一。电解质为溶解于体液的离解物质，主要指钾、钠、氯离子，也是人体不可缺少的营养素。机体细胞内外水的分布与其中电解质的含量有密切关系。水、电解质平衡是维持体内环境稳定的重要因素。

一、水的代谢

1. 水在体内的分布 体内水主要分布于两大间隙，即细胞内液和细胞外液。细胞外液又可分为血浆和细胞间液（或称组织间液）。这些间隙水含量或体内总水量随不同性别、年龄及组织而有差异。成年男性总水量约占体重的 60%，其中细胞内液 40%，血浆 5%，细胞间液 15%。成年女性总水量约占体重的 50%，其中细胞内液 35%，血浆 4%，细胞间液 11%。儿童体内含水量高于成年人，总水量约占 75%，其中细胞内液 45%，血浆 4%，细胞间液 26%。体内脂肪组织的含水量最少，为 25%～30%，而肌肉为 76%。

人体每日除与外界交换水分外，体内各部分体液的水分也不断相互交换。细胞内、外液通过机体对水的调节机制,维持一定的动态平衡。

2. **水的摄入和排出** 正常情况下,水的摄入量与排出量大约相等(表4-2)。水的摄入主要从饮水、饮料及食物中获得,少量来源于物质代谢水。代谢水又称内生水,是三大营养素在体内氧化时所产生,每克糖、脂肪、蛋白质分别产生 0.6ml、1.07ml 和 0.42ml 水。

表4-2 正常成年人每日水的平衡量

来源	摄入量/ml	排出途径	排出量/ml
饮水或饮料	1 200	肾脏(尿)	1 500
食物	1 000	皮肤(蒸发)	500
内生水	300	肺(呼气)	350
		肠道(粪便)	150
合计	2 500	合计	2 500

水的排出途径包括肾脏、皮肤、肺和胃肠道。肾脏产生尿液的范围变动很大。一般成年人每日尿量为 500～4 000ml。出汗包括非显性和显性出汗。非显性出汗即不自觉出汗,很少通过汗腺活动产生;一般成年人每日由此蒸发的水分约 300～500ml;婴幼儿体表面积相对较大,故非显性失水也较多。显性出汗是机体调节体温的重要机制之一,是汗腺活动的结果。此种出汗量因运动量、劳动强度、环境温度和湿度、海拔高度、代谢产热以及人体热适应能力而异。人体呼吸时丧失水分的多少与呼吸交换的容量和呼吸深度有关。在高热条件、高原地带以及呼吸性碱中毒时,由于呼吸加强,失水量可增至 1L 以上。正常情况下,由粪便中失去的水分不多,约 100～200ml。在呕吐、腹泻、胃肠道引流、肠瘘和肿瘤等病理情况下,可引起胃肠道分泌液大量丢失,从而产生水和电解质平衡紊乱。

二、水、钠平衡的调节

水、钠代谢是通过神经-内分泌系统来调节的。水平衡主要由渴感和抗利尿激素(antidiuretic hormone,ADH)调节,钠平衡主要受醛固酮和心房利尿钠肽(atrial natriuretic peptide,ANP)的调节。

1. **渴感的调节作用** 渴感中枢位于下丘脑视上核侧面,与渗透压感受器邻近。血浆渗透压升高或血容量减少均可刺激渴感中枢,机体主动饮水进而补充水的不足。

2. **抗利尿激素的调节作用** ADH 由下丘脑室上核和室旁核的神经元合成,并运至神经垂体贮存。血浆渗透压升高、血容量减少和血压下降可促进 ADH 的分泌。ADH 的主要作用是通过水通道蛋白调节,增加集合管对水的重吸收。

3. **醛固酮的调节作用** 醛固酮是由肾上腺皮质球状带分泌的盐皮质激素,主要作用是促使肾远曲小管和集合管对 Na^+ 的重吸收,并通过 Na^+-K^+ 和 Na^+-H^+ 交换促进 K^+ 和 H^+ 的排出。醛固酮的分泌主要受肾素-血管紧张素系统和血浆 Na^+、K^+ 浓度调节。当血容量减少、动脉血压降低、血浆高 K^+ 或低 Na^+ 可使醛固酮分泌增多。

4. **心房利尿钠肽的调节作用** ANP 是由心房肌细胞合成的肽类激素。ANP 具有强烈短暂的利尿、排钠和松弛血管平滑肌的作用。当心房扩张、血容量增加、血 Na^+ 增高或血管紧张素增多时,可刺激心房肌细胞合成和释放 ANP。

第五节 | 维生素代谢

机体物质代谢的有序进行依赖于细胞内一定量具有活性的各种代谢酶,而维生素是调节和维持各种酶活性的调节因子。一些维生素经消化道吸收后,需在小肠、肝和其他组织中进行代谢活化后才能发挥其生物学功能。

1. **维生素A**　食物中的视黄酯和类胡萝卜素在肠道被酶水解释放出游离的视黄醇和类胡萝卜素,β-胡萝卜素经氧化转化为视黄醛。视黄醛可还原为视黄醇。视黄醇在酰基辅酶A和磷脂的作用下,经酰基转移酶形成视黄酯。视黄醇棕榈酸酯是维生素A的主要贮存形式。视黄醛与视网膜上的视蛋白(opsin)结合,与视觉功能密切相关。视黄醇氧化生成视黄醛,视黄醛继而氧化生成视黄酸。视黄醇的代谢物包括氧化代谢物、脱水代谢物和结合代谢物。约有5%~20%摄入的维生素A和大部分类胡萝卜素不能被小肠吸收而从粪便中排出。约有10%~40%吸收的维生素A在肝中被氧化或结合,然后分泌到胆汁之中,其后主要由粪便排出。在各种组织中已氧化和链变短的衍生物则全部从尿中排出。最后维生素A的侧链裂解、氧化,并以CO_2形式由呼吸排出。

2. **维生素D**　维生素D可以从食物中吸收或阳光照射下在皮肤中合成。在皮肤中,紫外线催化7-脱氢胆固醇转化为维生素D_3,维生素D_3缓慢释放到血液中,与维生素D结合蛋白结合。膳食维生素D以维生素D_2/维生素D_3的形式存在,能够被人体直接吸收利用,占体内维生素D来源的20%~30%。

维生素D吸收后在肝脏中经肝细胞内质网维生素D-25-羟化酶转化为25-羟维生素D_3[25-$(OH)D_3$],随后在肾脏中经1α羟化酶作用生成1,25-二羟维生素D_3[1,25-$(OH)_2D_3$]。肾脏是产生活性维生素D_3[1,25-$(OH)_2D_3$]的关键器官,羟化酶是合成1,25-$(OH)_2D_3$的主要限速环节,也是机体调控1,25-$(OH)_2D_3$含量的关键作用位点。

3. **维生素E**　生育酚在食物中以游离的形式存在,而生育三烯酚则以酯化的形式存在,需经酯酶水解后才能吸收。维生素E主要储存在于脂肪组织、肝脏及肌肉中。维生素E在血液中分布于各种脂蛋白中,成年男性在低密度脂蛋白中含量稍多于高密度脂蛋白,成年女性则相反。维生素E的代谢受细胞色素P450(CYPs)调节。CYPs启动生育酚和三烯生育酚的ω氧化,然后是β氧化,形成的主要氧化产物是α-生育醌,之后与硫酸盐或葡萄糖醛酸形成共轭物,经尿液或胆汁排出。皮肤和肠道也是维生素E的排泄途径。

4. **维生素B_1**　维生素B_1在小肠吸收后,在ATP作用下转变成酯,其中约80%磷酸化为硫胺素焦磷酸(TPP),10%磷酸化为硫胺素三磷酸(thiamine triphosphate,TTP),其他为硫胺素单磷酸(thiamine monophosphate,TMP)。这三种形式的维生素B_1在体内可以相互转化。正常成年人体内维生素B_1主要分布在肌肉,其次为心脏、大脑、肝脏、肾脏。维生素B_1主要以游离型由尿排出。

5. **维生素B_2**　膳食中大部分维生素B_2是以黄素单核苷酸(FMN)和黄素腺嘌呤二核苷酸(FAD)辅酶形式和蛋白质结合,进入消化道被水解为游离维生素B_2,在小肠上端被吸收。在许多组织细胞内,维生素B_2转变为辅酶。维生素B_2首先由黄素激酶催化转化为FMN;FMN经FAD合成酶催化转化为FAD。FMN和FAD与特定蛋白结合,形成黄素蛋白,是许多黄素蛋白脱氢酶和黄素蛋白氧化酶的成分。维生素B_2主要从尿中以游离形式排出。

6. **维生素B_6**　维生素B_6主要以天然形式存在,包括吡哆醛(pyridoxal,PL)、吡哆醇(pyridoxine,PN)和吡哆胺(pyridoxamine,PM)。在肝脏、红细胞及其他组织中,PL、PN、PM被磷酸化,其活性的辅基形式是5'-磷酸吡哆醛(pyridoxal-5-phosphate,PLP)、5'-磷酸吡哆醇(pyridoxine-5-phosphate,PNP)和5'-磷酸吡哆胺(pyridoxamine-5-phosphate,PMP),其中PLP是维生素B_6的主要辅酶形式。在肝脏,PLP经过去磷酸化并被氧化生成4-吡哆酸(4-pyridoxic acid,4-PA)和其他无活性的代谢物,经尿排出。

7. **叶酸**　机体摄入的叶酸约80%未经代谢以最初的形式到达肝脏门静脉,在肝脏经叶酸还原酶还原成二氢叶酸,再经二氢叶酸还原酶作用转化成具有生理作用的四氢叶酸。四氢叶酸以携带一碳单位形成5-甲基四氢叶酸、亚甲基四氢叶酸等多种活性形式发挥生理作用。5-甲基四氢叶酸是体内叶酸的主要形式,在肝脏中通过合成酶转变成多谷氨酸衍生物后贮存。肝脏通过释放叶酸至血液,以维持血浆叶酸水平。

8. **维生素C**　正常成年人体内的维生素C代谢活性池中约有1 500mg维生素C,转换率为45~

60mg/d。维生素 C 可逆浓度梯度被转运至细胞内并储存。维生素 C 浓度最高的组织是垂体、肾上腺、眼晶状体、血小板和白细胞,而贮存量最多的是骨骼肌、脑和肝脏。维生素 C 绝大部分在体内经代谢分解成草酸或与硫酸结合生成抗坏血酸-2-硫酸由尿排出;另一部分维生素 C 可直接由尿排出体外。尿中维生素 C 的排出量受摄入量、体内储存量及肾功能影响。

第六节 | 食物与药物相互作用

药物与食物有着非常密切的关系。许多药物在人体内可影响食物中营养素的吸收、代谢、排泄等。食物及营养素也会对药物的吸收、代谢和排泄产生影响。当能量、蛋白质、维生素、矿物质和微量元素缺乏时,会影响药物代谢酶的活性,使药物毒性增强或减弱。

一、药物对食物及营养素的影响

1. **对营养素吸收的影响** 药物可引起营养素的吸收障碍。抗胃酸分泌药物可减少胃酸分泌。某些药物可为营养素溶解提供运载工具,如矿物油可溶解胡萝卜素,使其不能正常吸收而从粪便排出。口服避孕药对多种维生素的吸收和代谢产生不利作用。药物可引起肠黏膜细胞破坏,从而影响营养素吸收。药物可破坏胰腺外分泌功能,胰酶产生或释放减少,并可引起脂肪、蛋白质及碳水化合物消化不良。

2. **对营养素合成的影响** 广谱抗生素可抑制肠道菌群,降低内源性细菌合成 B 族维生素及维生素 K_2 的作用。长期服用皮质激素类药物可引起体内蛋白质合成减少。

3. **对营养素分布及排泄的影响** 药物与营养素形成复合物,使其从结合部位解离,或与其产生化合作用。如异烟肼与吡哆醛形成席夫碱;药物与微量元素如锌或铜形成螯合物;硼酸与维生素 B_2 核糖侧链形成复合物等。利尿剂可导致钙、钾、镁、锌等矿物质的排出量增多。

4. **对营养素代谢的影响** 某些药物可干扰维生素发挥其作为辅酶的生理功能。某些药物通过激活微粒体药物代谢酶的活性,促进脂溶性或某些水溶性维生素的分解代谢,导致体内贮存下降。如孕期服用苯巴比妥可致婴儿维生素 K 缺乏;抗惊厥药物可引起维生素 D 与叶酸缺乏。皮质激素类药物可导致水钠潴留。

5. **对食欲的影响**

(1)抑制食欲:服用氯贝丁酯(安妥明)、林可霉素等有令人不快异味的药物会抑制食欲。某些药物如摄入容积性果胶和羧甲基纤维素,在胃内吸收大量水分而膨胀,使胃产生饱胀感而抑制食欲。

(2)引起味觉障碍:服用某些药物使味觉发生变化,而引起食欲减退。如苯丙胺能增加对苦味的敏感性,苯佐卡因能增加酸味的敏感性,5-氟尿嘧啶能提高苦味和酸味的感觉阈值。

(3)对消化系统黏膜损害:能导致胃黏膜损害的药物,可引起恶心、呕吐、食欲减退,如长期服用洋地黄、抗癌化疗药物等。

(4)抑制中枢神经系统功能:服用中等量到大剂量的镇静剂能降低人的意识水平,从而使食欲下降。而小剂量镇静剂能消除焦虑状态,从而使食欲增加。此外,有些药物对食欲有促进作用,如胰岛素、类固醇激素、磺酰脲、盐酸赛庚啶等。

影响食欲的常见药物如表4-3所示。

表4-3 影响食欲的常见药物

作用	药物
食欲增加	抗组胺药、精神药物、类固醇激素、乙醇、胰岛素、屈大麻酚、甲状腺激素、磺酰脲类、醋酸甲地孕酮、米氮平
食欲降低	抗生素、赋形剂(甲基纤维素、瓜尔豆胶)、环磷酰胺、地高辛、胰高血糖素、吲哚美辛、吗啡、氟西汀

二、食物对药物的影响

1. 对药物吸收的影响 食物和药物混合时,可能使药物吸收加快或吸收减少。如灰黄霉素和富含脂肪食物同时服用,由于脂肪食物刺激胆盐分泌,进而促进灰黄霉素吸收。进食同时服用锂盐或普萘洛尔(心得安),也能促进药物的吸收。若进食时同时服用地高辛、阿司匹林、磺酰胺、呋塞米(速尿)、溴丙胺太林或林可霉素时,能延缓这些药物的吸收,特别是进食高膳食纤维食物时更是如此。某些抗生素在酸性环境下易受破坏,故含酸较多的食物与其同时食入时,会影响药物的作用。茶叶鞣酸可与氯丙嗪、小檗碱(黄连素)、洋地黄、乳酶生、多酶片、硫酸亚铁、四环素、红霉素等结合,形成不溶解物质而影响其吸收。

2. 对药物代谢的影响

(1)影响合成:某些蔬菜如包菜、大豆、芥菜叶等,可抑制甲状腺素合成,降低甲状腺药物的作用。

(2)影响酶反应:单胺氧化酶抑制剂,如盐酸帕吉林(优降宁)可使去甲肾上腺素积聚于节后交感神经元末梢中,从而反馈性地抑制酪氨酸羟化酶的作用,减少去甲肾上腺素合成而发挥降压作用。但若同时食用含酪氨酸羟化酶较高的食物,如干酪、酸乳、啤酒、蘑菇、葡萄干等,则酪氨酸可使积聚于节后交感神经元末梢的去甲肾上腺素释放,进而升高血压,减弱降压药的作用。

(3)影响水盐代谢:过多地摄入味精,即谷氨酸钠,易使服用利尿剂患者产生暂时性血钠增高,严重者会出现头痛、胸痛、四肢烧灼感等临床症状。

(4)代谢拮抗和协同作用:维生素K与华法林相互拮抗;茶中咖啡因和茶碱与中枢神经抑制药如巴比妥、安定等作用相拮抗;茶中咖啡因与腺苷拮抗,并减弱双嘧达莫的治疗作用。高蛋白质食物可增强苯丙酸诺龙促进蛋白合成的作用。

3. 对药物排泄的影响 膳食影响尿液pH,也能影响某些药物排泄速度。当尿pH为酸性时,酸性药物排泄延缓。当尿pH碱性时,碱性药物排泄减慢。服用奎尼丁时,如同时服抗酸药,因尿液碱化,可抑制奎尼丁排泄而导致中毒。

第七节 │ 营养与基因

营养与基因的相互作用对机体维持正常生理功能至关重要。经典的分子营养学描述营养素与基因表达之间的相互作用。营养基因组学(nutrigenomics)的出现标志着分子营养学研究进入了新阶段。

1. 营养基因组学概述 营养基因组学是研究营养素与基因之间相互作用,及其对机体健康影响的规律和机制,并据此提出促进健康和防止营养相关疾病措施的学科,内容包括:①营养素对基因表达调控的影响;②基因(单基因突变、基因多态性、甲基化等)对营养素吸收、代谢和生理功能的影响,及二者之间相互作用对疾病发生发展的影响。通过营养素对基因表达调控的研究,可发现营养素及营养相关基因的新功能,揭示营养相关疾病的新机制和营养治疗疾病的新靶点,并获得评价机体营养状况的新的标志物;通过基因多态性对营养素代谢及营养相关疾病影响的研究,可阐明基因多态性对营养素代谢、疾病易感性的影响以及营养素与基因交互作用对疾病的影响,并进行个性化的营养治疗(包括DRIs制定的个体化、营养相关疾病的个体化预测、营养治疗个体化等)。目前,营养基因组学已从营养素对单个基因的调节进展到对全基因组的作用,研究范围包含营养素对编码基因的调节、对基因转录后修饰的调节(如蛋白乙酰化、磷酸化等)、对DNA(组蛋白)甲基化、乙酰化的调节以及对非编码基因的调节(包括miRNA、lncRNA等);基因对营养素的影响则从单基因位点的多态性进展到全基因组分析。营养基因组学以分子生物学技术为基础,主要研究方法包括基因芯片、DNA测序、转录组学、蛋白质组学和代谢组学等技术。

2. 营养素对基因表达的调控作用 营养素除了对遗传物质具有保护作用(如抗氧化损伤作用)

以及基因表达需要营养素作为物质基础外,许多营养素对基因表达具有多层次的调控作用,包括基因组(转录前)、转录、转录后、翻译及翻译后。一般认为营养素对基因表达的调控作用主要体现在转录水平。营养素或其代谢产物直接与特异性蛋白质(如受体等)结合形成转录因子,后者又称为反式作用元件(trans-acting element),作用于其他转录因子或基因组中顺式作用元件(cis-acting element),发挥调控基因表达作用。某些营养素可能直接结合于基因组中顺式作用元件发挥作用。营养素还通过激素、细胞因子、信号通路或通过 DNA 甲基化等修饰途径调控基因的表达。例如,维生素 A 对细胞的发育和分化具有显著的调控作用,其调控作用主要通过其代谢产物与维生素 A 受体结合,启动或抑制相应 DNA 序列的转录来实现。

3. **基因多态性对营养代谢和相关疾病的影响** 人类在漫长进化过程中,DNA 结构中的某些碱基发生了突变。当某些碱基突变在人群中的发生率超过 1% 时,称为基因多态性(gene polymorphism)或遗传多态性,导致一个基因可有一种以上的形式存在。基因多态性决定了个体之间的差异;如果与营养相关,将使不同个体在营养代谢、营养需要量以及对某些疾病易感性上存在差异。研究发现,载脂蛋白、亚甲基四氢叶酸还原酶、维生素 D 受体、遗传性血色病基因和乳糖酶基因多态性对相关的营养代谢和疾病的发生有显著影响。

乳糖不耐受(lactose intolerance)是食用乳及乳制品后出现腹胀、腹泻等症状的现象,其主要原因是由于患者小肠内乳糖酶(lactase,LCT)活性低下所造成。LCT 基因定位于 2 号染色体长臂,由 17 个外显子组成,长约49kb,翻译后可形成含 1 927 个氨基酸的产物。早期人类出生后肠道 LCT 活性较高,到儿童中期后,大多数人的 LCT 活性下降。但在人类长期进化过程中,人群 LCT 基因发生突变,产生 LCT 基因多态性,形成了乳糖耐受。突变主要发生在两处,一是在上游 13 910bp 处,单核苷酸序列中碱基由 C→T;二是在上游 22 018bp 处,单核苷酸序列中碱基由 G→A。上述突变的结果是 LCT 基因表达不因发育成熟而降低,仍保持较高的转录活性;而不携带上述突变 LCT 基因者,则易出现乳糖不耐症。

第八节 | 代谢节律

所有生命活动都存在节律现象,表现出生理、生化和行为的周期性变化。生物随昼夜变化发生相应节律性变化的现象,称为昼夜节律时钟(circadian clock)或生物钟(biological clock)。这种节律经过长时期的适应,与自然界节律(如昼夜变化、四季变化)相一致。昼夜节律(circadian rhythms)几乎涉及机体所有生命活动,由昼夜节律时钟调节。生物节律的产生及维持是生物钟相关基因调控的结果。

一、生物钟及其作用

哺乳动物生物钟分为中枢生物钟和外周生物钟。下丘脑视交叉上核有一个生物节律的起搏系统,即中枢生物钟,它根据自然界光-暗周期调控生理活动节律,并能通过神经-体液信号等调节外周组织细胞内节律系统,即外周生物钟。外周生物钟可能存在于所有外周组织,但主要分布于肌肉、脂肪、肝脏、肠道菌群等。凭借非同寻常的精密性,生物钟让身体适应每一天的各种变化(如行为举止、激素水平、睡眠、体温和新陈代谢)。当外部环境与生物钟发生短暂冲突时如夜班、时差、夜宵和失眠等,生物钟紊乱,可引起机体代谢节律紊乱和生理功能异常,进而导致衰老及衰老相关性疾病,包括神经退行性疾病、心血管疾病、代谢性疾病和肿瘤等;而积极规律生活干预可以恢复或维持正常生物钟而减缓衰老及相关疾病发生和发展。

人体大部分基因的表达呈现出节律性/时相性,其中最丰富的节律转录物是核心时钟成分 clock/bmal1、per/cry 及其靶基因转录物。基因节律性表达有组织特异性。生物钟相关基因大部分与代谢功能有关,生物钟调节代谢节律。代谢节律调节与食欲、睡眠-觉醒调节共享同一控制中心,代谢节律受中枢生物钟和外周生物钟的多层次精细调节,反过来代谢变化又影响生物钟。细胞自主生物钟与每天的光/暗和进食/禁食周期相互作用,代谢通路上的关键酶也会表现出昼夜周期性波动从而导致代谢波动。日常活动和休息、进食和禁食的节律频繁中断(如轮班工作),某些膳食方案(例如经常吃高能量密度的食物)和衰老会抑制日常节律波动,易导致代谢性疾病。

二、葡萄糖代谢节律

正常葡萄糖代谢节律主要体现在血糖的稳态。饭后血糖的短暂升高表明健康的代谢稳态。肝脏是调节血糖稳态的主要器官之一,而肝脏葡萄糖代谢显示出节律性。葡萄糖进入肝细胞并被磷酸化后进入三个主要代谢通路,即糖酵解、磷酸戊糖途径和糖原合成。肝细胞葡萄糖代谢关键酶 GLUT2 和葡萄糖激酶(glucokinase,GK)的表达显示出每日节律,峰值水平与进食一致。在进食状态下,胰岛素通过信号级联反应抑制糖原合成酶激酶-3(glycogen synthase kinase-3,GSK-3)而激活糖原合成酶(glycogen synthase,GS),从而促进糖原生成。糖代谢相关的一些酶反过来通过修饰时钟蛋白而影响昼夜节律时钟。在禁食状态下,昼夜节律时钟通过与胰高血糖素信号和 AMPK 相互作用来影响葡萄糖代谢。

三、脂代谢节律

肝脏的脂类代谢受严格控制并表现出时相节律。脂肪酸合成限速酶 ATP 柠檬酸裂解酶的表达呈昼夜节律,其峰值与进食一致。禁食诱导的 AMPK 通过磷酸化脂肪酸合成的第一步反应限速酶乙酰辅酶 A 羧化酶导致其失活而抑制脂肪酸合成。线粒体脂肪酸 β 氧化的速度受脂肪酸进入线粒体转运酶肉碱棕榈酰基转移酶1(carnitine palmitoyltransferase 1,CPT1)和 CPT2 活性影响,而 L-肉碱、CPT1 和 CPT2 的水平受 per 蛋白调节而显示出每日节律。脂肪酸合成时高水平丙二酰辅酶 A 抑制 CPT 活性。这种昼夜节律和产物介导的调节产生了脂肪酸合成和氧化的每日节律,分别在进食和禁食期间达到峰值。这也引起肝脏其他脂类分子(如胆固醇代谢)呈现每日节律。由 rev-erbα 在转录水平上发挥的节律抑制,导致参与脂肪酸合成途径的许多转录物呈现每日节律。因此,rev-erbα$^{-/-}$ 小鼠表现出脂肪酸代谢节律紊乱而导致脂肪肝疾病。

四、蛋白质代谢节律

蛋白质合成和分解也与进食/禁食密切相关。在进食状态下,胰岛素信号通路 IRS-AKT-mTOR-S6K 促进蛋白质翻译,Akt 或 S6k1 同时磷酸化 bmal1 并将其募集到翻译复合物中提高翻译复合物活性。同时核糖体生物发生的昼夜节律和特定 mRNAs 亚群的优先翻译,造就了蛋白质合成的普遍节律性。这对肝功能特别重要,因为肝脏是关键分泌蛋白包括白蛋白、前白蛋白、视黄醇结合蛋白和补体等蛋白质的主要来源。夜间禁食期间,肌肉和肝细胞中转录因子 Klf15 的昼夜节律调节介导了下游酶的昼夜节律表达,这些酶涉及肌肉中的氨基酸动员,并进入肝脏重新用于糖异生和尿素循环。因此,总氨基酸、BCAA 和尿素水平显示出昼夜节律。

五、代谢节律紊乱与疾病

偶尔的昼夜节律被打乱如倒班、倒时差、熬夜等带来个体精神不佳、食欲不振、主观感受差、工作效率低等。长期的昼夜节律和代谢时相紊乱会严重影响人体的健康,加速衰老,增加肥胖、2 型糖尿病和肿瘤等疾病的风险。除了光/暗启动生物钟以外,进食/禁食的节律同样影响生物钟和代谢节律。生物钟紊乱引起代谢节律错乱,加速衰老和许多代谢性疾病的发生和发展。

1. **衰老**　生活节奏加快,倒班、进食时间和睡眠紊乱等容易导致衰老相关的代谢疾病,而长期昼夜节律行为紊乱易导致早衰。昼夜节律转录因子 bmal1 敲除(bmal1$^{-/-}$)小鼠寿命缩短,出现各种早衰症状,包括肌肉减少、白内障、皮下脂肪减少、器官萎缩等。早期衰老表型与 bmal1$^{-/-}$ 小鼠某些组织中活性氧水平升高相关。

2. **肥胖** 肥胖是一种最常见的代谢性疾病,与晚点进食导致代谢节律紊乱密切相关。有人群研究结果显示,与瘦人相比,肥胖患者大部分能量摄入在褪黑素释放时间前 1.1 小时,表明进食时间越晚越容易肥胖。

3. **糖尿病** 生物钟通过参与代谢限速酶的昼夜节律振荡来维持能量恒定。胰岛具有自我稳定的昼夜时钟分子 clock 和 bmal1,而糖尿病患者的胰岛素释放节律控制失调。在昼夜时钟基因突变小鼠中发现,clock5、clock6 和 bmal17 突变体均表现出糖耐量受损、胰岛素分泌减少以及胰岛大小和增殖损害,并随着年龄增长而恶化。

4. **肝病** 慢性时差反应导致的生物钟紊乱可诱发野生型小鼠非酒精性肝脂肪变、脂肪性肝炎、肝纤维化和肝癌,这一现象与在肥胖人群中观察到的情况非常相似。时差反应驱动全基因组和肝脏代谢的失调,其中最主要的失调途径包括核受体控制的胆固醇/胆汁酸代谢和异生物质代谢(xenobiotic metabolism)途径。昼夜节律紊乱可通过促进胆汁淤积、外周时钟紊乱和交感神经功能障碍而促进肝病的发生。

总之,生物钟和代谢节律与代谢性疾病密切相关,膳食干预(包括摄食量及分配、进食时间和不同禁食方式)可纠正或恢复生物代谢节律,已成为防治和延缓多种慢性疾病的重要选择。

(钟才云 石汉平)

案例分析　　　　本章目标测试　　　　本章思维导图

第五章 | 特殊食品与营养制剂

人在疾病状态下,经常不能通过普通膳食满足营养代谢需求,需要临床营养治疗。营养治疗的手段,除了营养教育,还需要各种特殊食品及营养制剂的应用,从而有效补充普通膳食的不足,满足患者营养代谢需求,维护营养健康状况。主要包括:特殊医学用途配方食品(foods for special medical purposes,FSMP)、肠内营养制剂(enteral nutrition preparation,ENP)、肠外营养制剂(parenteral nutrition preparation,PNP)等。本章主要针对临床营养中的常用的特殊食品与营养制剂进行介绍,并对保健食品和营养强化食品做简单介绍。

第一节 | 特殊医学用途配方食品

FSMP 属于特殊膳食用食品,是为了满足进食受限、消化吸收障碍、代谢紊乱或特定疾病状态人群对营养素或膳食的特殊需要,专门加工配制而成的配方食品。必须在医师或临床营养师指导下,单独食用或与其他食品配合食用,是临床营养中常用的特殊膳食用食品。

一、基本定义

1. **特殊膳食用食品** 特殊膳食用食品定义:为满足特殊的身体或生理状况和/或满足疾病、紊乱等状态下的特殊膳食需求,专门加工或配方的食品。这类食品的营养素和/或其他营养成分的含量与可类比的普通食品有显著不同。

2. **FSMP** 包括适用于 1 岁以上人群的 FSMP 和适用于 0～12 月龄的特殊医学用途婴儿配方食品。

二、我国 FSMP 历史发展沿革

我国 FSMP 的发展经历了 ENP、FSMP 相关法规标准制定、FSMP 注册审批规范发展 3 个阶段。

1. **第一阶段** 以 ENP 进入中国的 FSMP。20 世纪 70 年代,ENP 已经在北京应用于临床,并取得了良好效果。2002 年,中华医学会对 ENP 进行分类。2006 年,中华医学会发布了一系列肠外肠内营养学临床指南,制定了系统性的肠外肠内营养学指导方案。在此期间,国外肠内营养产品逐渐以 ENP(药品)的形式进入中国。

2. **第二阶段** FSMP 标准制定、发布与完善。随着我国医疗体系的逐渐成熟,我国开始引用国际食品法典委员会以及发达国家 FSMP 的概念。从 2010 年开始陆续发布《特殊医学用途婴儿配方食品通则》(GB 25596—2010)、《特殊医学用途配方食品通则》(GB 29922—2013)、《特殊医学用途配方食品良好生产规范》(GB 29923—2013)等国家标准。

3. **第三阶段** FSMP 注册审批管理。2015 年,新修订的《中华人民共和国食品安全法》正式将 FSMP 明确纳入特殊食品,实行注册管理。后陆续发布《特殊医学用途配方食品注册管理办法》及配套文件、《特殊医学用途配方食品临床试验质量管理规范(试行)》和《特殊医学用途配方食品生产许可审查细则》。目前我国 FSMP 与 ENP 药品处于并行使用阶段,临床上既有作为药品的 ENP 使用,也有作为食品的 FSMP 在使用。

三、国外 FSMP 的管理情况

许多发达国家早在 20 世纪 80 年代就广泛使用 FSMP,制定了管理措施和/或相应标准。不同国家/地区/组织 FSMP 名称及法规见表 5-1。

表 5-1　不同国家/地区/组织 FSMP 名称及法规

国家/地区/组织	发布时间	法规/标准文号	英文名称	中文名称
CAC	1991 年	CODEX STAN 180-1991	Foods for Special Medical Purposes	特殊医学用途配方食品
欧盟	1999 年	1999/21/EC	Dietary Foods for Special Medical Purposes	特殊医学用途膳食食品
美国	1988 年	Public Law 100-294-APR.25,1988	Medical Foods	医用食品
澳大利亚、新西兰	2012 年	Standard 2.9.5-Foods for Special Medical Purposes	Foods for Special Medical Purposes	特殊医学用途配方食品
日本	2002 年	日本健康增进法 2002 年 103 号	Medical Foods for the Ill	患者用食品
中国	2013 年	GB 29922—2013	Foods for Special Medical Purposes	特殊医学用途配方食品

注:CAC,Codex Alimentarius Commission,国际食品法典委员会。

四、FSMP 类别

《特殊医学用途配方食品通则》将 FSMP 分为全营养配方食品、特定全营养配方食品和非全营养配方食品。《特殊医学用途婴儿配方食品通则》将婴儿配方分为无乳糖配方食品或者低乳糖配方食品、乳蛋白部分水解配方食品、乳蛋白深度水解配方食品或者氨基酸配方食品、早产或者低出生体重婴儿配方食品、氨基酸代谢障碍配方食品和母乳营养补充剂等。

(一) 全营养配方食品

1. 全营养配方食品定义　为了满足进食受限、消化吸收障碍、代谢紊乱人群对营养素或膳食的特殊需要,专门加工配制而成的、可作为单一营养来源满足目标人群营养需求的 FSMP。适用于有此类食品需求且对营养素没有特别限制的人群。

2. 全营养配方食品的临床应用　全营养配方可作为唯一营养来源满足机体的营养需求,也可以作为三餐以外的营养补充。口服补充全营养配方食品是一种有效的、无创的营养不良解决方案。全营养配方食品使用人群非常广泛,包括存在营养不良或较高营养风险的各类住院患者,需要高能量膳食的患者,有咀嚼和吞咽障碍的患者,虚弱或食欲减退的老年人,部分接受手术或放、化疗的恶性肿瘤患者等。

(二) 特定全营养配方食品

1. 特定全营养配方食品定义　可作为单一营养来源能够满足目标人群在特定疾病或医学状况下营养需求的 FSMP。其能量和营养成分含量以全营养配方食品为基础,依据疾病或医学状况对营养素的特殊要求适当调整,以满足目标人群的营养需求。

2. 特定全营养配方食品种类　糖尿病患者用全营养配方食品、肾病患者用全营养配方食品、恶性肿瘤患者用全营养配方食品、炎性肠病患者用全营养配方食品、肝病患者用全营养配方食品等。

(三) 非全营养配方食品

1. 非全营养配方食品定义　可满足目标人群部分营养需求的 FSMP,该类产品不能作为单一营养来源满足目标人群的营养需求,需要与其他食品配合使用。适用于需要补充单一或部分营养素人群,或对某种物质代谢障碍或有特殊营养要求的人群。

2. 非全营养配方食品种类　蛋白质(氨基酸)组件、脂肪(脂肪酸)组件、碳水化合物组件、电解质配方、增稠组件、流质配方、氨基酸代谢障碍配方等。

第二节 | 肠内营养制剂

由于其使用便捷性与经济性的不断凸显,肠内营养已逐渐成为临床诊疗中最关键的营养治疗方法之一。补充肠内营养制剂在改善营养状况、维持组织修复和促进机体康复等方面发挥重要作用。

一、概述

1. 定义　肠内营养制剂(enteral nutrition preparation,ENP)是一种口服或管饲用的营养补充剂,旨在为胃肠道功能受损或无法摄入足够营养的患者提供全面和平衡的营养治疗。这些制剂包含碳水化合物、蛋白质、脂肪、维生素、矿物质等营养成分,以满足患者的能量和营养物质需求。

2. 历史沿革　ENP是2019年公布的肠内肠外营养学名词,但其历史可以追溯到20世纪50年代,在过去几十年的发展中,ENP的成分、配方、制备技术和应用范围都得到了显著的改进和发展,代表着营养学、医学技术的不断创新和发展的过程。

20世纪50年代,ENP主要包括葡萄糖、氨基酸和脂肪等成分,用于治疗吸收不良和胃肠道功能障碍等疾病。但是,这些制剂的配方和成分并不够全面和精细化,无法满足患者的全面营养需求。60年代至70年代,随着技术的进步和营养学研究的深入,ENP的配方和成分逐渐完善,包括添加更多种类的营养成分,如维生素、矿物质、膳食纤维等,以更好地满足患者的营养需要。同时,根据成分的来源和制备方法的不同,ENP也开始分为不同类型,如标准型、半元素型和元素型等。80年代,我国开始开展肠内营养的研究和应用,并逐步建立了一套适合我国国情的ENP标准和配方。90年代至今,ENP的制备技术不断改进和创新,例如,现代制剂技术不仅可以保证营养成分的充分混合和均匀分布,还可以通过微脂粒技术、纳米技术等手段来提高营养成分的稳定性和吸收率。随着肠道微生物研究的不断深入,ENP的配方和成分也开始关注肠道微生物的平衡和健康。一些新型的ENP已经开始添加乳酸菌、益生元等成分,以促进肠道微生物平衡和肠道健康。目前应用ENP已经成为一种成熟、有效的营养治疗手段,为无法进食或消化吸收不良的患者提供了全面和平衡的营养治疗。

3. ENP的管理和监督　ENP的管理和监督是保障患者用药安全和有效性的重要措施,涉及生产、销售、使用等多个环节,包括药品注册、生产和储存、药品信息与临床应用,监测和宣传等多方面,需要各方共同努力,确保患者用药的安全和有效性。

药品注册和批准:ENP需要在国家药品监督管理部门进行注册和批准,以确保其质量和安全性。

生产和储存:生产企业需要遵守药品生产管理规范和质量管理体系,制定并实施生产工艺和质量控制标准,确保ENP的质量和稳定性;ENP需要在规定的温度、湿度和光照条件下储存和运输,以保证其质量和稳定性。

二、ENP的分类及组成

(一)分类

ENP按照氮源分为三大类:氨基酸型、短肽型(二者为要素型),整蛋白型(为非要素型)。上述三类又分为平衡型和疾病适用型。此外,根据组件、成分、剂型、热值等不同特点,还可以进行多种分类(表5-2)。

(二)功效成分

ENP的组成可以根据其分类而有所不同,但一般包括以下几类营养素:

1. 碳水化合物　提供能量,是ENP中最基本的营养素之一。

表 5-2　ENP 的分类

方法	分类
氮源	氨基酸型、短肽型、整蛋白型
组件	单纯氨基酸/短肽/整蛋白组件、糖类制剂组件、中长链/长链脂肪制剂组件、维生素制剂组件、矿物质组件
成分	单一营养素制剂、混合营养素制剂
剂型	液体、粉剂、胶囊、片剂
热值	低热值、中等热值和高热值
配方	特殊配方用于肝功能不全、肾功能不全、创伤等
制备方法	普通制剂、微乳制剂、纳米乳制剂

2. **蛋白质或蛋白质水解物**　提供必需氨基酸和非必需氨基酸,是 ENP 中的重要营养素。

3. **脂类**　提供脂肪和类脂,是 ENP 中的重要能量来源,并参与构成生物膜。

4. **矿物质**　提供常量元素和微量元素,如钾、钠、氯、钙、磷、镁、铁、碘、锌、硒、铜、钼等。

5. **维生素**　提供必需的维生素,包括脂溶性维生素,如维生素 A、维生素 D、维生素 E 和维生素 K,水溶性维生素,如维生素 C、B 族维生素等。

6. **特殊营养素**　根据患者的不同需要,ENP 中可能还含有一些特殊的营养素,如胆碱、肌酸等。

三、ENP 的应用场景

1. **氨基酸型 ENP**　属于无渣类型,不需要消化液或极少需要消化液即可吸收。适用于消化道术后吻合口漏、胰腺炎恢复期、短肠综合征、炎症性肠病等。

2. **短肽型 ENP**　属于低渣类型,需要少量消化液吸收,排粪便量少,所含蛋白质为蛋白水解物,在小肠中经小肠黏膜刷状缘的肽酶水解后进入血液,不含乳糖,避免乳糖不耐受引起的腹泻等问题。适用于胃肠道消化吸收功能下降的患者,如胰腺炎、肠道炎性疾病、放射性肠炎等,也可作为营养不良患者的手术前后喂养及肠道准备,能补充日常生理功能所需的能量及营养成分。

3. **整蛋白型 ENP**　进入胃肠道后可刺激消化腺体分泌消化液,在体内消化吸收过程同一般食物,可提供人体必需的营养物质和能量需求。适用于胃肠道消化吸收功能正常或接近正常,因各种原因导致进食不足或相对不足,需要营养补充的患者,如神经性疾病吞咽困难患者、肿瘤患者等。

第三节 | 肠外营养制剂

当肠内营养不能满足患者的营养代谢需求时,应该使用肠外营养进行营养治疗。PNP 可通过静脉途径为机体提供能量和营养素,其处方组分多样,是营养治疗的重要手段之一,极大地促进了医学营养治疗的进步。

一、定义

PNP 是指包含碳水化合物、氨基酸、脂肪、维生素和矿物质等营养成分,以及渗透压调节剂和缓冲剂等辅助成分的工业化静脉营养制剂。PNP 的组成需要根据患者的营养需求和临床情况进行个体化调整,并需进行严密的监测,以确保患者得到恰当的肠外营养。

二、PNP 的配方

PNP 的配方包括碳水化合物、氨基酸、脂肪、维生素、矿物质、水等,并要求具有适宜的渗透压和

pH,较好的相容性和稳定性。

(一) PNP 的配方组成

1. **碳水化合物**　葡萄糖是 PNP 中碳水化合物的主要形式,具有显著的节约蛋白质效应,且最符合人体生理要求,是肠外营养主要的能量来源。但葡萄糖溶液的渗透压较高,葡萄糖输入速度和输入量应控制在合理范围,过快或过量的输入可能造成高血糖、尿糖和高渗性脱水。长期过量输入还可造成脂肪肝等问题。

2. **脂肪**　脂肪乳剂是 PNP 中脂肪的主要形式,由大豆油等油脂作为原料,通过卵磷脂乳化,形成脂肪乳剂,在人体内的代谢方式类似于乳糜微粒。脂肪乳的核心由甘油三酯组成,表面由磷脂、游离胆固醇和脂溶性维生素组成。脂肪乳剂可为机体提供能量、必需脂肪酸和脂溶性维生素。其优点较为显著,首先其能量密度高,与葡萄糖和氨基酸相比,等量的情况下提供更高的能量;其次,脂肪乳是等渗透压制剂,可用于外周静脉途径输入,并且配合高渗葡萄糖、电解质溶液,可降低对血管壁的损伤。除此之外,脂肪乳无利尿作用,也是脂溶性维生素唯一载体。高脂血症和脂代谢异常的患者,应根据代谢情况决定是否使用脂肪乳剂。

目前临床上使用较多的脂肪乳剂有长链脂肪乳、中/长链脂肪乳、结构脂肪乳和多种油脂肪乳剂。长链脂肪乳是由 14～24 个碳原子的长链脂肪酸组成,为机体提供必需脂肪酸,一般由大豆油制成。中链脂肪乳由 6～12 个碳原子的中链脂肪酸组成,一般由椰子油和棕榈油制成。中链脂肪酸氧化快速且完全,可为机体快速供能,不易在肝脏中堆积,也不参与促炎反应,对氧化应激以及网状内皮细胞功能的影响也较小。结构脂肪乳是一种由化学合成的结构甘油酯制成,其中约 75% 为混合链甘油三酯,即甘油所结合的三分子脂肪酸,既有长链脂肪酸,又有中链脂肪酸,两者呈随机分布;其余部分为长链甘油三酯和中链甘油三酯。与中/长链脂肪乳相比,结构脂肪乳的清除速度更快,更有助于患者达到氮平衡状态,适用于肝功能异常的患者。除以上较为常规的脂肪乳剂,目前临床上也会使用一些特殊功能的脂肪乳剂。例如,鱼油脂肪乳剂富含 ω-3 PUFA,尤其是 EPA 和 DHA,通过多种途径调控机体炎症反应,降低免疫抑制,在提供必需脂肪酸的同时,起到抗炎、调节免疫的作用。

3. **氨基酸**　氨基酸制剂是肠外营养中氮的主要来源,由左旋氨基酸组成,是人工合成的复方氨基酸溶液,可根据不同的疾病需求调配不同的氨基酸比例。在为患者提供能量的同时,还可纠正负氮平衡,促进体内蛋白质的合成,为酶、抗体和激素的合成提供原料,以及帮助伤口愈合。氨基酸制剂一般可分为平衡型和非平衡型两种。平衡型氨基酸制剂中的必需氨基酸与非必需氨基酸的比例为 1：(1～3),适用于大部分营养不良患者。非平衡型氨基酸制剂为特殊患者设计,根据疾病的代谢特点,在为患者提供氮源的同时兼顾代谢调节治疗的作用,例如肝功能异常的患者,因其血液中的芳香族氨基酸(苯丙氨酸、酪氨酸、色氨酸)含量较高,进入大脑后易引发肝性脑病,因此氨基酸制剂应选用支链氨基酸(亮氨酸、缬氨酸、异亮氨酸)含量高的溶液。因为支链氨基酸主要在骨骼肌中代谢,并非在肝中代谢,对于肝功能不全的患者具有重要意义。

4. **矿物质**　矿物质制剂包括由常量元素和微量元素制成的静脉注射用制剂。常量元素如钙、磷、钠、钾、硫、氯和镁,这些元素在人体内可以帮助调节细胞膜的通透性,控制水分在细胞内外的流动,维持血液的正常渗透压、酸碱平衡和水盐平衡,确保机体的内环境处于稳定状态。因此给予适量且充足的常量元素制剂对患者而言非常重要。肠外营养的常量元素应根据患者的生理需求和临床情况进行补给,定期根据监测结果调整供给量。肠外营养液中微量元素制剂主要包括必需微量元素如铁、锌、硒、铜等,正常情况下,微量元素可根据患者的生理需要补给即可。若出现额外的丢失,则根据实际情况进行适量地补充。长期肠外营养的患者,应定期监测微量元素是否出现缺乏,一旦出现应立即调整配方。

5. **维生素**　静脉用维生素制剂包括了单一维生素及复合维生素制剂,后者又包括水溶性维生素制剂、脂溶性维生素制剂,以及水溶性和脂溶性混合在一起的全谱维生素制剂。当肠外营养中长期缺乏维生素时,容易导致很多不良的临床表现,甚至危及生命。

6. **水** 肠外营养中的水分,是由上述各种营养配方制剂带入,不需单独添加纯水。患者液体的需要量一般与能量的摄入量相关,应根据临床实际情况适当增加或限制液体的摄入量,以保证体液平衡。

(二) PNP 配方的稳定性和相容性

稳定性是指各种物质维持在一定浓度范围内不降解,而相容性是指在一定时间内(包装、运输、储存和输注过程)物质间无相互作用。肠外营养混合液成分复杂,因此必须考虑在混合及储存过程中,各营养成分的稳定性相对单一制剂可能有所下降,实际营养供给量可能不足,甚至不同营养成分之间可能发生配伍禁忌,危害患者生命健康。

1. **稳定性** 脂肪乳的稳定性受溶液中多种因素的影响:①溶液 pH 影响脂肪乳油水界面双电层间的电位差,随着 pH 降低,电位差逐渐缩小,乳剂趋于不稳定。因此,在配制过程中,不可将脂肪乳与酸性的葡萄糖溶液直接混合。②氨基酸浓度低时,对营养液的缓冲能力差,脂肪乳趋于不稳定。③高渗葡萄糖溶液可使脂肪颗粒间隙消失,产生凝集。④阳离子浓度价越高对脂肪乳稳定性影响越大。三价阳离子(如 Fe^{3+})作用强于二价阳离子(如 Ca^{2+}、Mg^{2+}),一价阳离子(如 Na^+、K^+)虽然作用较弱,但如果达到一定高的浓度,也会影响脂肪乳稳定性。⑤在其他条件保持一致的情况下,稳定性因脂肪酸的种类也有差异。橄榄油长链脂肪乳的稳定性稍高于大豆油中长链脂肪乳,橄榄油长链脂肪乳与大豆油中长链脂肪的稳定性远远高于大豆油长链脂肪乳。

2. **相容性** 配伍不当时,如不相容的各种盐类混合,会产生不溶性晶体小微粒。如果直径超过 $5\mu m$,微循环栓塞风险增加。磷酸钙沉淀和草酸钙沉淀是 PNP 中最常见的不溶性微粒。如果容易产生沉淀的物质同时出现在 PNP 中,必须注意各成分的体积和浓度,不仅是最终体积和浓度,还要注意在配制过程中各个阶段各组分的浓度。

(三)"全合一"输注系统

将葡萄糖、氨基酸和脂肪乳混合在一起,加入其他各种营养素后放置于一个袋子中输注,称为"全合一(all-in-one,AIO)"系统。其优势在于更符合机体生理代谢需求,增加各营养素的利用率,降低单用营养素的浓度和渗透压,减少肝肾等器官的代谢负荷,减少代谢并发症等。医院自配 AIO 营养液组分齐全,可根据病情变化及时、灵活地调整,能满足 5%~10% 特殊住院患者个体化治疗的需要,具体配制原则详见第十一章第三节。工业化多腔袋与医院自配全营养混合液相比,有减少处方和配制差错、减少杂质和微生物污染、节省人力资源和使用方便等优点,能满足 90% 以上住院患者的营养需求,但使用时常需要额外添加维生素和某些矿物质。

第四节 │ 保健食品

人们健康意识逐渐增强,保健食品(health foods)日益受到人们的青睐。随着国务院发布的《"健康中国 2030"规划纲要》实施,《国民营养计划(2017—2030 年)》明确提出发展保健食品,提高我国公众的营养健康状况。

一、概述

保健食品具有一般食品的共性,但又不是一般食品。保健食品含有一定量的功效成分或生理活性物质,具有调节人体功能的作用和应用适应证。国家市场监督管理总局负责保健食品注册管理。

1. **定义** 目前国际上尚无保健食品标准的行业定义。例如美国按照膳食补充剂管理,欧盟称为食品补充剂,而我国将获得国家监管部门注册与备案的营养健康产品称为保健食品。我国相关法规/标准对保健食品的定义演变见表 5-3。

2. **历史沿革** 古代食疗与现代植物性保健食品同根同源。孙思邈提出:"夫为医者,当须先洞晓病源,知其所犯,以食治之;食疗不愈,然后命药"。

表 5-3 我国保健食品法规/标准及定义的演变

法规/标准来源	实施日期	定义
《中华人民共和国食品卫生法》	1995.10.30	表明具有特定保健功能的食品
《保健食品管理办法》	1996.6.1	表明具有特定保健功能的食品,即适宜于特定人群食用,具有调节机体功能,不以治疗疾病为目的的食品
《保健(功能)食品通用标准》(GB16740—1997)	1997.5.1	保健(功能)食品是食品的一个种类,具有一般食品的共性,能调节人体的功能,适于特定人群食用,但不以治疗疾病为目的
《保健食品注册管理办法(试行)》	2005.7.1	声称具有特定保健功能或者以补充维生素、矿物质为目的的食品。即适宜于特定人群食用,具有调节机体功能,不以治疗疾病为目的,并且对人体不产生任何急性、亚急性或慢性危害的食品
《中华人民共和国食品安全法》	2009.6.1	声称具有特定保健功能的食品,不得对人体产生急性、亚急性或者慢性危害的食品
《食品安全国家标准 保健食品》(GB 16740—2014)	2015.5.24	声称并具有特定保健功能或者以补充维生素、矿物质为目的的食品。即适用于特定人群食用,具有调节机体功能,不以治疗疾病为目的,并且对人体不产生任何急性、亚急性或慢性危害的食品
《中华人民共和国食品安全法》	2018.12.29	保健食品声称保健功能,应当具有科学依据,不得对人体产生急性、亚急性或者慢性危害
《中华人民共和国食品安全法》	2021.4.29	保健食品声称保健功能,应当具有科学依据,不得对人体产生急性、亚急性或者慢性危害

我国现代意义上的保健食品的发展起始于20世纪80年代中期。1984年,中国保健食品协会成立;1995年,《中华人民共和国食品卫生法》将保健食品作为一类特殊的食品进行管理,由国务院卫生行政部门审查批准;2005年颁布实施的《保健食品注册管理办法(试行)》增加了"对人体不产生任何急性、亚急性或慢性危害"的限定性表述。

二、保健食品的分类及组成

(一) 分类

1. 根据我国保健食品的定义分类 将其分为两大类。

(1)营养素补充剂:即日常保健食品,以补充维生素和矿物质为目的,其功能可以描述为"具有补充……"的保健功能。

(2)具有特定保健功能的食品:它着眼于某些特殊消费群体,强调在预防疾病和促进康复方面的辅助调节功能的食品。

2. 根据保健食品的加工分类 保健食品可以是天然食品,添加某种成分的食品,剔除某种成分的食品,改变了一种或多种成分的食品,改变了生物利用度的食品或发生了上述多种变化的食品。

3. 按食品的种类和产品剂型分类 除一般食品如面食类、乳品类、饮料类、酒类等以外,还可以有片剂、粉剂、胶囊、胶丸、口服液、茶等多种形式。

(二) 功效成分

保健食品一般应含有与功能相对应的功效成分。功效成分是指能通过激活酶的活性或其他途径,调节人体功能的物质。目前主要包括:

1. 多糖类 如膳食纤维、香菇多糖等。膳食纤维可预防便秘,调节肠道菌群和辅助抑制肿瘤作用。多糖也称多聚糖,指含有 10 个以上糖基的聚合物,根据来源可分为植物多糖和动物多糖,具有辅助调节免疫功能、抑制肿瘤、延缓衰老、抗疲劳、降低血糖和血脂等作用。

2. **功能性甜味料(剂)类**　如单糖、低聚糖、多元糖醇等。低聚糖又称为寡糖,是由3~9个单糖通过糖苷键连接形成的直链或分支链的一类低度聚合糖。多元糖醇是一类多羟基醇,如木糖醇、异麦芽糖醇等。低聚糖甜度比蔗糖低,口感柔和,不能被口腔病原菌分解而生成导致龋齿的酸性物质,对预防龋齿具有积极作用。此外,低聚糖是体内有益肠道细菌双歧杆菌的增殖因子,可改善肠道微生态环境。

3. **功能性油脂(脂肪酸)类**　如PUFA、磷脂、胆碱等。比较重要而常见的PUFA,包括EPA和DHA,具有降血脂、抗凝血、预防心脑血管疾病、抗炎等作用。磷脂如大豆磷脂,是卵磷脂、脑磷脂、肌醇磷脂、游离脂肪酸等成分组成的混合物,具有改善大脑功能、增强记忆力、降低胆固醇、延缓衰老、维持细胞膜结构和功能完整性、保护肝脏等作用。

4. **自由基清除剂类**　如超氧化物歧化酶(SOD)、谷胱甘肽过氧化酶等。它们具有抗氧化作用,能清除氧自由基,使细胞免受氧化损伤。

5. **维生素类**　如β胡萝卜素、维生素A、维生素E、维生素C等。它们是体内重要的抗氧化物质,可提高机体的抗氧化能力,保护生物膜免受自由基的损伤,延缓衰老、抑制肿瘤等。

6. **肽与蛋白质类**　如谷胱甘肽、免疫球蛋白、大豆多肽等。谷胱甘肽能有效清除自由基、防止自由基对机体的损害,能与进入机体的有毒化合物、重金属离子与致癌物质等结合,促进其排出体外,起到中和解毒的作用。大豆多肽有增强肌肉运动力、加速肌红蛋白的恢复、促进脂肪代谢、降低血清胆固醇等作用。

7. **活性菌类**　如乳酸菌、双歧杆菌等益生菌。它们具有促进消化吸收、调节肠道菌群、纠正肠道功能紊乱、调节免疫、抑制肿瘤、降低血清胆固醇、防止便秘等作用。

8. **微量元素类**　如硒、锌元素等。可维持机体正常的生理功能,如保证体格和智力的正常发育,维持正常的物质代谢、免疫和内分泌功能。

9. **其他**　如二十八烷醇、植物甾醇、皂苷等。

三、保健食品的应用

1. **适用人群**　不同保健功能的食品适用人群不同。有的适用于健康但有特定营养需求和生理特点的人群,如改善生长发育食品可用于儿童,调节免疫功能食品、延缓衰老食品适用于老年人,抗辐射食品适用于放射场地的工作人员等;还有的适用于存在特定疾病或疾病高风险人群,如调节血糖食品适用于糖尿病患者或糖代谢异常人群。注意使用目的是调节机体功能,而不是治疗疾病。一些人群,如妊娠期妇女、哺乳期妇女、婴幼儿是否食用保健食品应咨询医师。

2. **用法**　保健食品一般经口食用,不能替代常规膳食,可作为膳食的一部分,使总体摄入的能量及营养素均衡、满足机体需要,并使其所含的功效成分真正发挥作用。

3. **并发症**　保健食品摄入过量,可能会导致其富含的营养素摄入过量,不仅对人体无益,还会干扰人体对其他营养素的吸收,甚至可能引起营养紊乱。

第五节 ｜ 营养强化食品

食品营养强化是世界卫生组织推荐用于改善人群微量营养素缺乏的主要措施之一。中华人民共和国国务院办公厅印发《国民营养计划(2017—2030年)》文件,明确提出要发展营养强化食品,提高我国公众的营养健康状况。

一、概述

营养强化食品(nutrient-fortified food,NFF)因加入了天然或人工合成的营养素或其他营养成分到人群普遍消费且容易获得的食品中,而达到纠正或预防某些地区人群营养素缺乏的目的。

(一) 定义

营养强化指的是根据营养需要向食品中添加一种或多种营养素或者某些天然食品,提高食物营养价值的过程。经过营养强化处理的食品称为营养强化食品。为了增加食品的营养成分(价值)而加入食品中的天然或人工合成的营养素和其他营养成分称为食物营养强化剂。

(二) 营养强化的主要目的

1. 弥补食品在正常加工、储存时造成的营养素损失。

2. 通过强化可以改善一定地域范围内人群某些营养素摄入水平低或缺乏导致的健康影响。

3. 通过强化可以改善某些人群由于饮食习惯和/或其他原因出现某些营养素摄入水平低或缺乏导致的健康影响。

4. 补充和调整特殊膳食用食品中营养素和/或其他营养成分的含量。

食品营养强化的优点在于既能覆盖较大范围的人群,又能在短时间内见效,而且花费不多,是经济、便捷的营养改善方式。

(三) 营养强化食品的历史沿革

营养强化食品起源于 20 世纪 20、30 年代,西方发达国家在食物中添加微量营养素,减少碘缺乏和缺铁性贫血的发生。我国 1981 年颁发的《食品添加剂使用卫生标准》(GB 2760—81)中正式规定,磷酸氢钙可按生产需要用于饼干、代乳品,轻质碳酸钙用于配制发酵粉和罐头的生产,对食品有一定的钙强化作用。1994 年发布实施《食品营养强化剂使用卫生标准》(GB 14880—1994),规定了可作为营养强化剂的 31 个品种,1996 年后陆续增补品种,到 2012 年《食品营养强化剂使用标准》(GB 14880—2012)对食品营养强化剂进行清理,调整为维生素类 16 个、矿物质类 9 个、其他包括氨基酸和含氮化合物、脂肪酸、低聚果糖等 12 个,共 129 种化合物来源。现在营养强化食品发展的趋势就是针对广大居民普遍缺乏的营养素,在消费覆盖面大的食品中进行强化。

二、营养强化食品的类别和应用

(一) 可强化食品类别

可强化食品类别有乳及乳制品,脂肪、油和乳化脂肪制品,冷冻饮品,水果,蔬菜,豆类,食用菌,藻类,坚果以及籽类,可可制品、巧克力和巧克力制品,糖果,粮食和粮食制品,焙烤食品,肉及肉制品,水产及其制品,蛋及蛋制品,甜味料,调味品,特殊膳食用食品包括婴幼儿配方食品、FSMP 等。

(二) 常见的营养强化食品

1. **强化食盐**　日常生活中最普遍、最有效的补碘方法就是食用碘盐,因为一日三餐都需摄取盐,5g 碘盐中所含碘即可满足日常生理需要。1994 年我国全面实行食盐加碘,碘缺乏病防治已取得明显成效。妊娠期妇女、哺乳期妇女使用碘强化食盐,使新生儿的脑神经发育、智力发展受到合理保护。但在高碘摄入地区无须额外补充加碘盐。

2. **强化面粉**　为解决人群中铁、叶酸等微量营养素缺乏问题,大多数国家制定了强化面粉国家标准。基于 2002 年中国居民营养与健康状况调查结果,我国在面粉中强化添加了维生素 B_1、维生素 B_2、烟酸、叶酸、铁、锌 6 种人体所需微量营养素。研究显示,在食用强化面粉后,试点地区人群的微量元素摄入量全面提高,营养性贫血状况明显好转,锌缺乏有所改善。

3. **铁强化酱油**　铁缺乏是最常见的微量营养素缺乏和全球性健康问题。我国于 1997 年开展了铁强化酱油预防缺铁性贫血研究工作,2002 年铁强化酱油进入市场。在贵州地区进行的研究发现,当地缺铁性贫血的儿童比例由食用铁强化酱油之前的 42% 减少到食用后的 7%。

4. **强化食用油**　植物油作为食物营养强化的载体之一,非常适合进行维生素 A、维生素 E 等脂溶性维生素的强化。2000 年,国家公众营养改善项目办公室确定了在食用油中强化维生素 A 的方案。用维生素 A 强化食用油对维生素 A 缺乏儿童进行干预,结果显示,干预组儿童血清维生素 A 水平升高,血清免疫球蛋白 A 和补体 C3 含量得到显著改善,发生疾病的比例降低。

5. 强化辅助食品　以乳粉为例,普通乳粉一般是鲜牛乳经过干燥工艺制成的粉末状乳制品,常见的有全脂淡乳粉、全脂加糖乳粉和脱脂乳粉等。配方粉是根据不同人群的营养需求,通过调整普通乳粉营养成分的比例,强化所需的钙、铁、锌、硒等矿物质,维生素 A、维生素 D、维生素 E、维生素 K、B族维生素和维生素 C 等维生素,以及牛磺酸、低聚果糖等营养强化剂及益生元功能因子等。市售配方粉有妊娠期妇女及哺乳期妇女乳粉、婴幼儿乳粉、儿童和青少年乳粉以及中老年营养强化乳粉等。

第六节 | 微生态相关制剂

人体的肠道菌群是人体消化道系统中栖息的微生物总称,包括细菌、古生菌、病毒、真菌和原生生物等,它们之间存在直接或间接的相互作用,并通过直接接触、分泌蛋白或代谢产物与宿主形成复杂的交互影响的网络,构成一个动态平衡的微生态系统。微生态制剂是利用正常微生物或促进微生物生长的物质制成的微生物制剂,目前可分成四大类,即益生菌、益生元、合生元、后生元。

一、益生菌

1857 年,法国微生物学家巴斯德发现鲜牛乳和酸乳都含有乳酸菌,而酸牛乳中的乳酸菌的数量远比鲜牛乳中的多。1908 年,俄国科学家指出,食用含有乳酸菌的发酵乳制品能够促进健康和延长寿命。1965 年,《科学》杂志上发表的论文"益生菌(probiotic)——由微生物产生的生长促进因素"中最先使用益生菌这个定义来描述一种微生物对其他微生物促进生长的作用。

2001 年,联合国粮食及农业组织(Food and Agriculture Organization of the United Nations,FAO)和世界卫生组织(World Health Organization,WHO)对益生菌做了如下定义"益生菌是活的微生物,当摄入充足的数量时,对宿主产生健康益处"。国际益生菌和益生元科学协会(International Scientific Association for Probiotics and Prebiotics,ISAPP)在 2014 年发表的共识中继续认可 FAO/WHO 的定义,并强调了益生菌菌株鉴定和安全性评价的重要性。

益生菌可分为细菌和真菌,细菌类包括乳酸菌(乳酸链球菌、乳酸乳杆菌等)、双歧杆菌(长双歧杆菌、乳双歧杆菌等)、芽孢杆菌(枯草芽孢杆菌、地衣芽孢杆菌等)和其他细菌(丙酸菌),常用于食品生产的真菌类益生菌主要有布拉氏酵母菌、酿酒酵母菌等。

益生菌在儿科疾病、呼吸系统疾病、消化系统疾病、心血管疾病、精神疾病和肿瘤中的应用均有良好的有效性与安全性。但同时,益生菌制剂在临床使用仍存在超适应证、超年龄、超给药剂量、超给药频次等问题。

在我国用于食品的菌种应包括在卫生部 2010 年第 65 号公告发布的《可用于食品的菌种名单》,用于婴幼儿食品的菌株应包括在 2011 年第 25 号公告发布的《可用于婴幼儿食品的菌种名单》,2022 年 8 月国家卫生健康委员会对上述两个名单进行了更新。食品用菌种应符合《食品加工用乳酸菌》行业标准(QB/T 4575—2013)的要求。

二、益生元

益生元(prebiotic)的概念最早由英国科学家于 1995 年提出。当时的定义是"益生元是能够选择性刺激某些肠道菌群的繁殖和/或活性,从而有益于机体健康的不消化食物成分"。

2010 年,益生元的定义被修改为"益生元是能够被选择性地发酵、引起肠道菌群成分和/或活性的改变,从而有益于机体健康的食物成分"。该定义也获得了 ISAPP 的认可。

益生元不同于大多数膳食纤维(果胶、纤维素、木聚糖等)可以促进肠道中大部分微生物的生长,益生元仅选择性地促进宿主体内的有益微生物或者是摄入到体内的益生菌的生长。所以益生元的定义是建立在益生菌的基础上的,益生元是益生菌的食物,特别是早期的益生元,专指能够促进乳杆菌和双歧杆菌生长的营养成分。随着益生菌范畴的扩大,益生元的概念也在更新,目前认为益生元应该具备以下特点:①有抵抗宿主消化酶的能力,能抵抗唾液、胃酸、胰液等的消化和分解;②由肠道微生物发酵,虽然有些食物成分不能被肠道菌群发酵,也同样可以通过调节粪便量和水分等发挥健康作用,但目前的定义强调益生元必须要能被肠道菌群发酵;③能选择性刺激与健康相关的肠道细菌的生长。

2017 年 ISAPP 发布新的定义:"益生元是能够被宿主微生物选择性利用且有益于宿主健康的物质"。该定义将益生元的范畴扩展到各种物质,作用部位扩展到肠道之外,作用对象微生物也不再局限于肠道菌群,应用对象也不限于人类。

目前,已经得到研究开发和应用的益生元并不多,几乎都属于碳水化合物,包括多种多糖、低聚糖和糖醇,如人乳低聚糖、菊粉、低聚果糖、低聚半乳糖、聚葡萄糖、抗性糊精、异麦芽酮糖醇、乳糖醇、木糖醇和乳果糖等。

益生元的作用包括调节肠道菌群、调节肠道功能、调节免疫功能、预防肠道感染、增加矿物质吸收和促进骨骼健康、调节能量代谢和维持体重,以及降低肥胖、2 型糖尿病和结肠癌等慢性疾病的风险等。

三、合生元

合生元(synbiotic),又被称为合生素,1995 年首次被提出,定义为"合生元是对宿主产生有益影响的益生菌和益生元混合物"。2019 年 5 月,ISAPP 对合生元进行了重新定义:"合生元是由活微生物和能被宿主微生物选择性利用的底物组成,能够为宿主健康带来益处"。合生元通过促进益生菌在宿主肠道内定殖增殖,同时发挥益生菌的生理活性和益生元的促生长作用,更有利于宿主健康。

四、后生元

后生元(postbiotic)是益生菌经过加工处理后的益生菌代谢成分的统称,包括死亡菌体及其代谢产物。2021 年 5 月,ISAPP 发布了后生元共识声明,"后生元是对宿主健康有益的无生命微生物和/或其成分的制剂,包括无生命的菌体、菌代谢产物和/或菌裂解后成分。其中,代谢产物主要有胞外多糖、短链脂肪酸、细菌素和有机酸等;菌体成分主要有脂磷壁酸、磷壁酸、肽聚糖、衍生多肽和细胞表面蛋白等"。

2023 年 2 月,国内首个后生元团体标准《益生菌制品　乳酸菌类　后生元》正式发布实施,标准中首次将后生元定义为"对宿主健康有益的遗传背景明确的灭活微生物和/或菌体成分,包括或不包括其代谢产物的制品;化学合成的成分以及病毒/噬菌体及其产物除外"。

后生元的来源菌株的遗传背景和生物学特性需明确且公认安全,且在菌株水平进行鉴定、健康功效及安全性评价。后生元保有与活菌相同活性的菌体成分,即使经过高温处理和胃肠道的消化,也具有高度生理活性。对制备的后生元要进行成分分析,明确功效因子及可能产生的潜在有害物质,之后进行毒理学、药效学和药代学分析,确定后生元的安全性、健康功效和最适摄入量。

后生元具有以下几种促健康功能:增强机体免疫力、抗炎、抗过敏等。例如,后生元中的丁酸盐可以减轻肠道炎症反应;后生元中含有乳酸、细菌素等抗菌物质,能够促进肠道微生态平衡。

(丛明华)

| 案例分析 | 本章目标测试 | 本章思维导图 |

第六章 | 临床营养诊断

诊断是治疗的前提,没有诊断就没有治疗,没有营养诊断就没有营养治疗。营养诊断包括临床营养诊断及实验营养诊断。相对于实验营养诊断,临床营养诊断明显落后。把营养状况作为患者整体状况评估的核心内容是推动临床营养诊断的前提,建立营养诊断室、把营养诊断室作为一个独立的医技科室建设是落实临床营养诊断的核心。所有患者入院时,应该常规评价营养状况并记录在入院诊断中,现行体温单应该增加营养筛查结果。由于营养失衡的不良后果是多方面的,营养不良本质上是一种多器官、多系统功能不全综合征,所以,临床营养诊断也应该是多维度的,包括生理功能、心理状况乃至社会角色。

第一节 | 营养状况的意义

传统的基本生命体征包括体温、脉搏、呼吸和血压,是所有患者入院时常规筛查的内容。相对于上述四大基本生命体征,营养状况(nutritional status)对患者而言也是一个重要的生命体征,或者应该称为第五个基本生命体征。从对临床结局的预测价值来看,营养状况可能比经典的四大生命体征更加重要。营养状况与疾病发生、发展、转归及治疗效果密切相关,决定了疾病发生与否、治疗效果好坏、临床结局优劣、并发症多少、住院时间长短和医疗费用高低。所以,现行体温单应该增加营养状况,患者入院时应该常规评价并记录营养状况,把营养状况视为与体温、脉搏、呼吸和血压同样重要的基本生命体征。

一、营养状况决定机体免疫功能

营养状况不仅影响身体组成与体型,还影响生理结构与功能。营养不良不仅表现为体重的丢失,更表现为功能的障碍。免疫系统是人体健康的卫士。研究证明,营养状况与免疫功能密切相关,细胞代谢变化影响免疫细胞功能。营养不足与免疫功能抑制有关,后者可能增加感染的易感性、诱发自身免疫性疾病。营养过剩与慢性低度炎症有关,后者升高了代谢性疾病、心血管疾病风险,促进了自身反应(autoreactivity)(自身免疫反应的异常激活),破坏了保护性免疫。

哺乳动物在进化过程中获得了自动调节营养素利用和储存的能力,以维持内环境稳定和生理功能,而营养失衡对其是一个严重挑战,长期营养失衡可导致营养紊乱。营养素过剩时,机体将其以能量形式储存于脂肪组织、肝脏及肌肉组织中;营养素不足时,储存的能量被动员,以供机体生理功能维护之需。在这个过程中,脂肪组织体积随营养素过量或不足而变化(增大或缩小),进而影响脂肪组织激素、脂肪细胞因子如瘦素(leptin,LP)、TNF-α、IL-6及脂联素(adiponectin)等的分泌。很多脂肪细胞因子具有免疫信号功能,可以影响免疫细胞生物学特性、改变免疫反应。LP是链接营养与免疫的关键分子,其分泌随脂肪细胞体积增大或缩小而增加或减少。LP一方面通过下丘脑抑制食欲,增加能量消耗;另一方面调节巨噬细胞吞噬作用及致炎细胞因子的产生、上调T细胞葡萄糖摄取与代谢。营养不良时,LP分泌减少,T细胞葡萄糖摄取不足,致使T细胞功能障碍,是营养不良条件下免疫抑制的重要调节因素。TNF-α是重要致炎细胞因子,与急性期反应、胰岛素抵抗密切相关。肥胖时,TNF-α表达增加;体重丢失时,TNF-α表达减少。IL-6具有广泛的作用,包括调节多种免疫细胞如B细胞、T细胞增殖,促进T细胞生存,抑制其凋亡。阻断IL-6可以改善胰岛素抵抗,减轻脂肪肝。营养良好时,免疫功能强,患病概率低。营养紊乱条件下的免疫代谢改变见表6-1。

表 6-1　营养紊乱条件下的免疫代谢改变

分类	营养不良时	营养过剩时
致炎脂肪细胞因子	↓	↑
毒性 T 细胞	↓	↑
辅助 T 细胞	↓	↑
调节 T 细胞	↑	↓
M1 巨噬细胞	↓	↑
M2 巨噬细胞	↑	↓
自身免疫反应	↓	↑
保护性免疫	↓	↓

二、营养状况决定疾病治疗效果和临床结局

患者营养状况与临床结局密切相关,营养不良、累积能量负债(cumulated energy deficit)是并发症、院内感染及死亡升高、ICU 停留时间和机器通气时间延长的独立危险因素。营养风险评分是住院时间、30 天及 60 天死亡的独立预测因素,有营养风险的患者住院时间更长,手术后并发症更多。

体重是营养状况的反映,营养不良的直接后果是体重丢失,男性患者体重丢失率高于女性。体重增加或维持不变的患者的生活质量显著高于体重丢失者。与体重稳定者相比,体重丢失者生存时间显著缩短、化疗反应率降低、体能状态评分下降。体重丢失的肿瘤患者尽管化疗起始剂量更小,化疗平均疗程更短,但是其剂量相关性不良反应更多、更重,尤其是手足综合征及胃炎。体重丢失与更短的总生存、更差的反应率、更差的生活质量、更差的体力状态密切相关。营养不良(体重丢失)是不良临床结局的独立危险因素,由于化疗时间缩短、不良反应严重,营养不良患者预后更差。

三、营养状况决定生活质量

健康相关生活质量(health-related quality of life,HRQoL)是一种多维度健康评估,是影响个体能否可以正常衰老的重要因素。HRQoL 与营养状况密切相关,营养状况决定 HRQoL。欧洲五维度生活质量量表(EuroQoL-5 Dimensions,EQ-5D)与营养评分密切相关,EQ-5D 指数(EQ-5D index)与能量摄入正相关。EQ-5D 的疼痛、不适与能量、蛋白质、脂肪、镁、磷、硒及烟酸摄入密切相关,增加能量及营养素摄入可以提高生活质量。大样本研究观察了营养状况与生活质量的关系,发现无论城市还是农村,营养状况好的老年人,生活质量更好,自我报告的生活质量问题更少,营养状况是 HRQoL 的独立预测因素。

营养状况不仅仅影响正常人的生活质量,更影响患者的生活质量。糖尿病患者的营养状况决定身体功能状况(下肢力量、运动灵活性、心肺耐力),并与生活质量密切相关。肿瘤患者的营养状况与生活质量的关系更加密切。营养正常的肿瘤患者的所有生活质量功能评分最好,营养不良患者最差,营养风险患者居中。营养不良与生活质量下降、症状严重程度密切相关,是生活质量下降、身体功能降低的独立决定因素。

四、营养状况决定寿命和生存时间

生命历程观的 T2E2 模型(timing,timeline,equity and environment,时间、时程、投入和环境)认为,合理营养(微量营养素丰富、能量平衡)是影响个体与人群、当代与后代的健康和寿命的首要因素。端粒长度与寿命直接正相关。影响端粒酶健康的因素有遗传性、非遗传性两大类,营养与体力活动是维持端粒酶健康最重要的后天因素。端粒长度与豆类、坚果、海藻、水果、乳制品、全谷物及咖啡摄入正相关,与酒精、红肉、加工肉及单糖的摄入负相关。谨慎膳食模式(prudent dietary pattern)可以延长

白细胞端粒长度,相反,西方膳食模式则缩短白细胞端粒长度。地中海膳食模式可以预防衰老导致的端粒长度缩短,增加白细胞端粒长度。10 年前,甚至更久以前摄入的食物,可以影响中年人或较老成年人的衰老速度与程度。

营养状况不仅决定正常人的寿命,更决定患者的生存时间。患者入院时的营养风险筛查 2002 评分可以预测其近期及远期死亡,与评分<3 分患者相比,评分≥3 分的患者病死率更高、死亡更早,1 年死亡风险显著升高。与营养状况良好的血液肿瘤儿童相比,营养不良患儿严重感染率、治疗相关并发症发生率、3 级及以上不良反应的发生率更高,治疗完成率及生存率更低。相位角>5°(营养良好)的头颈部肿瘤患者预后更好,其中位生存时间为 51.16 个月,显著长于相位角<5°(营养不良)患者的 13.84 个月。

五、营养状况决定治疗费用

营养不良的经济学后果是增加资源消耗,升高医疗费用。从这个意义上讲,营养状况决定医疗费用。2014 年,美国每年卒中、慢性阻塞性肺疾病(COPD)、冠心病、乳腺癌、痴呆、肌肉减少症、抑郁及结直肠癌 8 种疾病的疾病相关营养不良(disease-associated malnutrition,DAM)的直接医疗费用为 155 亿美元,人均 48 美元。2009 年欧洲 DAM 直接医疗费用为 310 亿欧元,人均 45 美元。2015 年文献报告,我国每年 15 种主要疾病 DAM 的经济学负担(直接医疗费用)为 660 亿美元。上述文献报道的仅为 DAM 的直接医疗费用,即治疗营养不良的直接医疗花费,没有包括间接医疗费用,如果加上人力成本、工作损失等间接医疗费用,DAM 的总负担将是惊人的数字。2014 年美国上述 8 种疾病 DAM 的年均总负担为 1 567 亿美元,人均 508 美元。

肥胖同样是一个严重的经济学负担。美国肥胖患者的人均肥胖直接医疗费用由 2005 年的 2 741 美元上升到 2011 年的 6 899 美元,2014 年美国严重肥胖人群的直接医疗花费为 690 亿美元。巴西全国肥胖花费预计将由 2010 年的 58 亿美元上升到 2050 年的 101 亿美元。研究说明,营养不足或营养过剩显著增加了医疗费用,而营养状况良好有利于节约医疗费用。

第二节 ｜ 营养三级诊断

营养不良是一种全身性疾病,严重营养不良几乎影响所有的器官和系统,甚至心理、精神及社会角色,营养筛查与营养评估难以发现营养不良的全部严重后果,而且营养不良的部分后果如心理障碍、月经停止、不孕不育、体毛增多、神经/精神异常已经超出了营养评估的定义与范畴,因而在营养评估后需要进一步综合评价,即第三级诊断(图 6-1)。肿瘤营养不良具有显著区别于良性疾病营养不良的特征,如代谢水平升高、心理/生理应激、慢性炎症、代谢紊乱、骨骼肌丢失,因而更加需要第三级诊断。

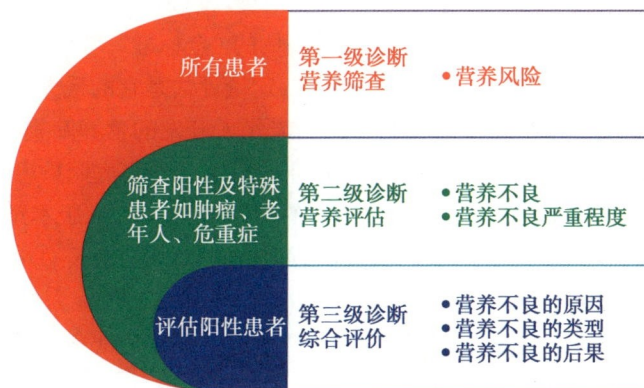

图 6-1　营养三级诊断模式图

一、第一级诊断——营养筛查

WHO 定义筛查为采用简便的手段,在健康人群中发现有疾病而没有症状的患者;营养筛查(nutritional screening)则是一个在全部患者中,快速识别可能需要营养治疗的患者的过程,目的在于发现个体有无营养风险(nutritional risk)即营养不良风险(risk of malnutrition),是否存在营养不良。

（一）营养筛查常用方法

常用量表法,酌情选用任何一种合格量表即可。

常用营养筛查量表包括营养风险筛查 2002（Nutritional Risk Screening 2002,NRS 2002）,营养不良通用筛查工具（Malnutrition Universal Screening Tool,MUST）,营养不良筛查工具（Malnutrition Screening Tool,MST）,微型营养评估简表（Mini-Nutritional Assessment Short-Form,MNA-SF）,年龄、摄食量、体重、步行简易问卷（Age,Intake,Weight,Walk,AIWW）及皇家自由医院营养优先工具（Royal Free Hospital-Nutritional Prioritizing Tool,RFH-NPT）。NRS 2002、MUST、MST 适用于一般成年患者,MNA-SF 适用于老年患者,AIWW 已经在肿瘤患者中得到验证,无须专业培训,患者可以自我筛查。

（二）适用对象、实施时机与实施人员

营养状况是患者的基本生命体征,所有患者都应该常规接受营养筛查。住院患者在入院后 24 小时内由办理入院手续的护师实施,门诊患者则由接诊医务人员如医师、营养师、护师等实施。

（三）后续处理

对筛查阴性的患者,在一个治疗疗程结束后,再次进行筛查;对筛查阳性的患者,应该进行营养评估,同时制订营养治疗计划或者进行营养教育。一般认为,营养风险的存在提示需要制订营养治疗计划,但不是立即实施营养治疗的适应证,是否需要以及如何实施营养治疗应该进行进一步的营养评估。

二、第二级诊断——营养评估

第二级诊断——营养评估（nutritional assessment）,目的在于发现有无营养不良并判断营养不良的严重程度。

（一）营养评估的常用方法

包括营养评估量表、理想体重及 BMI 计算。

营养评估量表较多,常用的包括主观整体评估（Subjective Global Assessment,SGA）、患者主观整体评估（Patient-Generated Subjective Global Assessment,PG-SGA）、微型营养评估（Mini-Nutritional Assessment,MNA）、全球领导人营养不良倡议（Global Leadership Initiative on Malnutrition,GLIM）,对不同人群实施营养评估时应该选择不同的量表。

SGA 是一种通用营养评估工具,广泛适用于门诊及住院、不同疾病及不同年龄患者,其信度和效度已经得到大量检验,是营养评估的"金标准"。PG-SGA 是专门为肿瘤患者设计的营养评估首选方法,已经成为我国卫生行业标准,定量评估是它的最大亮点,改良 PG-SGA 更加节约时间、更易于早期发现营养不良。MNA 是专门为老年人开发的营养筛查与评估工具,比 SGA 更适合于 65 岁以上老年人,主要用于社区居民,也适用于住院患者及家庭照护患者。GLIM 是一种新型通用型营养评估工具,其信度和效度正在接受多方面的验证,量化 GLIM 版本预后预测性能更好。

理想体重及 BMI 计算较为简便,具体标准如下:①理想体重法:实际体重/理想体重,90%~109% 为适宜、80%~89% 为轻度营养不良、70%~79% 为中度营养不良、60%~69% 为重度营养不良。②BMI 法:中国标准:BMI<18.5kg/m^2 为体重过低（营养不良）。BMI 标准有种族、地区差异,欧美国家高于亚洲及非洲国家。

（二）适用对象、实施时机与实施人员

对营养筛查阳性的患者,应该进行第二级诊断,即营养评估;对特殊患者如全部肿瘤患者、全部危重症患者及全部老年患者（≥65 岁）,无论其第一级诊断（营养筛查）结果如何（即使为阴性）,均应该常规进行营养评估,因为营养筛查对这些人群有较高的假阴性。营养评估应该在患者入院后 48 小时内、由专业医护人员（营养护师、营养师或医师）完成。

（三）后续处理

通过营养评估将患者分为无营养不良、营养不良两类。无营养不良的患者无须营养治疗。对营养不良的患者,应该进行严重程度分级,实施进一步的综合评价,或者同时实施营养治疗,营养治疗应该

遵循五阶梯治疗模式。无论有无营养不良,在原发病一个治疗疗程结束后,均应该再次进行营养评估。

三、第三级诊断——综合评价

目的在于明确营养不良的原因、类型及后果。通过病史询问、体格检查、实验室及器械检查找出导致营养不良的原因(原发病);从能耗水平、应激程度、炎症反应、代谢状况四个维度分析营养不良的类型;从人体组成、体能、器官功能、心理状况、生活质量判断营养不良的后果。这些措施统称为综合评价(comprehensive investigation)。

(一)综合评价的内容

包括能耗水平、应激程度、炎症水平、代谢改变、免疫功能、器官功能、人体组成、精神/心理状况等方面。通过多维度分析,将营养不良的原因分为摄入减少、吸收障碍、利用异常、需求增加、消耗升高5类。通过四维度分析,将营养不良的类型分为单纯性营养不良、复杂性营养不良两型,REE/BEE(静息能量消耗/基础能量消耗)比值、血糖、C反应蛋白(C-reactive protein,CRP)及乳酸任何一项升高为复杂性营养不良,全部正常为单纯性营养不良。从人体组成、身体活动能力、器官功能、心理状况、生活质量对营养不良的后果进行5层次分析,从而指导临床治疗。

(二)综合评价的方法

综合评价的方法仍然是临床疾病诊断的常用手段,如病史询问、体格检查、实验室检查、器械检查,重点关注营养相关问题,增加体能与代谢评价。实施综合评价时,应该充分考虑病情特点、医院条件及患者经济能力,因地制宜、因人制宜、因病制宜,选择合适的个体化综合评价方案。

1. **病史询问** 现病史及既往史采集与其他疾病的诊断一样,但是重点关注营养相关病史,如摄食量变化,消化道症状及体重变化等。健康状况与营养状况密切相关,所以应该了解健康状况,重点询问能否进行正常活动、身体有无不适、生活能否自理。营养不良严重降低HRQoL,HRQoL调查常用EQ-5D,肿瘤患者常用欧洲肿瘤研究与治疗组织生活质量核心问卷(the European Organization for Research and Treatment of Cancer Core Quality of Life Questionnaire,EORTC QLQ-C30)。同时计算出质量调整生命年或残疾调整生命年。严重营养不良多有精神和心理影响,患者常常合并心理障碍,以抑郁多见,老年人可能表现为认知障碍。心理评估工具常用医院焦虑抑郁量表、患者健康问卷等。

2. **体格和体能检查** 营养状况不仅仅影响身体组成与体型,还影响生理结构与功能,营养第三级诊断时不仅仅要进行体格检查,还要进行体能测定。体格检查时要特别注意肌肉、脂肪及水肿,采用SGA或PG-SGA进行营养评估时,可以获得上述资料。体能测定常用方法有平衡试验、4米定时行走试验、计时起走试验、6分钟步行试验及握力等,实际工作中选择任何一种方法均可,端坐起立试验可以较好地反映下肢功能,握力可以有效预测预后。

3. **实验室检查** 包括多个方面,详见第七章。

基础血液学检查包括血常规、电解质、葡萄糖、微量元素等,血糖升高排除糖尿病后常常提示应激反应,淋巴细胞数量反映营养和免疫状况。

了解机体炎症水平常用TNF-α、IL-1、IL-6、CRP、硫代巴比妥酸反应产物及超氧化物歧化酶等,上述参数升高提示炎症反应。

营养组合包括白蛋白、前白蛋白、转铁蛋白、视黄素结合蛋白等。根据CRP及白蛋白结果,可以获得格拉斯哥预后评分(Glasgow Prognostic Score,GPS)和改良格拉斯哥预后评分(modified Glasgow Prognostic Score,mGPS)(表6-2),2分提示预后不良,需要代谢调节和综合治疗。

表6-2 改良格拉斯哥预后评分

内容	分值
CRP≤10mg/L	0
CRP>10mg/L+白蛋白≥35g/L	1
CRP>10mg/L+白蛋白<35g/L	2

激素水平检查包括皮质醇(糖皮质激素)、胰岛素、胰高血糖素、儿茶酚胺等,上述参数升高提示应激反应。

了解重要器官功能,包括肝功能、肾功能、血脂谱、肠黏膜屏障功能(二胺氧化酶、D-乳酸及细菌内毒素)等。

肿瘤及严重营养不良患者还应该常规了解代谢因子及产物,包括蛋白水解诱导因子、脂肪动员因子、游离脂肪酸,葡萄糖及乳酸,分别判断蛋白质、脂肪及葡萄糖的代谢情况。

4. 器械检查 重点围绕营养不良导致的人体成分及代谢功能改变开展检查。人体成分分析常用方法有 BIA、双能 X 线、MRI、CT、B 超。实际工作中根据临床需要选择不同的方法。代谢水平测定具体方法有量热计直接测量法、代谢车间接测热法,将 REE/BEE 比值<90%、90%～110%、>110% 分别定义为低能量消耗(低代谢)、正常能量消耗(正常代谢)、高能量消耗(高代谢)。PET-CT 根据葡萄糖标准摄取值(standardized uptake value,SUV)可以了解机体器官、组织及病灶的代谢水平。由于价格昂贵,其应用受到限制。部分分化良好的恶性肿瘤,如甲状腺乳头状癌 SUV 可以不高。治疗后的 SUV 升高或下降提示细胞代谢活性增强或抑制。

(三) 适用对象、实施时机与实施人员

原则上,所有营养不良患者都应该进行综合评价。但是,出于卫生经济学和成本 - 效益因素考虑,轻、中度营养不良患者可不常规进行综合评价,重度营养不良患者应该常规实施综合评价。一般来说,应该在入院后 72 小时内由相应学科人员实施。

(四) 后续处理

综合评价异常(包括 GPS 2 分)患者,要实施综合治疗,包括营养教育、医学营养、炎症抑制、代谢调节、体力活动、心理疏导甚至药物治疗等。此时,常规的营养补充力不从心,而免疫营养、代谢调节治疗、精准或靶向营养治疗恰逢其时。无论综合评价正常与否,在原发病一个治疗疗程结束后,均应该再次进行综合评价。

四、三级诊断模式

营养三级诊断是一个由浅到深的连续过程,由简单到复杂的发展过程,是一个集成创新的营养不良诊断方法。营养筛查、营养评估与综合评价既相互区别又密切联系,三者构成营养不良临床诊断的一个有机系统。

营养三级诊断与营养不良的治疗密切相关。第一级诊断在于发现风险,是早期,患者此时可能只需要营养教育,不需要医学营养;第二级诊断是发现营养不良,是中期,患者此时可能只需要医学营养;第三级诊断是营养不良严重阶段,已经影响器官功能,此时常常需要综合治疗,而不仅仅是营养补充的问题。

中国抗癌协会提出的营养三级诊断为营养筛查—营养评估—综合评价,ASPEN 的三级营养诊断为营养筛查—营养评估—诊断,ESPEN 的三级诊断为营养筛查—营养评估—延续评估,通过比较不难发现,我国的营养不良三级诊断更加合理、更加明确。

第三节 | 重要营养筛查量表

文献报道的营养筛查量表有 30 多种,以 NRS 2002、MUST、MST、MNA-SF 及 AIWW 比较重要或常用。

一、NRS 2002

NRS 2002 是欧洲肠外肠内营养学会(the European Society of Parenteral and Enteral Nutrition,ESPEN)2002 年研发的一种营养筛查方法,适用于住院患者的营养筛查。

（一）操作方法与标准

NRS 2002 由第一步（初步）筛查和第二步（最终）筛查两个部分组成。

1. 初步筛查　第一步（初步）筛查简称初筛，包括 4 个判断性问题：① BMI＜18.5kg/m²？②过去 3 个月有体重下降吗？③过去 1 周内有摄食减少吗？④有严重疾病吗（如 ICU 治疗）？

如果对以上任一问题回答"是"，则直接进入第二步筛查，即最终筛查。如果对上述所有问题回答"否"，说明患者目前没有营养风险，无需进行第二步筛查，但是 1 周后需要复查。

2. 最终筛查　第二步（最终）筛查简称终筛，内容包括营养状况受损、疾病严重程度及年龄三部分评分：①营养状况受损评分，1～3 分；②疾病严重程度评分，1～3 分；③年龄评分，1 分（表 6-3）。

（二）临床应用评价

NRS 2002 的信度和效度在欧洲已得到验证，临床随机对照研究显示，NRS 2002≥3 分的患者给予营养治疗后临床预后比无营养风险的患者更好，而且分值越大，营养治疗效果越好。

患者卧床无法测量体重，或者有水肿、腹腔积液等影响体重的测量，以及意识不清的患者无法回答问题时，NRS 2002 使用将受到限制。此外，NRS 2002 工作表中规定的疾病种类非常有限，遇到工作表中未出现的疾病时，需要采用"挂靠"类似疾病的方法进行评分，这可能增加了误差的可能性。

表 6-3　NRS 2002 第二步筛查：最终营养筛查

	筛查内容	评分
疾病严重程度评分	髋关节骨折、慢性疾病有急性并发症者、肝硬化、COPD、血液透析、糖尿病、一般肿瘤患者	1
	血液恶性肿瘤、重度肺炎、腹部大手术、脑卒中	2
	颅脑损伤、骨髓移植、APACHE 评分＞10 分的 ICU 患者	3
营养状态受损评分	3 个月内体重丢失＞5% 或近 1 周内进食量减少 25%～50%	1
	2 个月内体重丢失＞5% 或近 1 周内进食量减少 50%～75%	2
	1 个月内体重丢失＞5% 或近 1 周内进食量减少 75%～100%	3
年龄评分	年龄≥70 岁	1

说明：NRS 2002 总评分计算方法为 3 项评分相加。总分值≥3 分，存在营养风险，开始制订营养治疗计划；总分值＜3 分，无营养风险，1 周后再筛查。APACHE，acute physiology and chronic health evaluation，急性生理学和慢性健康状况评价。

二、MST

MST 是 1999 年澳大利亚昆士兰大学的 Ferguson M 等研究开发的。

（一）操作方法与标准

MST 涉及两个方面的内容，体重改变和膳食摄入量改变，操作过程简单易行，医师、护师、营养师甚至家属都可自行完成，可用于成年住院患者的营养筛查。其操作过程主要是询问患者以下 3 个问题，并根据答案按照表 6-4 中列出的评分标准进行评分。

（二）临床应用评价

MST 建立的当年，Ferguson M 等进行了验证，106 例肿瘤放疗患者，分别用 SGA 对患者进行评估，分为营养良好、营养不良两类；用 MST 对相同患者进行评估，分为无营养风险及有营养风险两类，用 MST 对 SGA 的预测性来验证 MST，发现 MST 的敏感性为 100%，特异性为 81%，阳性预测值为 0.4，阴性预测值为 1.0。

MST 适用于住院成年患者的营养筛查，其优点在于简单、快速、方便，医护人员、患者和家属均可操作。由于 MST 操作时需与患者沟通，故本筛查方法不适用于昏迷、精神异常等不能正常沟通的患者。

表6-4　MST 问卷与评分标准

问题与回答		评分
近半年有无非自主性体重丢失?	无	0
	不确定	2
如果有,丢失了多少?	1~5kg	1
	6~10kg	2
	11~15kg	3
	>15kg	4
	不确定	2
是否因为食欲降低而摄食减少?	没有	0
	是	1

注:总分≥2 分提示患者存在营养风险,0 到 1 分者则无营养风险。

三、MUST

MUST 由英国肠外肠内营养协会开发并于 2004 年正式发表,最初是为社区应用设计的,但 MUST 广泛适用于不同医疗机构的营养筛查,适合不同专业人员使用,如护师、医师、营养师、社会工作者和学生等,适合不同年龄及诊断的成年人营养筛查。

(一) 操作方法与标准

MUST 包括 3 个方面内容:BMI、体重变化、疾病所致进食量减少,通过 3 部分评分得出总分(表6-5)。

0 分为低营养风险状态,需定期进行重复筛查;1 分为中营养风险状态;2 分为高营养风险状态。如果≥2 分,表明营养风险较高,需要由专业营养医师制订营养治疗方案。

表6-5　MUST 评分标准

评分项目		分值
BMI	>20kg/m²	0
	18.5~20kg/m²	1
	<18.5kg/m²	2
体重下降程度	过去 3~6 个月体重下降<5%	0
	过去 3~6 个月体重下降 5%~10%	1
	过去 3~6 个月体重下降>10%	2
疾病原因导致近期禁食时间	≥5 天	2

(二) 临床应用评价

研究人员以 NRS 2002 作为参照,观察 MUST、MST 对肿瘤患者长住院时间(定义为住院时间≥7 天)的预测作用,130 例肿瘤患者,MUST、NRS 2002、MST 发现的营养风险分别为 43.8%、28.5%、17.7%,他们均能发现头颈部肿瘤患者为营养不良高风险人群,MUST 对长住院时间的预测作用最好,优于 NRS 2002。

MUST 由 BMI、体重和进食组成,其中前两部分都与体重有关。老年患者可能因卧床不起、神志不清而无法获得准确体重资料,而这部分患者往往营养风险发生率最高,这些限制会低估患者营养风险。此外,组织水肿、腹腔积液及胸腔积液等也是影响体重的一个重要方面。

四、MNA-SF

MNA-SF 是在 MNA 基础上改造而成的老年人营养筛查工具,有旧版 MNA-SF 和新版 MNA-SF 两个版本。

(一)操作方法与标准

2001 年 Rubenstein LZ 等报告对 MNA 进行了改造,设计了 MNA-SF。MNA-SF 由 6 个条目组成:①BMI;②最近体重下降;③急性疾病或应激;④卧床与否;⑤痴呆或抑郁;⑥食欲下降或进食困难。考虑到老年人的特殊性,体重与身高的测量有时成为难题,甚至不可能完成,从而使 BMI 数据无法获取。有鉴于此,Kaiser MJ 等 2009 年又对 MNA-SF 进行了改进,在 MNA-SF 的 6 个条目基础上增加了 1 个可选择性的条目——小腿围(calf circumference,CC),从而形成了新版 MNA-SF(表 6-6)。当患者无法称重或无法测量身高、不能获得 BMI 时,则以 CC 代替。如已经获得 BMI,则不需测量 CC。新版 MNA-SF 将受试对象分为营养良好、营养风险及营养不良三类。结果判定如下:12~14 分为营养状况正常,8~11 分为有营养不良的风险,0~7 分为营养不良。

表 6-6　新版 MNA-SF 评价表

编码	筛查内容
A	既往 3 个月内,是否因食欲下降、咀嚼或吞咽等消化问题导致食物摄入减少? 0 分:严重的食欲减退　1 分:中等程度食欲减退　2 分:无食欲减退
B	最近 3 个月内体重有否减轻? 0 分:体重减轻超过 3kg　1 分:不清楚　2 分:体重减轻 1~3kg　3 分:无体重下降
C	活动情况如何? 0 分:卧床或长期坐着　1 分:能离床或椅子,但不能外出　2 分:能独立外出
D	在过去 3 个月内是否受过心理创伤或罹患急性疾病? 0 分:是　1 分:否
E	有无神经心理问题? 0 分:严重痴呆或抑郁　1 分:轻度痴呆　2 分:无心理问题
F1	BMI(kg/m^2)是多少? 0 分:<19　1 分:19~<21　2 分:21~<23　3 分:≥23
F2	小腿围 CC(cm)是多少? 0 分:<31　3 分:≥31

(二)临床应用评价

MNA-SF 与 MNA 二者呈显著正相关,$r=0.945$,MNA-SF 切点值 11 分的敏感性为 97.9%,特异性为 100%,预测营养不良的诊断准确性为 98.7%。MNA-SF 与传统营养指标如人体测量指标、生化指标的相关性一致,说明了 MNA-SF 的可靠。Wang JY 等对 2 872 例老年受试者进行了 4 年的随访,追踪观察 MNA 及新版 MNA-SF 对死亡风险的预测作用,发现二者具有非常显著的预测性($P<0.01$),新版 MNA-SF 更好。

MNA-SF 信息的获取可询问患者本人、护理人员或查询相关医疗记录,约 3 分钟可以完成,是一种更加有效的、更加快捷的营养筛查工具。新版 MNA-SF 对于各种原因不能获取 BMI 的患者可用 CC 代替,比旧版 MNA-SF 更加完善。

五、AIWW

目前的营养筛查量表都是发达国家研制的,回答问卷问题要求被调查者具有较高的科学与营养素养,对调查人员则要求专业培训。这对发展中国家有些困难,而且不太适用于忙碌的临床场景。临床上需要容易理解、操作简便甚至患者本人可以使用的营养筛查量表,AIWW 应运而生。

(一)操作方法与标准

2023 年,我国葛一中等建立了一个基于年龄、摄入量、体重和步行的营养筛查工具 AIWW。AIWW 由 4 个简单问题组成,对任何一个问题回答"是"即得 1 分,1 分及以上患者有营养风险(表 6-7)。

表 6-7　AIWW 问卷

问题序号	问题内容
1	年龄(A),您是否超过 65 岁?
2	摄入量(I),在过去的一个月里,您的食欲或食物摄入量是否下降?
3	体重(W),在过去的一个月里,您是否有非自主体重下降?
4	步行(W),在过去一个月里,您的步行速度、步行步数或步行距离是否非自主地减少了?

(二)临床应用评价

研究共纳入 11 360 例肿瘤患者,其中 6 363 例患者根据 PG-SGA 被判断出现营养不良。根据 AIWW、NRS 2002 和 MST,分别有 7 545 例、3 469 例和 1 840 例患者存在营养风险。AIWW、NRS 2002 和 MST 的敏感性分别为 0.910、0.531 和 0.285,特异性分别为 0.768、0.946 和 0.975,漏诊率分别为 0.09%、49.0% 和 73.2%。AIWW、NRS 2002 和 MST 的 Kendall tau 系数分别为 0.588、0.501 和 0.326。AIWW 对肿瘤患者的营养筛查效果优于 NRS 2002 和 MST,可推荐作为该人群的替代营养筛查工具。

AIWW 不受卧床、组织水肿或腹腔积液及胸腔积液等的影响,优势明显,但需要更多不同人群的验证。

营养筛查对于及时发现营养风险患者有重要意义,并为下一步的营养评估及营养治疗奠定基础。由于不同营养筛查工具各具优缺点,研发背景及适用人群也各不相同,应该结合具体临床实际选用合适的营养筛查工具。

第四节 │ 重要营养评估量表

目前,国际上较为常用的营养评估量表主要有 SGA、PG-SGA 及其简化和量化版本、MNA、GLIM 和儿童主观整体营养评估(Subjective Global Nutritional Assessment,SGNA)。

一、SGA

SGA 是加拿大 Baker JP 及 Detsky AS 等于 20 世纪 80 年代初创建的一种通用型营养评估工具,适用于一般成年人住院患者,是国际上最为经典的营养评估工具,是临床营养评估的"金标准"。

(一)操作方法与标准

SGA 评估内容包括病史与体格检查。病史包括 5 个方面:①体重变化;②进食量变化;③胃肠道症状;④活动能力改变;⑤应激反应。体格检查包括 3 个方面:①皮下脂肪丢失;②肌肉消耗;③水肿(体液)情况。将营养状况分为营养良好、轻/中度营养不良及重度营养不良。

(二)临床应用评价

SGA 的信度和效度已经得到验证,不同研究者间的一致性信度为 81%。Detsky AS 将 SGA 与其他 6 种营养状况评估方法(白蛋白水平、转铁蛋白水平、肌酐身高指数、皮肤迟发型超敏反应、预测营养指数、人体测量)的并发症预测性进行比较,发现 SGA 的敏感性和特异性结合得最好,分别为 0.82 和 0.72。他们还发现将白蛋白水平、转铁蛋白水平、肌酐身高指数、皮肤迟发型超敏反应、人体测量 5 个客观参数与 SGA 相结合,没有提高 SGA 的预测性。

SGA 是目前应用最为广泛的营养评估工具,但它也有一定的局限性。不易区分营养良好与轻度营养不良,更多地侧重于慢性的或已经存在的营养不良,而不能很好地体现急性营养状况变化。另外,它是一个主观评估工具,应用前需要很好的专业培训,才能够保证该工具的敏感性和特异性。

二、PG-SGA

PG-SGA 是美国 Ottery FD 于 1994 年在 SGA 的基础上发展起来的,是专门为肿瘤患者设计的营养评估方法,是国际公认的肿瘤患者营养评估"金标准"。

(一)操作方法与标准

PG-SGA 由患者自我评估及医务人员评估两部分组成,内容包括体重、摄食情况、症状、活动和身体功能、疾病与营养需求的关系、代谢方面的需要、体格检查 7 个方面,前 4 个方面由患者自己评估,后 3 个方面由医务人员评估。总体评估结果包括定性评价及定量评价两种。

1. **定量评价** 将患者自我评估和医务人员评估相加即得该患者 PG-SGA 最终得分,通过 PG-SGA 定量评价,将患者分为以下四类:无营养不良(0~1 分);轻度营养不良(2~3 分);中度营养不良(4~8 分);重度营养不良(≥9 分)。

临床实际工作中,以 PG-SGA≥4 分作为诊断营养不良的切点值。

2. **定性评价** 按多数项目得分确定患者 PG-SGA 的最终定性评价,并将患者分为营养良好(A,相当于 0~1 分)、轻度或中度营养不良(B,相当于 2~8 分)、重度营养不良(C,相当于≥9 分)三类。

定性评价与定量评价二者相比,定性评价更加困难,其难点在于定性评价本身,调查人员常常感觉到难以判定患者属于 A、B、C 哪一类。定量评价判定更加容易,患者营养状况分类更加明晰,临床操作性更强,治疗指导意义也更大。

(二)临床应用评价

1. **PG-SGA 的临床意义及其应用** Bauer J 等比较了 PG-SGA 及 SGA 在肿瘤患者的应用,发现 PG-SGA 对 SGA 的敏感性为 92%、特异性为 82%。PG-SGA 不仅适用于肿瘤患者,而且适用于良性疾病患者。PG-SGA 得分与肾透析患者的血白蛋白、体重下降百分率密切相关。PG-SGA 得分更高的急性脑卒中患者,其体重更低、住院时间更长、并发症更多、吞咽困难更重、临床预后更差。其他方面的应用包括淀粉样变、慢性肾衰竭、HIV 及临终关怀患者。

2. **删减版患者主观整体评估**(abridged Patient-Generated Subjective Global Assessment,abPG-SGA) 由于 PG-SGA 的评估内容涉及 7 个方面,项目较多,比较费时,因此不太适合门诊使用。有鉴于此,加拿大 Gabrielson DK 等提出,省略 PG-SGA 的第七部分体格检查不计,从而形成 abPG-SGA。他们以 SGA 为标准、用 PG-SGA、MST、abPG-SGA 等 3 种方法独立评估了 90 例门诊化疗肿瘤患者的营养状况,发现 abPG-SGA 的敏感性为 94%,特异性为 78%,ROC 曲线下面积(AUC)=0.956,略低于 PG-SGA(敏感性 97%,特异性 86%,AUC=0.967),高于 MST(敏感性 81%,特异性 72%,AUC=0.823)。结论认为 abPG-SGA 适用于门诊肿瘤患者,是门诊肿瘤患者营养状况评估的有效、实用、准确的工具。但是,abPG-SGA 报道较少,有待进一步验证。

3. **不同改良版患者主观整体评估** 付振明等删除了 50% 以上被调查人员认为难以完成和与总得分相关性<0.1 的条目,形成了改良版患者主观整体评估(modified PG-SGA,mPG-SGA)。研究发现 mPG-SGA 能区分营养良好与轻度营养不良患者的生存差异,而 PG-SGA 则不能,mPG-SGA 不但简便易行,而且其问卷不涉及专业问题,可由患者自我作答,因此可用于患者自我营养评估。白文佩等构建了妇科肿瘤特异性 PG-SGA(gyneologic cancer-specific PG-SGA,gyPG-SGA),对妇科肿瘤患者的生存预测效果显著优于 PG-SGA 和 GLIM。

三、SGNA

目前,尚无公认的儿童营养筛查及评估量表,现存的儿童营养评估方法是将人体学测量、膳食、生物化学检查及免疫学试验结合起来,进行综合评价。加拿大多伦多大学 Secker DJ 和 Jeejeebhoy KN

于 2007 年首次报告 SGNA。它是在 SGA 基础上改进而成的一种主观、非定量工作量表。SGNA 不但可以作为儿童的营养筛查工具，还可以用来评估儿童营养不良的程度。

（一）操作方法与标准

SGNA 细分为营养相关的 7 个病史内容和 3 个体格检查内容。营养相关病史包括发育曲线、体重/身高比值、体重改变、进食频次、胃肠道症状、功能受损情况、代谢应激。体格检查主要包括检查皮下脂肪、肌肉消耗和水肿情况。调查者首先使用不同问卷获取不同年龄幼儿或儿童的营养相关病史，然后进行营养相关体格检查，最终判定儿童的营养状态为营养良好、中度营养不良或重度营养不良。

由于儿童的年龄跨度较大，不同年龄儿童的膳食、生长发育情况差异很大，据此，SGNA 设计了两份工作表，一份适用于婴幼儿，一份适用于年龄较大儿童。

（二）临床应用评价

由于 SGNA 量表问世较晚，其临床应用报告较少。Secker D 等认为使用 SGNA 量表可有效评估儿童的基线营养状态，但不适宜用于急性病程的营养评估。Vermilyea S 等使用 SGNA 量表来筛选营养不良的儿童并预测营养相关的并发症，通过对 150 例儿童重症监护室患儿进行 SGNA 量表和客观身体测量进行分析，发现该量表为中度可信，营养状态评估结果与身体测量结果有较强关联性（$P < 0.05$），而该量表与住院时间及其他量表尚无关联。Secker D 等用此量表对 175 例（年龄从 31 天～17.9 岁）将接受胸部或腹部手术的住院儿童进行术前筛查，认为此量表是一种有效可靠的儿童营养评估工具，可以预测营养相关并发症和住院时间。鉴于目前使用该量表的研究报告较少，其有效性和可靠性尚需大量临床研究进一步证实。

四、MNA

由于老年人的特殊性，开发老年人特异性营养筛查与评估工具就显得尤为重要，MNA 就是这样的一个产物。目前，临床上使用的 MNA 有传统版 MNA 及新版 MNA^R 两个版本。

（一）操作方法与标准

1. 传统版 MNA　由 Guigoz Y 等于 1994 年创建，并于 1996 年完善，是专门为老年患者设计的营养筛查与评估方法。由人体学测量、整体评估、膳食评估及主观评估 4 个方面，共 18 个问题（参数）组成，18 个参数的总分为 30 分。人体学测量指标包括体重、身高、上臂围、小腿围等；整体评估包括 6 个与生活方式、医疗及活动能力相关的项目；膳食评估包括进餐次数、食物、水分及膳食方式相关的 6 个参数；主观评估包括自我评估与他人评估。根据上述各项评分标准计分并相加，将营养状况分为 3 类：营养正常，MNA 值≥24 分；潜在营养不良或营养风险，MNA 值 17～23.5 分；营养不良，MNA 值<17 分。

2. 新版 MNA（MNA^R）　Rubenstein LZ 等 2001 年提出可以将传统 MNA 分为筛查与评估两部分，分两步实施，从而形成新版 MNA^R。MNA^R 由两个部分（两个表格）构成，第一部分采用 MNA-SF 的 6 个条目，第二部分由 12 个条目组成。对老年受试者可以首先采用第一部分（即 MNA-SF）进行营养筛查，如果受试者存在营养风险，则进而采用第二部分进行进一步的营养评估。所以，MNA^R 第一步应该视为筛查，第二步为评估。当第一部分评分≥12 分时，提示患者无营养风险，不需进行第二部分评估。当第一部分评分≤11 分时，应该进行第二部分评估，以判断患者的营养状态。将测得的二部分总分相加，评估标准与传统 MNA 一致，即：MNA≥24 分，营养正常；17 分≤MNA<24 分，潜在营养不良；MNA<17 分，营养不良。由于 MNA^R 分为筛查与评估两步实施，通过筛查首先剔除营养正常的受试者，使他们免受评估之扰，也使评估更有针对性，使评估对象大为减少，从而节省医疗资源，也更加方便受试者。

（二）临床应用评价

MNA 是根据老年人特点，专门为老年人设计的营养评估工具，是评价老年人营养不良的"金标准"，已译成多种语言，在全球范围内广泛应用。MNA 条目详细，可以提供足够多的信息，因而适合于科研与临床。MNA 除了能预测老年营养不良外,还能作为膳食估计及营养治疗的衡量指标。

Bleda MJ 等研究显示,MNA[R] 两部分信度 Cronbach 系数分别为 0.83 和 0.74,重测信度为 0.89。Vellas B 等证实不同研究者间的信度 Kappa 系数为 0.51。

研究证明,MNA 既可用于有营养风险的患者,也可用于已经发生营养不良的住院患者,还可用于预测健康结局,社会功能、病死率、就诊次数和住院花费。MNA 分数与老年人 BMI、白蛋白、前白蛋白、上臂围、小腿围、血锌及摄入的能量、钙、维生素 B_6、维生素 C 的量有相关性。

五、GLIM

2016 年欧洲肠外肠内营养学会、美国肠外肠内营养学会、亚洲肠外肠内营养学会及拉丁美洲肠外肠内营养学会组成工作组,探讨统一营养不良的诊断标准,形成了营养不良的 GLIM 标准。

(一)操作方法与标准

GLIM 标准包括非自主体重丢失、低 BMI、肌肉减少、摄食减少或消化吸收障碍、炎症或疾病负担 5 个参数,根据原因与结果,分为 3 个表型标准(非自主体重丢失、低 BMI 及肌肉减少)和 2 个病因标准(摄食减少或消化吸收障碍,炎症或疾病负担)。诊断营养不良应该至少具备 1 个表型标准和 1 个病因标准。此外,GLIM 还根据表型标准进行分期(级),1 期/中度营养不良和 2 期/重度营养不良。

(二)临床应用评价

GLIM 发布后,多个国家进行了应用研究,充分肯定了 GLIM 的应用价值。但 GLIM 不同诊断标准内部之间的一致性问题是 GLIM 面临的一个巨大挑战。根据 GLIM "具备 1 个表型标准和 1 个病因标准"即可以诊断营养不良的规定,GLIM 可以形成 6 个不同的营养不良诊断标准。同时,由于"非自主体重丢失"有 2 种不同的解释,"摄食减少或消化吸收障碍"有 3 种不同的解释,使得 GLIM 营养不良诊断标准更加复杂多样。采用不同诊断标准组合对同一个群体实施营养评估时,可能得出营养不良发病率高低不同的矛盾结论。GLIM 评估前是否需要先筛查也是一个悬而未决的问题。

为了解决 GLIM 不同标准内部之间的不一致问题,中国抗癌协会肿瘤营养专业委员会对 GLIM 的表型标准、病因标准根据其权重进行量化赋值,构建了量化 GLIM(scored GLIM,sGLIM),研究发现量化 GLIM 对肿瘤患者的预后预测效能及临床获益率显著高于 GLIM。同时发现,"非自主体重丢失+肿瘤"是肿瘤患者营养评估的最佳组合,显著优于其他组合;肿瘤患者使用 GLIM 评估前无需营养筛查;用实际炎症负荷水平代替肿瘤,预后预测效能显著提高,因为不同肿瘤患者的炎症负荷水平差异显著。

六、其他

上述常用营养评估工具都有特定的适用人群,不能泛用。一些特殊人群如妊娠期妇女、危重症患者、肥胖患者、乳腺癌及妇科肿瘤患者等其营养状况有明显的特殊性,需要特殊的营养评估工具。危重症患者建议选择危重症营养风险(the nutritional risk in the critically ill,NUTRIC)评分或改良危重症营养风险(the modified nutritional risk in the critically ill,mNUTRIC)评分。妇科肿瘤患者建议选择 gyPG-SGA。乳腺癌患者由于体重丢失及症状较少,PG-SGA 有局限性,建议选择胆固醇预后营养指数(cholesterol prognostic nutritional index,CPNI)。

第五节 | 膳食调查

膳食调查是一种全面了解个体在一定时期内膳食摄入、膳食结构和饮食习惯的重要方法,指被调查对象在一定时间内通过膳食所摄取的食物种类、数量和频次等。通过膳食调查可以发现个体或群体在膳食营养方面存在的问题,并提出合理有效的营养改善措施。

膳食调查方法通常采用回顾性和前瞻性两种手段,前者包括 24 小时膳食回顾法、食物频率问卷法和膳食史问卷法;后者包括称重法、记账法和化学分析法。传统的膳食调查没有包括食欲评价。临床营养评价中,食欲及摄食量动态变化的评价也非常重要。

一、24 小时膳食回顾法

24 小时膳食回顾法(24-hour dietary recall,24-HDR)简称 24 小时回顾法,调查者通过询问被调查对象过去 24 小时内的食物摄入种类和摄入量,并对其营养成分进行计算和评价。调查时通常采用家用餐具、食物模型或食物图谱等工具估算食物的摄入量。整个调查过程要求调查人员应熟悉调查对象所在地的饮食习惯,市场上各类食品的供应情况和食物重量大小,以及生熟比的转换关系,并详细记录不同食物的摄入量。该方法可以全面了解被调查者的饮食习惯,在营养流行病学调查研究、慢性疾病研究和住院患者等群体或个体的膳食调查中都有重要意义。

二、食物频率问卷法

食物频率问卷法(Food Frequency Questionnaire,FFQ),简称食物频率法,是采用问卷调查的形式获得调查对象在过去的指定时间内经常消费的食物的种类和频率,进而评价其膳食营养摄入状况的一种方法。通常根据调查对象每日、每周、每月或每年所食各种食物的次数或种类来进行评价。根据调查方式不同,分为定性、半定量和定量等三种食物频率法。定性食物频率法关注调查对象在特定时期内每种食物所吃的次数,而非食物摄入量。调查对象应回答从一周到一年之间的所列举食物的摄入次数,如:从不吃、偶尔吃、每月吃一次、每周吃三次或更多、每天吃。半定量食物频率法是指调查员在调查时提供食物模型供调查对象评估食物摄入量时作为参考。定量食物频率法需要调查对象提供膳食摄入量,并分析其膳食营养素摄入量与疾病的关系。定量法需要借助调查员提供的标准的食物份额等外界测量辅助物来评估膳食摄入情况。食物频率法常用于流行病学调查,以探讨饮食习惯和某些慢性疾病的关系。

三、膳食史问卷法

膳食史问卷法(Diet History Questionnaire,DHQ),简称膳食史法,用来评估调查对象一段时间内的饮食习惯和摄食情况等方面的信息。调查时间通常是指过去的一个月、六个月、一年或更长的时间。膳食史法由三个部分组成:日常膳食模式的询问、用食物清单核对膳食模式和三天的食物记录。第一部分是按照家用量具为单位,询问调查对象日常膳食摄入情况和模式;第二部分是用一份含有各种食物的详细食物清单,来分析调查对象整体的膳食模式;第三部分是用调查对象家用量具记录三天食物摄入量。该方法通常被广泛用于营养流行病学研究中,尤其是在调查食物消耗种类多及因季节更迭而使得膳食变化较大时,膳食史法往往可以更全面地了解居民膳食摄入状况。

四、称重法

称重法是指运用日常的测量工具对食物量进行称重或估计,进而评估调查对象当前各类食物摄入情况的一种调查方法,常被用作膳食营养摄入的标准。调查员应经过严格的培训,掌握食物记录的方法、食物的名称、烹调方法、摄入量和生熟比等。调查对象在每餐食用前记录食物的名称、种类和重量,在进餐结束后对剩余部分进行再次称重,从而可以计算出每餐次的食物摄入量,再由调查员根据食物的生熟比进行换算,从而得到各类食物的生重摄入量。

五、记账法

记账法也称日记法,通过对食物进行称重,计算每人每日各种食物的平均摄入量,经常应用于家庭和集体的膳食调查。记账法由调查对象或研究者记录一定时期内的食物消耗总量,研究者通过计算这一时期内的进餐人数,可计算出每人每日各种食物的平均摄入量,以明确调查对象的饮食习惯和膳食结构等。记账法可以调查较长时期的膳食,具体时间根据研究者目的而定,如一个月或更久,或在全年不同季节进行多次调查。该方法无法了解每个调查对象之间的个体差异,因此不适合个体调查。

六、化学分析法

化学分析法不仅可以得到调查对象食物的摄入量,还可以通过实验室检测获得食物营养成分含量,尤其是一些在食物成分表中无法找到的营养素,而这些营养素往往与一些特殊疾病有关。最常用的方法是双份饭法,即一份用于食用,另一份作为样品用来分析,两份在数量和质量上一定要保持一致。

七、简化食欲及膳食调查

摄食情况调查除了摄食量、食物种类,还应该包括食欲、摄食量变化及食物性状,它们是临床营养状况评价的核心参数。传统的方法相对复杂,均要求专业人员实施。通过简化方法可以将复杂问题简单化、将模糊问题数字化,更加切合临床应用。

(一) 视觉评分法

1. 食欲 食欲是一个非常主观的评价指标,是营养治疗疗效评价的必需参数,建议采用食欲温度计来评价食欲,"0"为食欲最差、完全没有食欲,"10"为食欲最好,其他介于 0 和 10 之间,让患者根据自己的食欲情况在温度计上选择数字(图 6-2)。

2. 摄食量 摄食量视觉评分刻度尺更加方便临床应用。"0"为完全无进食,"10"为吃得最饱,其他介于 0 和 10 之间,让患者根据自己的情况在刻度尺上选择数字(图 6-3)。

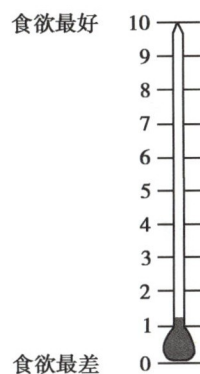

图 6-2 食欲温度计

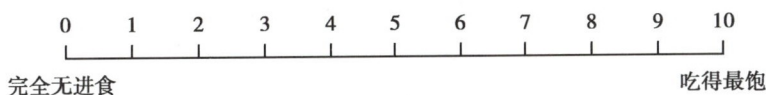

图 6-3 摄食量(饱感)视觉评分刻度尺

3. 摄食变化情况 临床上,调查患者的摄食变化情况非常困难,而且不能快捷量化,摄食量变化镜像阶梯解决了这个难题,方便临床应用。首先询问患者的摄食量与平时基线相比有无变化,如果患者回答增加或减少,则相对应地在摄食量变化镜像阶梯上向上或向下诱导性询问增加或减少了多少,由患者本人选定一个数据,作为患者的摄食量变化情况记录(图 6-4)。

(二) 食物性状法

急、慢性疾病患者,尤其肿瘤患者,随着病情变化,膳食模式变化比较频繁,短时间内的膳食调查,不能代表其在患病及治疗过程中的整体膳食摄入情况。疾病及治疗导致的胃肠道功能变化,常表现为患者膳食模式的规律性变化。例如,消化道功能好时,每日可以进食至少两餐普通膳食;消化道功能差时,患者只能三餐进食清淡半流食,缺乏肉类和油脂,最差的状态是只能喝液体

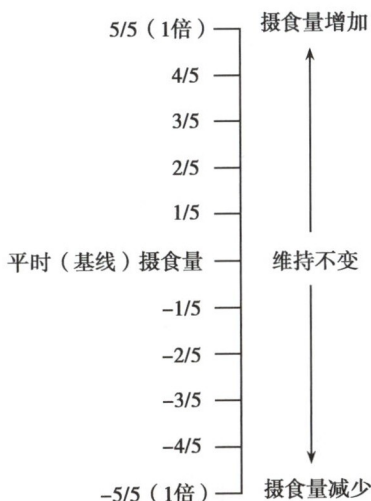

图 6-4 摄食量变化镜像阶梯

状的流食。为了简化急慢性疾病患者摄食量调查,丛明华等根据对患者标准膳食调查的实践及发现的规律,发明了简明膳食自评工具,对患者的膳食模式进行半定量评估及评分。一般可归于以下五种模式,分别评1～5分,对应5个能量摄入数量级:<300kcal(1分),以清流食为主,无肉、缺油;300～<600kcal(2分),三餐半流食,基本无肉、缺油;600～<900kcal(3分),一餐正餐普食,两餐半流食,少肉、少油;900～<1 200kcal(4分),两餐正餐普食,一餐半流食,少肉、少油;1 200～<1 500kcal(5分),三餐正餐普食,主食、肉、蛋、油脂充足(图6-5、图6-6)。患者也可以自行回答问卷打分(表6-8)。研究发现,与24小时膳食回顾法相比,达到62.9%的一致性,而且评分与体重呈线性正相关关系。

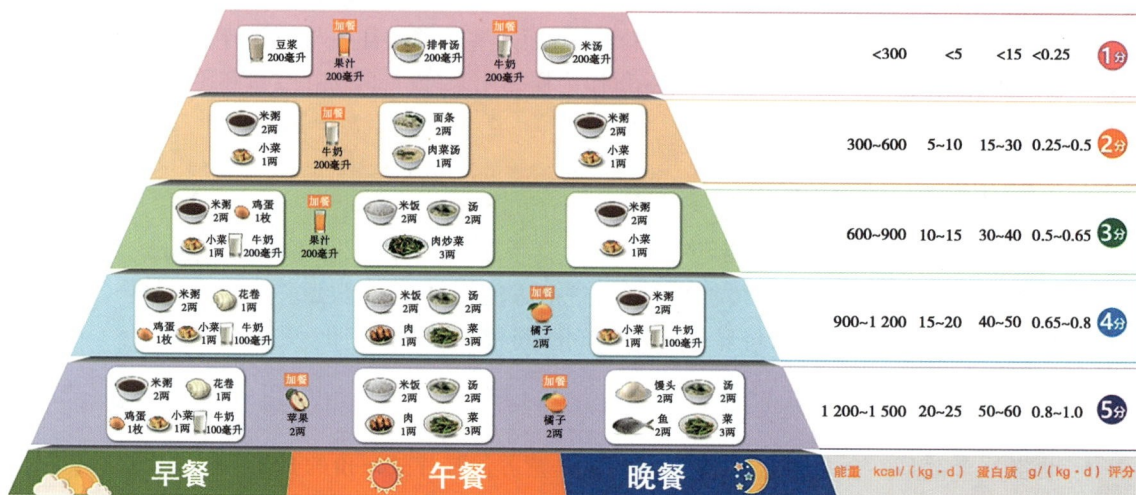

图 6-5　膳食类型与能量模式图

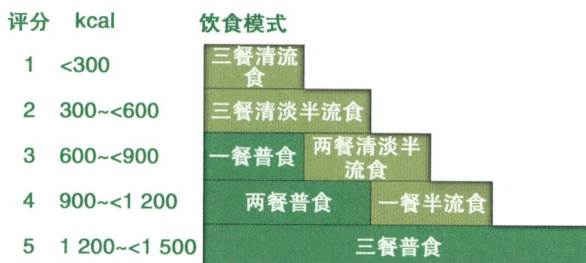

图 6-6　简明膳食自评图

表 6-8　简明膳食自评问卷

问题	是	评分
1. 三餐吃饭完全正常普食吗?		5 分
2. 两餐正常普食,一餐半流食吗?		4 分
3. 一餐正常普食,两餐半流食吗?		3 分
4. 三餐都是半流食吗?		2 分
5. 三餐只喝液体样的汤水吗?		1 分

说明:(1)普食:主食为固态食物,餐食中肉、蛋、油脂充足,如馒头、米饭、炒菜、包子、水饺等;(2)半流食:主食为半流态食物,肉类及油脂常不足,如米粥、八宝粥、面片汤、清汤面等。

八、膳食调查新方法

随着互联网、计算机、手机的普及应用,新的膳食调查方法也随之涌现。既可通过进餐前使用手机拍摄的图像记录膳食,也可采用线上膳食调查平台、计算机软件或手机应用程序记录膳食摄入,还有通过智能卡或传感技术来进行膳食摄入的记录与调查。在未来的膳食调查中,应结合研究者的目的和研究对象的情况,来选择膳食调查方法。

九、膳食调查结果评价

在膳食调查结束后,应根据调查目的进行评价,如分析调查对象的膳食摄入量是否可以满足其能量和各种营养素的需求,或某种营养素与疾病的关系等,还可以分析膳食结构、膳食模式等。

一般情况下我们主要评价调查对象的能量、宏量营养素和微量营养素的摄入情况,以及与某些疾病的相关性。通过膳食调查可以得到调查对象在谷类、蔬菜、水果、肉禽鱼虾、蛋类、乳及乳制品、豆及豆制品和油脂的摄入量。将实际摄入量与《中国居民膳食指南(2022)》中不同种类食物的推荐量进行比对,根据差异进行评价和建议。

在对调查对象进行评价时,应当注意实际摄入量和推荐摄入量都只是估算结果,对个体只是一个参考,应谨慎给出评价和建议。必要时可联合体格检查和生化检查进行综合评价,以评估能量和各类营养素的摄入量。

第六节 │ 心理社会评估

患者心理、社会和精神上的困扰是普遍存在的,可表现为疲乏、疼痛、焦虑、抑郁等,这种情感体验严重影响患者的生活质量和躯体功能。1997 年,美国国立综合肿瘤网络(National Comprehensive Cancer Network,NCCN)建立痛苦管理多学科小组,首次使用"痛苦"一词代替"精神疾病"和"心理疾病"。这一词不但去除了"病耻感",同时将肿瘤患者存在的所有心理、精神及社会、实际问题涵盖其中。对患者心理痛苦的评估可以全面展现患者心理社会问题,及时为患者提供适宜的心理社会支持和干预,改善患者接受治疗的依从性和治疗效果。

一、痛苦的定义

NCCN 心理痛苦管理指南中赋予"痛苦"(distress)的定义:是由多种因素影响下的不愉快的情绪体验,包括心理、社会和/或精神层面的不适,可以影响患者有效应对肿瘤、躯体症状和临床治疗。从定义可看出,痛苦是包含患者所有心理社会问题的综合概念。

二、痛苦筛查工具的选择

痛苦筛查工具应该能够综合识别引起痛苦的各种问题,应该有效、稳定、简便、易行,可以通过切点值来判断患者是否存在痛苦,且能评估严重程度。目前痛苦筛查工具分为三大类:①症状筛查;②心理社会问题筛查;③痛苦来源筛查。

(一)躯体症状痛苦筛查的工具

1. 安德森症状评估量表(M.D.Anderson Symptom Inventory,MDASI) 是针对患者报告结局的多维度筛查工具。MDASI 包含 13 个条目,5~6 分为中度,7 分及以上为重度。与其他症状量表相比具有一定测量学上的优势。

2. 记忆症状评估量表(Memorial Symptom Assessment Scale,MSAS) 包含 32 条躯体及心理症状。首先要评估每一条症状是否存在,如果存在,使用 1~4 分分级标准评估患者症状出现频率和严重程度。该量表条目较多,完成时间较长,给临床工作带来一定工作负担。

3. 埃德蒙顿症状评估系统(Edmonton Symptom Assessment System,ESAS) 采用 0~10 分 11 级评分标准,得分越高则症状越严重。其在临床应用的优势在于可以短时间内对患者的躯体及情绪症状进行多维度评估。

(二)心理社会痛苦筛查的工具

1. NCCN 推荐的痛苦温度计(Distress Thermometer,DT) 是一个单条目的痛苦自评工具。0 分 =

没有痛苦,10 分 = 极度痛苦;得分≥4 分显示患者存在中到重度痛苦,需要进一步专科评估。对心理痛苦的敏感性和特异性都较高。

2. **医院焦虑抑郁量表**(Hospital Anxiety and Depression Scale,HADS)　广泛应用于综合医院患者焦虑和抑郁情绪的筛查及心身疾病的研究。HADS 包括两部分,共 14 个条目,其中焦虑亚量表 7 个条目,抑郁亚量表 7 个条目,每条分 4 级计分(0,1,2,3 分)。焦虑抑郁亚量表评分规则:0~7 分为无表现;8~10 分为可疑;11~21 分为有反应。

3. **广泛性焦虑自评量表**(Generalized Anxiety Disorder-7,GAD-7)和 **9 条目患者健康问卷**(9-Item Patient Health Questionnaire,PHQ-9)　是对患者的焦虑进行初级评估的自评量表,广泛应用于初级医疗机构对于精神健康状况的筛查。GAD-7 常与 PHQ-9 联合使用,包含 7 个条目,每个条目评分为 0~3 分;制定者推荐≥5 分、≥10 分和≥15 分分别代表轻、中和重度焦虑。

(三) 痛苦来源筛查的工具

1. **NCCN 推荐使用的 DT 中包含问题列表**(Problem List,PL)　包括围绕肿瘤患者出现的 5 个主要方面的问题:实际问题(经济、照顾家庭或交通等)、交往问题(与家属、朋友、邻居或医护人员等的沟通)、情绪问题(悲伤、注意力不集中或失眠等)、躯体问题(便秘、恶心、呕吐等常见临床症状)和宗教信仰问题。PL 是 DT 在筛查痛苦程度之外的有效补充,且对于中重度痛苦患者转诊起到了重要的指导作用。

2. **加拿大问题列表**(Canadian Problem Checklist,CPC)　包含 6 方面内容:情绪问题、实际问题、信息问题、精神问题、家庭问题和躯体问题。该量表是在 PL 基础上根据加拿大临床实际情况修订而成。

3. **社会困难问卷**(the Social Difficulties Inventory-21,SDI-21)　此问卷共 21 个条目,每个条目分别从 "0 分~无困难" 到 "3 分~非常困难" 进行评分,此量表具有良好的效度,总分≥10 分提示显著社会困难。

三、痛苦管理

由为患者提供治疗的医护人员,或患者的照护人员在专业人员帮助下对患者的痛苦情况进行综合评估,监测患者在整个病程中痛苦变化的情况。不同痛苦水平患者的处理如下:

1. **轻度**　所有筛查量表按推荐标准评分均为轻度。医务人员和社会工作者应能识别患者的心理痛苦,避免对患者及其照护者造成心理伤害。评估者应该知道患者哪些情况超出自己能力范围,转诊给更加专业的服务机构。

2. **中度**　筛查量表按推荐标准评分其中一项及以上为中度,且所有量表均未达到重度。由接受过培训、获得认可的心理咨询师提供干预进行心理治疗。

3. **重度**　筛查量表按推荐标准评分有一项以上为重度。由精神卫生专业人员提供,帮助患者解决中到重度的精神健康问题。

第七节 ｜ 生活质量评估

传统的健康指标如患病率和病死率等,不能反映人类全部健康状况。生活质量评估可全面评价疾病及治疗对患者造成的生理、心理和社会生活等方面的影响,补充了传统评价指标的不足,有利于患者参与治疗决策。

一、生活质量的定义

生活质量(quality of life,QoL)又称生命质量、生存质量等,WHO 定义为:在不同的文化背景和价值体系中,生活的个体对他们的生活目标、愿望、标准及所关心事情有关的生存状况的主观体验,即主观幸福程度是由个人生活质量决定的。生活质量是一个多维的概念,包括生理、心理状况、独立能力、社会关系、生活环境、宗教信仰与精神寄托 6 个领域。健康相关生活质量(HRQL)是指在伤病、医疗干预、衰老和社会环境改变影响下的个人健康状态,以及与其经济、文化背景和价值取向相联系的主观满意度。它关注的是人们在躯体、精神及社会生活中是否处于一种完好的状态,能够更全面地反映健康状况。

二、生活质量评价工具

生活质量评价的重要工具是生活质量量表。生活质量量表客观性强、可比性好、程式易标化和易于操作,是临床和科研中常用的方法。在临床应用中,需要根据具体情况、检测目的选择不同的量表。

(一)普适性量表

也称通用量表,适用于所有人群,包括健康人群及不同疾病类型人群。

1. 良好适应状态指数(Quality of Well-Being Scale,QWB)　用"0"表示死亡,用"1"表示功能与感觉良好,1~0 反映生活质量状态。QWB 分两部分,第一部分是有关患者日常生活活动的内容;第二部分包括 21 个症状及健康问题综合描述。

2. 健康状况调查简表 SF-36(the Short Form-36 Health Survey,SF-36)　该量表适用于 14 岁以上普通人群,共包括 36 个条目,8 个领域。可比较直观、全面地反映人群的健康状况。SF-36 是目前世界上公认的具有较高信度和效度的普适性生活质量量表。

3. WHO 生活质量评价量表(WHOQoL-100)及 WHO 生活质量量表简表(WHOQoL-BREF)　是 WHO 组织 20 多个国家和地区共同研制的跨国家、跨文化并适用于一般人群的量表。WHOQoL-100 包含 100 个条目。WHOQoL-BREF 与原始量表保持了较高的相关性,具有较高效度。

4. 欧洲五维度生活质量量表(EQ-5D)　分两部分:第一部分,被检测者回答在移动性、自我照顾、日常活动、疼痛或不适、焦虑或压抑等 5 方面存在的问题;第二部分,在视觉模拟尺度上标记他们总的健康感觉。

(二)疾病专用量表

疾病专用量表是指针对特殊人群或特定疾病的生活质量量表。

1. 肿瘤患者生活功能指数量表　肿瘤患者生活功能指数(Functional Living Index Cancer,FLIC)量表包括 5 个领域,22 个条目。该量表广泛应用于恶性肿瘤患者临床疗效的评价。

2. 肿瘤患者生活质量评价量表　欧洲肿瘤研究与治疗组织(EORTC)研制的肿瘤患者生活质量评价量表 EORTC QLQ 系列,是由针对所有肿瘤患者的核心量表 QLQ-C30 和针对不同肿瘤的特异性条目构成。

(三)领域专用量表

领域专用量表侧重研究生活质量的某一领域。基础性日常生活活动(basic activities of daily living,BADL)是指人们为了维持基本的生存、生活而每天必须反复进行的活动,帮助判断患者是否需要长期护理,适用于较重的残疾者。常用的 BADL 量表有 Barthel 指数、PULSES 评价、Katz 指数、功能独立性评估和 Kenny 自理评估等。工具性日常生活活动(instrumental activities of daily living,IADL)是指人们为了维持独立的社会生活所需完成的较高级活动,帮助判断老年人能否独立生活,适用于较轻的残疾者。常用的 IADL 量表有功能活动问卷和快速残疾评估量表。

生活质量量表的选择要有针对性地选用适宜、应用比较广泛的量表。引进国外量表时,要对量表的信度、效度进行检验,要注意量表的本土化和民族化等跨文化修订的问题。同时,要关注研究对象的依从性。

(四)生活质量评价的应用

生活质量评价已广泛应用于临床医学、预防医学、药学和卫生管理学等领域,研究对象包括各年龄段普通人群及患病人群。

1. 人群健康状况监测　应用量表比较不同国家、地区、民族人群的生活质量和发展水平,以及对其影响因素进行研究。

2. 疾病负担的评估　通过生活质量评价可了解疾病、创伤、高龄所引起的健康状况的变化,帮助卫生部门确定疾病负担、卫生工作的重点人群和重点措施。

3. 成本效益分析　用质量调整生命年和生活质量效用值等作为评价指标,为合理分配卫生资源提供依据。

4. 临床试验的重要检测指标　通过收集与患者健康有关的功能状态等信息,帮助研究者比较不同医疗干预的疗效等。

5. 预防性干预与临床治疗方案的选择　生活质量评价可帮助医师判断预防性干预与临床治疗方案的实施是否改善了患者的生活质量。

不同量表的评估结果以及同一量表不同方面的分值不能直接比较。在分析结果时,除了统计学检验结果,还要综合考虑生活质量变化的临床意义、量表的信度和效度。

（石汉平　崔久嵬　丛明华）

案例分析　　　　　本章目标测试　　　　　本章思维导图

第七章 | 实验营养诊断

实验营养诊断是指借助实验室仪器、设备实施的营养状况评价。相对于临床营养诊断,实验营养诊断可提供量化的客观数据,为精准的营养治疗提供数据支撑。传统的营养诊断技术包括实验室检查、人体测量、能量需求测定、体能检查等;现代医学的发展为营养诊断提供了新的技术手段,包括生物电阻抗、超声、双能 X 线、计算机断层扫描、磁共振成像、正电子发射断层扫描等,这些技术主要用于人体成分分析、代谢检测等。以上多元化的实验营养诊断数据还可为人工智能临床营养诊疗提供数据支撑,使营养诊断更加准确、高效。

第一节 | 重要实验室检查

实验室检查是营养状况评估、营养诊断、营养治疗效果评价的重要内容。

一、血常规

1. **与贫血相关指标** 包括红细胞总数、红细胞压积、血红蛋白量、平均红细胞血红蛋白量、平均红细胞血红蛋白浓度、平均红细胞体积、红细胞体积分布宽度等。小红细胞常见于缺铁性贫血,巨红细胞常见于叶酸和/或维生素 B_{12} 缺乏所致巨幼细胞贫血。

2. **淋巴细胞** 淋巴细胞总数低及淋巴细胞比值低表示机体存在蛋白质营养不良。淋巴细胞总数 $<0.8×10^9/L$ 时存在重度营养不良。

二、血浆蛋白

1. **总蛋白** 血总蛋白(total protein,TP)包括白蛋白和球蛋白在内的各种蛋白质。蛋白质摄入不足、丢失增加、消化吸收障碍、肝脏合成障碍、急性消耗或慢性消耗性疾病等可导致总蛋白水平下降。参考区间:65~85g/L(双缩脲法)。

2. **白蛋白** 白蛋白(albumin,ALB)在肝脏合成,主要功能是转运体内代谢物并维持血液胶体渗透压,半衰期为 14~20 天。炎症引起白蛋白分解增加,低白蛋白水平显示机体有炎症和蛋白消耗,现有较多文献把白蛋白视为炎症参数。参考区间:40~55g/L。

3. **前白蛋白** 前白蛋白(prealbumin,PAB)在肝脏合成,半衰期为 2 天。PAB 是急性期负相蛋白,应激时迅速降低,反映早期肝功能损伤及蛋白质营养不良。PAB 升高是营养治疗有效的敏感指标。参考区间:200~430mg/L(男)、180~350mg/L(女)。

4. **转铁蛋白** 转铁蛋白(transferrin,TRF)是体内铁的转运形式,也是蛋白质营养状况的指标。半衰期为 7 天。高蛋白质膳食摄入后,血 TRF 水平上升较快。参考区间:2.0~3.6g/L。

5. **视黄醇结合蛋白** 视黄醇结合蛋白(retinol-binding protein,RBP)是维生素 A 的转运蛋白,半衰期约为 10 小时。RBP 缺乏常见于急性分解代谢期及术后,与蛋白质营养不良相关,还可用于评价维生素 A 缺乏。参考值:≥45mg/L。

三、代谢检查

1. **脂类代谢** 血清甘油三酯(triglyceride,TG)、总胆固醇(total cholesterol,TC)、低密度脂蛋白

胆固醇（low-density lipoprotein cholesterol，LDL-C）、高密度脂蛋白胆固醇（high-density lipoprotein cholesterol，HDL-C）水平受膳食摄入和个体代谢差异的影响。不同个体对同一脂类（膳食饱和脂肪、不饱和脂肪、胆固醇）摄入量的响应不同，因此 TG、TC、LDL-C、HDL-C 不是个体膳食胆固醇或脂肪酸摄入量的敏感指标。总体而言，TC 和 LDL-C 与膳食饱和脂肪、加工食品中的反式脂肪酸摄入正相关，与不饱和脂肪摄入负相关。机体脂肪组织的脂肪酸谱与膳食脂肪摄入的相关性高于血浆脂肪酸谱。研究显示，高脂血症对肿瘤患者预后的影响因患者 BMI 和血脂类型而异，但 HDL-C 降低在任何情况下都是独立危险因素。参考值如下，TG：升高≥2.30mmol/L；TC：升高≥6.20mmol/L；LDL-C：升高≥4.1mmol/L，HDL-C：降低＜1.0mmol/L。

2. 蛋白质代谢 尿素氮（blood urea nitrogen，BUN）是人体蛋白质代谢的分解产物，肾功能正常时，低蛋白膳食可引起血 BUN 水平下降；能量摄入不足时，氨基酸利用效率下降，尿氮排出量增加，血 BUN 水平下降。临床上蛋白质-能量营养不良、蛋白质摄入不足、肝脏疾病、乳糜泻等患者的血清 BUN 低于参考区间：3.0～7.2mmol/L。

肌酐（creatinine，Cr）是内源性骨骼肌代谢以及外源性肉类摄入的分解产物，恶液质、长期素食时肌酐降低；参考区间：20～59 岁，57～97μmol/L（男），41～73μmol/L（女）；60～79 岁，57～111μmol/L（男），41～81μmol/L（女）。骨骼肌蛋白分解形成的 3-甲基组氨酸经尿排泄，空腹后尿中 3-甲基组氨酸水平反映肌蛋白分解情况。参考值：≤570μmol/24h 尿。尿液 3-甲基组氨酸水平同时也是肉类摄入的特异指标。

同型半胱氨酸（homocysteine，Hcy）是甲硫氨酸代谢过程中的中间产物，叶酸、维生素 B_{12} 及维生素 B_6 缺乏都可引起高同型半胱氨酸血症。总 Hcy 水平升高是脑卒中的独立危险因素。参考区间：5～15μmol/L。

3. 糖代谢 空腹血糖、餐后血糖、胰岛素水平、C 肽是反映可吸收膳食碳水化合物摄入水平及机体葡萄糖代谢的常用指标。胰岛素敏感性用稳态模型胰岛素抵抗指数（homeostasis model assessment-insulin resistance index，HOMA-IR）反映，后者通过空腹血糖（fasting plasma glucose，FPG）和空腹胰岛素（fasting insulin，FINS）计算，HOMA-IR=FPG（mmol/L）×FINS（μU/ml）/22.5，22.5 为校正系数。生理条件下，胰岛素抵抗呈增龄性变化，年龄越大，胰岛素敏感性越低。HOMA-IR 升高提示机体处于应激状态，合并 HOMA-IR 升高的营养不良患者能量需求增加。

甘油三酯-葡萄糖指数（triglyceride glucose index，TyG）比 HOMA-IR 能更好地识别胰岛素抵抗并预测人群不良心血管事件如心力衰竭，计算公式如下：TyG=ln［TG×FPG/2］。最新研究发现，TyG 是女性生殖系统肿瘤患者预后生物标志物，且可比肠镜及肿瘤标志物更早预测结直肠癌风险。C-反应蛋白-甘油三酯-葡萄糖指数（CRP-TyG index，CTI）结合了炎症与胰岛素抵抗，预后预测价值优于 TyG，计算公式如下：CTI=0.412×ln（CRP）+TyG。

4. 肠屏障功能检测 通常监测血液中 D-乳酸、内毒素以及二胺氧化酶水平反映肠屏障功能。参考值：D-乳酸≤15mg/L，内毒素≤20U/L，二胺氧化酶≤10U/L。

四、微量营养素检查

1. 电解质 机体处于分解代谢时钾、磷及镁容易丢失，营养治疗尤其是管饲肠内营养和肠外营养时需检测这些电解质，如可能发生再喂养综合征时，还需要检测血磷水平。钙摄入不足或吸收不良可引起佝偻病、骨质软化症等，需要检测血钙水平。

2. 微量元素 临床可检测血液或组织标本（如毛发）中的微量元素。血浆锌水平反映机体锌的营养状况。血浆铜或铜蓝蛋白水平反映铜的营养状况。血浆硒浓度、血浆及红细胞谷胱甘肽过氧化物酶水平反映机体硒营养状况。钼、锰、铬、铜的缺乏在临床非常少见，长期全肠外营养时要补充至少生理剂量的微量元素。

3. 脂溶性维生素 维生素 A 营养状况通过检测血清视黄醇水平反映，血清视黄醇＜0.70μmol/L

（200μg/L）为维生素 A 缺乏，<0.35μmol/L（100μg/L）时，可能出现眼部症状。维生素 A 缺乏常见于长期蛋白质-能量营养不良。维生素 A 摄入过量可导致急慢性中毒，成年人每日摄入超过 15mg 可出现不良反应，包括肝损伤等。维生素 D 的营养状况通过检测血浆中的 25-羟维生素 D 水平来反映，后者的参考值：<30nmol/L（12ng/ml）为缺乏，≥50nmol/L（20ng/ml）为充足。

血浆维生素 E 水平或红细胞溶血实验（红细胞抵抗过氧化氢溶血作用的能力）反映维生素 E 营养状况，溶血率与血清维生素 E 水平负相关。维生素 K 的缺乏很少见，检测血浆凝血酶活性可以反映维生素 K 营养状况。

4. **水溶性维生素**　临床最常见的水溶性维生素缺乏为叶酸和维生素 B_{12} 缺乏。维生素 B_1 的体内活性形式是 TPP，加入 TPP 后红细胞转酮醇酶活性升高，表明维生素 B_1 缺乏。维生素 B_2 检测时将黄素腺嘌呤二核苷酸加入红细胞后谷胱甘肽还原酶活性增加，表明维生素 B_2 缺乏。血浆及全血游离维生素 C 反映近期维生素 C 摄入，白细胞维生素 C 反映较长时间内的维生素 C 摄入，尿维生素 C 用以鉴别超大剂量服用者。

五、炎症状态检查

除了白细胞及中性粒细胞升高作为炎症标志外，营养诊断的炎症指标还包括：

1. **CRP**　是急性炎症指标，创伤、手术等强应激早期 CRP 迅速升高达数百到上千倍，其逐渐下降显示高分解代谢减弱开始进入合成代谢，此时是强化营养治疗的良好时机，CRP 下降亦是营养治疗有效的标志。高敏 C 反应蛋白（hypersensitive CRP，hs-CRP）是慢性炎症指标，心血管疾病、糖尿病、非酒精性脂肪性肝病、肿瘤等代谢性疾病的营养不良往往有持续性 hs-CRP 轻度升高。

2. **细胞因子类**　血清中的中 TNF、IL-1、IL-6 是促炎分子，IL-4、IL-10 是抑炎分子。充血性心力衰竭、糖尿病、COPD 等可能有血清 IL-6 升高。

3. **粒细胞/淋巴细胞比值**　中性粒细胞与淋巴细胞比值（neutrophils/ lymphocytes ratio，NLR）简称粒淋比，是系统性炎症的指标，慢性的、轻度 NLR 升高与慢性疾病的不良预后有关。NLR≥3.5 时，肿瘤恶液质患者生存期缩短。

4. **炎症负荷指数**　炎症负荷指数（inflammatory burden index，IBI）是一项反映系统性炎症水平的指标，计算公式 =CRP× 中性粒细胞数/淋巴细胞数。与其他系统性炎症指标相比，IBI 在预测肿瘤患者生存方面更加准确。当 IBI≥16 时，肿瘤患者的生存期明显缩短。

六、粪便检查

粪便隐血试验阳性提示消化道出血。绦虫、蛔虫等肠道寄生虫造成的营养不良通过镜检粪便查到寄生虫卵得以证实。粪便中总纤维素及非可溶性成分的量反映膳食纤维的摄入量。粪便的球菌/杆菌比（简称球/杆比）是评估肠道菌群失调的重要指标，球/杆比失调是急慢性腹泻的主要原因之一。肠道菌群作为机体内一个代谢活跃的群体，在营养素代谢及营养治疗中具有关键作用。肠道菌群的微生态组学数据为人工智能营养诊疗提供了重要数据源。

七、尿液分析

尿液是营养素体内代谢产物的主要排出途径。尿糖阳性提示糖尿病的可能性或碳水化合物利用障碍，尿酮体阳性提示碳水化合物摄入过少，机体分解脂肪供能。服用某些营养素补充剂后，尿液的外观（包括颜色）可能发生变化，如服用较大剂量维生素 B_2 后，尿液的黄色加深。

第二节 ｜ 人体学测量

人体学测量（anthropometric measurement）是最基础、最常用的个体和群体营养状况评价指标，是评价个体形态(外形)的重要参数,一定程度上也反映人体的组成。人体学测量对设备及测量环境的要求不高,测量技术易于掌握,重复性好,在基层医疗机构即可实施。主要的人体学测量指标包括:身高、体重、上臂围、小腿围、胸围、腰围、臀围、皮褶厚度等。人体学测量指标也是营养治疗效果评价指标,一些常规的人体学测量数据能有效预测患者生存,体现了人体学测量的重要性和临床价值。

一、身高体重测量

1. **身高**　身高是反映个体生长发育的基础指标,成年期后的身高相对稳定,但进入老年后通常会缩减数厘米,可能与骨质疏松引起的椎骨压缩以及老年的脊柱曲度增加有关。

站立式测量要求被测者脱帽、赤足、双腿并拢直立。卧床患者采用软尺测量全身长度为身高,如患者体位无法伸直,可测量各部位长度后相加。

2. **体重**　体重是反映个体生长发育及营养状况的最基础指标。被测者着轻便内衣、赤足站立于体重秤上测量,建议晨起后排空大小便后称重。体重变化是营养状况及预后的敏感预测指标,不仅要注意体重丢失(weight loss,WL)绝对量(kg),更要注意体重丢失相对量(即百分比%)及速度。体重丢失百分比(%)=(目前体重 − 平时体重)/平时体重 ×100%,我国肿瘤人群体重丢失阈值为 5.76%,体重丢失超过这一阈值后,患者病死率显著升高。由于体重不同者对体重丢失的耐受性不同,体重越大者,对相同体重丢失的耐受性越强;随 BMI 升高,体重丢失阈值呈升高趋势。因此,以 BMI 校正的改良体重丢失分级系统(modified weight loss grading system,mWLGS)可以更好地预测预后。

3. **体质指数**　体质指数(body mass index,BMI)是判断个体体型、营养状况的常用指标,BMI= 体重(kg)/身高 ^{2}(m^2)。不同地区、不同人种的 BMI 参考值范围存在较大差异。亚洲人群的 BMI 参考区间:BMI<18.5kg/m^2 为低体重,18.5kg/m^2≤BMI<24kg/m^2 为正常,24kg/m^2≤BMI<28kg/m^2 为超重,≥28kg/m^2 为肥胖。考虑到随着年龄增加的身高变矮以及老年人体重减轻,年龄≥70 岁的亚洲老年人低体重的 BMI 参考值为<20kg/m^2。

低 BMI 是多个营养筛查工具、营养不良诊断标准的重要依据之一,但低 BMI 不如体重丢失敏感。

二、身体围度测量

1. **上臂围**(upper arm circumference,UAC)　即上臂中点围(mid-arm circumference,MAC)。被测试者站位,测试者测量被测试者上臂从肩峰到尺骨的中点处的周径。上臂围主要显示肱三头肌和肱二头肌的肌肉量及皮下脂肪厚度。成年人左右臂的上臂围有差异,尤其是经常使用单侧上臂的运动,如乒乓球、羽毛球等。建议测量非利手,测量利手上臂围可能高估被测者的肌肉量和营养状况。

2. **胸围**(chest circumference)　被测试者站位,用软尺沿着双侧乳峰水平围绕一圈,在呼气结束时测得数据为静态胸围。在吸气末测量为扩展胸围。胸围是展示身体厚度和宽度的指标,是婴幼儿、儿童及青少年的生长发育指标。成年男性的胸围反映胸大肌肌肉量,成年女性的胸围反映乳房发育以及胸大肌肌肉量。扩展胸围与静态胸围的差值越大,反映肺活量越高。营养不良的患者胸大肌肌肉量下降,胸围亦下降。

3. **腰围**(waist circumference)　被测试者站位,用软尺围绕肚脐水平位置一周测量得数。腰围在一定程度上部分反映腹部脂肪的量,我国/亚洲的腹型肥胖标准为:男性腰围≥90cm、女性腰围≥85cm。内脏、腰区脂肪过多,增加代谢疾病风险,腰围越大,代谢疾病风险越高。营养不良者腹部脂肪及肌肉均减少,腰围下降,临床表现为舟状腹。

4. **臀围**(hip circumference)　被测试者双腿并拢站直,用软尺围绕臀大肌最凸起处和正面耻骨联合处测量。臀区脂肪增加与低代谢疾病风险相关。由于民族、遗传等原因,健康人的不同体型其臀围可能差异较大,因而臀围很难有参考值。通常计算腰围与臀围的比值为腰臀比(waist-to-hip ratio,WHR)。腰臀比高者为腹型肥胖。中国及亚洲的腰臀比参考值:女性及男性均为0.80~0.90,>0.90为腹型肥胖。重度营养不良、恶液质等患者的腰臀比可能低于参考值。

5. **大腿围**(thigh circumference)　即大腿中点围。被测试者站立,双腿分开,用软尺在髂前上棘和膝关节髌骨连线的中点水平围绕大腿一周测得数据。大腿围主要反映股四头肌及股后肌群的发育状况,营养不良者大腿围下降。

6. **小腿围**(calf circumference)　被测试者站立,双腿分开,用软尺围绕小腿最粗处测量。左、右小腿围可能相差较大,建议测量双侧小腿围。踝部、胫骨区域严重水肿的患者小腿围不代表其真实值。

小腿围的大小反映了下肢骨骼肌量,用GLIM标准诊断营养不良时,测量小腿围判断是否有肌肉量下降。小腿围测量尤其适合基层医疗机构,测量简便且重复性好。研究显示,肿瘤患者小腿围低者,死亡风险增加。

三、皮褶厚度测量及相关计算

1. **皮褶厚度测量**　测量肱三头肌皮褶厚度(triceps skinfold thickness,TSF)时,被测试者站位,取被测试者上臂从肩峰到尺骨鹰嘴的中点处,用拇指和示指合拢捏取上臂后侧肱三头肌处的皮肤及皮下组织,用皮褶厚度仪测量该部分的厚度,精确到1mm。皮褶厚度是皮下脂肪量的反映,测量肱三头肌、肚脐旁、肩胛下的三处皮褶厚度综合反映全身脂肪量。

TSF可以有效预测营养不良,尤其是恶液质预后,对女性预测效果更好。TSF较高者表明有一定的脂肪储备,死亡风险下降。

2. **上臂中点肌围**(mid-arm muscle circumference,MAMC)　简称上臂肌围,通过上臂围和TSF计算而来,是反映上臂肌肉量的指标,同时是全身肌肉量的指示指标。MAMC计算公式为:$MAMC(mm)=UAC(mm)-TSF(mm)\times3.14$。

3. **上臂中点肌肉面积**(mid-arm muscle area,MAMA)　MAMA计算公式为:$MAMA(mm^2)=[UAC(mm)-3.14\times TSF(mm)]^2/(4\times3.14)$。

第三节 ｜ 人体成分分析

人体成分分析(body composition analysis)或称为人体组成分析,主要研究人体内各组分包括全身的骨矿物质、脂肪、肌肉、水分等的组成及分布。从代谢上可将体质(body mass,BM)分为代谢活跃的瘦体质(lean body mass,LBM)和代谢不活跃的(饱和脂肪酸)脂肪质(fat mass,FM)两个部分,BM=LBM+FM。从影像上可将体质分为脂肪质(FM)和无脂肪质(fat free mass,FFM)两个部分,BM=FM+FFM。LBM与FFM相似,但有细微区别,即LBM包括了人体必需脂肪(body essential fat,BEF),如细胞膜脂肪,因此FFM=BM-FM,LBM=FFM+BEF。由于人体BEF极少,约4%~5%,所以临床上FFM与LBM常常互相通用,最新研究建议以FFM代替LBM。而且,由此可知,代谢学上的FM与影像学上的FM也有细微差别,代谢学的FM是饱和脂肪酸组织,不包括BEF,而影像学的FM包括人体所有脂肪。人体成分与健康状态、体型体态、体能、疾病密切相关。

人体成分分析的主要技术包括水下密度测量法、双能X线吸收技术、生物电阻抗技术、超声检测技术、计算机断层扫描及磁共振技术等。本节介绍水下密度测量法、双能X线吸收技术及生物电阻抗技术,其余技术在第六节介绍。

一、水下密度测量法

水下密度测量法是一种经典的测量人体脂肪含量的方法,其原理是基于不规则物体的密度测量。

被测者全身浸入水箱中,通过一个通气管与外界呼吸,用排水法计算人体的实际体积,同时在空气中测得人体的重量,根据密度公式($\rho = m/V$)计算出人体的密度,推导出体脂肪百分比。该方法在20世纪营养学发展的初期使用,其设备修建成本高、检测繁琐,目前已很少使用。

二、双能 X 线吸收法

1981年 Mazess RB 等首先报道双能 X 线吸收法(dual-energy X-ray absorptiometry,DEXA)用于身体组成成分测定。

1. 检测原理　由于不同机体组织对高、低能量 X 线的吸收率不同,通过 X 射线传导率的差异来区分和测量身体成分,将人体组成分为肌肉、骨矿物质和脂肪三个组分。

2. 脂肪量检测　DEXA 可测定人体脂肪总量,上肢、下肢和腹部脂肪量。DEXA 测得的体脂率用于判断肥胖症。我国第五次国民体质监测公报,平均体脂率成年男性为20.2%～23.9%,成年女性为21.9%～31.9%。

3. 骨骼肌量检测　DEXA 是检测全身或局部骨骼肌量的"金标准"。以四肢骨骼肌指数(appendicular skeletal muscle mass index,ASMI)作为骨骼肌量的判断标准。ASMI=ASM(kg)/身高^2(m^2)。亚洲人群的参考值为:ASMI 男性＞7.0kg/m^2,女性＞5.4kg/m^2。也可以四肢骨骼肌(appendicular skeletal muscle mass,ASM)占体重(weight)的百分比(ASM/W)表示。

4. DEXA 的优缺点　DEXA 是人体成分分析的基准方法,X 线剂量相对较小,可用于除妊娠期妇女以外的各年龄段人群,具有很高的准确性和可重复性,但设备昂贵,临床普及率较低。

三、生物电阻抗分析

生物电阻抗分析(bioelectrical impedance analysis,BIA)检测人体成分技术自20世纪50年代迅速发展并得到广泛推广。BIA 超越了水下密度法的繁琐以及 DEXA 设备昂贵的缺点,不仅可测得身体脂肪量、骨骼肌量、骨矿物质量,同时可测得全身体细胞量、细胞内水分、细胞外水分、相位角等,对人体成分的检测更为精准,是营养评估、营养诊断以及营养治疗效果评价的核心技术。

1. BIA 的检测原理及模式图　BIA 利用给人体施加一定频率的电流,不同组织因水含量不同,其导电性不同而产生的电阻和电抗不同,据此来计算不同组织的含量,将人体分为脂肪质(FM)、无脂肪质(FFM)两大部分。骨骼肌含水分和电解质均高,导电性最佳;脂肪组织含水分及电解质相对较少,导电性差。

BIA 检测原理是五室模式:将全身分为代谢组织(肌肉)、细胞内水分(intracellular water,ICW)、细胞外水分(extracellular water,ECW)、骨组织及脂肪等五室。其中 ICW 加上 ECW 构成身体总水分(total body water,TBW),肌肉和 ICW 构成体细胞质(body cell mass,BCM),ECW 和骨组织构成了胞外质(extracellular mass,ECM)。

2. BIA 检测方法及优势　被测者空腹、测量前排空大小便,接触电极分别连接双手腕和双脚踝,不同型号设备可站立位、坐位或卧位测量。带心脏起搏器者不能进行 BIA 检测。体内有大型金属体如钢板等会影响检测结果,不建议检测。移动型设备可床旁使用,小型化的 BIA 设备可悬挂于病床侧面或床尾,适合重症病房使用。BIA 检测无辐射、无创、重复性好、精确度高,使用成本相对较低。BIA 检测的缺点是对机体缺水和水过饱和状态敏感,可能带来检测的不稳定。

3. 脂肪量检测　BIA 可测量全身脂肪量,并计算得到体脂率(percentage of fat mass,FM%)及脂肪质指数(fat mass index,FMI)。FMI= 全身脂肪量(kg)/身高^2(m^2)。BIA 还可测量腹腔内脏脂肪面积(visceral fat area,VFA),VFA 超过100cm^2 时,判断为腹部肥胖。但对于营养不良者,适当的 VFA 可能具有保护效应。

4. FFM　FFM 是人体除脂肪以外的其余组成成分,包括了肌肉、水分、骨骼等。个体间进行比较时,用身高进行校正,为无脂肪质指数(fat free mass index,FFMI):FFMI=FFM(kg)/身高^2(m^2)。

5. **骨骼肌量检测** BIA 可检测全身、躯干、双上肢、双下肢的骨骼肌量,可获得 ASMI。基于 BIA 技术的骨骼肌参考值为:男性 $ASMI > 7.0 kg/m^2$,女性 $ASMI > 5.7 kg/m^2$。总肌肉量增加保护患者预后,上肢/下肢肌肉比降低、腰臀部肌肉比升高则危害中青年人预后。

6. **BCM 检测** BCM 是构成机体组织的所有活细胞量,包含了身体所有代谢活跃的活细胞:肌肉细胞、器官细胞、血细胞和免疫细胞等。有腹腔积液或水肿的患者由于 ECW 明显增加而难以准确测定脂肪量,此时用 BCM 评价其营养状况更为可靠。

7. **细胞内、外水分** 健康人的 ICW 和 ECW 处于一定的平衡状态,通常 ICW∶ECW=3∶2。因某些原因细胞外水分增加时,表现为水肿。水肿指数 =ECW/TBW。

水肿指数的参考值范围是 0.36~0.39。0.39~0.40 为轻度水肿,>0.40 为水肿。BIA 可测得全身、躯干、上肢、下肢的水肿指数。细胞水分与肿瘤肌肉减少症患者的生存相关,其中细胞外水分与身体总水分比值对生存的预测能力最强。

8. **相位角** 相位角(phase angle,PhA)是施以低频率电流后全身电抗与电阻比值的反正切值,即 $PhA(°) = 电抗(X)/电阻(R) \times 180°/\pi$。PhA 反映了体细胞质和无脂肪质,PhA=BCM/FFM;同时是细胞完整性及细胞健康程度的标志。PhA 数值介于 1°~20° 之间,数值愈大,相对越健康。相位角是肿瘤患者死亡的独立危险因素。

PhA 受年龄、性别、生理状态、水合状态、疾病等多种因素影响,目前尚无适用于所有人群的参考切点值,同一人群中 PhA 高者的一般状况及营养状况相对较好。PhA 降低与肌肉量减少、肌力下降等密切相关,锻炼能增加 PhA。PhA 相对高的肿瘤、重症患者相对生存期长。

9. **基础代谢率** BIA 测得基础代谢率(basal metabolic rate,BMR)是通过计算得来。BMR(kcal/d)= $31.2 \times FFM(kg)$。

第四节 | 能量需求测算

能量消耗有多种如静息能量消耗(resting energy expenditure,REE)、基础能量消耗(basal energy expenditure,BEE)、每日静息能量消耗(resting daily energy expenditure,RDEE)、每日总能量消耗(total daily energy expenditure,TDEE)等。准确预测人体能量需求是实施营养健康咨询及临床营养治疗的先决条件,能量需求的测算方法有两类:①测定法(measurement),即测定每日能量消耗(measured daily energy expenditure,MDEE),具体方法有量热计(calorimeter)直接测热法、代谢车间接测热法(metabolic cart indirect calorimetry);②估算法(estimation),即估算每日能量消耗(estimated daily energy expenditure,EDEE),具体方法是用公式计算。

一、测定法

碳水化合物、蛋白质及脂肪三大营养素在人体内氧化分解产生 CO_2、H_2O 及尿素,同时释放能量。直接测量释放的能量,判断机体能量代谢,即为直接测热法;通过测量经呼吸排出 CO_2、经尿液排出的尿素,推断机体能量代谢,即为间接测热法,参见图 4-6。

1. **直接测热法** 基本原理是能量守恒定律。机体三大营养素代谢产生的能量一部分以热能的形式散发于体外,由于每克碳水化合物、蛋白质及脂肪氧化分解后释放的能量是固定的,所以将人体置于测热室(能量计)中,直接测定单位时间内机体散发的总能量,即可了解机体的 REE。直接测热法既昂贵又复杂,多用于实验研究。

2. **间接测热法** 基本原理是定比定律,化学反应中反应物的量与产物量之间呈一定的比例关系。人体三大营养素代谢同样遵循定比定律,体内氧化 1mol 葡萄糖,与在体外氧化燃烧 1mol 葡萄糖一样,需要 6mol 氧,同时产生 6mol CO_2 和 6mol H_2O,并释放一定的能量。同一时间内的这个 CO_2 生成量与 O_2 耗量之比,称为呼吸商(respiratory quotient,RQ)。碳水化合物、蛋白质、脂肪

氧化时消耗 O_2、产生 CO_2 各不相同,三者的 RQ 分别为 1.0、0.8、0.7。日常生活中混合膳食 RQ 为 0.85 左右。

用气袋收集一定时间内受试者的全部呼出气体,分析其中的 O_2 和 CO_2 量,将呼出气体与吸入的空气对比,即可算出此段时间内机体所消耗的 O_2 量和产生的 CO_2 量,从而得出机体总的产能量和能量代谢率。从测出的总 O_2 耗量和 CO_2 排出量减去蛋白质氧化分解的 O_2 耗量和 CO_2 生成量,即可计算出非蛋白质呼吸商(non-protein respiratory quotient,NPRQ),查出 NPRQ 所对应的氧热价,进而计算出非蛋白质食物的产能量。由于蛋白质的平均含氮量为 16%,氧化 1g 蛋白质可产生 0.16g 氮。将测出的尿氮量 ×6.25,即为体内氧化蛋白质的量。正常生理状态下,体内能量主要来自糖和脂肪的氧化,蛋白质的能量可以忽略不计。基于间接测热法测量 REE 的设备为代谢车,其在临床上已逐渐得到推广应用。

二、估算法

估算法虽然没有测定法精确,但是简易、方便、价廉。目前已发表的估算公式共有 200 多种,下列几种较为重要。

1. **Harris-Benedict 公式**　Harris-Benedict 公式(Harris-Benedict equation,HBE)始建于 1919 年,可能是人类历史上第一个 REE 预测方法,以 Harris JA 及 Benedict FG 名字命名,量热计测定法及其他估算法均出现在其后。HBE 是在 239 例健康成年人(男 136 例、女 103 例)的数据基础上形成的,包括年龄、性别、身高及体重四个基本变量,计算公式如下:

$$男:REE(kcal/d)=66.473\ 0+13.751\ 6W+5.003\ 3H-6.755\ 0A$$
$$女:REE(kcal/d)=655.095\ 5+9.563\ 4W+1.849\ 6H-4.675\ 6A$$

式中:W,weight,体重(kg);H,height,身高(cm);A,age,年龄(岁)。

HBE 适用于营养良好的青年人及非肥胖人群,对其他人群可能存在高估风险,其高估值大小与静息代谢率(resting metabolic rate,RMR)高低呈负相关,即 RMR 越高,其高估风险越小,RMR 越低,其高估风险越大。所以,HBE 对 RMR 较低的女性及瘦体质减少的患者有很大的高估风险,对体重丢失、急性、慢性疾病(包括肿瘤)、营养不良患者的价值有限。

2. **Cunningham 公式**　1980 年 Cunningham JJ 利用 Harris JA 及 Benedict FG 的 239 例受试者的原始数据,排除 16 名运动员的数据后,回归分析发现 LBM 是基础代谢率(basal metabolic rate,BMR)的唯一显著有效预测因素,年龄、性别、身高及体重均是 LBM 的影响因素,与 BMR 无明显直接关系。因此,得出基于 LBM 的公式如下:

$$BMR(kcal/d)=500+22LBM$$

公式中的 LBM 计算方法如下:

$$男:LBM(kg)=(79.5-0.24W-0.15A)\times W\div73.2$$
$$女:LBM(kg)=(69.8-0.26W-0.12A)\times W\div73.2$$

式中:W,weight,体重(kg);A,age,年龄(岁)。

Cunningham 公式能够准确预测运动员的能量需求。

3. **The Mifflin-St Jeor 公式**　1990 年 Mifflin MD 等提出了一个更好的 REE 计算公式:

$$男:REE(kcal/d)=10W+6.25H-5A+5$$
$$女:REE(kcal/d)=10W+6.25H-5A-161$$

式中:W,weight,体重(kg);H,height,身高(cm);A,age,年龄(岁)。

Mifflin-St Jeor 公式对普通成年人 REE 的评估误差率在 10% 以内,美国营养师学会(the American Dietetic Association,ADA)认为该公式是目前计算 REE 的最佳方法,但是该公式对老年人及不同种族人群有一定的差异,且不适用于肌肉量多而脂肪量少的举重运动员。

4. **拇指法则**　拇指法则(rule of thumb,ROT)即"经验法则",每日能量需求为 25kcal/kg(理想体重)。ESPEN 2009 指南推荐 25kcal/kg 是患者的 TDEE,而不是 REE,只有在极少数严重应激状态下,才需要 30kcal/kg。由于每日能量需求受年龄、性别、BMI、运动及应激等因素的影响,所以 ROT 值应该动态调整。对体重正常、超重、肥胖、病态(严重)肥胖患者分别使用 25kcal/kg、22kcal/kg、20kcal/kg、16kcal/kg 计算。成年后每 10 年 REE 下降 1%～2%,ROT 也应该下调;女性 REE 比男性低,女性 REE 也应该下调。创伤、疾病等应激条件下计算 TDEE 时,经年龄、性别及体重调整后的 REE 应该乘以应激系数,应激系数根据应激轻、中、重分为 1.1、1.2 及 1.3 三个等级。

5. **人体成分估算法**　根据代谢率不同,人体组成可以分为 8 个部分,即心脏、肾脏、脑、肝脏、骨骼肌、脂肪组织、骨骼及其他组织。心脏、肾脏为 440kcal/(kg·d)(这里的 kg 指器官本身质量,下同),脑为 240kcal/(kg·d),肝脏为 200kcal/(kg·d),骨骼肌为 13kcal/(kg·d),脂肪组织为 4.5kcal/(kg·d),骨骼为 2.3kcal/(kg·d),其他组织为 12kcal/(kg·d)。尽管心脏、肾脏、脑、肝脏占全部体重不足 6%,但其总能量消耗占 REE 的 60%～70%,骨骼肌尽管占全部体重的 40%～50%,但其能量消耗只占 REE 的 18%～30%。不同器官组织的耗能比例见图 7-1。

人体成分估算法没有实际操作价值,但它对理解肿瘤条件下的能量消耗有重要意义。脑、肝、心、肾为高代谢器官,其重量的微小变化可以导致能量消耗的显著变化,脑、肝、肾的原发肿瘤或继发肿瘤增加了所在器官的重量,使得所在器官能量消耗显著增加,机体处于高代谢状态,能量负债加大,进而导致营养不良及恶液质。

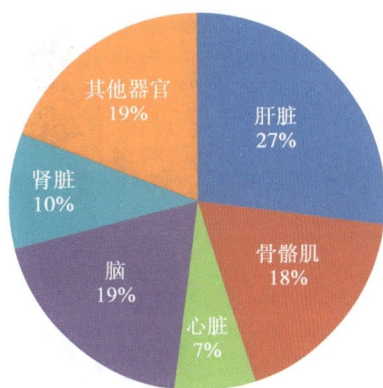

图 7-1　不同器官 RDEE 模式图

第五节 | 肌肉功能和体力状况评价

肌肉是人体的重要构成组织,约占体重的 40%～50%,占全身蛋白质总量的 60%。肌肉通过收缩引导和控制身体活动,从而保证人体日常生理活动。肌肉量(简称肌量)、肌肉力量(简称肌力)、体力状况(简称体能)从不同角度评价身体活动能力,三者与患者临床预后密切相关,因此,肌量、肌力及体能的评估意义重大。本节介绍临床可及性好、普适性强的评估方法。

一、肌量评价

肌量指人体骨骼肌的总质量。评价肌量常用 ASM 或其身高的平方校正 ASM 的绝对值,即 ASMI。DEXA 是测量 ASM 的首选方法,但 BIA 使用方便、无创、重复性好,更适合广泛筛查和诊断,可适用于社区医疗机构。CT 第三腰椎水平肌量是目前诊断肌肉减少症的"金标准",但价格与放射性限制了它的推广应用。此外,小腿围是一种评估 ASM 的简便方法,可用于肌肉减少症筛查。

总肌量的增加是中青年人预后的保护因素,但上肢/下肢肌肉比例降低、腰臀部肌肉比例升高则会对预后产生不利影响。

二、肌力评价

肌力是指一个或多个肌肉群所能产生的最大力量。上肢肌力通常用握力评价,下肢肌力最精确的测量方法是膝关节屈伸力量测定,但需要等速肌力测试仪,该仪器昂贵且操作复杂,目前仅用于研究,临床很少配备。临床上可以用 5 次定时端坐起立试验作为替代测量下肢肌肉力量的简便方法,主要测量股四头肌群力量。

1. 握力　握力(hand-grip strength,HGS)测试受试者前臂和手部肌肉力量,反映人体上肢肌肉力量,可有效预测肿瘤患者的预后。分别测量利手及非利手(或非损伤)握力,取 3 次最大值,精确至 0.1kg。

握力有绝对握力及相对握力,相对握力包括握力/体重、握力/身高、握力/BMI 等,相对握力预后预测价值优于绝对握力。日常体能测试中,握力/体重是最常用的相对握力。但对肿瘤患者,握力/身高的预后预测效果优于其他相对握力。

2. 定时端坐起立试验　反映受试者的下肢力量、协调性及平衡能力。嘱受试者坐在距地面约 40cm 的椅子上,双手交叉放在胸部,以最快的速度反复起立/坐下 5 次,记录所需时间(图 7-2)。评分标准:≤11.19 秒,得 4 分,11.20～13.69 秒,得 3 分,13.70～16.69 秒,得 2 分,16.7～60 秒,得 1 分,>60 秒或不能完成得 0 分。

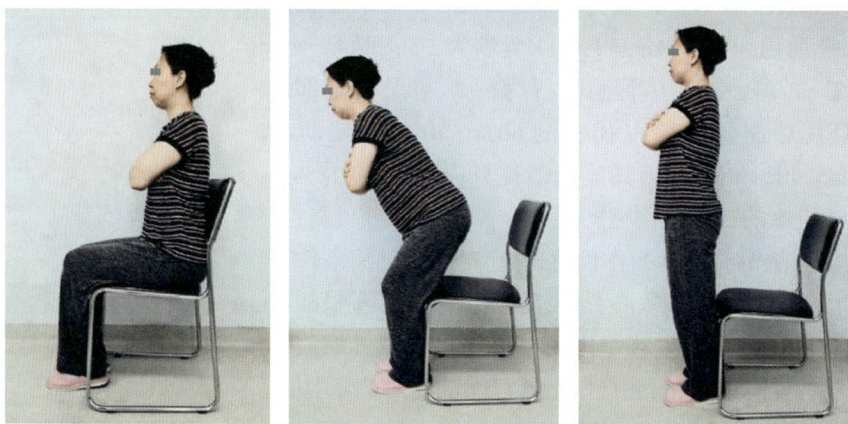

图 7-2　定时端坐起立试验图示

三、体能评价

常用方法有简易体能组合(short physical performance battery,SPPB)、日常步速试验(usual gait speed,UGS)、计时起走试验(timed get up and go test,TGUG)、爬梯试验(stair climb power test,SCPT)、功能伸展试验(functional reach test,FRT)等。

(一) SPPB

SPPB 包括 3 项内容:平衡试验、4 米步行试验及定时端坐起立试验。

1. 平衡试验　受试者分别用双足并联、衔接、串联 3 种姿势站立(图 7-3)。受试者可用手臂保持平衡,但不能移动足底或抓握外物,一旦移动足底、抓外物以保持平衡时,停止计时。评分标准:并联站立、衔接站立姿势站立等于及超过 10 秒得 1 分,少于 10 秒得 0 分;串联站立姿势站立超过 10 秒得 2 分,3～10 秒得 1 分,3 秒以内得 0 分。

并联站立:双足并拢

衔接站立:前足后跟内侧紧贴后足踇趾站立

串联站立:双足前后连接站立

图 7-3　平衡试验三种不同站姿时脚的位置

2. 4 米步行试验　在地面标注 4 米直线距离,受试者用平常步速走完 4 米,可借助拐杖等工具完成行走,连续走 2 次,以快的一次为准计时。评分标准:<4.82 秒得 4 分,4.82～6.20 秒得 3 分,6.21～8.70 秒得 2 分,>8.70 秒得 1 分;不能完成得 0 分。

3. 定时端坐起立试验　参见上文。

SPPB 是一种良好体能复合测验方法,是科学研究和临床上均认可的标准方法。SPPB 三个组合中的每一个单项测试最高分值为 4 分,满分为 12 分,≤9 分为体能下降。

(二) UGS

UGS 属于 SPPB 的一部分,也可作为测量体能的独立参数。评价步速最简单的方法是计时步行特定的距离,通常为 6~20 米,计算每秒步速,步速<0.8m/s 为体能下降。

UGS 是健康不良事件包括严重运动限制和死亡的预测因素,可有效预测跌倒及残疾的发生。

(三) TGUG

TGUG 是一种快速定量评估步行能力的方法,所需设备为一张带扶手及靠背的椅子和一个秒表。受试者穿平底鞋、坐在椅上,身体背靠椅背,双手平放扶手。受试者从座椅起立,向前直线行走 3 米,然后转身走回并坐下,计算总时间(图 7-4)。TGUG 预测跌倒风险的切点值为 13.5 秒。≤10 秒,活动能力正常;>13.5 秒,跌倒风险较高;>30 秒,活动能力严重受损,不能独立外出,需要帮助或辅助。

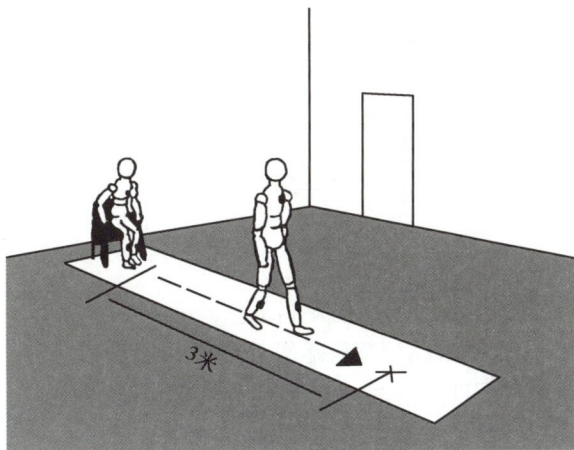

图 7-4 TGUG 测试图示

(四) SCPT

SCPT 是临床上测试老年人下肢肌肉力量、功率及移动能力的方法,受试者用自己感觉舒服的步伐,爬上一定标准的楼梯(通常为 6~15 个阶梯),以完成任务的时间作为评价指标。

听到开始口令后,一步一阶尽快爬完,攀爬期间不允许使用扶手,当双脚踏上最后一个阶梯时,停止计时。测试两次,取时间较短的一次成绩。为统一评价标准,使用楼梯攀爬功率(stair-climbing power,SCP)计算,SCP(W)=体重(kg)×重力加速度(m/s^2)×台阶高度(m)×台阶数/时间(s)。

(五) FRT

FRT 综合反映了躯干肌力、控制能力及动态平衡能力,是评估老年人及残疾患者摔倒风险的临床指标之一,但身高影响 FRT。在与受试者肩峰平齐的墙面上设一条平行于地面的刻度线,受试者着平底鞋靠墙站立,靠墙侧手掌伸直沿刻度线尽力前伸,记录中指尖位置;在保持身体平衡、足底不抬起、双脚不移动、身体不跌倒的前提下测量中指前伸位置,记录 2 次(直立、前伸)中指尖位置的差值(图 7-5)。研究显示,前伸距离短的老年人跌倒风险显著增加。

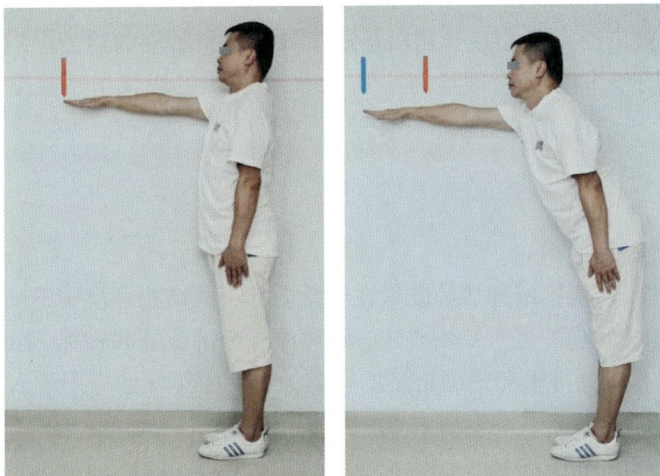

图 7-5 FRT 测试图示

评价和监测老年人或患者的肌肉功能、体能,能预测跌倒风险,评价康复效果,并为患者自我教育及锻炼提供有效的自我评价数据,鼓励体能恢复和提升。

第六节 │ 影像营养诊断

影像学技术已广泛应用于人体成分测量,尤其是骨密度、骨骼肌、皮下和内脏脂肪的测量。常用的有 DEXA(见本章第三节)、计算机断层扫描(computed tomography,CT)、磁共振成像(magnetic resonance imaging,MRI)、超声成像(ultrasonography,US)、正电子发射计算机断层成像(positron emission tomography and computed tomography,PET-CT)、正电子发射断层扫描-磁共振成像(positron emission tomography and magnetic resonance imaging,PET-MRI)等。影像学技术的平面图像、3D 图像的多维度数据,能更形象、更精准地提供人体肌肉、脂肪、骨矿物质等的信息,作为影像组学数据,将为人工智能营养诊疗提供信息资源库。

一、CT

(一)CT 扫描检测原理

CT 是采用计算机运算处理的断层摄影,当 X 线穿透人体器官或组织(骨骼、肌肉、脂肪组织)产生不同程度的衰减,进而产生相应部位的组织断层图像。

(二)CT 营养诊断的临床应用

1. CT 体脂肪检测及成像　CT 可测量内脏脂肪及皮下脂肪。通常测量第三腰椎(L_3)水平或第 4~5 腰椎之间的内脏脂肪横截面积(cm^2)。内脏脂肪横截面积指数(visceral fat area index,VFAI)=VFA(cm^2)/身高^2(m^2)。

2. CT 骨骼肌检测及成像　CT 是评估全身肌肉量的主要检测手段之一。通过测量骨骼肌横截面积反映骨骼肌量,常用的测量部位包括 L_3 水平骨骼肌总面积、腰大肌、胸大肌、股二头肌、股四头肌、股直肌横截面积等。L_3 水平骨骼肌横截面积指数(cross-sectional area index,CSAI)=CSA(cm^2)/身高^2(m^2),是广泛应用的全身骨骼肌量指示指标。通过 CT 多层面图像重建可获得单个骨骼肌或骨骼肌群的 3D 成像,计算得到骨骼肌的体积。CT 技术还能获得骨骼肌的密度,骨骼肌密度下降可能与骨骼肌脂肪变(myosteatosis)有关。

目前缺乏国人的 CT 判断肌肉减少的切点值,来自国内胃癌手术队列的 L_3 水平 CSAI 切点值为:男性≤40.8cm^2/m^2,女性≤34.9cm^2/m^2;CSAI 下降的胃癌患者术后主要并发症显著增加。

(三)CT 检测人体成分的优缺点及展望

CT 测量人体成分定位准、分辨率高、可重复性强。CT 测量脂肪横截面积是评价脂肪区域性分布的最准确方法之一;CT 被广泛用于测量骨骼肌量以及骨骼肌脂肪变的检测。CT 检测的相对高成本及辐射暴露限制了其用于人体成分常规检测。但 CT 扫描提供的影像组学数据库,将使人工智能营养诊断更加精准。

二、MRI

(一)MRI 技术的原理

MRI 是利用磁共振原理,依据所释放的能量在物质内部不同结构环境中不同的衰减,通过外加梯度磁场检测所发射出的电磁波,即可得知构成这一物体原子核的位置和种类,据此可以绘制成物体内部的结构图像。MRI 具有高分辨率和精确定量的特点,自 1993 年开始应用于人体成分分析,包括全身骨骼肌量和脂肪量的测量。

(二)MRI 营养诊断的临床应用

1. MRI 体脂肪检测及成像　自由水和脂肪是磁共振信号的直接来源,因此 MRI 是测量人体脂肪的"金标准"。MRI可显示全身脂肪量并进行定量,称为磁共振全身脂肪定量成像技术;新的MRI技术甚至可以区分白色脂肪和棕色脂肪。

MRI图像中,人体的皮下脂肪、大网膜脂肪、肠系膜脂肪、肌间脂肪、骨骼肌、骨骼等都清晰可辨,结合图像中区域面积,可计算各部位的脂肪量。在评估人体组成时MRI较DEXA、CT等具有明显优势。

2. MRI骨骼肌检测及诊断相关疾病　MRI测量机体骨骼肌量及骨骼肌成像具有明显优势。MRI测量骨骼肌不受机体水合状态影响,在该点上优于BIA技术。MRI在临床研究中已广泛用于肌肉减少症、恶液质、衰弱综合征及遗传性肌病等的骨骼肌量及质量评估,尤其能鉴别骨骼肌脂肪变性。

(三)MRI用于营养诊断的优缺点

MRI检测无辐射、分辨度高,但耗时长、费用高,在临床研究中已较广泛地应用于人体成分分析。MRI图像作为影像组学数据,今后可用于营养人工智能诊断。

三、超声成像

(一)超声成像原理

利用超声在人体不同组织中传播时产生的反射或透射的不同,构成不同的声像图,获得局部及全身的脂肪量和肌肉量数据。超声可在轴向剖面给出受试者皮下脂肪厚度、腹部内脏脂肪厚度、肱二头肌厚度、股四头肌厚度等数据,是测量骨骼肌和脂肪的标准技术。

(二)超声营养诊断的临床应用

超声较早用于糖尿病肥胖患者腹内脂肪量的检测,用来诊断腹型肥胖。床旁超声多用于监测重症及卧床患者的股四头肌厚度或股直肌横截面积,据此诊断ICU获得性衰弱综合征。超声检测颞肌厚度可以判断是否存在肌肉减少。超声技术将在多种疾病患者的人体成分测量以及营养治疗效果检测中发挥作用。

(三)超声营养诊断的局限及拓展

超声测量人体脂肪及肌肉组织即时、价廉,且可床旁操作。但超声测量准确性更多依赖于操作者水平,目前超声营养诊断尚缺乏明确的参考值。建立一致性的测量方式与判断标准,有助于超声营养诊断的临床应用。

四、PET-CT/PET-MRI

PET-CT技术是将发射正电子的放射性核素(如^{11}C、^{13}N、^{18}F等)标记化合物组成核素示踪剂注射至受检者体内,通过探测、显示这些核素示踪剂在体内各脏器(包括大脑、心脏等)的分布及代谢情况,运用CT技术为这些核素示踪剂分布进行精确定位的新兴影像学技术。利用PET-CT显像原理,将^{11}C-甲硫氨酸注入体内,可评估活体的蛋白质的合成速度。由于费用昂贵,目前PET-CT较少用于营养诊断。

PET-MRI是将PET和MRI二者结合为一体的功能代谢与分子影像诊断技术。PET-MRI具有MRI多参数、多序列、高软组织分辨率且无电离辐射的优势,又具有PET成像探测人体生化代谢的高灵敏性与分子靶向性,达到最大意义上的优势互补。PET-MRI检测价格昂贵且费时,将来可用于营养素(如氨基酸、糖类)的生理代谢研究及疾病时的异常代谢检测。

第七节 │ 人工智能营养诊断

在临床营养领域,随着数据的复杂性和高维性不断增加,新的数据分析、使用、解读等的挑战随之而来。人工智能(artificial intelligence,AI)及其关键组成部分——机器学习(machine learning,ML)为处理此类数据提供了强有力的工具。人工智能已在临床营养学的多个领域中得到应用,本节内容重点介绍基于机器学习技术的营养诊断。

一、人工智能的概念与分类

人工智能是计算机科学的一个分支,旨在模仿、延伸和扩展人类的思维方式,使计算机具备感知、理解、学习和决策的能力。常见的机器学习方法包括监督学习、无监督学习等见表 7-1。

表 7-1　经典的机器学习方法分类

特点	监督学习	无监督学习
学习方式	使用有标注数据进行训练	不使用有标注数据进行训练
任务目标	分类、回归等	数据降维、异常检测、聚类等
知识表示	基于样本和标签的显式表示	基于数据本身的隐式表示
算法选择	线性回归、逻辑回归、决策树、支持向量机、神经网络等	聚类分析、主成分分析等
性能评估	准确率、召回率、决定系数等	轮廓系数、互信息等

1. **监督学习**　监督学习的基本思想是通过使用带有标签的训练数据来训练模型,以使其能够从输入数据中预测或分类出正确的输出。

2. **无监督学习**　与监督学习不同,无监督学习不需要标签或类别信息作为训练数据,通过对未标记数据的分析,旨在发现数据中的内在结构、潜在关系和模式。

3. **其他方法**　除了监督学习和无监督学习之外,还有其他类型的机器学习方法,它们根据问题的特点和需求采用不同的策略和技术。这些方法包括强化学习、半监督学习、迁移学习等。

二、人工智能在临床营养领域的应用

随着临床电子病历、影像学、组学和微生物群落等技术的不断发展,营养主题下产生的数据来源及数据规模日益复杂,需要更高复杂度的算法。

1. **临床营养诊断**　人工智能技术在临床营养评估中可利用机器学习算法和数据挖掘技术,从大量的医疗数据中挖掘出与营养相关的指标和模式,提供更准确的营养诊断结果。

2. **个性化营养治疗方案**　利用机器学习和专家系统等技术,分析、解读并综合多种来源的营养信息,为患者提供个性化的膳食和营养建议。

3. **临床决策支持系统**　人工智能可以根据患者的代谢率、生理特征、活动水平和疾病情况等因素,构建预测模型来评估患者的能量和营养素需求,为患者提供更为精准的建议。

4. **个性化膳食推荐系统**　个性化膳食推荐系统通过收集用户的个人信息、饮食习惯、健康状况和营养需求等数据,利用人工智能技术进行深度分析,识别出用户的膳食偏好和营养需求。

三、人工智能与营养诊断

(一)人工智能营养诊断的数据来源

1. **临床数据**　临床数据是营养诊断的重要来源之一,它包括医疗记录、营养问卷调查等收集方式,通常收集患者的基本信息、病史、疾病诊断、用药情况、膳食摄入等数据。

2. **影像学数据**　包括超声、X 线、CT、MRI 等医学影像资料,利用影像学技术可以观察和评估人体内部的结构和功能。

3. **人体测量与人体成分分析**　人体测量是评估个体营养状况的重要手段之一,包括身高、体重、BMI、腰围、臀围、小腿围和皮褶厚度等。人体成分分析主要通过生物电阻抗方法检测人体脂肪、骨骼、肌肉等成分的绝对值和占比。

4. **实验室检查**　包括血液、尿液、粪便、组织等的化学分析、生物标记物检测等方法。获取包括血糖、血脂、肝肾功能、炎症因子、血维生素及矿物质(电解质及微量元素)等指标。

5. **组学信息**　基因、RNA、蛋白质等生物分子的测序数据统称为组学信息。

6. **可穿戴式设备**　可穿戴式设备也是营养诊断中的重要工具,包括智能手环、智能手表、体感传感器等设备。

7. **非接触式传感器**　非接触式传感器也是营养诊断中的重要工具,包括红外线传感器、摄像头、微波雷达等传感器。

(二)人工智能营养诊断的数据整合

数据整合是指将来自不同来源和类型的数据进行收集、整理、清洗和标准化,以便进行进一步的数据分析和挖掘。

1. **数据收集**　从各种来源收集需要整理的数据,包括病历数据库、医院信息系统、文件、表单、传感器等。通过这些多渠道的数据,获取到丰富而全面的营养数据。

2. **数据清洗**　清洗掉重复、无效、错误和缺失的数据,提高数据的质量和可信度。包括处理不完整或缺失的数据,以及修正错误的记录等。

3. **数据规范化和标准化**　将不同格式、不同类型的数据进行规范化和标准化,使数据能够被统一管理和使用,提高数据的可读性和互操作性。

4. **数据结构化**　通过数据转换、数据映射等技术,将非结构化的数据进行结构化处理,使其能够被机器学习和深度学习算法所使用。

5. **数据标签化**　对数据进行标注和分类,为后续的数据分析和挖掘提供支持。

6. **数据存储和备份**　将整理后的数据存储到合适的数据库中,并做好备份工作,以保障数据的安全性和可靠性。

(三)人工智能营养诊断范式

1. **基于聚类的营养亚型诊断**　基于聚类的营养亚型诊断是一种通过数据分析和挖掘技术识别具有相似特征的人群的方法。利用无监督机器学习的方法可以将患者分成不同的营养亚型。

2. **基于现有诊断标准的营养诊断**　基于现有诊断标准的营养诊断是一种评估个体或群体营养状况的常用方法,它根据一系列的已有诊断标准来分类个体营养状态。

(四)人工智能营养诊断模型构建流程

1. **营养数据的收集与整理**　需要收集并构建与营养诊断相关的数据库,对获取的营养数据进行预处理,包括清洗、整理和标准化,以去除错误和异常数据,确保数据的准确性和一致性。

2. **模型特征筛选**　机器学习中,特征降维是构建模型的重要环节之一。它可以帮助去除无关的特征,降低模型的复杂度,提高模型的准确性和泛化能力。

3. **数据划分**　在机器学习中,通常将原始数据集按比例划分为三个部分:训练集、验证集和测试集。其中,训练集用于训练模型构建,验证集用于选择模型,测试集用于模型评估。

4. **机器学习模型的选择和训练**　根据问题的类型和数据的特点,选择合适的机器学习模型,并使用训练数据进行模型的训练。

5. **模型评估**　在模型训练及筛选完成后,使用内部或外部测试集对模型进行评估,根据评估结果,对模型进行优化。优化方法包括调整模型参数、增加特征、改变模型结构等。

6. **模型开发及应用**　模型评估完成后,将机器学习模型部署到实际临床应用中,以实现自动化的决策或预测。

四、人工智能在营养诊断中的研究进展

国内学者开发了融合营养不良多维度指标的决策系统,通过无监督机器学习 K 均值聚类来区分患者亚群。国外学者通过儿童健康微生物组指数表征,用随机森林算法预测生物学年龄。在发展中国家,还可以通过机器学习从人口统计数据中预测营养不良。这些研究进展表明,人工智能在营养诊断中的应用具有巨大的潜力。

五、人工智能在营养诊断中的局限性

尽管人工智能技术应用于营养诊断领域具有广阔的前景,但仍存在一些局限性。首先,考虑到准确性、伦理、法规等因素,人工智能得到的诊断结果尚不能完全取代人类的诊断,因此,它们更多地被视为支持工具辅助临床医师进行决策。尽管人工智能技术在营养诊断中展示出了很大的潜力,但仍需要克服技术难题和面对实际挑战,从而进一步研究和改进现有的技术和方法。

(许红霞　李　涛　石汉平)

案例分析　　　　　本章目标测试　　　　　本章思维导图

第八章 | 临床营养治疗通则

营养治疗(nutrition care/nutritional therapy)是一项基础临床治疗,旨在为日常膳食摄入不足或者不能正常摄食的患者以医学手段提供能量及营养素,并调节异常代谢,包括三个方面:①患者营养教育(包括强化食品);②医学营养(肠内、肠外营养);③营养代谢调节(调节异常代谢、免疫紊乱、炎症失衡等)。

第一节 | 营养治疗的价值

营养治疗作为一种独立的治疗方法,既有与手术、药物、放射等经典治疗方法相同的修复损伤共性,更有与其他治疗不同的机体滋养特点。营养治疗本身并不直接杀伤病原体,不直接去除病灶,而是通过滋养机体,提高机体自身内源性免疫力、修复力和自愈力去治疗疾病、修复损伤、康健机体。由于机体免疫力、修复力、自愈力是所有疾病治疗、损伤愈合的基石,因此,营养治疗是所有疾病的基础治疗、一线治疗。

一、营养治疗是患者的基本权利

《世界人权宣言》第二十五条第一款指出:"人人有权享有为维持他本人和家属的健康和福利所需的生活水准,包括食物、衣着、住房、医疗和必要的社会服务。"《经济、社会及文化权利国际公约》明确把食物权分为获得足够食物的权利和免受饥饿权。《中华人民共和国民法典》规定,自然人享有生命权、身体权和健康权。疾病情况下,患者食物摄入不足或者不能正常摄入食物时,患者"获得足够食物的权利、免受饥饿权、生命权和健康权"均可能受到损害。此时,营养治疗是患者食物的补充、替代,甚至是唯一营养来源,是保障上述权利的最重要基础措施。所以说,营养治疗是患者的一项基本权利。2022年,70多个国际及国家临床营养机构在维也纳签署"国际临床营养人权宣言(the International Declaration on the Human Right to Nutritional Care)",宣称"营养治疗是一项基本人权,nutrition care is one basic human right",把营养治疗整合到日常医疗服务中去是临床工作者的本职工作和伦理学责任。

二、营养治疗为损伤修复提供能量及营养素

损伤修复的过程是一个合成代谢大于分解代谢的过程,合成代谢需要氨基酸及其他营养素,同时消耗能量。能量、蛋白质、微量营养素是损伤修复的基本材料。临床上,患者能量和蛋白质实际摄入量普遍低于推荐量,重症患者住院一周后平均能量负债可达 $-12\,600 \pm 10\,520$ kcal,能量负债显著增加了并发症发生率,摄入能量≤50%推荐量是高病死率的独立危险因素。蛋白质达标更加重要,即使能量达标,如果蛋白质不足,不能降低病死率。能量达标、能量及蛋白质双达标与28天死亡的风险比分别为0.83及0.47;即使能量≥20kcal/(kg·d),如果氨基酸<0.6g/(kg·d),死亡风险仍然显著升高。

伤口愈合的标志性事件是胶原纤维合成,胶原纤维最主要的氨基酸组成为脯氨酸,前胶原纤维成熟为胶原纤维的过程需要维生素C,精氨酸、谷氨酰胺促进伤口愈合。荟萃分析显示维生素A、维生素 B_1、维生素 B_6、维生素 B_{12}、维生素D、维生素E及锌、钙、铜、镁、硒和锌有益于烧伤创面愈合,维生

素 C、锌有益于压疮伤口愈合,叶酸及维生素 A、维生素 D、维生素 E 有益于糖尿病溃疡伤口愈合,锌有益于静脉炎溃疡伤口愈合,维生素 E 有益于增生性瘢痕伤口愈合。

三、营养治疗改善临床结局

营养治疗整体上缩短住院时间、减少并发症发生率、提高疾病治愈率、降低病死率。内科住院患者随机接受个体化营养治疗或医院标准膳食,30 天后发现个体化营养治疗组不良临床结局发生率及病死率显著低于对照组(23% vs. 27%,7% vs. 10%),而营养相关不良反应两组间差异无统计学意义。慢性心力衰竭患者个体化营养治疗组病死率及主要心血管不良事件均显著低于医院标准膳食对照组(8.4% vs.14.8%,17.4% vs. 26.9%),随访 180 天时干预组的生存获益仍然存在。老年患者接受 6 个月的营养治疗可显著缩短住院时间,减少再入院率,缩短再住院时间。近 6 万例肿瘤患者研究发现:临床营养显著改善了转移性胃肠道、呼吸及泌尿生殖系统肿瘤患者的生存率,营养不良患者生存获益更加显著,早期营养治疗显著延长了非转移性胃肠道肿瘤患者的生存时间。

四、营养治疗增强其他治疗的效果

营养治疗不仅具有独立的疗效,而且增强其他治疗手段效果,减少其他治疗的并发症,提高对手术、药物、放疗和化疗的耐受性。术后早期实施肠内、肠外营养可以显著缩短住院时间及抗生素使用时间,降低患者院内感染率。与自由进食患者相比,膳食咨询、营养补充患者能量及蛋白质摄入量显著增加、生活质量及放疗不良反应明显改善,高蛋白质、富含 ω-3 PUFA 配方 ONS 疗效更加明显。头颈部肿瘤放化疗同时强化营养治疗,可以有效预防体重丢失,增加摄入量,预防并减少放化疗中断,进而提高放化疗效果。口服营养治疗还可显著降低血液病骨髓移植儿童的移植物抗宿主反应及病死率,提高治疗效果。

五、营养治疗调节机体代谢与免疫

营养治疗不仅提供能量及营养素,而且调节代谢、免疫及炎症。调整三大宏量营养素的比例如高/低脂肪膳食、高/低碳水化合物膳食、高/低蛋白质膳食,可调节代谢;强化精氨酸、ω-3 PUFA、谷氨酰胺等营养素组成免疫营养配方还可调节免疫功能;加大某些微量营养素如维生素 C、维生素 B_1,可以调节细胞代谢。

高脂肪生酮膳食是一种经典的代谢调节治疗膳食,且可上调适应性免疫相关途径,传统上用于治疗儿童癫痫。最新随机临床研究显示,生酮膳食可有效控制 2 岁以内患儿的耐药性癫痫发作,疗效与抗癫痫药物相当,且安全性好。强化叶酸及维生素 B_1 可以显著改善认知障碍。静脉注射大剂量维生素 C 不仅直接杀伤肿瘤细胞,且可有效降低化疗不良反应,增强化疗效果。与普通配方相比,免疫营养可显著降低手术后并发症、感染性并发症、吻合口漏、手术部位感染,缩短住院时间,改善临床结局。

六、营养治疗改善患者整体状况

整个生命周期良好的营养状况是生长发育、维持健康、成功衰老及可持续发展的基石。营养治疗主要通过 3 个方面提高患者整体状况。

首先,营养治疗直接改善体能,帮助患者恢复体力,增加肌肉质量和力量,改善口腔健康,从而提高日常活动的能力,提高整体健康水平。有营养不良或营养风险的成年人 ONS 12 周后,患者体重、BMI、MAC、小腿围显著高于没有 ONS 者,高蛋白质营养显著减轻肌肉丢失。EPA 及 DHA 是特异性促炎症消退介质(specialized pro-resolving mediators,SPMs)的合成底物,大剂量 EPA+DHA 口服可以增加肌肉合成、减少肌肉蛋白质分解,从而维持肌肉量。

其次,营养治疗减少感染、维持身体基本功能,显著延长生存时间。营养治疗可以整体显著减少住院患者特别是老年患者的感染性并发症,减少出院 6 个月后肺炎再入院率,减少幅度高达 77%。新加坡纵向老龄化研究(Singapore longitudinal aging study,SLAS)显示,与营养状况持续维持良好者相比,营养状况恶化者日常生活/基本活动伤残事件、不良生活质量及死亡率增加,营养状况与共病发生率及其死亡风险密切相关,营养状况改善后,上述不良健康结局显著下降。

第三,通过解决营养不良,患者可经历更少的身体不适,如疲劳、肌肉无力等,提高患者的心理健康,减少抑郁和焦虑的情绪,使他们更加健康和有活力、更加积极地参与日常活动和社会生活。老年营养不良或营养风险患者接受营养改进活动(营养教育 +ONS),60 天后患者认知评分、情感障碍状态、体力活动能力、健康相关生活质量及自我报告生活质量均有显著改善。

七、营养治疗节约医疗费用

营养治疗的卫生经济学效益已经得到充分证明,通过减少医疗资源的使用降低医疗费用,为医疗保健系统带来卫生经济学效益。医院营养不良是医疗保健系统的一个隐藏的、未被正确认知的巨大消耗因素,而营养治疗是节约医疗费用、改善患者结局的有效途径。与普通配方相比,免疫营养配方节约医疗费用更加明显、30 天再入院率更低。国际多个大样本住院患者的研究显示:ONS 可以缩短 18.9%~21.5% 的住院时间、节约 12.5%~23.8% 的医疗费用、减少 2.3%~13.1% 的 30 天再入院率,最高使整个国家的总医疗保健支出减少 32.1%。国外研究显示对营养不良或营养风险成年患者尽早实施 ONS,可产生显著的卫生经济学效益,每减少 1 天住院、每减少 1 个额外住院患者、每减少 1 次再入院和预防 1 个死亡的成本效益分别为节约 92.24 美元、544.59 美元、1 848.12 美元和 3 698.92 美元,缩短住院时间对节约医疗费用贡献最大。

第二节 ｜ 营养处方

2007 年 5 月 1 日起施行的中华人民共和国卫生部令第 53 号《处方管理办法》,是我国目前处方管理的最高法律依据。《处方管理办法》规定:处方是指由注册的执业医师和执业助理医师(以下简称医师)在诊疗活动中为患者开具的,由取得药学专业技术职务任职资格的药学专业技术人员(以下简称药师)审核、调配、核对,并作为患者用药凭证的医疗文书。处方包括医疗机构病区用药医嘱单。处方是医师对患者用药的书面文件,是药学专业技术人员调配药品的依据,具有法律、技术、经济责任。处方共有 3 部分:①处方前记:包括医院全称、科别、患者姓名、性别、年龄、日期等,可添加特殊要求的项目;②处方正文:处方头以 "R" 或 "RP" 起头,意为拿取下列药品;接下来是处方的主要部分,包括药品的名称、剂型、规格、数量、用法等;③处方后记:包括医师、药师、计价员签名以示负责,签名必须签全名。

一、营养处方的法律定位

《处方管理办法》规定:①具有处方权的人员是注册的执业医师和执业助理医师,非医师的其他人员没有处方权;②处方内容是药物,不包括膳食、食品及特殊食品,它们不在处方内容范畴。

营养处方(nutrition prescription)是一种特殊存在。首先,目前的处方特指药物处方,《处方管理办法》没有对处方进行分类,如药物处方、营养处方、膳食处方、心理处方、运动处方等,营养处方没有明确的定义,没有法律保障与法律效力。第二,营养处方、膳食处方、心理处方、运动处方等有实际需要,作为重要治疗手段,营养、膳食、心理、运动需要专业人士指导,需要专业"处方"。第三,在"以治病为中心向以健康为中心转变"的大健康背景下,现行《处方管理办法》应修订、扩容,补充非药物处方,包括健康管理处方、营养处方。第四,我国目前的肠内营养产品分为 ENP(药物)及 FSMP 两大类。作为药物管理的营养制剂原本就是处方内容,但是作为非药物管理的 FSMP 却没有纳入营养处方范畴。第五,营养处方的内容建议包括医院诊断膳食、治疗膳食及 FSMP 等内容。

二、营养处方前记

除一般处方规定的条目外,营养处方前记特别强调患者年龄、性别、体重、疾病、生命体征、营养状态、活动情况及营养治疗手段。这些信息对处方正文有重要指导价值。

一般来说,每千克体重能量及营养需求,随着年龄增大逐渐减少,男性高于女性,肥胖者低于非肥胖者,慢性消耗性疾病及危重症患者高于其他患者,活动患者高于卧床患者。营养状况越差、营养不良越重,能量及营养负债越大。在实际计算能量需求时,肠外营养(parenteral nutrition,PN)仅计算非蛋白质能量,肠内营养(enteral nutrition,EN)计算的则是总能量(表 8-1)。

表 8-1 能量需要的临床校正系数

因素		校正量
年龄	≥70 岁	−10%
营养不良程度	中度	+5%
	重度	+10%
活动情况	自由活动(非卧床)	+30%
	卧床	+20%
应激	发热>37℃,每 1℃	+10%
未控制的重度疼痛(疼痛评分>7 分)		+10%
小手术		+0～10%
长骨骨折		+15%～30%
恶性肿瘤		+10%～30%
腹膜炎/脓毒症		+15%～30%
严重感染/多发创伤		+20%～40%
多器官功能衰竭综合征		+20%～40%
烧伤		+20%～200%

体重是临床营养学一个十分重要的参数,临床营养学中体重有实际体重、理想体重及营养治疗调节体重 3 种。正常人的实际体重相当于理想体重,能量供给按照实际体重计算;消瘦者的实际体重低于理想体重,能量供给应按实际体重计算,需要增重者应按调节体重计算;肥胖者的实际体重高于理想体重,能量供给应按调节体重计算。调节体重 =(实际体重−理想体重)×(0.25～0.5)+理想体重。

三、营养处方正文

营养处方正文包括营养制剂的名称、剂型、规格、数量、用法等;营养处方主要考虑营养成分、需要量及配比。

(一) 营养成分

无论肠内营养还是肠外营养,AIO 原则是临床营养工作中选择营养成分构成时必须遵循的基本原则,因为机体对营养素的需求是全方位的、复杂多样的。AIO 提高糖脂利用率,促进氮平衡,减少代谢性并发症。AIO 原则源于日常生活,正常人的每一餐饭都是"全合一"。偏食或忌口可能导致某种营养素缺乏或营养失衡。不仅如此,临床实践中,还可根据患者的具体状况强化某种营养素,如蛋白质强化、维生素强化、脂肪酸强化。但是,除 6 类营养素(碳水化合物、蛋白质、脂肪、维生素、矿物质、水)外的任何其他成分不得加入肠内、肠外营养液中,尤其禁止加入肠外营养液中。

(二) 四个需要量

健康成年人以营养入出平衡为原则,疾病患者由于消耗增加、疾病修复的额外需求,其能量及营养素需求常高于健康人。临床营养应重点考虑液体、能量、蛋白质(氮)、微量营养素四个需要量。

1. **液体量**　液体需要量的计算方法很多,比较常用的有:①拇指法则:成年人30ml/kg,儿童30～120ml/kg,婴儿100～150ml/kg;②1-5-2公式计算法:第一个10kg体重补液100ml/kg;第二个10kg体重补液50ml/kg;以后每10kg体重补液20ml/kg。两者相比,后一个公式更加准确。患者住院期间及手术后液体过量普遍存在,液体过量抑制食欲,因此临床工作中要求满足90%液体需求即可。

2. **能量**　一般需要25～30kcal/(kg·d)。计算方法以拇指法则及Mifflin-St Jeor公式较为常用。短期并不要求必须达到100%的能量需求,满足70%～90%需求即可。过高能量摄入易导致高血糖,而血糖升高是感染等并发症发病率与病死率升高的独立危险因素。另一方面,能量摄入不足是临床普遍现象,患者累计能量负债超过8 000kcal时,就有发生并发症的风险;超过10 000kcal时,就可能出现并发症甚至死亡。

3. **蛋白质**　蛋白质是机体重要组成成分,应100%满足需求,可按1～2g/(kg·d)计算。住院患者蛋白质丢失严重,空腹12小时氮丢失量为10～12g,腹部择期手术后的净氮损失为40～80g,遭受多重创伤及感染性休克的患者氮损失超过200g,严重烧伤患者更超过300g。单纯能量达标,而蛋白质未达标,不能降低病死率;能量和蛋白质均达标,才能显著减少病死率。高能量、低氮低能量营养治疗是两个极端,低氮、低能量营养带来的能量赤字及负氮平衡和高能量营养带来的高代谢负担均不利于患者康复。高蛋白质膳食对肿瘤患者、危重症患者和老年患者均有益,建议一日三餐或每餐均衡摄入。

4. **微量营养素**　微量营养素参考中国居民膳食营养素每日推荐摄入量,要求满足100%需求。

(三)三个比例

临床营养要重点关注碳水化合物(糖)能量/脂肪能量、非蛋白质能量(non-protein calorie, NPC)/氮、糖/胰岛素三个比值。生理条件下,宏量营养素的供能比为碳水化合物:脂肪:蛋白质为60%:25%:15%,NPC分配一般为葡萄糖/脂肪=(60%～70%)/(40%～30%),NPC/氮为150:1,糖/胰岛素为(6～10g):1U;严重感染、严重创伤(包括大手术)、糖尿病,肿瘤尤其是进展期肿瘤等应激情况下不仅能量需求明显增加,宏量营养素比例也有很大变化,脂肪供能增加,碳水化合物供能减少,蛋白质需求增加,NPC/氮比值下降,碳水化合物:脂肪:蛋白质为45%:30%:25%,NPC/氮为(100～150):1,糖/胰岛素为(4～8g):1U。研究发现,应激条件下高脂肪配方节氮效果好于高碳水化合物配方,推荐高脂肪低碳水化合物配方,二者比例可以达到1:1,甚至脂肪供能更多(图8-1,表8-2)。

(四)两个选择

应注意两个选择,即中链甘油三酯(medium-chain triglyceride,MCT)与长链甘油三酯(long-chain triglyceride,LCT)、芳香氨基酸(aromatic amino acid,AAA)与支链氨基酸(branched-chain amino acid, BCAA)。LCT是必需脂肪酸,进入线粒体时需要借助肉碱转运,MCT可直接进入线粒体,不需要肉碱

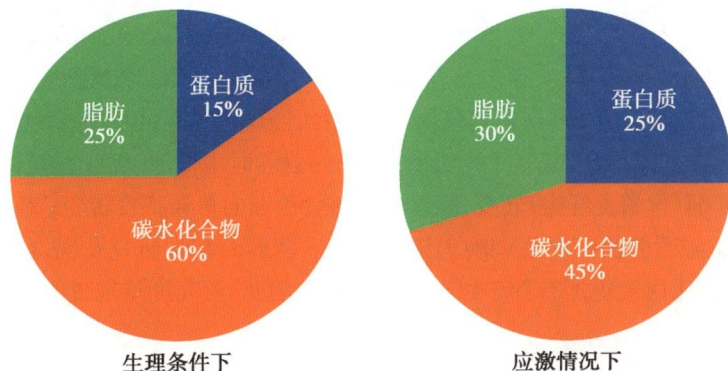

图8-1　生理或应激条件下的能量需求及三大营养素比例变化

表 8-2　不同疾病情况下能量、蛋白质需求及其比例变化

患者状况	能量 / [kcal·(kg·d)$^{-1}$]	蛋白质 / [g·(kg·d)$^{-1}$]	NPC : N
正常/轻度营养不良	20～25	0.8～1.0	150 : 1
中度营养不良	25～30	1.0～1.2	(120～150) : 1
重度营养不良	25～30	1.0～1.5	120 : 1
高代谢、应激	30～35	1.5～2.0	(90～120) : 1
烧伤	35～40	2.0～2.5	(90～120) : 1

注：NPC，non-protein calorie，非蛋白质能量；N，nitrogen，氮。

转运，供能较快。MCT : LCT 为 1 : 1 的脂肪乳剂可能更加适合严重感染、严重创伤及肿瘤患者，尤其是肝功能障碍患者。ω-3 PUFA 如深海鱼油有助于抑制炎症反应，推荐 EPA+DHA≥1.5g/L，EPA/DHA 为（60%～70%）/（40%～30%）。

BCAA 关键代谢酶支链转氨酶（branched-chain aminotransferase，BCAT）在肝脏分布非常少或无，因而肝脏几乎不能降解 BCAA，BCAA 主要在肌肉代谢，BCAA 占肌肉摄取氨基酸总量的 50%，其他血浆氨基酸不在肌肉内代谢，主要在肝脏代谢。BCAA 的这一特点使它在应激、肝功能障碍情况下受到特别重视，用以平衡芳香氨基酸，一般以 BCAA≥35% 作为优质氨基酸制剂的评判标准。

（五）一个原则

一个原则即个体化原则。因地制宜、因人制宜、因时制宜。营养制剂首选普通配方，疾病患者酌情选择疾病特异性配方。整蛋白型制剂适用于绝大多数疾病患者。短肽是蛋白质的主要吸收形式，短肽制剂无需消化，吸收较快，对消化功能受损伤的患者如手术后早期、放化疗患者、老年患者可能有益。

（六）营养治疗方法

营养治疗方法包括营养教育（如强化食品、膳食调整）、医学营养及营养代谢调节，医学营养包括肠内营养和肠外营养，原来称为人工营养。最常用的营养治疗方式是 ONS，临床最现实的营养治疗方式是膳食+ONS，甚至加部分肠外营养（partial parenteral nutrition，PPN）（图 8-2）。

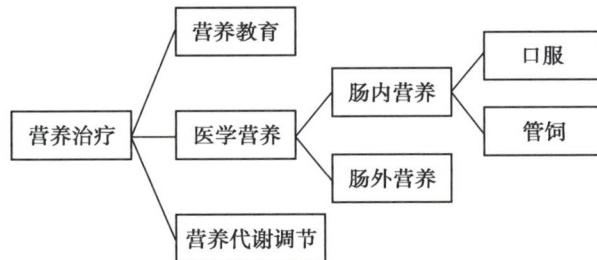

图 8-2　营养治疗方法

（七）具体用法

营养治疗方式：内外结合，先单后混；营养治疗速度：快慢有序，先慢后快；营养治疗途径：管口并用，先口后管；营养治疗配方：糖脂协调，先清后渣；营养治疗能量：供需平衡，先少后多；营养治疗时相：夜以继日，先日后夜。

"内外结合"是指肠内营养、肠外营养相结合；"先单后混"是指首选单纯的食物，食物不能满足营养需求时，酌情使用混合营养（食物、肠内营养、肠外营养）；"管口并用"是指静脉（输液管）、管饲（喂养管）及口服联合使用；"先口后管"是指首先选择经口途径，经口营养不足时，酌情使用喂养管（管饲）、静脉输液管（肠外营养）；"先清后渣"是指手术、创伤后肠内营养时由低渣（少或无膳食纤维）肠内营养剂逐渐向普通肠内营养剂（含膳食纤维）转变，膳食由清流食逐渐向普通膳食转变；"夜以继日，先日后夜"是指营养不良患者实施营养治疗时强调晚上给予营养。营养时相学研究发现，在能量及蛋白质相同时，夜间口服补充营养比白天更加有利于纠正营养不良。因此，要高度重视夜间睡觉前的营养补充。

（八）疗程

《处方管理办法》规定，医师一般不得开出超过 7 日的用量；急诊处方一般不得超过 3 日用量；特殊情况，处方用量可适当延长，但医师必须注明理由。由于营养治疗发挥作用较慢，需要时程较长，临

床上一般以 2～4 周作为一个营养治疗疗程,所以,营养处方的用量时间建议以 2～4 周为宜。

四、营养处方后记

包括医师、临床营养师、药剂人员、计价员签名以示负责,签名必须签全名。

第三节 ｜ 五阶梯营养治疗

营养治疗是所有疾病综合治疗的基础手段和核心内容,规范的营养治疗不仅能显著改善临床结局、改善预后,还可以节约医疗费用。反之,不规范的营养治疗不仅不能使患者获益,反而增加并发症及死亡风险,增加医疗费用。因此,营养治疗必须规范,按章施治,遵循五阶梯治疗规范,并根据患者病情变化及时升阶或降阶治疗(图 8-3)。

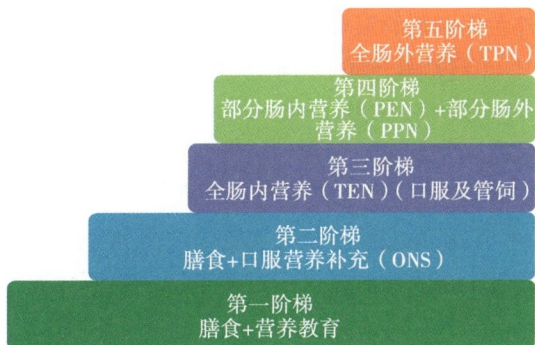

图 8-3　五阶梯营养治疗规范

一、规范营养治疗的五个阶梯

(一)第一阶梯:膳食＋营养教育

膳食＋营养教育是所有营养不良患者(不能经口摄食的患者除外)首选的治疗方法,是所有营养不良治疗的基础,是一项经济、实用而且有效的措施。营养教育的疗效已经得到广泛验证,轻度乃至中度营养不良患者使用第一阶梯治疗有可能完全治愈。营养教育包括营养咨询、膳食指导及膳食调整,目的就是要宣传并落实“食物是最好的药物,食物是营养的最主要来源,膳食优先”的理念。具体内容详见本章第四节。

(二)第二阶梯:膳食＋口服营养补充(ONS)

如果膳食＋营养教育不能达到目标需要量,则应该选择膳食＋ONS。ONS 的效果已经得到大量研究证实,美国 116 万住院患者使用 ONS 后发现:ONS 患者住院时间短 2.3 天(由 10.9 天缩短至 8.6 天),减少 21.0%;住院费用节约 \$4 734(由 \$21 950 减少至 \$17 216),减少 21.6%;出院后 30 天内再次入院率低 2.3%(由 34.3% 下降至 32.0%),减少 6.7%。结论认为:ONS 可以缩短住院时间、节约医疗费用,减少 30 天再次入院风险。ONS 的详细内容参见第十章第二节。

(三)第三阶梯:全肠内营养

全肠内营养(total enteral nutrition,TEN)特指所有的能量与营养素完全由 ENP/FSMP 提供,完全没有日常膳食摄入。在膳食＋ONS 不能满足目标需要量或者一些完全不能摄食但肠道功能具备的条件下如食管癌完全梗阻、吞咽障碍、严重胃瘫,TEN 是理想选择。肠内营养的优势已经有非常多的研究与讨论,无需赘述。营养不良条件下的 TEN 实施,多数需要管饲,常用的喂养途径有鼻胃管、鼻肠管、胃造口管、空肠造口管。TEN 的输注方法有连续输注及周期输注两种,夜间的周期性输注法更加适合临床应用,因为白天患者多数需要接受各种检查及操作,难以长期卧床接受 TEN;但是夜间的肠内营养可能增加护师工作量,进而增加营养治疗风险。详细内容参见第十章第三节。

在一些特定情况下,TEN 不仅是一种营养补充手段,还可以作为一种独特的治疗方法,唯一肠内营养(exclusive enteral nutrition,EEN),即以肠内营养剂为唯一营养来源,在克罗恩病治疗中的作用就是如此。详细内容参见第十九章第二节。

(四)第四阶梯:部分肠内营养＋部分肠外营养

当 TEN 无法满足目标营养需求时,应该选择部分肠内营养(partial enteral nutrition,PEN)＋部分肠外营养(partial parenteral nutrition,PPN),或者说在肠内营养的基础上补充性增加肠外营养,也称补充性肠外营养(supplemental parenteral nutrition,SPN)。尽管完全膳食或完全肠内营养是理想的方法,但在临床实际工作中,PEN+PPN 是更为现实的方案,对肿瘤患者尤为如此。因为厌食、早饱、肿瘤相关性胃肠病、治疗不良反应等多种原因,患者常常出现"不想吃、吃不下、吃不多、消化不了"四不现象,此时的 PPN 或 SPN 就显得特别重要,有助于减轻放化疗不良反应,提高治疗耐受力、延长生存时间,提高生活质量。

PEN 与 PPN 提供的能量比例并无固定标准,主要取决于患者对肠内营养的耐受情况,肠内营养耐受越好,需要 PPN 提供的能量就越少,反之则越多。不同能量密度的小容量,特别是 1 000ml 以内的小包装工业化多腔袋肠外营养制剂,为临床 PPN 的实施提供了极大的便利,有效避免了大包装肠外营养制剂的浪费。

(五)第五阶梯:全肠外营养

自从 1968 年 Dudrick SJ 及 Wilmore DW 等发表全肠外营养(total parenteral nutrition,TPN)可以维持动物及婴儿正常生长发育的著名论文以来,TPN 得到了长足的发展,从 TPN 的路径、管道、制剂、配方到实施及护理取得了全方位的巨大进步,成为临床上治疗肠道功能丧失患者的唯一依靠。

在肠道完全不能使用的情况下如完全性肠梗阻、涉及胃肠道的复杂大手术、短肠甚至无肠患者,TPN 是患者生存的唯一营养来源。第四阶梯营养治疗仍然无法达到目标能量需求时,应尽快升阶到第五阶梯。肠外营养推荐以 AIO 的方式输注。具体内容详见第十一章。

二、营养过渡

五阶梯营养治疗规范中的从下往上和从上向下的切换称为营养过渡。

可以进食的患者,首选第一阶梯,如果不能满足目标营养需求,酌情依次向上升阶。从下往上过渡,遵循 60% 原则,即当目前阶梯不能满足 60% 目标营养需求时,应该选择上一阶梯,如:营养教育不能满足 60% 目标营养需求时,应该选择 ONS;ONS 不能满足 60% 目标营养需求时,应该选择全肠内营养;当全肠内营养不能满足 60% 目标营养需求时,应该选择肠内营养+SPN;当 SPN 不能满足 60% 目标营养需求时,应该选择 TPN。

完全不能进食的患者如消化系统大手术、肠梗阻,首先从第五阶梯 TPN 开始,根据病情,及时降阶,尽快转向更加符合生理的营养治疗方式。从上向下过渡,遵循 50% 原则,即当下一阶梯能够满足 50% 目标营养需求时,可以逐渐减少目前阶梯,同时逐渐增加下一阶梯,如:肠内营养可满足 50% 目标营养需求时,可以逐渐减少肠外营养,同时逐渐增加肠内营养;口服营养可满足 50% 目标营养需求时,可以逐渐减少管饲,同时逐渐增加口服营养;日常膳食可满足 50% 目标营养需求时,可以逐渐减少医学营养,同时逐渐增加日常膳食。

为了保证营养治疗的平稳过渡,国内外指南一致推荐营养过渡观察时间为:普通患者 3~5 天时,危重患者 2~3 天。例如,患者使用 ONS "一段时间"后,如不能满足既定目标营养需求,应该选择管饲,可满足既定目标营养需求,则维持 ONS 或者向营养教育过渡。这个观察期的"一段时间",普通患者是 3~5 天,危重患者是 2~3 天,如此类推。

三、小结

营养治疗的五个阶梯实际上也是营养不良治疗的五种手段或方法,其中,膳食+营养教育是所有营养不良患者的基础治疗措施,是第一选择;膳食+ONS 是居家患者最多的选择;PEN+PPN 是围手术期患者最现实的选择。对营养不良的治疗来说,第一阶梯(膳食+营养教育)是理想,第四阶梯(PEN+PPN)是现实,第五阶梯(TPN)是胃肠道途径不能使用时的选择。

五个阶梯既相互连续,又相对独立。一般情况下,我们应该遵循阶梯治疗原则,但是阶梯与阶梯之间并非不可逾越,而且不同阶梯常常同时使用。一个患者可能逾越相邻阶梯直接跳入其他阶梯,也可能几个阶梯联合使用,如膳食+营养教育+ONS+PPN。

在营养治疗全过程中,应该根据患者的具体情况,选择个体化的营养治疗。无论如何选择,无论任何时候,一定要践行食物(膳食)优先、营养教育优先、口服优先、肠内营养优先的"四优先"原则,给予患者更加符合生理情况的营养治疗。

第四节 | 营养教育

营养教育(nutrition education)也称营养咨询(nutrition counselling),二者的中文意思有细微差别,营养教育是医务人员主动为患者提供的服务,而营养咨询是医务人员被动回应患者提出的问题,本书采用营养教育的表述。营养教育是营养治疗的基本内容,是营养治疗的首选方法,一般包括以下 10 个方面。

一、回答患者和家属的问题

疾病尤其是恶性肿瘤的影响不仅仅表现在生理上,而且表现在心理上,由此衍生出的营养问题非常多、非常杂。在实际工作中最为常见的问题包括:什么食物可以预防和治疗肿瘤?如何吃能使我更快恢复?是否需要忌口?能否吸烟、喝酒?与肿瘤患者一起吃饭会被传染吗?鱼、肉可以吃吗?发物能吃吗?吃素有效吗?不吃饭能饿死肿瘤吗?补品可以吃吗?积极回答患者、家属及照护人的问题,为他们答疑解惑,澄清认识误区,传播科学知识,引导合理营养,是患者营养教育最基本、最重要的内容,是促进患者顺利康复的有效措施。

二、告知营养诊断目的

并不是所有患者都存在营养不良,并不是所有患者都需要接受营养治疗。甄别营养不良需要进行营养诊断。患者的入院诊断应该常规包括营养状况评价,一个完整的疾病诊断如肿瘤的诊断应该包括原发病如肿瘤诊断、并存疾病诊断及营养诊断三个部分。营养诊断的目的就是判断患者有无营养不良、判断营养不良的严重程度、了解患者是否合并代谢紊乱、判断患者能否从营养治疗中获益、是否需要营养代谢调节治疗,从而使营养治疗有的放矢,保证营养治疗及时而合理;同时避免营养素的滥用,减轻患者的经济及代谢负担。营养诊断不仅仅在入院时实施,在治疗过程中也应不断地进行再评价。

患者的营养诊断包括营养筛查、营养评估和综合评价等三级诊断,各级诊断的内容和目的不同。三级诊断的实施时机、采用方法、实施人员也都是不一样的。让患者明白这些内容,有利于获得患者的更好配合。

三、完成膳食、营养和功能评价

膳食调查是调查患者每天进餐次数、摄入食物的种类和数量等,再根据食物成分表计算出该患者每日摄入的能量和其他营养素,然后与推荐供给标准进行比较,判断膳食质和量能否满足患者所需,并了解膳食计划、食物分配和烹调加工过程中存在的问题,提出改进措施。常用方法很多,以食欲与摄食量视觉评分法、简明膳食自评法更为简便实用,详见第六章第五节。

营养教育里面的营养诊断是一级诊断,即营养筛查,方法选择强调普适性与敏感性。AIWW 问卷简洁,不需要专业培训,漏诊率低,患者本人可以自行筛查。专业人员进行的营养筛查以 NRS 2002 使用较多,详见第六章第五节。

功能评价包括健康状况自我评分、肌肉功能评价及 QoL,健康状况自我评分常用卡氏功能状况评分(Karnofsky Performance Scale,KPS),体能和肌肉功能评价常用握力、6 分钟步行试验等;QoL 常用 EORTC QLQ-C30 V3.0 中文版,详见第六章第七节,第七章第五节。

膳食调查、营养状况评估及功能评价都是患者营养诊断的核心内容,是一种逐渐推进的诊断方法。膳食调查反映膳食摄入现状,营养评估量表反映机体营养状况、即疾病导致的营养后果,功能评估反映膳食、营养对机体生理、心理功能的影响,三者不能互为替代。

四、查看实验室和器械检查结果

临床实验室检查、仪器检查是疾病和营养诊断不可或缺的基本手段,也是制订营养治疗方案的重要依据,还是评价营养治疗疗效的有效参数。

营养紊乱是一种综合征,包括营养不良、微量营养素异常及营养过剩,涉及能量和多种营养素的摄入不足、吸收障碍、利用异常等多个环节,包括蛋白质、脂肪、碳水化合物、维生素、矿物质、水六大营养素。营养筛查与评估只能获得能量不足的营养不良诊断,不能诊断其他如蛋白质缺乏、维生素缺乏、矿物质缺乏等类型营养紊乱,也难以分析营养不良的原因、是否合并器官功能障碍、是否存在代谢紊乱等。因此,实验室检查、仪器检查是必需的。

对检查结果的判断要多维和动态分析,不能孤立地、静止地分析某一项结果,异常结果可能是真实的异常,也可能是操作错误,还可能是时机不当。

五、提出膳食/营养建议,破除营养误区

肿瘤患者的营养误区比任何其他疾病都要多,其中最常见的误区是忌口、偏饮偏食、饿死肿瘤。减少营养摄入不能饿死肿瘤细胞,只会引起营养不良,导致体重丢失,导致免疫力下降,使肿瘤生长更快,生存时间更短。营养良好不会促进肿瘤生长,而会提高免疫力,帮助杀灭肿瘤,从而提高患者生活质量,延长患者生存时间。破除误区、传授科学营养知识、提出合理膳食、营养建议十分重要。

营养教育最核心的内容是教育患者如何吃好一餐饭,遵循良好饮食十六字诀:选择多样、控制总量、提高质量、把握时相。①选择多样:食物多样性,决定肠道菌群多样性,决定机体功能的多样性。食物多样性不仅仅是食物种类,还包括食物产地、生产季节、食物颜色的多样性。南方人增加一些北方食物,北方人增加一些南方食物;内陆人增加一些海产品,沿海人增加一些山产品;西方人增加一些东方食物,东方人增加一些西方食物。②控制总量:无论何种疾病,国内外指南均不推荐超过需要量的能量摄入,反而推荐"适量"能量。中国古训"每餐少吃一两口,轻松活到九十九""不多不少,七八分饱最好"的科学基础已经得到现代研究验证。③提高质量:鼓励摄入优质食物,增加蛋白质、蔬菜及全谷物食物,减少致炎食物如加工肉、精制碳水化合物、油炸食品、含糖饮料。④把握时相:根据代谢时相特征,选择进食时间,早餐、午餐,吃饱、吃好;晚餐,吃少、吃早。为预防慢性代谢性疾病,鼓励优化晚餐,减少摄入量,避免夜宵;为治疗营养不良,鼓励夜间加餐。

六、宣教疾病病理生理知识

不同疾病的病理生理学特点不同,其营养代谢特点也不同。良性疾病整体上导致的营养消耗较少,高炎症状态持续时间较短。慢性消耗性疾病如恶性肿瘤、结核病、艾滋病等营养消耗严重,营养不良更加常见、更加严重;急危重症患者炎症反应严重,分解代谢明显,体重丢失较快。恶性肿瘤从三个方面影响患者,导致营养不良:①肿瘤在原发脏器或转移脏器无限制生长、破坏其正常生理结构、导致所在器官的功能损害,妨碍营养摄入、消化、吸收与利用;②肿瘤细胞生长、合成代谢,消耗大量能量和蛋白质;③肿瘤细胞产生多种炎症、代谢因子,抑制食欲,干扰营养素代谢。

七、讨论个体化营养治疗方案

营养治疗是疾病综合治疗的核心,改善营养治疗的手段有膳食调整、肠内营养、肠外营养三个方法,供给营养治疗的通路有口服、管饲及静脉三条途径,其中,口服方式最符合人体的生理特点。

通过前面的膳食调查、营养评估、实验室和器械检查结果,可以确定患者是否存在营养不良、是否需要营养治疗,确定营养治疗的性质是补充还是替代,确定患者的能量及营养素需要量,预测营养治疗的疗程,从而根据患者的实际情况,选择合适的营养治疗途径。

在实际工作中,营养不良的规范治疗应该遵循五阶梯治疗原则,首先选择营养教育,鼓励慢性消

耗性疾病如肿瘤、结核病、慢性肝病、慢性肾病、艾滋病等患者终身 ONS。

八、告知营养治疗可能遇到的问题及对策

营养治疗作为一种治疗手段同样会遇到各种各样的问题,包括各类不适与并发症等,告知患者可能遇到的问题(包括但不限于误吸、胃潴留、腹胀、腹痛、恶心、呕吐、腹泻及电解质紊乱)及对策,可以显著提高患者对营养治疗的依从性,详见第十章、第十一章。

实施肠内营养,特别是手术后肠内营养的速度应循序渐进、逐渐升高,从 10ml/h 开始,每天增加 10～30ml,如第 1 天 10～30ml/h,第 2 天 20～60ml/h,第 3 天 30～90ml/h,如果不能耐受,则回到以前的可耐受速度。

九、预测营养治疗效果

营养治疗是一项整体治疗,其疗效是确切的、可评价的,其疗效的预测和评价应该是整体的、多参数的,详见第八章第六节。

个体化营养治疗的目标并非仅仅提供能量及营养素、治疗营养不良,其更重要的目标在于调节代谢、控制疾病本身。这些目标分为两个层次:基本目标和最高目标。基本要求:满足营养需求、改善营养状况。最高目标:调节异常代谢、改善免疫功能、修饰炎症反应,控制疾病(如肿瘤)、提高生活质量、延长生存时间。

具体到临床实践上,希望通过营养治疗,增加患者体重,提高肌肉量,改善体能(如提高握力),提高手术、放疗、化疗等治疗的耐受力,保证治疗的足量、按时、顺利实施,减少不良反应及并发症,缩短住院时间,节省住院治疗费用。其最终目标是提高治疗效果、改善生活质量、延长生存时间。

十、规划并实施营养随访

营养教育成功与否,其关键部分是进行定期的营养随访,营养随访是了解营养治疗有效性和膳食摄入是否充足的重要方法,它同时还承担着一部分教育、督导、调整与养成的内容。初次实施营养教育时,要为每一个患者建立随访档案,制订营养随访计划,预约随访时间。肿瘤患者由于生理和心理的问题及营养不良的严重性,更加需要接受长期的营养教育,以养成健康的饮食习惯和良好的生活习惯。

传统的随访方法有医院就诊、家庭访问、通信随访、电话随访等,互联网技术的出现极大地提高了随访的效果和随访率,改变了传统的随访方式,但是不能完全取代传统的医院门诊就诊。

随访应该在固定的时间,由固定的营养团队成员负责实施。出院后 1 个月内,建议每周随访一次;出院后 2～3 个月,建议每 2 周随访一次;出院后 3～6 个月,建议每月随访一次;出院 6 个月后,每 3 个月随访一次;出现任何问题不能自行解决时,应随时随访或去医院就诊。

研究发现,每个月 3 次的营养教育是肿瘤患者良好预后的独立保护因素,少于 3 次疗效欠佳,因此建议营养教育每月不少于 3 次。

营养教育不仅仅是传授膳食、营养知识,纠正营养认知误区,更加重要的是学习如何改善营养,矫正不良饮食、营养行为,养成良好的饮食、营养习惯,变被动健康为主动健康,牢固树立"膳食是营养的最重要来源,良好营养始于一餐饭,生活方式是健康第一要素,个人是自己健康第一责任人和第一受益人"等现代先进科学营养健康理念,并付诸行动,从而改善营养与健康。因此,营养教育是一个长期的过程,是一个不断学习的过程,是一个养成的过程。肿瘤患者由于营养不良发生率更高、原因更加复杂、后果更为严重,因而更加需要接受长期的营养教育。

大量研究已经证明:患者营养教育是一项经济、实用而且有效的措施,可以缩短住院时间,减少并发症,改善临床结局,进而提高生活质量,延长生存时间。个体化的膳食营养咨询或教育,不管是否补充营养剂,都可以有效地预防抗肿瘤治疗引起的体重丢失,改善营养状况,提高生活质量,从而保证治疗的顺利进行。

第五节 ｜ 整合营养疗法

营养不良的危害、营养治疗的作用已经得到越来越多的研究证实,也因而被日益重视。尽管如此,临床工作中,营养治疗仍然面临诸多挑战,当肿瘤等慢性疾病营养治疗的安全性及有效性问题逐步解决之后,如何更好地实施营养治疗便成为当下及今后的突出问题,整合营养疗法(integrative nutrition therapy)就是解决方案。要求从时间(time,T)、空间(space,S)、内涵(connotation,C)及外延(denotation,D)四个维度上扩展营养治疗,构建 TSCD 立体全营养治疗体系,更好地发挥营养疗法在慢性疾病预防、治疗及康复中的基础作用,还营养为一线治疗,抑制慢性疾病的高发态势,延长患者生存时间,提高患者生活质量,节省医疗费用及社会经济资源,从而整体提高我国慢性疾病防治水平。

一、时间延长,由 H 向 H-H-H 延长

慢性消耗性疾病尤其是肿瘤患者的营养治疗时间应该由住院期间(hospitalization,H)向居家期间(home stay,H)、宁养期间(hospice,H)延长,由 H 向 H-H-H(3H)延长,建立 HHH 模式,实施终身(lifelong,LL)营养治疗。患者的住院治疗时间是短暂的,更长的时间是居家,而营养问题伴随慢性消耗性疾病患者的一生,所以,要终身关注营养问题,指南推荐此类患者终身坚持 ONS。

家庭营养治疗的重要性和有效性已经有太多研究证明,因而无需赘述,如何实施家庭营养治疗是一个重要问题。发达国家研究发现,拥有肿瘤协调员(cancer coordinator)的患者,获得的疾病治疗知识、营养教育、身体活动忠告更多,生活质量更好,与那些仅有家庭健康护师(home health care nurse)或家庭健康助理(home health care assistant)的患者相比,差异非常显著。这个研究为我国正在建立的家庭医师制度提供了重要参考,专业化的疾病管理师或协调员可能是一个努力方向,重点关注老年人、女性、教育程度及社会经济地位较低的人群。

日常习惯性膳食是否满足营养需求,是否需要额外营养补充是另外一个问题。有人调查了 70 例青年肿瘤患者,平均年龄 40.2±1.82 岁,发现 71.4% 患者存在营养问题,62.9% 患者只吃了一半的食物,45.7% 患者自主进食困难,30% 患者食欲下降,27% 患者恶心,14.3% 患者吞咽困难。提示即使是青年患者也需要日常膳食以外的营养补充剂,同时需要他人协助摄食。

慢性消耗性疾病患者如何额外补充营养需求?FSMP 或肠内营养剂的 ONS 是公认的理想方法。近年来流行的点餐服务提供了另外一个选择。有研究将 40 例 NRS 2002 评分≥3 分的肺癌患者随机分为两组,对照组患者进食日常家庭膳食,干预组患者每周 3 顿外送高能量、富含蛋白质的正餐及加餐,6～12 周后发现:干预组患者 30 秒坐起实验、卡氏评分、生活质量、握力等均有明显改善,与对照组相比,差异非常显著。其机制不仅是能量摄入增加,还改变了肠道菌群,启动肠 - 脑迷走神经对话,增加体重。

二、空间延展,由 H 向 H-C-H 延展

慢性消耗性疾病患者营养治疗的空间,应该由医院(hospital,H)向社区(community,C)、家庭(home,H)延展,由 H 向 H-C-H 延展,建立 H-C-H 分级营养治疗模式。

落实分级营养治疗,明确医院、社区及家庭在营养治疗中的不同作用与责任,把营养治疗的重点放到社区。我国学者提出了营养管理的 H-C-H 模式,并分别用医院、社区及家庭的英文字母划分了医院、社区及家庭在营养治疗中的作用和义务(表 8-3)。

基于社区、家庭的营养健康管理是一种经济、高效的管理模式。荟萃分析提示,基于社区和家庭的身体活动干预可以有效防治老年肿瘤患者的体能下降,从而提高生活质量。社区营养健康管理的核心内容是营养教育与咨询,它们在改变居民的摄食行为上发挥重要作用。国外研究发现,50% 纽约市民每天只摄入 2～3 份蔬菜、水果,接受营养教育后蔬菜、水果摄入量显著增加。而每天摄入 5 份蔬菜、水果可以降低糖尿病、心血管疾病及肿瘤等多种慢性疾病的风险。

表 8-3　医院、社区及家庭在营养治疗中的职责

单位	职责
医院	H，homeostasis，维护内环境稳定
	O，organ dysfunction，防治器官功能不全
	S，severe malnutrition，治疗重度营养不良
	P，precise nutrition therapy，实施精准营养治疗
	I，invasive，建立有创营养通路
	T，team，组建团队，包括 NST、MDT
	A，academic，推广学术
	L，level 3 diagnosis，实施第三级营养诊断
社区	C，counseling，（营养）咨询
	O，official obligation，承担法定义务
	M，mild to moderate malnutrition，治疗轻、中度营养不良
	M，media，发挥医院与患者之间的中介作用
	U，understanding，通过营养教育使患者理解营养的重要性
	N，nursing home，护理院
	I，individual management，个体化管理
	T，tube feeding，管饲
	Y，yearly checkup（nutrition screening），每年体检，包括营养筛查
家庭	H，healthy life/lifestyle，健康生活及健康生活方式
	O，oral nutritional supplements，口服营养补充
	M，monitoring & memo，监测并记录（膳食、体重等）
	E，exercise，运动

注：NST，nutrition support team，营养支持小组；MDT，multidisciplinary team，多学科综合治疗协作组。

三、内涵延伸，由 P 向 P-P-S-S 延伸

现代健康的概念不仅仅是身体没有疾病，还包括心理、社会（社交）及精神的健康。人类营养学如同医学一样，是一门跨越自然科学和社会科学的交叉学科，营养对人类健康的影响不仅仅局限于身体，也包括心理、社会及精神；反过来，身体、心理、社会及精神也会影响机体营养状况。营养不良的影响也是多方面的，不限于身体，还有心理、社会及精神方面。传统的营养治疗只关注身体（生理），理想的营养治疗应该同时关注身体（physical，P）、心理（psychological，P）、社会（social，S）及精神（spiritual，S），营养治疗的内涵应该由单纯的身体向心理、社会及精神延伸，即由 P 向 P-P-S-S 延伸，建立 P-P-S-S 全人营养治疗模式。

营养不良与心理障碍互为合并症，而且互为因果。有学者调查了我国 1956—1964 年出生的6 790 名成年人，发现生命早期营养不良与成年后的认知障碍及痴呆密切相关。研究发现肥胖患者均有中度应激（压力），摄食是他们的减压方式，而且选择的加餐以咸、甜食品为主。维生素 B_1 缺乏导致的韦尼克脑病是营养不良导致精神/心理障碍的一个典型例证，给一组韦尼克脑病患者静脉注射大剂量（≥500mg）维生素 B_1，治疗 3 天后患者精神、心理症状明显改善。

营养不良的患者由于体型、外貌的改变，体力不足及心理障碍，常常有一种羞愧感，不愿参与正常的社会交往。即使交往，他们的交往对象更多地选择与他们类似的营养不良人群，而不是健康人群，表现出"同病相怜"现象，结果常常是恶性循环。婴幼儿照护者的心理状态直接影响婴幼儿营养状况，与营养良好者相比，营养不良的婴幼儿其照护者抑郁比例更高，受教育程度更低，提示营养不良的发病原因有社会因素。此外，经验性观察发现，外出聚餐比居家吃饭摄食更多，自助餐比桌餐摄食更多，因此，应该鼓励营养不良患者参与朋友聚餐，为他们尽可能提供更多的食物选择。

健康是一种内环境稳定状态，传统的稳定是生化、生理、心理及社会的四要素平衡，现在应

该考虑一个新要素：精神，将现代医学模式由生物-心理-社会模式逐步向生物-心理-社会-精神（biopsychosocial-spiritual，BPSS）模式推进。摄食行为和食物选择与精神密切相关，在实施营养治疗前要对患者进行精神评估，充分考虑精神需求与平衡。

四、外延延扩，由 T 向 P-T-R 延扩

营养对人类疾病的作用可以分为预防、治疗及康复三个范畴。传统的营养治疗只关注患者疾病发生之后的治疗（treatment，T），理想的营养治疗应该由单纯的疾病治疗向疾病预防（prevention，P）、疾病康复（rehabilitation，R）延扩，即由 T 向 P-T-R 延扩，建立 P-T-R 全程营养治疗模式。充分发挥营养治疗在慢性疾病三级预防中的基石作用。

众多的研究已经证实了营养治疗在疾病预防及治疗中的重要作用。遵循基于营养的肿瘤预防指南，养成健康生活方式习惯，可以有效减少常见恶性肿瘤的发病率，世界肿瘤研究基金会/美国肿瘤研究所（the World Cancer Research Fund/American Institute for Cancer Research，WCRC/AICR）肿瘤预防评分每增加 1 分，结直肠癌发病风险减少 25%、乳腺癌风险减少 15%。相对而言，营养治疗在疾病康复中的作用研究较少。居家阿尔茨海默病患者进行 21 天 ONS，随访 180 天发现 ONS 组患者 MNA 及简易智力测试评分均有明显改善，与对照组相比差异显著，说明营养治疗改善了阿尔茨海默病患者的营养状况及功能状况。营养风险指数（nutritional risk index，NRI）<100 的患者总生存率显著下降，与 NRI>100 患者相比，差异非常显著（$P<0.001$）。早期实施营养治疗可以显著改善 NRI<100 患者的预后，管饲患者生存时间最长，提示对营养不良的肿瘤患者应该实施积极营养治疗。

肿瘤康复期患者营养治疗的重点是体重维护，每周一次相同时间的体重测量非常重要，推荐清晨起床排空大小便后、穿单衣测量并记录，任何不明原因的体重下降>2% 都应该到医院接受专业咨询，因为体重下降往往是肿瘤复发和转移的一个强烈信号。建议每 3～6 个月接受专业营养评估一次。建议每 6 个月接受一次人体成分分析，根据人体成分变化，调整营养治疗方案，增加蛋白质供给，维护瘦体质。经常使用营养应用程序可以显著改进使用者的摄食行为及 BMI Z 评分（body mass index Z-scores）。此外，互联网技术及虚拟技术也越来越多地应用于营养健康指导。这些研究对如何更好地发挥营养治疗对疾病康复的作用提供了有益的借鉴。

五、小结

整合营养疗法是从时间、空间、内涵及外延四个维度上延伸营养治疗，构建 TSCD 立体营养治疗体系。将营养治疗时间由住院治疗期间向居家期间及宁养期间延长，将营养治疗空间由医院向社区、家庭延展，将营养治疗内涵由关注身体向心理、社会及精神延伸，将营养治疗外延由疾病治疗向疾病预防及疾病康复延扩（图 8-4）。从而最充分地发挥营养治疗在慢性疾病一级预防、二级预防及三级预防中的核心作用，还营养为一线治疗。

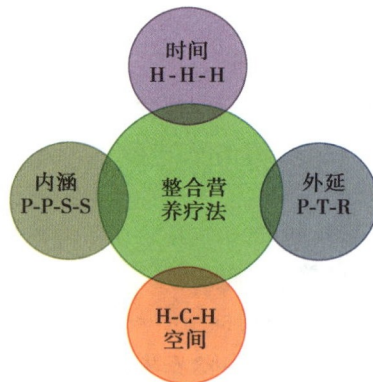

图 8-4　整合营养疗法理论体系

第六节 ｜ 营养治疗的疗效评价

营养治疗作为一种基础治疗手段，其疗效是应该评价的，也是可以评价的。传统评价营养治疗疗效常用白蛋白水平及体重。由于营养治疗是一种整体治疗，其作用涉及生理、心理、行为、功能与结构等多个方面，因此其疗效也需要整体评价，理想的营养治疗整体评价包括以下 10 个方面，实际工作中，应该兼顾评价项目、评价方法及工具的可及性、普适性。

1. **营养知识-态度-行为**　实施营养教育、破除营养误区是营养治疗的首要任务，是营养五阶梯

疗法的第一阶梯，因此，营养相关知识、态度和行为（knowledge，attitude，practice，KAP）应是营养治疗疗效评价的首要参数。实际生活中，营养 KAP 问题很多，评价营养疗效时，只需请患者回答下列 5 个典型问题，即可基本了解患者的营养 KAP（表 8-4）。

表 8-4　评价患者营养 KAP 的问题

问题	回答		
疾病情况下能量需求有何变化？	增加	减少	不变
加强营养对于疾病恢复有什么作用？	有益	有害	不知道
担心增加营养会促进疾病发展吗？	很担心	有些担心	不担心
日常膳食中忌口吗？	严格忌口	有点忌口	不忌口
如果忌口，忌口什么食物？（可多选）	蛋　乳　鱼　肉　豆　蔬菜　水果　其他（注明）		

在发达国家，肿瘤本身高代谢消耗、抗肿瘤治疗不良反应分别是肿瘤患者营养不良的第一、二位原因。但在我国现阶段，除上述两个共性因素外，营养 KAP 误区也是我国肿瘤患者营养不良的重要原因，这是我国肿瘤患者营养不良的一个显著特征，充分说明在我国进行营养教育的重要性和迫切性。调查国内 535 例肿瘤内科住院患者发现：99.6% 患者认为患病后不可食用某类或全部富含蛋白质的食物，93.0% 患者未接受过规范的营养教育。将营养 KAP 纳入疗效评价的必要性由此可见一斑，观念不变，行动很难改变。

2. **摄食情况**　摄食情况改善与否是营养疗效评价的核心参数，摄食情况评价包括食欲、摄入食物性状、摄食变化情况及摄食量。具体内容详见第六章第五节。

3. **营养状况评价**　动态评估是营养评估本身的要求，更是营养治疗疗效评价的要求。营养评估的方法很多，详见第六章第四节。

4. **人体学测量**　人体学测量是一种最常用的静态营养评估方法，主要包括对身高、体重、围度（上臂、大腿、小腿、腰、臀等）、皮褶厚度（三头肌、二头肌、肩胛下、腹壁和髂骨上等）4 种参数的测定。人体学测量的突出优点是操作简便、经济实用，局限性是变化较慢。在上述参数中，以体重、皮褶厚度、小腿围的变化较为敏感。皮褶厚度对女性的敏感性优于男性。详见第七章第二节。

5. **人体成分分析**　人体成分分析是采用不同方法如 DEXA、BIA、CT、MRI、B 超等对人体组成成分进行测定。上述方法中，BIA 由于简便、无创、价廉等优势，近年来得到广泛应用。详见第七章第三节。

不同情况下，体重丢失的成分差异较大。任何情况下，骨骼肌丢失与临床结局差、生存时间短密切相关，骨骼肌丢失超过 40% 时，患者死亡风险增加 100%，而脂肪丢失则并非必然是不利因素，肥胖患者的脂肪减少多数情况下是一种保护因素。恶性肿瘤患者的一个显著特征是骨骼肌的丢失。反过来，手术后或营养治疗后的体重增加过快多数是脂肪组织的增加，应该尽量避免，理想的营养治疗是增加骨骼肌。

人体脂肪组织有内脏脂肪组织（visceral adipose tissue，VAT）和皮下脂肪组织（subcutaneous adipose tissue，SAT），VAT 是病理性脂肪储存（pathogenic fat depot），VAT、苹果区（腹部）脂肪累积与心血管、代谢性共病风险增高相关，与高血压、高血糖、糖尿病及代谢综合征关系密切，而梨区（臀部）脂肪累积则能够降低代谢性共病风险。

6. **体能评价与健康状况评分**　体能与患者临床预后密切相关，是营养治疗疗效评价的重要参数。体能评价的方法很多，以握力、计时起走试验及 6 分钟步行试验最为实用，建议选择上、下肢测试组合，如握力 + 计时起走试验或握力 +6 分钟步行试验。详见第七章第五节。

健康状况是机体功能状态的整体反映，通常采用 KPS 或美国东部肿瘤协作组（Eastern cooperative oncology group，ECOG）评分。KPS 评分越高，健康状况愈好；ECOG 评分越高，健康状况越差。

7. 心理评价　心理应激是营养不良的重要发病因素,反过来,营养不良又导致或加重心理应激,从而形成恶性循环。心理应激反映到营养状况上面,患者表现为不思饮食、食欲下降、摄食减少甚至绝食,体重下降,肌肉减少,从而加重或者直接导致营养不良。良好的营养治疗可以有效改善心理障碍与痛苦。因此,心理评价应该成为营养治疗疗效评价的必备参数,心理满足感应该作为营养治疗的重要考量。反过来营养状况也应该成为心理障碍患者的常规评价项目。心理痛苦评分与PG-SGA、NRS 2002评分密切相关(表8-5)。详见第六章第六节。

表8-5　DT与PG-SGA、NRS 2002的关系

营养诊断评分	DT
PG-SGA 评分	$r=0.148, P<0.001$
NRS 2002 评分	$r=0.142, P<0.001$

注:DT,Distress Thermometer,痛苦温度计;PG-SGA,Patient-Generated Subjective Global Assessment,患者主观整体评估;NRS 2002,Nutritional Risk Screening 2002,营养风险筛查2002。

8. 生活质量评价　生活质量已经成为几乎所有治疗疗效评价的必选参数,包括营养治疗,详见第六章第七节。

9. 实验室检查　营养诊断及营养治疗疗效评价应该包括血液学指标(血常规、血生物化学、维生素、矿物质等)、重要器官功能(如肝功能、肾功能)、激素水平、炎症水平(IL-1、IL-6、TNF、NLR、IBI)、蛋白水平(白蛋白、转铁蛋白、前白蛋白、CRP)、代谢因子及其产物(蛋白水解诱导因子、脂肪动员因子、乳酸)等。具体选择应考虑卫生经济学及普适性。详见第七章第一节。

10. 肿瘤患者特异性营养治疗疗效评价　除了上述参数,肿瘤患者特异性营养治疗疗效评价还应该包括病灶大小、代谢活性、肿瘤标志物及生存时间。肿瘤代谢活性的降低与肿瘤病灶的缩小具有相同的意义,通过PET-CT的SUV值变化可以准确了解肿瘤代谢活性的变化。

营养治疗的疗效评价要求动态监测营养治疗前、治疗过程中及治疗后的上述各参数变化情况。考虑到营养治疗的临床疗效出现较慢,建议以2~4周为一个疗程。营养治疗后不同参数对治疗发生反应的时间不一致,因此,不同参数评价(复查)的间隔时间也各不相同。根据反应时间长短将上述参数分为3类:

(1)快速反应参数:如实验室检查、摄食量、体能等,每1~2周检测1次。

(2)中速反应参数:如人体学测量(体重、小腿围)、人体成分分析、影像学检查、肿瘤病灶体积、肿瘤代谢活性、生活质量及心理变化,每4~12周复查一次。

(3)慢速反应参数:生存时间,每年评估一次。

所有严重营养不良患者出院后均应该定期到医院营养门诊或接受电话营养随访,至少每3个月一次。

(石汉平)

案例分析　　本章目标测试　　本章思维导图

第九章 | 膳食营养治疗

膳食是指食材经过加工处理,同时通过合理地搭配和烹调,使之成为人们能接受的食物。随着现代医学技术的迅速发展,医疗模式也随之发生转变,"食养即良医"即以食养代治的健康理念逐渐被人们认可。营养餐厅作为"第二药房"的作用日渐显现出来,通过对患者进行营养诊断,给予合理膳食指导,不仅有利于患者疾病的康复,还有助于提升医院整体的医疗水平。

第一节 | 概 述

不合理的饮食习惯和不健康的膳食结构与多种疾病的发生、发展有关。本节主要描述膳食与疾病,指出平衡膳食、食物多样化、养成良好的饮食和生活习惯的重要性,同时树立"食养即良医"的理念。

一、膳食与疾病的发生

随着社会和经济的发展,人们的膳食结构发生改变,疾病谱也随之发生了很大的变化。慢性非传染性疾病的发生和死亡成为人类健康的主要威胁,心血管疾病、糖尿病、肿瘤成为人类死亡的主要杀手。

(一)膳食模式与疾病

膳食模式是基于不同国家、地区、民族或不同饮食习惯的人群提出。人类不是从单一食物,而是从不同组合的食物获得营养物质。因此,膳食模式对人类的健康具有重要意义。以动物性食物为主的膳食模式是多种慢性疾病发生的重要危险因素,容易造成肥胖、高脂血症、糖尿病、心血管疾病、肿瘤等慢性疾病的发生。

(二)膳食炎症指数与疾病

2009年美国学者基于1950—2007年发表的所有评估特定食物和成分在特定炎症标志物上作用,首次提出并验证了膳食炎症指数(dietary inflammatory index,DII)。如果某食物能提高IL-6、IL-1β、TNF-α 和 CRP 水平或降低 IL-4 和 IL-10 水平,则记为"+1",为促炎食物;相反,则赋予"−1",为抗炎食物。若上述炎症标志物无明显变化,则赋予"0",为中性食物。DII越高,促炎能力越高。富含膳食纤维、维生素、优质蛋白质、优质脂肪等为特点的地中海膳食称为抗炎膳食;将高饱和脂肪酸、高胆固醇、高碳水化合物等为特点的膳食称为促炎膳食,促炎膳食增加肥胖、糖尿病、高血压、高脂血症、高尿酸血症等慢性疾病的发生风险及其全因死亡。

(三)膳食与肠道微生态

肠道既是人体重要的消化吸收场所,又是重要的免疫器官。膳食是影响肠道微生态的重要因素之一。膳食纤维在肠道菌群的作用下产生短链脂肪酸,提供结肠细胞所需的能量、调节肠道 pH、保护肠黏膜屏障、调节脂代谢等来维护肠道微生态的平衡。目前,已证实肠道微生态失衡与肠道、肥胖、糖尿病、肿瘤、神经系统、肾脏、免疫系统等疾病发生具有密切关系。

二、食养是良医

食物不仅可以提供营养素,还可以成为预防和治疗疾病的手段。人从胚胎期开始到生命止息都需要营养,我们的祖先很早就认识到膳食营养在保健和医疗中的重要作用。《黄帝内经》是中国现存较早的一本重要医学文献,提出"五谷为养,五果为助,五畜为益,五菜为充,气味合而服之,以补益精气"观点符合现代平衡膳食原则,"谷肉果菜,食养尽之,无使过之,伤其正也"指出食物多样化、合理搭配、食不过量才能达到互相补益的作用。在当代,人们认识到合理营养不仅能提高人的健康水平,还关系国民素质、造福子孙后代。

食养是良医,即膳食营养治疗已用于临床多种疾病如糖尿病、高脂血症、高血压、肥胖等,对疾病的防治和转归都起到积极作用。国家卫生健康委为预防和控制我国人群慢性疾病的发生与发展,改善患者日常膳食,提高居民营养健康水平,发布了4项食养指南。

1.《成年人糖尿病食养指南》(2023年版)　该指南建议糖尿病患者应遵循平衡膳食的原则,保证每日能量适宜和营养素摄入充足,以达到控制血糖、改善胰岛素分泌、并维持理想体重和预防营养不良的目的,提出8条食养原则及建议,分别为:①食物多样,养成和建立合理膳食习惯;②能量适宜,控制超重肥胖和预防消瘦;③主食定量,优选全谷物和低血糖指数(glycemic index,GI)食物;④积极运动,改善体质和胰岛素敏感性;⑤清淡膳食,限制饮酒,预防和延缓并发症;⑥食养有道,合理选择应用食药物质;⑦规律进餐,合理加餐,促进餐后血糖稳定;⑧自我管理,定期营养咨询,提高血糖控制能力。

2.《成年人高脂血症食养指南》(2023年版)　成年人高脂血症人群食养的重点是首先要做到食物多样、营养均衡,其次应限制脂肪摄入,保证膳食纤维的摄入,提出8条食养原则及建议:①吃动平衡,保持健康体重;②调控脂肪,少油烹饪;③食物多样,蛋白质和膳食纤维摄入充足;④少盐控糖,戒烟限酒;⑤因人制宜,辨证施膳;⑥因时制宜,分季调理;⑦因地制宜,合理搭配;⑧会看慧选,科学食养,适量食用食药物质。

3.《成年人高血压食养指南》(2023年版)　高血压食养的重点是限制钠盐、脂肪摄入,增加粗粮等富含膳食纤维食物的摄入,同时可选择符合自身的膳食模式如终止高血压膳食(dietary approaches to stop hypertension,DASH)、东方膳食模式等,提出5条食养原则:①减钠增钾,膳食清淡;②合理膳食,科学食养;③吃动平衡,健康体重;④戒烟限酒,心理平衡;⑤监测血压,自我管理。

4.《儿童青少年生长迟缓食养指南》(2023年版)　针对青少年发育特点提出6条食养原则,分别为:①食物多样,满足生长发育需要;②因人因地因时食养,调理脾胃;③合理烹调,培养健康膳食行为;④开展营养教育,营造健康食物环境;⑤保持适宜的身体活动,关注睡眠和心理健康;⑥定期监测体格发育,强化膳食评估和指导。

综上,不合理的饮食增加疾病发生的风险,而膳食营养治疗则将食物作为"药物"来预防或治疗疾病。

第二节 │ 医院膳食健康要求与标准

医院膳食(hospital diet)指结合患者疾病、饮食习惯、文化、心理等特点为医疗机构内患者提供的餐饮服务,包括医院基本膳食、诊断膳食和治疗膳食,是住院患者疾病康复的重要保证。

住院患者是营养不良的高发人群,也是最需要优质膳食营养服务的对象。医院每年为成千上万的患者及其照护者提供膳食营养服务,然而医院膳食的不尽如人意是一个世界性难题。加拿大的一项调查分析了3家大型医院84份医院食谱,发现食谱的能量为1 281~3 007kcal,45%的食谱能量低于1 600kcal,蛋白质为49~159g[0.9~1.1g/(kg·d)],与DRI相比,普通食谱中的膳食纤维、钙、维生素C、铁的符合率分别为0%、7%、57%及100%;与加拿大膳食指南(Canada's food guide,CFG)相比,食谱中的蔬菜、水果、牛乳及替代品符合率为35%,谷物制品符合率为11%,肉类及替代品符合率为8%。西班牙一项研究显示医院膳食存在维生素E、维生素D、钙、镁、钾、锌和铜等不足的问题,指出有必要更新医院膳食处方手册,以提高患者膳食处方的充足性。

为了改善医院的膳食营养服务,确保患者住院期间吃到卫生、经济、营养丰富的食物,促进疾病康复。2008 年纽约市政府发布《纽约市食品标准》(New York City Food Standards),2010 年纽约市卫生和精神卫生局(New York City Department of Health and Mental Hygiene)发布医院健康膳食倡议(the Healthy Hospital Food Initiative,HHFI),要求纽约市医院遵循《纽约市食品标准》中的食堂/咖啡店标准及患者膳食标准。

我国尚没有国家或省市级统一的医院膳食标准,为了提高我国医院膳食质量,改善医院膳食服务,中华医学会肠外肠内营养学分会、中国抗癌协会肿瘤营养专业委员会及中国食品科学技术学会医学食品分会联合制订了《中国医院健康膳食倡议》,具体如下:

1. 每份包装主食及菜品应标示能量、蛋白质、脂肪、碳水化合物及钠含量。

2. 午、晚餐至少提供 2 荤、4 半荤半素、4 素 10 种菜品;提供大豆及其制品制作食物。

3. 每餐提供 2 款荤素搭配的菜品套餐,蛋白质不低于 20g,其中至少一半为优质蛋白质,盐不超过 6g/d。

4. 主食应提供至少 1、2 种用全谷物做的食品。

5. 蔬菜类食物每天提供深色蔬菜至少 5 种,菌菇类蔬菜 1 种。

6. 提供至少 4 种水果,其中至少 2 种是低 GI 水果。

7. 红烧类肉制品不炒糖色,每份盐量不超 3g。

8. 海产品(鱼类)烹调推荐清蒸、清炖、滑溜、炒、白灼,油用量小于 10g。

9. 汤类使用清汤,不添加乳类,内容物不少于 50g,含盐量小于 1.5g/250ml。

10. 果蔬菜汁供应每份 250ml,不加糖及其他食品添加剂。

11. 不油炸、不烧烤食物。

12. 所有食品不含反式脂肪酸。

中华医学会肠外肠内营养学分会、中国抗癌协会肿瘤营养专业委员会及中国食品科学技术学会医学食品分会同时呼吁:改善医院膳食供应服务,具体包括如下内容。

1. 提高膳食供应频次,≥5 次:一日三餐+下午茶+夜宵。

2. 增加膳食种类与风味,根据患者的来源,尽可能提供患者来源地的风味。

3. 延长供应时间,尽可能 24 小时。

4. 改善就餐环境,鼓励设立患者集体就餐室。

5. 提供小份额膳食服务。

6. 根据营养时相学要求,为营养不良的患者提供加餐、夜宵服务。

7. 增设营养食品自动售货机及专卖部,提供即食补充食品(ready-to-use supplementary food,RUSF)及即食治疗食品(ready-to-use therapeutic food,RUTF)。

第三节 │ 医院基本膳食

医院基本膳食按其质地分为:普通膳食(regular diet)、软食(soft diet)、半流质膳食(semi-liquid diet)和流质膳食(liquid diet)。

一、普通膳食

普通膳食也称普食,与正常健康人平时所用的膳食相同,是应用范围最广的医院膳食,占住院患者膳食的 50%~65%。

(一) 适用范围

不需要任何膳食限制、消化功能正常、体温正常或接近正常,无咀嚼功能障碍的患者及疾病恢复期的患者。

（二）配膳原则

1. **膳食构成** 营养素种类齐全、数量充足、比例恰当。食物品种应多样化，烹调要做到色、香、味、形俱全，以增进食欲。

2. **能量分配** 能量适当地分配于三餐中。一般能量分配比例为早餐 25%～30%，午餐 40%，晚餐 30%～35%。如患者有需要，可加餐至每日四餐或五餐。

3. **能量与营养素要求**

（1）能量：每日供能一般为 2 200～2 600kcal，具体根据个体差异（如年龄、身高等）适当调整。

（2）蛋白质：占总能量的 12%～14%，每日供给量为 70～90g，动物蛋白和豆类蛋白在内的优质蛋白质应占总蛋白质供给量的 50% 以上。

（3）脂肪：占总能量的 20%～25%，不宜超过 30%。全天膳食脂肪总量应控制在 60～70g 以内。

（4）碳水化合物：应占总能量的 55%～65%，每日供给量约为 300～450g。

（5）维生素和矿物质：供给量可参考 DRIs 供给。

（6）水：一般每天需水量在 2 500ml 左右。住院患者每日水的供给量应根据患者个体情况及病情而定，以保证水分出入量平衡为原则。

（7）膳食纤维：如无消化系统疾病，膳食纤维供给量可同健康人。

（三）食物选择

与正常人膳食基本相同。限制刺激性食物及调味品、不易消化、坚硬及易产气的食物。

二、软食

特点是质地软、少渣、易咀嚼，是由半流质向普食过渡或是从普食向半流质过渡的中间膳食。

（一）适用范围

轻度发热、消化道疾病、牙齿咀嚼不便的患者，以及老年人及 3～4 岁儿童。也可用于肛门、结肠及直肠术后，痢疾、急性肠炎等恢复期患者等。

（二）配膳原则

1. **膳食结构** 参照平衡膳食原则，各类营养素应该满足患者的需求。通常软食每日提供的总能量为 2 200～2 400kcal，蛋白质为 70～80g，其他营养素按正常需要量供给。

2. **食物要求** 应细软、易咀嚼、易消化，限制含膳食纤维和动物肌纤维多的食物，如选用应切碎、煮烂后食用。

3. **维生素和矿物质** 因软食中的蔬菜及肉类均需切碎、煮烂，易导致维生素和矿物质丧失，注意补充，以保证足够的维生素和矿物质摄入。

（三）食物选择

1. **主食类** 米饭、面条的制作应比普食软烂。馒头、包子、饺子、馄饨等亦可食用。

2. **副食类** 肉类应选择细嫩的瘦肉、肝等，可以切成小块后焖烂，也可以制作成肉丝、肉丸、肉饼。对幼儿和眼科患者最好不用整块、刺多的鱼。蛋类可选择炒鸡蛋、蒸蛋羹、煮蛋等。蔬菜类应选用嫩菜叶及粗纤维少的蔬菜，切成小段后进行烹调。豆制品制作成如豆腐、豆浆、豆腐乳等形式食用。

三、半流质膳食

半流质膳食是介于软食与流质膳食之间，外观呈半流体状态，比软食更易于咀嚼和消化的膳食。故宜采用限量、多餐次的进餐形式。

（一）适用范围

发热、腹泻、消化不良、口腔疾病、耳鼻喉术后以及身体虚弱的患者。

（二）配膳原则

1. **能量要求** 全天总能量一般为 1 500～1 800kcal。

2. **食物性状**　呈半流体状态,含膳食纤维很少,易咀嚼、吞咽。

3. **餐次要求**　半流质膳食含水量较多,通常每隔 2~3 小时 1 餐,每日 5~6 餐。

（三）食物选择

1. **主食**　大米粥、小米粥、挂面、面条、面片、馄饨、藕粉等。

2. **副食**　选用嫩瘦肉制成肉泥、肉丸、肉丝、肉末等。蛋类选择蒸鸡蛋、煮鸡蛋、炒鸡蛋等。乳类及其制品如牛乳、乳酪等都可选用。豆类宜制成豆浆、豆腐脑等食用。水果及蔬菜宜制成果冻、果汁、菜汁等,也可选用少量的碎嫩菜叶加于汤面或粥中。

四、流质膳食

流质膳食是极易消化、含渣很少,呈流体状态或在口腔内能融化为液体的膳食,一般分 5 种形式,即普通流质、浓流质、清流质、冷流质和不胀气流质(忌甜流质)。与其他几类膳食不同,流质膳食是一种不平衡膳食,只能短期食用,长期食用会导致营养不良。

（一）适用范围

高热、急性传染病、咀嚼功能较弱、肠道手术前准备以及术后的患者。清流质和不胀气流质膳食用于由肠外营养向全流质或半流质膳食过渡。浓流质适用于口腔、面部、颈部术后。冷流质可用于喉咽部术后的最初 1~2 天。

（二）配膳原则

1. **膳食结构**　流质膳食属于不平衡膳食,平均每日仅 800kcal 左右,最多能达到 1 600kcal。常作为过渡期膳食短期应用。

2. **膳食性状**　入口后即融化成液体,易吞咽。

3. **餐次要求**　每餐以 200~250ml 为宜,少食多餐,每日 6~7 餐。

（三）食物选择

1. **流质**　可选用各种肉汤、蛋花汤、蒸蛋羹、牛乳、牛乳冲鸡蛋、麦乳精、米汤、乳酪、杏仁豆腐、酸乳、藕粉、蔬菜汁、水果汁、豆浆、豆腐脑、去壳过箩赤豆或绿豆汤等。

2. **浓流质**　较稠的藕粉、鸡蛋薄面糊、牛乳冲麦乳精、可可乳等。

3. **清流质**　是一种不含产气食物及残渣最少、较流质膳食更为清淡的液体食物,可选用过箩猪肉汤、过箩牛肉汤、过箩米汤、排骨汤、过滤蔬菜汤、过滤果汁、果汁胶冻、稀藕粉、淡茶等。

4. **冷流质**　一般选用冷牛乳、冷米汤、冷豆浆、冷蛋羹、冷藕粉、冰淇淋、冰砖、冰棍、冷果汁胶冻等。

5. **不胀气流质**　应忌用蔗糖、牛乳、豆浆等产气食品。

第四节 ｜ 诊断膳食

诊断膳食(diagnostic diet)是通过膳食的方法协助临床诊断,即在短期的试验期间限制或增添患者膳食中某种营养素,并结合临床检验和检查的结果,以达到明确诊断的目的。

一、内生肌酐试验膳食

1. **原理**　肌酐是体内蛋白质和含氮物质代谢的最终产物,它随尿液经肾脏排出体外,内生肌酐的量在体内较为恒定,由肾小球滤过后排出体外,肾小管不重吸收也不分泌。内生肌酐清除率试验膳食通过控制外源性肌酐的摄入,受试者先进食低蛋白膳食 2~3 天,使体内外源性肌酐被清除,然后再测定 24 小时尿中内生肌酐含量,若内生肌酐清除率降低到参考值 80% 以下,表示肾小球滤过功能减退。

2. **适用对象**　肾盂肾炎、肾小球肾炎、尿毒症及其他各种疾病伴有肾功能损害患者。

3. 膳食原则和要求

（1）低蛋白膳食 3 天,全日蛋白质供给量＜40g。

（2）在蛋白质限量范围内可适当食用牛乳、鸡蛋,禁用肉类。

（3）主食不超过 300g,因谷类含有 7%～10% 的蛋白质,避免蛋白质过量。

（4）蔬菜、水果、淀粉及植物油等按需给足。

（5）试验当日忌茶和咖啡,因两者有利尿作用;停用利尿剂,避免剧烈运动。

二、^{131}碘试验膳食

1. 原理　碘是甲状腺合成甲状腺激素的主要原料,给患者空腹口服示踪量的 ^{131}碘后能迅速经胃肠道吸收,随血流被甲状腺摄取和浓集。根据甲状腺摄取的 ^{131}碘量和速度,来判断甲状腺的功能状况。

2. 适用对象　甲状腺相关功能检查的患者。

3. 膳食原则与要求

（1）试验周期 2 周,忌食影响甲状腺功能的一切药物和食物,使体内避免过多贮存碘。

（2）试验期间忌食各种海产动植物食物,如海鱼、海虾、海参、虾皮、海蜇、海带、发菜、虾米、紫菜、虾仁等。

（3）凡烹调过海产品食物的锅勺等用具均不能用于烹饪碘试验膳食,试验期间不用加碘食盐。

（4）凡吃过海蜇、海带、紫菜等海产品者,要停吃 2 个月才能做此试验;凡吃过梭子蟹、毛蚶、干贝、蛏子等海味要停吃 2 周才能做此试验;凡吃过带鱼、黄鱼、鲳鱼、乌贼、虾皮等海味要停吃 1 周才能做此试验。

（5）可用食物包括米、面等谷类食物;山芋、土豆等薯类;各种水果、各种豆类及豆制品;各种蔬菜;河鱼、河虾、肉、禽蛋、乳及乳制品。

三、葡萄糖耐量试验膳食

1. 原理　体内胰岛素分泌不足或缺乏时,其对血糖的敏感性下降,表现为进食一定量的葡萄糖或碳水化合物后血糖浓度急剧升高,2～3 小时或者更长的时间都不能恢复到正常水平。因此,采用该膳食间隔一定时间测定血糖及胰岛素水平,以诊断糖尿病和糖代谢异常。

2. 适用对象　可疑糖尿病患者、血糖受损患者、糖耐量异常者。

3. 膳食原则与要求

（1）试验前 3 天,每日食物中的碳水化合物不宜低于 250～300g,维持正常活动,影响试验的药物应在 3 天前停用;如正在使用胰岛素治疗,必须在试验前 3 天停用胰岛素;试验前 1 天晚餐后禁食。

（2）WHO 推荐成年人 75g 葡萄糖粉用 300ml 水溶解,5 分钟内口服。或用含糖量 75g 的面粉蒸馒头,代替葡萄糖供受试者食用。

（3）服糖前抽空腹血,服糖后每隔 30 分钟取血,共 4 次,根据各次血糖水平绘制糖耐量及胰岛素水平曲线。

四、肠镜检查膳食

1. 原理　通过给患者进食少渣和无渣膳食,减少膳食纤维的摄入,以减少粪便量,以利于肠镜检查。

2. 适用对象　原因不明的便血、疑有肠道肿瘤、结肠术后复发、结肠息肉等原因需做肠镜检查的患者。

3. 膳食原则与要求

（1）检查前 3 天,进食少渣的软食和半流食膳食;检查前 1 天,进食低脂肪、低蛋白的全流质膳食。

（2）检查前 6~8 小时禁食；检查后 2 小时，待麻醉作用消失后方可进食，当日宜进少渣半流质膳食，若行活检者最好在检查 2 小时后进食温牛乳，以后可调整为少渣半流质膳食，并持续 1~2 天。

（3）可用食物：大米粥、烂面条、清蒸鱼、粉丝、粉皮、嫩豆腐、鱼丸、鸡蛋羹、藕粉等。

（4）忌用食物：含纤维多的食物如韭菜、蒜薹、芹菜、蚕豆、大豆类、水果等；大块肉类、坚果、油炸食物等；忌辛辣、过甜过酸等刺激性食物。

五、氮平衡试验膳食

1. **原理**　计算膳食摄入和营养补充的蛋白质量和排出的氮量，观察患者体内的蛋白质营养状况。明确摄入蛋白质是否能满足机体需要以及体内蛋白质的合成与分解代谢情况。

2. **适用对象**　需要蛋白质营养状况评估的患者。

3. **膳食原则与要求**

（1）试验期一般 5~7 天，所有食物进行称重，精确计算膳食中每日蛋白质及能量。

（2）若患者从静脉或其他途径摄入的含氮营养物，也应计算在内。

（3）通过测定尿尿素氮的方法来计算氮的排出，可采用以下简要公式：氮平衡（g/d）= 蛋白质摄入量（g/d）/6.25– 尿尿素氮（g/d）–3.5g。

六、钙、磷代谢试验膳食

1. **原理**　甲状旁腺分泌过多引起溶骨，释放出钙、磷，血钙过高，尿钙排出增多。同时，甲状旁腺作用于肾小管，抑制磷的重吸收，尿磷增加，血磷浓度随之下降。

膳食中蛋白质的摄入量也影响尿钙的排出，通过调整膳食钙、磷和蛋白质供给量，测定患者血和尿中钙、磷和肌酐等含量及肾小管对磷的重吸收率，有助于疾病诊断。

2. **适用对象**　甲状旁腺功能亢进、骨质疏松等代谢性骨病。

3. **钙、磷代谢试验膳食**

（1）低钙、正常磷代谢试验膳食

1）试验期为 5 天，前 3 天为适应期，后 2 天作为代谢试验期。每日钙供给量应＜150mg，磷为 600~800mg，收集试验前及最后代谢期 24 小时的尿液，测定尿钙排出量。尿钙＞200mg，可协助诊断甲状腺功能亢进。

2）选低钙食物：米、面粉、鸡蛋、番茄、莴笋、粉皮、粉丝、黄瓜、冬瓜、土豆、凉粉等。限量范围内选用蛋、豆制品及乳类。忌含钙高的蔬菜，如油菜、芹菜、小白菜等，及豆类、小虾皮、芝麻酱等。禁饮茶和咖啡。

（2）低蛋白正常钙磷膳食

1）试验期为 5 天，前 3 天为适应期，后 2 天为代谢试验期，每日膳食蛋白质＜0.6g/（kg·d），忌用肉类，每日膳食钙 500~800mg，磷 600~800mg，最后 1 天测空腹血磷、血肌酐、24 小时尿磷和尿肌酐，计算肾小管磷的重吸收率。磷的重吸收率正常值为 80%，当甲状旁腺功能亢进时，吸收率降低。

2）选用含蛋白质低的谷类，含钙高的蔬菜如油菜、小白菜、芹菜等；在蛋白质限量范围内选用牛乳、鸡蛋和豆制品。饮用和膳食烹调均用蒸馏水，最好不用碱制作的食品，如馒头、饼干等，其中含钙量不易掌握。

七、钾、钠代谢试验膳食

1. **原理**　醛固酮是由肾上腺皮质的球状带细胞所分泌，主要生理功能是促进肾远曲小管保钠排钾，维持体液容量和渗透压平衡。当肾上腺病变时（如腺瘤或增生），血醛固酮分泌增多，使水、钠潴留后血压升高，大量排钾后产生低钾血症，采用该膳食协助诊断醛固酮的功能。

2. **适用对象**　可疑醛固酮分泌异常患者。

3. 膳食原则与要求

（1）试验期共 10 天，前 3～5 天为适应期，后 5～7 天为试验期。

（2）试验膳食中每日供给钾 1 950mg，钠 3 450mg。

（3）应先选用含钾高的食物，并进行计算，然后再计算钠的含量，钠的不足部分可以用食盐来补充。

（4）用蒸馏水烹制食物，严格称重；试验期间患者饮用水应为蒸馏水。

（5）应照顾患者饮食习惯，以保证每餐能吃完，使患者达到计划的钠、钾摄入量。

第五节 | 治疗膳食

治疗膳食也称成分调整膳食，是在常规膳食基础上采用调整膳食中营养素成分或制备方法而设置的膳食，在疾病综合治疗的整个过程中，治疗膳食是不可或缺的一部分，而且科学、合理的膳食方案有利于住院患者的预后恢复。治疗膳食的种类很多，现将临床常用的归纳如下。

一、高能量膳食

高能量膳食指供给的能量＞35kcal/（kg·d），满足营养不良和高代谢患者的需要。

（一）适用对象

1. 代谢亢进者　甲状腺功能亢进症、肿瘤、严重烧伤和创伤、高热、消瘦或体重不足者、营养不良、吸收障碍综合征者。

2. 体力消耗增加者　运动员、重体力劳动者等。

（二）配膳原则

1. 增加主食量　除三次正餐外，可分别在上午、下午或晚上加餐 2～3 次，视病情和患者的喜好选择。

2. 根据病情调整供给量　成年严重烧伤患者每日能量可达 4 000kcal。

3. 平衡膳食　应有足量的碳水化合物、蛋白质、适量的脂肪，同时需要增加矿物质和维生素的供给，尤其是 B 族维生素。

（三）食物选择

1. 宜用食物　各类食物均可食用。

2. 忌（少）用食物　无特殊禁忌，只需注意应选择高能量食物代替一部分低能量食物。

二、低能量膳食

指总能量摄入在 10～20kcal/（kg·d）之间，摄入量低于每日能量消耗，但必须提供能够满足机体营养素的基本需要。

（一）适用对象

1. 需减轻体重的患者　单纯性肥胖。

2. 需减轻机体代谢负担患者　糖尿病、高血压、高脂血症、冠心病等合并超重或肥胖。

（二）配膳原则

1. 平衡型低能量膳食　其宏量营养素的供能比例应符合平衡膳食的要求，膳食结构中蛋白质比例适当提高，若膳食的总能量为 1 000kcal 左右，应额外供给维生素及矿物质的补充剂。

2. 不平衡型低能量膳食　该膳食中产能营养素的比例不平衡，易引起矿物质和微量营养素的不平衡。

（1）高脂肪、高蛋白质、低碳水化合物类的生酮型膳食：脂肪占总能量 35% 以上，对高脂血症者有影响。

（2）高蛋白质、低脂肪、低碳水化合物类膳食：这种膳食维生素含量较低，易发生恶心、低血压和易于疲劳。

（3）高碳水化合物、低蛋白质、低脂肪的膳食：这种类型具备基本量的蛋白质，脂肪含量较低，医院采用较多。

（三）注意事项

采用低能量膳食的期间，可服用维生素和矿物质制剂。活动量不宜减少，注意膳食与心理平衡，防止出现神经性厌食。

（四）食物的选择

1. 可用食物　谷薯类、蔬菜、水果、乳及乳制品、豆及豆制品、瘦肉、蛋等均可选，注意限量。

2. 忌用食物　低糖不平衡膳食忌用精制糖制作的糖果、糕点、饮料等；低脂肪不平衡膳食忌用黄油、肥肉、炸薯条、春卷、油酥点心、炸豆腐、油面筋等高脂肪及油炸食品。

三、高蛋白质膳食

在供给所需能量的基础上提高每日膳食中的蛋白质含量，蛋白质的供能量占膳食总能量的 15% 以上或者 >1.2g/（kg·d）。

（一）适用对象

蛋白质需求增加者，如肿瘤、烧伤、创伤、围手术期、慢性消耗性疾病等患者。此外，妊娠期妇女、哺乳期妇女和生长发育期儿童也需要高蛋白质膳食。

（二）配膳原则

1. 对食欲良好的患者　可在正餐或分餐（俗称加餐）中增加蛋、肉、乳等优质蛋白质丰富的食物。

2. 对食欲欠佳的患者　可补充高蛋白质配方制剂，如酪蛋白、乳清蛋白、大豆分离蛋白等制品，以增加其蛋白质的摄入量。

（三）注意事项

肝性脑病或肝性脑病前期、急/慢性肾功能不全、急性肾炎、尿毒症患者不宜采用。

膳食中的蛋白质不是越多越好，当成年人蛋白质能量超过膳食总能量的 35% 或者蛋白质超过 3g/（kg·d）时，可发生蛋白质中毒（protein toxicity），出现类似兔肉摄入过量的表现，如高氨血症、高胰岛素血症、高氨基酸血症、恶心、腹泻，甚至死亡，即所谓兔肉饥饿综合征（rabbit starvation syndrome, RSS）。原因与蛋白质超过肝脏代谢能力、脂肪酸缺乏、维生素缺乏有关（兔肉主要是瘦肉，缺少脂肪和维生素）。因此，成年人膳食蛋白质最大摄入量一般不超过总能量的 25% 或者 2.5g/（kg·d），长期大量摄入瘦肉、蛋白质补充剂时，要注意增加蔬菜、补充脂肪。

（四）食物的选择

除其原有膳食规定外，应多摄入蛋、瘦肉、鱼、禽肉、牛乳、乳酪、豆腐等优质蛋白质来源食物。

四、低蛋白质膳食

膳食蛋白质能量占膳食总能量 <10% 或者蛋白质 <0.6g/（kg·d）时，称为低蛋白质膳食。

（一）适用对象

急性肾炎、急慢性肾功能不全、慢性肾衰竭、尿毒症、肝性脑病或肝性脑病前期患者。

（二）配膳原则

1. **根据肾功能情况**　确定每日膳食中的蛋白质含量。

（1）肾功能轻度受损者，每日 0.8～1.0g/kg 或按 40～60g/d；

（2）肾功能中重度受损者每日 0.4～0.8g/kg 或按 30～40g/d；如系儿童，每日蛋白质不低于 1g/kg，其中优质蛋白质占 50% 以上。

2. 肝衰竭患者　应选用高支链、低芳香族氨基酸，如豆类、乳类蛋白为主的食物，要限制肉类蛋白质。

3. 能量及营养素　能量供给充足能节省蛋白质的消耗，必要时增加淀粉类食物，维生素与矿物质按推荐量补充。对于水肿患者，限制钠的供给。

4. 合适的烹调方法　注意烹调的色、香、味、形和食物的多样化，以促进食欲。

（三）注意事项

正在进行血液或腹膜透析的患者不需要严格限制蛋白质摄入量。慢性肝脏疾病、慢性肾脏疾病等的膳食治疗原则请参见第十九章第三节及第五节。

（四）食物的选择

1. 可用食物　谷类、水果、蔬菜、麦淀粉、藕粉、杏仁淀粉、适量的油脂和食糖。高钾血症患者水果、蔬菜须限量。

2. 不用和少用食物　尽量不用刺激性的调味料，少用蛋、乳、肉、豆类等蛋白质含量丰富的食物。具体根据血肌酐、肾小球滤过率情况来决定。

五、糖尿病膳食

膳食治疗是糖尿病最基本的治疗措施，其他治疗方法均必须在膳食治疗的基础上实施。通过膳食控制和调节，供给患者合理营养，可以达到保护胰岛功能，控制血糖、血脂使之达到或接近正常，预防和延缓并发症的发生，提高患者生活质量的目的。

（一）适用对象

各种类型的糖尿病。

（二）配膳原则

1. 能量与营养素　应根据年龄、性别、身高、体重、血糖及有无并发症等病理生理情况和其劳动强度等因素计算总能量的供给量，维持理想体重为宜。碳水化合物、蛋白质、脂肪分别占总能量的 50%～60%、12%～20%、20%～25%。易出现负氮平衡者蛋白质按 1.2～1.5g/（kg·d）供给，同时保证膳食纤维的摄入。

2. 选择低 GI 和 GL 食物　控制碳水化合物的摄入总量是血糖控制的关键。选择 GI 较低的谷薯类、杂粮等，也可采用新鲜玉米、土豆、山药等薯类替代部分主食。粗杂粮可占主食量的 1/3。

3. 合理安排餐次　对于血糖控制平稳、生活作息规律的患者，建议一日 3 餐。对于血糖控制不佳的患者，可在一日 3 餐的基础上分餐 1～2 次。

4. 食物多样化，避免单调　定量膳食基础上固定膳食模式，包括主食、蔬菜、优质蛋白质，丰富烹饪方法。

5. 合理分餐　选择新鲜的水果、坚果、乳类等作为分餐。零食所提供的能量要计入全天总能量。

6. 膳食计量称重　按计划食谱在烹调前称重后配制，然后再加工烹调。

（三）食物选择

1. 可随意选用的食物　含糖量在 3% 以下的绿叶蔬菜、瓜茄类、不含脂肪的汤、茶、饮用水、咖啡及胡椒、花椒等调味品。

2. 可适量选用的食物　每日可用的摄入量由营养师计算和安排。

3. 不用和基本不用的食物　蔗糖、冰糖、红糖、麦芽糖等小分子糖类；各种糖果、各种蜜饯、糖水罐头及含糖甜饮料；高脂肪及油炸食品、酒类、高盐或高脂肪的调味料、加工肉类。

六、低脂肪膳食

低脂肪膳食（low-fat diet，LFD）临床上常简称为低脂膳食，指膳食脂肪能量低于膳食总能量的 25%。膳食脂肪能量超过膳食总能量的 35% 时，称为高脂肪膳食（high-fat diet，HFD）。

（一）适用对象

急、慢性肝炎,肝硬化,胆囊疾病,胰腺炎,高脂血症,冠心病,高血压等。

（二）配膳原则

1. 脂肪限量程度　分为以下三种:

（1）严格限制脂肪膳食即极低脂肪膳食:脂肪供能占总能量的 10% 以下（<10%）,脂肪总量(包括食物所含脂肪和烹调油)每日不超过 20g,必要时采用完全不含脂肪的纯碳水化合物膳食。

（2）中度限制脂肪膳食:脂肪占总能量的 20% 以下（10%≤脂肪供能占比<20%）,脂肪总量每日不超过 40g（20g<每日脂肪总量≤40g）。

（3）轻度限制脂肪膳食:脂肪占总能量的 25% 以下（20%≤脂肪供能占比<25%）,脂肪总量每日 50g 以下（40g<每日脂肪总量<50g）。

2. 其他营养素供给应均衡　可适当增加豆类及其制品、新鲜蔬菜和水果摄入量。由于限制脂肪易导致多种营养素的缺乏,包括必需脂肪酸、脂溶性维生素,应注意在膳食中补充。

3. 选择合适的烹调方法　减少烹调用油,可选择蒸、煮、炖、煲、熬、烩、烘等,禁用油煎、炸或爆炒方式。

（三）食物的选择

根据病情、脂肪限制程度选择食物。脂肪含量大于 20g/100g 的食物忌用、15～20g/100g 的食物少用。

七、低胆固醇膳食

低脂肪膳食结构的基础上限制每日膳食中的胆固醇含量。

（一）适用对象

高胆固醇血症、高甘油三酯血症、高脂蛋白血症、高血压、动脉粥样硬化、冠心病、肥胖症、胆结石等。

（二）配膳原则

1. 控制总能量,维持理想体重

2. 限制脂肪　脂肪供能应占总能量的 20%～25%,一般不超过 50g/d,SFA 不超过膳食总能量的 10%,MUFA 和 PUFA 占总能量的 10% 左右。

3. 限制膳食中胆固醇含量　胆固醇摄入量控制在 300mg/d 以下。

4. 充足的维生素、矿物质和膳食纤维

（三）食物的选择

主食、蔬菜、水果、脱脂乳、蛋白均可食用,蛋黄每周 3 个,植物油及坚果在限量范围内使用。忌油脂类制作的主食、肥肉、动物内脏等。

八、少渣膳食

少渣膳食是一种膳食纤维(植物性食物)和结缔组织(动物性食物)含量极少,易于消化的膳食。目的是尽量减少膳食纤维对胃肠道的刺激和梗阻,减慢肠蠕动,减少粪便量。

（一）适用对象

消化道狭窄并梗阻危险的患者,如食管或肠管狭窄、食管胃底静脉曲张;肠憩室病,各种急、慢性肠炎,痢疾,伤寒,肠道肿瘤,肠道手术前后,痔瘘患者等;全流质膳食之后,软食或普食之间的过渡膳食。

（二）配膳原则

1. 限制膳食中纤维的含量　选用的食物应细软、渣少、便于咀嚼和吞咽,如肉类应选用嫩的瘦肉部分,蔬菜选用嫩叶、花果部分,瓜类应去皮,果类用果汁。

2. 脂肪含量不宜过多　腹泻患者对脂肪的消化吸收能力减弱,易致脂肪泻,故控制膳食脂肪量。

3. **烹调方法**　将食物切碎煮烂,做成泥状,忌用油炸、油煎的烹调方法。

4. **少量多餐,注意营养素的平衡**　由于食物选择的限制,膳食营养难以平衡,而且限制蔬菜和水果,易引起维生素 C 和部分矿物质的缺乏,必要时可补充维生素和矿物质制剂。

(三) 注意事项

长期缺乏膳食纤维,易导致便秘、痔疮、肠憩室及结肠肿瘤病等的发生,也易导致高脂血症、动脉粥样硬化和糖尿病等,故少渣膳食不宜长期使用,待病情好转应及时调整。

(四) 食物的选择

忌用各种粗粮、老的玉米、整粒豆、硬果,富含膳食纤维的蔬菜、水果,油炸、油腻的食品,辣椒、胡椒、咖喱等浓烈刺激性调味品。

九、高纤维膳食

成年人膳食纤维的摄入量应不低于 15～20g/1 000kcal/d 或者 25～30g/d,超过 20g/1 000kcal/d 或者 30g/d,即为高纤维膳食(high-fiber diet, HFD)。目的是增加粪便体积及重量、刺激肠道蠕动、降低肠腔内的压力,促进粪便中胆汁酸和肠道有害物质的排出。

(一) 适用对象

无张力便秘、无并发症的憩室病、肛门手术后恢复期,其他需要增加膳食纤维的慢性疾病如高胆固醇血症、糖尿病、肥胖症等。

(二) 膳食原则

1. 在普通膳食基础上,增加含粗纤维的食物,如韭菜、芹菜、豆芽、粗粮、麦麸、全谷类食物等。

2. 多饮水,每日饮水 7～8 杯。

(三) 食物选择

可用食物粗粮、玉米、玉米渣、糙米、全麦面包、各种豆类、芹菜、韭菜、小白菜、菠菜、芥蓝、豆芽、笋、萝卜、香菇、海带、琼脂、魔芋、果胶等。水果选用富含果胶及有机酸的水果,除水果外也可用干果。

十、限钠(盐)的膳食

限钠膳食(sodium restricted diet)指限制膳食中钠的含量,以减轻水、电解质代谢紊乱而出现的水、钠潴留。

(一) 适用对象

心功能不全、急慢性肾炎、肝硬化腹腔积液、高血压、水肿、先兆子痫等患者。

(二) 配膳原则

1. 临床上限钠膳食一般分为三种:

(1) 低盐膳食:全日供钠 2 000mg 左右,即每日烹调用盐限制在 2～4g 或酱油 10～20ml。忌用一切咸食,如咸蛋、咸肉、咸鱼、酱菜、面酱、腊肠等。

(2) 无盐膳食:全日供钠 1 000mg 左右,即烹调时不加食盐或酱油,可用糖醋等调味。忌用一切咸食(同低盐膳食)。

(3) 低钠膳食:全日供钠不超过 500mg。除无盐膳食的要求外,忌用含钠高的食物,如油菜、蕹菜、芹菜等含钠 100mg/100g 以上的蔬菜及松花蛋、豆腐干、猪肾等。

2. 根据病情变化及时调整钠盐。

3. 改变烹调方法,烹调时注意色、香、味、形,必要时可适当选用市售的低钠盐或无盐酱油,这类调味剂是以氯化钾代替,注意高钾血症患者不宜使用。

(三) 注意事项

对某些高龄、心肌梗死、回肠切除术后、黏液性水肿和重型甲状腺功能减退合并腹泻的患者,限钠应慎重,最好是根据血钠、血压和尿钠排出量等临床指标来确定是否限钠以及限制程度。

（四）食物的选择

选用不加盐或酱油制作的谷类、畜肉、禽类、鱼类和豆类食品、乳类,蔬菜和水果(低钠膳食不宜用含钠量大于 100mg/100g 的蔬果)。注意各种盐或酱油制作或腌制的食品、盐制调味品的用量。

十一、低嘌呤膳食

嘌呤在体内代谢的最终产物是尿酸,如果嘌呤代谢紊乱,血尿酸水平升高,或尿酸经肾脏排出量减少,可引起高尿酸血症,严重时出现痛风症状,此类患者必须限制膳食中嘌呤的含量。

（一）适用对象

痛风患者及无症状高尿酸血症患者。

（二）配膳原则

限制外源性嘌呤的摄入,增加尿酸的排泄。

1. **限制嘌呤摄入量** 选用嘌呤含量低于 150mg/100g 的食物。

2. **限制总能量摄入量,维持健康体重** 每日摄入总能量应较正常人减少 10%～20%,肥胖症患者应逐渐递减,以免出现酮症。

3. **适当限制蛋白质摄入量** 每日蛋白质的摄入量约为 50～70g,并以含嘌呤少的谷类、蔬菜类为主要来源,或选用含核蛋白很少的乳类、干酪、鸡蛋、动物血、海参等动物蛋白。

4. **适量限制脂肪摄入量** 脂肪应占总能的 20%～25%,约为 40～50g。

5. **合理供给碳水化合物** 碳水化合物具有抗生酮作用,并可增加尿酸的排出量,每日摄入量可占总能量的 60%～65%。但果糖可促进核酸的分解,增加尿酸生成,应减少果糖类食物的摄入,如蜂蜜等。

6. **保证蔬菜和水果的摄入量** 尿酸及尿酸盐在碱性环境中易被中和、溶解,因此应多食用蔬菜、水果等碱性食物。

7. **适宜饮水量** 无肾功能不全时宜多喝水。每日入液量保持 2 000～3 000ml,以增加尿酸的排出。

8. **避免饮用酒类** 酒类在体内代谢产生的乳酸会影响尿酸的排出,促使痛风的发作。而可可、咖啡、茶的代谢产物不会堆积在组织内,可适量饮用,以提高饮水量,促进尿酸排出。

（三）注意事项

嘌呤广泛存在于各类食物中,但含量高低不等,需结合病情确定限制程度,以免出现蛋白质营养不良。

（四）食物的选择

根据食物中嘌呤的含量将食物分为三组,即低嘌呤(此类食物平时可多选择)、中等嘌呤(此类食物可酌量选择,并尽量减少干豆类)和高嘌呤(此类食物在缓解期仍应禁食)。具体分类如下:

（1）低嘌呤食物(<50mg/100g):各种乳类、蛋类、水果、大部分蔬菜(除中等嘌呤含量所列的食物外)、植物油、动物油;谷薯类如糙米、胚芽米、白米、糯米、米粉、小麦、燕麦、麦片、面粉、小米、土豆、藕粉、通心粉、高粱、玉米、红薯、芋头;其他的如冰淇淋、蛋糕、饼干、碳酸饮料、巧克力、咖啡、茶、橄榄、布丁、盐、糖、醋。

（2）中等嘌呤食物(50～150mg/100g):豆类中的大豆、红豆、黑豆、豆腐等;禽畜类中的鹅肉、猪肉、牛肉、羊肉;水产类中的草鱼、河鲈鱼、比目鱼、鲳鱼、鳕鱼、大闸蟹等;蔬菜类中的芦笋、带荚毛豆、扁豆、豌豆、蘑菇、菠菜、白花菜、花椰菜、金针菇、木耳等,以及干果类中的花生等。

（3）高嘌呤食物(>150mg/100g):豆类中的纳豆;畜禽类中的牛肝、猪脑、猪肾、牛心、猪舌、鸡胸肉等;水产类中的扇贝、生蚝、鲅鱼、黄花鱼等;蔬菜类中的香菇干、紫菜干等。

十二、限酪胺、多巴胺膳食

在正常情况下,单胺类物质(如酪胺、多巴胺、5-羟色胺)被肝脏内的单胺氧化酶(monoamine

oxidase,MAO)分解后排出体外,不会引起血压的急剧升高。但服用抑制单胺氧化酶的药物时,单胺氧化酶活性明显下降,此时摄入富含酪胺、多巴胺类食物,可使血管收缩、血压升高,发生剧烈头痛、恶心、呕吐、心动过速甚至抽搐等高血压危象。严重者可出现致命的内出血(如脑出血)。

(一) 适用对象

因治疗需要使用单胺氧化酶抑制剂的患者。

(二) 配膳原则

1. 膳食中限用富含酪胺或多巴胺的天然新鲜食物。

2. 发酵食品和陈旧食品,在细菌作用下,可使其所含的酪氨酸脱羧而形成酪胺,需要忌用碱或酵母制作的食物。

(三) 食物的选择

宜选用各种新鲜食物、非发酵食品、咖啡和茶等。避免发酵类、腌制、变质类食物,如发酵类馒头、面包、酒类、黄豆酱类、鱼干、腊肉。

十三、MCT 膳食

MCT 膳食系指以 MCT 代替部分 LCT 的膳食,多为植物油的形式在烹调时放入。与 LCT 相比,MCT 有以下特点:①分子量较小,相对能溶于水,在生物体内溶解度高,脂肪酶对其的作用效率更大,易于吸收;②大部分能以甘油三酯的形式吸收,故在胰脂酶和胆盐缺乏时,对其吸收影响不大,不会刺激胰液分泌;③在肠黏膜上皮细胞内不结合到乳糜微粒中,也不易与蛋白质结合,可直接经门静脉进入肝脏;④在肝内不合成脂类,故不易形成脂肪肝;⑤不需肉碱存在,可很快通过线粒体膜,迅速而有效地被氧化供能;⑥轻度降低胆固醇吸收,并减慢肝内合成。

(一) 适用对象

适用消化、吸收与运输 LCT 有障碍的患者,如胃大部分或全部切除、大部分肠切除术后、胆道闭锁、阻塞性黄疸、胰腺炎、胆盐和胰脂酶缺乏、肠源性脂肪代谢障碍、局限性肠炎伴脂肪痢。惠普尔病和克罗恩病、乳糜胸、乳糜尿、乳糜性腹腔积液、高乳糜微粒血症、Ⅰ型高脂血症。

(二) 配膳原则

具体内容参见本章第六节。

(三) 注意事项

对于糖尿病、酮中毒、酸中毒等患者,由于肝外组织利用酮体的能力往往已经饱和,故不宜使用。

(四) 食物的选择

主食、蔬菜、水果、乳制品、豆制品按量食用。精瘦肉类、鸡、虾、鱼等每日用量不超过 150g,蛋黄每周少于 3 个,烹调油在规定用量范围内,部分用 MCT 代替。忌用含饱和脂肪高的食物,如肥肉、奶油、油煎炸食品等。

十四、生酮膳食

生酮膳食是一种高脂肪、低碳水化合物膳食,其目的是维持身体处于"酮病"的状态,起到抗抽搐等代谢调节作用,分为中链甘油三酯为基础的生酮膳食和传统生酮膳食。具体内容参见本章第六节。

第六节　生酮膳食

生酮膳食(ketogenic diet,KD)是以脂肪取代碳水化合物作为主要供能物质,诱导机体出现生理性酮血症的膳食模式。当人体在葡萄糖摄入量$<100g/d$ 或$<2g/(kg \cdot d)$时,如饥饿、低碳水化合物高

脂肪膳食,机体通过脂肪供能。基于肥胖的碳水化合物-胰岛素模型,降低食物中碳水化合物的供能比例,提高脂肪的供能比例,而不改变蛋白质或总能量,可以减少胰岛素分泌,增加脂肪组织中脂肪动员,促进血液循环中游离脂肪酸的氧化,身体脂肪丢失,能量消耗增加(图9-1)。

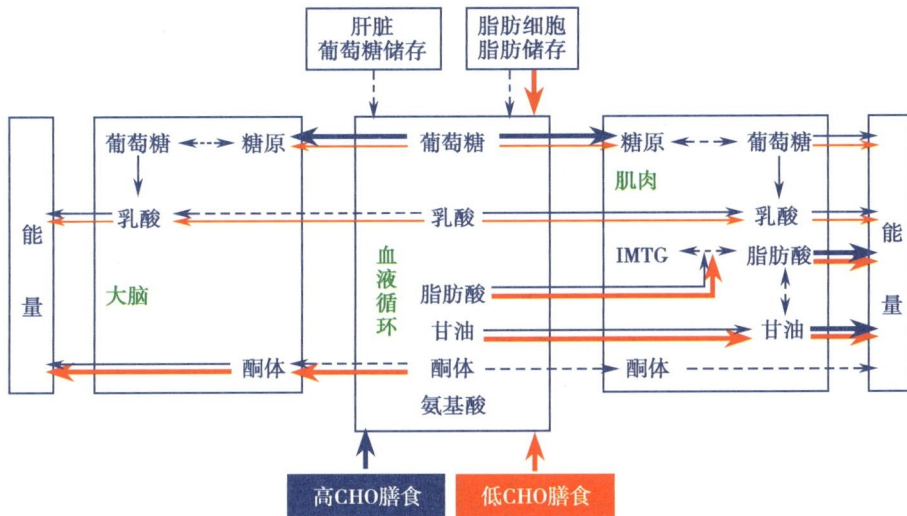

图9-1 高、低碳水化合物膳食后机体的能量代谢改变

IMTG:intramuscular triglycerides,肌肉内甘油三酯;蓝线为高碳水化合物膳食,红线为低碳水化合物膳食,线条粗细示作用强弱。

1921年,美国梅奥医学中心Wilder首次将生酮膳食用于治疗儿童难治性癫痫,由于酮体具有减轻自由基等产生的炎症反应的作用,而被临床证实具有某些疾病的代谢调节疗效。此后,生酮膳食的适应证由儿童癫痫扩展到其他疾病。

一、生酮膳食类型及营养素来源

1. **生酮膳食类型** 目前,生酮膳食有4种类型,即经典生酮膳食(classic ketogenic diet,CKD)、改良Atkins膳食(modified Atkins diet,MAD)、低血糖指数治疗(low glycemic index treatment,LGIT)及中链甘油三酯膳食(medium-chain triglyceride diet,MCTD),见表9-1。生酮膳食中脂肪供能占60%~90%,碳水化合物和蛋白质两者供能占10%~40%;脂肪与(碳水化合物+蛋白质)的重量比为(3~4):1。

表9-1 不同KD三大营养素的供能比例　　　　　　　　　　单位:kcal%

类别	碳水化合物	脂肪	蛋白质
CKD	3	90	7
MCTD	20	70	10
LGIT	27	45	28
MAD	5	70	25

2. **营养素来源** 目前多采用MCT(棕榈油、椰子油)作为脂肪来源,MCT比LCT生酮更快、更多。蛋白质来源尽可能选择多种优质蛋白质的联合,而不是固定某种蛋白质,常见食物(食品)中的蛋白质按生物效价高低依次排序为:浓缩乳清蛋白>蛋>乳>鱼(金枪鱼)>牛肉>鸡肉>猪肉>大豆>燕麦。碳水化合物来源也建议选择多种碳水化合物的组合,优先选择低GI和低GL类食物,如五谷杂粮、根茎类蔬菜等。

二、适应证与禁忌证

1. 适应证

（1）用以控制儿童的运动不能发作和肌阵挛性癫痫，尤其是对抗抽搐药物产生抗药性和出现不良反应的儿童。学龄前儿童的效果较为理想。

（2）丙酮酸盐脱氢酶缺乏。

（3）其他：神经退行性疾病如帕金森综合征、阿尔茨海默病等，精神疾病如抑郁、双相情感障碍，慢性代谢性疾病如多囊卵巢综合征、非酒精性脂肪性肝病、2 型糖尿病、肥胖症、高血压，恶性肿瘤如脑胶质瘤、进展期实体瘤，功能性疾病如更年期综合征、慢性疼痛等，创伤如急性颅脑损伤，均有生酮膳食应用研究的报道。《中国肿瘤营养治疗指南（2020）》推荐：脑恶性肿瘤患者在接受标准化治疗的同时可考虑尝试营养代谢调节治疗，给予能量限制性生酮膳食。

2. 禁忌证　重要生命器官（心脏、肝、肺、肾等）功能严重障碍患者，妊娠、哺乳期妇女禁用生酮膳食。其他禁忌证为脂肪酸氧化、利用及廓清严重障碍患者。

三、患者准备

在实施生酮疗法之前，一定要做好生理、心理、知识及技能等多方面的准备。

1. 患者评估　包括以下四个方面：①病史采集：现病史、既往史、膳食调查、生活质量评估、心理调查；②体格体能检查：体格检查、人体测量、体能测定（非利手握力、6 分钟步行试验等）；③实验室检查：血常规，生物化学，血脂，维生素，电解质，激素水平，免疫功能（含炎症因子）等；④器械检查：心电图、脑电图、骨密度、重要器官的形态与功能影像学检查（B 超、CT、MRI、PET-CT 了解肿瘤病灶大小及代谢活性高低）、人体成分分析、代谢车等。

2. 生酮疗法宣教　宣教内容包括：生酮膳食的基本知识、能量计算、食物交换、食物选择、实际操作、生酮膳食制备、注意事项、并发症监测等。制订个性化生酮膳食治疗方案，购买生酮疗法必要的设备如血糖仪、血酮仪。宣教对象包括患者及其家属或照护者。

四、实施生酮治疗

（一）基本要求

正式开始生酮膳食前 1~2 周禁食甜味食物，限制能量（<60% 目标需要量），然后开始生酮膳食。开始实施 CKD、MCTD 时，患者应该住院，情况稳定、患者适应后回家继续实施，门诊随访；MAD 和 LGIT 可以在门诊开始实施、患者无须住院。实施前、实施过程中要密切监测营养缺乏及并发症。将每日 3 餐改为每日多餐可提高耐受性，减少不良反应。补充足量维生素及矿物质。补充肉碱 50~100mg/（kg·d）维持血浆肉碱水平。

（二）生酮食品及酮体

对于制备生酮膳食有困难的患者，可以选择生酮食品及产品来补充日常生酮膳食的不足或间歇性替代生酮膳食。

（三）联合治疗

联合运动（用轻松、适当的有氧运动代替重负荷训练，减少乳酸的产生）、能量节制、二甲双胍、抗炎、酮体、高压氧等治疗，会有更好效果。

（四）能量与营养供给

1. 能量　根据患者疾病类型、活动、年龄、性别、体态、应激及营养等情况确定适宜的目标能量。在实施生酮疗法时，建议按目标能量的 70%~90% 给予。

2. 液体　生酮膳食患者无须限制液体，相反要求增加水摄入量，以防止肾功能损害。目前推荐的饮水量为不超过 50ml/（kg·d）为宜,此摄入量包括食物的内生水量,每克碳水化合物、蛋白质、脂肪氧化所产生的内生水量分别为 1.07ml、0.34ml、0.56ml。

3. **蛋白质**　以满足患者最低需要量、维持氮平衡为宜,推荐摄入量为 0.45～2.0g/（kg·d）。根据年龄、疾病,适时监测尿氮,评估机体分解代谢程度动态调整蛋白质摄入量。

(五) CKD 的配膳原则与计算方法

1. 膳食要求严格,除精细计划外,食物还需称量。

2. 采用此种膳食初期,必须住院,在医师监督下进行,要观察尿酮体、二氧化碳结合率、血糖等指标,待适应后可出院继续治疗。

3. 该膳食基本不含主食,故必须取得患者及其家属或照护者的理解与配合,除规定食物外,不得进食其他食物。

4. 可设计营养成分相同而内容不同的食谱或交换份,供选择使用。

5. 膳食的设计与计算方法

（1）脂肪（F）与碳水化合物（C）加蛋白质（P）之和的比值为 4：1,即 F：（C+P）=4：1。每单位 F 4g,（C+P）共 1g,能量为 40kcal（4×9+1×4=40kcal）。

（2）脂肪与碳水化合物加蛋白质之和的比值为 3：1 的膳食,即 F：（C+P）=3：1。每单位含 F 3g,（C+P）1g,能量 31kcal（3×9+1×4=31kcal）。

（3）计算步骤举例:一名 4 岁患儿,体重 18kg,采用 4：1 膳食。①计算总能量,儿童按每千克体重需 60～80kcal 计算,总能量:18×70=1 260kcal。②计算每日所需总单位数,1 260÷40=31.5。③确定脂肪需要量,31.5×4g=126g。④计算蛋白质需要量,按每千克体重需 1g 计算,18×1=18g。⑤碳水化合物需要量 =［总能量 –（脂肪+蛋白质提供能量）]/4,计算得碳水化合物需要量为 13.5g。⑥平均分配到三餐,每餐各需脂肪 42g,蛋白质 6g,碳水化合物 4.5g。

(六) MCTD 的配膳原则与计算方法

1. **用 MCT 代替部分长链甘油三酯供能**　长期使用 MCT 易缺乏必需脂肪酸,膳食中的脂肪不宜全部由 MCT 供给。

2. **适量供给双糖**　MCT 氧化较快,其生酮性远大于 LCT,蔗糖等双糖能降低其生酮作用。

3. **可用 MCT 制成各种食物**　如调味汁、色拉油等,用作蔬菜、点心等的配料,保证患者摄入。

4. **进食含 MCT 的食物要缓慢**　与其他食物共同摄入,分成三或四餐,也可在睡前加餐。MCT水解速度快,若一次大量摄入,会使肠腔内呈高渗状态,且分解的游离脂肪酸过多时,也会刺激肠道引起腹胀、腹绞痛、恶心、腹泻等不适症状。

5. **计算 MCT 的步骤**

（1）按照每日膳食中营养素供给量查出能量需要,如 1～3 岁儿童为 1 200kcal。

（2）确定 MCT 的用量,一般占总能量的 50%～70%,如以 60% 计:1 200kcal 的 60% 为 720kcal,1g MCT=8.3kcal,720kcal÷8.3kcal/g=87g MCT。

（3）计算 MCT 以外食物所提供的能量:1 200–720=480kcal。

（4）计算所需蛋白质提供的能量:如儿童体重 13kg 计算,按 2g/（kg·d）计,需 26g 蛋白质为26×4=104kcal。

（5）确定碳水化合物的量以不超过总能量的 19% 计:1 200×19%=228kcal,228÷4=57g（不应超过57g 碳水化合物）,56×4=224kcal。

（6）估算蛋白质及碳水化合物所提供的能量不应超过 29%。1 200×29%=348kcal,104（蛋白质供能）+224（碳水化合物供能）=328kcal,小于 348kcal。

（7）计算除中链甘油三酯以外的其他脂肪供给的能量,至少不低于 11% 计:1 200×11%=132kcal,按照脂肪供能系数 9kcal 计算,应不低于 15g。

五、血糖、血酮管理与并发症

1. **血糖与酮体管理**　维持血糖、血酮浓度在 4mmol/L 左右,二者比值(G/K)=1 为理想状态。开始生酮膳食时,每天监测血糖、血酮 1 次,稳定后逐渐过渡到每周 1～2 次。CKD 和 MCTD 患者尿酮体可达 160mg/dl(16mmol/L),而 LGIT 和 MAD 患者其尿酮体可低至 15mg/dl(1.5mmol/L)。

2. **并发症**　生酮膳食应该在专业人员指导下进行。比较常见的不良反应有:低血糖、饥饿感、虚弱、头晕、昏睡、疲劳、便秘、肌肉痉挛、脱水、酸中毒、呼气有酮味、鼻子有氨味、体重丢失、维生素和矿物质缺乏、心悸和奔马律、肾功能损害等。患者居家期间出现任何严重并发症时,应该立即到医院就诊。

六、疗程与终止

1. **疗程**　国际生酮膳食研究组(international ketogenic diet study group)推荐,儿童癫痫至少持续生酮膳食 3.5 个月方可停止,GLUT-1、丙酮酸脱氢酶(pyruvate dehydrogenase,PDH)缺乏及结节性硬化症儿童需要延长疗程。Groesbeck DK 等报道,对癫痫儿童来说,要减少 50% 以上的发作,生酮膳食需持续 2 年;要减少 90% 以上的发作,生酮膳食需持续 6～12 年。

2. **终止**　在紧急情况下,生酮膳食可以随时突然停止。但是一般情况下,生酮膳食应该逐步减少,每 1～3 个月脂肪供能量减少 10%,与此同时,碳水化合物供能量应该相应逐渐增加。

3. **疗效评估**　生酮疗法的临床效果出现较慢,一般以 3 个月为一疗程。生酮疗法是一种整体治疗,其疗效也应该整体评价,应该包括上述患者准备的全部内容。

4. **随访**　所有接受生酮疗法的患者均应严密随访,了解患者营养状况、耐受情况及并发症,以便及时调整膳食方案。出院后 3～6 个月内,每个月随访 1 次;此后,如果患者血糖、血酮稳定,无严重不良反应,患者依从性及耐受性良好,可以每 3～6 个月随访 1 次。随访方法包括电话、邮件、门诊及网络新媒体形式。

第七节 | 限制性饮食

在 20 世纪 70 年代 Herman 等首次提出限制性饮食(restrained eating,RE),主要以体重控制为目的。近年来,限制性饮食成为多种疾病防治的研究重点之一。适度的膳食限制能阻止或逆转许多慢性疾病的发展,如肥胖、2 型糖尿病、心血管疾病、神经退行性疾病等,并能延长寿命。本节主要对限制性饮食的分类、临床应用两方面进行阐述。

一、限制性饮食的分类

限制性饮食是一种节食方式。狭义上是指限制膳食能量摄入,广义上是指与膳食相关的一切干预措施。根据限制的情况分为以下类型。

(一)根据限制的程度分类

1. **低能量膳食**(low energy diet,LED)　指总能量摄入控制在 800～1 500kcal/d。

2. **极低能量膳食**(very low energy diet,VLED)　指总能量摄入<800kcal/d。

(二)根据限制的内容分类

1. **限能量平衡膳食**(calorie restricted diet,CRD)　是指在目标能量摄入基础上,每日减少能量摄入 500～1 000kcal,或较推荐摄入量减少 1/3 总能量,其中碳水化合物占每日总能量的 55%～60%,脂肪占每日总能量的 25%～30%。

2. **低碳水化合物膳食**(low carbohydrate diet,LCD)　根据膳食中碳水化合物的供能比例,分为高碳水化合物膳食(high carbohydrate diet,HCD)、中碳水化合物膳食(moderate carbohydrate diet,MCD)

即日常荤素搭配膳食、低碳水化合物膳食与极低碳水化合物膳食（very low carbohydrate diet，VLCD）四类（图9-2）。碳水化合物低到可以产生代谢改变，即燃烧脂肪时，才是有意义的低碳膳食，此时机体的供能方式由依靠葡萄糖转向依靠脂肪酸、酮体。

膳食
- 高碳水化合物膳食：CHO > 65%
- 中碳水化合物膳食：45% ≤ CHO ≤ 65%
- 低碳水化合物膳食：20% ≤ CHO < 45%
- 极低碳水化合物膳食：CHO < 20%

图 9-2　膳食的碳水化合物分类

为了满足能量需求，膳食中碳水化合物减少时，脂肪供能比必然增加，蛋白质摄入量也相对增加。

（三）根据限制的连续性分类

1. **持续能量限制**（continuous energy restriction，CER）　在保证机体不发生营养不良的情况下，限制每日摄取的总能量，通常不改变进食频率。

2. **间歇性能量限制**（intermittent energy restriction，IER）　是基于周期性禁食的膳食模式，即交替进行禁食和进食，包括隔日禁食（alternate day fasting，ADF）、5∶2轻断食（5∶2 diet）等。

（四）根据限制的时间分类

限时进食（time restricted eating，TRE）是一种新的膳食模式，基于进食时间影响机体生物节律的特点，属于间歇性禁食中的一种。TRE主要特点为控制进食窗口在数小时内（一般为8～12小时），而不改变膳食中食物的组成。限制性饮食的类型较多，在实际应用中可相互组合，如限能量高蛋白质膳食、限能量低碳水化合物膳食等。

二、临床应用

1. **体重管理**　能量摄入与消耗不平衡是超重/肥胖发生、发展的重要原因。减重的核心为负能量差，《中国超重/肥胖医学营养治疗指南》和《中国糖尿病医学营养治疗指南》均提出限能量膳食是有效的体重管理方法。因此，无论哪种限能量膳食干预，减轻体重的作用均被证实。值得注意的是，不同类型的限能量膳食有各自的适用范围，例如LCD多用于短中期体重控制，其长期的安全性和有效性仍待进一步研究。

既往减重研究多集中在能量摄入与消耗，而近些年的研究将能量调节与行为、生理和分子生物水平的生物钟结合起来。大部分人缺乏进食节律，进食时间窗较长（13～16小时），这种长时间不停进食，扰乱了人体自身节律。因此，TRE强调了进食时间在体重调节中的重要性，同时限制进食时间后总能量摄入相对减少。随着研究的深入，发现正餐进食时间很重要，与晚餐进食晚相比，进食早者体重减重得更多，故晚餐进食时间宜早不宜晚，尽量将能量摄入集中在早、午餐。

2. **血糖管理**　糖尿病前期或糖尿病患者常处于超重或肥胖状态。在非糖尿病的超重、肥胖者中，IER可改善胰岛素抵抗及敏感性，但对血糖的影响尚不确切；在超重、肥胖2型糖尿病患者中，IER、CER均有利于血糖管理，长期来看两者并无区别。安全方面，IER对糖尿病患者也是相对安全，但增加了低血糖风险，需关注降糖药物的调整。

其他限制性饮食如LCD，与限能量膳食、低脂肪膳食相比，短中期改善了超重、肥胖2型糖尿病患者的血糖。Meta分析显示：与不限制进食时间相比，限时进食能改善空腹血糖、胰岛素水平、糖化血红蛋白等。

3. **心血管疾病**　高血压、高脂血症、超重、肥胖等均为心血管疾病的危险因素。Meta分析发现TRE能显著降低收缩压、血脂、BMI、脂肪量和血糖水平等，改善血压、血脂、血糖最佳进食窗口分别为6小时、8小时、10～12小时，最后1次进食时间点尽量在下午6点之前。

限能量膳食同样能够预防和改善心血管疾病。限能量过程中机体脂肪动员增强、脂肪酸持续氧化，血中酮体水平升高，从而促进脑源性神经营养因子（brain-derived neurotrophic factor，BDNF）的高表达，诱导副交感神经元兴奋性增强，可使心率减慢，进而使血压下降。

4. **非酒精性脂肪性肝病**　目前没有获得批准的非酒精性脂肪性肝病药物治疗方案，而体重减少

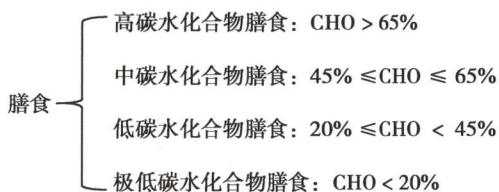

≥5% 可以减少肝脏脂肪变性,减少≥7% 可以使非酒精性脂肪性肝病缓解,减少≥10% 可以稳定或逆转纤维化。因此,减少体重是治疗非酒精性脂肪性肝病的首要目标。研究发现限时进食、周期性禁食、改良隔日限能量膳食、隔日禁食+限时进食等短期内能够有效减轻非酒精性脂肪性肝病患者体重、改善肝转氨酶活性及肝纤维化程度,具有良好的应用前景。

5. 神经系统疾病 限制能量通过减少 β-淀粉样蛋白沉积、降低氧化应激和炎症反应、改善海马胰岛素抵抗及肠道微生态等方面来改善记忆障碍。目前,已在神经退行性疾病动物模型、缺血性卒中动物模型和 MCI 老年患者中取得较好的结果。

年龄是痴呆发生、发展的最大危险因素,限制膳食的方式应适合老年人使用。严格能量限制相关的体重下降和潜在的免疫功能受损等不良影响对体弱老年人来说是非常危险的。因此,限时进食被认为是一种最佳的间歇性禁食模式,但缺乏在人群中应用的直接流行病学证据。

6. 肿瘤 限制性饮食通过降低葡萄糖摄取和增加脂肪 β 氧化,促使肿瘤细胞从糖酵解转变成线粒体氧化磷酸化,导致活性氧类产生增多,促进肿瘤细胞凋亡,从而治疗或延缓肿瘤进展。

动物、细胞实验已证实禁食增强化疗和免疫治疗效果,因此禁食作为放化疗辅助治疗的疗效受到广泛关注。临床研究发现禁食可减轻患者胃肠道不良反应,且不影响化疗效果,禁食在预防化疗毒性方面优于非禁食,但不论哪种禁食模式并不能有效降低所有肿瘤患者放化疗的不良反应发生率,表明禁食可能具有肿瘤特异性效应。

目前,国内外均没有制订出针对肿瘤患者的限制性饮食模式,限制性饮食在肿瘤患者的临床干预研究有限。即使是短期禁食,患者可能有不同程度的体重减轻,体重减轻是否影响后续抗肿瘤治疗、免疫功能、感染风险等,需要足够样本量研究和随访进一步明确。

综上所述,限制性饮食带来广泛的健康益处,但在人群层面还缺乏高级别证据,需要进一步验证。

(杨勤兵)

| 案例分析 | 本章目标测试 | 本章思维导图 |

第十章 肠内营养

肠内营养(enteral nutrition,EN)是医学营养治疗(medical nutrition therapy,MNT)的重要组成部分,指经胃肠道途径为机体提供代谢需要的各种营养素的营养治疗方式,包括管饲(tube feeding,TF)及口服营养补充(oral nutritional supplements,ONS)。

第一节 | 概 述

关于肠内营养,可以查证的最早记载是1790年Hunter J使用鼻胃管对吞咽肌麻痹患者进行的管饲。1901年Einborn M首先使用十二指肠管饲,1957年Greenstein JP等为太空计划开发了无需完整消化功能也可吸收的要素膳(elemental diet,ED),1973年Delany HM提出空肠造口理念。目前,肠内营养已成为一种简便、安全、有效、经济的临床营养治疗方法,在临床得到广泛的应用。

一、肠内营养的适应证与禁忌证

EN适用范围广,较PN更符合生理特点,且能使消化道保持适当负荷,维持消化道功能,可以有效防止肠黏膜的废用性萎缩,避免对人体免疫及营养代谢功能的损害。原则上,只要患者胃肠道功能还存在,就应该首先考虑经胃肠内营养。即使胃肠道功能部分受损,也可以采用特殊途径或制剂,维持、改善患者的营养状态。

(一) EN 的适应证

所有膳食不能满足营养需求(不足目标量的60%)的患者,只要胃肠道功能无严重受损,都应进行EN支持。包括:

1. **不能自主经口进食或进食不足** ①经口进食困难的疾病或疾病情况:无意识状态、口咽部疾病和/或术后、食管狭窄、面部创伤等;②因吞咽障碍无法安全进食的疾病:脑卒中、运动神经元疾病(如肌萎缩性侧索硬化症)、周围神经疾病(如吉兰-巴雷综合征)等;③精神心理类疾病:如神经性厌食等。

2. **胃肠道疾病** ①胃肠动力障碍:如胃瘫、严重胃下垂等;②消化道严重黏膜损伤:如食管化学性腐蚀、炎症性肠病等;③某些胃肠道手术前后。

3. **其他疾病和疾病状态** 主要指合并营养不良的慢性消耗性疾病,如恶性肿瘤,以及抗肿瘤治疗等,常因疾病本身和/或相应治疗引起恶性消耗、消化道不良反应、肌肉减少等问题,经口膳食无法提供足够的营养。

(二) EN 的禁忌证

只要肠道有功能,就可以实施EN,但完全性肠道梗阻是EN的绝对禁忌证。另外,出现下列情况时应慎重评估EN的时机,且在EN过程中需要严密监护:

严重应激状态、血流动力学不稳定;麻痹性肠梗阻、不完全性肠梗阻及胃肠蠕动严重减慢;重症胰腺炎急性期;上消化道活动出血;顽固性呕吐、严重腹泻或腹膜炎;小肠广泛切除后4~6周内、小肠缺乏足够吸收面积或空肠漏者;胃大部切除后易产生倾倒综合征者;严重吸收不良综合征及长期少食衰弱者;症状明显的糖尿病,以及接受高剂量类固醇药物治疗者;小于3个月的婴儿等。

二、肠内营养的实施

EN 的实施步骤包括患者评估、通路建立、处方制定、营养液制备与发放、营养液输注,以及 EN 的监测与调整,每一步骤都应有相关记录。EN 方案应安全、有效、个体化,并由相关医学专业人员组成的营养治疗小组制定与实施。

1. **患者评估** 实施前需全面了解患者情况、确定适宜的营养治疗目标和治疗方案。患者评估内容包括:①病情与治疗计划;②营养状况,预计 EN 时长,以及疾病与治疗对患者营养指标与营养状况可能产生的影响;③建立 EN 通路的条件;④患者接受营养治疗的意愿与条件;⑤患者自我营养管理的条件与能力等。

2. **适当的营养通路** 详见本章第二节、第三节。

3. **营养处方** 营养处方需标注的内容包括:①营养摄入目标量;②适当的 EN 制剂或特殊医学用途配方食品(FSMP)及用量;③适宜的 EN 输注方式以及用法用量。参见第八章第二节。

4. **营养液的配制** 工业化液体即用(ready-to-use)制剂适用于绝大多数患者,有特殊病理生理特点及营养代谢需求的患者,可用全营养粉剂或组件制剂配制,加水量根据能量密度调整。

5. **EN 的启动时机** 即使是手术、创伤或危重症等应激情况,小肠的蠕动和消化吸收功能也可能不受影响,或在 24~48 小时内即可恢复。尽早开始 EN,即使是小剂量 EN,患者预后也更佳。如果没有相关禁忌证,早期启动 EN 要优于早期 PN 或者延迟 EN。

6. **营养液的输注** 管饲营养输注系统包括营养管、输注设备、营养液容器及输注连接管等。

(1)输注设备:包括自带动力传输系统的输注泵和大容量注射器等,对应的输注方式为泵注或推注。也可采用重力滴注,通过输液管调节阀控制输注速度。

(2)EN 输注管:一般为专用,有针刺式或螺纹式接口,可与不同容器连接。

(3)常用容器:为瓶式或袋式,除产品自带的包装外,还有可用于配制 EN 液的灌装袋。

根据输注频率,管饲营养的输注方式可分为持续性、间歇性和单次输注。输注设备与方式的选择与患者胃肠道功能、应激状态、并发症、营养状况、营养目标、管饲通路以及照护者能力等因素有关。胃肠功能差、高误吸风险(胃瘫/胃潴留/反流、腹内压高等)、危重状态、血糖控制差、经肠管饲营养等情况下的患者宜采用持续性泵注,胃肠功能好者可选择间歇性泵注或定时分次推注。重力滴注对营养液的均质性、稳定性要求较高,调节阀控制滴速常不稳定、不准确,不适合需长时间输注营养液的患者。

7. **EN 的途径** 营养治疗途径可分为经口治疗、EN 及 PN。胃肠内营养治疗可分为符合生理的口服和管饲两大类。管饲途径按置管入口不同可分为经鼻、咽食管造口、胃造口及空肠造口置管等,按导管末端所在的位置又可分为胃管和肠管(图 10-1),详见本章第三节。

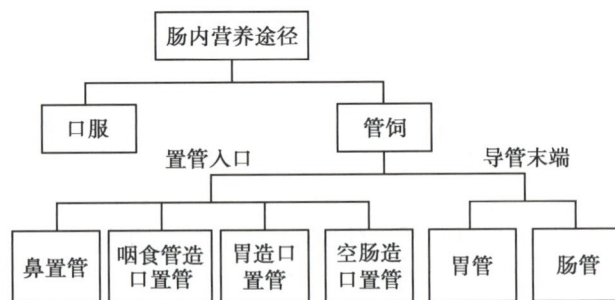

图 10-1 肠内营养途径

三、早期肠内营养

1. **定义** Cochrane 将"早期肠内营养"定义为:手术后 24 小时内的经口摄入或经管道喂养全量或部分含能量的营养物质。超过 48 小时实施的 EN 为延迟 EN。

2. **时机** 肠道收缩的明显标志(指肠鸣音和排气排便)不是启动 EN 的前提条件和必需要求。在生命体征可控且稳定的情况下,如灌注压达标,血管活性药物未使用、使用小剂量或正在撤除,乳酸水平及代谢性酸中毒水平稳定或下降,平均动脉压≥65mmHg,即可实施 EN。

3. **性质**　早期采用低能量,从 10～15kcal/(kg·d)或 30%～50% 目标需要量开始,仅提供基础代谢所需的能量,实施滋养性喂养,逐渐过渡到全量 EN。

4. **注意**　循序渐进,以减少误吸风险、提高喂饲耐受性(使用促动力药、连续输注、氯己定漱口、抬高床头、调整胃肠道喂养量)。对休克、低氧血症、酸中毒、上消化道出血未控制好、胃残留量＞500ml/24h、肠道缺血、肠梗阻、腹腔间隙综合征、高流量肠瘘远端无喂养通路的患者要推迟 EN。

四、EN 的监测

EN 时应监测患者营养状况,注意相关不良反应、并发症等问题,并根据监测结果重新评估与调整方案,以保证 EN 科学有效,同时避免或减少并发症。为了防止监测项目的遗漏,应建立一套基本的管理制度及监测记录流程,以保证 EN 的顺利实施。主要监测内容包括:

1. **营养状况**　包括营养风险与营养不良的评估。应根据所选工具或指标定期复筛或复评,根据筛评结果调整 EN 策略。

2. **EN 方案的实施**　如 EN 制剂的种类、用法与用量,管饲 EN 制剂的输注温度、浓度、速度,患者体位角度、EN 用量增减的幅度等。

3. **EN 管路**　包括 EN 营养管的位置、外露长度、通畅性,以及局部皮肤的完整性等,同时要监测 EN 输液泵的工作状态、EN 输液管的使用时间等。

4. **营养相关指标**　如血糖、血脂、电解质、肝功能、肾功能等生化指标,体重、体脂率、肌肉量、水肿率、小腿围等身体测量指标,以及握力、步速等体能指标。EN 实施初期应监测 24 小时水出入量,合理补水或限液,方案稳定后可根据经验调整水量。

5. **不良反应与并发症**　如恶心、呕吐、反流、误吸、腹胀、腹泻等 EN 不耐受表现,以及胃潴留、应激性上消化道出血等并发症。

6. **卫生安全**　与 EN 输注相关的容器、工具、管路是否清洁卫生,输注中的营养液是否腐败变质,经营养管输注的食品与药品是否存在配伍禁忌等。

7. **EN 的并发症**　EN 相关并发症的类型和发生率与 EN 制剂、EN 的实施以及疾病本身有关,包括胃肠道、代谢、导管以及感染相关并发症,其中胃肠道相关并发症最为常见。本章第四～六节详细介绍了这几类并发症及其预防与处置。

EN 监测和注意事项可概括为"一、二、三、四、五",见表 10-1。

表 10-1　实施 EN 应该掌握的核心内容

类别	内容
一	"一个原则",即个体化,根据每一位患者的实际情况选择合适的营养制剂及其用量、输注途径和方法
二	了解"两个不耐受",胃不耐受及肠不耐受,前者多与胃动力有关,后者多与使用方法不当有关
三	观察上、中、下"三个部位";上,即上消化道表现,如恶心、呕吐;中,即腹部,观察腹痛、腹胀、肠型、肠鸣音;下,即下消化道表现,如腹泻、便秘、大便次数、性质与形状
四	特别重视"四个问题",即误吸、反流、腹胀、腹泻
五	注意"五个度":输注速度、液体温度、液体浓度、耐受程度(总量)及坡度(患者体位)

第二节 | 口服营养补充

口服营养补充(ONS)是以 FSMP 经口服途径摄入,补充日常膳食的不足。研究发现,每天通过 ONS 提供的能量大于 400～600kcal 才能更好地发挥 ONS 的作用,ONS 是最为经济有效的营养治疗方式,应该成为医学营养的首选方法。由于疾病原因,患者摄食量明显减少,液体摄入增加、固体食物摄入减少,使能量、蛋白质和微量营养素摄入不足。因此,临床上特别需要高能量密度、小容量的 FSMP 制剂。

一、适应证

各种情况下,经口进食摄入的能量和/或蛋白质等重要营养素不足目标需求量的 50%～75%,且预计无法迅速改善或达标时,均应考虑实施 ONS。具体适应证如下:营养不良患者手术前准备,诊断明确的炎症性肠病,短肠综合征,棘手的吸收障碍,全胃切除术后,吞咽困难,疾病相关的营养不良,肠瘘,进展期肿瘤患者,70 岁以上的高龄老年人,慢性消耗性疾病患者如结核病、艾滋病、慢性肝病、肿瘤,长期摄入不足的非疾病者,长期严格全素食者。

二、制剂选择

ONS 产品形式包括口服液体、乳冻剂、固体和粉剂,产品类型可以是全营养配方,也可以是非全营养配方。所有 EN 制剂或 FSMP 都可用于 ONS,详见第五章第二节。其中通用型制剂/全营养型 FSMP 适用于多数患者。疾病型制剂/特定全营养型 FSMP 适用于某些特定疾病患者,如糖尿病、肾病、肿瘤等。组件型制剂/非全营养型 FSMP 适用于需要补充特定营养素(如蛋白质)的患者,该类产品可单独或与前两类产品共同使用。

以补充能量或蛋白质为主的 ONS 制剂通常作为加餐服用,高能量密度、高营养密度(如高蛋白质)制剂在摄入等量能量或营养素时服用量相对更少,患者的舒适度和依从性更好。

三、ONS 的实施

ONS 的实施步骤同 EN,包括营养诊断、营养治疗及营养疗效评价与并发症监测等。

1. **患者营养筛查与评估**　选择适宜的工具或指标对患者进行营养筛查,阳性者进行营养状况评价,详见第六章。

2. **膳食调查**　了解患者实际的进食量与营养摄入量,方法详见第六章第五节。

3. **确定营养目标**　根据患者性别、年龄、疾病、营养指标与营养状况等信息确定其能量、蛋白质等营养素的目标摄入量,详见第八章第二节。

4. **确定制剂用量**　患者实际摄入量与目标摄入量的差值即为 ONS 量,能量补充量通常在 300～900kcal/d 之间,多数为 400～600kcal/d,低于 300kcal/d 可能会导致营养状况改善不理想,经济-效益比低。

5. **选择适宜制剂**　根据补充量、疾病、文化背景与经济条件以及认知等实际情况选择。

6. **确定用法**　ONS 通常作为加餐,建议一日 3 餐之间和晚餐后加用 ONS,即"3+3"模式,见图 10-2。也可根据总量及患者情况适当调整。如进食量过少,也可以不限次数地小口啜饮。营养状况越差,越应少量多次。ONS 制剂宜小口、慢速服用,尤其是高能量密度制剂,以免出现头晕、心慌、腹泻等不适。每次 20～50ml,每次间隔 10～30 分钟。ONS 制剂可添加调味剂或做成糕点、果冻等食物,以改善口味、风味,提高适口性与依从性。

7. **不良反应**　常见的不良反应是出现消化道症状,如恶心、呕吐、腹胀、腹泻等。事先全面评估患者、制定合理的用法用量可避免不良反应的发生,事后调整制剂种类及用法用量、

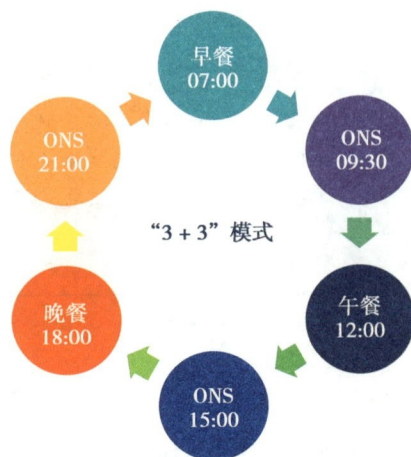

图 10-2　口服营养补充的"3+3"模式

促进胃肠道功能等可改善不良反应。

8. 营养健康教育 提高患者及其家属或照护者对 ONS 营养治疗的认知与重视程度,增强自我管理的能力。教育内容包括 ONS 的目标与意义、制剂特点、配制方法、用法与用量,以及可能的不良反应及其预防、处理等,可使用图文并茂的手册或短视频等教育资料。

9. 监测与随诊 主要监测内容是营养指标包括人体学测量、生化指标与营养状况、经口营养摄入情况以及不良反应,根据监测结果调整 ONS 与膳食方案。出院患者应按时复诊,以便及时评估并调整方案。

第三节 | 管饲及通路

管饲(tube feeding,TF)是对不能经口摄入营养的患者采取的 EN 方法,指通过导管将患者所需营养注入胃肠道。TF 可以是患者营养需求的唯一支持方式,也可以是经口或 PN 的补充。TF 营养的治疗目标与 ONS 一致,但需要事先建立人工胃肠营养通路。

一、概述

TF 的置管方式可按导管入口位置分为经鼻、经咽食管造口、经胃造口及经空肠造口置管等,其中造口置管还分为外科手术和非外科手术两种方式;按营养管末端所在位置又可分为经胃和经肠 TF。最优置管方式需由营养治疗小组对患者进行个体化评估后确定,主要选择依据是患者胃肠道功能与预计 TF 营养时长,还需要考虑疾病及治疗对患者营养风险、营养状况和营养需求的影响,一些拟行胸腹部大手术的患者,以及营养状况差、手术相关并发症风险高、预计术后 EN 时间长的患者,应考虑在术中置管。总之,衡量置管方式是否最优的基本标准就是在整个营养治疗过程中能否让患者损伤最小化、获益最大化。

胃肠道功能正常的患者首选经胃管饲,胃瘫伴高胃潴留/反流且无法通过促动力药改善者宜经肠管饲,预计管饲时间 4 周以上者宜采用造口置管。急性胃肠损伤(acute gastrointestinal injury,AGI)IV 级的患者应先抢救生命或手术治疗缓解症状,暂缓营养治疗。

根据置管方式的不同,管饲营养途径的建立可在病床旁、影像室、内镜室或手术室完成。置管方式除徒手盲插外,还有很多种辅助引导措施,如经 X 线、经数字减影血管造影(DSA)、经 CT、经超声、经内镜、经电磁导航和经腹腔镜引导等,均有助于营养管安全、准确地到达预定位置。

无论采取何种置管方式,都应确认导管末端到达体内适当位置后方可使用。目前导管定位的"金标准"是 X 线检查,定位影像资料应留档保存。

二、经鼻置管

经鼻置管是指营养管由鼻腔送入胃内或幽门后,分为鼻胃管和鼻肠管。管中通常含有可显影的金属导丝,既方便置管中、置管后影像定位,也可提供一定的支撑力,利于营养管的通过。

1. 适应证和禁忌证 鼻胃管(nasogastric tube,NGT)及鼻肠管(nasointestinal tube,NIT)是短期(<4 周)管饲营养的两种经典途径。NGT 用于临床已超过 200 年,具有无创、可床旁操作、可不借助辅助设备等特点,在条件有限的基层单位或患者家中也可完成,适用于多数管饲营养患者。

早期使用的营养管材质对局部黏膜的压迫及刺激较重,现多采用聚氨树脂或硅胶材质,质地柔软,能提高患者舒适度。但对头颈部肿瘤放疗患者而言,经鼻置管易加重局部黏膜的炎症与水肿,甚至出现溃疡。因此,不推荐这类患者常规应用鼻饲管。

另外,危重症(包括重度颅脑损伤)患者经 NGT 进行肠内营养时,与胃潴留/反流有关的误吸风险增加。误吸及吸入性肺炎是加重患者病情最常见的并发症。而 NIT 置管于幽门后,食物不经过胃而直接进入十二指肠或空肠,可很大程度上避免胃潴留/反流相关的误吸。

虽然经鼻盲插置管适用于多数患者,但在严重凝血障碍、严重食管静脉曲张者易致出血,面部创伤或颅底骨折患者可出现导管异位,均应避免经鼻盲置。

2. 经鼻置管末端位置的确定　临床上有多种确定经鼻营养管末端位置的方法。回抽液测 pH、气过水声听诊可用于判断营养管是否在胃内;将营养管末端置于水中观察有无气泡、监测呼气末二氧化碳浓度等可用于判断营养管是否误入气管。这些方法虽然简单易行,但并不可靠。经鼻营养管末端定位的“金标准”仍是 X 线检查,超声定位亦用于院前或无法进行 X 线检查的情况。

多种方法可以在插管过程中实时反映营养管位置。对术后消化道解剖结构改变、盲置困难者,常用内镜直视辅助置管。多种不依靠内镜的实时定位装置已用于临床,包括集成摄像头的一次性营养管、可配合普通营养管使用的可视化管芯,以及电磁导航置管装置等,均有助于正确置管,但目前应用尚不普及。

三、经内镜及其他非外科途径置管

经皮内镜下胃造口术(percutaneous endoscopic gastrostomy,PEG)是 20 世纪 80 年代出现的微创技术,借助胃镜在腹壁定位穿刺点、经皮穿刺置入导丝、经导丝引导造口管进入胃腔,可替代外科手术实现胃造口置管。在 PEG 基础上,还可经胃造口管放置空肠延长管(percutaneous endoscopic gastro-jejunostomy,PEGJ),实现幽门后管饲。与传统外科手术相比,PEG 创伤小、恢复快,操作简单、无需全身或静脉麻醉,可在床边放置,患者易于接受。

随着技术进步,临床上空肠内置管的非外科途径越来越多,主要包括内镜下经皮直接空肠造口(direct percutaneous endoscopic jejunostomy,DPEJ),基于影像技术的非外科空肠造口方法如经皮超声引导下空肠造口术(percutaneous sonographic jejunostomy,PSJ)、经皮 X 线引导直接空肠造口术(direct percutaneous radiologic jejunostomy,DPRJ)及经皮 X 线引导胃 - 空肠造口术(percutaneous radiologic gastrojejunostomy,PRGJ)等。

1. PEG 适应证　当 EN 需要大于 4 周时,PEG 为首选管饲通路建立方式。对长期管饲的患者,PEG 的安全性和舒适性均优于经鼻置管。神经性吞咽困难(如急性缺血性卒中、阿尔茨海默病、脊髓侧索硬化症等)、胃肠道恶性肿瘤、头颈部恶性肿瘤放疗患者、食管癌放疗患者、长期机械通气、口咽部手术的围手术期是 PEG 最常见的适应证。

存在胃潴留/反流相关吸入性肺炎风险的患者,可将 PEG 扩展为 PEGJ。PEGJ 可快速建立空肠营养通路,简便易行,但所用导管细软,易堵管,还容易回弹到近端消化道,影响管饲营养效果。另外,PEGJ 不适用于全胃切除或内镜下无法确定合适穿刺点的患者。DPEJ 更适合此类情况,但其较 PEGJ 有更高的技术难度和设备要求,应用不如 PEGJ 普遍,多用于患者无法施行 PEGJ、PEGJ 无效或出现并发症时。

2. 内镜操作方法　常用的 PEG 操作方法包括牵拉法、推进法和直接穿刺法。推进法原理与牵拉法相似,但操作更复杂;牵拉法相对简单,并发症少,临床应用最广,但造口管需经过口腔送入,在口咽部肿瘤、狭窄及牙关紧闭患者中施行有一定的局限性,由于无法避免口咽部细菌污染,有较高的造口感染率;造口管经过部位有肿瘤时,还有引发种植转移的风险。直接穿刺法是将造口管直接经腹壁置入,造口管不接触口咽部,可避免种植转移,术后感染也更少,更适合张口困难、口咽部或食管肿瘤导致上消化道梗阻的患者。但是,直接穿刺法多采用球囊造口管,更难维护,换管率高于牵拉法。

DPEJ 可用于胃腔条件不适合 PEG 的患者,但由于空肠走行曲折易变,空肠穿刺点定位较为困难,可使用气囊小肠镜以提高 DPEJ 成功率,X 线透视、CT 或超声等影像学手段也有助于体表定位。

四、经外科造口手术置管

外科手术胃肠造口在 1878 年已有相关报道,目前大多数的胃或空肠外科造口是在进行上消化道手术时顺带完成的,少有仅为置管而手术。常用术式包括腹腔镜下空肠造口术(percutaneous laparoscopic jejunostomy,PLJ)、穿刺针导管空肠造口术(needle catheter jejunostomy,NCJ)、隧道式空肠造口术和Roux-en-Y空肠造口术等。对食管及胃手术患者,术中实施空肠穿刺造口置管的技术成功率高,可在术后早期启动EN,有利于防止吻合口漏,缩短住院时间。当无法PEG置管或置管失败时,可选择外科手术造口置管,多见于因上消化道严重梗阻而无法完成胃镜的患者。

根据使用时间,外科手术置管可分为临时性和永久性两种。与临时造口术相比,永久性胃/空肠造口术技术要求较高,手术耗时较长。外科胃造口技术优于PEG之处在于可使用较粗的营养管、避免腹腔内脏器穿孔或损伤,缺点是增加围手术期死亡的风险,费用较高。

五、营养管使用注意事项

建立管饲通路后,还需要合理使用、规范维护营养管,保证EN持续、有效地实施。

1. **输注方式选择**　①置入小肠的营养管内径较细、管路较长,重力滴注时难以稳定控制滴速,推注则较费力,更适合使用泵注;②推注法宜使用大容量注射器,按规律的时间间隔缓慢推注,每次推注量不宜超过300ml,每日6~8次;③有活动能力的居家患者,选择夜间持续泵注可使白天有更多的自由活动时间。

2. **正确冲管**　营养管堵塞是管饲的常见问题,在细管径管饲和匀浆膳、天然食物喂养中更为突出。正确的冲管方式是每次推注营养液或口服药后,用注射器抽取15~30ml饮用水,脉冲式冲管以形成湍流,更好地冲洗管道残留物。持续性管饲应每2~4小时冲管一次,输注速度越慢、冲管频率应越高。一旦营养管堵塞,可先推入10~30ml温水或者胰酶溶液,浸泡一段时间后使用5ml注射器连接营养管并轻柔地反复抽吸,若无效可再浸泡、再抽吸,直至管路通畅。不建议强力推注或插入金属导丝通管,以免损坏营养管甚至损伤内脏或血管。

3. **正确固定**　保持营养管位置适当是管路维护的重要内容。位置维护包括标记、固定和定期检查。置管后的营养管位置确认既包括尖端位置,也包括体表位置。在管外露部分的起始位置(鼻翼侧或腹壁固定处)做好不易擦除的标记,记录外露的长度,有助于快速判断营养管有否移位。经鼻营养管可采用胶带、透明敷料、缝合线,以及专用经鼻中隔系带等装置固定;经皮置管的固定通常包括内固定(如球囊、橡胶垫片或支撑条等)和外固定装置。使用中的管路需要定期检查,对意识不清、躁动者,以及患者翻身或转送等操作过程中需要特别关注移位风险,同时要注意避免皮肤或管道受压。

第四节　肠内喂养耐受不良

肠内喂养耐受不良(enteral feeding intolerance,EFI)又称肠内营养耐受不良(enteral nutrition intolerance,ENI),是指EN过程中发生的一系列相关症状体征,主要包括腹痛、腹胀、恶心、呕吐、腹泻、胃残留量增加和肠鸣音消失等,是EN的常见并发症。EFI的诊断尚缺乏公认的标准,EN过程中出现恶心、呕吐、腹胀、腹泻和胃潴留等症状,EN开始72小时以上不能达到目标能量供给以及因临床原因停止EN均应考虑EFI。EFI的发生最常涉及EN制剂、给予途径和/或输注速度,也受本身疾病或治疗的间接影响。EN过程中需要注意上述"五个度",详见表10-1。出现EFI时,应区分源于胃或肠(胃不耐受多与胃动力有关,肠不耐受多与使用方法不当有关),并相应调整营养治疗策略。此外,应注意观察患者消化道症状,相应进行各维度调整,必要时针对性使用药物,保证EN实施。

一、腹泻

(一)腹泻相关因素

腹泻是EN最常见的并发症,发生率约为2%~63%,可能导致EN中断。

1. **疾病和治疗因素**　腹泻可能是原发疾病(或疾病状态)本身所致,如应激状态、各种原因导致的胰腺外分泌不足、慢性高血糖状态、低蛋白水平等;长期饥饿可致肠道黏膜萎缩和胰腺受损,在恢复EN 的早期也可能腹泻。治疗因素中,抗菌药物可引起肠道菌群紊乱及抗生素相关腹泻;其他药物,如促胃肠动力药物、口服补钾溶液、抑酸药等药物均可能引起腹泻。

2. **制剂因素**　EN 制剂的成分可影响肠道生理,增加腹泻风险。含有乳糖、山梨醇或其他高渗透压成分可诱发渗透性腹泻;膳食纤维含量过高,刺激肠蠕动加快;制剂温度过低或过高、输注过快、一次输注量过多;幽门后喂养以及制剂污染导致的胃肠道感染,均是腹泻的可能原因。

(二)腹泻的治疗

首先排除与 EN 无关的原发病或其他治疗药物引起的腹泻并相应处理,必要时可辅以止泻药物,而不是立即停止 EN。

若是 EN 相关,可先尝试减慢输注速度。相较于分次推注和间断输注,持续泵入易于调节输注速度,可以避免营养制剂短时间大量进入消化道,有助于降低腹泻的风险。考虑存在吸收障碍时,可使用低聚或单体配方。注意腹泻的严重程度,积极纠正水、电解质平衡紊乱以维持内环境稳态。积极治疗后未解决或腹泻严重者,才考虑中断 EN 改 PN。

二、便秘

(一)便秘相关因素

EN 相关便秘的发生率可达 13.1%～85%,其原因可涉及 EN 配方、营养途径以及给予速度等。原发疾病或治疗相关的便秘危险因素包括长期卧床、活动量少、胃肠蠕动减慢等,膳食纤维含量过低,肠内分解产生的短链脂肪酸不足,可抑制肠道黏膜黏液分泌,影响水、电解质吸收,引起或加重便秘。

(二)便秘的预防和治疗

1. **预防**　健康宣教是预防便秘的重要内容。建议每日定时排便,排便时集中注意力,尽量减少干扰,建立良好的排便习惯。卧床患者可定时更换体位,避免长期平卧,病情许可应尽早开始功能锻炼,可在餐后半小时按顺时针方向按摩腹部。

2. **治疗**　针对性采集病史并行详细的体格检查,寻找病因,区分便秘是 EN 相关还是本病相关,排除肠梗阻,并根据症状严重程度采取治疗措施,必要时暂停 EN。

若仅为排便稍费力,伴或不伴有不尽感,粪质较硬,排便量稍减少,充分饮水和更改 EN 配方可以一定程度上缓解症状。一般认为,进行 EN 时营养液的温度以 37～40℃为宜,可减少腹胀、便秘等胃肠道并发症的发生。

出现排便费力、伴不尽感,粪质硬,排便量减少,饮水、更改配方和生活习惯调整均无效时,可以考虑药物干预以及低压灌肠。最常用渗透性通便药,如聚乙二醇和乳果糖等。强力通便药物,特别是硫酸镁等盐类泻药以及大黄、番泻叶等蒽醌类药物容易引起水、电解质紊乱,使用时应动态监测电解质水平。选择性 5-羟色胺 4(5-HT$_4$)受体部分激动剂和鸟苷酸环化酶激动剂亦有改善症状的效果。不建议长期不间断使用泻药,特别是在老年人和肾功能减退者。

三、恶心和呕吐

(一)恶心和呕吐的相关因素

近 20% 的 EN 患者出现恶心和呕吐,胃排空延迟是最常见的原因。影响胃排空的因素包括上消化道肿瘤、慢性疾病史(如糖尿病、腹腔积液、系统性硬皮病)、急性疾病(如胰腺炎、腹部手术、大范围创伤)等。

(二)恶心和呕吐的治疗

首先应排除肠梗阻,回顾患者的用药情况,查找可能引起恶心的药物,接受化疗者可应用止吐药物。积极治疗导致恶心和呕吐的原发疾病,如怀疑胃排空延迟,可减慢输注速度和给予促胃肠动力药。

四、反流

反流及相关的误吸是 EFI 的重要表现。反流不仅影响 EN 实施效果,还会在不同程度上增加肺部并发症发生的风险,严重者甚至窒息死亡。

(一)反流相关因素

1. 疾病因素　原发疾病及其造成的胃肠功能和动力障碍是反流的重要原因。腹内压(intra-abdominal pressure,IAP)增加是引起反流的直接因素,机械通气的重症患者由于胸腔内压增加,也会间接增加腹腔内压。在开始 EN 之前,IAP 达到 14mmHg 的患者有很高的 EFI 概率,而 IAP<11mmHg 者则可以较好耐受。

2. EN 因素

(1)置管因素:经鼻置管时,营养管对咽部的刺激会增加恶心及反流的发生;长期置管还可能影响食管下段括约肌功能,增加反流、误吸的风险。相较于胃内置管,幽门后置管可有效减少反流的发生。

(2)喂养因素:患者体位和喂养速度均会影响反流的发生。长期仰卧或平卧者反流风险明显增加;输注总量越大、速度越快,单位时间内胃肠道内容物越多,越可能因潴留增加反流风险。

(二)反流的预防与治疗

1. 实施 EN 中的监测

(1)胃残余量(gastric residual volume,GRV):动态监测 GRV 可评估 EN 耐受情况,对重症患者尤其重要。GRV 监测常用注射器抽吸计量或经体表超声监测。注射器抽吸法简单、无创,但受患者体位影响,在实际操作过程常有较大误差,且可能污染营养制剂;超声监测结果准确,已成为重要的 GRV 评估手段。高水平的 GRV 指患者连续 2 次 GRV>250ml 或超过前 2 小时喂养量的 50%。如连续 EN 6 小时后 GRV>250ml;连续 2 次 GRV 介于 150~500ml;一次随机测定 GRV>500ml;幽门后 EN 者 GRV>300ml/d,或每 6 小时回抽 GRV>250ml 应考虑 EFI。

如果第一个 4 小时 GRV>250ml,抽吸胃内液体,开始使用胃动力药,继续相同速度的肠内营养;如果 4 小时后仍然 GRV>250ml,去除全部残余量,以 30ml/h 递减肠内营养速度直至维持 30ml/h,继续使用胃动力药,并可考虑幽门后路径实施肠内营养。经幽门后喂养的患者如果出现胃潴留,可同时经胃置管减压,继续或终止肠内营养。

(2)IAP:重症患者若存在腹部病理改变或血流动力学不稳定,可在 EN 期间动态监测 IAP。IAP 受体位影响,平卧位测定结果较准确。目前首选监测膀胱内压力来间接测量 IAP。

2. 治疗　EN 实施期间,要及时识别和干预误吸和肺部相关并发症,提高 EN 效果,使喂养量达到营养目标需求量。出现反流和烧心等症状时,首先应评估、确认引起症状的因素,积极治疗原发病,改善原发病相关胃肠功能受损。若没有不耐受相关临床症状,则没有必要常规监测 GRV。存在高水平 GRV 时,可先考虑使用促胃肠动力药物或改变喂养体位及方式,并不推荐立刻停止 EN。大部分 EN 可通过胃内喂养完成,只有当患者持续反流、高 GRV,药物、体位干预和 EN 速度调节均无效时,才考虑经幽门后喂养。

第五节 ｜ 导管相关并发症

EN 的导管相关并发症是指营养导管在放置和长期应用过程中出现的各种并发症。EN 的导管相关并发症主要与胃肠营养管的质地、管径、置管部位、置管方法和操作技术、导管护理等因素有关,包括导管周围皮肤或黏膜的损伤,营养管的堵塞、移位、脱出、渗漏、折断或拔出困难等。

一、鼻、咽及食管损伤

经鼻置管是造成鼻、咽及食管损伤的常见原因,与营养管局部长时间压迫或反复滑动,以及固定胶带对皮肤的刺激有关。可导致反复出现的鼻翼部皮肤糜烂,鼻、咽、食管黏膜充血、糜烂或坏死,进而出现咽喉部或食管溃疡、出血,甚至形成狭窄。部分患者还会出现鼻窦炎、中耳炎等并发症。预防鼻、咽及食管损伤的措施主要包括:

1. **规范置管**　置管前以医用润滑剂充分润滑管前端,减少置管时对黏膜的摩擦,置管过程轻柔推送,遇阻力即调整动作,不盲目用力。

2. **妥善固定**　固定营养管时避免扭曲、受压,使用粘贴固定者定期更换粘贴部位,并清洁粘贴处皮肤。

3. **注意鼻、咽部情况**　保持无管腔插入侧的鼻孔通畅,做好口腔和鼻腔的清洁、润滑和护理。

4. **更换置管方式**　长期管饲(>4周)建议经胃造口或空肠造口置管。

二、营养管堵塞

营养管堵塞的常见原因有:①使用细管径营养管而护理不周;②输注前后未冲管或冲洗不够;③营养液黏度较高和/或大分子聚合物较多;④经营养管给药时药片研磨不充分、不易溶解或与营养液混合后生成沉淀;⑤营养管侧孔吸入胃肠道黏膜而堵塞。

解决营养管堵塞最常用的方法是注入温水,浸泡管腔后用5ml注射器反复抽吸疏通。抽吸时应试探用力,力量过大可能导致营养管移位,以及营养管或消化道黏膜损伤。此法若无效,可改用碳酸氢钠溶液或碳酸饮料冲管;仍无效则可注入胰酶溶液充满管腔并夹闭5~10分钟后再反复抽吸,浸泡时间越长越容易疏通。以上方法均无效时,应及时更换营养管。针对营养管堵塞,预防在先。可采用以下措施:

1. **冲管**　每次输注营养液或药物前后均应冲管。冲管时宜使用小号注射器,采用脉冲式手法。持续性输注EN者可每2~4小时冲管或经营养管补水,输注速度越慢,冲管或补水的频率应越高。

2. **给药的注意事项**　经营养管注入药物时,尽量避免固体药物;必须使用时,应使药物完全溶解,或研磨成细粉末后配成混悬液;给药时暂停营养液供给;多种药物同时输入时应避免药物间配伍禁忌,特别注意避免同时注入可能形成沉淀的药物。

3. **适合配方的管径**　高黏度配方(如匀浆膳)宜使用14Fr及以上直径的营养管。选择管径时也要考虑患者鼻腔解剖结构及长期置管的舒适度。

三、营养管的移位和脱出

营养管移位和脱出的常见原因有患者自行拔出、营养管固定不牢或松脱、患者翻身不慎所致牵拉等。患者在咳嗽、打喷嚏、拍背时腹内压力升高,可能导致营养管从幽门后上移至胃内或食管,甚至盘曲在咽喉处,影响EN的正常输注,增加误吸风险。

预防措施包括:①选择患者耐受性更好的细径、软质营养管,减少因不适而拔管的情况;②意识障碍或躁动不安者使用约束带限制肢体活动、经皮造口者使用腹带,避免无意识动作拔管;③妥善固定、定期检查管道位置,及时更换固定胶带或敷料;④确认经皮胃肠造口管的外露标记位置。

四、营养管的渗漏或折断

营养管渗漏或折断的主要原因是使用不当。多见于未及时更换营养管;冲管不及时、不充分,管壁附着较多大分子物质或食物/药物残渣;暴力疏通营养管等。营养管长时间使用、反复输注油脂等物质致材质变性,都可加速管的老化与硬化。预防措施是按期更换营养管、按要求冲管、避免或减少输注损伤营养管的物质,加强对患者及其照护者的导管维护相关指导。

EN 导管相关并发症总结见图 10-3。

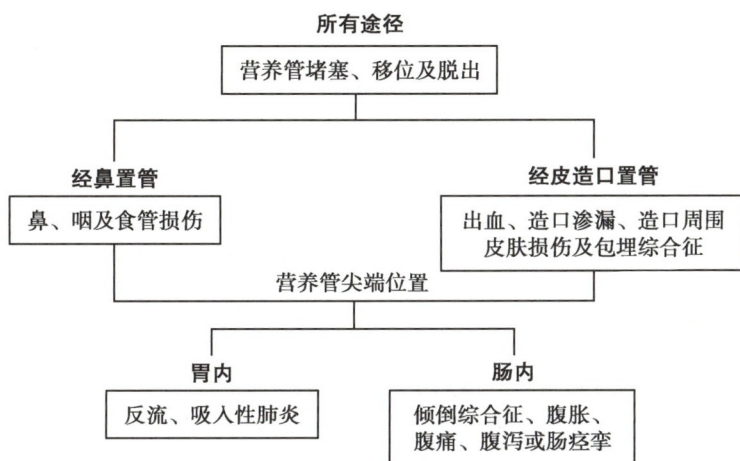

```
                          所有途径
                  ┌─────────────────────┐
                  │ 营养管堵塞、移位及脱出 │
                  └─────────────────────┘
                            │
          ┌─────────────────┴─────────────────┐
      经鼻置管                              经皮造口置管
   ┌──────────────┐                  ┌──────────────────────┐
   │ 鼻、咽及食管损伤 │                  │ 出血、造口渗漏、造口周围 │
   └──────────────┘                  │ 皮肤损伤及包埋综合征    │
          │                          └──────────────────────┘
          └──────── 营养管尖端位置 ────────┘
                            │
                ┌───────────┴───────────┐
              胃内                      肠内
         ┌──────────────┐      ┌──────────────────┐
         │ 反流、吸入性肺炎 │      │ 倾倒综合征、腹胀、   │
         └──────────────┘      │ 腹痛、腹泻或肠痉挛  │
                               └──────────────────┘
```

图 10-3　EN 导管相关并发症

第六节 | 感染性并发症

EN 的感染性并发症主要包括吸入性肺炎,营养液配制或输注器具污染导致的感染。

一、吸入性肺炎

(一)概述

吸入性肺炎(aspiration pneumonia)一般指将口腔内容物(唾液、血液、食物残渣等)、胃内容物(食物、胃液、胆汁等)误吸至肺内后引起的化学性、细菌性肺炎或气道阻塞。好发于饮水、进食时,或呕吐、反流后,重者说话、呼吸时亦常发生。多见于呼吸/吞咽功能障碍、意识障碍、危重症患者以及老年人。在 EN 过程中因反流和误吸导致的吸入性肺炎并不少见。引起 EN 患者反流和误吸的常见原因有:

1. **胃管刺激**　胃管的存留可改变患者消化道与鼻咽部的生理环境,增加呼吸道及口咽部分泌物,影响贲门括约肌的关闭,久置后易出现胃内容物的反流和误吸。

2. **胃管置入过浅**　胃管置入过浅、侧孔在食管内时,输注液体后易反流到咽喉并引发误吸。

3. **体位不当**　患者处于平卧或后仰卧位时,其食管和胃部处于同一水平面,管饲过程易致反流;而吞咽障碍和食管廓清反流物的能力下降也增加反流风险。

4. **营养管移位**　幽门后营养管移位至胃或食管,以及鼻胃管移位至食管时,EN 过程的误吸和反流发生率增加。

5. **注入量过大或过快**　营养液注入量过大或速度过快易致胃潴留,并最终导致反流误吸。

EN 患者发生误吸的高风险因素包括:高龄(年龄>70 岁):常见吞咽功能障碍、会厌功能不全、咳嗽反射减弱等;机械通气过程的口腔护理不良;合并神经系统疾病/精神类疾病,如痴呆;意识水平降低/丧失;声门/贲门关闭功能障碍;吞咽困难;长期处于仰卧位;使用镇静或肌松药;单次推注液体量过大等。

(二)临床表现

引起吸入性肺炎的误吸分为显性和隐性。显性误吸表现为突然出现呼吸道症状,如咳嗽和发绀,吞咽后出现声音嘶哑、呼吸困难、呼吸急促,病情较重,发展较快。隐性误吸常因吞咽、咳嗽反射减弱,表现为精神萎靡、神志淡漠、反应迟钝,容易被忽视。

营养液误吸入肺的后果与营养液的 pH 和颗粒大小有关,pH 越低,对气管和肺的损伤越严重。胃酸刺激引起强烈的支气管痉挛、支气管上皮的急性炎症反应和支气管周围的炎症浸润。进入肺泡的胃液向周围肺组织扩散,损伤肺泡上皮并累及毛细血管,血管通透性增加、肺泡毛细血管屏障破坏,逐渐形成间质性肺水肿、肺泡水肿。轻者临床症状不明显,不易被发现,有时仅伴有低热、乏力。重者可在数分钟内发生急性肺水肿,表现为低血压、发绀、呼吸困难及气促。X 线胸片显示实质性炎症浸润,多表现为肺下叶斑片状阴影。

(三) 吸入性肺炎的诊断标准

EN 过程中,因呕吐误吸出现呼吸道症状,甚至呼吸衰竭、泡沫样痰,X 线显示肺下叶斑片状阴影;气管切开/插管或精神异常的患者,无明显呕吐,但有呼吸急促、心率加快、X 线有肺部浸润影,停用 EN 后症状消退。

(四) 预防

防止胃潴留、反流和误吸是预防吸入性肺炎的根本。

1. **选择合适的 EN 通路**　胃排空障碍或不适合胃内喂养者,选择幽门后置管可明显减少误吸等并发症。空肠造口置管尤其适用于有明显胃食管反流和胃排空不良者。

2. **床头抬高**　EN 液输注中持续保持床头抬高 30~45°,使患者处于半卧位,喂养结束后继续保持 30~60 分钟,有利于减少反流和误吸,减轻胃潴留症状。

3. **合理连续输注**　高误吸风险患者宜使用 EN 输注泵连续输注并调控输注速度,避免 24 小时持续输注。

4. **呼吸功能不全患者的预防**　机械通气患者应根据其胃肠耐受性调整 EN 输注量及速度,避免胃扩张,使用间歇性输注可预防吸入性肺炎的发生。气管插管患者可行声门下引流,气囊内压应维持在 25~30cmH_2O。

5. **营养液温度适宜**　营养液温度以 37~42℃为宜,过冷或过热均会引起患者不适,刺激反流。

6. **保持呼吸道通畅**　尽量在 EN 输注前给患者翻身、吸痰,输注前后 30 分钟内尽量不吸痰,以免吸痰刺激引起呕吐。吸痰时操作轻柔,吸痰管勿插入过深,防止因剧烈呛咳引起反流或误吸。尽量减少镇静剂的使用,以免降低患者的气道清除能力。

7. **评估胃残余容量**　每 4 小时或每次喂养前评估胃残余容量,若胃残余容量>500ml,2 小时内不再喂养。再次喂养前若胃残余容量<500ml,可重新喂养。

8. **妥善固定**　营养管妥善固定,定期监测营养管位置,早期发现移位并处理。

9. **促进胃排空**　胃动力差者可适当使用甲氧氯普胺等促胃动力药,促进胃排空。

10. **保持口腔清洁**　长期 EN 的危重症患者可每天 2 次氯己定漱口液改善口腔卫生。

(五) 治疗

一旦发生误吸应立即停止 EN 输注,协助患者取右侧卧位,将胃内容物吸尽并清洁口腔;立即行气管内吸引,吸出液体及食物颗粒;如果患者清醒,鼓励其咳嗽,咳出气管内液体;静脉使用白蛋白以消除肺泡水肿,若血气不能维持平衡,需人工机械通气;密切监测患者的生命体征,观察患者呼吸情况并做好记录;适当应用激素及抗生素。

二、营养液配制或输注器具污染导致的感染

(一) 原因

营养液配制或输注器具污染可致急性胃肠道感染,出现发热、腹痛、腹泻、恶心呕吐等感染症状。主要原因有:①操作不规范使滴注容器和管道污染;②重复使用 EN 输注装置;③营养液在室温放置时间过长导致细菌繁殖。

(二) 预防

预防营养液配制或输注器具污染所致感染的措施主要有:①遵循严格无菌技术配制营养液和置

入营养管,充分清洁双手及输注器械,配营养液的场所及设备应彻底洁净。②采用无菌水配制营养液,并建议采用旋盖包装,避免易受污染的翻盖包装。营养液现配现用,预先配制的营养液应立即冷藏保存,超过 24 小时应弃用。③配制好的营养液室温存放超过 4 小时应弃用。④输注营养液前检查制剂是否变质,使用封闭的输注系统,减少操作及人为接触,降低污染风险。⑤使用匀浆管饲喂养时,用安全的食物加工技术制备匀浆,悬挂时间限制在 2 小时以内。各配方悬挂时间为:匀浆配方<2 小时;非无菌配方及母乳<4 小时;无菌配方(儿童及成年人)<8 小时;无菌配方(家庭营养)<12 小时。⑥定期更换输注器械、管道和容器,每次喂养后将容器和管道清洗干净,必须在用完现存营养液并冲洗管道后才能加入新的配方,任何储存的营养液必须加盖。

(三) 治疗

停用原营养液,弃用受污染的营养液,更换输注器械、管道及配液容器。急性胃肠炎患者急性期积极口服或静脉补液、退热等对症治疗。

(刘　明　庄则豪)

案例分析　　　本章目标测试　　　本章思维导图

第十一章 肠外营养

随着人类生活环境和生活习惯的改变,疾病种类也发生了变化。消化道疾病、创伤、烧伤、肿瘤或危重症疾病等导致的胃肠功能障碍或进食障碍等情况也越来越常见。此类患者常常无法单纯从肠内营养获取足够能量及各类营养素,或存在肠内营养禁忌,需通过胃肠外途径为患者提供营养治疗。肠外营养经过多年的发展与进步,现已成为临床营养治疗的重要方式之一。

第一节 概 述

临床上,严重创伤的早期、腹部创伤(手术)或出现消化道梗阻等情况的患者往往出现不同程度的胃肠功能障碍,包括胃肠道运动、消化、吸收功能的障碍等,从而导致肠内营养难以实施或不能满足患者的营养需求,此时肠外营养成为对患者实施营养治疗的重要方式。

一、肠外营养的概念

肠外营养(parenteral nutrition,PN)是指人体所需的营养素不经胃肠道而直接进入血液循环,以满足维持和修复机体组织需要的一种营养治疗方式。可分为部分肠外营养(partial parenteral nutrition,PPN)和全肠外营养(total parenteral nutrition,TPN)两类。PPN 又称补充性肠外营养(supplemental parenteral nutrition,SPN),是指肠内营养不足时,部分能量和营养素由肠外营养来补充的混合营养治疗方式。TPN 是指全部能量和营养素均通过静脉来补充的一种营养治疗方式。

二、PN 发展历程

PN 的发展最早可追溯至 1616 年,这一年 Harvey W 发现了血液循环,并于 1628 年在《心血运动论》中系统阐述了血液的循环运动,为静脉输液治疗奠定了解剖学基础和理论基础。1656 年,Wren C 用动物膀胱做容器,连接中空的鹅羽毛管,给狗注射麦芽酒、葡萄酒等,开创了输液治疗的新纪元。1831 年,Latta T 在欧洲霍乱肆虐期间用煮沸后的食盐水经静脉给霍乱患者补液,开启了人体静脉输液的治疗新模式。1945 年,Brunschwing A 等给一位肠瘘患者经外周静脉进行了长达 8 周的水解蛋白质及 10% 葡萄糖的营养疗法,首先提出周围静脉营养概念。1947 年,Shafiroff BG 和 Frane C 首次将三大营养素均匀乳化后输入患者体内。次年,Berry IM 和 Ivy AC 使用脂肪乳剂对犬进行肠外营养获得成功。1955 年,Everson TC 和 Laws JF 首次将平衡氨基酸溶液应用于临床。1961 年,Wretlind A 研发大豆油脂肪乳剂,并成功应用于临床。1967 年,Dudrick SJ 和 Wilmore DW 首次应用全静脉营养成功救治短肠综合征婴儿,1968 年,他们通过动物实验及临床试验证实 TPN 可使动物和人生长发育并维持正氮平衡。1969 年,Shils ME 开展了第 1 例家庭肠外营养(home parenteral nutrition,HPN),时间长达 7 个月。1986 年,复旦大学附属中山医院为一位接受全小肠切除术的女性患者实施 HPN,使其健康存活 30 年,并在 HPN 4 年后正常怀孕生育小孩,创造了世界奇迹。随着营养治疗的不断探索和实践,肠外营养得到全世界学者的重视,20 世纪 70 年代,美国、欧洲、日本相继成立肠外肠内营养学会。1990 年,中华医学会外科学分会营养治疗学组成立。2004 年,中华医学会肠外肠内营养学分会成立。自此,临床营养的概念在国内广泛普及,临床营养治疗也开始为广大临床医师所接受,部分大型或综合医院开始成立临床营养中心或营养小组。

近几十年来,肠外营养发展迅速,各种商品化的静脉用营养制剂如复方氨基酸注射液、脂肪乳剂、多种维生素和微量元素,双腔袋和三腔袋等都已十分成熟。既往的单瓶输注、串联或并联输注,不符合营养素的体内代谢特点,且耗时耗力、操作繁琐,还增加了出错和污染等风险,因此逐渐转为"AIO"输注。此外,输注途径也呈现多样化,包括外周静脉和中心静脉,详见本章第二节。肠外营养的成功应用,挽救了无数患者的生命,改善了患者的临床结局。

三、PN 适应证

目前肠外营养已在多种疾病,特别是经口进食困难、胃肠功能障碍、胃肠道手术后及危重疾病等患者中广泛应用。由于肠外营养本身存在发生并发症的风险,不规范使用会导致患者机体功能损害,因此,明确肠外营养的适应证对于科学合理的营养治疗十分必要。

凡需要营养治疗,但又不能通过肠内营养提供能量及营养素者或肠内营养无法满足能量与营养素目标需要量者均为肠外营养的适应证,具体包括以下情况:①不能经口进食或经口进食不能满足需求的患者:如口腔和头颈部疾病、脑卒中、颅脑损伤等导致吞咽功能障碍,严重创伤或烧伤、难治性呕吐和腹泻、重症胰腺炎早期或严重腹腔感染、器官移植术后、恶性肿瘤、厌食等导致摄入不足,以及高度应激或严重分解代谢营养需求量增加的患者。②胃肠道消化与吸收功能障碍或衰竭患者:如肠缺血、炎性肠病、短肠综合征、高流量肠瘘、严重放射性肠炎、手术后消化道麻痹、完全性肠梗阻等无法耐受肠内营养的患者。③肠内营养实施 3～7 天后,由肠内营养提供的能量及蛋白质仍达不到目标需要量 60% 的患者,应考虑 SPN。

四、PN 的禁忌证

肠外营养的禁忌证有:①肠道功能正常,能获得足量营养者;②预计需要肠外营养少于 5 天者;③心血管功能紊乱或严重代谢紊乱尚未控制或纠正者;④预计发生肠外营养并发症的风险大于其可能带来的益处者;⑤临终者。

值得注意的是,肠外营养的实施应循序渐进,最初 7～10 天可考虑只提供 80% 能量需求和 100% 的蛋白质供应,之后再将能量供给增加至目标值。对于一些拟行手术且无法有效行肠内营养治疗的患者,如果其存在严重营养不良,PN 应该从术前 7～14 天开始进行,并在术后继续维持。此外,肠外营养尤其是长期肠外营养可能导致一系列并发症,存在一定的风险(表 11-1)。因此,对于已采取肠外营养的患者,一旦肠功能开始恢复应立即给予肠内营养,随着肠内营养耐受性提高、喂养量增加,应逐渐减少肠外营养的量;当肠内营养可以满足人体＞60% 能量及蛋白质目标需要量时,即停用肠外营养。

表 11-1　实施肠外营养的主要并发症

分类	并发症
导管相关并发症	置管穿刺处红肿外渗、周围静脉炎、导管堵塞、静脉血栓和导管相关感染等
代谢相关并发症	糖代谢紊乱(高血糖、低血糖)、氨基酸代谢紊乱(高氨血症、氮质血症)、脂肪超载综合征、微量营养素缺乏和过剩、再喂养综合征、肝功能损害(肠外营养相关性肝病)、胆囊内胆泥和结石形成、肾结石、代谢性骨病等

第二节 ｜ 肠外营养常用通路

目前常用 PN 通路主要有两种:外周静脉导管(peripheral venous catheter,PVC)和中心静脉血管通路装置(central venous access device,CVAD),CVAD 又分为中心静脉导管(central venous catheter,CVC)、外周中心静脉导管(peripherally inserted central catheter,PICC)及静脉输液港(implantable venous access port，IVAP，或简称 PORT）。一般而言，输注高渗透压（≥900mOsm/L）肠外营养液和/或应用肠外营养超过 14 天的患者，推荐 CVAD；输注渗透压<900mOsm/L 的肠外营养液、短期内给予肠外营养的患者，可选择 PVC，但建议不超过 14 天，且需每日检测、评估穿刺和输液部位血管情况。

一、PVC

PVC 将导管置于外周静脉，能够快速建立静脉营养输注通道，以上肢静脉为首选，可减少因中心静脉置管所导致的导管相关感染及穿刺导致的气胸等并发症的发生。但由于外周静脉管径小、管壁薄、血流缓慢，患者无法耐受高渗透压及大剂量的肠外营养输注，容易导致血栓性静脉炎等并发症的发生。经 PVC 输注，需注意营养液的渗透压（<900mOsm/L）、pH（不能<5 和>9）、各种营养素的浓度（氨基酸浓度<5%、葡萄糖浓度<10%）、滴速（<50～60 滴/min）及连续输注时间（<10～14 天）。

PVC 的优点：①能够较快建立静脉通道；②操作人员不需经过特殊培训，病房护师即可完成；③穿刺及输注部位护理方便，所需费用较 CVAD 低；④避免 CVAD 所致的导管相关性血流感染、气胸等并发症的发生。

二、CVAD

CVAD 作为 PN 的主要通路之一，在临床上已得到广泛应用。目前常用 CVAD 有 3 种，各有利弊，因此，在临床实践过程中应根据患者的具体情况选择合适的通路。

1. CVC　CVC 技术始于 20 世纪 60 年代，最先选择锁骨下静脉进行置管，由于经锁骨下静脉放置导管的末端位于上腔静脉内，即使以 2～3ml/min 的速度输注 1 500mOsm/L 的营养液（为血浆渗透压的 5 倍），亦可被上腔静脉内 2～5L/min 的血流所稀释，因而明显减少了血栓性静脉炎的发生。之后经 CVC 进行肠外营养逐步得到推广应用。

CVC 穿刺部位可选择经锁骨下静脉、锁骨上静脉、颈内静脉、颈外静脉、股静脉等，首选锁骨下静脉。建议置管后常规行影像学检查，以确定导管尖端位置，并排除气胸。如患者有病理性纵隔移位、颈部手术史或穿刺置管部位既往置管史等，则可选择经颈内静脉或颈外静脉进行置管。长期卧床患者可选择股静脉穿刺，但血栓形成和感染的风险明显增加。

2. PICC　是指经上肢贵要静脉、肘正中静脉、头静脉、肱静脉、颈外静脉及下肢股静脉等穿刺，将导管尖端送到上腔静脉或下腔静脉的穿刺技术，首选贵要静脉。与 CVC 相比，PICC 并发症更少、成功率更高、导管留置时间更长（最长可达 12 个月）。近年来，随着超声技术的广泛应用，PICC 置管中将穿刺部位由肘下血管改为肘上的肱静脉，明显减少了机械性静脉炎的发生。

3. IVAP/PORT　是近年来新兴的一种中心静脉输液装置，预计静脉输液时间超过 6 个月的患者推荐使用 PORT。常用的静脉输液港有胸壁港和手臂港，即将中心静脉输液装置埋在胸壁或手臂的皮下，通常首选胸壁港。

PORT 优点有：①减少反复静脉穿刺的痛苦和难度；②防止刺激性药物对外周静脉的损伤；③增加患者日常生活自由度，无需换药，可以沐浴，显著提高生活质量；④为长时间接受静脉输液治疗患者提供了可靠的途径；⑤操作简单，操作风险小。此外，PORT 还有一个独特的优点，就是不影响患者的形象与尊严，因为其内在、隐蔽。PORT 的主要并发症包括气胸、血胸、空气栓塞、导管夹闭综合征和心律失常等。使用超声实时引导穿刺，避免盲目穿刺，可预防以上并发症的发生。

PN 不同输注通路的比较见表 11-2。

表 11-2　PN 不同输注通路的比较

类别	PVC	CVC	PICC	PORT
首选途径	上肢静脉	锁骨下静脉	贵要静脉	胸壁港
输注液渗透压	<900mOsm/L	可≥900mOsm/L	可≥900mOsm/L	可≥900mOsm/L
输注液 pH	不能<5 和>9	可<5 或>9	可<5 或>9	可<5 或>9
留置时间	72～96 小时	2～4 周	<1 年	>半年
操作简易程度	较易,护师操作	盲穿或超声引导,必须由医师操作	有一定难度,可超声引导,专科护师操作	需手术,医师操作,过程要求较高
常见并发症	血栓性静脉炎、导管渗漏或堵塞等	动脉损伤、血气胸、导管相关感染、导管堵塞、导管异位、空气栓塞等	血栓性静脉炎、导管堵塞、感染、导管异位、导管渗漏等	血气胸、空气栓塞、导管夹闭综合征和心律失常等

第三节 │ 肠外营养处方与配制原则

应用PN的方式为患者提供基本的能量和营养素需求时,需要根据综合评估结果(结合个体身高、体重、性别、年龄和疾病状态)按照营养素搭配原则进行个体化、规范化的处方计划,并遵循配制原则。

一、PN 处方

PN 在临床上没有统一的处方,确定营养素需要量应当根据患者疾病状况、体重、人体成分组成、生理功能变化等方面进行个体化的评估,制定合理的处方。合理的 PN 处方不但需要考虑机体所需的营养成分及其比例,同时还要考虑药物的相互作用。不合理的处方将导致患者内稳态失衡,糖、氨基酸、脂肪等代谢紊乱,肝、肾功能损害,并引发一系列 PN 相关的并发症。全营养混合液(total nutrient admixture,TNA)或 AIO 营养液是将六大营养素按比例混合所得的液体,包括水、碳水化合物、氨基酸、脂肪、矿物质及维生素。各种肠外营养制剂的特点详见第五章第三节。肠外营养主要依靠葡萄糖和脂肪乳提供能量,称为非蛋白能量,约占 85%,氨基酸制剂主要作为合成蛋白的底物,而非主要用于供能。正常情况下,非蛋白能量与氮量之比即热氮比 150∶1,葡萄糖与脂肪乳剂各自提供的能量之比即糖脂比为(1～2)∶1,葡萄糖与胰岛素的比例通常可按(4～10)g∶1IU 给予。

(一)液体量计算
每日成年人液体需要量为 30～40ml/kg,减去额外临床用药等液体量后,确定 TNA 的液体量。

(二)能量计算
确定适当的能量摄入,避免摄入过度或不足是十分必要的。患者的总能量需求可按不同方法计算(详见第七章第四节),同时结合患者病情和活动等因素予以增减。

(三)能量供给
1. 葡萄糖　成年人每日用量 100～250g,葡萄糖氧化提供能量为 4kcal/g,临床可选用 5%、10%、50% 的葡萄糖液,浓度越高,提供的能量越多,渗透压也就越高,配制后葡萄糖总浓度≤23%。非蛋白能量占 TNA 供能的 40%～60%,输注速度 2～2.5mg/(kg·min),葡萄糖和胰岛素为 10∶1 开始,血糖控制在<8mmol/L,针对高血糖患者建议使用胰岛素泵调节。对葡萄糖耐量受损和高血糖的患者,应适当限制葡萄糖供给量,降低葡萄糖与脂肪的比例,以预防糖代谢相关并发症发生。

2. 脂肪乳剂　脂肪乳剂供能为 9kcal/g,一般用量 1.0～1.5g/(kg·d),占非蛋白能量的 30%～50%。在某些临床情况下(如危重症、呼吸功能不全、肿瘤),脂肪可占非蛋白能量的 40%～60%。脂肪乳剂临床常见不良反应较少,但使用后少数患者可引起恶心、呕吐、皮疹及外周静脉炎,从深静脉置管滴入可以避免。输注速度过快可能影响呼吸功能。值得注意的是:在输注脂肪乳剂期间,如果成年人甘油三酯浓度超过 3.0mmol/L，儿童超过 1.7mmol/L 时，应减慢输注或停用。临床上还需综合判断肝功能情况，以确定脂肪乳剂的合理应用。

3. **氨基酸**　一般需要量 1.0～1.5g/（kg·d），热氮比 150∶1；在严重分解代谢、明显的蛋白质丢失或重度营养不良时需要提高蛋白质供给量，可达 1.5～2.5g/（kg·d），热氮比 100∶1，有助起到节氮效果。通常选用平衡型氨基酸；肝功能不全患者选用富含 BCAA、减少芳香族氨基酸和甲硫氨酸含量的专用制剂；慢性肾功能不全者选用以必需氨基酸为主的专用制剂；在 TNA 液中氨基酸浓度≥2.5%。

4. **电解质**　在开始肠外营养之前应明确血浆电解质水平，并在输注肠外营养期间动态监测患者的症状体征、液体出入量及血电解质指标（包括血钠、血钾、血钙、血镁、血磷等），根据检测结果进行补充或纠正。在无电解质额外丢失情况下，每日给予的量：Na^+ 为 80～100mmol，K^+ 为 60～150mmol，Ca^{2+} 为 2.5～5mmol，Mg^{2+} 为 8～10mmol。如患者存在胃肠道丢失时应增加，肾衰竭或血电解质水平偏高时应减少。

5. **维生素及微量元素**　全肠外营养时应常规补充维生素及微量元素，并根据个体病情进行调整。

（四）其余液体量

用生理盐水等补充到需要量。

二、肠外营养处方配制原则

TPN 混合液应在医疗机构的静脉用药配制中心（pharmacy intravenous admixture services，PIVAS）集中调配。无 PIVAS 的医院，可在超净工作台配制。配制过程应严格遵循无菌操作技术，严格按照规定的先后顺序，加入不同营养素，保证营养液性质稳定。具体如下：①将磷酸盐加入氨基酸或高浓度葡萄糖注射液中。②将其他电解质、微量元素加入葡萄糖注射液或氨基酸注射液内，注意不能与磷酸盐加入同一稀释液中，钙离子和镁离子也不能加入到同一稀释液中。③用脂溶性维生素溶解水溶性维生素后，加入脂肪乳剂中；如果处方中不含脂肪乳，可将水溶性维生素加入 5% 葡萄糖注射液中溶解；复合维生素，可加入 5% 葡萄糖注射液或脂肪乳注射液中。④药品加入一次性静脉营养输液袋顺序：先加入氨基酸或含磷酸盐氨基酸注射液，再加入除脂肪乳注射液之外的其他液体，最后注入脂肪乳注射液。

第四节 ｜ 肠外营养代谢相关并发症

实施肠外营养时，由于提供的营养物质直接进入血液循环，营养底物的不足或过量、肠外营养配方不合理等因素容易引起或加重机体代谢紊乱和器官功能异常，从而产生一系列代谢相关并发症，如糖代谢紊乱、水电解质紊乱、脂肪代谢紊乱、肝胆并发症和骨病等。本章节主要讲述糖代谢紊乱和肠外营养相关性肝病，其他代谢相关并发症在后续章节中讲述。

一、糖代谢紊乱

肠外营养将葡萄糖直接输入患者的循环系统，不同于胃肠道内葡萄糖刺激胰腺胰岛素的分泌，机体对肠外营养刺激引起的胰岛素分泌具有滞后性和强度降低现象。这种现象必将导致血浆葡萄糖浓度不稳定，时高时低，难以调控，尤其在肠外营养输入速度改变时。

1. **高血糖**　是常见代谢并发症，尤其常见于 TPN。TPN 患者往往受原发疾病、糖尿病、应激状态等影响，产生一定程度的胰岛素抵抗，因而更易出现高血糖。其他危险因素还包括高龄、活动性炎症、葡萄糖输注量大及其他升糖药物（如糖皮质激素、他克莫司、生长抑素或奥曲肽）使用等。

预防措施：对于血糖稳定的患者，在肠外营养配方中根据血糖变化额外添加胰岛素常可维持血糖于适宜水平;对于血糖不稳定的患者,可在维持葡萄糖输注速度恒定的同时另用胰岛素泵连续输注胰岛素,并根据血糖变化调整胰岛素用量。对于顽固性高血糖的患者,除控制葡萄糖输注速度、调整胰岛素用量外,还需重视对原发疾病(如糖尿病、脓毒症等)的治疗。建议接受营养治疗的患者,血糖控制在 7.8～10.0mmol/L(140～180mg/dl)。

治疗措施:如果采取了上述积极的预防措施,血糖值仍超过 10.0mmol/L(180mg/dl),则需要实施治疗计划。胰岛素是控制 TPN 期间高血糖的首选治疗方法,皮下注射和静脉注射均可。对于危重症或血流动力学受损的患者,首选静脉连续输注胰岛素治疗,以便于及时调整胰岛素剂量以控制血糖。

一旦发生高渗性高血糖非酮症昏迷,须立即紧急处理,包括:停输葡萄糖溶液或含有高糖的营养液;输入加入胰岛素的低渗或等渗氯化钠溶液,内加胰岛素,使血糖逐渐下降;同时注意防止血浆渗透压下降过快所致急性脑水肿;处理的前、中、后期应动态观察血糖、尿糖、电解质及中心静脉压等指标的变化,计算液体丢失量,及时调整处理方案。临床上对于糖尿病、胰腺炎、胰腺手术、全身性感染、肝病及使用糖皮质激素等患者应特别警惕高血糖、高渗性高血糖非酮症昏迷的可能。

2. 低血糖　低血糖虽然比高血糖少见,但可导致死亡,而高血糖很少导致死亡。低血糖常见原因有:①突然停止肠外营养输注。因输入高浓度葡萄糖时,内源性胰岛素持续较高分泌,在突然停止输入高浓度葡萄糖后会出现低血糖。②胰岛素用量过大。在严重创伤和大手术后、糖尿病、肝病、尿毒症、脓毒症、休克等严重应激反应时,可发生葡萄糖不耐受,故在葡萄糖液输注浓度>10% 时,应适量补充外源性胰岛素。当胰岛素补充过量时可能导致患者出现低血糖。③聚氯乙烯(polyvinyl chloride,PVC)袋对胰岛素可能有吸附作用。在输注将要结束时,附着在袋壁上的胰岛素可能流入剩余的营养液中,引起营养液中胰岛素浓度突然升高而导致低血糖,因此建议在输注过程中定时摇匀肠外营养液。④外源性胰岛素加入营养液内输注,糖可迅速被氧化,而胰岛素由于半衰期长(6～12 小时),也可导致低血糖。

临床表现为心率过快、面色苍白、四肢湿冷、震颤、乏力、烦躁不安甚至神志模糊,严重者呈休克症状。低血糖休克有损中枢神经系统,病情进展迅速,抢救不及时往往会致死。

预防措施:①配制营养液时胰岛素要适量,最好单独滴注胰岛素或使用胰岛素泵,同时严密监测血糖变化,根据血糖水平调整胰岛素用量。②输注速度不宜过快,一般控制在 100～150ml/h,全天持续输注时间不少于 12 小时;输液过程中要避免突然中断营养液输注,在停止肠外营养时葡萄糖的浓度应逐步降低。③配制肠外营养液时,胰岛素要与营养液充分混匀。④使用过程中,可每隔一段时间轻轻振荡袋壁,以防止胰岛素或其他药物吸附在 PVC 袋上。⑤加强临床护理和观察,对突然出现心慌、气促、冷汗的患者应及时检测血糖。

二、肠外营养相关性肝病

肠外营养相关性肝病(parenteral nutrition-associated liver disease,PNALD)是长期 TPN 的常见并发症,是一系列疾病的统称,范围从轻度转氨酶异常到肝脏脂肪变性,再到最终的肝脏纤维化或肝硬化,主要有三种类型:肝脏脂肪变性、胆汁淤积和胆囊淤积。

(一) PNALD 的类型

1. 肝脏脂肪变性　一般发生在肠外营养开始 2 周后,是由于过度喂养特别是葡萄糖过量所引起。过量的葡萄糖在满足机体氧化能力之后转化为脂肪沉积于肝脏,同时葡萄糖供能过多会导致必需脂肪酸缺乏,从而导致脂蛋白形成及甘油三酯分泌受损而加重脂肪肝。

2. 胆汁淤积　是由胆汁分泌受损或胆道梗阻引起的,是新生儿和儿童肠外营养最常见的并发症。40%～60% 的婴儿在长期应用肠外营养时可发生胆汁淤积。

3. 胆囊淤积　一般与禁食和缺乏肠内营养有关,与肠外营养输注关系不大。长期 TPN 而无肠内营养的患者由于肠道缺少营养物质的直接刺激,消化道相关激素分泌不足,从而使胆汁排出受阻,损伤胆囊收缩能力,导致胆囊淤积,进一步发展可导致胆石症和胆囊炎。

PNALD 或更确切地说是肠外营养相关性胆汁淤积(parenteral nutrition-associated cholestasis,PNAC)在临床生化上主要表现为 γ-谷氨酰转肽酶(gamma-glutamyltranspeptidase,γ-GT)或碱性磷酸酶(alkaline phosphatase,ALP)升高(超过正常上限的 1.5 倍)或结合胆红素 ≥2mg/dl。

(二) PNALD 的防治

PNALD 防治主要包括促进肠道蠕动,优化 PN 处方,控制感染及合理使用保肝药物四个方面。

1. 尽早恢复经口进食或肠内营养。进食和肠内营养可以促进胆汁的分泌和胆囊收缩,保持肠黏膜的完整,减少肠内细菌过度生长并促进胆汁流动,因此要尽早开始肠内营养。

2. 优化 PN 处方,防止过量能量摄入,保持适当比例的葡萄糖和脂肪。以大豆油为基础的脂肪乳剂含有过高的植物甾醇和 ω-6 PUFA,长期 TPN 建议选择多种油脂肪乳剂,如 ω-3 PUFA 及 ω-9 MUFA。

3. 预防和控制感染以避免脓毒症和感染导致的肝损伤。

4. 合理使用保肝药物包括熊去氧胆酸、腺苷甲硫氨酸、糖皮质激素及其他免疫抑制剂,试验性静脉输注胆囊收缩素、胆碱、维生素 E 等。PNALD 发生风险的危险因素和干预措施见表 11-3。

表 11-3　PNALD 发生风险的危险因素和干预措施

风险因素类型	原因	机制	干预措施
非 PN 因素	脓毒症和/或损伤	肝毒性	预防感染
	药源性毒性	药物所致肝毒性	识别药物,如果可能的话,更换药物
PN 相关因素	肠内营养摄入不足	胆汁分泌受损或胆道阻塞	滋养型喂养,重新开始肠内营养/口服摄入
	过度喂养	脂肪堆积导致脂肪变性	减少总能量摄入(脂肪和/或葡萄糖)、降低脂肪乳输注量
	含植物甾醇高的脂肪乳剂	植物甾醇对肝脏的直接/间接作用	改用低植物甾醇含量的脂肪乳剂和/或降低脂肪输注量
	ω-6 PUFA 含量过高	ω-6 PUFA 具有促炎作用	添加富含 ω-3 PUFA 的鱼油脂肪乳、结构脂肪乳或多种油脂肪乳

第五节 ｜ 肠外营养导管相关非感染性并发症

导管相关并发症分为感染性并发症和非感染性并发症两大类。感染性并发症主要是指与静脉导管相关的感染。非感染性并发症又称为机械性并发症,主要是指导管置管、导管护理、导管拔除等过程中发生的并发症。

一、置管相关并发症

此类并发症常发生在中心静脉导管放置过程中,与中心静脉导管的置入技术有关。常见的置管相关性并发症有:

1. **气胸**　在穿刺颈内静脉或锁骨下静脉时可能会损伤胸膜、肺尖,导致气体从肺组织进入胸膜腔而引起气胸,常发生在消瘦或营养不良的患者;或置管时患者体位不当以及穿刺方向不正确而刺破胸膜。在穿刺置管过程中若患者突然出现剧烈胸痛、咳嗽等,应立即停止操作并拔针;若患者出现呼吸困难、发绀、胸痛加重以及同侧呼吸音减弱甚至消失时,则需进行胸膜腔穿刺抽气或行胸腔闭式引流术。

2.　**周围组织损伤**　置管过程中可能会误穿动脉,引起皮下淤血或血肿形成,当怀疑误穿动脉时应立即撤针并压迫止血;穿破静脉时可引起血胸;行颈内静脉穿刺时可能会损伤膈神经、迷走神经或喉返神经,并引起相应的症状;穿刺导管未成功置入静脉而误入胸腔时,输注的营养制剂进入胸腔则会引起液胸;左颈内或左锁骨下静脉穿刺过程中可能会损伤胸导管而引起乳糜漏。周围组织损伤可通过超声引导下穿刺而降低其发生率。大多数周围组织损伤经过恰当的处理不会造成严重后果,但少数严重损伤如巨大血肿形成导致气道压迫或活动性大出血等则需外科处理。

3.　**空气栓塞**　在穿刺置管时,空气可通过开放的穿刺针或者导管进入静脉内。少量空气进入时患者可无明显症状,大量进入后患者可出现突发性呼吸困难、发绀、意识障碍甚至死亡。及早发现并及时阻止空气继续进入血管内至关重要。一旦出现空气栓塞,应嘱患者取左侧卧位、头低足高位,使气栓尽量停留在右心室内;同时高流量吸氧可以防止肺血管塌陷,有利于气栓吸收。

4.　**心律失常**　在置管过程中,导丝或者导管的机械性刺激可引起心律失常。常表现为房性期前收缩或室性期前收缩,严重者可出现完全性心脏传导阻滞和心脏停搏。因此,在穿刺过程中应使用心电监护并注意置管深度。一般而言,置管过程中出现的心律失常多为一过性,无须特殊处理,如出现持续症状时则需对症治疗。腔内心电技术定位法是通过心电转换器将心房内心电图引导并显示于显示器(通过特制心电导联线连接心电监护仪和 PICC 导管导丝),通过判断心电图 P 波的变化来确定导管尖端位置的一种技术,可降低导管异位和心律失常的发生。

二、导管相关静脉血栓形成

导管相关静脉血栓形成(catheter-related venous thrombosis,CRVT)是肠外营养常见的并发症之一。目前,CRVT 无明确的分类标准,根据患者的临床表现可分为以下四类:

1.　**深静脉血栓形成**　静脉置管侧肢体、颈肩部、颜面部及胸部出现肿胀或水肿的症状、体征,伴或不伴受累部位疼痛、皮温升高、肢体潮红或麻木以及浅静脉显露等。

2.　**血栓性浅静脉炎**　常见于外周静脉营养的患者,表现为沿置管血管走行方向局部皮肤出现红肿、疼痛,伴或不伴皮温升高,查体可触及痛性索状硬条或串珠样结节。

3.　**无症状血栓**　患者无任何不适主诉、症状及体征,影像学检查发现有血栓形成。

4.　**血栓性导管失功**　由于血栓形成而导致静脉导管功能丧失,表现为输液不畅或完全堵塞,是导致非计划性导管拔除的重要原因。

三、导管堵塞

导管堵塞是最常见的导管机械性并发症,发生率占所有机械性并发症的 25%～40%。根据堵塞物质的不同,可分为血栓性导管堵塞和非血栓性导管堵塞。非血栓性堵塞主要是由机械性因素或药物以及肠外营养液沉积(如产生了不溶性沉淀)所引起,约占导管堵塞的 42%。

1.　**血栓性导管堵塞**　纤维蛋白在导管内壁沉积时可形成纤维蛋白鞘,当血液逆流进入导管内时可形成血凝块堵塞管腔,若未能及时处理,可能还会进一步形成附壁血栓或静脉血栓,从而导致导管堵塞。当出现血栓性导管堵塞时,可用组织纤溶酶原激活剂或重组尿激酶(5 000IU)进行溶栓治疗,并联合应用抗凝剂。近年来,应用溶栓药物阿替普酶代替重组尿激酶,使得堵塞导管再通率高达 80%以上,而且没有出现大出血的风险。

2.　**非血栓性导管堵塞**

(1)机械性导管堵塞:主要是由于固定导管的缝线结扎过紧、管腔扭曲、盘绕、导管尖端紧贴静脉壁、外部导管被夹闭等机械性因素引起,大多数可通过仔细检查管道后发现,解除上述因素或重新置管后即可解决。但部分因素较为隐蔽,如导管尖端紧贴静脉壁,可通过调整导管位置或改变患者体位使管腔恢复通畅。夹闭综合征(pinch-off syndrome)是一类较严重的机械性导管堵塞,是指导管经锁骨和第一肋骨之间的狭窄间隙进入锁骨下静脉时,由于此空间较小,当患者日常活动时导管易受到锁骨和第一肋骨挤压,从而使管腔产生狭窄或被夹闭,严重时可使管壁破损或导管折断。其发生率约为0.8%~1%,而其中导管断裂的发生率超过40%。除解剖因素外,手臂或肩颈部的大幅活动、局部炎症或血肿亦可引起夹闭综合征。若怀疑存在夹闭综合征,应尽早完善X线或胸部CT等影像学检查,一旦发现导管存在断裂的风险则应立即拔除。

(2)药物或肠外营养液引起的导管堵塞:当排除机械性因素后,应考虑药物或肠外营养液等原因引起导管堵塞的可能性。此类情况多表现为回抽困难、冲管或输液时阻力大而无其他特殊症状。可根据输注液体的种类来选择不同溶解物质。脂肪沉积,可使用70%乙醇溶解;酸性药物颗粒沉积,可使用0.1mol/L盐酸清除;碱性药物颗粒沉积,可使用0.1mol/L氢氧化钠清除。在实际工作中,当输注特殊黏稠液体时,应增加冲管次数,最大限度避免导管堵塞。

当发生导管堵塞时,不应轻易拔管。如经积极处理仍无法解决堵塞时,则应考虑拔除并更换静脉导管或选择其他部位重新置管。

四、中心静脉导管拔除窘迫综合征

中心静脉导管拔除窘迫综合征(CVC removal distress syndrome)是指中心静脉导管拔除后发生高血压、心动过速、低氧血症、休克甚至猝死等并发症的临床过程,又称为中心静脉导管拔除意外综合征。主要原因是拔管后空气通过残留通道进入上腔静脉和右心房而导致空气栓塞,其他原因有静脉血栓和神经刺激。该并发症发生率不高,但一旦发生,病死率则高达57%,应引起高度重视。拔除导管应遵循如下原则,以避免此综合征的发生:①患者取仰卧位或头低足高位,脱水的患者应避免拔管;②拔管时嘱患者屏住呼吸;③拔管时动作轻柔缓慢;④拔管后用手指压迫穿刺点5~10分钟,按压力度要适宜;⑤拔管后穿刺点采用无菌敷料密封覆盖24小时;⑥拔管后患者应卧床休息30分钟后方可起床活动。

五、血栓脱落

主要是深静脉血栓形成后血栓自发脱落或拔管时血栓脱落而引起其他部位栓塞,常见的是肺栓塞,表现为呼吸困难、胸痛、烦躁不安甚至晕厥,部分患者可无明显症状。血栓自发脱落的风险较低,抗凝治疗有利于血栓的稳定。此外,避免在血栓病程急性期拔除导管可降低血栓脱落引起肺栓塞的发生风险。

第六节 | 肠外营养导管相关感染性并发症

静脉导管相关感染(catheter-related infection,CRI)是指留置静脉导管期间及拔除导管后48小时内发生的原发性且与机体其他确有病因的感染无关的感染,包括局部感染和全身性感染。CRI主要致病菌为革兰氏阳性菌,其中以表皮葡萄球菌和金黄色葡萄球菌居多,常见的致病菌还包括大肠埃希菌、肺炎克雷伯菌、铜绿假单胞菌和鲍曼不动杆菌等革兰氏阴性菌,而常见的真菌是白念珠菌。

一、局部感染

局部感染是指导管局部皮肤或周围组织出现红、肿、热、痛、渗出等炎症表现,常见类型包括出口部位感染、隧道或囊袋局部感染。

1. 出口部位感染 指出口部位2cm内皮肤出现红斑、硬结、触痛或脓性分泌物,或出口部位的渗出物培养出微生物。

2. 隧道或囊袋局部感染　指 PICC 或 PORT 的导管隧道或 PORT 囊袋表面皮肤出现触痛、广泛的红斑或＞2cm 的硬结，以及自发破溃或皮肤坏死。

出现局部感染时，应每日消毒穿刺部位周围皮肤、更换敷料，可外敷抗生素软膏或口服抗生素治疗，如有脓性分泌物或渗液时，应及时采集标本并完善微生物学检查。经积极处理 72 小时后，若症状无缓解或加重、出现全身性感染征象时则考虑拔除导管。

二、全身性感染

肠外营养引起的全身性感染又称为导管相关性血流感染（catheter-related bloodstream infection，CRBSI），是肠外营养治疗时最常见和最严重的并发症，严重者可引起感染性休克甚至死亡。CRBSI 可在留置导管期间或拔除导管后 48 小时内发生，被列为国家重点监控医疗质量指标之一。

1. **CRBSI 的发病机制**　主要有：①病原体通过皮肤穿刺点沿着静脉导管表面，经过皮下段生长至血管内而进入血液；②病原体污染静脉导管端口并沿着导管内腔进入血液；③远处部位感染灶通过血行播散到静脉导管后在导管上黏附定植；④受污染的药物或肠外营养液通过静脉导管输入体内，从而引起病原体在导管的定植感染。短期（≤10 天）置管者常见的感染来源是沿着导管外表面生长的皮肤微生物；长期（＞10 天）置管者则主要是通过导管的腔内扩散而发生感染。

2. **CRBSI 的危险因素**　①导管因素：导管留置部位、留置时间、材质、管腔数量、使用频率以及连接装置等。一般而言，经锁骨下静脉和 PICC 置管感染发生率较低，而经股静脉置管则感染发生率较高。因此，长期肠外营养不建议使用股静脉途径。此外，导管留置时间和使用频率与感染发生率呈正相关关系，留置时间越长、使用频率越高，感染风险就越大。②宿主因素：患者年龄、合并症、营养状况、机体免疫力以及伴随其他部位感染等。一般而言，年龄越大、合并症多、营养状况较差以及机体免疫力低下与感染发生率呈正相关关系。③临床操作因素：置管技术、手卫生实施、无菌条件、置管操作时间以及导管维护情况等。如不按相关操作规范进行置管和维护，发生感染的概率就增大。④配制因素：PIVAS 严格无菌条件下配制肠外营养液，能有效防止配制过程带来的污染。使用工业化预配制多腔袋营养液，可降低配制污染风险。

3. **CRBSI 的临床表现**　常见临床表现为穿刺部位出现红、肿、热、痛、渗出及不明原因的畏寒、寒战、发热（体温＞38.5℃），部分患者可出现心动过速、呼吸急促、神志改变等，同时实验室检查提示血白细胞计数、降钙素原、CRP 等炎症指标升高，严重者还可出现获得性心内膜炎、化脓性血栓性静脉炎、骨髓炎甚至感染性休克等并发症。

4. **CRBSI 的诊断**　当患者出现明显的局部和全身性感染症状，导管尖端培养与外周血培养得到相同种类和相同药敏结果的细菌或真菌时，可确诊为 CRBSI。若导管尖端培养阳性而血培养阴性，除导管外无明确的其他感染来源，并在拔除导管 48 小时内未使用新的抗菌药物而症状改善时，可临床诊断 CRBSI。如需保留导管而无法获取导管尖端培养结果时，应同时采集外周血和导管血培养，若 2 种血培养得到的致病菌及药敏谱均相同，且无其他明显感染源，亦可临床诊断CRBSI。

5. **CRBSI 的治疗**　包括拔除导管和抗生素治疗。拔除导管是最直接、最有效的方法，建议综合评估决定是否需要拔管。在满足患者治疗需求的情况下，应尽快拔除导管，必要时更换部位重新置管。对于不能拔除而需保留的导管，可采用抗生素封管及静脉使用抗生素治疗，并密切观察患者局部和全身症状变化情况。患者出现以下情况时应立即拔除导管：①局部感染症状持续加重，经全身抗感染治疗后无改善；②出现新发感染部位，如心内膜炎、骨髓炎以及化脓性血栓性静脉炎等；③持续血流动力学不稳定或严重脓毒症；④合理使用抗菌药物 72 小时后血培养阳性，如培养出金黄色葡萄球菌、真菌等。

CRBSI 的抗生素治疗通常根据疾病严重程度和病原微生物的流行病学进行选用。若怀疑出现CRBSI 时，应尽早开始抗生素治疗。在取得病原学证据之前主要是经验性治疗，选用的抗菌药物应覆盖可能性最大的病原微生物。一旦取得病原体药物敏感性试验结果,则应尽快从经验性治疗转变为目标性治疗。对于非复杂感染患者,可经验性给予覆盖革兰氏阳性菌和革兰氏阴性菌的万古霉素联合头孢他啶治疗。革兰氏阴性菌引起的 CRBSI 应根据药物敏感性试验结果选择敏感的抗生素,疗程至少 7 天,一般拔除导管后治疗时间应持续 10~14 天。若患者发生菌血症相关并发症,如化脓性血栓性静脉炎、心内膜炎、骨髓炎等,治疗时间应持续 4~6 周。当诊断为念珠菌导管相关感染时,需立即进行抗真菌治疗,疗程至血培养首次阴性后 2 周。

6. CRBSI 的预防　一旦出现 CRBSI,不仅影响肠外营养的继续,还可能危及患者生命安全,因此预防和减少 CRBSI 有重要意义,预防措施根据置管前、置管时和置管后等时期的不同而不同,核心原则是无菌操作。

第七节 | 脂肪超载综合征

脂肪超载综合征(fat overload syndrome,FOS)是指因脂肪乳剂输注速度和/或剂量超过机体廓清能力出现的一系列综合征,是一种在应用全肠外营养尤其是长期应用肠外营养时容易被忽视的并发症。

一、病因

1. **脂肪乳剂输注剂量过大**　当长期(大于 1 周)或大剂量[$>2g/(kg \cdot 24h)$]输注脂肪乳剂时,应定期监测甘油三酯水平、肝肾功能、凝血功能、经皮氧饱和度和体液平衡等。另外,当输注无糖配方的肠外营养液时,由于只有脂肪乳供能,也可能出现脂肪超载综合征。

2. **脂肪乳剂输注速度过快**　每天脂肪乳剂总量输注时间应在 12 小时以上,应按药品说明书提示的滴注速度进行输注,严格控制滴速,开始 10 分钟为 20 滴/min,然后逐渐增加滴速,半小时后可稳定在 30 滴/min。

3. **患者脂肪廓清能力减退**　患者存在肝肾功能不全、糖尿病酮症酸中毒、胰腺炎、甲状腺功能减退(伴高脂血症)及败血症等时,脂肪廓清能力减退。这些患者使用脂肪乳剂时应密切监测血甘油三酯水平,在甘油三酯>3mmol/L 时应减量或停用脂肪乳剂。

需要注意的是,以上这些因素通常是相互作用的,一个因素的改变可能影响其他因素,进而加剧脂肪超载综合征的发生。

二、发病机制

脂肪超载综合征的发生机制涉及多个方面,包括脂肪积累、胰岛素抵抗和炎症反应等多因素的相互作用。

1. **脂肪积累**　长期高脂肪摄入导致患者体内脂肪的过度积累,尤其是肝脏和肌肉组织。

2. **胰岛素抵抗**　胰岛素是调节脂肪代谢的关键激素,胰岛素抵抗会干扰脂肪的正常代谢和利用,导致脂肪积累和超载。

3. **炎症反应**　临床用脂肪乳剂(以大豆油为主)中的 ω-6 PUFA 在体内通过脱氧饱和酶合成花生四烯酸,是机体重要的促炎因子的前体,可引起前列腺素、白三烯、血栓素、血小板聚集因子等产生增加,这些物质与炎症、过敏反应、心血管疾病等病理过程息息相关。

4. **直接破坏血小板**　ω-6 PUFA 经环氧合酶和脂氧合酶作用后产生血小板活化因子,引起机体可利用血小板减少;血小板吞噬过量脂质,致血小板功能异常,对凝血功能亦构成影响。

三、临床表现

脂肪超载综合征临床表现是多样的,涉及多个器官和系统。以下是一些常见的临床表现:

1. **高甘油三酯血症**　最为常见,单瓶输注脂肪乳剂可用于治疗脂溶性药物急性中毒。但长期(大于 1 周)或超剂量使用,可能会导致高甘油三酯血症。

2. **消化系统**　患者表现为肝大、脾大、黄疸、肝功能受损、胃肠道功能紊乱、低蛋白血症等。停止输注脂肪乳至少 7 天后通常可转为正常。

3. **血液系统**　患者表现为贫血、白细胞减少、血小板减少、自发性出血甚至致命的脂肪栓塞等。

4. **其他症状**　患者出现头痛、发热、出汗、疲劳、肌肉无力、水肿、血压升高、急性呼吸窘迫综合征、代谢性酸中毒等。

四、诊断

临床诊断肠外营养下的脂肪超载综合征具有一定的挑战性,因为其临床表现与其他代谢性疾病有一定的重叠。确诊需要综合患者的病史、症状体征和相关实验室检查。在诊断过程中,以下检查可能有助于评估脂肪超载综合征的存在和程度:

1. **高血脂**　包括胆固醇、甘油三酯、低密度脂蛋白等指标的测量,以评估血脂异常的程度。

2. **肝功能受损**　监测胆红素、转氨酶等指标是否升高,以评估肝功能水平。

3. **高炎症状态**　监测炎症标志物如 CRP、白细胞计数等,评估炎症反应的程度。

五、治疗

脂肪超载综合征的治疗旨在减轻脂肪积累、改善胰岛素抵抗、调节炎症反应,并促进代谢的正常化。常用的治疗措施有:

(一)肠外营养配方调整

1. 立即降低或停止肠外营养中的脂肪乳的量,使其适应患者的能量需求和代谢状态。

2. 降低常规脂肪乳剂的输入量,优化 PUFA 中 ω-3 PUFA、ω-6 PUFA、中链脂肪酸、MUFA 的比例。含橄榄油或鱼油的脂肪乳剂与传统大豆油来源的长链脂肪乳相比,在调整代谢、省氮、防止氧化应激、抗炎及维护脏器功能等方面更优。

3. **控制脂肪乳输注速度和时间**　初始速度要尽量缓慢,脂肪乳的输注速度应控制在 $1.2 \sim 1.7 \text{mg}/(\text{kg} \cdot \text{min})$ 以下,每日总输注时间不应短于 12 小时。在前 30 分钟内应将输注速度保持在 $0.05 \text{g}/(\text{kg} \cdot \text{h})$ 以下,随后缓慢加速,直到 $0.1 \text{g}/(\text{kg} \cdot \text{h})$。在重症患者中,输注速度应更慢。与此同时,应避免单瓶输注脂肪乳或短时间内快速输注。

4. **监测血脂肪乳浓度**　对于长期使用的脂肪乳剂、输注量大或脂肪廓清能力损害者,要定期做血清浊度试验,了解人体利用脂肪及廓清脂肪能力。

(二)胰岛素管理

高血糖是脂肪超载综合征发生的原因之一,如患者有胰岛素抵抗,建议精准胰岛素治疗以改善胰岛素敏感性和脂肪代谢。个体化的胰岛素治疗方案应根据患者的胰岛素需求和血糖控制目标进行制定,建议胰岛素单独输注或用胰岛素泵精准控制血糖。

(三)炎症控制

1. 通过控制炎症反应来减轻脂肪超载综合征的发展,包括在肠外营养配方中增加鱼油脂肪乳。

2. 针对慢性炎症反应,可以考虑使用抗炎药物、抗氧化剂等辅助治疗措施。

六、预后

合理的肠外营养计划可有效预防脂肪超载综合征的发生。肠外营养下的脂肪超载综合征的预后受多种因素影响,包括治疗策略的有效性、患者的依从性、基础疾病的严重程度等。

在早期识别和积极干预的情况下,脂肪超载综合征的预后可以得到改善。通过合理的营养调整、胰岛素管理和炎症控制,可以减轻脂肪积累。然而,脂肪超载综合征在一些情况下可能会导致并发症的发展,如心血管疾病、脂肪肝、代谢综合征,甚至危及生命。因此,早期诊断和治疗的重要性不能忽视。

　　预后管理还应包括定期的随访和评估,以监测病情的变化和治疗效果。根据患者的情况,可能需要调整营养治疗方案、药物治疗或其他干预措施,以实现长期的病情控制和改善。

(陈俊强　刘英华)

案例分析	本章目标测试	本章思维导图

第十二章 | 临床营养相关治疗

临床营养相关治疗是指根据疾病的种类、病情、患者营养状况等,通过适当的营养素调整和营养治疗,改善患者的疾病状况、促进康复和预防并发症的治疗方法,已在医疗领域被广泛应用于各种疾病的综合治疗中。

第一节 | 营养代谢调节治疗

营养代谢调节治疗是指通过膳食、营养手段调整患者的机体代谢过程,以改善其健康状况和治疗特定疾病的方法如生酮膳食、大剂量维生素 C 治疗、节食,区别于药物代谢调节治疗如降血脂药物治疗。

一、概述

代谢是生命活动的基本特征之一。机体从膳食中获取碳水化合物、蛋白质和脂肪等营养物质,经体内各种酶催化的代谢过程产生能量并为合成机体组成成分提供底物,满足机体生命活动所需。患者因消化吸收功能障碍、创伤、感染等多种应激因素引发代谢状态的改变,其始于患病之初,延续于病程进展,终于完全康复。与单纯性饥饿不同,住院患者可能经历不同程度的创伤、疼痛、器官组织损伤、出血、缺氧、中毒或急性感染等一种或多种应激过程,很多时候还存在程度不同的器官功能障碍。上述情形中,机体能量消耗、糖异生、蛋白质的分解显著增加,机体无法维持单纯性饥饿相关的适应性反应(如维持瘦体质)。依据病程进展不同阶段的代谢特点进行营养代谢调节治疗是临床营养治疗的重要手段之一,也是代谢研究向临床应用转化的飞跃。

营养代谢调节治疗的概念最初来源于恶性肿瘤的治疗。恶性肿瘤是一种代谢相关性疾病,肿瘤细胞对葡萄糖的摄取率高且糖酵解活跃,代谢产物中乳酸含量高,这一表现也被称为“Warburg 效应”。此外,肿瘤细胞中蛋白质、脂肪、矿物质和维生素等的代谢过程都有鲜明的特点。依据肿瘤细胞中代谢变化的特点,特异性干预肿瘤代谢过程的相关靶点,进而调节肿瘤的代谢过程,被称为营养代谢调节治疗。将此概念推广至临床营养治疗,即依据不同疾病、不同病情阶段的代谢特点,特异性调节机体的代谢过程,进而达到改善临床结局的目的。

二、能量代谢调节

早在 1942 年,Cuthbertson D 就观察到机体在遭受创伤打击后会进入以低合成代谢和低分解代谢为特征的消落期,持续 12～24 小时后进入以高分解代谢和高合成代谢的起涨期,其中分解代谢大于合成代谢。只有炎症反应结束,进入恢复期时代谢才得到平衡稳定。近期研究提示,严重应激后存在“慢性”第三阶段。此时垂体和外周组织的激素水平较低,外周组织对生长激素、胰岛素、甲状腺素和皮质醇等激素的效应降低,对机体的能量、蛋白和脂肪代谢产生较大影响,特别是在重症监护病房的慢性重症患者中此种表现更突出。

不论使用何种方式估算能量需求,在应激的急性期都应当避免过度喂养,因其增加器官功能的负担而并不能带来益处。过度喂养与机械通气时间延长、感染、高血糖、肝功能损害等不良事件的发生显著相关。3～7 天可采取能量摄入量低于 70% 目标能量的低能量喂养,此后病情稳定逐渐增加能量供给,目标为实际能量消耗测定或公式计算的 80%～100%。

三、碳水化合物代谢调节

机体在应激后,交感神经兴奋且儿茶酚胺分泌增加,两者直接作用于胰岛 α 细胞分泌胰高血糖素,并抑制胰岛 β 细胞胰岛素的分泌。胰高血糖素促进糖异生和肝糖原的分解,导致应激性高血糖的发生。此外,糖皮质激素的分泌增加也促进糖异生并抑制组织细胞对葡萄糖的利用,提高血糖水平。即便是后期胰岛 β 细胞的敏感性恢复,但由于存在胰岛素抵抗,高血糖仍会持续。胰岛素是抑制蛋白分解的促合成激素,胰岛素抵抗不仅影响葡萄糖的代谢,同时影响蛋白质及脂肪的代谢。

应激性高血糖对保障大脑的葡萄糖供应具有重要意义,然而当随机血糖大于 10mmol/L 时可能增加感染的风险,应激性高血糖是并发症产生和不良预后的独立危险因素。应激性高血糖患者的营养治疗,应按照糖尿病管理原则进行个体化的血糖控制,避免高血糖或低血糖等并发症。《中国糖尿病医学营养治疗指南》(2022 版)中将发生应激性高血糖的危重患者血糖控制目标设定在 7.8～10.0mmol/L,血糖达到 10mmol/L 时建议开始进行胰岛素治疗。当血糖水平＜3.9mmol/L 时应进行干预以避免低血糖。同时,应当尽量减少血糖波动,血糖波动是住院不良预后的独立危险因素。

四、蛋白质代谢调节

应激状态下的氧化供能、酶的合成与代谢调节、物质转运和存储、细胞间的通信、组织的修复和生长与更新、渗透压平衡等维护人体活动的诸多生命过程都需要蛋白质的参与。

与饥饿状态下的机体蛋白质分解不同,应激状态下大量的激素与炎性因子的释放使机体的蛋白质合成和分解均增加,但分解显著大于合成,尿氮排出量明显增加,患者表现为肌肉消耗和明显的负氮平衡。肌肉蛋白质的分解为糖异生提供了丰富的原料,骨骼肌的分解可增加 70%～110%。由于蛋白质分解使氨基酸释放增加或消耗增加引发机体血氨基酸谱明显改变,且变化程度与应激损伤程度呈正相关。应激早期以生糖氨基酸的下降为主,之后以非必需氨基酸的下降为主。应激状态下的危重患者,由于高分解代谢带来的蛋白消耗和丢失,引发能量-蛋白营养不良,对机体的伤口愈合、免疫功能、器官功能和预后产生不同程度影响。急性期蛋白质分解代谢活跃,氨基酸作为糖异生代谢底物需求量相对增加。蛋白质的代谢调节应以满足蛋白质合成最大化为目标,维持机体内的氮平衡状态。成年人蛋白质需求量应占总能量的 10%～20%,手术或创伤患者应采用高蛋白质营养治疗方案,其摄入量应达到 1.2～1.5g/(kg·d)。此外,在创伤、烧伤及手术后,精氨酸成为必需氨基酸,谷氨酰胺成为条件必需氨基酸,需要适当补充。

五、脂肪代谢调节

脂肪是机体应激状态下重要的氧化供能部分,血浆游离脂肪酸升高是应激代谢的另一重要特征。由于交感神经兴奋和糖皮质激素在内的应激激素促使脂肪酶的活性增加,脂肪酶作用于脂肪细胞,加速脂肪组织中的脂肪酸快速动员,游离脂肪酸(free fatty acid,FFA)水平增高。由于胰岛素抵抗致使骨骼肌等周围组织对葡萄糖的摄取和利用产生障碍,游离脂肪酸成为体内 80%～90% 的能量来源。

脂类的代谢调节对于氨基酸的吸收和储存具有重要意义,通常脂肪供给应占非蛋白能量的30%～50%。《ESPEN 重症患者营养治疗指南》(2023 版)推荐重症患者每天经肠内或肠外营养途径的碳水化合物摄入量不应超过 5mg/(kg·min),静脉注射脂肪乳不应超过 1.5g/(kg·d);德国临床营养学会指南推荐患者每日经肠外营养摄取脂肪乳不超过 1.5g/(kg·d)。此外,持续使用丙泊酚进行镇静镇痛治疗的患者,丙泊酚应当作为一种脂肪的来源,计入总的能量摄入,其能量密度为 1.1kcal/ml。

ω-3 PUFA 不仅可提供能量,也可重建细胞膜,有助于膜的稳定和免疫调节。近年来,大量临床研究表明 ω-3 PUFA 有免疫调节作用,可减轻炎症反应、改善重症患者的临床结局。

六、微量营养素代谢调节

虽然维生素和矿物质在人体的含量较少,但在维护人体正常生理功能和参与危重症代谢中扮演重要角色。患者在疾病状态下可出现各种营养素的水平下降或代谢异常。

1. **维生素** 维生素是维持身体健康所必需的一类有机化合物,在体内合成不足,通常由食物供给。患者常由于消化吸收障碍、机体丢失增加、代谢与消耗增加等原因导致维生素的不足。脂溶性维生素吸收的位置在中段或远端回肠,其吸收需要胆汁、胰酶的帮助。存在胆道或胰腺疾病、空肠营养吸收障碍和回肠末端病变的患者可能出现脂溶性维生素吸收障碍。水溶性维生素可能因为长期腹泻、胃肠液引流以及肾脏替代治疗而丢失。此外,临床研究表明患者可能因炎症和氧化代谢对维生素C 和维生素 E 等抗氧化维生素的需求量增大。

大剂量维生素 C［1～1.5g/（kg·d）］用于治疗肿瘤是一种典型的营养代谢调节治疗,其主要机制有:第一,芬顿反应（Fenton reaction）和过氧化应激,产生大量 ROS、破坏 DNA 和脂膜;第二,能量危机:①其结构与葡萄糖相似,二者竞争葡萄糖转运蛋白,使细胞内葡萄糖减少。②由于烟酰胺腺嘌呤二核苷酸磷酸（nicotinamide adenine dinucleotide phosphate,NADPH）、甘油醛 3- 磷酸脱氢酶（glyceraldehyde-3-phosphate dehydrogenase,GADPH）被大量消耗,使戊糖磷酸途径（pentose phosphate pathway,PPP）补偿性增强、糖酵解途径受到抑制。③PARP 的 DNA 链修复过程需要消耗烟酰胺腺嘌呤二核苷酸（NAD+）,抑制 ATP 产生。联合作用结果导致肿瘤细胞死亡(图 12-1)。其他机制还有促羟化反应、表观遗传修饰等。

2. **矿物质** 对于住院患者,每日常规补充的电解质主要有钾、钠、氯、钙、镁、磷。血电解质浓度监测可为确定电解质的补充量提供可靠依据。

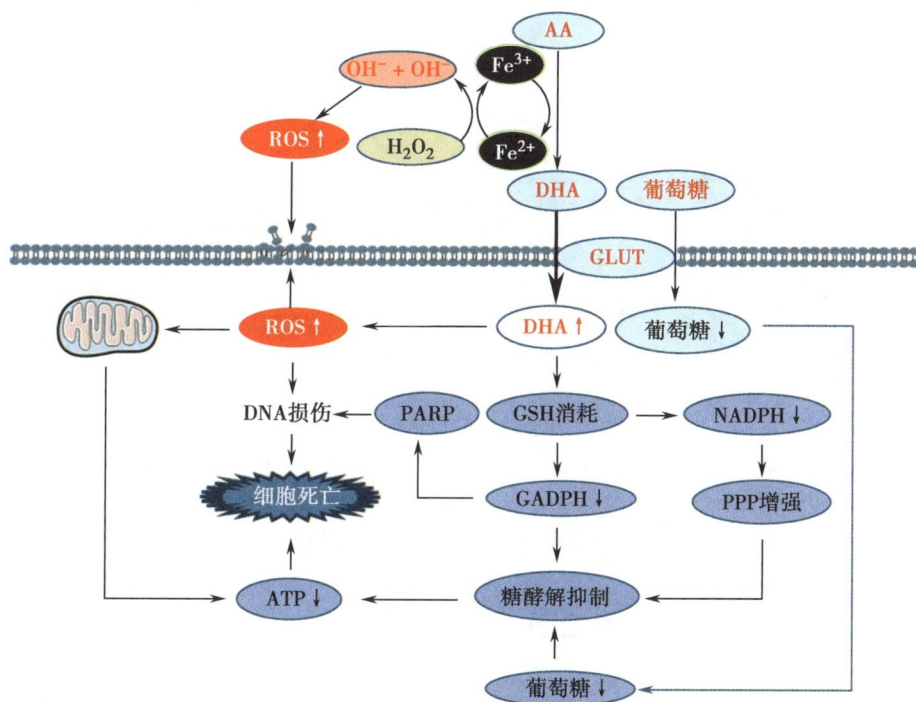

图 12-1　大剂量维生素 C 治疗肿瘤的主要机制

AA:ascorbic acid,抗坏血酸;DHA:dehydroascorbic acid,脱氢抗坏血酸;GLUT:glucose transporter,葡萄糖转运蛋白;ROS:reactive oxygen species,活性氧家族;NADPH:nicotinamide adenine dinucleotide phosphate,烟酰胺腺嘌呤二核苷酸磷酸;GADPH:glyceraldehyde-3-phosphate dehydrogenase,甘油醛 3- 磷酸脱氢酶;GSH:reduced glutathione,还原型谷胱甘肽;PARP:poly ADP-ribose polymerase,多聚二磷酸腺苷核糖聚合酶;PPP:pentose phosphate pathway,戊糖磷酸途径。

微量元素缺乏或摄入过多可引起机体的病理状态。在应激、炎症反应条件下,机体处于高代谢状态,对微量元素的需求明显增加。然而,患者此时食欲下降,膳食摄入减少,微量元素水平降低。因此,中华医学会肠外肠内营养学分会明确提出在营养治疗尤其是接受肠外营养的患者中按推荐量补充微量元素。

七、其他调节治疗

细胞代谢表型是决定营养治疗效果的主要内在因素,机体炎症负荷是影响营养治疗效果的主要外在因素。改变细胞代谢表型、降低炎症负荷可以调节营养代谢,提高营养治疗效果。最新研究发现,糖酵解亚型肿瘤细胞对生酮膳食敏感,而酮体代谢亚型肿瘤细胞对生酮膳食不敏感,详见第一章第三节。但是,在 $p53$ 突变的肿瘤中,糖酵解亚型在 2 周以上的生酮膳食后可被诱导转变为酮体代谢亚型,从而出现生酮治疗抵抗。通过生酮膳食治疗联用突变 $p53$ 变构激活剂,将突变的 $p53$ 逆转为野生型构象,可稳定酮体代谢缺陷表型,发挥持续的抑制肿瘤生长的作用(图 12-2)。

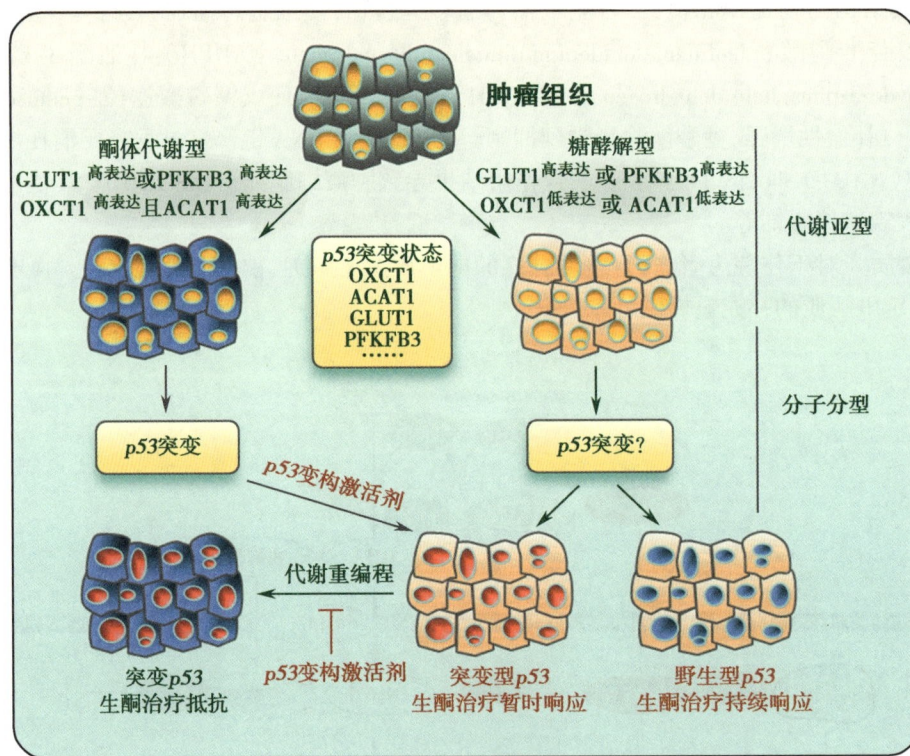

图 12-2　基于分子分型的肿瘤生酮治疗

GLUT1:glucose transporter 1,葡萄糖转运蛋白 1;PFKFB3:6-phosphofructo-2-kinase/fructose 2, 6-bisphosphatase 3,6- 磷酸果糖激酶/果糖 -2,6- 二磷酸酶 3;OXCT1:oxoacid CoA transferase 1, 琥珀酰辅酶 A 转移酶 1;ACAT1:acetyl-CoA acetyltransferase 1,乙酰辅酶 A 乙酰转移酶。

第二节 ｜ 消化液回输

消化液回输(chyme reinfusion,CR)是指将收集的消化液经处理后重新输入患者消化道内。临床上常用于消化液分泌不足或丢失过多以至于肠道营养吸收功能受损的患者。

一、概述

1977 年,Etienne L 首次介绍了采用消化液回输治疗肠外瘘患者的案例。消化液中的消化酶可以将淀粉、蛋白质和脂肪等物质分解成小分子,吸收后用于人体的生命活动。正常情况下,绝大部分消化液由小肠重吸收,仅有150ml随粪便排出体外。

对于需要行小肠切除、吻合或临时性小肠造口的患者,小肠消化、吸收功能受损明显,消化液大量丢失,且肠道中断位置越高,消化液丢失量越多,近端肠液丢失量每日可达3 000~5 000ml。每日消化液的丢失量超过500ml的肠瘘,即为高流量肠瘘(high-output intestinal fistula)。消化液的大量丢失会导致水、电解质和酸碱平衡失调,腹腔感染、营养不良和多器官功能障碍的发生率以及患者的病死率升高。目前,欧洲肠外肠内营养学会、美国肠外肠内营养学会建议对存在高流量肠瘘的患者使用消化液回输。

消化液回输的优点:①有效、经济、简便;②可有效促进患者对肠内营养物质的吸收;③显著减少机体消化液的丢失;④减轻机体外周静脉补液的负荷,避免长期肠外营养的不良影响;⑤维持肠黏膜细胞结构和功能的完整性;⑥显著减少肠道细菌易位和肠源性感染的发生;⑦有效维持肠道形态,防止肠道萎缩;⑧促进肝细胞分泌胆汁,维持正常的肠肝循环;⑨反射性地刺激肝脏合成更多的胆盐,刺激肠道蠕动。

消化液回输的主要目的是促进患者对肠道营养物质的消化和吸收。消化液回输有助于恢复消化液在胃肠道内的循环,保持胃肠道的相对连续性和完整性,从而减少消化酶的损失和水电解质紊乱及并发症的发生;可以防止小肠萎缩,增加小肠蛋白质和DNA含量,促进细胞分裂增殖,维持小肠肠管壁的正常厚度,有利于手术中肠管的分离和吻合;可以增加胃肠道血供,刺激内脏神经支配消化液和激素分泌,维持胃肠道的正常菌群和免疫系统。

二、消化液回输的分类

(一)根据消化液来源分类

1. **自体消化液回输**　指在患者造口处放置收集装置,收集患者自身分泌的消化液,经过或不经过处理后回输入患者消化道内。这是取材方便且最为经济的消化液回输方式,也是目前临床上最常见的消化液回输方式,可用于消化液分泌量能满足自身机体需要,且消化液无污染、培养结果阴性患者。

2. **异体消化液回输**　指从其他人身上收集消化液,输入患者消化道内,可用于患者本身消化液存在细菌感染、污染或分泌量不足等问题,不符合患者机体需求的情况。

(二)根据回输过程的密闭性分类

1. **开放式消化液回输**　消化液在采集、过滤时与环境相接触,容易引起污染(图12-3)。临床上常用引流袋、负压持续吸引器或造口袋等收集消化液,通过双层纱布过滤杂质后,借助三通管与肠内营养液同时输入患者消化道内。适用于消化液黏稠或杂质较多的患者。

2. **密闭式消化液回输**　利用收集装置收集患者的消化液,与回输管道直接连接,输至患者消化道内(图12-3)。整个消化液采集、过滤、回输过程密闭,不与外界空气和环境相接触,污染概率小。常见的方法有:精密引流袋收集回输法、负压吸引瓶收集回输法和肠造口袋收集回输法。

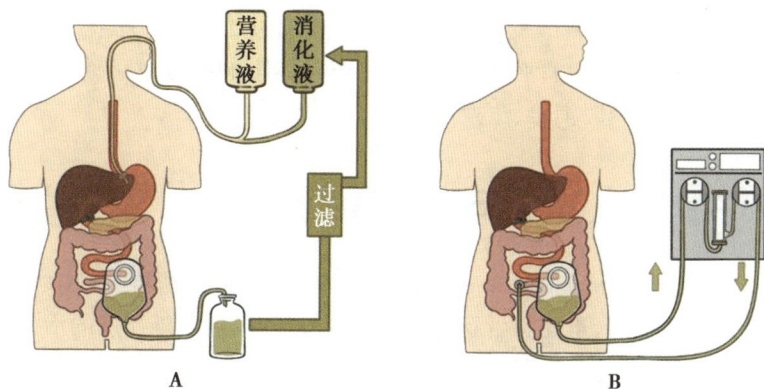

图12-3　消化液回输
A. 开放式;B. 密闭式。

（三）根据回输时间分类

1. **持续性消化液回输** 指将收集到的消化液 24 小时不间断地回输入患者的消化道内。

2. **间断性消化液回输** 指每隔一段时间收集回输一次消化液。消化液回输间隔时间不宜过长，一般为 2~4 小时。消化液中的有效成分随着时间延长逐渐减少、细菌逐渐增多，故收集后越快回输效果越好。

三、消化液回输方法

消化液回输应在造口远端肠管无梗阻且功能恢复后进行。回输前可在造口远端肠道滴入 5% 糖盐水 500ml/d，观察患者是否不适，明确远端肠道功能是否恢复。浓度与并发症的发生无绝对相关性，黏稠时可加适量等渗盐水。根据患者自身耐受程度进行调节速度，开始时宜以 5ml/h 的速度缓慢进行，可根据患者耐受情况逐渐增加速度至 50ml/h 左右。温度一般控制在 35~40℃ 之间。冬季需注意保温，防止消化液温度过低造成腹泻、腹胀、腹痛等不适；夏季消化液回输间隔应适时缩短，且收集至回输间隔不应超过 2 小时，如发现消化液污染或变质应及时更换。在收集、回输消化液的过程中严格遵循无菌操作。

四、不良反应

（一）导管相关不良反应

体外导管阻塞时应及时更换。体内导管发生堵塞时，持续、反复、多次冲洗管腔多可恢复通畅。将糜蛋白酶加入 5% 碳酸氢钠溶液或生理盐水 20ml 中持续反复冲洗有助于疏通导管。禁用金属导丝疏通，因其可能导致导管破裂或肠穿孔。进食流质食物可预防导管堵塞的发生。通过增加球囊的膨胀可以解决管道位移问题，如导管脱落、导管回缩。

（二）消化道不良反应

患者发生消化道不良反应时，尚不清楚是消化液回输直接导致，还是由本身的疾病导致，或者二者皆有。因此一旦发生胃肠道不良反应，应先查明原因，去除病因。可采取降低消化液回输浓度、减慢输注速度、适当提高回输消化液的温度等措施。症状严重时停止回输。必要时使用胃肠动力药，促进胃肠蠕动以减轻腹胀；给予收敛剂或止泻剂，改善腹泻症状。与消化液回输相关的胃肠道不良反应得到充分控制后，可以继续回输。

五、注意事项

回输消化液尽管有许多优点，但处理不当也可引起某些并发症。在实施过程中应特别注意以下几点：①患者肠道远端无梗阻，功能恢复，能够进行消化吸收；②消化液实现远端回输需要循序渐进，速度先慢后快，根据患者的耐受情况进行适度调整；③消化液需要保持无菌状态，最好是密闭容器收集，收集后尽快回输，防止消化液腐败变质，保存时间不应超过 2 小时，室温较高时应缩短回输时间；④宜选用口径较粗的造口管，避免管腔堵塞；⑤消化液黏稠影响回输时可使用生理盐水进行稀释；⑥注意无菌操作，使用物品要及时消毒、更换。

第三节 | 粪菌移植

粪菌移植（fecal microbiota transplantation，FMT），又叫肠菌移植、菌群移植，是指将健康人粪便中的功能菌群，移植到患者肠道内，重建患者新的肠道菌群，实现肠道内外疾病的治疗。

一、粪菌移植的发展史

有专家认为粪菌移植的前身似可追溯到我国魏晋南北朝时期（公元 3~4 世纪左右），我国著名医药学家葛洪在《肘后备急方》、陶弘景在《本草经集注》中都提到以人粪便入药。1958 年,现代医学中将粪菌移植首次应用于人类,开启了现代医学利用人粪治病的新篇章。2013 年,"粪菌移植"首次纳入美国食品药品监督管理局指南用于艰难拟梭菌感染(*Clostridioides difficile* infection,CDI)的治疗。2017 年美国胃肠病协会创建了 FMT 国家登记处,经统计仅 1 次 FMT 的治愈率高达 98%。2020 年前后,在中国主要城市的医院逐渐出现粪菌移植用于治疗炎性肠病的案例和临床研究。截至 2024 年 1 月底,在中国临床试验注册中心在线可查的 FMT 相关所有项目为 132 个,全球临床数据库中有 498 项,这些研究涉及肠道疾病(如炎性肠病)、免疫疾病、代谢疾病乃至精神疾病。

二、粪菌移植的生理机制

人体的肠道菌群由宿主的基因型和环境因素共同驱动,导致了不同个体之间的肠道菌群大不相同,并随着时间的推移保持动态平衡,影响着人体的多个过程,包括消化、代谢、排泄、解毒、免疫调节作用及保护作用等。健康的肠道由有益菌及中性菌主导,并能够抑制有害菌的繁殖。然而,当肠道菌群紊乱时,有益菌的"占位性保护"减弱,有害菌的繁殖增多,将造成肠道菌群失调。此时,摄入食物的分解和有害物质的排出受阻,患者易发生肠胀气、腹泻、便秘等不适,严重者可能造成肠道屏障破坏,导致肠道细菌移位,发生全身炎症反应综合征,甚至脓毒症。因此,保持肠道微生物群的稳定性,避免扰动因素影响,对维持人体健康有重要意义。FMT 能够完整改变受者菌群的丰度和多样性,从而重建患者肠道微生态平衡,起到预防、治疗疾病的效果。

三、粪菌移植的适应证

粪菌移植的适应证分为两个方面,分别为捐献者适应证及受体适应证。

(一) 捐献者适应证

粪菌捐赠者包含了两种来源:患者导向来源或粪菌库(粪菌银行)。供者的年龄可从 18 岁到 70 岁不等。无论是哪一种来源,在粪便微生物群移植的过程中,对捐献者均有着相当严格的要求。捐赠者的筛查中比较关键的部分包括:健康检查、血液检查以及粪便检测,具体项目如表 12-1 所示。男性和女性体内利用相同菌群的方式不同,在粪便移植时必须考虑性别因素的影响。

表 12-1　捐献者适应证筛查

筛查种类	筛查内容
健康检查	无肿瘤、炎症、糖尿病、各种传染病和代谢综合征;无超重;不能喝酒;不能使用麻醉品或影响身体健康的药物;同性别
血液检查	人类免疫缺陷病毒(HIV)、梅毒、甲肝、乙肝、丙肝、自身免疫性疾病和过敏性疾病等
粪便检查	虫卵、病毒、真菌及致病菌毒素(幽门螺杆菌、沙门菌、艰难拟梭菌、志贺菌、金黄色葡萄球菌等)

1. **患者导向来源**　指根据患者的病情、生长环境、生活习惯等个体化信息,在健康人中定向筛选供体,以提供符合受体需要的特异性肠道菌群移植材料的方法。

2. **粪菌库(粪菌银行)**　指粪便材料源于定期接受筛查的健康志愿者。目前全球的粪菌银行总数多达 20 多家,其中以欧洲最为密集。2015 年我国最大粪菌银行——中华粪菌库成立,中华粪菌库提供的 FMT 治疗多达 5 000 多例,占中国粪菌移植 60% 以上,在全球范围内排名第二。

(二) 受体适应证

1. **肠内疾病**　CDI 尤其是复发性的 CDI 是 FMT 治疗的主要适应证,其疗效已得到大量临床研究证实。此外,炎性肠病,包括溃疡性结肠炎、克罗恩病等,及肠易激综合征也是 FMT 治疗的适应证。

2. **其他疾病**　除了胃肠道疾病外,临床有诸多疾病的发生及发展均与肠道菌群有着密不可分的联系,如代谢相关的肥胖、糖尿病、高脂血症;"肠 - 脑轴"相关的阿尔茨海默病、孤独症谱系障碍、焦虑、抑郁；以及"肠 - 肝轴"相关的非酒精性脂肪性肝病、肝硬化、肝性脑病等。

四、粪菌移植常用手术方式

粪菌移植手术常用的移植方式包括上消化道途径，中消化道途径及下消化道途径。

1. **上消化道途径**　上消化道途径主要有经口服胶囊移植、鼻胃管、胃镜孔道和胃造口移植。其中口服和鼻肠管应用广泛，操作易实施且总体风险低。口服胶囊移植无需仪器，对患者的损伤较小，耐受性好，适用于不能耐受鼻肠管、胃镜式移植的患者及老年患者。

2. **中消化道途径**　中消化道途径指经内镜肠道置管术（transendoscopic enteral tubing，TET）实施粪菌移植。中消化道 TET 方便且易于维护，在治疗同时还能够予以患者肠内营养，是既需要重复 FMT 又需要肠内营养患者的首选途径。

3. **下消化道途径**　下消化道途径包括灌肠、结肠镜、结肠造口以及结肠 TET。其中灌肠移植的侵入性较小，无需仪器，耐受性好，适用于儿科和有肠镜禁忌证的患者，但不适用于肛门括约肌松弛或尿失禁的患者。

结肠镜移植在目前的临床试验中应用广泛，相对于其他移植方式，其能完整地显示结肠情况，允许医师直接评估肠道的炎症情况并在合适的部位输注足量的供者粪菌，同时可以对可疑组织进行活检，有利于发现除 CDI 以外的其他疾病。

结肠造口用于某些肠道疾病（如溃疡性结肠炎、直肠癌等）肛门排便的替代治疗，对整体消化功能的影响不大。

下消化道途径不适合于一般状况差的患者，钛夹固定区域存在严重溃疡或有大量假息肉不适合固定者同样不适用。

五、不良反应

上消化道途径不良反应：可能因菌液回流或抽吸引起窒息，患者存在肠梗阻的情况下，移植菌液不能到达结肠。

中消化道途径不良反应：包括腹泻、抽搐及便秘。

下消化道途径不良反应：加重肠道反应，导致肠穿孔，病情严重的患者可能不能忍受结肠镜移植或麻醉操作。

第四节 ｜ 免疫调节治疗

免疫调节治疗（immunomodulatory therapy，IMT）是指通过补充调节人体免疫的营养物质、调整膳食结构，采用抗炎膳食的方式，增强机体的免疫调节能力，维持免疫功能在适当水平，维持自身稳态的治疗。常见的免疫调节营养物包括鱼油、精氨酸、抗氧化剂、益生菌和益生元等，见表 12-2。

表 12-2　几种常见的免疫调节物及来源

免疫调节物	补充来源
鱼油	冷水鱼、海藻、甲壳类、双壳类、头足类
精氨酸	乳制品、鸡肉、牛肉、鲑鱼
维生素 C	橙子、菠菜、猕猴桃、酸枣
维生素 E	植物油、猕猴桃、豆类、谷类
硒	鱼、虾、动物内脏
益生菌	食品添加、药品
益生元	食品添加、药品

一、ω-3 脂肪酸

1. **定义及概述**　ω-3 脂肪酸为 PUFA，其主要成分为 EPA 和 DHA。EPA 和 DHA 在人体中的合成极为有限，需要从膳食中摄取。EPA 和 DHA 在深海冷水鱼类油脂和海藻中含量丰富，除了深海鱼类外，ω-3 脂肪酸也存在于甲壳类、双壳类和头足类动物中。

2. **功能及应用**　ω-3 脂肪酸可以通过竞争结合酶的方式影响花生四烯酸的代谢，减少炎症细胞因子（TNF-α 和 IL 等）的分泌，降低炎症反应；还可以提高细胞膜的稳定性，从而改善机体的免疫功能。此外，ω-3 脂肪酸提供能量，并可以抗血小板聚集，改善心血管功能。ω-3 脂肪酸可以提高肿瘤患者的单核细胞表面抗原 HLA-DR 阳性表达率，能降低患癌风险，提高化疗、免疫治疗的疗效和耐受性。

二、精氨酸

1. **定义及概述**　精氨酸（arginine，Arg）是一种碱性含有胍基的极性 α 氨基酸，是尿素循环（urea cycle）又称鸟氨酸循环（ornithine cycle）的核心成分，在精氨酸酶催化，精氨酸分解为鸟氨酸和终产物尿素，尿素扩散入血，随尿排出，发挥重要的排氨解毒作用，预防肝性脑病；在诱导型一氧化氮合酶（inducible nitric oxide synthase，iNOS）作用下，产生一氧化氮（nitric oxide，NO），是体内 NO 的唯一来源，后者发挥多种重要作用，如扩张血管、促进伤口愈合、免疫调节等；在胍丁胺酶（agmatinase，AgM）及鸟氨酸脱羧酶（ornithine decarboxylase，OdC）作用下，精氨酸与鸟氨酸（ornithine）一起合成多胺（polyamine），后者促进蛋白质合成与生长发育，多胺抗癌药的设计原理就是基于此作用。对于正常人而言，精氨酸是非必需氨基酸，但在饥饿、损伤、应激及某些疾病状态下，体内合成的精氨酸不能满足生理代谢的需求，因此又将其称为半必需氨基酸或条件必需氨基酸。

2. **功能及应用**　精氨酸具有免疫调节、促进胸腺中淋巴细胞生长、增强吞噬细胞活力、刺激垂体分泌生长激素等生理功能，有效提升对细菌、病毒的免疫力。同时可刺激蛋白质合成，有助于提升骨骼肌肌肉量，促进伤口愈合。精氨酸还可以增加胰岛素分泌、改善循环、调节血压。

三、抗氧化剂

常见的抗氧化剂有维生素 C、维生素 E 等。

1. **维生素 C 的功能及应用**　维生素 C 具有多种功能，它可以直接清除自由基，减少氧自由基的产生，这使得它被视为皮肤的抗氧化剂。此外，维生素 C 还是某些神经递质（如去甲肾上腺素）和胶原蛋白生物合成的重要辅助因子。维生素 C 能抑制炎症反应和缺血再灌注损伤，改善宿主免疫。

2. **维生素 E 的功能及应用**　维生素 E 最重要的功能是保护膜脂质、脂蛋白和脂质过氧化。维生素 E 可以调节代谢和炎症过程中活性氧和活性氮的生成。在急、慢性术后并发症如急性呼吸窘迫综合征、伤口愈合不良、脓毒症和多器官功能衰竭过程中产生的氧化应激，补充维生素 E 可以得到良好的改善效果。

四、益生菌与益生元

详见第五章第六节。

五、谷氨酰胺

1. **定义及概述**　谷氨酰胺是体内含量最丰富的非必需氨基酸，广泛地参与机体的各种生物活动。当机体处于全身炎性反应、创伤及大手术等危重状态时，自身合成的谷氨酰胺常无法满足机体所需，因此谷氨酰胺是一种重要的条件必需氨基酸。

2. **功能及应用**　谷氨酰胺参与细胞生物合成，可通过代谢转变为嘌呤、嘧啶和氨基糖，为 DNA 和 RNA 合成提供原料；促进蛋白质合成与分解，可为肌细胞蛋白合成提供氮源，促进骨骼肌的增长。

谷氨酰胺还可为机体提供能量、维持氨基和 pH 稳态、促进氧化还原平衡。此外,谷氨酰胺有利于维持肠道黏膜的完整性,增强肠道免疫功能。

六、核苷酸

1. 定义及概述 核苷酸(nucleotide)是由嘌呤碱或嘧啶碱基、核糖或脱氧核糖和磷酸三种物质组成的化合物。分布于生物体内各器官、组织、细胞核及胞质中,并作为核酸的组成成分参与生物的遗传、发育、生长等基本生命活动。同时也以游离的形式参与体内能量代谢。

2. 功能及应用 核苷酸可提高人和动物对细菌、真菌感染的免疫力,增加抗体产生,增强细胞免疫能力,刺激淋巴细胞增生。核苷酸可维持胃肠道正常功能,外源核苷酸能够加速肠细胞的分化、生长与修复。核苷酸还有抗氧化的作用。

七、其他

其他起免疫调节作用的免疫营养素包括 BCAA、肌酸、硒等。

第五节 | 减重与增重

体重(body weight,BW)是临床营养中非常重要的参数,反映机体内部主要器官、组织的代谢变化,无论超重/肥胖或严重消瘦都是偏离健康状况的表现。正常体重对于健康维护至关重要,对体重过低的患者应增加体重,对体重过高的患者应降低体重。因此,减重与增重是临床营养治疗的基本工作。

一、减重

(一) 医学减重的管理策略

医学减重的管理策略主要包括:

1. 树立科学观念 需要使患者认知到肥胖是可防可治的,某些肥胖症也可通过改变生活方式来得到控制,而肥胖症不仅损害身心健康,降低生活质量,且与糖尿病、冠心病、肿瘤等多种慢性疾病密切相关,需要得到控制。

2. 维持均衡膳食 限制总脂肪摄入并从食用饱和脂肪改变为不饱和脂肪;增加水果和蔬菜以及豆类、全谷类和坚果的食用量;限制精制糖和过高碳水化合物的摄入。

3. 坚持健康的生活方式 戒烟、限酒和少盐。经常监测自身体重变化,预防体重增长过多、过快。成年后的体重增长(当前体重与 25 岁时体重的差值)最好控制在 5kg 以内,超过 10kg 会增加相关疾病危险。有肥胖倾向的个体应定期检查与肥胖相关的疾病指标,尽早发现高血压、血脂异常、冠心病和糖尿病等与肥胖相关的代谢疾病并及时治疗。

(二) 医学减重的具体措施

肥胖症治疗强调以行为、膳食、运动为主的综合治疗,必要时辅以药物或手术治疗。

1. 营养治疗 每周进行人体成分测试及体能测试。营养(医)师可以依据人体成分测定的检测报告进行针对性的综合营养评估,并进行相应营养治疗。目前,国际上常用的营养治疗体重管理方法主要包括限制能量膳食、低碳水化合物高蛋白质膳食、轻断食膳食等。

2. 运动干预 控制饮食是减少能量摄入,同时要增加能量消耗才能达到减重的效果。运动可使人体成分中瘦体质增加,使身体结实、健美;对心血管功能有良好的改善作用,促进健康。制订适当的运动计划并坚持实施,往往可获得较佳的减重效果。

3. 药物干预 对于生活干预仍然不能减低体重或行为疗法效果欠佳者,可考虑用药物干预减重。目前市场上减肥的药物种类繁多,且不断有新药出现。主要有以下几类:①食欲抑制剂;②促进代谢类激素;③消化吸收抑制药物;④抑制脂肪吸收药物;⑤中药类。

4. 手术治疗　目前最为经典术式为:胃旁路术、袖状胃切除术及腹腔镜胃旁路术。外科手术(单纯肥胖患者手术)适应证如下:①BMI≥37.5kg/m²,建议积极手术;32.5kg/m²≤BMI<37.5kg/m²,推荐手术;27.5kg/m²≤BMI<32.5kg/m²,经改变生活方式和内科治疗难以控制,且至少符合2项代谢综合征组分,或存在合并症,综合评估后可考虑手术;②男性腰围≥90cm,女性腰围≥85cm,参考影像学检查提示中心型肥胖,经多学科综合治疗协作组广泛征询意见后可酌情手术;③建议手术年龄为16~65岁。详见第十八章第十二节减重代谢手术。

(三)医学减重的效果评价

对患者的各项身体指标进行监控,测量并比较管理前后的体重、脂肪、腰围、内脏脂肪、炎症细胞因子、血脂、血糖、肝肾功能、脂肪肝、心血管疾病等临床指标及并发症的变化。

体重管理干预成功的数据进一步证明了采用医学减重干预的方式能够帮助患者改善体重状况。通过体重管理干预不仅能够改善患者的体重情况,还能够提高患者的生活质量,帮助患者恢复健康生活。

二、增重

消瘦是指人体因疾病或某些因素而致体重下降,低于标准体重的10%以上时,体内脂肪与蛋白质减少,即称为消瘦。这里所指的消瘦一般都是短期内呈进行性的,有体重下降前后测的体重数值对照,且有明显的衣服变宽松,腰带变松,鞋子变大以及皮下脂肪减少,肌肉瘦弱,皮肤松弛,骨骼突出等旁证。

(一)消瘦的原因
出现体重过低的原因可分为以下三种:

1. 生长减缓　是发展中国家最常见的营养不良情况。它常源于产前和儿童早期因慢性宏量营养素和微量营养素缺乏,表现为低出生体重和不可逆的认知及身体发育减缓,包括出生后最初几年的低于正常体重和身材矮小等问题。

2. 营养不良　是临床常见消瘦原因,详见第十六章第一节。

3. 继发性消瘦　继发性消瘦的表现形式是由急性或慢性潜在的内科或外科疾病导致的继发性消瘦,包括内分泌疾病、消化道非肿瘤性疾病、感染、过敏、风湿、循环系统疾病、呼吸系统疾病、精神疾病、神经类疾病及恶性肿瘤等。

(二)诊断
要诊断消瘦,需要准确测量身高(精确到0.5cm)、体重(精确到100g)、上臂围(精确到2mm)及评估身体凹陷性水肿。可根据身高(身长)别体重Z评分或年龄别BMI Z评分低于中位数2个以上标准差来诊断消瘦,上臂围可用于诊断5岁以下儿童、妊娠期妇女和成年人的消瘦情况。需要注意的是脱水与水肿消退后的体重下降,不能称为消瘦,诊断中应考虑水肿的常见生理原因,包括潜在的心脏病、肝病和肾病。然而在适当的流行病学背景下,无论其他人体测量的参数如何,若出现水肿应认真考虑蛋白质缺乏型营养不良的诊断。其水肿最容易出现在足背,如果水肿局限于下肢,则为1+级;如果还同时存在于上肢,则为2+级;如果延伸到面部,则为3+级。

(三)治疗
1. 儿童　对于生长减缓的患儿来说,没有什么方法可以逆转生长减缓,因为在生命早期"关键1 000天"期间身体和认知发育不良是因为环境因素的影响,这种影响很难用药物治疗,因此预防是主要手段。首先应确保常规卫生保健,包括疫苗接种、维生素A补充和定期驱虫。尽可能鼓励纯母乳喂养直至6个月,并在至少2岁之前继续母乳喂养并辅以适当的食物。对于儿童的膳食应全面且多样性,尤其是注意增加完全蛋白质的摄入量。

对于没有并发症、严重的急性营养不良的儿童,可以使用营养强化食品进行治疗,详见第五章第五节营养强化食品。

2. 成年人

（1）日常生活：调整作息规律，保证早睡早起，充足睡眠。维护良好的睡眠有助于机体吸收并利用营养物。

（2）运动健身：适度的运动可以增强机体的新陈代谢，可以有效增加肌肉量。同时可以增强免疫力，改善心肺功能。

（3）膳食方面：①增加能量摄入：保证每日摄入的能量大于消耗能量，以保证能量储备。②增加蛋白质的补充：蛋白质是肌肉生长和修复所必需的，增加摄取有助于维持肌肉质量。③强调膳食均衡：保证膳食均衡和多样化，包括碳水化合物、脂肪、蛋白质、维生素和矿物质。适量摄入高能量且富含不饱和脂肪酸的食物，如坚果、鳕鱼、牛油果等。④调整进食时间，增加晚餐供能比例，鼓励夜宵。⑤其他：肌酸、乳清蛋白、营养强化食品等。

（江　华　丛明华）

案例分析	本章目标测试	本章思维导图

本章数字资源

与一般健康人群相比,特殊生理状态下的人群,包括早产儿、婴幼儿、学龄前儿童、学龄儿童、妊娠期妇女、哺乳期妇女、更年期人群及老年人,也包括特殊膳食方式的素食者均存在不同的营养需求。通过膳食来满足特殊人群对营养素代谢的适应性改变及营养需要,以及可能出现的营养相关问题并及时纠正,是本章阐述的重点内容。

第一节 | 早产儿

随着医学技术的不断发展,早产儿及低出生体重儿的成活率不断上升。早产儿可通过经口进食、管饲肠内营养、肠外营养的多种途径获取营养,但每种途径均有适应证,并受早产时间、婴儿大小、日龄和临床情况决定。

一、生理与代谢特点

婴儿出生体重小于 2 500g 称为低出生体重(low birthweight,LBW),其中出生体重不足 1 500g 称为极低出生体重(very low birthweight,VLBW),不足 1 000g 称为超低出生体重(extremely low birthweight,ELBW)。未足月、早产、宫内发育迟缓均导致低体重儿和小于胎龄儿的出生。早产儿或 LBW 儿在宫内未充分发育,在生理上与足月儿不同。因此,根据宫内环境、未成熟程度、是否发生产伤,以及脏器发育不完全程度等不同,出现的临床问题也不同。

早产儿因营养储存不足、生理功能发育不良、与疾病和快速生长所需的高营养素摄入相矛盾,而存在营养不良风险。多数早产儿在营养储存不足情况下开始独立生存。由于营养储备有限,需尽早开始应用肠外营养和/或肠内营养。早产儿更易受营养不良的影响,增加感染风险、延长病程及影响脑的发育和功能。

二、营养需求

病情危重的早产儿在出生后前几天甚至几周很难达到全量肠内喂养。初生婴儿胃容量小、消化道不成熟和疾病均是导致全量肠内喂养困难的原因,补充性或全肠外营养成为必需。

1. **液体需要量** 早产儿液体需要量有很大差异,摄入不足容易引起脱水、电解质紊乱和低血压,摄入过多又容易导致水肿、充血性心力衰竭等,因此必须重视液体平衡。早产儿体内水分所占比例(特别是细胞外液)比足月儿大。液体需求量是根据呼吸、汗液、尿液和粪便的丢失总量和生长所需水分综合估计。早产儿主要通过皮肤和呼吸道丢失水分,但光疗可能增加不显性失水,而隔热屏、保温毯和加湿暖箱可减少不显性失水,可参考生后第 1 天的 50～100ml/(kg·d)增至 120～200ml/(kg·d)。

2. **能量与蛋白质** 早产儿通过肠外营养提供 30～50kcal/(kg·d)或肠内营养提供 50kcal/(kg·d)能量,提供最小维持能量可避免组织分解代谢。出生后前 3 天给予 1.5～2g/(kg·d)蛋白质可促进氮平衡。当病情稳定并以生长为目标时应增加能量和蛋白质摄入,达到肠外营养 90～100kcal/(kg·d)或肠内营养 105～130kcal/(kg·d)。

3. **葡萄糖** 葡萄糖是肠外营养主要能量来源。早产儿因胰岛素分泌不足、胰岛素抵抗和肝糖原持续释放对葡萄糖的耐受性有限,应小剂量给予,预防高血糖发生。初始速度在 4～6mg/(kg·min),根据耐受逐渐增加。

4. **脂肪**　静脉输注的脂肪乳可提供必需脂肪酸并提供高能量密度的营养物质。0.5～1g/(kg·d)可满足必需脂肪酸需求。脂肪乳起始剂量为 1～2g/(kg·d),在 24 小时内匀速输入,按照 1～2g/(kg·d)速度逐渐加量直至 3g/(kg·d),密切监测甘油三酯浓度。

5. **矿物质**　出生后最初几天肠外营养液中需要添加钠、钾、氯化物来补充细胞外液的丢失,但应定期监测电解质水平,预防高钾血症等。钙和磷是肠外营养液的重要组成部分。给予早产儿低钙、低磷肠外营养液会增加骨质缺乏的风险。钙和磷应同时分别单独加入肠外营养液。钙、磷、镁的推荐量分别为 60～80mg/(kg·d),39～67mg/(kg·d),4.3～7.3mg/(kg·d)。所有接受肠外营养的早产儿应补锌。而患有梗阻性黄疸的婴儿需减少铜和锰的摄入量。肾功能障碍的患儿应减少硒、铬、钼的用量。

6. **维生素**　为防止新生儿维生素 K 缺乏引起出血性疾病,所有新生儿出生后不久就需接受肌内注射维生素 K 0.5～1mg。新生儿维生素 K 的储存量很低,直至肠道细菌完成定植才产生维生素 K。目前批准许可用于婴儿的静脉用多种维生素制剂可提供适当的维生素摄入量,并可预防成年人注射用多种维生素添加剂的毒性。

7. **肠外营养向肠内营养过渡**　由于肠道喂养可刺激胃肠酶的发育和活性,增加胆汁分泌,促进小肠绒毛生长,促进胃肠道动力成熟,故应尽早开始肠内喂养。早期肠内喂养还可减少胆汁淤积性黄疸发生和缩短生理性黄疸的持续时间,并提高早产儿喂养耐受性。已有证据显示初期少量喂养的目的是促进肠道功能的成熟和喂养耐受性,并使病情稳定。

早产儿应给予足够的喂养量以满足接近同胎龄儿的生长速度,但应避免产生不良反应。乳清蛋白可减少早产儿代谢性酸中毒,故应尽可能选择母乳和乳清蛋白为主的配方乳。母乳强化剂含有更高浓度的维生素和矿物质,大多数情况下无须额外添加。但当婴儿接受母乳和不含铁的母乳强化剂时,则需补铁 2mg/(kg·d)以满足需求。

早产儿体内组织储备有限、脂溶性维生素吸收减少和生长迅速,比足月儿需要更多维生素 E。缺乏维生素 E 可能会发生溶血性贫血。目前的母乳强化剂和早产儿配方乳均具有合适的维生素 E/PUFA 比值,可预防溶血性贫血。

早产儿对叶酸的需要量比足月儿多。轻度叶酸缺乏可导致血叶酸盐浓度降低和中性粒细胞分叶增多。可每天补充 25～50μg/kg 的叶酸以维持血液浓度。

三、特殊评价及营养建议

1. **喂养方法**　根据早产儿的胎龄和临床情况选择不同的喂养方式,主要有母乳、乳瓶、管饲喂养三种方法。选择最符合的生理途径进行喂养,并在不引起临床并发症的情况下尽可能满足婴儿生长所需的各种营养素。

2. **特殊评价**

(1)耐受性:所有接受肠内营养的早产儿需监测喂养耐受性。吐乳常是婴儿不耐受乳量的表现。如不是由全身其他系统疾病所致,则可能表明加乳的速度过快或乳量过多。适当减少乳量可减轻症状。如减量无效或存在其他系统性疾病的症状,则需在病情稳定前暂停肠内喂养。

(2)腹胀:过量喂养、消化道梗阻、大量吞入空气、心肺复苏后、败血症以及坏死性小肠结肠炎都会引起腹胀。因此观察腹胀情况应作为婴儿护理的常规项目。在腹胀病因明确和解决之前,需停止肠内喂养。

(3)胃潴留:当婴儿频繁出现胃潴留或者呕吐胆汁时,需考虑到胃过度扩张所致的胆汁反流,以及喂养管滑入小肠、肠梗阻等。出现血性和胆汁样胃残留液,比单纯未被消化的乳汁潴留更应引起警惕。

(4)肠蠕动:喂养早产儿时要注意监测肠蠕动频率和协调性。对早产儿来说,所有喂养方式都可能引起相关并发症。

成功喂养是决定早产儿能否出院的关键因素。早产儿满足以下条件即可出院：①能耐受喂养，完成每次目标乳量；②在喂养计划的实施下能良好生长（每天 3～4 小时喂一次配方乳或 2～3 小时喂一次母乳）；③不用暖箱也能维持体温。喂养不好但生命体征稳定的早产儿可在家中接受一段时间的鼻饲喂养，包括营养问题在内的慢性疾病也可在家中进行监控。

第二节 ┃ 婴幼儿

婴幼儿期是一生中生长发育最快的时期，主要关注的是母乳喂养和添加辅食。母乳是婴儿最理想的食物，纯母乳喂养能满足婴儿 6 月龄内所需的全部液体、能量和营养素。对于 7 月龄以后的婴儿，单一母乳喂养不能完全满足营养需求，须适时引入适宜种类、数量、性状的食物作为母乳补充。

一、生理与代谢特点

自出生到不满 1 周岁（0～12 月龄）为婴儿期。这不仅是第一个生长高峰，也是感觉、知觉、动作、语言和行为发育最快的时期，以及视觉、听觉、运动、情感和社交发育和发展的关键期。

1. **生长发育特点**　婴儿期是生命周期中体重增长最快的时期，但随着月龄增加，体重增长速度逐渐减慢。通常足月儿在生后头 3 个月的体重月均增加 600～1 000g，3 月龄体重约达出生时的 2 倍。4～6 个月体重增加速度减慢，月均增加 500～600g。7～12 个月时，月均增加约 300g，至 12 月龄时体重达到 9.6～10kg，约为出生时 3 倍。身长、头围也呈现相似趋势。

2. **消化系统特点**　口腔是消化道的起端，具有吸吮、吞咽、咀嚼、消化、感觉和语言等多项功能。婴幼儿口腔黏膜薄嫩，血管丰富，唾液腺不够发达，易受损伤和局部感染；出生时唾液腺发育不完善，3～4 个月时唾液分泌开始增加，至 5～6 个月时更多。但婴儿口腔较浅，尚不能及时吞咽所分泌的全部唾液，常发生生理性流涎。婴幼儿的食管呈漏斗状，黏膜纤弱、腺体缺乏、弹力组织及肌层尚不发达，食管下括约肌发育不成熟，控制能力差，常发生胃食管反流。婴儿吸乳时常吞咽过多空气，易发生溢乳。新生儿胃容量约为 30～60ml，1～3 月龄时 90～150ml，1 岁时 250～300ml。接受哺乳后不久幽门即开放，胃内容物陆续进入十二指肠，因此实际胃容量不受上述容积限制。婴儿的胃略呈水平位，当开始行走时其位置变为垂直。由于盐酸和各种酶的分泌均较成年人少，酶活性低下，消化功能差；胃平滑肌发育尚未完善，在充满液体食物后易致胃扩张；由于贲门和胃底部肌张力低而幽门括约肌发育较好，故易发生幽门痉挛，出现呕吐。胃排空时间随食物种类不同而异，稠厚含凝乳块的乳汁排空慢。早产儿胃排空更慢，易发生胃潴留。和成年人相比，婴儿肠管长，约为身长的 5～7 倍（成年人仅为 4 倍）。婴儿肠黏膜肌层发育差，肠系膜柔软而长，结肠无明显结肠带与脂肪垂，升结肠与后壁固定差，易发生肠扭转和肠套叠。由于婴儿大脑皮质功能发育不完善，进食时常引起胃-结肠反射，产生便意，所以大便次数常多于成年人。在母体内，胎儿肠道几乎无菌，生后数小时细菌即侵入肠道，主要分布在结肠和直肠。肠道菌群受食物成分影响，单纯母乳喂养儿以双歧杆菌占绝对优势，人工喂养和混合喂养儿体内的大肠杆菌、嗜酸杆菌、双歧杆菌及肠球菌所占比例几乎相等。

3. **心理行为特点**　新生儿已有视觉、听觉、味觉和嗅觉等感应功能。皮肤感觉包括触觉、痛觉、温度觉及深感觉等。触觉是引起某些反射的基础。新生儿眼、口周、手掌、足底等部位的触觉已很灵敏，而前臂、大腿、躯干的触觉则较迟钝。新生儿已有痛觉，但较迟钝；第 2 个月起逐渐改善。出生时温度觉就很灵敏。语言是儿童学习和认识周围事物的媒介，语言发育要经过发音、理解和表达 3 个阶段。语言能力正常与否，往往会影响儿童整体发展。

4. **免疫系统特点**　婴儿期处于生理性免疫功能低下状态，非特异性免疫、特异性体液免疫和细胞免疫均不完善。婴儿皮肤角质层薄嫩，易破损，屏障作用差。肠壁通透性高，胃酸较少，杀菌力低。婴儿期淋巴结功能尚未成熟，屏障作用较差。新生儿期各种吞噬细胞功能可暂时性低下，与新生儿期缺乏补体、调理素、趋化因子有关，约在出生后 6～12 个月补体浓度或活性才接近成年人水平。胎儿细胞免疫功能尚未成熟,对胎内病毒感染(如巨细胞病毒)还不能产生足够的免疫力,故胎儿期可长期带病毒,可导致胎儿宫内发育畸形。

二、营养需求

婴幼儿的快速生长发育,需要相对大量的能量和营养素支持。可依据婴儿的母乳摄入量和母乳中营养素含量来确定营养素推荐水平,即适宜摄入量(adequate intake,AI)。

1. **能量**　母乳中能量含量变异极大。除了个体差异,不同泌乳阶段甚至同一次哺乳时前后乳汁之间都存在很大差异。婴儿能量需要量主要包括每日总能量消耗量和组织生长所需的能量储存量。2004 年世界卫生组织/联合国粮食及农业组织(WHO/FAO)报告中提出 0～3 月龄男、女婴每增长 1g 体重,能量储存分别为 6.0kcal/g 和 6.3kcal/g,4～6 月龄男、女婴每增长 1g 体重,能量储存分别为 2.8kcal/g 和 3.7kcal/g。婴儿期摄入过多能量可能导致过快的生长速度,对后续健康产生不良影响。《中国居民膳食营养素参考摄入量》(2023 版)推荐,0～6 月龄婴儿估计能量需要量(estimated energy requirement,EER)为 90kcal/(kg·d),7～12 月龄为 75kcal/(kg·d)。

2. **蛋白质**　婴幼儿的蛋白质是从母乳含量和摄入量推算获得。按照母乳(成熟乳)中蛋白质的平均浓度 1.16g/100g、平均每日摄入母乳 750ml 计算,则可得到 0～6 月龄婴儿蛋白质的 AI 为 9g/d。7～12 月龄婴儿蛋白质的 AI 为 17g/d。

3. **脂肪和脂肪酸**　高能量密度脂肪是婴儿生长发育所必需,也是适应婴儿胃肠道功能及渗透压的优选。根据母乳中脂肪含量及泌乳量可推算出脂肪 AI 值。FAO 推荐 0～6 月龄婴儿脂肪供能比 40%～60%,7～12 月龄婴儿为 40%。

4. **碳水化合物**　母乳是 0～6 月龄婴儿营养的来源,母乳中的碳水化合物主要是乳糖及少量葡萄糖、半乳糖和低聚糖等。0～6 个月婴儿碳水化合物的 AI 为 60g/d,7～12 个月婴儿为 80g/d。

5. **微量营养素**　母乳中矿物质含量较低,特别是微量元素常需要胎儿时期体内储备,因此婴幼儿容易出现微量营养素缺乏,如铁、维生素 A 和维生素 D 等缺乏。

(1)维生素:维生素 A(视黄醇)及 β-胡萝卜素均在肠道与脂肪一起吸收,具有维持上皮组织健康、增强机体免疫、促进生长发育及维持正常视觉等作用。0～6 月龄婴儿维生素 A 的 AI 以活性视黄醇当量计为 300μgRAE/d。7～12 月龄婴儿除母乳外,还应添加辅食,其维生素 A 的 AI 以活性视黄醇当量计为 350μgRAE/d。维生素 D 是婴儿钙代谢和骨骼发育必不可少的维生素。0～12 月龄婴儿维生素 D 的 AI 为 10μg/d(400IU/d)。维生素 E 可维持细胞膜的稳定和正常功能,0～6 月龄婴儿维生素 E 的 AI,以 mg 级 α 生育酚当量计,为 3mgα-TE/d,7～12 月龄为 4mgα-TE/d。新生儿易发生维生素 K 缺乏性出血,特别是早产儿出生初期要补充维生素 K。维生素 C 是水溶性维生素,参与胶原蛋白的合成,对维持结缔组织的正常功能起重要作用,0～12 月龄婴儿维生素 C 的 AI 为 40mg/d。B 族维生素主要参与能量代谢、核酸合成,对生长发育,食欲等有重要作用。

(2)矿物质:从新生儿至成年人需储存大量的钙,主要存在骨骼中。0～6 月龄钙的 AI 值为 200mg/d,7～12 月龄婴儿为 350mg/d。推荐 0～6 月龄婴儿铁的 AI 是 0.3mg/d,7～12 月龄为 10mg/d。0～6 月龄锌的 AI 量为 1.5mg/d,7～12 月龄为 3.2mg/d。0～6 月龄婴儿碘的 AI 为 85μg/d,7～12 月龄为 115μg/d。

6. **水**　婴儿体内水分占体重的 70%～75%,较成年人高很多。婴儿新陈代谢旺盛,水的需要量相对较多,0～6 月龄需水约 700ml/d,可来源于母乳(含水量约 87%),不需要额外添加水。7～12 月龄婴儿需水约 900ml/d。

三、特殊评价及营养建议

婴幼儿营养状况评价是对摄取营养素与机体生长所需是否适合的评估,包括体格生长评价、膳食调查、临床检查与实验室和功能检查 4 个方面。最常应用的是体格生长评价。

1. **婴幼儿营养评价**　婴幼儿的生长发育是最易获得且灵敏的观察指标,通过体格生长评价可研究其生长发育的规律和特点,早期发现偏离正常生长,以便及时寻找危险因素,并有针对性地采取干预措施。常用评价指标有体重、身长(身高)、头围、顶臀长、胸围、腹围、上臂围、皮下脂肪等。身长和体重是反映婴儿喂养和营养状况的最直观指标。疾病或喂养不当、营养不足会使婴儿生长缓慢或停滞。正常婴幼儿的体重可按以下公式粗略估计:1~6个月:体重(kg)=出生体重(kg)+月龄×0.7(kg);7~12个月:体重(kg)=6.0(kg)+月龄×0.25(kg)。2岁以内的婴幼儿,卧位测量从头顶平面至脚底平面的距离称身长,新生儿出生时平均为50cm,第一年内平均增加约25cm。头围是自眉弓上缘最突出处经枕后结节绕头1周的长度,新生儿出生时头围平均34cm,6个月时42cm,1岁时约46cm,2岁时约48cm,5岁时50cm,此后头围增加的速度缓慢。婴儿出生后可触到前囟及后囟,测量前囟大小采用对边中点连线,前囟出生时一般1.5cm×2cm,约在1~1.5岁关闭(最迟2岁闭合),后囟至出生后6~8周闭合,颅骨缝约于出生后3~4个月闭合。前囟的大小、闭合时间及紧张度具有重要临床意义。前囟小或关闭早常提示脑发育不良的可能;前囟大或关闭迟常提示佝偻病、甲状腺功能减退、脑积水的可能;前囟饱满或紧张常可能提示中枢神经系统感染、脑积水、脑出血;前囟凹陷常可能提示营养不良、脱水。

婴儿的生长状况评价可利用统计学方法,将标准差法进行量化。Z评分是将某指标的个体测量值,与参考人群该指标平均数(或中位数)进行比较,其差值相当于参考人群该指标标准差的倍数。该指标是围绕0点线上下变动,正数表示婴儿个体测定值高于参考人群平均水平,负数则表示个体测定值落后于参考人群平均水平,Z评分法为0则表示个体该指标处于参考人群平均水平。在评价婴儿生长状况时,将某指标个体测量值按照对应年龄(月龄)标记到曲线图;也可以将测量的多个时点测量值连续地标记在曲线图上,并连成一条曲线,与标准曲线相比较即可看出儿童的生长水平、生长速度及生长趋势。

2. **母乳喂养与辅食添加**　随着婴儿长大,为适应消化道发育、成熟及功能训练,满足婴儿心理、行为发育中对食物认识的需要,以及适应多样化膳食,需从7月龄开始,逐渐添加乳类以外的各种食物,作为母乳喂养的补充,被称为婴儿辅助食品(辅食)。

(1)母乳喂养的优点和适宜持续时间:母乳中存在多种生物活性蛋白如乳铁蛋白、细胞因子和生长因子等能促进胃肠道发育,调节免疫功能。低聚糖作为一种益生元,能促进肠道内双歧杆菌的生长;母乳中还含有干细胞,呈现类似于人胚胎干细胞的多向分化潜能。母乳中的生物活性系统通过促进胃肠道发育、调节免疫以及有利于认知发展等作用,全面促进儿童健康。7~24月龄婴幼儿继续母乳喂养可显著减少腹泻、中耳炎、肺炎等感染性疾病;母乳喂养还可减少婴幼儿食物过敏、特应性皮炎等过敏性疾病;与此同时,继续母乳喂养还可增进母子间的情感连接,促进婴幼儿神经、心理发育。

(2)辅食添加的原则和方法:辅食是指除母乳和/或配方乳以外的其他各种性状的食物,包括各种天然的固体、液体食物以及商品化食物。婴儿满6月龄时是添加辅食的最佳时机。辅食不但能提供母乳中不足的营养素,也与婴儿的口腔运动能力、对不同口味、不同质地食物的接受能力需求相一致。

辅食添加原则:每次只添加一种新食物,由少到多、由稀到稠、由细到粗,循序渐进。从一种富铁泥糊状食物开始,如强化铁、锌的婴儿米粉、肉泥等,逐渐增加食物种类,过渡到半固体或固体食物,如烂面、肉末、碎菜、水果粒等。每引入一种新食物应适应2~3天,密切观察是否出现呕吐、腹泻、皮疹等不良反应,适应一种食物后再添加其他新的食物。过晚添加辅食容易增加婴幼儿蛋白质、铁、锌、碘、维生素A等缺乏的风险,进而导致营养不良以及缺铁性贫血等各种营养缺乏性疾病,并可能产生长期不可逆的不良影响,还可能造成喂养困难,增加食物过敏风险等。婴幼儿辅食添加量一般以其所需能量来衡量。母乳提供能量为67kcal/100ml,除母乳外,7~9月龄婴儿需要每天从辅食中获得200kcal能量,约占全天总能量的33%;10~12月龄婴儿需要300kcal,占45%;而13~24月龄幼儿需要 550kcal,占 62%。WHO 推荐 7～24 月龄婴幼儿应摄入足量的动物性食物,每天 500ml 乳、1 个鸡蛋、15～75g 的肉禽鱼。

第三节 ｜ 学龄前儿童

学龄前儿童(preschool children,PSC)常指年龄介于 3～6 岁的儿童,其生长发育速度较婴幼儿期略有下降,但大脑及神经系统发育趋于成熟,也是形成良好饮食行为和健康生活方式的关键时期。

一、生理与代谢特点

1. **神经系统**　学龄前儿童的神经系统发育在生命早期领先于其他各系统。3 岁时神经细胞的分化已基本成熟,但神经细胞体积的增大、神经元间突触形成和修剪、神经纤维的髓鞘化仍在继续进行。来自周围环境的刺激可促使大脑不断建立新突触,塑造其结构和功能。2 岁时脑白质神经纤维髓鞘化基本完成,与脑灰质有明显区分。3 岁时右脑神经纤维髓鞘化基本完成,6～7 岁时所有皮质传导通路和神经纤维髓鞘化完成,神经冲动传导的速度也加快。学龄前儿童的大脑皮质区仍在不断发育中,表现为区域增大、厚度变薄、容量改变等,这些改变在大脑的不同区域并不一致,同时大脑的代谢需求也显著增加。

2. **消化系统**　3 岁学龄前儿童的 20 颗乳牙已出齐;6 岁左右萌出第一恒磨牙。咀嚼能力在一定程度上反映消化功能发育成熟度,此期的咀嚼能力达到成年人的 40%,消化能力仍有限,尤其对固体食物需长时间适应,尚不能过早进食成年人膳食,以免消化吸收紊乱,导致营养不良。4～5 岁儿童已具有与成年人相似的食物好恶倾向,包括拒绝不愉快味道或非食物性的东西,从而预防摄入某些对自己有害的食物。此时应容许儿童广泛选择食物,经常变换食物,增加味觉刺激,但应避免儿童对某些熟悉食物产生偏爱,而应正面地鼓励儿童接受营养性食物。

3. **心理发育**　大多数儿童在 3 岁前日常行为能力已较完善,逐步建立生活规律,最显著特点是能用语言表达身体需求,能有效使用各种餐具,且可以坐在餐桌边与成年人同期进食。学龄前儿童有意注意力在逐步发展,但仍以无意注意力为主,常表现在不专心进餐,吃饭时边吃边玩,延长进餐时间,食物摄入不足而导致营养素缺乏。另一个心理特征是好奇心强,表现出很强的探索欲望,因而对食物有广泛兴趣。部分儿童会表现出对食物的特殊偏好,精力旺盛、协调性好的儿童在家长或老师鼓励下增加户外活动可增加食欲,从而生长良好;而活动偏少的儿童更易增加体重。3～4 岁儿童逐渐能用语言、动作等方式控制自己的情绪,但也容易情绪冲动或发脾气,甚至可能将拒绝进食作为反抗的手段。5～6 岁儿童自我情绪的控制能力增强,可有意识地抑制不合理要求的愿望或行动,是培养良好饮食习惯、形成餐桌礼仪的关键期。

4. **生长发育**　学龄前儿童的体重增长约 6.5kg(约 2kg/年),身高增长约 21cm(约 7～8cm/年),而头围生长速度自 2 岁后增长缓慢,3～18 岁中只增长 5～6cm。肌肉系统发育尚不成熟,脂肪细胞数量不断增多。如在学龄前儿童摄入高能量则导致机体脂肪细胞数量多于正常,出现异常脂肪重聚,亦称早发性肥胖,直到成年人期也会增加肥胖发生风险。在评价个体儿童生长时需考虑影响其生长的多种因素,如遗传、性别等内在因素,以及营养、教育、训练等外在因素。

二、营养需求

学龄前儿童处于生长发育期较快速阶段,新陈代谢旺盛,对能量和各种营养素的需要量都相对高于成年人。

1. **能量**　学龄前儿童需要充足能量以满足其基础代谢、身体活动、食物热效应及生长发育。如果长期摄入能量不足,将会导致生长发育减缓、消瘦、活力减弱。如果能量摄入过剩,则多余能量将会以脂肪形式储存堆积在体内,进而引起超重或肥胖。中国学龄前儿童的 EER 是根据中国学龄前期儿童体重代表值和 Henry 的 BEE 计算公式得出学龄前期儿童的 BEE。《中国居民膳食营养素参考摄入量》(2023 版)推荐:3～5 岁儿童能量推荐范围为 1 250～1 400kcal/d,男孩略高于女孩,见表 13-1。

表 13-1　学龄前儿童膳食能量及营养素参考摄入量

营养素及单位	3 岁～	4 岁～	5 岁～
能量 EER/kcal	1 250(男)1 150(女)	1 300(男)1 250(女)	1 400(男)1 300(女)
蛋白质 RNI/$(g \cdot d^{-1})$	30	30	30
脂肪 AMDR/%E	35	20～30	20～30
碳水化合物 EAR/$(g \cdot d^{-1})$	120	120	120
钙 EAR/$(mg \cdot d^{-1})$	—	500	—
碘 EAR/$(\mu g \cdot d^{-1})$	—	65	—
铁 EAR/$(\mu g \cdot d^{-1})$	—	7	—
锌 EAR/$(\mu g \cdot d^{-1})$	—	4.6	—

注:"—"代表没有推荐值。

2. **蛋白质**　学龄前儿童对蛋白质缺乏较为敏感,容易导致蛋白质-能量营养不良,降低免疫力。根据蛋白质的维持量和生长发育所需的蛋白质储存量进行估算,3～4 岁、4～5 岁、5～6 岁儿童安全摄入量分别为 0.90g/(kg·d)、0.86g/(kg·d)、0.85g/(kg·d),除以我国学龄前儿童蛋白质消化率校正的氨基酸评分(PDCAAS)最低值 0.7,计算出学龄前儿童的蛋白质 RNI。其蛋白质主要来源于动物性食物,优质蛋白质应占 50% 以上,包括 50g 鸡蛋(约 6.5g 蛋白质)、300g 牛乳(约 9g 蛋白质)和 50g 瘦肉(约 10g 蛋白质)。

3. **脂肪**　学龄前儿童对总脂肪的需要量较婴幼儿期逐渐减少,但仍高于成年人。若脂肪摄入不足将影响儿童生长发育,尤其是大脑神经系统发育,但若脂肪摄入过多则会增加儿童超重肥胖的风险。脂肪参考摄入量参照 2010 年 FAO 及 EFSA 等国外研究机构提供的脂肪 AI 值,或根据我国成年人脂肪 AI 值推算获得。推荐 4～6 岁儿童膳食脂肪的 AMDR 与成年人相同,为 20%E～30%E;4～6 岁儿童饱和脂肪酸的 AMDR 上限为 8%E;2 岁以上儿童反式脂肪酸的可耐受最高摄入量(UL)为<1%E。

4. **碳水化合物**　为满足体内糖原消耗和脑组织的能量需要,学龄前儿童碳水化合物的 AMDR 综合考虑近年来国外修订的碳水化合物参考摄入量、碳水化合物与疾病的密切关系研究以及我国城市、农村膳食调查数据获得。由于添加糖与龋齿和肥胖有关,WHO 建议添加糖所提供能量应控制在总能量 10% 以内(不超过 50g/d)。碳水化合物的供给应以富含复合碳水化合物的谷类为主,如大米、面粉等。糖和甜食是添加糖的主要来源,应限量摄入。

5. **膳食纤维**　学龄前儿童适量摄入膳食纤维有助于维持其肠道功能,但若膳食纤维摄入过量可能引起胃肠胀气、不适或腹泻,影响食欲和微量营养素吸收。从膳食能量密度和营养需求考虑,儿童的膳食纤维摄入量宜较成年人适当减少。参照成年人膳食纤维适宜摄入量 25～30g/d,4～6 岁儿童膳食纤维摄入量适当下调为 10～15g/d。学龄前期儿童主要通过摄取全谷物、蔬菜、水果、豆类及马铃薯、坚果等满足膳食纤维的需要。

6. **矿物质**

(1)钙:为满足学龄前儿童的骨骼生长需要提供充足的钙,儿童每日平均钙储存量约为 100～150mg。如果长期钙和维生素 D 摄入不足可导致生长发育减缓、骨软化、骨骼变形,严重者可导致佝偻病。此外,学龄前儿童缺钙还易患龋齿,影响口腔健康。钙的推荐量来源于国内外对学龄前期儿童的钙平衡试验数据。推荐 4～6 岁儿童钙的 EAR 为 500mg/d,RNI 为 600mg/d,UL 为 2 000mg/d。儿童钙的最佳食物来源是乳及乳制品,它不仅钙含量丰富且吸收率高,建议每日乳的摄入量在 300～600ml。

（2）碘：适宜的碘摄入量是维持甲状腺功能正常的最重要条件，学龄前儿童因生长发育快而对碘的需求较大，是碘缺乏的高危人群之一。推荐学龄前儿童碘的 EAR 为 65μg/d，RNI 为 90μg/d，UL 为 200μg/d。富含碘的食物主要是海产品如海带、紫菜、海鱼、虾、贝类。建议除必须使用碘强化食盐烹调食物外，还应每周至少进食 1 次海产品。

（3）铁：铁缺乏和缺铁性贫血是学龄前儿童常见的营养问题，常表现为皮肤黏膜苍白，以唇、口腔黏膜、指甲床最为明显。铁缺乏不仅影响儿童的生长发育，对儿童免疫力、行为和智力发育也会产生不可逆性的影响。推荐 3~6 岁儿童铁的 EAR 为 7mg/d，RNI 为 10mg，UL 为 25mg/d（3 岁）、30mg/d（4~6 岁）。铁的最佳食物来源是动物肝脏、动物血和红肉等血红素铁，吸收利用率更高。

（4）锌：锌对学龄前期儿童的生长发育和机体代谢发挥重要作用，锌缺乏常出现味觉下降、厌食甚至异食癖、嗜睡、面色苍白、免疫力低而易患各种感染性疾病，导致生长减缓。但过量补锌或食用锌污染的食物和饮料则会引起锌过量或中毒。推荐 3 岁儿童锌的 EAR 为 3.2mg/d，RNI 为 4.0mg/d，UL 为 9mg/d；4~6 岁儿童锌的 EAR 为 4.6mg/d，RNI 为 5.5mg/d，UL 为 13mg/d。锌的最佳食物来源是贝壳类海产品，如牡蛎、扇贝等，其次是动物内脏、红肉等。

7. 维生素

（1）维生素 A：维生素 A 对维持学龄前儿童正常的视功能、上皮分化和生长，尤其是对其骨骼生长具有重要作用。同时与维持完整的上皮结构和功能，增强呼吸道和消化道抗感染能力也有密切关系。推荐 3 岁儿童维生素 A 的 EAR 为 250μgRAE/d（男）、240μgRAE/d（女），RNI 为 340μgRAE/d（男）、330μgRAE/d（女），UL 为 700μgRAE/d；4~6 岁儿童维生素 A 的 EAR 为 280μgRAE/d（男）、270μgRAE/d（女），RNI 为 390μgRAE/d（男）、380μgRAE/d（女），UL 为 1 000μgRAE/d。富含维生素 A 的食物主要有动物肝脏、鱼卵、蛋黄和全脂牛乳。

（2）维生素 D：维生素 D 主要参与学龄前儿童的细胞代谢分化和骨骼生长，促进钙吸收。儿童维生素 D 缺乏会导致肠道钙、磷吸收减少，肾小管对钙和磷的重吸收作用降低，影响骨钙化，造成骨骼和牙齿的矿化异常。学龄前儿童维生素 D 的 EAR 和 RNI 应与成年人相同。天然食物中普遍缺乏维生素 D，仅存在于少数食物中如含脂肪较高的海鱼、乳类和蛋类等。

（3）维生素 B_1：维生素 B_1 主要参与学龄前儿童的能量代谢和重要物质的合成代谢。严重的维生素 B_1 缺乏会引起儿童多发性神经炎，亚临床缺乏会影响儿童的食欲和消化功能。推荐 3 岁儿童维生素 B_1 的 EAR 为 0.5mg/d，RNI 为 0.6mg/d；4~6 岁儿童维生素 B_1 的 EAR 为 0.7mg/d，RNI 为 0.9mg/d。学龄前儿童可通过足量摄取富含维生素 B_1 的食物如谷类、豆类及干果类等来满足需要。

（4）维生素 B_2：学龄前儿童体内的能量生成和氧化还原反应依赖于充足的维生素 B_2，缺乏症的临床表现有唇干裂、口角炎、舌炎、口腔黏膜水肿充血、鼻及脸部脂溢性皮炎等。缺铁性贫血的儿童常伴有维生素 B_2 缺乏。推荐 3 岁儿童维生素 B_2 的 EAR 为 0.5mg/d，RNI 为 0.6mg/d；4~6 岁儿童维生素 B_2 的 EAR 为 0.6mg/d，RNI 为 0.7mg/d。富含维生素 B_2 的食物如乳类、蛋类、肉类及动物内脏。

（5）维生素 C：儿童维生素 C 缺乏主要引起坏血病，典型症状为出血。维生素 C 缺乏早期，患儿多有全身乏力、食欲减退。推荐 3 岁儿童维生素 C 的 EAR 为 35mg/d，RNI 为 40mg/d，UL 为 400mg/d；4~6 岁儿童维生素 C 的 EAR 为 40mg/d，RNI 为 50mg/d，UL 为 600mg/d。维生素 C 主要来源于新鲜的蔬菜和水果。

三、特殊评价及营养建议

平衡膳食是满足学龄前儿童能量及营养素需要的基本保证，应贯穿于食物的选择、食物搭配、膳食安排和食物烹调中。学龄前儿童的食物种类和膳食结构已开始接近成年人，但消化系统尚未完全成熟，咀嚼能力仍较差，因此其食物的烹调加工应与成年人有一定的差异，建议在一般人群的膳食原则基础上增加：规律就餐，自主进食不挑食，培养良好饮食习惯；每天饮乳，足量饮水，正确选择零食；

食物烹调合理,易于消化,少调料、少油炸;参与食物选择与制作,增进对食物的认知与喜爱;经常户外活动,保障健康生长。

第四节 | 学龄儿童

学龄儿童(school-age children,SAC)泛指6～17岁儿童青少年,包含学龄期和青春期。学龄儿童体格发育迅速,对能量和营养素的需求相对高于成年人,也是行为习惯和生活方式形成和发展的阶段。

一、生理与代谢特点

6～17岁学龄儿童是由儿童逐步发育到成年人的过渡时期。其中,青春期体格生长加速,性征出现,大脑功能和心理发育也逐步成熟,表现出行为和社会适应等方面的变化。

(一)身体发育特点

6～17岁学龄儿童身体各部分发育的先后不同,表现为四肢先于躯干,下肢先于上肢。各系统发育不同步但统一协调,如在青春期早期的体重、身高、胸围、肺活量等迅速增加;青春期晚期骨量增长明显。受到环境因素和遗传因素的相互作用,学龄儿童的身体发育存在明显个体差异。健康儿童的生长有特定生长轨迹,而疾病、营养不良等因素可制约生长发育,出现生长发育滞后。一旦消除这些因素,这些儿童将以超过同龄儿童正常速度的方式生长,回到原有的生长轨迹。

1. **学龄期** 学龄期儿童的体格维持稳步增长,除生殖系统外,其他器官和系统形态发育已经逐渐接近成年人水平。体重平均每年增加3～5kg,身高平均每年增长5～7cm。伴随着细胞、组织的不断生长、发育和分化,人体成分不断改变,存在一定性别差异。在青春期前,女生的总体、躯干和腹部的体脂含量均高于男生,而男生的无脂组织明显高于女生。

2. **青春期** 进入青春期,学龄儿童的形态和生理功能都发生巨大变化。体重、身高出现第二次生长突增;人体成分的性别差异变大;生殖器官、第二性征出现明显的性别差异;运动能力、耐力明显提高。以体重、身高为代表,生长速度在进入青春期1～2年后达到高峰,分别称为"体重突增高峰"和"身高突增高峰"。女生的突增通常开始于10～12岁;男生略晚,开始于12～15岁。体重增长在高峰时可达到每年8～10kg,身高增长在高峰时可达到每年10～12cm。突增后身高的生长速度再次减慢,女生16～17岁几乎停止身高增长,男生则要到18～20岁。此外,青春期生殖器官、性功能、第二性征发育是性成熟的重要标志。峰值骨量是指人的一生中所能达到的最大骨矿物密度或骨矿物含量。青春期开始,各部位骨量增长加速,持续3～4年后变缓,直到在成年早期峰值骨量形成。在青春期使骨量增长最大化是预防骨质疏松的重要措施。

(二)心理-行为发育特点

6～17岁学龄儿童是行为和生活方式形成的重要时期,在此阶段采取积极有效的预防、干预措施,可减少不良行为的形成。目前学龄儿童存在偏食、挑食、不吃早餐等多种不合理膳食行为。进入青春期,学龄儿童的心理和情绪变化更加明显。随性腺发育和第二性征的出现,更加关注体型和体态,意识到性别差异,但心理还不成熟,容易出现过度节食或暴食。

二、营养需求

均衡膳食和充足营养是保证学龄儿童身心发育,乃至一生健康的物质基础。学龄儿童生长发育迅速,除了要维持生理代谢和身体活动需要,还要满足组织器官生长发育所需的能量和营养素,因此其相对需要量高于成年人,而且不同年龄和性别的儿童膳食营养素参考摄入量存在明显差异。

1. **能量** 生长发育需要的能量应包括新组织中合成及储存的能量。参见中国6～17岁学龄儿童能量需要量(表13-2)。

表 13-2　中国学龄儿童膳食能量需要量（EER）　　　　　　　　　　　　　　　　单位：kcal/d

年龄阶段/岁	男性			女性		
	PAL I	PAL II	PAL III	PAL I	PAL II	PAL III
6~	1 400	1 600	1 800	1 300	1 450	1 650
7~	1 500	1 700	1 900	1 350	1 550	1 750
8~	1 600	1 850	2 100	1 450	1 700	1 900
9~	1 700	1 950	2 200	1 550	1 800	2 000
10~	1 800	2 050	2 300	1 650	1 900	2 100
11~	1 900	2 200	2 450	1 750	2 000	2 250
12~	2 300	2 600	2 900	1 950	2 200	2 450
15~17	2 600	2 950	3 300	2 100	2 350	2 650

注：PAL，physical activity level，身体活动水平；PAL I，低强度身体活动水平；PAL II，中等强度身体活动水平；PAL III，高强度身体活动水平。

学龄儿童由于不健康膳食行为导致能量失衡，超重肥胖与消瘦往往并存。应适当减少油炸食品、含糖饮料、甜食、西式快餐的摄入以及在外就餐频率，增加新鲜蔬菜水果摄入，并保证充足身体活动。此外，提高营养素养，正确认识发育与健康，避免因过分关注体型而限制进食。

2. 蛋白质　蛋白质需要量包括蛋白质维持以及生长发育所需储存量。我国学龄儿童蛋白质及其他营养素的推荐摄入量，如表 13-3 所示。

表 13-3　中国学龄儿童膳食宏量营养素可接受范围

营养素	碳水化合物	总脂肪	蛋白质
供能（%E）	50~65	20~30	10~20

3. 脂类　推荐我国 6~17 岁学龄儿童预防慢性疾病的 AMDR 与成年人一致，为供能比的 20%~30%。控制膳食中饱和脂肪酸小于供能比的 8%。推荐亚油酸和 α- 亚麻酸的 AI 值与成年人一致，分别为 4.0% 和 0.6%。虽然 DRIs 并未推荐学龄儿童的 DHA 和 EPA 的参考摄入量，但因其特殊的促进大脑及认知发育作用，建议学龄儿童还是应增加摄入富含 DHA 的海鱼。反式脂肪酸对儿童生长及心血管系统损害较大，建议供能比应小于 1%。应减少摄入含氢化植物油的加工食品，如威化饼干、奶油面包、夹心饼干等。

4. 碳水化合物和膳食纤维　学龄儿童碳水化合物的 ADMR 与成年人相同，为总能量的 50%~65%。以满足体内糖原消耗和脑组织需要为目标，6~10 岁学龄儿童碳水化合物的 EAR 为 120g/d，11~17 岁为 150g/d。学龄儿童应该限制纯能量食物的摄入，减少含糖饮料、甜点等的摄入，后者与超重肥胖、龋齿发生关系密切。学龄儿童膳食纤维摄入量应在成年人基础上（25g/d）适当减少，14 岁以下儿童适量下调为 10.0g/1 000kcal，14 岁以上接近成年人［（12.5~15.0）g/1 000kcal］。

5. 微量营养素　学龄儿童的维生素及微量元素的推荐摄入量参考成年人 EAR 和 RNI 数据。

6. 水　儿童生长发育迅速，代谢比较旺盛，比成年人更容易脱水；炎热天气运动容易出现体温上升过快。长期水摄入不足也影响儿童的认知和体能，表现为听觉、语言、图像识别能力均有降低。因此，学龄儿童应保持充足的水摄入量。建议学龄儿童饮水的 AI 为 6 岁 800ml/d，7~11 岁 1 000ml/d，12~14 岁男 1 300ml/d、女 1 100ml/d，15~17 岁男 1 400ml/d、女 1 200ml/d。在天气炎热出汗较多时应适量增加饮水量。首选白开水，不喝或少喝含糖饮料。

三、特殊评价及营养建议

学龄期儿童可能由学校集体供餐，应结合当地食物供应特点、饮食习惯和学生营养状况，制定每周的带量食谱,以餐次为单位,说明食物名称、重量、供餐时间和烹调方式等。通常每天供餐能量及宏量营养素应达到要求,而其他微量营养素以周为单位,平均每日供给量达到标准。在食物选择中仍应符合平衡膳食原则。食物多样,谷类为主;餐餐蔬菜,天天水果;多吃乳及乳制品和豆制品;适量的鱼禽蛋肉;少油少盐控糖;保障食品安全。

第五节 | 孕产妇

孕产期是指从受精卵在子宫内着床到胎儿娩出的时期。孕产期营养合理不仅仅是胎儿生长发育的保障,也有助于预防妊娠期贫血、高血压、糖尿病等并发症发生,对母亲和子代健康具有重要意义。改善营养不良妊娠期妇女的营养状况能有效预防不良妊娠结局并促进母子健康。

一、生理与代谢特点

为满足母体及胎儿的营养需要,与非孕期相比,孕产期妇女代谢及各系统会产生一系列适应性改变,包括内分泌及生殖系统、人体成分及血容量,以及与孕期相关的生理及代谢改变,与母体组织、器官系统及人体成分改变相适应的血液生化指标改变,营养素或其代谢产物水平的改变等。

1. **内分泌系统**　孕产期母体内分泌系统发生一系列生理变化以调节营养素代谢,从而增加营养素吸收和利用。其中最主要的是与妊娠相关的激素水平变化。血雌二醇浓度在妊娠初期升高,刺激母体垂体生长激素细胞转化为催乳素细胞,并为泌乳做准备。还可增加脂肪形成和贮存,促进蛋白质合成,增加子宫血流,促进子宫和乳腺发育,增加母体骨骼更新率。孕酮增加对维持着床、刺激子宫内膜生长并分泌营养素有重要作用。孕酮松弛子宫及胃肠道的平滑肌细胞,并促进乳腺发育及体内脂肪沉积。除此之外,在受精卵形成及胚泡着床后,人绒毛膜促性腺激素分泌逐渐增多,至妊娠 8~10 周达高峰,促进胚泡生长和胎盘生成,刺激子宫内膜生长。随妊娠时间的增加,胎盘增大,母体内雌激素、孕激素及胎盘激素(胎盘雌激素,胎盘催乳激素)的水平也相应升高。胎盘催乳素的分泌可刺激胎盘和胎儿的生长以及乳腺的发育和分泌,并刺激母体脂肪分解,提高母血游离脂肪酸和甘油的浓度,使更多的葡萄糖运送至胎儿,在维持营养物质由母体向胎体转运中发挥重要作用,因此可用于评价胎盘功能。

除性腺外,孕产期血浆甲状腺素 T3、T4 水平升高,但游离甲状腺素升高不多,可出现极轻微的甲状腺功能亢进,以适应孕期体内合成代谢的增加。妊娠晚期基础代谢率升高约 15%~20%,基础代谢耗能增加约 150kcal/d。孕 8 周后,母体和胎盘还产生促肾上腺皮质激素释放激素(corticotropin releasing hormone,CRH),促进胎儿肾上腺合成皮质醇,母体血浆中皮质醇升高。妊娠期胰岛功能旺盛,胰岛素分泌增加,循环血中胰岛素水平升高,使妊娠期妇女空腹血糖值低于非妊娠期妇女,但糖耐量试验时血糖增高幅度大且回落延缓,糖耐量异常及妊娠糖尿病发生率升高。此外,孕产期胰岛 β 细胞对胰岛素的拮抗增加,这种拮抗与绒毛膜促性腺激素、孕酮、皮质醇及催乳素的分泌增加同时发生、共同作用,有助于促使葡萄糖、极低密度脂蛋白和氨基酸向胎儿的转运,促进胎儿的生长和发育。

2. **消化系统**　在妊娠早期,受孕激素等分泌增加的影响,消化系统功能发生一系列变化,表现为蠕动减慢,消化液分泌减少,容易出现上腹部饱胀、消化不良或便秘。贲门括约肌松弛,胃内酸性内容物可逆流至食管下部产生"烧灼感"或引起反胃、呕吐等"早孕反应";孕期胆囊排空时间延长,可诱发胆囊炎及胆石症。

3. **循环系统**　孕产期由于血浆和细胞外液体积增大及羊水增加,体内水分增加。总体血容量于妊娠 6~8 周开始增加,至 32~34 周达高峰,血浆平均增加 1 000ml,红细胞平均增加 450ml,出现生理性贫血和血液稀释,红细胞计数、血红蛋白、红细胞压积等比非孕期时明显下降,也导致一些维生素和矿物质浓度降低,特别是水溶性维生素。

4. **泌尿系统**　为适应妊娠的需要,有效清除胎儿和母体代谢所产生的含氮代谢产物或其他废物,孕期肾功能发生相应改变。心输出量和肾血流量增加,导致尿素、肌酐等排泄增加,其血浓度低于非孕期。尿中葡萄糖、氨基酸和水溶性维生素如维生素 B_2、维生素 B_6、叶酸、烟酸的代谢产物排出量增加。其中葡萄糖的尿排出量可增加 10 倍以上,约 15% 的妊娠期妇女餐后可出现妊娠期生理性尿糖,但与血糖浓度无直接关联。受孕激素的影响,泌尿系统平滑肌松弛,尿流变缓,更易患急性肾盂肾炎。

二、营养需求

孕产期营养状况将对胎儿出生后长期健康产生重要影响,应确保摄入满足孕产期营养需要量的膳食。

1. **能量**　孕产期能量增加包括因体重增加导致的能量消耗以及组织储存所需要的能量。《中国居民膳食营养素参考摄入量》(2023 版)推荐妊娠早期能量摄入维持孕前水平,妊娠中期能量在非孕基础上增加 250kcal/d,妊娠晚期 400kcal/d。低体重、限能量的妇女如在孕期摄入较高能量,能够减少围产期死亡率。而体重较高的个体摄入过多能量可导致母体储存更多的脂肪和体重过多增加,导致妊娠并发症和不良结局的风险增加。因此,应密切监测孕产期体重增长,并及时调整膳食能量摄入和运动水平。

2. **碳水化合物**　本阶段总能量的 50%~65% 需由碳水化合物供应。葡萄糖几乎是胎儿能量的唯一来源。为保证胎儿的能量需要,避免酮症对胎儿神经系统发育的不利影响,即便早孕反应严重的女性也必须保证每天摄入不低于 130g 碳水化合物。

3. **蛋白质**　妊娠早期膳食蛋白质不需增加,妊娠中、晚期分别增加 15g/d 和 30g/d。

4. **脂类**　膳食脂肪中的磷脂及 PUFA 对人类生命早期脑和视网膜发育至关重要。推荐脂肪供能比占总能量的 20%~30%,其中亚油酸和 α- 亚麻酸的 AI 分别为总能量的 4.0% 和 0.6%,EPA+DHA 应达到 0.25g/d,其中 DHA 应达到 0.2g/d。

5. **矿物质**

(1) 钙:妊娠早、中、晚期摄入钙的推荐值为 800mg/d,UL 值为 2 000mg/d。

(2) 铁:铁缺乏和缺铁性贫血是孕产期常见的营养问题,推荐妊娠中期铁参考摄入量在孕前 20mg/d 的基础上增加 4mg/d,妊娠晚期应达到 29mg/d,UL 值为 42mg/d。

(3) 碘:碘对母体和胎儿维持正常的甲状腺功能及能量代谢,以及胎儿的脑发育均必不可少。推荐孕期碘摄入应在非孕基础上增加 110μg/d,总量达到 230μg/d,UL 值为 500μg/d。除了食用加碘食盐外,可每周再进食 1~2 次富碘的海产品。

(4) 锌:锌摄入量应在孕前 8.5mg/d 的基础上增加 2mg/d。对素食、高膳食纤维摄入、大量吸烟、多次妊娠及大量摄入钙、铁剂者建议额外补锌 15mg/d。

6. **维生素**

(1) 维生素 A:推荐妊娠中、晚期维生素 A 参考摄入量在孕前 660μgRAE/d 的基础上增加 70μgRAE/d,UL 值为 3 000μgRAE/d。

(2) 维生素 D:维生素 D 参考摄入量为 10μg/d,UL 值为 50μg/d。

(3) 维生素 E:维生素 E 参考摄入量为 14mgα-TE/d,UL 值为 700mgα-TE/d。

(4) 维生素 B_1:妊娠早期应注意维生素 B_1 摄入。妊娠中、晚期维生素 B_1 的推荐摄入量比孕前分别增加 0.2mg/d 和 0.3mg/d。

(5) 维生素 B_2:妊娠中、晚期维生素 B_2 的推荐摄入量较孕前分别增加 0.1mg/d 和 0.2mg/d。

(6) 维生素 B_6:维生素 B_6 的推荐摄入量较孕前增加 0.8mg/d。

(7) 叶酸:孕期叶酸推荐摄入量较孕前增加 200μgDFE/d 达到 600μgDFE/d,叶酸的 UL 值为 1 000μgDFE/d。叶酸的生物利用率不高,仅为补充剂的 50%,故推荐补充 400μg/d 叶酸或食用含有 400μg/d 叶酸强化剂的食物。

三、特殊评价及营养建议

孕产期营养管理应在平衡膳食的基础上,根据胎儿生长速度及母体生理和代谢的变化进行适当调整。妊娠中期开始,胎儿生长发育逐渐加速,母体生殖器官的发育也相应加快,对营养的需求增大,应适量增加食物的摄入量。孕产期妇女的膳食指导是在一般人群膳食指导的基础上增加以下 5 条:①补充叶酸,常吃含铁丰富的食物,选用碘盐;②孕吐严重者,可少量多餐,保证摄入含必要量碳水化合物的食物;③妊娠中晚期适量增加乳、鱼、禽、蛋、瘦肉的摄入;④适量身体活动,维持孕期适宜增重;⑤禁烟酒,愉快孕育新生命,积极准备母乳喂养。

第六节 ｜ 围绝经期人群

围绝经期(perimenopausal period)是女性特殊的生理阶段,一般指女性绝经前后的一段时期,包括从临床上或血中激素水平开始出现绝经趋势的迹象(即卵巢功能开始衰退的征兆),一直持续到最后一次月经后 1 年。在这一特殊阶段,女性会出现月经周期不规律,常伴潮热、睡眠障碍、情绪波动和阴道干涩症状。伴随女性卵巢功能逐渐衰退及雌激素水平的下降,各种代谢紊乱的发生率也显著增加。

一、生理与代谢特点

1. **体重与体脂特点**　卵巢功能衰退使得相对较高代谢状态的黄体期在绝经后缺失,进一步降低了基础代谢率及能量消耗,加之绝经后女性多缺乏充足运动、瘦体质不足而脂肪储积增加,从而在多因素影响下使机体处于低代谢率状态。

2. **代谢综合征高风险特点**　内脏脂肪逐渐累积、胰岛素抵抗逐渐增加,罹患代谢综合征的风险亦显著增加。绝经作为重要的危险因素,独立于年龄、BMI、体力活动等其他因素,可使代谢综合征的患病风险增加 60%。

3. **血脂代谢异常**　绝经后女性血脂代谢呈现异常趋势,即甘油三酯、总胆固醇、低密度脂蛋白胆固醇、脂蛋白(a)升高,而高密度脂蛋白胆固醇降低。

4. **血糖代谢异常**　绝经是女性出现糖耐量受损的高危因素。伴随代谢综合征的风险增高,发生血糖异常升高的风险也在绝经 5～9 年后显著增加。

5. **骨骼肌肉代谢异常**　绝经后骨质疏松症,即原发性Ⅰ型骨质疏松,一般出现在女性绝经后 10～15 年,表现为骨量迅速丢失,是一类以松质骨丢失为主的高转换型骨质疏松。随着激素水平的下调,女性在围绝经期和绝经后的成骨活性和破骨活性均增加,骨转换明显加快,骨质疏松的发生风险较卵巢功能正常女性增高超过 3 倍。此外,女性绝经后卵巢功能衰退、性激素的分泌减少,同样对肌肉状况也产生重要影响。

二、营养需求

围绝经期人群易缺乏的营养素主要包含蛋白质、钙及维生素 D 等,应注意补充。

三、特殊评价及营养建议

《中国绝经管理与绝经激素治疗指南》(2023 版)建议,绝经过渡期和绝经后期的女性应接受全面生活方式指导和健康管理,包括膳食、运动、控烟、限酒等,以促进更年期相关症状改善,提高生活质量。中华医学会结合《中国居民膳食指南(2022)》,建议围绝经期女性应在膳食中充足摄入全谷物、足量蔬菜和水果、每周 2 次鱼类食品,做到控糖(≤50g/d)、少油(25～30g/d)、限盐(≤5g/d)、限酒(酒精量≤15g/d)、戒烟、足量饮水(1 500～1 700ml/d);同时,建议保持规律运动的习惯,每周累计运动 150 分钟,并额外增加 2～3 次抗阻运动,促进肌肉量和肌力的改善。

第七节 | 老年人

人口老龄化是社会发展的必然趋势。我国已于 1999 年进入老龄化社会,至 2017 年底,全国 60 岁及以上老龄人口达 2.4 亿,占总人口 17.3%,预计 2050 年,将达 4.8 亿,占总人口 30%。WHO 将健康老龄化定义为发展和维护老年健康所需的功能和功能发挥的过程。营养是健康老龄化至关重要的一部分,合理营养有助于延缓衰老,而营养不良,包括营养不足或营养过剩则可能加速衰老。受衰老、生活水平、饮食习惯及观念等因素的影响,我国老年人营养风险较高,健康宣教是提升老年人群营养状况的重要方法。

一、生理与代谢特点

衰老是以循序渐进、终生积累的分子和细胞损伤为特点,这些损伤会引起机体渐进性、全身性的结构和生理功能改变。

1. **内分泌系统改变** 表现为激素合成、代谢和转运能力的下降,组织对激素的敏感性减弱,从而影响老年期代谢功能。其中女性雌激素受年龄影响最大,随年龄增加明显降低。还会出现肾素和醛固酮的产生和分泌减少,导致水盐平衡的调节能力下降。同时老年期抗利尿激素降低,肾小管对抗利尿激素的敏感性下降,尿浓缩功能降低,老年人夜尿增多。老年期机体组织对胰岛素的敏感性大幅降低,糖耐量呈进行性减退。

2. **消化系统改变** 随着年龄增加,牙龈逐渐退化萎缩、牙齿松动脱落以及牙釉质磨损,老年人对酸、冷、热的食物刺激更加敏感,影响食物咀嚼和吞咽。食管下括约肌松弛、食管蠕动能力下降,更易发生胃食管反流病。胃酸、消化酶分泌减少,消化吸收功能下降,导致钙、铁和 B 族维生素等营养素吸收减少。胃排空时间延长及肠蠕动能力减弱,易发生便秘。

3. **泌尿系统改变** 肾皮质厚度及肾小球的数量均降低,肾脏清除机体内各种代谢产物的能力下降,有害物质易在体内蓄积;肾小管重吸收功能降低,葡萄糖、氨基酸、维生素等营养物质更易通过尿液排出体外。膀胱负责控制尿液流出的肌肉力量减弱以及对膀胱充盈程度感觉的敏感性降低,常出现尿频、尿失禁。

4. **神经系统改变** 增龄导致的神经系统退行性变主要表现为脑组织萎缩、脑细胞减少及敏感性下降。首先引起学习和记忆功能减退,部分出现精神和情绪的改变;其次引起运动功能失调,步态、姿势改变和平衡功能下降,不仅影响活动,而且容易跌倒;此外,神经系统衰退还引起感觉功能下降,听力、视力、嗅觉等明显减弱,老年人无法感受身体对食物和水的真实需求,导致食欲降低,水分摄入量不足,增加了缺水和营养不良的风险。此外,随着年龄的增长,味觉神经和味蕾逐渐萎缩,对酸甜苦辣咸等味觉感知迟钝,尤其对咸味的感受退化最为严重,因此可能口味越来越咸。

5. **运动系统改变** 主要表现为体内脂肪组织逐渐增加,并呈向心性分布,而瘦体质逐渐减少。由于骨关节的退行性变化和关节周围滑液减少,关节变得僵硬并且活动受到限制,再加上肌肉萎缩、退化和力量下降,使老年人步行速度下降。

6. **免疫功能改变** 免疫细胞,尤其 T 淋巴细胞和 B 淋巴细胞的功能随年龄的增长而减退,意味着老年人应对新发感染的免疫力下降。此外,老年期炎性细胞因子水平升高,促炎反应与老年相关疾病如阿尔茨海默病、帕金森病、动脉粥样硬化、心脏病、衰弱综合征和肌肉减少症均密切相关。

7. **血液循环系统改变** 老年期心肌收缩力下降,心脏搏出量减少,循环血量减少,血流速度减低,血液黏稠度增加,血管硬化程度逐渐加重,血压上升。另外,老年期铁的吸收利用能力下降,造血功能减退,血红蛋白含量减少,容易出现缺铁性贫血。

8. **肠道菌群改变** 老年期肠道菌群的组成和多样性发生改变,兼性厌氧菌的数量增加,具有潜在致病性的肠杆菌等可能使免疫力降低,影响老年人的健康状况。因肠道蠕动减慢、便秘,致病菌在肠道蓄积,易导致炎性反应。肠道双歧杆菌丰度和物种多样性减少,这也是老年人容易面临营养相关问题的原因之一。

二、营养需求

老年期基础代谢率略有降低、活动量减少,导致能量消耗量下降,但对微量营养素的需要并未减少。

1. **能量**　老年期体力活动减少、肌肉减少、身体脂肪增多、基础代谢率降低等因素,使其能量消耗也随之降低。因此,老年期总体能量需要量下降。《中国居民膳食营养素参考摄入量》(2023 版)对 65 岁及以上老年人的 EER,按不同年龄段、性别和身体活动水平进行划分。65 岁以上人群,由于基础代谢的下降,身体活动相对降低,只分成了低强度和中等强度两大类。老年人 EER 见表 13-4。

表 13-4　老年人膳食能量需要量

性别	年龄/岁	BMR		EER	
		kcal/d	kcal/(kg·d)	PAL=1.40kcal/d	PAL=1.70kcal/d
男性	65～	1 343	22.0	1 900	2 300
	75～	1 300	21.5	1 800	2 200
女性	65～	1 091	20.6	1 550	1 850
	75～	1 042	20.2	1 500	1 750

2. **蛋白质**　人体衰老过程中,体内蛋白质的分解代谢超过了合成代谢,出现负氮平衡,加上蛋白质摄入量不足,器官蛋白质合成代谢与更新容易受到影响,从而影响其功能。在临床实践中,一般建议健康老年人蛋白质摄入量约为 $1.0\sim1.2g/(kg\cdot d)$;对于营养不良或有营养风险的老年人,可增至 $1.2\sim1.5g/(kg\cdot d)$;优质蛋白质供应占总蛋白质摄入量的 50%。

3. **脂肪**　老年人在膳食总能量控制的前提下,摄入脂肪的能量占比与一般成年人没有区别,都为 20%～30%。除考虑脂肪摄入的总量,更重要的是脂肪酸的种类。老年人饱和脂肪酸摄入不宜多于总能量的 10%;ω-6 PUFA 的 AMDR 为 2.5%E～9.0%E(%E 为占能量百分比),ω-3 PUFA 的 AMDR 为 0.5%E～2.0%E。推荐老年人膳食 DHA+EPA 的 AMDR 为 0.25～2.0g/d。我国 DRIs 没有设定老年人膳食胆固醇 AMDR。

4. **碳水化合物**　在充分考虑蛋白质和脂肪的摄入量后,老年人碳水化合物的 AMDR 为 50%E～65%E。应控制添加糖,包括蔗糖、糖浆等的摄入,其摄入量应控制在总能量的 10% 以内,即每天以不超过 50g 为宜。此外,膳食纤维对于老年人具有特殊而重要的作用,不仅能促进老年人胃肠道功能、防治老年性便秘,而且还有防治高血脂、结直肠癌以及降血糖的作用,建议老年人膳食纤维的 AI 为 25～30g/d。

5. **微量营养素**　尽管老年人代谢功能下降,但各种微量营养素的需要量并未降低。充足的维生素、矿物质对维护机体功能与健康、延缓衰老及增强免疫力至关重要。

(1)维生素 A:老年人由于进食量少或各种原因引起的厌食,导致动物性食物摄入减少。随着年龄增加,牙齿咀嚼能力下降,摄入蔬果的数量也减少,容易出现维生素 A 缺乏。我国老年人维生素 A 的 RNI 为 730μgRAE/d(男)、640μgRAE/d(女)。维生素 A 的 UL 不应超过 3 000μgRAE/d。

(2)维生素 D:老年人维生素 D 的活化能力下降,维生素 D 受体的敏感性也降低,易出现维生素 D 缺乏,因此 65 岁老年人维生素 D 的 RNI 比一般成年人增加,为 15μg/d。维生素 D 的 UL 不应超过 50μg/d。

(3)维生素 E:老年人维生素 E 的 RNI 为 14mgα-TE/d,与一般成年人的推荐量一致。当 PUFA 摄入量增加时,应相应地增加维生素 E 的摄入量,以防止 PUFA 氧化。维生素 E 的 UL 不应超过

700mgα-TE/d。

（4）维生素 B_1：老年人维生素 B_1 的 RNI 仍与成年人一致，男性为 1.4mg/d，女性为 1.2mg/d。

（5）维生素 B_2：老年人维生素 B_2 的需要量与成年人相当，维生素 B_2 的 RNI 与成年人一致，男性为 1.4mg/d，女性为 1.2mg/d。

（6）维生素 C：老年人应保持足够的维生素 C 的摄入，其 RNI 与成年人一致，男性与女性均为 100mg/d。

（7）维生素 B_{12} 和叶酸：衰老过程会引起肠道菌群的组成和多样性变化，从而影响老年人内源性维生素 B_{12} 的合成，因此，老年人维生素 B_{12} 和叶酸的推荐量与成年人一致，维生素 B_{12} 的 RNI 为 2.4μg/d，叶酸为 400μgDFE/d。

（8）胆碱：胆碱不仅是机体重要的甲基供体，同时也是磷脂酰胆碱和乙酰胆碱的重要组成部分，RNI 仍采用一般成年人的推荐量，男性为 450mg/d，女性为 380mg/d。

（9）钙：老年人对钙的吸收利用能力下降，钙的吸收率一般在 20% 左右，50 岁以上人群钙平衡试验显示，当钙摄入量达到 750mg/d 时可以达到钙平衡。推荐老年人钙的 RNI 为 800mg/d。

（10）铁：老年期铁的吸收利用能力下降，造血功能减退，血红蛋白含量减少，易出现缺铁性贫血。其原因除铁的摄入量不足、吸收利用差外，还可能与蛋白质合成减少、维生素 B_{12}、维生素 B_6 及叶酸缺乏有关。60 岁以上男性铁的 RNI 与成年人一致，为 12mg/d。

6. 水　老年人肾功能减退，液体平衡恢复较慢，对失水与脱水的反应较其他年龄组人群迟钝。由于老年人身体对缺水的耐受性下降，在环境温度和湿度升高的情况下，水分摄入不足的风险增加。因此，老年人对水分的需求不低于中青年人，每日摄水量应达到 1 500～1 700ml 为宜。

三、特殊评价及营养建议

老年人除了接受营养筛查与评估外，还可以进行功能状态评估。老年期功能状态评估的内容主要包含日常生活活动、工具性日常生活活动和吞咽功能等。

1. 日常生活活动　老年人的日常生活活动（activities of daily living，ADLs）可通过对进食、洗澡、穿衣、修饰、控制大便、控制小便、如厕、床椅转移、平地上行走 45m 和上下楼梯等 10 项内容进行评估。根据是否需要帮助将其程度分为 0（完全依赖帮助）、5（需他人接触身体帮助）、10（需非接触身体的帮助，如借助仪器、提示）、15（完全自理）4 个功能等级，总分为 100 分。根据 ADL 指数总分将依赖程度划分为 5 个等级：完全自理（100 分）、轻度依赖（75～95 分）、中度依赖（50～70 分）、严重依赖（25～45 分）、极严重依赖（0～20 分）。

2. 工具性日常生活活动　工具性日常生活活动主要评估老年人做家务、社交活动、休闲娱乐、工作等活动的情况，能够反映老年人在家中、工作单位及社会中的功能状况。该量表包含 9 个项目，评估使用电话、购物、准备食物、做家务和洗衣、使用交通工具、管理财务、用药和做杂工的能力。各项目得分越高，代表老年人在社区中独立生活的功能能力表现越好。

3. 吞咽功能　传统的测试方法是洼田饮水试验：老年人在端坐的情况下，根据其饮用 30ml 温水所需的时间、吞咽次数以及是否出现呛咳划分吞咽功能等级，见表 15-2。

4. 营养建议　膳食营养是保证老年人健康长寿的基石。在掌握平衡膳食基本原则的基础上，对老年人合理选择食物，适宜运动，营造温馨进餐氛围，建立良好生活方式等方面给予全面指导，使老年人更好地适应身体功能的改变，努力做到合理膳食、均衡营养，可以有效减少疾病的发生和延缓疾病的发展，延长健康的生命时间，实现健康老龄化。

（1）少量多餐，质地细软，预防营养缺乏：老年期营养物质的吸收和利用下降，食物摄入量也随之降低。尤其体弱和高龄老年人，易出现营养不足或营养缺乏症。对这类老年人，要尽量保证食物和营养素的摄入量，必要时选用营养强化食品或营养素补充剂。

（2）保证适宜食物摄入和参考膳食营养素推荐摄入量。

（3）合理加工烹调食物：对于消化吸收能力较弱的老年人，可以将食物做得细软，容易消化吸收，以适应老年人特点。对于存在咀嚼吞咽障碍的老年人，可选择软食、半流质或糊状食物，液体食物应增稠，预防呛咳、误吸和营养不良。

（4）养成合理进餐习惯：高龄和身体虚弱老年人，食量偏小者可以选择少量多餐，在正餐之间加餐 1～2 次来弥补食物摄入不足，但睡前一小时内不建议用餐，以免影响睡眠。

（5）合理使用营养素补充剂：老年人因为生理功能减退和疾病的影响，容易出现微量元素和维生素的不足和缺乏。合理使用营养素补充剂，不仅可以预防老年人营养缺乏病，还可提高机体免疫力和抗氧化能力，减少衰老相关疾病的危险性。

（6）主动足量饮水，积极户外活动：老年人对缺水的耐受性下降，对口渴不敏感，应主动饮水，少量多次，每次 50～100ml，清晨 1 杯温开水，睡前 1～2 小时 1 杯水，不应在感到口渴时才饮水，应养成定时和主动饮水的习惯。每天的饮水量不低于 1 200ml，以 1 500～1 700ml 为宜，少喝浓茶与饮料。在大量排汗、腹泻、发热等状态下，还必须视情况增加饮水量。

（7）摄入充足食物，鼓励陪伴进餐：老年人每天应摄入 12 种及以上的食物。采用多种方法增加食欲和进食量，吃好三餐。

（8）更新膳食与营养理念：通过健康宣教提高并更新老年人的膳食与营养理念，减少营养误区。

第八节 | 素食人群

素食（vegetarian diet）是指不食用肉、家禽、海鲜等动物性食物的一种膳食模式。按照戒食食物种类的不同，可分为全素、蛋素、乳素、蛋乳素等方式。全素膳食是指完全戒食动物性食物及其产品。蛋乳素膳食意味着并不戒食蛋乳类食物及其产品。

一、生理与代谢特点

研究显示，青少年纯素食者血 TC、HDL-C 和 LDL-C、必需氨基酸水平低于杂食者，纯素食还会影响初级胆汁酸生物合成和磷脂平衡。富含红肉、鸡蛋和乳酪的膳食含有更高浓度的胆碱和左旋肉碱，会增加三甲胺 N-氧化物的肠道微生物产量，相反，富含全谷物、豆类和坚果的植物性膳食可显著增加膳食纤维摄入，后者是拟杆菌门增殖和短链脂肪酸的关键发酵底物。2024 年《自然医学》发表了一篇纯素食/生酮膳食的比较研究，发现：生酮膳食后，活化调节 T 细胞和 CD16 自然杀伤细胞的频率显著增加；纯素膳食后，活化辅助 T 细胞和活化 NK 细胞的频率显著增加。RNA 测序发现，生酮膳食和纯素膳食诱导的基因表达改变两极分化，生酮膳食与适应性免疫相关的途径显著上调；纯素膳食则与先天免疫相关的途径上调有关，抗病毒反应也显著活化。

二、营养需求

全素膳食时易缺乏微量营养素，应加强监测。包含：

1. **维生素 B_{12}** 素食者易缺乏维生素 B_{12}，可出现乏力、头晕、四肢麻木、食欲减退、便秘、记忆力差等症状，严重程度取决于缺乏程度和持续时间。应添加各种富含维生素的发酵大豆制品及绿色蔬菜和水果，必要时补充维生素 B_{12} 制剂。

2. **ω-3 脂肪酸** 素食者易缺乏 ω-3 脂肪酸，可出现皮肤干燥、心血管功能障碍，总感到疲倦和压力等症状。应添加富含 ω-3 脂肪酸的亚麻籽等。

3. **钙** 素食者与杂食者的钙摄入量即便相同，其吸收程度也会较低。素食者摄入高草酸盐和高植酸盐食物还会进一步影响钙吸收。全素食者应摄入高钙蔬菜以满足推荐量的钙。

4. **维生素 A 和维生素 D** 素食者更容易缺乏维生素 A 和维生素 D。维生素 A 和维生素 D 几乎只存于动物源性食物中。有些蔬菜含有 β-胡萝卜素，即维生素 A 前体，但在体内转化效率较低。仍应服用维生素制剂来补充维生素 A 和维生素 D。

5. 蛋白质 素食者蛋白质来源包括大豆、豌豆、扁豆等豆类，以及谷物、坚果等。植物类食物中豆科植物和谷物的氨基酸能够互补满足维持健康所需的必需氨基酸种类。为满足营养需要应认真设计膳食内容。《中国居民膳食指南（2022）》中指出，全素和蛋乳素人群应以谷类为主，食物多样化，适量增加全谷物；增加大豆及其制品摄入，每天 100～150g；选用发酵豆制品；常吃坚果、藻类和菌菇；蔬菜、水果应充足；合理选择烹调油。

三、营养建议

1. 补充必要的营养补充剂 对于个别素食人群，如果膳食不能满足某些营养素摄入量，或体检发现已缺乏某些营养素，可使用营养补充剂或营养强化食品。

2. 防止油脂（油炸食品）、糖、盐过量 精制糖和脂肪均易产生高能量并升高血脂，从而诱发脂肪肝，而钠盐易升高血压。

3. 防止大豆及制品的摄入不足 大豆及制品中含有全素食者所必需的蛋白质，应保证摄入预防蛋白质缺乏。

（陈 伟）

案例分析	本章目标测试	本章思维导图

第十四章 特殊环境人员的营养管理

生存环境对人类的生活、工作和健康影响很大。现实生活中,一些人生活或工作的环境比较特殊,如高温、低温等。人体在特殊环境下会发生一系列的生理适应性改变,因此,特殊环境人员对营养的需求不同于一般人员,如果不能及时得到满足,则更容易发生代谢紊乱和营养不良,甚至导致疾病。合理营养能够增强特殊环境人员对环境的适应能力,降低损害、增进健康。因此,特殊环境人员的营养管理非常重要。

第一节 | 概 述

特殊环境不仅指高温和低温等自然环境,也包括接触有毒有害因素的工作环境。尽管人类对长期生活的自然环境和工作环境有很好的适应性,但是,当接触新环境或环境因素发生剧烈变化时,环境因素能够直接或间接影响人体的生命活动,导致人体出现各种症状和损害,甚至发生多种疾病。从营养学的角度预防和改善特殊环境人员的健康损害,已成为生命科学领域的研究热点。

一、特殊人群营养

特殊人群营养是人类营养学的主要领域之一,其研究对象是处于不同生命周期阶段(成年人除外)、特殊生活环境、特殊工作环境的人群和从事特殊职业人群。可见,特殊环境人员营养属于特殊人群营养范畴,主要研究特殊生活或工作环境人员的生理功能变化与营养代谢特点,以及营养素供给量和营养建议。

二、人体对环境的应激反应

通常人体能够适应环境变化,维持内环境的稳态。机体对各种外来刺激产生的非特异性反应称为应激反应。当气温或气压等环境因素发生骤变时,首先影响人体的神经和内分泌系统,进而引起机体生理和代谢改变,诱发应激反应,动员机体潜力来维持内环境稳定。例如在气温骤降时,为了维持体温稳定,人类不仅依靠自身的生理反应被动地适应环境,还通过改变局部小环境,如增减衣物、调控室内温度和湿度等主动地适应环境,增强机体对环境的适应能力。应激反应涉及机体各器官系统,适度应激反应有利于机体适应新的环境,而过度的应激反应有损健康。在接触新环境或环境因素剧烈变化的情况下,机体的生理功能和生化代谢受到严重影响,引起人体严重不适,甚至引发某些疾病。

三、特殊环境人员的营养需求

在特殊环境下,机体的生理功能和营养素代谢会发生改变,人体营养需求明显不同于一般情况。表现为:①机体需要大量宏量营养素满足特殊环境下额外能量需求和维持体温恒定,如低温环境下,机体通过增加供能来保持中心体温不降低。②为了纠正机体在特殊环境下的异常分解代谢,需要补充营养素。如高原缺氧环境下,需要补充蛋白质以纠正负氮平衡,减少机体组织损失,预防健康损害。③特殊环境人员需要额外补充具有提高机体环境适应能力和作业能力的营养素与生物活性成分,如补充酪氨酸能减轻高原反应。

第二节 ｜ 高温环境

高温环境（high temperature environment）是指气温在30℃以上、相对湿度超过80%；或气温在32℃以上，炎热地区在35℃以上；或热辐射强度＞1kcal/（cm²·min）；或通风不良时热源散能量＞20kcal/（m²·min）的环境。高温环境包括夏季野外作业、高温强辐射作业等。中暑是高温对人体最直接和常见的急性健康损害，表现为头痛、头晕、胸闷、恶心、呕吐、大量出汗、高热、虚脱、昏迷等，若处理不及时有生命危险。长期暴露于高温环境，会增加人体患多种疾病和原有疾病复发的风险。其中，常见的是心脑血管疾病和泌尿系统疾病。此外，高温环境下，职业人群的劳动能力降低，事故和工伤的发生率增加。

一、高温环境人员的生理功能变化与营养代谢特点

（一）高温环境人员的生理功能变化

高温环境人员主要涉及体温调节，以及心血管系统、消化系统、泌尿系统、神经系统和内分泌系统等多系统的变化。

高温环境下维持体温稳定是关键。机体通过调控中枢神经系统和内分泌系统来协调心血管系统、皮肤、汗腺和内脏等组织器官的功能，实现产热和散热的平衡。在不同温度下，机体的产热和散热方式不同。在30℃以上的高温环境下，产热中枢受到抑制而减少产热。在20℃以下时，机体以辐射、传导、对流和蒸发4种方式散热，随着环境温度上升，机体的蒸发散热也会增加。当环境温度为38℃及以上时，蒸发成为机体唯一的散热方式。

高温环境下，心血管系统出现血管收缩、扩张和血压变化。为了散热，机体向高度扩张的皮肤血管网和骨骼肌输送大量血液，心率加快，出现血流量重新分配现象。此时，内脏血管收缩、血流量减少；皮肤血管扩张、血流量增加，血液循环外周阻力下降，血压降低。机体消化道血流减少，胃肠道运动减弱，消化液分泌减少，食欲降低，消化功能减退。高温环境下，机体每天出汗量可达3～8L，同时排尿量减少，尿量下降至人体总排水量的10%～15%。若不及时补充丢失的水和电解质，会导致机体水电解质失衡和尿液异常，严重时可出现代谢性酸中毒，甚至引起肾脏损害。另外，高温环境下，中枢神经系统受抑制，条件反射的潜伏期延长且恢复变慢，注意力和认知能力下降，肌肉协调能力减弱，容易引起疲劳和意外伤害。热应激状态时，人体激素分泌改变，机体血浆肾素、血管紧张素Ⅱ和醛固酮含量明显升高，糖皮质激素的合成与分泌显著增加，血中促甲状腺激素和甲状腺素显著增加。

（二）高温环境人员的营养代谢特点

高温环境下，机体的水分、矿物质、能量、蛋白质和维生素代谢发生变化。

1. 水　高温环境下人体通过出汗散热。温度、劳动强度和相对湿度均影响出汗量，夏季正常人每天排汗1～3L，中等强度劳动者达6～8L。排汗使血液浓缩、血浆容量和细胞外液减少、体温调节障碍、能量代谢和蛋白质分解代谢增加，以及尿量减少等，大量出汗导致体内水分不足。当失水量达到体重的2%～4%时，机体会感到明显不适，如口渴、头晕、头痛、视力减弱；如急性失水达到体重的5%～10%时，出现缺水性衰竭；达到体重的18%～20%时，昏迷致死。因此，高温环境下保持足够的饮水非常重要，失水不应超过体重的1.5%。

2. 矿物质　汗液中含有多种矿物质，大量出汗导致矿物质丢失高达0.3%～0.8%，以钠为主，钾、钙和镁次之。钠的丢失对体内的电解质平衡有重要影响。研究发现，每天随汗液丢失的氯化钠高达20～25g，若只补充水，则出现以缺盐为主的水和电解质代谢紊乱，表现为肌肉痉挛。汗中钾的排出量每天约3 900mg。此外，机体随汗液丢失的微量元素也相当可观。因此，高温环境下，补充富含矿物质的食物或饮料是必要的。

3. **能量**　当环境温度超过 30℃时,机体代谢亢进,能量消耗明显增加,这主要是由于心肌收缩加强、体温升高和大量出汗等引起的。体力劳动会加剧高温时机体能量消耗,因此,应适量增加机体的能量摄入。

4. **蛋白质**　在高温环境下,机体大量出汗和体温升高导致蛋白质分解代谢增加。大量含氮物质从汗液中排出,如尿素、氨基酸等。汗液中丢失最多的必需氨基酸是赖氨酸,平均每天 147～195mg,占机体最低需要量的 27%,而天冬氨酸丢失约占非必需氨基酸总量的 50%。因此,应适量补充蛋白质。

5. **维生素**　高温环境下,大量维生素随汗液丢失,特别是水溶性维生素。汗液中维生素 C 含量为 0～11mg/L、维生素 B_1 含量为 0～150μg/L、维生素 B_2 含量为 110～240μg/L,高温作业时维生素损失更多。高温作业时汗液中维生素 B_1 含量高达(452±220)μg/L。适量补充维生素有利于提高机体的耐热能力和调节代谢。

二、高温环境人员的能量和营养素供给量

高温环境人员应保持水分和矿物质平衡,适当增加能量、蛋白质和维生素,控制脂肪的摄入量,选择清淡易消化的食物(表 14-1)。

表 14-1　高温人员的能量和营养素供给量

能量和营养素	供给量	备注
能量	能量平均增加 5% 左右	温度超过 30℃时,环境温度每升高 1℃,能量需要量应增加 0.5%。高温作业者能量供给量增加 10% 为宜
蛋白质	蛋白质供能比应为 12%	总蛋白质的 50% 应来自富含优质蛋白质的食物,如瘦肉、鱼、蛋等。高温作业者蛋白质供能比以 14% 为宜
碳水化合物	供能比不应低于 58%	碳水化合物能提高机体对热的耐受性,对高温作业者的水盐代谢调节也有积极作用
脂肪	供能比 18% 为宜,不应超过 25%	高温时人体对脂肪的食欲降低
矿物质	补钠以出汗量计算;一般钾 2.7～3.1g/d;钙 800～1 000mg/d;镁 350～400mg/d;铁 16～18mg/d;锌 15mg/d	全天出汗量少于 3L,食盐需要量应为 15g;全天出汗量 3～5L,食盐需要量为 15～20g;全天出汗量多于 5L,食盐需要量为 20～25g
维生素	维生素 C 150～200mg/d;维生素 B_1 2.5～3.0mg/d;维生素 B_2 2.5～3.5mg/d 维生素 A 1 400～1 600μgRAE/d	高温环境下,机体的水溶性维生素大量丢失,应及时补充
水	饮水量一般每小时不应超过 1.4L;每天最多不超过 11L	首选含适量矿物质的饮料,饮用方式以少量多次为宜

三、高温环境人员的特殊评价与营养建议

(一) 高温环境人员的特殊评价

通过测量和监测一些生理指标,可以评估高温环境对人体的影响,评价高温环境人员的身体健康状况和适应能力。

1. **热适应能力**　测量体温可以判断机体在高温环境中的热应激程度和体温调节能力。评估热适应能力的生理指标包括皮肤血流调节和出汗反应等。

2. **水分平衡**　测量尿液比重和尿量等指标来评估机体在高温环境中的水分摄入和排出情况,以及脱水风险。长期动态监测体重变化可以评估人体的水分平衡情况和脱水程度。

3. 心血管适应性 评估人体在高温环境中心血管系统的适应性和耐受性,监测指标包括心率和血压的变化。

4. 疲劳程度 通过问卷调查或活动量监测等方式,评估人体在高温环境中的疲劳程度和工作能力受损情况。

(二) 高温环境人员的营养建议

针对高温环境人员的生理功能变化、营养代谢特点和营养需求,采取以下营养保障措施。

1. 饮食保障

(1) 提供适当增加能量和营养素的平衡膳食:高温环境人员应选择营养均衡的膳食,确保摄入足够的能量和各类营养素,选择瘦肉、鱼、蛋、牛乳、大豆等富含优质蛋白质的食物;同时,多吃新鲜蔬菜和水果,满足机体对矿物质和维生素的需要。应避免过量摄入高脂肪和高碳水化合物食物。

(2) 调配可口的餐食:精心调配,配制一些凉稀饭、美味凉菜及凉汤(菜汤、鱼汤、肉汤),加入葱、姜、蒜、醋等调味料。可以将三餐分成多次,避免一次大量进食。另外,提供凉爽舒适的就餐环境。

2. 饮水保障 高温环境下,以保持人体的水平衡为原则。在热应激时,口渴感会延后于机体真实的缺水情况,因此不能口渴时才饮水,首选含适量矿物质的饮料,饮水量一般每小时不应超过 1.4L,每天最多不超过 11L。食盐需要量及补充方式依出汗量而定。建议补充含有多种盐类的盐片、糖盐液体或者由酸梅糖浆、陈皮糖浆、山楂糖浆等配制成的饮料。含盐液体与无盐液体的保水、利尿效果见图 14-1,高温脱水情况下的液体补充目的是补水、保水,而不是利尿。不推荐碳酸饮料和酒精类饮料,以及咖啡、含咖啡因的饮料。饮料的最适温度为 10℃,少量多次饮用为宜。

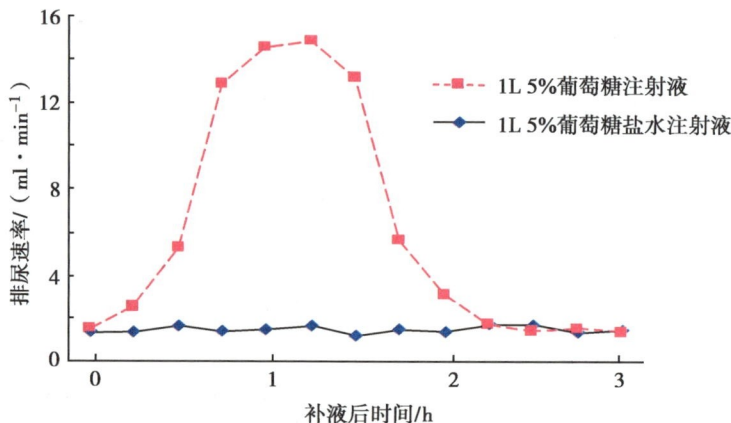

图 14-1 含盐液体与无盐液体的利尿速率模式图
口服、静脉输注不同液体的利尿效果类似。

3. 补充提高人体热适应能力的营养素和生物活性物质 研究发现,某些维生素(B 族维生素、维生素 A、维生素 E 等)、矿物质(锌、铁、铜、锰、硒、钾、钠、镁等)、氨基酸(酪氨酸、苯丙氨酸、谷氨酸、谷氨酰胺和精氨酸等),以及苦丁茶、生脉饮(党参、麦冬、五味子等)、姜黄素、军用固体运动饮料(含红参、红景天、黄芪、甘露聚糖肽)、乌梅消暑汤(含乌梅、麦冬、甘草、山楂)等,均可促进热适应,提高机体的热耐受能力,改善高温引起的身体不适。

第三节 │ 低温环境

低温环境(low temperature environment)是人体所处的环境温度低于人体舒适温度范围,机体感觉寒冷的环境。目前以 10℃作为低温环境的温度界限。低温环境一般可分为地区低温(北方、高原地区)、季节低温(冬季野外)和职业低温(水下作业和冷库作业)三类。当环境温度为 −20℃以下时,体热大量散失,人体常通过降低体重来补充能量,这会引起能量不足相关的营养缺乏病,记忆力、认知力和作业能力下降,造成冷损伤,以及情绪和心理损害。此外,人体吸入寒冷干燥的空气,可能会诱发呼吸道疾病和心血管疾病。

一、低温环境人员的生理功能变化与营养代谢特点

(一) 低温环境人员的生理功能变化

低温环境下,为了保持体温稳定,人体的生理功能主要是维持热平衡,以及心血管系统、消化系统、神经系统等的正常功能。

体温是反映人体热平衡的主要指标,深部温度通常保持相对稳定,也称为机体核心温度,一般为 35～39.5℃。机体外层的温度称为体表温度或皮肤温度,该温度受环境影响变化较大。低温环境下,机体深部温度分布区域缩小,主要集中在头部和内脏,而且表层与深部之间存在明显的温度梯度。低温环境下,机体增加代谢产热以维持深部体温稳定,这一过程称为冷诱导产热(cold-induced thermogenesis,CIT)。成年人 CIT 的主要来源是肌肉颤抖产热和非颤抖性产热。颤抖是指在低温环境中骨骼肌发生不随意的节律性收缩,节律为 9～11 次/min,屈肌和伸肌同时收缩,机体代谢率增加 4～5 倍。非颤抖性产热以棕色脂肪组织的产能量最多。

低温环境下机体基础代谢率增加 10%～30%,人体细小动脉收缩,血液流动缓慢,引起局部体温下降和血液循环障碍,出现局部性损伤(冻伤、冻疮);血中儿茶酚胺浓度增高,引起心输出量增多、血压上升、心率加快等。低温环境下,人体胃酸分泌亢进,胃排空减慢,食物在胃内消化较充分,摄食和体重增加。低温环境影响中枢和外周神经系统的功能,引发皮肤感觉异常、肌肉收缩力减弱、神经-肌肉的协调性以及灵活性降低等,机体容易疲劳。低温时下丘脑释放"促甲状腺激素释放激素",刺激脑垂体促甲状腺激素的分泌,进而促进甲状腺激素的合成与释放,增加机体能量消耗,释放热能;同时,去甲肾上腺素和肾上腺素等冷应激激素的分泌增强。低温直接刺激机体呼吸道上皮组织,增加哮喘病的发生风险,并且引发进行性肺动脉高压。

(二) 低温环境人员的营养代谢特点

低温环境对健康的损害程度与人体的营养状况有直接关系,机体营养代谢发生以增加能量需求为主的变化。

1. **能量和供能营养素**　低温环境下机体基础代谢率增高,总能量需求增加 5%～25%,产生的能量以热的形式放散。另外,笨重的防寒服也增加能量消耗。专家推测,我国北方男性和女性居民的能量需要量比南方居民平均增加 3%～5% 和 2%～4%。低温环境下,机体的能量来源从以碳水化合物为主,逐渐转变为以脂肪和蛋白质供能为主,适量的健康脂肪有利于满足机体的能量需求。低温时机体对 BCAA 的利用增强。摄入甲硫氨酸和酪氨酸可提高机体的耐寒能力。

2. **维生素、矿物质和水**　低温导致维生素消耗量明显增加,如维生素 C 和维生素 A,以及与能量代谢相关的 B 族维生素等,同时维生素 D 合成减少。低温环境下,血中锌、镁、钙和钠含量下降,导致体内钙和钠明显低于正常水平。肾脏泌尿作用增强,机体的水需要量增加。

二、低温环境人员的能量和营养素供给量

低温环境人员的能量需求应考虑低温时人体产热所需的额外能量消耗,所以,低温环境下人体对能量需求高于温和环境。也因此,低温环境下人们倾向于摄入高能量、高脂肪的食物,以满足能量需求并产热。蛋白质消化吸收慢,排空时间长,食物热效应高,有利于机体适应低温环境。碳水化合物吸收快,有利于颤抖性产热(表 14-2)。

三、低温环境人员的特殊评估与营养建议

(一) 低温环境人员的特殊评估

评估低温环境人员的营养状况时,需要考虑他们的生理适应能力、营养状况等方面。

表 14-2　低温人员的能量和营养素供给量

能量和营养素	供给量	备注
能量	能量提高 10%～15%	调查表明,多数低温从业者膳食能量不足
蛋白质	蛋白质供能比为 13%～15%	在能量充足的前提下补充蛋白质,且 50% 应是优质蛋白质
碳水化合物	供能比为 45%～50%	每日需摄入至少 400g 碳水化合物,以维持糖原储备
脂肪	脂肪供能比为 25%～35%	当能量摄入为 57kcal/kg 时,高脂肪膳食是必然选择。低温环境下 7～14 天的高脂肪膳食不会引起心血管损害
矿物质	最高补充食盐 15～20g/d	增加新鲜果蔬和乳制品的摄入,主要关注钙和钠
维生素	维生素的补充量高出 30%～50%	抗氧化维生素(如维生素 C、维生素 E 和胡萝卜素)与脂肪具有协同耐寒作用。寒冷地区居民冬季维生素 D 缺乏率超过 50%。维生素 B_1、维生素 B_2、维生素 B_3(烟酸)、维生素 B_5(泛酸)及维生素 B_6 参与机体产热过程
水	水量为 1.5ml/kcal	低温既抑制了水分的摄入,又增加水分的丢失,24 小时呼出的水分在 -20℃时高达 1 000ml,机体有发生脱水风险

1. **生理适应能力**　不同个体在低温环境中的生理适应能力会有所不同。一般通过测量基础代谢率、棕色脂肪组织活性、心血管系统响应等指标评价个体的生理适应能力。

2. **营养状况**　评价能量和营养素摄入是否满足身体的需求,以及足够应对低温下额外的需求。一般通过体重变化、身体脂肪含量、肌肉质量等指标评价他们的营养状况。

3. **健康状况**　低温环境对人体健康产生影响,特别是对于已存在慢性疾病或健康问题的人员。评价健康状况主要通过临床检查,评估潜在的心血管疾病、感冒和流感等呼吸道感染、免疫功能等。

4. **适应策略**　评价个体在低温环境中的生活方式和适应策略,包括他们的穿着、居住环境、锻炼习惯等。

(二) 低温环境人员的营养建议

1. **饮食保障**　低温环境人员在饮食方面需要特别关注能量摄入和营养均衡。首要提供能量高、重量轻、体积小、易携带的耐寒膳食,最好是可以直接入口食用。尽量利用当地食物资源,拓展一些必需的食物资源,并充分利用强化食品,常见的强化剂为维生素 A、维生素 C、钙、铁和钠。食物应符合食用者饮食习惯,适当安排餐次及进餐量,早餐占一日总能量的 25%,上午加餐占 15%,午餐占 35%,晚餐占 25%。为了机体保温取暖,要求供应热食。

2. **饮水保障**　低温作业者应根据需要和条件携带一定量的饮液。每日摄入 3～8L 液体,除饮用水外,要有含 200mmol/L 葡萄糖并强化矿物质和水溶性维生素的饮液,同时备有小型加热炉。膳食中蛋白质不宜过多,避免导致机体多尿。

3. **补充有助于机体耐寒的营养素和生物活性物质**　某些营养素(如甲硫氨酸、亮氨酸、共轭亚油酸、ω-3 长链脂肪酸、维生素 C、维生素 E)和植物化学物(如辣椒素、儿茶素)能够诱导白色脂肪组织转化为棕色脂肪组织,增加人体的产能量。此外,补充维生素 C 能够增加低温环境下骨骼肌收缩力,促进机体颤抖产热,提升免疫力。

第四节 ｜ 高原环境

高原(plateau)是指海拔 3 000 米以上的地区。高原具有大气压和氧分压低、气温低、风大、湿度低、太阳辐射强等特点,其中,低氧分压是高原环境影响人体最主要的因素,可导致机体出现急性缺氧、神经行为功能异常、体能下降等问题。急性高原病是指人从平原快速进入海拔 3 000 米以上的地区时,出现头晕、头痛、恶心、呕吐、心慌、气短、失眠、厌食、腹痛、腹胀、便秘、口唇发绀、手足发麻等一系列临床综合征,包括急性高原反应、高原肺水肿、高原脑水肿3种类型。急性高原病一般发生在进入高原的6~9小时,最长为24小时。慢性高原病是指人对高原环境已经适应了一段时间后,重新出现对高原环境不适应的疾病,如高原红细胞增多症、高原肺动脉高压等,患者初期症状轻,逐渐加重,严重影响机体健康和活动能力。

一、高原环境人员的生理功能变化与营养代谢特点

(一)高原环境人员的生理功能变化

高原地区的低气压和低氧分压使机体出现缺氧症状。初期机体发生适应性改变,主要表现为高血红蛋白血症、脉搏快20%左右,以及感觉、记忆和思维等功能的变化。长期处于低氧环境,引起机体慢性低氧损害,如血压异常、红细胞增多症等。主要涉及心血管系统、呼吸系统、神经系统、消化系统等。

1. **心血管系统和呼吸系统** 高原急性低氧使血液重新分配,流经重要生命器官的血液量增加,红细胞生成加速。心肌收缩力下降,易导致心力衰竭和猝死,毛细血管损伤,形成局部血栓。慢性低氧刺激红细胞和血红蛋白增多、血浆黏度增加、血压异常及心脏肥大等。低氧使呼吸加深加快,肺活量、肺通气量和肺泡内氧分压增高。低氧使动脉血氧分压下降,肺血管收缩,导致肺动脉高压和肺源性心脏病。

2. **神经系统** 脑对低氧耐受性差。急性低氧引发脑功能障碍,表现为头痛、头晕、体力活动和作业能力明显降低等。乙酰胆碱、多巴胺、5-羟色胺等神经递质代谢异常,引起学习和记忆功能显著下降,以及难以入睡或睡眠质量差等。此外,还引发脑水肿和自主神经功能紊乱。

3. **消化系统** 胃肠黏膜缺氧,胃张力降低,胃肌收缩减弱,从而导致食欲降低。进食后胃蠕动减弱,胃排空时间延长,消化液分泌量减少,引发胃肠功能紊乱。胃肠道症状是最常见的早期高原反应,表现为恶心、呕吐、食欲减退和腹胀。

4. **其他** 高原低氧环境使视觉灵敏度明显降低,视网膜水肿、渗出、出血显著增加,严重者可出现视神经萎缩。

(二)高原环境人员的营养代谢特点

为了适应高原环境,机体的营养物质代谢发生多种变化。

1. **能量和供能营养素** 高原环境人员的能量需要量较一般人员增加10%。进入高原初期,机体能量摄入不足,出现不同程度的负氮平衡。在机体适应高原环境过程中,代偿和适应性增加脑蛋白质、心肌蛋白质、肌红蛋白和血红蛋白的含量。机体脂肪动员加速,脂肪分解增强,脂肪贮存量减少。严重缺氧时,酮体在体内大量堆积,引发酮血症,降低机体缺氧耐力。糖的有氧代谢受阻,糖酵解增强,糖原贮备减少。维持适量的碳水化合物摄入有助于提供能量,并减少蛋白质分解。

2. **维生素、矿物质和水** 高原人员尿液中维生素 B_1、维生素 B_2 和维生素 C 排出量增加,容易导致维生素缺乏。研究表明,复合维生素补充剂对高原人员增强体力、减少尿中乳酸排出量和改善心脏功能有较好的效果。由于高原低氧时人体多尿和过度通气,机体容易发生高原脱水,降低机体对疲劳和缺氧的耐受性。同时,机体出现电解质代谢紊乱。研究证明,钾丢失和水、钠潴留是水和电解质紊乱的重要原因。

二、高原环境人员的能量和营养素供给量

高原环境下,机体营养物质的需要量发生改变。碳水化合物能提高机体在高原地区的换气能力,减轻头痛、恶心、嗜睡等高原反应症状,增强严重缺氧心肌的收缩力,是首选的供能营养素(表14-3)。

表 14-3　高原人员的能量和营养素供给量

能量和营养素	供给量	备注
能量	能量比平原地区增加 10%（3%～17%）	高原急性缺氧时机体的基础代谢率增加,高原作业人员普遍存在能量摄入不足。消耗 1L 氧气时,碳水化合物、蛋白质和脂肪的供能为 5.05kcal、4.48kcal 和 4.87kcal
蛋白质	蛋白质供能比 12%～15%	高原人群容易发生负氮平衡,而高蛋白质膳食耗氧多,降低人体的缺氧耐力,因此蛋白质要适量。补充色氨酸、酪氨酸、赖氨酸和谷氨酸等能够提高机体耐缺氧能力
碳水化合物	供能比 55%～65%;摄入量至少为 400g/d	必要时可适当提高碳水化合物的供能比例
脂肪	脂肪供能比 25%～30%	高原缺氧初期宜以低脂肪膳食为主
矿物质	铁 25mg/d;锌 20mg/d;钙为 800～1 000mg/d	该需要量适合轻中等体力劳动者。补钾和限钠有利于防治急性高原反应和适应高原缺氧环境
维生素	维生素 A 1 000μgRAE/d;维生素 B$_1$ 2.0～2.5mg/d;维生素 B$_2$ 1.5～2.5mg/d;维生素 C 80～150mg/d	该需要量适合轻中等体力劳动者。适量补充 B 族维生素能够提高高原人员的缺氧耐力和神经功能,加速机体对高原缺氧的适应。大剂量补充维生素 C(250mg/d)能提高缺氧耐力,补充 α-生育酚(400mg/d)能减少组织的氧消耗
水	1 500～1 700ml/d	初入高原的人无口渴感,易导致慢性脱水。高原轻体力劳动时每天失水达 1 800ml。应以水平衡为原则确定补水量,注意预防脑水肿和肺水肿

三、高原环境人员的特殊评价与营养建议

(一)高原环境人员的特殊评价

应综合考虑高原人员生理、健康和营养等方面的特点,以便为他们提供适当的建议和支持。

1. **生理适应能力**　个体在高原环境中的生理适应能力有所不同。一些人可能更适应高海拔环境,表现出更好的氧气利用和代谢适应。一般通过测量肺活量、心血管适应、血氧饱和度等指标来进行评价。

2. **健康状况**　通过临床检查,如测量血压、心率、胆固醇水平等心血管相关指标,白细胞计数、免疫球蛋白水平等免疫指标,评估个体潜在的慢性疾病风险,以及机体健康水平。

3. **营养状况**　除膳食调查外,一般评估高原环境人员的体重、身体脂肪含量、肌肉质量等,以了解他们的营养状态。

4. **生活方式**　了解高原环境人员的饮食习惯是否受到环境和资源的限制,缺氧状态是否影响了人体的运动和活动能力。

(二)高原环境人员的营养建议

高原环境交通不便,特别在冬季和春季大雪封山时,食物运送和供给困难。高原地区气压低,饭菜不易做熟,影响饭菜的适口性,用高压锅烹调食物损失多种水溶性维生素。高原缺氧环境使机体食欲降低,消化功能紊乱,因此,应重视高原环境人员的营养保障。

1. **饮食保障**　高原环境人员应适当的休息,避免过度疲劳。摄入足够的能量来满足机体需求。我国高原环境人员的合理膳食建议:①保障供给充足的蔬菜、豆类及其制品。②食物多样,增加优质蛋白质、钙、铁、锌等的摄入量,适当增加海带和动物内脏、鱼及其制品等食物。③科学烹调,增加饭菜适口性;避免高压锅烹调;可服用复合维生素制剂。④采取少量多餐的方式以分散能量摄入,维持能量供应的稳定性,正餐之间适当增加一些零食,如面包、糖果、饼干等。⑤避免或限制难消化或产气性食物的摄入,如高脂肪、油炸、腌腊、烟熏食物。⑥禁止空腹和饭后立即运动(餐后休息 2 小时),禁止剧烈运动后大量饮水;禁止运动后立即用餐(休息 50 分钟),晚餐摄入量不宜过多,以免增加肠胃负

担,不利于睡眠。

2. **补充提高高原适应能力的营养素和生物活性物质**　某些营养素和生物活性物质能有效提高高原地区人员的作业能力、运动能力和环境适应能力,如一些氨基酸(如酪氨酸、色氨酸、谷氨酸、牛磺酸等)和氨基酸衍生物(肉碱)能提高机体对高原缺氧的适应能力。一些维生素(B 族维生素、维生素 E 及维生素 C)作为抗氧化剂可以抑制机体脂质过氧化,提高机体抗氧化能力和高原缺氧的适应力。每日补充 300mg 硫酸亚铁有利于血红蛋白和肌红蛋白合成。每日补充 70mg 氯化钾有助于防止急性高原反应。专家推荐,在缺氧适应过程中应增加硒和钴的摄入量。在进入高原前服用微量元素制剂也可有效地降低高原反应的发生率。肌酸参与调节细胞能量代谢,改善高原人员能量不足。高原训练期间,补充肌酸能有效提高肌力、速度和耐力,延缓疲劳。

第五节 │ 夜间工作

夜间工作(night work)是指在正常的睡眠时间段内进行的工作。随着社会的发展和行业的多样化,越来越多的人从事夜间工作,如医护人员、交通运输工作者、安保人员等。夜间工作引发一系列生理功能的紊乱,如体温、血压和心率的节律失调,褪黑素和肾上腺皮质激素的分泌异常,增加人体患病风险。此外,夜间工作还影响睡眠质量和心理健康。

一、夜间工作人员的生理功能变化与营养代谢特点

夜间工作扰乱了人体的生物节律。了解夜间工作人员的生理功能变化和营养代谢特点,是采取相应营养策略的前提和基础。

(一)夜间工作人员的生理功能变化

夜间工作人员在非常规的时间段内工作,生活规律颠倒,该人群的生理功能变化主要包括昼夜节律紊乱和内分泌系统调节紊乱。

1. **昼夜节律紊乱**　正常情况下,人体的生物钟会根据日夜变化调节体内的生理活动,如睡眠、体温、代谢和激素分泌等。然而,夜间工作人员需要在夜间工作和白天休息,导致生物钟错乱,从而引发一系列生理功能的紊乱。夜间工作可能导致睡眠质量下降,由于白天的环境噪声、光照和社交活动都会影响睡眠质量。睡眠质量下降可能增加心血管疾病的发病风险,影响代谢、免疫功能和认知能力,导致机体疲劳感增加、注意力不集中、记忆力下降以及情绪不稳定等问题,进而影响工作效率和身体健康。此外,夜间工作人员经常感到与家人、朋友和社会活动脱节,导致社交生活的限制和心理上的孤独感增加。长期的夜间工作压力可能引发焦虑、抑郁等心理健康问题。

2. **内分泌系统调节紊乱**　夜间工作人员的内分泌系统受到干扰,导致激素分泌紊乱。褪黑素是由松果体分泌的激素,夜间工作人员在光线暴露的同时,松果体分泌的褪黑素受到抑制,从而影响人体生物钟,以及睡眠质量。夜间工作可能干扰一些激素的正常分泌,如胰岛素、甲状腺激素等,可能对血糖控制和能量代谢产生影响。此外,肾上腺皮质激素(如皮质醇)的分泌也受到夜间工作的影响,可能导致免疫功能下降、代谢紊乱以及慢性疾病的风险增加。

(二)夜间工作人员的营养代谢特点

夜间工作人员的营养代谢特点包括能量和营养素代谢调整,以及食欲、饥饿感和饮食习惯的改变。

1. **能量和营养素代谢**　夜间工作引起昼夜节律紊乱和内分泌系统调节紊乱,夜间工作人员的能量消耗增加,代谢模式相应的发生变化。若在深夜或凌晨时段进食,会影响脂肪代谢和胰岛素敏感性。研究表明,夜间工作人员的基础代谢率降低,脂肪氧化能力降低,而脂质合成增加;碳水化合物的能量消耗增加,特别是在工作强度较高或压力较大而导致心理和生理应激情况下;蛋白质合成能力降

低,而蛋白质分解增加。此外,由于膳食结构的改变和不规律的进食时间,夜间工作人员更容易发生维生素缺乏,以及水和电解质失衡。

2. **食欲、饥饿感和饮食习惯**　由于夜间工作人员在睡眠时间段内工作,他们常因工作时间安排而改变饮食习惯,往往在夜间进行主要的食物摄入,而在白天较少进食。这种时间不规律的膳食不仅影响到正常的食欲和饥饿感,而且干扰机体胰岛素的正常分泌,以及能量和营养素的代谢。并且,夜间工作人员倾向于选择快餐和高能量食物。因此,存在膳食微量营养素摄入不足或能量过剩的问题,增加夜间工作人员发生肥胖和糖尿病的风险。

二、夜间工作人员的能量和营养素供给量

夜间工作人员应以平衡膳食为基础,合理调整能量和营养素摄入,以满足人体的需求,维持健康(表14-4)。夜间工作人员的视力非常重要,需特别关注机体维生素 A 水平,以适应夜间工作。

表 14-4　夜间工作人员的能量和营养素供给量

能量和营养素	供给量	备注
能量	男性摄入量 2 200～2 800kcal/d;女性为 1 800～2 200kcal/d	以维持体重和能量平衡为目标,一般推荐根据个体的性别、年龄、身体状况和活动水平来确定每日能量需求
蛋白质	0.8～1.2g/kg	夜间工作人员的蛋白质合成能力降低,而蛋白质分解增加
碳水化合物	碳水化合物供能比约55%～65%	夜间工作人员的碳水化合物消耗增加。碳水化合物快速提供能量,有助于保持清醒和警觉。推荐选择全谷类、蔬菜、水果和豆类等富含膳食纤维和低 GI 的复杂碳水化合物
脂肪	脂肪供能比 20%～35%	健康脂肪对于脑功能和能量供应至关重要。夜间工作人员的脂肪氧化能力降低,而脂质合成增加,应限制摄入饱和脂肪
矿物质	达到正常成年人推荐摄入量	夜间工作人员镁、铁和锌等矿物质摄入不足,应注意补充矿物质
维生素	达到正常成年人推荐摄入量	夜间工作人员维生素 D、维生素 A、维生素 C、B 族维生素摄入不足
水	达到正常成年人推荐摄入量	夜间工作人员更容易出现脱水,应关注他们的饮水

三、夜间工作人员的特殊评价与营养建议

(一) 夜间工作人员的特殊评估

夜间工作人员的特殊评估应该综合考虑他们生理、心理、健康和营养状况。

1. **生理适应能力**　一般生理指标考虑评估个体的体重、体脂肪含量和肌肉质量。评价血糖水平、胰岛素敏感性和脂代谢情况。了解他们的作息时间、睡眠质量和是否存在生物钟紊乱现象,如失眠或嗜睡,以评估个体是否能够适应夜间工作的生物钟调整。评估睡眠质量、睡眠时长,以及睡眠环境。

2. **心理状况**　评估夜间工作人员的心理状态,是否有焦虑、抑郁或压力等心理健康问题,是否有适合自己的放松和调节方式,包括运动、冥想、社交活动和专业支持等。评价生活质量如何,是否存在生活满意度下降情况。

3. **健康状况**　夜间工作可能会增加心血管疾病以及其他疾病的风险。评估个体是否有心血管疾病的风险因素,如高血压、高胆固醇等。评估夜间工作是否影响免疫系统的正常功能。

4. **营养状况**　了解夜间工作人员的饮食习惯和摄入模式,包括夜间进食的频率和类型;并通过

膳食调查评价膳食的营养质量,以及个体是否存在营养问题。

(二) 夜间工作人员的营养建议

通过合理营养和平衡膳食,以及规律作息、良好的睡眠管理和心理压力调节,帮助夜间工作人员更好地适应夜间工作环境,并减少相关的健康风险。

1. 饮食保障　夜间工作人员应保持规律的进食时间,有助于维持生物钟的稳定性。根据自身的需求和活动水平,合理分配能量摄入,均衡膳食,尽量避免长时间禁食或过度进食。应优先选择营养均衡、易消化的食物,如蛋白质丰富的瘦肉、鱼类、豆类和低脂乳制品。夜间工作人员容易忽视水分摄入,应注意补充足够的水分,以维持水电解质平衡。推荐每日摄入量为约 2～3L。采取少量多餐的膳食模式,有助于维持血糖稳定和提供持续的能量。每日分为 3～4 次正餐,加上 1～2 次的健康零食。摄入富含维生素、矿物质和膳食纤维的食物,如新鲜蔬菜、水果、全谷物和坚果。同时,避免过多摄入高碳水化合物、高盐和高脂肪食物,以减少慢性疾病的发病风险。

2. 摄入适合夜间工作的营养补充剂和生物活性物质　针对夜间工作人员日照时间短、睡眠质量不高、心理压力大等问题,考虑适当补充营养补充剂或生物活性物质。夜间工作人员应摄入富含维生素 D 食物或营养补充剂。摄入富含色氨酸的食物,如家禽、海鲜、坚果和豆类,促进褪黑素的产生,改善睡眠质量,必要时服用褪黑素补充剂。摄入镁和 B 族维生素有减轻焦虑和压力作用。咖啡因可以提神,工作时间可适度摄入,然而过量摄入会影响睡眠,因此应避免睡前摄入。

第六节 | 常见特殊职业环境

特殊职业环境作业人员的健康损害及其预防属于职业卫生的范畴,从营养学角度预防和降低特殊职业环境作业人员的健康损害只是众多预防措施中的一个方面。本节简要介绍常见特殊职业环境作业人员的健康损害、营养代谢特点和膳食建议。

一、航空人员

航空人员是指与操作航空器直接相关的人员,如飞行员、领航员等。航空器是指活动范围限于大气层内的飞行器,如飞机和热气球等。航空人员在飞行中处于高度精神紧张状态,并且受到高空缺氧、低气压、加速度、噪声、振动、电离辐射等因素的影响,心理和生理发生改变,其中,最常见的是消化系统和心血管系统的异常。胃肠功能异常表现为高空胃肠胀气、腹痛、溃疡病和慢性胃炎等。心血管系统异常表现为容易发生高脂血症和高血压。此外,空腹飞行容易出现低血糖,餐后立即飞行影响脂肪的消化吸收,升高血甘油三酯和胆固醇水平。航空人员能量代谢增高。急性缺氧时机体发生应激反应,蛋白质分解增加,易发生负氮平衡。适当增加膳食中的蛋白质比例,对维持飞行时血糖水平较为有利。建议蛋白质供能比为 12%～15%,其中动物性蛋白质占 30%～50%;脂肪为 20%～30%,其中动物性脂肪不超过脂肪总量的 50%;碳水化合物为 55%～65%。航空人员补充维生素能够增加缺氧条件下机体对氧的利用率,提高飞行能力。

为了满足航空人员的营养需求,应制定合理的膳食制度。我国规定禁止空腹或饱腹飞行,根据季节和飞行特点安排膳食,飞行日为四餐制,不飞行日为三餐制。为了避免高空胃肠胀气,禁食不易消化及含膳食纤维多的食物,如甘薯、粗杂粮、干豆类、萝卜、黄豆芽、芹菜、卷心菜和黄豆等,另外禁饮含气饮料。为了防止飞行低血糖,飞行前禁食含单糖或双糖丰富的膳食,膳食中蔗糖的供能不得超过总能量的 10%,每日膳食中胆固醇含量应控制在 300mg 以下,摄入的维生素 A 至少应有 1/3 来自动物性食品。夜间飞行人员每天需要的维生素 A 不少于 3 000μgRAE;烟酸、维生素 B_1、维生素 B_2 和维生素 C 在夜视时参与视网膜的化学反应,应该及时补充。夜餐应易于消化,以半流质为宜,蛋白质含量不宜过高,以免影响睡眠。在特殊飞行条件下应补充维生素 B_6,其与前庭器官的敏感性有密切关系。

二、航天员

航天器在离地 200～500km 的真空空间飞行时,地球的重力接近于零,称为微重力或失重,失重严重影响人体的生理功能和营养代谢。航天飞行时,大多数航天员会体重减轻,短期飞行表现为机体水分丢失,失重环境下,体液量及其分布发生改变。液体向头部转移,表现为颜面肿胀、鼻塞、头痛。机体水排出增加,有效血容量减少,发生以红细胞数量减少为特征的贫血。失重条件下,胃肠道的细菌数量增加,以厌氧菌、双歧杆菌为代表的屏障菌减少或消失,胃肠微生态紊乱对航天员的健康有潜在影响。长期飞行主要发生肌肉萎缩、骨质丢失和体脂消耗等。失重环境下机体肌肉损失最多的是抗重力肌肉,即慢动肌纤维。研究发现,补充高水平的亮氨酸能抑制蛋白质的分解,促进蛋白质合成。失重环境下机体钙和磷从尿及粪便中排出增多,处于饱和状态的尿钙容易形成肾结石。骨质丢失以下肢和脊柱等承重骨为主,骨质丢失是制约长期航天飞行的主要健康问题。航天员补充膳食维生素 K 有助于对抗失重导致的骨质丢失。但是,并未发现高钙和维生素 D 膳食能有效延缓航天员骨质疏松的进展。

航天员的膳食营养分为三个阶段:①调整飞行前膳食摄入,减少对失重适应的过渡时间;②依据地面和失重暴露试验研究,确定航天期间所需要的能量和营养素,航天员长期飞行时营养素供给量应根据失重对机体的生理影响加以修正;③改进飞行后的膳食,加快航天员损伤组织和营养储备的恢复。研究发现,机体能量消耗随着飞行时间延长有增加趋势。尽管膳食蛋白质能减慢肌肉萎缩和蛋白质丢失,但是,高蛋白质膳食促进钙的丢失,因此我国航天员蛋白质推荐量维持在总能量的 12%～15%。脂肪能量密度高,增加食物的可口性,但是高脂肪对心血管系统不利,降低飞行耐力,我国航天员膳食脂肪的推荐量为总能量的 30% 以内,注意必需脂肪酸的比例。碳水化合物容易消化吸收、代谢耗氧量少,不需要额外水帮助排泄,我国航天员碳水化合物推荐量为总能量的 52%～55%,其中,单糖和双糖的比例低于 10%,膳食纤维 15～20g/d。航天员对水的需求受到舱内微气候、失重环境、体力活动等多因素的影响,通常每消耗 1kcal 能量需补充 1ml 水,我国航天员的饮水供给量为 2 500～3 000ml/d。为降低航天员着陆时产生不良后果的风险,在返回地面前应增加细胞外液和循环血量,通常通过补充含盐饮料,来缩短机体对地面重力环境的适应时间。

航天膳食的特点与要求:①航天员在整个飞行期间所需的膳食全部在飞行前按计划配制,航天膳食和包装材料应尽可能重量轻、体积小,食品去除不可食的部分。一般动物性食品被加工成软、硬罐头类热稳定性食品,果蔬类采用冷冻干燥法制成复水食品或即食食品,脱水食品一般在食谱中的数量不应超过 50%。②食品及其包装要方便在失重环境中应用,并与飞船上的食品供给装置相适配,如防止食物在舱内飘浮,食品包装应被加工成一口大小,且无可流动的汤汁。③适应航天员失重环境下的生理改变,如为了提高食欲,按照航天员个人选择的食谱和口味配餐,并提供调味品。④食品应该安全可靠,食品及包装能经受航天特殊环境因素的冲击,如振动和加速度等。

三、航海人员

航海过程中涉及的一些特殊环境因素,如船的摇摆和颠簸、噪声、振动、高温、低温、电离辐射等对于船员的生理和营养代谢产生影响。船摇摆和颠簸刺激船员出现一系列自主神经反应,即晕船症状,如恶心、食欲缺乏、面色苍白、冷汗、呕吐,严重者可发生运动病和低血糖。船航行发出的宽带连续噪声影响情绪、睡眠和休息,使食欲下降。振动引起全身和局部肌肉反射性紧张,心率与呼吸频率加快,肺通气量及耗氧量增加。外环境和舱室高温可使机体水分、矿物质、维生素及含氮物质丢失增加。长期低剂量电离辐射会影响蛋白质和维生素等的代谢。此外,航行时船员精神处于高度紧张状态。

受到多种特殊环境因素的影响,机体基础代谢和活动的能耗增加。我国舰艇人员能量供给量为 3 300～3 600kcal/d,潜艇船员为 3 500～3 700kcal/d。三大营养素供能比为蛋白质 12%～15%、脂肪

25%~30%、碳水化合物 55%~65%。航行早期因食欲下降,晕船呕吐,机体出现能量负平衡,体重降低。长期航行适应环境后,船员体重维持稳定。航行时船员蛋白质分解代谢增强,蛋白质的供能比为15%,蛋白质供给量为每天 110g,动物性蛋白质应占总蛋白质的 30%~50%。通常航海环境使人厌恶脂肪,膳食脂肪摄入量减少。航海的特殊环境因素使人体多种维生素消耗增加。补充维生素 B_6 及维生素 B_1 有防晕船效果。维生素 B_1、维生素 B_2、维生素 C 和维生素 B_{12} 能减少听力痉挛,同时大量给予维生素 B_6 与大量琥珀酸盐或谷氨酸,则防护噪声损伤效果更好。长期航行的船员体内维生素 C 水平大幅下降,维生素 B_2 等其他维生素也缺乏;潜艇水下航行时,船员维生素 D 合成减少。

航行期间主要食用储存的食物,由于船上空间有限,尽量选营养价值高、体积小、耐储藏、易烹调、废弃量少的食物,食品原料都经过加工处理,不需洗涤,简单烹调即可食用,以节约用水和适应船上的烹饪条件。新鲜的果蔬不易保存和携带,一般在没有新鲜果蔬的情况下,选择补充维生素制剂或食用强化食品。潜艇艇员还要额外补充维生素 A 和维生素 D。晕船时的营养保障措施:①供给清淡菜肴,避免肥肉、鱼以及有腥味和膻味的食物;②进食不宜过饱,以少量多餐为宜,但也不宜空腹,建议在呕吐后适当进食;③维生素 B_6 可以缓解晕船时的呕吐症状,建议每天补充 5~7.5mg 维生素 B_6;④适当选择生姜片、陈皮、山楂等开胃食品。

四、接触化学毒物作业人员

接触化学毒物作业人员受到的健康损害除了与毒物的种类和数量有关,还与机体的营养和健康状况密切相关,良好的机体营养状况可以提高人体对有毒物质的解毒能力和免疫力。

1. **接触铅作业人员** 铅矿的开采与冶炼、熔铅、油漆、印刷、陶瓷、染料和蓄电池制造等行业工人是接触铅的职业人员。铅及其化合物能够通过呼吸道、消化道和皮肤进入体内,引起急性和慢性中毒。铅在体内的靶器官是骨骼,铅以磷酸铅的形式在骨骼沉积。骨铅与血液、软组织中的铅保持一个相对稳定状态,血中的铅主要与红细胞膜和血浆蛋白结合。当血钙水平低下时,骨铅以磷酸氢铅的形式进入血液,分布于脑、肝、脾、肾等脏器中,产生多种毒性作用,如红细胞溶血、低血红蛋白性贫血、神经衰弱综合征、多发性周围神经炎、中毒性脑病、中毒性肝炎和肾衰竭等。铅使血红蛋白合成减少;竞争性抑制锌、铁和钙等的吸收;长期接触铅可导致机体维生素 C 缺乏和活性型维生素 D_3 减少。

在接触少量铅时,应选择富含磷和硫的肉类与谷类食物,使骨铅形成可溶性磷酸氢铅入血,经尿液排出。急性铅中毒时,应以富含钠、钾和钙的水果、蔬菜以及乳类等食物为主,使血铅以磷酸铅形式沉积于骨骼,缓解铅的急性毒性。随后采取这两类食物交替使用的方法,促进体内铅的逐步排出。

接触铅作业人员的膳食蛋白质供能比为15%,富含甲硫氨酸和胱氨酸的食物有排铅解毒作用。碳水化合物中葡萄糖醛酸参加铅的解毒反应,碳水化合物摄入要充足,供能比占 65% 以上。由于脂肪促进铅的吸收,应限制脂肪的摄入量,供能比低于 20%。为了预防大量骨铅随骨钙溶出入血,建议摄入钙 800~1 000mg/d。补充铁、锌和铜可以竞争性抑制铅的吸收。补充维生素 C 有利于排铅和维持巯基酶活性,建议维生素 C 的摄入量为 150~200mg/d。适量补充维生素 B_{12} 和叶酸可降低铅的造血系统损害。补充维生素 B_1、维生素 B_2 和维生素 B_6 预防神经系统铅损伤。果胶和植酸等膳食纤维能降低肠道内铅的吸收,加速铅的排出。

2. **接触苯作业人员** 接触苯的职业包括生产苯、含苯化工原料、含苯有机溶剂的工作,如炼焦、石油裂化、油漆、染料、合成橡胶、农药、印刷以及合成洗涤剂等。苯可以经呼吸道、皮肤、消化道进入人体,苯毒作用的靶器官是神经系统和造血系统。急性苯中毒主要对中枢神经系统有麻醉作用,慢性中毒则是造成造血系统损害,严重者导致再生障碍性贫血或白血病。苯引起食欲降低,胃肠功能紊乱,使机体蛋白质的损失增加,维生素和矿物质缺乏,其中对维生素 C 和铁的影响突出。

接触苯作业人员应摄入充足的能量和碳水化合物,增加优质蛋白质的摄入,因为苯解毒转化所需的谷胱甘肽与机体蛋白质营养状态和巯基酶活性有关。脂肪促进苯在体内的吸收和蓄积,应限制膳食脂肪的摄入量。增加维生素和矿物质的摄入量,特别是维生素 C,并补充维生素 B_6、维生素 B_{12} 及叶酸,以及维生素 A 和维生素 E。此外,适当增加铁的摄入量,预防苯中毒所致的贫血。

(王舒然)

案例分析	本章目标测试	本章思维导图

第十五章 | 营养影响症状

营养影响症状（nutrition impact symptoms，NIS）是一组可以影响患者营养状况的临床症状的统称，NIS 关注症状对食物摄入和营养状况的影响。

肿瘤临床工作者早就观察到症状对肿瘤患者营养状况的影响，并提出通过症状管理改善肿瘤患者营养状况。然而，传统的症状管理主要是作为姑息治疗的一部分。实际上绝大多数 NIS 不是进展期或终末期患者的独特症状，因此，NIS 管理思路需要改变，由症状治疗转变为兼顾症状预防和治疗，由消极应对转变为积极主动。我国患者症状管理既吸收了发达国家的科学成果，也弘扬了中国传统医学的优秀传统，形成了中西医结合的多学科团队管理模式，这一管理模式同样适用于 NIS。无论 NIS 为何种症状，营养管理是核心措施。

第一节 | 营养影响症状概述

疾病条件下患者出现的一些症状如恶心、呕吐、腹泻、便秘、吞咽困难、抑郁、焦虑及疼痛等，可以显著影响患者的食物摄入、消化、吸收或利用，使者摄食减少、能量及营养供给减少，导致体重下降、营养状况下降及机体整体功能障碍，这些症状统称为营养影响症状（NIS）。目前 NIS 的研究主要集中在肿瘤领域，其他疾病的 NIS 研究相对较少。

一、定义与范畴

疾病本身和疾病治疗（如肿瘤及抗肿瘤治疗），可导致一系列症状的出现，这些症状可直接或间接对患者产生不同的影响，有些症状干扰睡眠、有些症状妨碍身体活动、有些症状减少食物摄入等。2000 年 Grant M 和 Kravits K 首次系统地讨论了症状对营养的影响，2010 年 Kubrak C 等首次把 NIS 作为一个固有名词报告出来，并将 NIS 定义为导致摄食减少、体重丢失及机体功能障碍的关键决定因素。

NIS 包括哪些症状？目前没有统一标准，具体取决于评价 NIS 所采用的量表。PG-SGA 是目前研究 NIS 最常用的量表，PG-SGA 量表的 13 个症状因而是目前研究 NIS 最常用的参考依据（表 15-1）。

表 15-1　PG-SGA 症状量表

分类	症状
1 分症状	恶心、口干、食物没味、食物气味不好、一会儿就饱了（早饱）、便秘、其他（如抑郁、经济困难、牙齿问题）
2 分症状	口腔溃疡、吞咽困难
3 分症状	没有食欲不想吃、呕吐、腹泻、疼痛（部位）

对头颈部肿瘤患者，特别是接受放射治疗的患者，有一种专门的营养评估工具——头颈部肿瘤患者症状核对清单（Head and Neck Patient Symptom Checklist，HNSC）。HNSC 在 PG-SGA 症状量表基础上增加了部分症状，包括 17 个症状，即疼痛、口干、食欲下降、便秘、饱胀、腹泻、口腔溃疡、恶心、呕吐、气味改变、味觉改变、吞咽困难、乏力、抑郁、咀嚼困难、唾液黏稠和焦虑。HNSC 在评价 NIS 中的作用已经在国内外得到验证。

不同疾病、不同肿瘤、不同分期、不同个体、不同治疗患者的 NIS 可能存在较大差异。理想情况下，应该准确评估记录患者的每一个症状，但是出于卫生经济学的考虑，临床研究中通常聚焦于比较常见的症状。为了便于研究与比较，统一和规范 NIS 的范畴至关重要。多数学者认同将 NIS 定义为食欲减退、咀嚼困难、口干、唾液黏稠、疼痛、焦虑、便秘、早饱、抑郁、腹泻、口腔溃疡/嘴疼、乏力、恶心、气味改变、味觉改变、吞咽困难及呕吐 17 个症状，即 HNSC 的 17 个症状。NIS 的 17 个症状可以分为三大类：放疗特异性症状包括疼痛、吞咽困难、口腔溃疡、唾液黏稠、咀嚼困难、口干；胃肠道症状包括恶心、食欲减退、早饱（饱胀感）、呕吐、便秘、腹泻、味觉改变、气味改变；精神心理症状包括抑郁、焦虑、乏力。这种分类方法为 NIS 的管理提供了极大的便利。

二、评价问卷

除 PG-SGA、PG-SGA 简版、mPG-SGA、HNSC 外，摄食症状问卷（Eating Symptoms Questionnaire，ESQ）、疾病相关食欲问卷（Disease Related Appetite Questionnaire，DRAQ）、改良胃肠道症状分级（Modified Gastrointestinal Symptom Rating Scale，mGSRS）及埃德蒙顿症状评估系统（ESAS）也被用于研究 NIS。有研究认为 PG-SGA 简版加 ESAS 可能是更实用的 NIS 评价工具。

三、人口学特征与发病情况

目前，NIS 的最大病例数研究是我国的 INSCOC 研究，该研究发现，NIS 的发生率为 45.6%，在 56 995 例肿瘤患者中，有 26 011 例患者出现一个或多个 NIS，而 NIS 的分布情况与多种因素相关。

1. **年龄、性别与营养状况** NIS 数量随年龄增加而增加，65 岁及以上患者 NIS 风险显著高于 65 岁以下者。男性患者 NIS 数量高于女性患者（46.8% vs. 44.0%），但是恶心、呕吐、早饱、味觉和气味改变更多见于女性（图 15-1）。随着营养不良严重程度的加重，NIS 的发生率也逐渐升高。

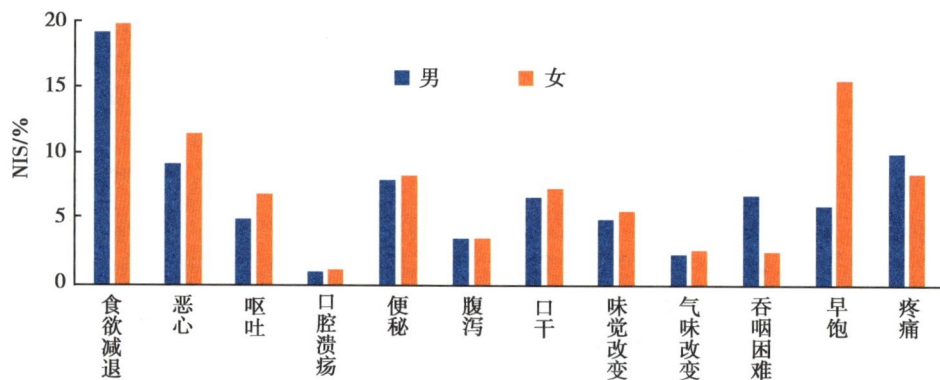

图 15-1 NIS 的性别分布

2. **肿瘤类型与分期** 不同肿瘤的 NIS 发生率各不相同，由高到低依次为胰腺癌（65.6%）、食管癌（65.3%）、胆道肿瘤（60.4%）、胃癌（59.6%）、淋巴瘤（50.6%）、卵巢癌（49.1%）、肝癌（47.5%）、白血病（45.7%）、肺癌（44.3%）、脑恶性肿瘤（43.2%）、宫颈癌（42.4%）、结直肠癌（40.6%）、子宫内膜癌（38.8%）、鼻咽癌（37.3%）、乳腺癌（30.5%）、前列腺癌（29.6%）、膀胱癌（27.6%），见图 15-2。消化系统肿瘤的 NIS 发生率明显高于非消化系统肿瘤（51.2% vs. 40.7%）。从图 15-2 可以看出，胰腺癌、食管癌、胆道肿瘤及胃癌为高 NIS 肿瘤，乳腺癌、前列腺癌、膀胱癌为低 NIS 肿瘤，其余肿瘤介乎二者之间，为中 NIS 肿瘤。NIS 不仅与肿瘤部位有关，也与肿瘤分期密切相关，分期越晚，NIS 越多。T3/T4 期患者的 NIS 数量显著高于 T1/T2 患者 [（2.3±0.18）vs.（1.4±0.13）]。

3. **症状类型** 食欲减退是肿瘤患者最常见的 NIS，发生率为 19.6%，显著高于其他 NIS。其他 NIS 依次为恶心、疼痛、便秘、口干、呕吐、早饱、味觉改变、吞咽困难、腹泻、气味改变及口腔溃疡，其他 NIS 发生率基本上都在 10% 以下，其中恶心的发生率为 10.3%（图 15-3）。

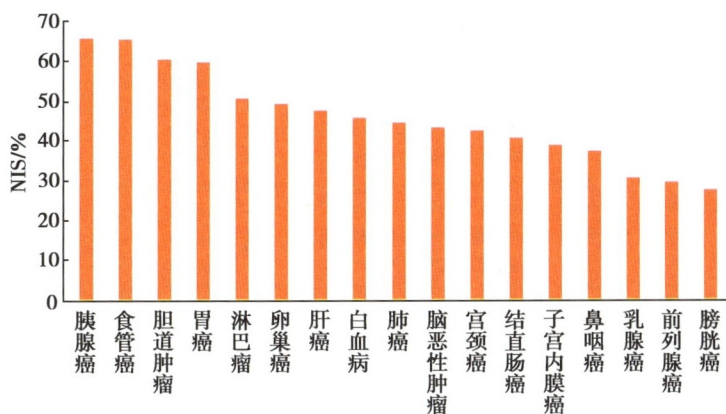

图 15-2 不同肿瘤 NIS 发生率

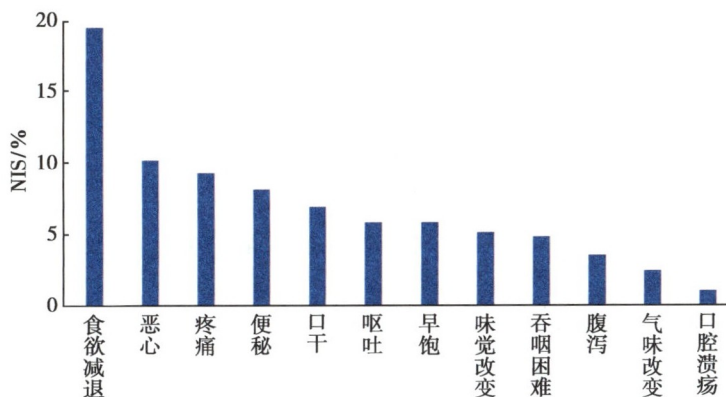

图 15-3 肿瘤患者不同 NIS 的发生率

消化系统肿瘤的吞咽困难、早饱及疼痛显著多于非消化系统肿瘤,而口干、味觉及气味改变更多见于非消化系统肿瘤。

4. 症状数量 胰腺癌是 NIS 数量最多的肿瘤。症状的数量,即症状负荷,是影响营养状况主要因素。与没有症状相比,NIS 1～3 个的营养不良 $OR=4.49$(95%CI=4.0～6.0),NIS>3 个时其 $OR=8.3$(95%CI=5.8～12)。以体重在 6 个月内丢失 5% 的风险与 NIS 数量作图,发现 NIS 数量越多,体重丢失的风险越大,且达到体重丢失 5% 所需的时间越短。

四、NIS 与临床结局的关系

大量研究已经证实,NIS 与营养状况密切相关。与握力正常、无营养风险、无体重下降者相比,低握力患者更容易出现吃饭次数减少、吞咽困难、不快乐、食物味道不好、咀嚼困难、饱胀感、食欲不好等症状;NRS 2002>3 分的患者更容易出现吞咽困难、恶心、味觉变化、食物味道不好、食欲不好及饱胀感等症状;同时具有低握力和营养风险的患者,更容易出现吞咽困难、食欲不好、早饱及食物味道不好等症状。体重下降的患者更容易出现恶心、胃疼、食物味道不好等症状。NIS 可以直接预测营养不良,NIS≥3 分预测营养不良(SGA B、C 级)敏感性为 0.89,特异性为 0.65,AUC=0.81。NIS=2 分与 PG-SGA=4 分相比,诊断营养不良的特异性(0.76 vs. 0.90)、敏感性(0.87 vs. 0.83)、准确性(0.84 vs. 0.85)相近。

NIS 不仅可以预测营养状况,还可以预测临床结局。例如:肾脏病患者 NIS 每增加 1 分,患者住院时间延长的风险增加 1.9%;NIS 中位数为 7 分的患者,住院时间延长的风险增加 13.3%。在放疗结束后 6 个月的头颈部肿瘤患者中,NIS 评分与治疗后瘦体质、功能状态、体力状况、情感状态及生活质量均呈显著负相关。NIS≥2 分(PG-SGA 症状评分)是预测透析患者 12 个月全因死亡的独立危险因素(OR=1.11,

95%*CI*=1.03～1.20）。研究发现，635 例头颈部肿瘤患者中，NIS 评分最高的患者与最低的患者相比，生存时间缩短 205 天，由 577 天减少至 372 天（图 15-4）。

INSCOC 研究比较了 PG-SGA 除外"其他（如抑郁、经济困难、牙齿问题）"的 12 个症状，发现总体上有症状者的生存时间显著短于没有症状者，而且每一个症状都可以预测患者预后。

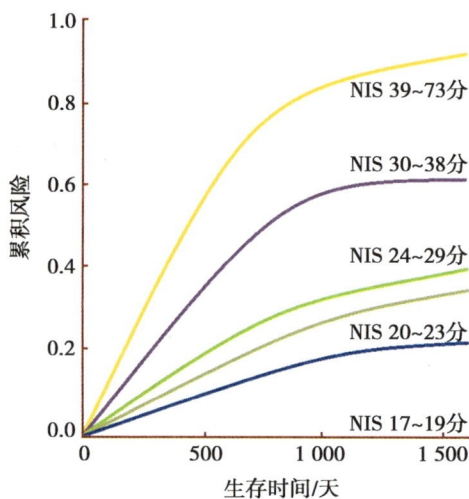

图 15-4 NIS 评分与生存时间的累积死亡风险图

五、NIS 的营养管理

NIS 不仅仅源于疾病本身，而且常见于疾病治疗过程中。在肿瘤的手术、化疗、放疗这三大传统治疗手段中，放疗导致的 NIS 最多、持续时间最长、不良后果最重。在头颈部肿瘤放疗过程中，NIS 数量持续增加，程度持续加重。放疗前（基线）、放疗中、放疗后每位患者平均 NIS 数量分别为（2.65±2.46）个、（8.70±2.31）个、（9.56±2.32）个。与基线体重相比，放疗中、放疗后患者体重平均丢失（2.55±1.70）kg、（5.31±3.18）kg，放疗中、放疗后体重丢失≥5% 者分别为 24.8%、71.8%。NIS 通常表现为慢性症状，持续存在于整个抗肿瘤治疗过程中，不仅影响营养状况，而且影响临床结局和生活质量，如不及时处理，NIS 可能发展成为晚期不良反应或并发症，因此 NIS 的管理极其重要。

NIS 管理类似于肿瘤患者的症状管理，需要多学科团队共同努力，包括临床医师、药师、营养师、心理治疗师、康复师及社会工作者等。NIS 营养管理遵循五阶梯原则，其中最常用的方法是营养咨询教育和 ONS，其最低目标是能量、蛋白质两者都要达到标准：能量 25～30kcal/（kg·d），蛋白质 1.2～1.5g/（kg·d）。在上消化道肿瘤患者的研究中发现，手术前 1 个月接受营养咨询教育≥3 次的患者，其手术后体重丢失发生率显著低于 0～2 次的患者。营养咨询教育≥3 次是降低手术后并发症的独立影响因素。手术前 ONS 大于 2 周可以显著降低体重丢失发生率并缩短住院时间。

总体而言，NIS 是疾病本身和疾病治疗过程中出现的一组症状的统称，这些症状会影响患者的营养状况、饮食、体重及机体功能。NIS 数量越多、积分越高，患者预后越差。NIS 管理需要多学科团队，营养管理是核心内容。

第二节 | 恶心、呕吐

恶心（nausea）和呕吐（vomiting）是临床患者中常见的症状，均属于较复杂的反射活动。消化系统疾病、神经系统疾病、泌尿系统疾病、内分泌系统疾病以及药物刺激等都可能导致恶心和呕吐。长期的恶心和呕吐会影响食物的摄入、导致机体消化液的大量丢失，引起脱水、电解质紊乱、酸碱失调、机体功能受损、营养不良等代谢问题，而这些代谢问题往往会进一步加重恶心和呕吐的发生，严重影响患者的生活质量。

一、病因与发病机制

恶心、呕吐的发生机制较为复杂，一般被认为受到呕吐中枢（vomiting center，VC）的调控。VC 包括两个功能不同的区域：一是神经反射中枢，位于延髓外侧网状结构的背部，接受来自消化系统、大脑皮质、内耳前庭以及化学感受器触发区（chemoreceptor trigger zone，CTZ）的传入冲动，直接支配呕吐动作；二是位于延髓第四脑室底面的 CTZ，接受来自循环的化学物质、药物或内生代谢产物的刺激，由此发出神经冲动到呕吐中枢，并伴有冷汗、皮肤黏膜血管收缩以及唾液分泌增加、心率加快等交感及副交感神经兴奋的症状,而后通过躯体和内脏两条途径传入平滑肌和骨骼肌,通过多组肌肉的协作完成呕吐过程。恶心、呕吐后由于大量食物、电解质等营养素的丢失,导致营养不良。而营养物质如蛋白质、维生素等摄入不足会刺激胃肠道黏膜和腺体,刺激信号传入 VC 后,又会引起恶心、呕吐。

引起恶心、呕吐病因众多,根据发病机制,可将引起恶心与呕吐的病因分为三类:反射性呕吐(例如肠梗阻)、中枢性呕吐(例如神经系统疾病)、前庭障碍性呕吐(例如晕动病)。

二、病理生理改变与营养代谢影响

对于短期及轻度恶心、呕吐的患者而言,其营养代谢状态较基线水平并未发生太大变化。但是对于长期及严重恶心、呕吐的患者,通常会出现厌食、脱水、电解质紊乱、酸碱平衡失调甚至恶液质等营养代谢异常。恶心呕吐患者的营养代谢特点主要为能量摄入减少,食物排出增多及机体消耗增加。

1. **能量摄入减少**　患者出现恶心、呕吐时,由于胃肠道内容物及消化液经由上消化道呕出,通常会刺激局部黏膜,发生口炎、胃肠道黏膜炎症等,导致患者出现食欲减退、厌食。同时患者因惧怕再次出现恶心、呕吐的痛苦经历,主观不愿意摄入食物。因此,恶心、呕吐患者的食物摄入量明显减少,导致机体能量来源不足。

2. **食物排出增多**　患者出现长期及严重呕吐时,大量食物及消化液经口腔排出,而在未能及时补充液体时,极易发生脱水、低钠血症、低钾血症、代谢性碱中毒等电解质紊乱及酸碱平衡失调。当患者出现低钠血症、低钾血症等离子紊乱时会进一步加重恶心、呕吐及食欲减退,使机体的代谢过程呈现恶性循环。

3. **机体消耗增加**　当患者处于恶心及呕吐前期时,机体通常表现为应激状态,常伴随皮肤黏膜血管收缩、瞳孔散大、心动过速、出汗、唾液分泌增加等交感神经及副交感神经兴奋症状,使得机体整体代谢水平升高,消耗增多。长期及严重恶心、呕吐患者由于能量摄入减少、食物排出增多、机体消耗增加,极易发生营养不良,甚至恶液质。同时营养不良及恶液质状态会促进恶心、呕吐的发生,形成恶性循环。

三、临床表现与诊断

恶心和呕吐的临床表现分为三个阶段,第一阶段主要表现为恶心、厌食、头痛、心动过速、出汗、流涎、肠鸣音消失、胃肠张力减弱、十二指肠肌张力增强,可伴或不伴有十二指肠反流;第二阶段表现为干呕,突发性的膈肌、胸腔和腹肌的收缩运动,此时胃上部放松而窦部短暂收缩;第三阶段表现为呕吐、膈肌下降、腹肌收缩、胃窦部持续收缩、贲门开放等一系列运动,致腹腔内压力升高,使胃内容物反流到食管,经口腔排出体外。

恶心和呕吐可以由多种原发疾病引起,因此,需要根据患者呕吐的时间、与进食的关系、呕吐的特点、呕吐物的性质及伴随症状,除了对患者的神志、营养状态、循环状态等一般情况进行评估,还需要注意胃蠕动波、肠鸣音亢进、急腹症等特征性表现,同时还要结合血常规、尿常规、粪常规、肾功能、电解质、血糖、消化道造影、腹部平片、CT、胃镜、肠镜等检验和检查结果,寻找原发病因线索,确定原发病的临床诊断。

恶心根据其严重程度可分为轻、中、重三级。轻度恶心表现为食欲减退,不伴有进食习惯改变;中度恶心是指经口摄食减少,不伴有明显的体重下降、脱水或营养不良;重度恶心是指经口摄入能量和水分不足。呕吐根据其发作次数和对全身的影响分为轻、中、重、极重四个级别。轻度呕吐是指 24 小时呕吐发作 1~2 次,中度呕吐是指 24 小时呕吐发作 3~5 次,重度呕吐是指 24 小时呕吐发作 6 次以上,极重度呕吐是指严重呕吐已经危及生命。

四、治疗

引起恶心、呕吐的病因广泛,需根据病因、恶心、呕吐不同分级及对营养代谢的影响进行病因解除、营养治疗及对症治疗的综合管理。

（一）病因治疗

对于致病因素明确的患者,应积极治疗原发疾病。例如:由于消化道狭窄或梗阻而无法摄取营养的患者,可考虑行扩张、置入支架或手术治疗;由于胃肠动力障碍而导致营养吸收困难的患者,可考虑应用促胃肠动力剂;对于胃肠道急性炎症性病变患者,则需积极选用抗生素,同时纠正电解质紊乱及补充维生素;对于胆道梗阻或绞痛的患者,需要解除胆道梗阻并进行抗炎治疗;对于急性胰腺炎的患者,采用胃肠减压,减少胰液与胰酶的分泌。

（二）营养治疗

在病因治疗的同时,营养治疗也尤为重要。恶心、呕吐未发生营养功能紊乱的,可暂不予以营养治疗,而对于长期营养功能紊乱,如消耗性疾病的患者,则需要根据疾病的轻重程度选择营养治疗,包括向患者宣传合理膳食和增加营养的重要性,给予患者清淡易于消化的高营养、高维生素的流质或半流质膳食,以减少食物在胃内滞留的时间。嘱托患者在一天中最不易恶心的时间多进食,餐后勿立即躺下,食物要温热适中,合理搭配,适当清淡,进食前和进食后尽量少饮水,可选用肉汤、菜汤和果汁等来保证体内营养的需要,维持电解质平衡,避免过多刺激性或油腻食物的摄入,减少胃肠负担。

对于恶心、呕吐频繁,完全不能经口进食的患者,首先进行营养评估,确定其营养状态,根据患者不同的营养需求和承受的应激水平计算其能量需求,包括每日所需的液体、蛋白质、葡萄糖、电解质、矿物质及维生素等营养素的摄入量,来选择合适的营养制剂,通过"鼻饲"或者"管饲"的方式进行肠内营养,以确保患者的能量需求和各种营养制剂的安全和高效应用。对于重症不适合肠内营养的患者,应给予肠外营养,同时对患者进行系统、全面、持续地监测,防止水、电解质紊乱、酸碱平衡失调和代谢性并发症的发生。

（三）药物治疗

1. **促胃肠动力药物**　代表药物包括甲氧氯普胺（胃复安）、多潘立酮和莫沙必利。甲氧氯普胺和多潘立酮属于多巴胺受体拮抗剂,在缩短胃部排空时间的同时改善胃肠动力。莫沙必利是选择性 $5\text{-}HT_4$ 受体激动剂,通过兴奋胃肠道的 $5\text{-}HT_4$ 受体,促进乙酰胆碱的释放,从而增强胃肠道运动。

2. **$5\text{-}HT_3$ 受体拮抗剂**　$5\text{-}HT$ 是肠道和自主神经系统分泌的一种重要的神经递质,$5\text{-}HT_3$ 通过激动肠道及中枢神经的 $5\text{-}HT_3$ 受体引发恶心、呕吐。目前临床应用的 $5\text{-}HT_3$ 受体拮抗剂主要包括帕洛诺司琼、昂丹司琼、格拉司琼、托烷司琼等。

3. **NK-1 受体拮抗剂**　P 物质是另一种重要的神经递质物质,通过与脑干内 CTZ、孤束核和胃肠道的神经激肽（neurokinin,NK）受体结合,参与急性和迟发性呕吐的发生。代表药物为阿瑞匹坦、福沙匹坦。

4. **苯二氮草类药物**　代表药物为地西泮及劳拉西泮。通过抑制脑内中枢神经元的兴奋性发挥止吐作用。

5. **糖皮质激素类**　代表药物为地塞米松、甲泼尼松及氢化可的松。目前糖皮质激素类药物的止吐作用尚未明确,常与其他止吐药物联用增加效果。

6. **抗精神病类药物**　代表药物为奥氮平,是一种非典型抗精神病药物,具有镇静作用,能够同时作用于呕吐通路的多种受体,对化疗引起的迟发性恶心、呕吐治疗效果较好。

7. **吩噻嗪类**　代表药物包括氯丙嗪、异丙嗪等。此类药物为中枢多巴胺受体拮抗剂,通过抑制CTZ 和／或降低呕吐中枢的兴奋性来发挥其止吐作用。

止吐药的不良反应有便秘、脱水、头痛、嗜睡、心动过速等,便秘患者可适当活动、清淡膳食,必要时给予缓泻剂;脱水患者需及时补液,维持水、电解质平衡;对于应用抗精神病类药物的患者,若出现嗜睡、静坐不能等不良反应,应及时停药,保证患者安全。

（四）其他治疗

1. **放松训练**　放松训练通过转移患者的注意力,减少恶心、呕吐的发生,其可能的机制包括:

①通过放松训练,在机体内产生一系列生理的变化,例如降低生理唤醒水平(呼吸、血压、心率、肌电、皮电等);②通过降低引起呕吐的胃肠道肌肉张力;③通过改善焦虑直接诱发的条件性恶心呕吐。

2. **系统脱敏**　系统脱敏目前广泛应用于各种心理障碍的治疗。其治疗原理基于对抗条件反射。

3. **中医药治疗**　通过对足三里、中脘、内关等部位针灸,也能在一定程度上起到止吐作用。

第三节 | 厌　食

厌食(anorexia)是指进食欲望的减退或消失,伴有或不伴有体重的下降。可分为原发性厌食和继发性厌食。原发性厌食又称为神经性厌食,是指个体通过节食等手段,有意造成并维持体重明显低于正常标准为特征的一种进食障碍。继发性厌食又称为疾病相关性厌食(disease related anorexia),指由其他疾病引起的食欲减退或食物摄入不足的症状。

急性疾病期间的暂时性厌食症可能对机体有益,因为其可能限制了营养素的摄入,从而抑制细菌生长,这种短暂的营养缺失不会造成营养不良。然而,在慢性疾病过程中,长期的厌食可能对机体有害,导致营养不良。同时,营养不良也可能导致厌食的发生,因为营养不良往往伴随着电解质紊乱和微量元素的缺乏,而这些因素可能影响胃肠道动力及消化功能,进而导致厌食的发生。

一、病因与发病机制

正常食欲的维持机制是一个复杂的生理过程,涉及多个因素的调节和平衡。弓状核(arcuate nucleus,ARC)位于下丘脑中央,含有饥饿中枢和饱食中枢的神经元。当饥饿信号传入 ARC 时,刺鼠相关肽(agouti-related peptide,AgRP)/神经肽 Y(neuropeptide Y,NPY)神经元激活,刺激摄食;当饱食信号传入 ARC 时,阿黑皮素原(proopiomelanocortin,POMC)/可卡因苯丙胺调节转录物(cocaine and amphetamine regulated transcript,CART)神经元激活,释放 α-促黑素细胞激素(α-melanocyte-stimulating hormone,α-MSH)和 CART 等神经肽,抑制摄食。脑干中的神经元产生与摄食和饱食相关的神经递质,如 5-HT、多巴胺和去甲肾上腺素等,对食欲产生影响。大脑皮质参与对食物的感知、味觉和记忆等过程,对食欲的维持也起到重要作用。此外,食欲刺激素如胃、肠道、胰腺、脂肪细胞产生的激素胃肽、YY 肽(peptide YY,PYY)、胰岛素、瘦素等也通过作用于摄食中枢和饱食中枢,参与食欲的调节。情绪、压力、社交环境和个人偏好等心理因素也会影响食欲。

疾病可能通过直接或间接影响食欲维持调节过程,导致厌食。例如,中枢神经系统疾病如脑炎、脑肿瘤可直接影响摄食中枢,导致食欲减退或丧失。内分泌系统疾病,如甲状腺功能减退、垂体功能减退、糖尿病等,可能引起相应激素水平的改变,进而影响食欲和代谢。消化系统疾病如胃溃疡、慢性肠病等可能引起代谢和消化功能异常,抑制摄食中枢,导致食欲下降。某些疾病或药物治疗如化疗、放疗,可能导致患者长期感到恶心,进而减少食欲。慢性炎症性疾病可能引起细胞因子的释放,如 IL-1β、TNF-α 等,这些细胞因子可以直接作用于中枢神经系统,抑制食欲。

另外,疾病导致的营养素缺乏可能直接导致食欲下降,例如,肿瘤引起的低钠、低钾、高钙,慢性感染导致微量元素如锌、镁、铜、铁、维生素 B_1、维生素 B_6 的缺乏都可能通过干扰食欲调节物质的传递以及干扰下丘脑-垂体-肾上腺轴等方式导致食欲下降。同时,躯体疾病可能导致患者出现抑郁或焦虑,从而影响食欲。疼痛、不适或病痛感可能引起情绪的改变,使患者失去对进食的兴趣。神经性厌食患者长期、主观控制限制饮食,导致营养物质缺乏和激素异常分泌,进而加重厌食,形成恶性循环。

二、病理生理改变与营养代谢影响

厌食症会引起一系列的病理生理学改变,对营养代谢产生影响,导致身体出现多种身体症状和并发症。

1. **代谢率下降**　厌食患者的基础代谢率降低,表现为能量消耗减少。这是身体对持续的能量不足的一种适应机制。

2. **糖代谢异常**　厌食症患者的血糖水平会下降,胰岛素反应减弱。身体会减少对碳水化合物的利用,并开始依赖脂肪供能。这可能导致低血糖症状,如头晕、乏力等。

3. **脂肪、蛋白质代谢障碍**　厌食症患者体内脂肪储存减少,导致脂肪酸供应减少。此外,身体会转而分解肌肉蛋白质来供应能量,从而导致肌肉丢失。这可能导致体重下降以及肌肉萎缩。

4. **骨骼改变**　由于体内长期钙、磷等矿物质供应不足,厌食患者常出现骨质疏松,骨密度明显减少。长期脂肪酸缺乏,导致钙吸收减少、骨形成和骨吸收平衡被打乱,导致骨骼代谢紊乱。

5. **免疫功能受损**　厌食症患者的免疫功能会受到损害,增加感染的风险。免疫力下降可能是由于免疫细胞的功能受到抑制,以及免疫系统代谢的改变。

6. **心血管系统影响**　厌食症患者由于能量摄入严重不足,身体需要通过降低心脏的收缩力和脉搏速度来减少能量消耗。这可能导致心率变慢,血压下降,甚至发生心律不齐等心血管问题。

7. **内分泌系统改变**　厌食症患者的内分泌系统也会受到影响。主要表现为下丘脑-垂体-肾上腺轴的代谢失衡。性激素分泌减少,特别是雌激素水平下降会引起女性患者的月经周期紊乱、周期停止甚至不育问题。此外,甲状腺功能也可能受到抑制,引起代谢率下降、心率下降等问题。

8. **精神状态的影响**　厌食症是一种严重的精神疾病伴有精神改变的躯体性疾病,其对患者的心理状况产生巨大影响。焦虑、抑郁和强迫症状可能导致食欲减退和进食困难,加重营养摄入不足的情况。

三、临床表现和诊断

早期的厌食临床表现通常比较隐匿,可能仅表现为食量的减少以及偶尔的不进食。长期厌食会出现体重下降、营养不良、激素紊乱等多种症状,临床表现主要包括:

(一) 体重减轻

长期厌食的主要临床特点是体重减轻,患者体型多呈现消瘦,早期以脂肪量降低为主,后期逐渐出现肌肉消耗。

(二) 营养素缺乏

1. **脂肪**　长期厌食患者因摄入不足,导致总脂肪量降低,但因瘦体质明显下降,体脂率可呈轻度下降。

2. **蛋白质**　长期厌食导致营养不良常伴随肌肉减少,出现蛋白质缺乏。

3. **糖**　长期厌食患者可出现胰岛素水平降低,糖原水平下降,机体主要依赖糖异生提供必需的葡萄糖。

4. **维生素和矿物质**　由于维生素以及矿物质一般不能在体内合成或合成量有限,必须由食物提供,长期厌食患者可能出现维生素及矿物质不足,引发相关并发症,如维生素 B_{12} 缺乏导致贫血,电解质紊乱(钠、钾、钙等缺乏)。另外,因脂肪摄入不足,机体可出现脂肪酸缺乏,导致脂溶性维生素 A、维生素 D、维生素 E 缺乏,出现干眼症、夜盲病、骨质疏松等。

(三) 躯体症状

厌食患者可能出现多种躯体症状,如头昏眼花、心悸、直立性低血压和晕厥,这些症状提示心血管系统改变。此外,味觉、嗅觉改变,或伴有对肉类以及油腻食物的厌恶。胃肠道症状包括饱胀、胀气、便秘、腹痛和恶心。如有低蛋白血症可出现水肿。因进食减少可出现低血糖反应。因肌肉减少,出现肌力、体力下降。

(四) 内分泌症状

厌食常伴有严重的内分泌功能紊乱,女性闭经、男性性欲减退或阳痿。对育龄女性而言,流产、不孕、剖宫产率增加,产后抑郁风险增加。

厌食症通常是一种临床诊断,主要基于能量摄入减少,症状可能包括早饱、味嗅觉改变、恶心呕吐以及厌油腻等。然而一些其他症状,如吞咽困难、抑郁症等,也可能导致能量摄入减少。因此临床要结合症状、评估量表以及生化指标综合判断。一些评估量表如进食障碍检查(EDE)、进食障碍调查量表(EDI)、进食障碍量表(EAT-26)、厌食/恶液质评估量表(FAACT A/CS)等可以帮助诊断厌食症。

四、治疗

厌食症的治疗需要综合化的团队合作,包括心理治疗师、营养师和医师等的专业协助。只有通过综合治疗,才能全面地恢复患者的健康和克服厌食症。

(一)病因治疗

根据引起厌食病因,进行心理干预和原发病治疗,是治疗的基础。针对原发性厌食给予心理治疗,心理治疗主要包括纠正认知歪曲和处理其他相关因素,例如体象障碍、自卑、家庭问题等。具体手段包括认知治疗、行为治疗、家庭治疗。针对疾病相关性厌食,应积极治疗引起厌食的原发病,如炎症、肿瘤、胃肠道疾病等,进而改善由此引起的厌食症状。

(二)营养治疗

厌食对营养代谢产生影响,营养治疗在厌食的康复过程中起着重要的作用。

1. 逐渐增加能量摄入 根据患者的身高、体重和活动水平,制定合适的能量摄入目标。逐渐增加膳食中的能量摄入,有助于恢复新陈代谢的正常功能。患者通常会存在对进食的抵触感,因此需要逐渐增加每日的能量摄入,通常可以通过增加进食的频率或增加食物摄入量等方式实现。开始时可以选择小而频繁的进餐,然后逐渐过渡到正常的膳食模式。营养摄入建议初期可给予20~25kcal/(kg·d),控制体重阶段给予30~40kcal/(kg·d);脂肪占30%或以上,碳水化合物占50%左右。以肠内营养优先,补充营养所需,如肠内营养无法满足患者营养需求,适时肠外营养治疗。

2. 平衡膳食 膳食应包含均衡的碳水化合物、蛋白质和脂肪,满足身体对营养的需求。食物种类应丰富多样,包括谷物、肉类、鱼类、蔬菜、水果和乳制品等。由于患者长期摄入不足,可能存在维生素和矿物质的缺乏。监测患者的血液指标,并根据需要进行口服补充或静脉注射。

(三)药物治疗

药物治疗主要包括调节精神障碍和改善食欲两方面:

1. 治疗厌食患者精神障碍,根据患者症状使用抗抑郁、抗焦虑等精神类药。具体药物包括:①奥氮平:一种非典型抗精神病药,通过拮抗 5-HT 及多巴胺发挥作用,有助于改善食欲;②米氮平:一种四环类抗抑郁药物,通过拮抗肾上腺素能 α_2-自受体和 α_2-外受体,并阻断 5-HT_2 和 5-HT_3 受体,有助于减轻呕吐,促进食欲和增加体重。

2. 通过药物调节与饱腹感有关的神经递质或神经肽而改善食欲;目前推荐的食欲刺激剂主要包括皮质类固醇、孕激素类似物和 5-羟色胺拮抗剂。但长期类固醇治疗可导致血糖增高、低钾血症和真菌感染等。目前已证实醋酸甲地孕酮和醋酸甲羟孕酮等孕激素类似物对于食欲改善的有效性,推荐以最低有效剂量(160mg/d)开始治疗,并逐步调整剂量,最大剂量为 800mg/d,同时应注意常见的不良反应,主要包括水肿和血栓。赛庚啶是一种组胺和 5-HT 的拮抗剂,可轻度刺激食欲,有助于晚期肿瘤患者体重增加。

(四)其他治疗

1. 激素替代补充 针对厌食或疾病导致的内分泌功能紊乱,可进行外源性激素补充,如甲状腺功能减退给予左甲状腺素替代治疗,肾上腺皮质功能减退给予小剂量糖皮质激素替代治疗。

2. 心理支持和治疗 在厌食症的治疗过程中,心理支持和治疗同样至关重要。患者需要解决与食物和体重控制相关的心理问题,改变不健康的观念和行为模式。提供支持和心理咨询能够帮助患者克服进食困难,建立健康的饮食和生活习惯。

3. 中医疗法 针对部分厌食症状通过穴位按压以及针灸可能在一定程度上改善食欲。

第四节 | 腹　胀

　　腹胀(abdominal distension)是一种常见的消化系统症状,患者主观上感觉全腹部或局部胀满,体检可以发现局部或全腹部膨隆。营养不良患者常常伴有腹胀。一方面,营养不良可以引起和加重腹胀,而腹胀可导致进食减少可能进一步加重营养不良。如果不及时干预,如此恶性循环,患者一旦进入恶液质不可逆时期将失去治疗机会,且生存期也会缩短,因此腹胀症状需要早期发现和关注,分析原因,早期进行干预,避免不良结局的发生。

一、病因与发病机制

(一)发病机制

　　1. 消化系统功能减弱　消化系统疾病可出现消化功能紊乱的表现。如消化系统肿瘤侵犯直接导致胃肠消化面积减少或梗阻、食物消化吸收不良,引起腹胀。

　　2. 胃肠道神经调节机制障碍　胃肠道受胆碱能神经元、非胆碱能神经元及多巴胺能神经元三重支配,三者共同调节消化道平滑肌的运动、腺体分泌、血管收缩和舒张。疾病或各种因素导致神经反射失调,从而引起胃动力障碍、胃肠运动不协调、胃壁运动不协调、胃壁顺应性下降、胃电活动异常等胃肠运动功能失调(图15-5)。

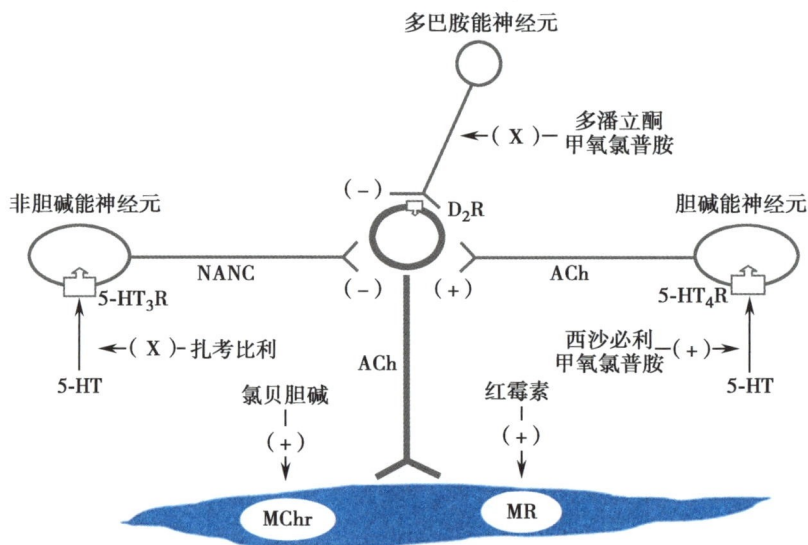

图 15-5　胃 Auerbach(肌间)神经丛组成及其调控

5-HT:serotonin,五羟色胺;5-HT$_3$R:serotonin 3(5-HT$_3$)receptor,五羟色胺 3 受体;NANC:nonadrenergic noncholinergic,非肾上腺素能非胆碱能;ACh:acetylcholine,乙酰胆碱;D$_2$R:dopamine D$_2$ receptor,多巴胺 D$_2$ 受体;MChr:muscarinic cholinergic receptor,毒蕈碱型胆碱能受体;MR:motilin receptor,胃动素受体;X:阻断;+:促进;−:抑制。

　　3. 胃肠激素分泌异常　胃肠激素是由存在于胃肠黏膜层、胰腺内的内分泌细胞和旁分泌细胞分泌,以及由胃肠壁的神经末梢释放的。许多胃肠激素对消化道运动起促进或抑制作用,疾病或心理异常可引起这些激素的分泌异常,出现胃肠运动及消化功能障碍。

(二)病因

　　1. 胃肠道积气过多

　　(1)吞入过量空气:精神因素或某些胃肠疾病、大量饮水或进食过快、过度哭闹等情况均会导致吞入过量空气。

（2）胃肠道排空障碍：肠梗阻、肠壁张力或动力减弱时，过量气体可积聚于肠道。

（3）胃肠道产气增加：肠道细菌过度生长，从而产生过量气体可导致腹胀。其与肠易激综合征、功能性消化不良、功能性肠病、肝病、克罗恩病、小肠憩室、胰腺炎、短肠综合征、糖尿病等疾病密切相关。进食产气增多的食物如大豆、牛乳等也可引起腹胀。

2. 腹腔积液过多

（1）漏出性腹腔积液：常见原因有肝源性、心源性、静脉阻塞性、肾源性、营养缺乏性、乳糜性等。

（2）渗出性腹腔积液：常见原因有自发性细菌性腹膜炎、癌性腹膜炎、结核性腹膜炎、胰源性腹膜炎、胆汁性腹膜炎、乳糜性腹膜炎、真菌性腹膜炎等。

（3）血性腹腔积液：常见原因有急性门静脉血栓形成、肝细胞癌结节破裂、肝损伤性破裂、肝动脉瘤破裂、异位妊娠等。

3. 腹部肿物

（1）脏器肿大：常见的有肝脾大，可见于慢性肝炎、血吸虫病、肝硬化早期、白血病、药物中毒等。

（2）炎症性肿块：阑尾周围炎、肠系膜淋巴结结核、肾周围脓肿等疾病可以表现为炎症性肿块。

（3）肿瘤：恶性肿瘤占多数，其特点为病史短、发展快、质地硬、活动度差；良性肿瘤病史长、肿瘤较大，表面光滑，有一定活动度。

4. 膳食因素 主要包括碳水化合物不耐受、乳糜泻等。碳水化合物不耐受是引起腹胀的常见原因。数据显示，约50%的美国成年人存在乳糖不耐受，亚洲的患病率高达70%，在非洲某些地区的患病率接近100%。此外，果糖、复合碳水化合物，富含可发酵低聚糖、双糖、单糖和多元醇的食物，以及不能被吸收的糖类（如山梨醇和赤藓糖醇）都可能导致腹胀、胀气。另外，某些特定疾病如乳糜泻也可表现为腹胀。

5. 其他因素 精神因素或低钾血症也可引起腹胀。

二、病理生理与营养代谢影响

腹胀会导致多个脏器功能障碍及营养代谢紊乱。

1. 呼吸功能障碍 腹腔胀气会导致横膈膜上提，胸腔变小，使得肺的呼吸功能受到限制，可引起呼吸困难。

2. 血液循环障碍 腹部胀气时，一方面会导致胸腔变小，心脏的收缩和舒张功能受到影响；另一方面，导致肠内压升高，影响肠壁的血液循环；最后，腹腔内压升高，导致下腔静脉回流受阻，因回心量减少，进而影响心脏射血。

3. 水、电解质紊乱 严重腹胀时，肠壁会受到压迫，不仅影响肠内容物的吸收，还会使肠壁血浆渗入肠腔，引起水、电解质紊乱。

4. 毒素吸收 腹腔胀气时，肠腔内潴留的食糜在细菌的作用下发酵、腐败，产生的毒素堆积在体内，会引起很多继发性疾病。

5. 营养不良 腹腔中的胃、小肠、大肠是人体的吸收器官，其中小肠是人体吸收营养物质的主要场所。腹腔胀气时，由于血液循环障碍、胃肠功能损伤等原因，人体对营养物质的吸收出现障碍，导致营养不良。

三、临床表现与诊断

患者除表现为腹胀症状外，因导致腹胀的病因不同，伴有不同的临床表现。应结合病史、症状、体征及辅助检查进行诊断与鉴别诊断。

（一）胃肠道积气过多的临床表现及诊断

1. 症状 患者可以感觉到腹部饱胀不适或胀痛、嗳气，也可出现恶心、呕吐、排便排气减少或停止，并可伴有呼吸困难、心悸和体重下降。

2. **体征**　腹部膨隆,叩诊呈鼓音。

3. **辅助检查**　X 线或 CT 检查可见胃肠道大量积气。

(二)腹腔积液过多的临床表现及诊断

1. **症状**　患者可表现为腹胀、排气排便减少,伴有食欲减退,甚至出现恶心、呕吐。

2. **体征**　1 000ml 以上的腹腔积液可引起叩诊移动性浊音阳性,腹腔积液达 3 000ml 以上时腹部两侧膨出如蛙腹,触诊可有液波震颤。

3. **辅助检查**　超声可显示肝肾交界部位有暗区。超声和 CT 可以明确诊断,但 CT 不如超声敏感。

另外,腹腔积液可能出现原发病的症状、体征及辅助检查结果。

(三)腹部肿物的临床表现及诊断

1. **肝脾增大的表现及诊断**

(1)症状:腹胀、腹痛,还可伴有乏力、发热、食欲减退等症状。

(2)体征:患者可出现腹部膨隆,查体可触及肝脾。

(3)辅助检查:血常规可表现为白细胞计数明显增高,乙肝、丙肝病毒阳性,也可出现其他病毒的感染,同时,影像学可提示肝脾肿瘤等表现。

2. **腹腔炎症的表现及诊断**

(1)症状:发热、腹痛、腹胀等表现。

(2)体征:腹部可有压痛、反跳痛及肌紧张,炎性包块表现为质地韧、肿块不易推动。

(3)辅助检查:血常规提示白细胞计数增高,影像学检查提示炎性包块及脓肿形成,如肝脓肿、肾周围脓肿、阑尾周围脓肿。

3. **恶性肿瘤的表现及诊断**

(1)症状:常表现为腹痛、腹胀,并伴有食欲减退、消瘦、黄疸等。

(2)体征:腹部可触及肿块,触诊可有压痛,伴随感染时可出现反跳痛及肌紧张。

四、治疗

针对腹胀的治疗,首先应针对原发疾病进行病因治疗,并根据腹胀对营养代谢的影响进行营养治疗,同时应用药物、心理治疗等手段进行综合干预。

(一)病因治疗

主要针对原发病治疗,包括慢性肝炎、血吸虫病、肝硬化早期、白血病、药物中毒、慢性充血性心力衰竭、缩窄性心包炎、脾静脉栓塞、输尿管堵塞、肾积水、阑尾周围炎、肠系膜淋巴结结核、肾周围脓肿以及各种良恶性肿瘤等疾病的治疗。主要手段有抗炎、抗病毒、抗结核、抗寄生虫、手术、化疗、放疗、腹腔积液置管局部化疗、纠正心力衰竭等。

(二)营养治疗

1. 进食时要细嚼慢咽,少食多餐。

2. 避免进食引起胀气的食物,如豆类、萝卜、牛乳等。

3. 避免饮用含气的液体饮料,如碳酸饮料、啤酒等。

4. 适当补充膳食纤维。膳食纤维不被人体消化,通过结肠细菌的发酵,产生短链脂肪酸,营养肠道黏膜,增加粪便体积,减少粪便在肠道停留时间。

5. 腹胀可伴随电解质紊乱、营养代谢紊乱,此时根据营养评估情况,对于需要营养治疗的患者,应尽早给予营养治疗,补充患者日常能量消耗。肠道功能良好时首选肠内营养途径,肠道功能差时可选择肠内联合肠外营养,无肠道功能时可选择全肠外营养。

(三)药物治疗

1. 二甲硅油促进厚泡沫层破裂和液体流动,减轻腹胀。

2. 可选用促动力剂治疗胃肠动力减退的患者。

3. 酶制剂可促进内源性酶消化不完全的食物残渣分解。

4. 益生菌可改善肠道微生态环境,减少产气,减轻腹胀症状。

(四) 心理治疗

对于精神心理异常相关的腹胀患者,伴或不伴相关疾病,可以通过心理调节,消除患者的焦虑情绪,减轻精神因素对腹胀的影响。

第五节 ｜ 便　秘

便秘(constipation)是以排便困难和/或排便次数减少、粪便干硬为主要表现的一组症状。便秘可影响肠道稳态和营养物质吸收,引起不同程度的营养缺乏。

一、病因与发病机制

便秘的发生存在内源性因素及外在因素。前者相关的病理生理机制主要包括结肠传输缓慢、出口梗阻和排便动作异常,结肠传输减慢可致粪便中水分的过度吸收和排出困难;出口梗阻主要与直肠形态异常、盆底下降和肛门括约肌功能异常等因素相关;另有部分患者以排便动作时盆底肌肉矛盾收缩、不能松弛,或推进力不足为特征,一般被归于功能性排便障碍。便秘的外在因素主要涉及生活方式及药物,低纤维食物、液体摄入减少和较少的体力活动均可增加慢性便秘发生的可能性;肠内营养相关便秘通常因配方选择不合适,和/或使用的途径及速度不当引起;抗胆碱能药物、阿片类药、抗震颤麻痹药、解痉药、钙拮抗剂、钙剂、铁剂等都是引起便秘的危险因素。焦虑、抑郁等精神心理因素也影响便秘的症状严重程度。

二、病理生理改变与营养代谢

便秘有多种病理生理机制共同参与,包括肠道动力和分泌障碍、内脏敏感性改变、盆底肌群功能障碍和肠神经系统功能紊乱等。长期便秘影响肠道稳态和营养物质吸收,可引起不同程度的营养缺乏。便秘影响住院患者肠内营养的顺利进行及其生活质量,甚至可引发危及生命的肠梗阻等严重并发症。PN 的营养供给方式不符合生理过程,引起肠道内营养缺失、肠道机械刺激消失、内分泌激素异常、肠道细胞能量底物(如谷氨酰胺)不足等,胃肠黏膜出现萎缩,进而影响排便。禁食 48 小时后,组织学上即可观察到肠黏膜萎缩,绒毛变稀、变短,隐窝变浅。TPN 时缺少肠内食物刺激及食物残渣产生,便秘更为常见,而 TPN 还可能改变肠道生态平衡,诱发肠道菌群紊乱,亦是便秘的诱因。

三、临床表现及诊断

便秘包括排便困难和/或排便次数减少、粪便干结等临床症状。针对性地采集病史、查体及辅助检查(肛门直肠生理学检查、结肠传输试验、排粪造影检查等)有助于寻找潜在病因。营养治疗相关的便秘没有明确定义,一般在营养治疗过程中患者 3~4 天无排便会被认为是便秘,其在肠内营养中发生率为 13.1%~85%,多出现在 EN 开始后 1 周左右;在 PN 时,由于缺少胃肠道食物摄入,便秘更为常见。

四、治疗

便秘会影响肠道对营养物质吸收,引起不同程度的营养紊乱,治疗引起便秘的原发病是基础,同时结合患者营养紊乱程度和症状严重程度,给予营养对症治疗。

(一) 病因治疗

针对引起便秘的原发病进行治疗。患者教育是预防便秘的首要内容。首先要培养患者建立良好的排便习惯,建议在晨起或餐后 2 小时内尝试排便,排便时集中注意力(不看手机、不看书等),尽量减少干扰。对卧床患者而言,可以每 2 小时更换卧位,并根据病情及早进行功能锻炼。病情允许时,餐后半小时按顺时针方向按摩腹部,每天 2 次,每次 15 分钟。

肠内和肠外营养治疗过程中均可能出现便秘,首先应判断症状与营养治疗相关还是基础疾病相关。PN 相关的便秘常与胃肠黏膜萎缩以及肠道微生态失衡相关,应尽早启动 EN;EN 相关便秘通常可通过调整配方、增加膳食纤维摄入,以及改变输注条件而缓解,必要时采用药物或生物反馈治疗。

(二) 营养治疗

1. **调节肠内营养成分**　仅有排便轻微费力、伴或不伴有不尽感,粪质较硬、粪量轻微减少时,充分饮水和调整营养成分常可在一定程度缓解症状。饮水量应依据患者的实际情况,如有无合并症,有无发热、呕吐、使用利尿剂等而定。选择纤维型肠内营养制剂或在肠内营养配方中添加膳食纤维有助于预防或减轻便秘症状。膳食纤维可分为可溶性和非可溶性,前者在酵解后可产生乙酸、丁酸等短链脂肪酸,进而降低肠道内环境的 pH,对肠道动力产生双向调节作用;后者有较强的吸水力和膨胀性,且不易被消化酶或肠道微生物酵解,可以形成较多的固体食物残渣,增加粪便的重量和体积,软化粪便,使之易于排出。同时,粪便重量和体积的增加可以机械性刺激肠壁引起便意,加快肠道蠕动,缩短肠内容物的通过时间,从而改善排便。

对营养配方的其他调整,如添加益生菌,以及将短肽或单体型肠内营养配方更换为整蛋白配方等也有助于排便。长期肠内营养可能出现益生菌减少,潜在致病菌增加,肠道菌群的改变导致肠道的运动、消化和分泌能力下降。目前常用的益生菌制剂菌种包括双歧杆菌属、乳酸杆菌属及布拉氏酵母菌等,但仅补充益生菌改善排便效果并不令人满意,需要配合其他治疗。

2. **调整肠内营养输注条件**　改变肠内营养营养液输注条件和方式也可改善便秘情况。一般认为,进行肠内营养时营养液的温度以 37~40℃为宜,采用输液增温器加温可减少肠内营养不耐受,以及腹胀、便秘等胃肠道症状。分次推注并发症多,尤其在危重患者更不易耐受,而改良间断输注法,即采用短时输注长时间间歇的方法更为合适,每次滴注 45~60 分钟,开始速度以 30~50ml/h 滴入,逐渐增加至 80~100ml/h,一般不超过 120ml/h。在间歇期根据电解质情况滴注温水或补液盐溶液,夜间可暂停滴入,让胃肠道有一定的休息时间。长期肠内营养的患者可以使用循环输注法,此法要求输注时间为 12~16 小时内,每天同一时间应用,并保证一定间歇期(6~8 小时),该法也可有效降低并发症的发生,提高营养治疗的效果。

(三) 药物治疗

当充分饮水、改变生活习惯和/或更改营养液配方成分后,患者仍无排便或排便不畅、费力,伴不尽感,粪质较硬,粪量减少时,可以考虑药物干预。最常用的是渗透性泻药(聚乙二醇、乳果糖等),而刺激性泻药(酚酞、比沙可啶、蒽醌类药物和蓖麻油等)可能诱发巨噬细胞内的脂褐素样物质沉着于结肠黏膜,导致结肠黑变,应避免长期使用。盐类泻药可能引起电解质紊乱,老年人和肾功能减退者应慎用,且使用过程中应动态监测电解质水平。促胃肠动力药可能有一定效果,主要为 5-HT$_4$ 受体激动剂,代表药物有莫沙必利、普芦卡必利等。含甘油的润滑性缓泻药如开塞露等塞肛或低压灌肠均可软化粪便,使之易于排出,但操作不便,多用作应急通便时的选择。

(四) 其他治疗

除上述干预方式以外,针灸疗法也被认为能有效缓解便秘症状,但其疗效的评估尚需要更多的循证医学证据。生物反馈治疗通过模拟生物电刺激改善盆底血供,增强盆底神经肌肉的兴奋性,促进肠道蠕动,增加便意,达到治疗目的,特别适用于合并盆底功能障碍的患者。当患者排便很费力,伴严重不尽感,粪质很硬,粪量严重减少时,除积极寻找潜在病因外,必要时需停止肠内营养,通过其他营养方式替代。当便秘的症状严重影响日常生活,经严格的非手术治疗无效时,手术治疗亦可考虑,但术前应全面检查以了解肛门及肠道功能和形态学异常的严重程度,并针对性选择手术方式。

第六节 | 腹　泻

腹泻（diarrhea）是临床上的一种常见症状，指每日排便≥3次，排粪超过200g，粪质稀薄或呈水样便，常伴有排便急迫感及腹部、肛门不适或失禁。腹泻患者受营养摄入减少、吸收不良、粪便营养流失和炎症反应的影响，易造成营养不良，而营养不良的患者常会表现为更严重、更频繁的腹泻症状，两者迁延不愈，形成恶性循环。因此，腹泻的及时诊断和治疗对患者营养状态的改善至关重要。

一、病因与发病机制

腹泻的发病机制因病因不同而异。病理类型主要分为：分泌型、动力型、渗出型及渗透型，发病机制分别如下：①分泌型：此类腹泻多与Cl^-、HCO_3^-的分泌及Na^+的吸收有关，例如霍乱。部分患者肠道缺乏足够的吸收表面积或先天性缺乏特定转运分子，从而限制了对离子的吸收而导致腹泻。②动力型：肠蠕动增快导致肠道内容物与肠黏膜的接触时间缩短，肠道内物质未被吸收而引起腹泻。常见于肠易激综合征、甲状腺功能亢进、肾上腺危象引起的腹泻。③渗出型：炎症、溃疡或肿瘤浸润引起病变部位的血管、淋巴和黏膜受损，局部血管通透性增加，导致蛋白质、血液渗出进入肠道增加而发生腹泻。其中感染性腹泻包括痢疾、肠炎、肠结核等；非感染性腹泻包括炎症性肠病、结肠癌等。④渗透型：多由摄入难以吸收的离子、糖或糖醇引起。为维持肠腔内的渗透压与体液平衡，大量水分被保留在肠腔而导致腹泻。双糖酶的缺乏会限制肠黏膜对蔗糖、乳糖等双糖的吸收，从而导致腹泻。

在特定条件下，代谢酶或肠道功能异常或食物可导致腹泻，甚至发生营养不良。吸收不良综合征是指各种原因引起的小肠消化、吸收功能降低，以致营养物质不能完全吸收，而从粪便中排出，引起营养缺乏的临床综合征群，表现为粪便色淡、量多，呈油脂状或泡沫状，又称"脂肪泻"。吸收不良多与原发疾病有关，胰腺脂肪酶缺乏者的肠道对脂肪吸收不良；先天性胆道梗阻者胆汁引流不畅，脂肪不能被乳化；各种肠道感染或肠管切除术引起小肠吸收面积减少，限制了脂肪的摄取，以上均可引起脂肪泻。乳糜泻是一种免疫介导的吸收不良综合征，由于患者先天性对麸质蛋白质不耐受引起。其主要病理改变为小肠绒毛萎缩，引起肠道屏障功能受损，致敏性食物或成分易通过受损的肠道黏膜进入体内，进一步加重免疫反应和肠道损伤。

食物过敏患者常在食用变应原后出现腹部痉挛和腹泻。高碳水化合物低脂肪膳食使胃排空增加，肠内容物过快通过肠腔而导致水样泻。大量进食油腻、辛辣等食物，或饮食不规律也可导致腹泻。肠内营养因配方成分、输注方式等也会导致腹泻。

二、病理生理与营养代谢

腹泻导致肠道消化、吸收功能降低，营养物质大量丢失，引起消瘦、营养不良、低蛋白血症和电解质紊乱。蛋白质、维生素和微量元素等营养物质的长期摄入不足引起营养素缺乏，进而会影响胃肠道黏膜的生长和修复而发生萎缩，导致消化吸收受限，从而增加了腹泻发生的风险。例如：①低白蛋白血症会引起血浆胶体渗透压降低和组织黏膜水肿，影响营养物质通过肠黏膜上皮细胞而导致腹泻。②维生素A可影响淋巴细胞向肠道的运输，其缺乏会增加肠道通透性，导致肠道功能受损而发生腹泻。③铁缺乏引起的贫血会导致肠道缺氧，同时可增加肠道通透性而导致腹泻；锌缺乏可改变上皮稳态而损害肠黏膜的免疫功能，也可破坏肠绒毛而引发腹泻。

健康的肠黏膜可向黏膜免疫细胞传递微生物信号，促进免疫应答协调，对抗共生菌和肠道病原体，促进肠道稳态的维持。而营养不良会增加由肠道病原体引起的免疫防御受损，从而增加肠道感染和腹泻的风险。

三、临床表现与诊断

腹泻可由多种原因引起,需要结合患者症状、体征及辅助检查,进行诊断,明确导致腹泻的病因。确立腹泻诊断,还需要对腹泻程度进行分级。腹泻可导致营养不良,同时严重营养不良可导致肠道免疫防御受损而进一步加重腹泻,需要对患者进行营养诊断。

(一) 症状

1. 急性腹泻伴发症状　通常由膳食不当、感染或肠道功能异常引起。急性腹泻可导致严重的脱水和电解质紊乱,多为感染性腹泻,通常伴发热、恶寒和脓血便;伴发热、食欲减退、消瘦和便血则主要考虑恶性肿瘤和结核;伴精神状态、情绪改变和大量黏液便者,考虑肠易激综合征。

2. 慢性腹泻伴发症状　患者长期出现稀便、水样便或黏液便,每日排便次数可达数十次。慢性腹泻伴关节炎、活动性肝炎者考虑炎症性肠病。

(二) 体征

长期腹泻导致脱水者可出现眼窝凹陷、皮肤弹性差、血压下降、尿量减少等血容量不足的表现。营养不良的患者可出现体重下降、双下肢水肿;脂肪泻导致的低钙血症可引起手足抽搐;腹腔恶性肿瘤、克罗恩病的患者可触及腹部包块。

(三) 辅助检查

腹泻的辅助检查以粪常规和粪培养为主,如伴全身症状,需结合血常规、血培养、CRP、降钙素原等指标。粪常规显示白细胞增多,隐血阳性,血白细胞增高,多提示炎症性腹泻;粪便白细胞和隐血试验有利于鉴别细菌性腹泻;对呈重度腹泻、免疫抑制状态、血性腹泻以及有炎症性肠病的患者行粪培养,可发现弯曲杆菌、沙门菌、志贺菌、艰难拟梭菌及真菌等致病菌。

确立腹泻诊断,需要对腹泻严重程度进行分级,通过排便次数和全身症状进行综合判断。轻度腹泻:不成形大便不多于每天 3 次,伴发临床症状轻微;中度腹泻:不成形大便达到每天 4 次,少于 6 次,可伴有全身症状;重度腹泻:不成形大便多于每天 6 次,伴或不伴体温≥38.5℃、里急后重、血便或粪便中检出脓细胞。

四、治疗

腹泻可由多种原因引起,明确和去除病因是腹泻治疗的基础。临床上诊治时需从腹泻的发病特点、性质、分级、体征、伴随症状、营养状态及实验室检查等综合评估,进行营养治疗等综合治疗,以纠正症状,改善患者生活质量。

(一) 病因治疗

明确腹泻病因,治疗原发病,在未明确病因之前要慎重使用止泻药和止痛药,以免掩盖症状造成误诊而耽误病情。

1. 感染性腹泻,应针对病原体采取相应的抗感染治疗。
2. 炎症性肠病引起的腹泻可使用柳氮磺吡啶、皮质类固醇等。
3. 类癌综合征、胃泌素瘤所致的腹泻应尽早控制肿瘤。
4. 乳糖不耐受的患者则限制乳糖的摄入。

(二) 营养治疗

在胃肠道功能相对完整的情况下,确保摄入足够营养素的同时避免对肠道造成过度负担。①根据个体需求制订膳食计划,确保摄入合理配比的营养素。有研究表明,补充铁、锌和维生素 A 可降低腹泻的发生率。同时可适当增加易消化的食物,如米粥、面条、蒸蛋等,以促进胃肠功能的恢复。②少量多餐,保证身体获取足够营养的同时也避免了单次进食过多加重肠道负担。③清淡膳食,避免摄入辛辣、油腻、粗糙等对胃肠道黏膜有刺激的食物,选择白米饭、面条、鸡肉、鱼肉等低脂肪、低纤维的食物。

对于中重度营养不良且有短肠综合征、消化道先天畸形或严重腹泻等患者，其小肠对营养物质的吸收减低，肠内获取的营养不足，须通过 PN 补充碳水化合物、氨基酸、脂肪乳、维生素、微量元素、电解质和水，以满足正常人体所需。要注意的是，长期接受 PN 易引起静脉导管感染、代谢并发症和肝功能损害等，而 EN 可为肠黏膜细胞提供足够的营养素，减少肠黏膜的萎缩，避免肠道菌群移位，促进胃肠道功能的恢复，同时可减少肠源性感染等并发症的发生。因此一旦患者胃肠功能恢复，应逐渐减少 PN 并逐渐向 EN 或经口摄食过渡。

（三）药物治疗

1. **纠正电解质、酸碱平衡紊乱**　腹泻会导致身体大量失水和电解质，要注意预防脱水。对于急性腹泻需首先补充液体和电解质。鼓励其接受口服补液盐治疗，严重脱水者应予林格液或生理盐水。对于清醒的轻中度脱水患者，口服补液盐与静脉补液同样有效。

2. **保护胃肠道黏膜**　双八面体蒙脱石制剂可与消化道黏液中的糖蛋白结合，同时使黏液层增厚，从质和量两方面改善黏液屏障。其还可加速受损黏膜上皮的修复，起到加强、修复与保护消化道黏膜屏障的作用。

3. **调节肠道菌群**　常用药物有两大类：一类为活菌制剂，一项关于营养不良相关的肠道微生物群的研究表明，促进健康微生物群的益生菌可用于治疗干预，抵抗外来细菌；另一类则是用可改善肠道微生态的死菌及其代谢产物，改善菌群失调。

（四）其他治疗

1. **情绪调节**　肠易激综合征患者受焦虑、抑郁等情绪影响会加重腹泻，可通过放松训练、冥想和深呼吸等方式缓解压力，从而改善腹泻。

2. **认知疗法**　可通过记录膳食和排便情况，找出可能引起腹泻的食物和生活习惯，从而通过调整膳食、调整作息习惯来减轻腹泻的程度。

第七节 ｜ 反流与误吸

持续的反流（regurgitation）、误吸（aspiration）症状可能在不同程度上增加气道梗阻、吸入性肺炎等并发症发生风险，引起不良临床结局，也可能影响营养治疗的实施效果。同时反流是引起误吸的常见原因，但误吸亦可继发于吞咽障碍（详见本章第八节）。

一、病因与发病机制

反流与误吸的主要发生机制包括食管结构异常和/或运动功能失调、食管清除功能下降、食管上皮防御功能减低、胃排空延迟等。因重力作用或因食管下括约肌功能障碍，特别是在腹内压和胃容量增高的情况下，胃内容物经食管逆流，甚至进入咽喉会厌腔，流入或吸入气管内，引发相关症状。最常见的食管运动障碍是胃食管反流病（gastroesophageal reflux disease，GERD），反流为该病典型症状，多于餐后 1 小时出现，卧位、弯腰或腹压增高时可加重。其他的原发性食管动力障碍主要包括贲门失弛缓症和弥漫性食管痉挛。硬皮病等全身性疾病也可能引起继发性食管动力障碍。肠内营养的置管和喂养不当也常引起反流与误吸，详见第十章第四节。

二、病理生理改变与营养代谢

反流与误吸和食管、胃动力异常有关。原发性食管动力障碍主要包括贲门失弛缓症和弥漫性食管痉挛，前者主要表现为食管下括约肌松弛不良及食管蠕动缺失；后者以食管中下段高压型食管蠕动异常为动力学特征，上段食管及食管下括约肌常不受累，两者均可导致食物潴留和反流。胃的排空障碍可见于重度颅脑损伤、术后胃瘫等，可引起胃内容物潴留及反流。梗阻性因素也是胃食管动力异常的常见原因，包括食管和胃恶性肿瘤或术后吻合口复发引起的恶性狭窄，以及炎症相关的水肿和瘢痕狭窄,均可能导致食物通过困难和反流。

反流和误吸症状反复或程度严重时,可明显影响患者自主进食量,引起必需营养素摄入不足,并因营养物质消耗增加,出现各类营养代谢并发症。

三、临床表现及诊断

常见典型反流症状包括胸骨后灼烧感,吞咽困难,自觉胃内容物向咽部或口腔方向流动。其他症状可有胸痛、上腹痛、烧心等。长期反流可出现慢性咳嗽等症状。误吸进入气道则可能引起肺部炎症和气道痉挛,轻者可能出现剧烈咳嗽并将异物排出体外;重者可能伴有憋闷、呼吸困难、反常呼吸甚至窒息、死亡。同时结合病史、症状、体征及辅助检查明确引起反流与误吸的原发病。

四、治疗

治疗原发病是缓解反流与误吸症状的基础。若原发病控制不佳或控制后仍无法改善症状,可考虑使用促胃肠动力药物或改变喂养体位;调整单次口服摄入量和肠内营养制剂输注量和速度。以上解决方案均无效时,应考虑 PN。增加咀嚼次数、细嚼慢咽,可以有效预防反流。

(一) 病因治疗

应尽早识别反流症状,评估、确认引起反流的原因;积极处理原发病,改善原发病相关胃肠功能障碍;根据个体情况选择应用无创监测手段。EN 置管和喂养相关反流的预防详见第十章第四节。

(二) 营养治疗

最基础、最经济实用的干预措施是膳食指导和膳食调整,当膳食和营养教育无法满足患者 60% 目标需求量 3~5 天时,则需 ONS。膳食和 ONS 仍无法满足患者目标需求或完全无法经口进食者,应选择合适的营养通路,采用 TEN,并实时监测耐受性。

经鼻置管方便、经济、无创,是短期(<4 周)管饲 EN 的首选途径。相对而言,较细直径营养管的胃食管反流和呼吸道误吸发生率较低。胃瘫、严重胃食管反流等高误吸风险患者,应考虑幽门后置管,使食物不经过胃直接进入十二指肠或空肠段,可很大程度上避免胃潴留相关的反流及误吸发生。预计管饲时间超过 4 周者,推荐将 PEG 作为首选通路,高误吸风险、胃内喂养不耐受、胃瘫、胃出口梗阻等情况需考虑经 PEG 置入空肠延长管行幽门后管饲。详见第十章第三节。

(三) 药物治疗

与胃肠动力减慢相关的反流可使用促动力药物,常用红霉素、甲氧氯普胺等。抑酸药物可控制反流引起的胸痛和烧灼感,有助于黏膜损伤的修复,可予长期维持。贲门失弛缓症药物治疗效果差,多选择内镜或外科治疗。

(四) 其他治疗

1. **外科手术**　可解除食管梗阻和胃流出道梗阻,也是贲门失弛缓症的传统治疗手段。胃食管反流药物效果不佳时,可考虑抗反流外科手术。近年内镜下微创治疗手段的应用越来越多,可一定程度上替代外科手术。

2. **内镜治疗**　内镜下可采用胃底缝合/折叠、食管下段填充剂注射、LES 及贲门部位射频等方法控制胃食管反流,多用于伴有食管裂孔疝的患者,但需特殊设备及药物,目前国内应用不多。抗反流黏膜切除或套扎等方法简单方便,但临床效果尚需进一步评价。

贲门失弛缓症的内镜下干预,特别是经口内镜食管下括约肌切开术(peroral endoscopic myotomy,POEM)已成为首选。常用的内镜下治疗手段还包括肉毒毒素局部注射和球囊扩张。

支架置入、狭窄扩张和切开等内镜下微创干预可用于部分食管和胃流出道梗阻患者。支架可支撑狭窄段,重新恢复患者自然经口进食,以自膨式金属支架最为常用,多用于恶性肿瘤晚期的姑息治疗,也用于扩张治疗无效的顽固性良性狭窄;球囊扩张器和探条可强力扩张狭窄环周组织,引起狭窄部一处或多处的撕裂,以及内镜下切开狭窄处瘢痕等均可扩大管腔,主要用于良性狭窄。

第八节 │ 吞咽困难

广义的吞咽困难（dysphagia）既包括口腔、咽部、食管等的器质性结构和/或功能受损,也包括认知和精神心理等方面的问题引起的吞咽和进食问题。吞咽障碍易引起误吸、营养不良等并发症,增加感染风险,产生不利的临床结局。老年人由于咀嚼和吞咽能力下降,吞咽障碍更为常见,独立生活的老年吞咽障碍患者营养不良或有营养风险的发生率为17%～20%,住院者营养不良的发生率可达37%～67%。

一、病因与发病机制

吞咽困难的常见原因主要包括机械性和动力性。

机械性因素多引起咽食管狭窄,主要包括鼻咽、口咽及食管肿瘤瘤体引起的消化管腔内占位性狭窄;反流性、放射性、腐蚀性、嗜酸性粒细胞性等多种食管炎症和术后瘢痕收缩带来的纤维性狭窄;以及腔外肿瘤、肿大淋巴结、骨性增生的椎体或炎症包块压迫带来的外压性狭窄。较少见的机械性因素包括食管蹼、Schatzki 环和食管肌肉环等。食管蹼和 Schatzki 环一般指食管腔内由黏膜和黏膜下层构成的隔膜,前者可能与先天发育不良有关,亦可继发于黏膜慢性炎症及缺铁性贫血,可出现于食管各段;后者见于胃食管交界处,多与反流有关。食管肌肉环多为胃食管交界部上方1～2cm 的固有肌层环状增厚,可引起液体吞咽困难。

吞咽困难的动力性因素包括口咽肌麻痹、干燥综合征引起的吞咽启动困难;延髓麻痹、神经运动元疾病、重症肌无力等引起的咽、食管横纹肌功能障碍;以及系统性硬化、贲门失弛缓症、弥漫性食管痉挛或高收缩性食管动力异常等食管平滑肌功能障碍。

二、病理生理改变与营养代谢影响

按食物通过的顺序,吞咽一般可以分为三期,涉及口腔、咽喉和食管的动作。一期为口腔期,通过舌的运动配合咬肌、软腭动作将食团送至咽部,此期为自主动作;二期为咽喉期,通过咽、喉肌先后收缩将食团经咽部送入食管,此期为反射运动;三期为食管期,食管入口关闭,食团因重力作用和食管蠕动送至胃内。在此过程中,任一环节的结构或功能受损都可引起吞咽困难,进而影响经口营养摄入,易引起误吸、营养不良等并发症,增加感染风险,产生不利的临床结局。

三、临床表现与诊断

吞咽困难主要表现为食物无法顺利自口腔进入胃内,可有咽部、胸骨后或剑突部位的哽噎、停滞感觉,可伴有吞咽疼痛、声嘶、呛咳、呃逆、胸骨后疼痛、反酸、烧心、哮喘及呼吸困难等症状。吞咽困难显著影响经口进食量,增加营养风险。同时结合病史、症状、体征及辅助检查明确引起吞咽困难的原发病。

吞咽困难的评估包括以症状为主的主观评估以及客观评估,后者包括功能性筛查、与吞咽有关的口颜面功能评估、高分辨率食管测压、食管造影等。洼田饮水试验是吞咽困难筛查的首选方法,检查时患者端坐,喝 30ml 温开水,观察吞咽次数、时长和呛咳情况。洼田饮水试验的评估标准见表15-2。吞咽功能正常:Ⅰ级,5 秒之内;吞咽功能可疑:Ⅰ级,5 秒以上或Ⅱ级;吞咽功能异常:Ⅲ～Ⅴ级。

四、治疗

结合患者吞咽困难的病因、分级及营养状态,对患者实施病因治疗、营养治疗等的综合管理。

（一）病因治疗

对于病因明确的吞咽障碍患者,应针对原发疾病采取相应的治疗措施。例如,头颈部放射治疗导

表 15-2　洼田饮水试验

级别	评估标准
I	能顺利地 1 次咽下 30ml 温水
II	需分 2 次以上咽下,但无呛咳
III	能 1 次咽下,但有呛咳
IV	需分 2 次以上咽下,且有呛咳
V	频繁呛咳,不能全部咽下

致的环咽肌纤维化、头颈部肿瘤术后食管瘢痕增生等可采用环咽肌导管球囊扩张术,即以球囊导管经口/鼻孔插入食管,用注水/注气的方式充盈球囊,扩张环咽肌。

(二) 营养治疗

吞咽障碍患者一经确诊,即应进行营养筛查,存在营养风险的患者进一步行营养状况评估。营养筛查及营养评估在吞咽障碍患者治疗过程中应多次进行。详见第六章第二节。

经口摄入是获取营养的第一选择,洼田饮水试验 I ~ II 度吞咽障碍患者可优先考虑经口摄入黏度适当、营养均衡的食物或 ONS。相较于管饲途径,ONS 更接近于患者自然的进食过程,具有更好的依从性。对于各种原因造成消化道管腔狭窄、梗阻者,应尽可能创造条件恢复患者经口进食,可考虑使用消化道支架或者狭窄扩张技术重建口服通路。以下情况应给予管饲营养治疗:每日经口能量摄入不足目标量的 60%;因意识障碍、认知功能障碍不能经口进食;以及吞咽困难,洼田饮水试验评估为 III 级以上者。有严重胃肠功能障碍,无法使用胃肠途径进行喂养或单独 EN 短期内无法达到目标量的 60%,应考虑加用 PPN 或使用 TPN。

吞咽障碍患者的营养管理包括降低经口进食难度、减轻吞咽时的残留和防止误吸,以及减少和/或缩短管饲喂养的比例和时间。对有高营养风险、吞咽困难的患者,早期营养治疗的启动时间不宜超过 48 小时。早期营养治疗可以减少营养风险,降低各种感染的发生率。

1. 口服食物选择和调整　吞咽障碍食品根据食物特性分为 6 级(即 1 级低稠型、2 型中稠型、3 级高稠型、4 级细泥型、5 级细馅型、6 级软食型)。根据吞咽困难评估和营养评估选择合适的吞咽障碍食品要定期进行再次评估,动态调整营养治疗方案。当经口进食不足造成宏量营养素或微量营养素缺乏时应考虑 ONS,尤其是对体重丢失或摄食不足超过 5 天者。

2. 管饲的输注途径与方式　吞咽困难患者的 EN 输注途径应根据疾病情况、喂养时间长短、患者精神状态及胃肠道功能选择。经鼻置管简单方便,适用于接受 EN 时间<4 周者;预计需要接受>4 周管饲者,特别是重度颅脑损伤、卒中、重度痴呆、神经性吞咽困难、上消化道肿瘤和术后等原因所致的吞咽障碍以及需要长期机械通气的患者,建议选择 PEG 途径。吞咽障碍患者本身误吸风险就高,若患者同时存在胃排空障碍或胃内喂养不耐受,应考虑改用幽门后置管(鼻十二指肠管和鼻空肠管)以减少反流和误吸,对机械通气者还可显著减少呼吸机相关肺炎。

因机械性或动力性因素,吞咽困难者易出现食管内食物潴留,反流的发生率更高,建议治疗初期选择低能量密度、低总量及低速度的连续输注,减少大量输注的消化道刺激和胃潴留,但应避免 24 小时持续输注以降低误吸风险。间断输注过程中应注意定时冲洗管路以免堵塞,详见第十章。

3. 纠正缺水状态　吞咽障碍患者常因呛咳和误吸而主动减少饮水次数与饮水量,从而导致缺水,进而因口干、唾液分泌减少加重吞咽障碍。在 EN 期间,除了保证提供足够的能量及营养素,还需要注意水分的补充。在无须限制液体量的情况下,每日饮水量可由 21~43ml(平均 32ml)/kg 体重推算得出。由于饮用稀薄液体易误吸,经口饮水时可增加液体稠度,必要时可采用静脉补液。

（三）其他治疗

部分有条件的气管切开患者,可在气管套管口安放吞咽说话瓣膜,减少误吸、重塑声门下压力和咽喉部感觉,重建声门反射和咳嗽反射;重复经颅磁刺激、经颅直流电刺激结合吞咽训练对吞咽功能的恢复有效,目前正处于临床研究与初步应用阶段。针刺作为中国传统治疗方法,在吞咽障碍中应用广泛,电针除了常规的中医穴位作用之外,还有低频电刺激作用,国内大量的文献报道有效,但仍是基于经验的使用,应强调辨证施治。

外科手术及内镜下治疗均可用于重建食管狭窄的口服通路,内镜下扩张、支架置入以及狭窄切开技术有效且相对微创,正在成为临床应用的主流。

第九节 | 嗅觉障碍和味觉障碍

嗅觉是人体感知和辨别物质气味的能力,味觉则是口腔味觉器官化学感受系统受食物刺激而产生的感觉。嗅觉障碍(dysosmia)、味觉障碍(dysgeusia)的发病率随年龄的增长呈现上升趋势。嗅觉障碍的自报患病率为1.4%~40.0%,而通过嗅觉心理物理测试获得的患病率为4.7%~27.0%。味觉障碍的自报患病率鲜有文献报道。

一、病因及发病机制

1. **嗅觉障碍病因及发病机制**　嗅觉传导通路涉及鼻黏膜、嗅球和嗅神经,其中任一环节的异常均可导致嗅觉功能下降或丧失。味觉传导涉及味觉物质、周围神经和中枢神经,味觉物质传导主要受唾液及味蕾功能影响,而舌咽神经、鼓索神经以及下颌神经舌支损伤等周围神经损伤以及某些中枢神经系统损伤均可能导致味觉异常。

嗅觉障碍可有外周性和中枢性因素。鼻炎、鼻窦炎以及上呼吸道感染等炎症可造成局部水肿,阻碍气流通过鼻气道,阻碍气味向嗅觉上皮运动;鼻腔黏膜分泌物增多还会抑制嗅上皮表面受体结合气味分子,抑制嗅觉感知;一些神经退行性疾病,如阿尔茨海默病和帕金森病,则可能导致中枢嗅觉功能障碍。很多情况下,嗅觉障碍可能同时有外周和中枢性的因素参与。衰老是引起嗅觉减退的最常见原因,可能与嗅觉神经上皮退化有关,也可能有中枢性因素;鼻损伤、颅底骨折时,则可同时因气流改变及嗅丝分离而出现嗅觉下降。某些病毒,如COVID-19感染后发生嗅觉障碍的比例明显高于其他呼吸道病毒感染,其机制尚无定论,可能也涉及多种途径。

此外,自身免疫性疾病,如干燥综合征(Sjögren syndrome)患者因唾液分泌量与性状的改变、神经系统受损、口腔微生物稳态改变等原因引起嗅觉异常。

2. **味觉异常病因及发病机制**　味觉传导的神经径路复杂,味觉障碍的确切机制仍不十分清楚。周围神经损伤可带来相应区域的味觉丧失,但不影响全口味觉;中枢神经系统罕有发生味觉障碍,但可能出现味幻觉。一些常用药物如甲硝唑、磺脲类药物可引起口腔金属味,多出现在用药时间超过7天者,可能与药物吸收后经唾液分泌达到味觉感受器有关;含巯基的化合物如青霉胺、卡托普利等可能与体内锌离子结合产生络合物,使味蕾细胞更新需要的锌减少,从而影响味觉。其他疾病也会引起味觉异常,如头颈部肿瘤放化疗和手术、创伤可能损害味蕾及唾液腺神经传导;龋齿和炎症等原因引起口腔黏膜和唾液分泌改变。腭裂或面部发育不良等先天性因素以及老年性退行性改变等均可能影响味觉功能。

二、病理生理与营养代谢

嗅觉和味觉可直接影响进食的动机及与进食相关的情绪反应,愉悦的嗅觉记忆无需饥饿信号即能促进摄食。味觉异常可引起患者消极情绪,心境障碍反过来也可加重味觉异常。两种感官能力的障碍都可能影响生活质量,也可引起必需营养物质的摄入不足。

此外,营养代谢异常也会导致嗅觉和味觉异常。某些内分泌疾病,包括糖尿病、肾上腺皮质功能减退症、维生素缺乏(主要是维生素 A 和 B 族维生素)等,以及肝脏、肾脏疾病也可能与嗅觉异常有关,但目前确切机制尚未明确。维生素 B 缺乏引起舌炎导致味觉异常。

三、临床表现与诊断

嗅觉障碍主要表现为嗅觉辨别、鉴别、察觉能力的不同程度降低,而味觉障碍主要表现为味觉减退、味觉异常、唾液分泌减少和食欲减退。嗅觉、味觉障碍的诊断包括:

1. **病史采集**　嗅觉丧失的患者常常会将不能感受"气味"主诉为"味觉消失",需要在病史采集时反复确认发病诱因、病程、嗅觉和/或味觉受损情况、对生活的影响、既往诊疗情况、伴发病、手术史、创伤史、特殊物质接触史、过敏史、家族史等,但味觉障碍也常与嗅觉障碍相伴,带来鉴别的困难。

2. **专科检查**　通过耳鼻喉外科专科检查、口腔科观察局部解剖结构是否有异常。

3. **嗅觉测试**　包括主观和客观评估法。主观评估法即嗅觉心理物理测试,通过受试者对气味刺激的回答来判断嗅觉功能,常用的方法有:T&T 嗅觉计测试、宾尼法尼亚大学嗅觉识别试验、五味试嗅液试验、Sniffin sticks 嗅觉测试和康乃狄克化学感觉临床研究中心嗅功能检查法等。客观评估方法主要包括事件相关电位(event-related potential,ERP)和影像学检查等。

4. **味觉测试**　目前尚无公认的味觉测试"金标准"。现有的味觉测试法包括化学味觉检测和电味觉检测。其他一些辅助检查包括 CT 或 MRI 用于排除神经系统实质性病变;共聚焦显微镜可直观观察味觉器官;若怀疑患者口内有细菌感染和真菌感染,则需行必要的唾液测试。

四、治疗

嗅觉和味觉障碍的患者可因感官体验差影响进食量。除要明确病因,进行病因治疗,还需进行营养诊断,给予营养治疗及药物治疗等综合管理。

(一)病因治疗

对于病因明确的味觉、嗅觉障碍患者,应针对原发疾病采取相应的治疗措施,药物性味觉障碍应停药或减少药物用量,如病情需要可间隔一段时间后再使用或改用其他药物。

(二)营养治疗

1. **营养诊断**　嗅觉和味觉障碍影响食欲和进食量,患者需进行营养诊断,详见第六章第二节。

2. **营养治疗**　经营养诊断存在营养不良的患者需进行营养治疗。

(1)经口进食者的健康教育:咀嚼能增加唾液,进而增加味觉、促进食欲,加强咀嚼也有益于食物的消化。积极维护牙齿健康、及时使用适当的义齿对咀嚼功能十分重要。食物添加调料和佐料可以刺激味觉和嗅觉,增加进食乐趣,但过量的盐和糖对健康有严重不良影响。

(2)启动 EN:虽然口服是人体获取营养的第一选择,但不论是通过摄入营养均衡的食物或 ONS 均不能使患者克服因感官体验差而拒绝经口进食的本能;同时,由于患者难以经嗅觉和味觉察觉食物变质,经口进食的安全性亦受到影响。因此,若原发病治疗无法改善嗅觉、味觉障碍时,启动 EN 时可优先考虑管饲。

(三)药物治疗

已被证实对嗅觉障碍有一定疗效的药物包括糖皮质激素、维生素 A、银杏叶提取物、柠檬酸钠缓冲液等。其中糖皮质激素最常用,其用于治疗炎性、创伤和上呼吸道感染后嗅觉障碍的报道较多,以炎症性嗅觉障碍的治疗效果最佳。

味觉异常的患者,可服用糖皮质激素或维生素 A,但目前尚缺乏临床证据。伴随灼口综合征的患者,可服用 α-硫辛酸。对于口干相关的味觉异常患者,人工唾液等药物可恢复其口内湿润度。

（四）其他治疗

手术治疗适用于嗅觉障碍存在解剖结构异常或病变的患者。治疗后部分患者的嗅觉功能可以得到改善。味觉障碍严重者可行面神经减压手术等治疗。嗅觉、味觉训练可以提升两者功能；中医药、针灸治疗等也可能有一定治疗效果。

第十节 ｜ 口腔溃疡

口腔溃疡（oral ulcer）是指口腔黏膜表层组织局限性坏死脱落而形成组织缺损或凹陷，上皮完整性发生持续性缺损或破坏。溃疡发作时疼痛明显，严重者可影响进食吞咽、说话等。部分患者口腔溃疡反复发作，严重影响生活质量。

口腔溃疡的类型包括复发性阿弗他溃疡、创伤性溃疡、癌性溃疡、结核性溃疡、白塞病、疱疹性口炎、坏死性涎腺化生等。其中，复发性阿弗他溃疡是最常见的类型。本节重点介绍复发性阿弗他溃疡。

复发性阿弗他溃疡（recurrent aphthous ulcer，RAU）又称复发性口腔溃疡、复发性口疮、复发性阿弗他口炎等，是最常见的口腔黏膜病，调查发现人群的 10%～25% 患有该病。因具有明显的灼痛感，故冠以希腊文"阿弗他"——灼痛。本病具有周期性、复发性及自限性的特点。

一、病因与发病机制

病因不明，存在明显的个体差异，学界的趋同看法是 RAU 的发生是多种因素综合作用的结果。发病因素包括以下方面：

1. **遗传因素** 对 RAU 的单基因遗传、多基因遗传、遗传标记物和遗传物质的研究表明，RAU 的发病有遗传倾向。

2. **营养因素** 维生素、微量元素的缺乏与 RAU 发病有关。

（1）维生素与复发性阿弗他溃疡：与口腔溃疡关系最密切的是维生素 B_2，它具有维持上皮细胞的功能，促进受损皮肤黏膜上皮细胞及血管内皮细胞的再生和修复，同时还有减轻黏膜应激性损伤及抗肿瘤作用，加快溃疡面愈合。另外，维生素 A、维生素 B_1、维生素 B_6、维生素 B_{12}、维生素 C、维生素 E 等也与 RAU 有一定相关性。

（2）微量元素与复发性阿弗他溃疡：目前的研究主要集中在 RAU 与锌、铁、铜、硒的关系上。锌能影响细胞的分裂再生，并与体内某些抗菌物质的活性和细胞的吞噬功能密切相关，还是创伤组织愈合的必需物质。缺锌时，口腔黏膜不全角化，细胞膜的稳定性减弱，创伤组织愈合迟缓。缺铁时黏膜上皮的平均厚度降低，导致上皮结构的改变，并引起含铁氧化酶、脱氢酶类等功能障碍。多项研究表明，健康人血铜与锌存在一定比值，该比值受血锌、铜变化的影响。硒在抗氧化自由基、调节细胞因子方面有良好的作用，可以保护口腔黏膜免受这些氧化物质的损害。

3. **免疫因素** ①细胞免疫异常；②体液免疫异常；③自身免疫异常。

4. **系统性疾病因素** RAU 与胃溃疡、十二指肠溃疡、溃疡性结肠炎、局限性肠炎、肝胆疾病等密切相关。

5. **环境因素** 生活工作环境、社会环境、心理环境等与 RAU 有很大关系。

6. **其他因素** 体内氧自由基的产生和清除失调、微循环障碍等与 RAU 发病有关。

二、病理生理与营养代谢影响

口腔作为人体消化道的起始部位，主要功能包括咀嚼、吞咽、参与淀粉的初步消化等。RAU 由于口腔黏膜的损伤以及由此带来的灼痛感，会导致患者出现不敢进食、咀嚼和吞咽功能障碍，并影响淀粉类食物的消化。重型和疱疹样溃疡持续时间较长时会导致患者经口进食量减少，进而导致能量和营养素摄入不足和缺乏,后者又会进一步加重 RAU,形成恶性循环。

三、临床表现与诊断

临床一般分为轻型、重型和疱疹样溃疡。

1. **轻型阿弗他溃疡**　患者初发时多为此型。溃疡好发于唇、舌、颊、软腭等无角化或角化差的黏膜,附着龈及硬腭等角化黏膜很少发病。初起为局灶性黏膜充血水肿,呈粟粒状红点,灼痛明显,继而形成浅表溃疡,圆形或椭圆形,直径 5~10mm。约 5 天溃疡开始愈合,此时溃疡面有肉芽组织形成、创面缩小、红肿消退、疼痛减轻。10~14 天溃疡愈合,不留瘢痕,溃疡数一般 3~5 个,最多不超过 10 个散在分布。溃疡复发的间隙期从半个月至数个月,有的患者会出现此起彼伏、迁延不断的情况。一般无明显全身症状与体征。

2. **重型阿弗他溃疡**　又称复发性坏死性黏膜腺周围炎或腺周口疮。溃疡常单个发生,大而深似"弹坑"状。直径可＞10mm,深及黏膜下层直至肌层。周边红肿隆起,基底较硬,但边缘整齐清晰,表面有灰黄色假膜或灰白色坏死组织。通常是 1~2 个溃疡,但在愈合过程中又可出现 1 个或数个小溃疡。初始好发于口角,其后有向口腔后部移行趋势,如咽旁、软腭、腭垂等,可影响言语及吞咽。发作期可长达月余甚至数个月,也有自限性。溃疡疼痛较重,愈后可留瘢痕,甚至造成舌尖、悬雍垂缺损或畸形。常伴低热、乏力等全身不适症状和病损局部区域的淋巴结肿痛。

3. **疱疹样阿弗他溃疡**　又称口炎型口疮。溃疡小,直径约 2mm,不超过 5mm。溃疡数目多,可达数十个,散在分布于黏膜任何部位,如"满天星"。邻近溃疡可融合成片,黏膜发红充血,疼痛较重。唾液分泌增加,可伴头痛、低热、全身不适等症状。

RAU 的诊断主要以病史特点(复发性、局限性、自限性)及临床特征(红、黄、凹、痛)为依据,一般不需要做特别的实验室检查及活检。对大而深且长期不愈的溃疡,应警惕癌性溃疡的可能,需做活检明确诊断。

四、治疗

RAU 的治疗以对症治疗为主,并将减轻疼痛、促进溃疡愈合、延长复发间歇期作为治疗的目的。

(一)病因治疗

由于 RAU 病因及发病机制尚不明确,目前国内外还没有根治 RAU 的特效方法。

(二)营养治疗

1. **营养素补充剂**　在反复出现口腔溃疡时,及时补充维生素(如维生素 B_2)和微量元素(如锌)有助于加快溃疡愈合。

2. **均衡膳食**　日常膳食中应保证足量的肉、蛋、乳、大豆制品、新鲜蔬菜和水果、谷物等的摄入,合理搭配。

3. **避免诱发因素**　少吃辛辣刺激食物,如辣椒、生蒜、浓茶、烈酒、咖啡、大葱等,以免创面疼痛;多饮水,少喝冰冻的饮料或清热类凉茶,防止进一步损伤口腔表面黏膜。

(三)药物治疗

1. **局部治疗**　主要是消炎、止痛、防止继发感染,促进愈合。

(1)消炎类药物

1)药膜:有保护溃疡面、减轻疼痛、延长药物作用的效果。在羧甲基纤维素钠、山梨醇中加入金霉素、氯己定,以及表面麻醉剂、皮质激素等制成。

2)软膏:0.1% 曲安西龙软膏,如醋酸曲安奈德尿素乳膏,醋酸氟羟泼尼松软膏。

3)含漱液:0.02% 呋喃西林液、3% 复方硼砂溶液、0.02% 氯己定(盐酸双氯苯双胍乙烷)液。

4)含片:西地碘片(华素片)、溶菌酶片等。含服,有抗菌、抗病毒,收敛和消肿止血作用。

5)散剂:复方皮质散、中药锡类散、冰硼散及西瓜霜等,局部涂布。

6）超声雾化剂：将庆大霉素注射液 8 万 U、地塞米松注射液 5mg、2% 利多卡因或 1% 丁卡因 2ml 加入生理盐水 200ml，制成雾化剂。

（2）止痛类药物：包括利多卡因凝胶、喷剂及苯佐卡因凝胶、苄达明喷雾剂、含漱液等。仅限在疼痛难忍和影响进食时使用，以防成瘾。擦干溃疡面后涂于溃疡处，有迅速麻醉止痛效果。

（3）局部封闭：对持久不愈或疼痛明显的溃疡部位做黏膜下封闭注射。用曲安奈德或醋酸泼尼松龙混悬液加等量的 2% 利多卡因液，溃疡下局部浸润。有止痛和促进愈合的作用。

2. 全身治疗　原则为对因治疗、控制症状、减少复发、争取缓解。

（1）糖皮质激素及其他免疫抑制剂

1）糖皮质激素类：具有抗过敏、减少炎性渗出、抑制组胺释放等作用，但长期大量使用可出现类似肾上腺皮质功能亢进症（向心性肥胖，血压升高，血糖、尿糖升高等）的不良反应。常用药物为泼尼松。

2）免疫抑制剂：长期大量使用有骨髓抑制、肾功能损害、粒细胞减少甚至全血细胞减少等不良反应，故使用前必须了解肝、肾功能和血象。常用药物有环磷酰胺、甲氨蝶呤、硫唑嘌呤等。

（2）免疫增强剂：转移因子、胸腺素、卡介苗等有增强机体细胞免疫功能的作用；胎盘球蛋白、丙种球蛋白等适用于体液免疫功能降低者。

（3）中医药：①中成药：昆明山海棠片，长期使用应注意血象改变；②辨证施治。

（4）其他：用 H_2 受体拮抗剂治疗胃溃疡；用谷维素、安神补心丸等稳定情绪，减少失眠等。

（四）其他治疗

利用激光、微波等治疗仪或口内紫外线照射，有减少渗出、促进愈合的作用。

第十一节　口　干

口干（dry mouth）是多种疾病引起口腔干燥的一种主观感觉，是多因素作用于口腔的结果，目前尚无标准化的口干定义，患者主诉是诊断的主要依据。有资料显示人群中口干患病率为 5.5%～46%，在年龄＞65 岁的老年人中比例更高，可达 30%～40%，其中女性更常见。值得注意的是，口干也是重症监护室（ICU）重症患者最普遍但最容易被忽视的症状，一项多中心调查显示口干是 ICU 患者排名前三的不适症状之一，而重度口干发生率为 17.9%，它使患者处于应激状态而不断增加耗氧量，对疾病康复极为不利，需要引起医护人员重视。

生理性口干是由于摄水不足、运动出汗或老年人唾液腺退化等原因引起。病理性口干则是某些疾病所致，但由于它在日常生活中的普遍性，很容易被认为是正常生理现象而受到患者忽视。

一、病因与发病机制

随着年龄增长，唾液腺逐渐萎缩退化，老年人群会出现生理性口干。

病理性口干发生机制十分复杂，病因可涉及多因素多系统：

1. 药源性因素　这是最常见的原因。有资料显示 100 种常用处方中，最常见的不良反应便是口干。如呋塞米每增加 30mg，口干发生率增加 1.4 倍；利血平通过抑制交感神经导致唾液腺分泌障碍；而抗胆碱药物竞争性结合胆碱受体而抑制涎腺分泌，从而产生口干症状。

2. 放射性口炎　该因素也较为常见。一项研究显示 80% 的鼻咽癌放疗患者因唾液腺受损会出现不同程度的口干。

3. 风湿免疫疾病　如干燥综合征，是一种累及唾液腺和泪腺的结缔组织病，主要表现就是口干、龋齿、眼干。

4. 围绝经期综合征　女性绝经前后，由于内分泌和精神因素的改变，常出现口干，其原因主要包括雌激素分泌减少致唾液腺腺泡细胞凋亡、维生素 D 缺乏致腮腺刺激性唾液流率降低及其他神经内分泌因素。

5. **营养因素**　包括贫血、高钠血症、高钙血症,以及维生素 B_{12} 缺乏、维生素 D 缺乏、蛋白质缺乏等。

6. **其他**　全身或局部感染、口腔局部问题,以及隐匿性病因如抑郁症、焦虑症等。

二、病理生理与营养代谢影响

人体三大唾液腺包括腮腺、下颌下腺及舌下腺,每天分泌唾液约 1.5L,咀嚼、讲话、吞咽等日常动作会不断消耗唾液,当唾液的产生和消耗呈负平衡时便会出现口干。强烈的口干感受会出现恶心、呕吐,影响咀嚼、吞咽功能,长期顽固的口干状态可导致牙周炎、味觉改变或真菌感染,进而影响患者进食行为,导致能量和营养素摄入减少,出现营养素缺乏。

三、临床表现与诊断

口干是多种疾病引起口腔干燥的一种主观感觉。诊断方法如下:

(一)详询病史

1. 首先需注意对患者的摄水量、运动量、呼吸状态、大小便次数等水液出入量信息的采集,以排除人为或生活习惯导致水液不足的问题;其次需注意伴随症状的采集如舌痛、牙痛、味觉改变、声音嘶哑、眼干、乏力、多尿、少尿、水肿、多汗、震颤、皮肤改变、胸闷、喘息、腹泻、厌食、关节痛等,以帮助病因鉴别。

2. 用药史、放疗史等医源性干预的经历需要着重询问。

3. 隐匿性病因如心理疾病易被漏诊,因此要注意对非特异性症状如情绪认知状态和经济状况、职业等信息的采集和掌握,以帮助患者尽早确认病因。

(二)量表评估

1. **主观量表评估工具**　可量化体现患者口干的严重程度,临床常用的有数字评分表(Numerical Rating Scale,NRS)、视觉模拟评分表(Visual Analogue Scale,VAS)、口渴痛苦量表(Thirst Distress Scale,TDS)等。NRS 是将一条直线平均分成 10 份,每个点用 0~10 标记,0 为无口干,10 为剧烈口干,患者根据口干程度进行自我评分。VAS 与 NRS 的相关性较高。与 NRS、VAS 不同,TDS 是评估口干的多维度工具(表 15-3),最初是为了解血液透析患者口干程度而研发,该量表由 6 个条目组成,按李克特 5 级评分法评价,总分在 6~30 分,分值越高代表口干程度越严重。

表 15-3　口渴痛苦量表

条目	非常不同意 (1分)	不同意 (2分)	基本同意 (3分)	同意 (4分)	非常同意 (5分)
口渴时我很不舒服					
口渴让我感到不适					
口渴令我非常烦恼					
口渴时我的嘴里感觉干涩					
口渴时我感到唾液非常黏稠					
如果我喝水少,我会感到更加口渴					

2. **客观量表评估工具**　有咀嚼刺激唾液流率法、动态唾液分泌测量法等,它们虽可反映唾液分泌量和口腔湿润程度,但由于口干阈值的个体差异性明显,即使同一数值下患者口干的强度、持续时间、发生频率、困扰程度差异亦很大,因此客观评价口干症的"金标准"很难形成;而主观评估工具可通过评估表量化体现口干的各维度情况,能反映真正的自我感受。量表评估有助于全科医师掌握患者的疾病特点、治疗效果评价和科学研究,医师应将评估工具与患者的主诉结合起来,借助循证依据进行诊断。

（三）体格检查

1. **监测生命体征**　包括血压、呼吸、脉搏、氧饱和度。

2. **口腔局部检查**　观察有无牙周病、牙龈炎、残根、佩戴义齿、地图舌、舌乳头改变、舌淀粉样物质沉积、黑苔、口腔黏膜白斑、口腔肿物等。

3. **系统查体**　观察有无皮肤干燥及凹陷、眼眶凹陷、张口呼吸、呼吸过速、呼吸气味、腹部压痛、肝颈静脉回流征、水肿、结膜及皮肤苍白、皮肤黄染、匙状甲、运动迟缓、手足远端皮肤硬化、静止震颤等。

4. **全身浅表淋巴结触诊**　排除感染和肿瘤的可能性。

（四）辅助检查

结合病史内容、体格检查结果，医师根据需要针对性地完善外周血常规、炎症指标、渗透压、血糖、电解质、类风湿因子、抗核抗体、肿瘤指标、甲状腺功能、肾功能、心功能、骨密度等指标检查，获得初步评估。根据检查结果，可能还需进一步行葡萄糖耐量试验、唇腺活检、组织活检、人类免疫缺陷病毒（HIV）检测、唾液念珠菌检查、唾液流量测定、睡眠呼吸监测、激素水平等有创或者相对较复杂的检查，必要时转专科进一步检查和判定。

四、治疗

病因治疗是基石，治疗手段包括营养治疗、药物治疗，以及人文关怀、指导正确的生活方式、以家庭为单位的健康管理、非药中医外治法、并发症防治等。通过规范的医学管理，可以改善患者症状，提升舒适度和生活满意度，减少并发症。

（一）病因治疗

对脱水的患者，通过静脉、口服补液纠正机体缺水状态；对于心力衰竭患者，不仅不能盲目补液，还要根据病情控制入量、加用利尿剂，找出心力衰竭病因；对于糖尿病患者，口干症状在积极控制血糖后症状会减轻，对于酮症酸中毒患者，应给予积极补液、小剂量胰岛素降糖；对于甲状腺功能亢进症患者出汗较多，应予甲巯咪唑、丙硫氧嘧啶控制甲状腺素的合成和释放；对于干燥综合征患者，如出现腺外表现如关节炎、肺间质改变，应给予糖皮质激素、免疫抑制剂、生物制剂等药物积极治疗；如为药物引起的口干，综合评估患者病情可通过调整药物的剂型、种类来缓解症状，不可盲目减量或停用。

（二）营养治疗

1. **足量饮水**　体内水的主要来源包括饮水、食物中的水。一般情况下，我国居民通过饮水获得的量约占总水量的50%，通过食物获得水分占总水量的40%。在温和气候条件下，低身体活动水平成年男性每天总水适宜摄入量为3 000ml，每天水的适宜摄入量为1 700ml，从食物中获得水为1 300ml；女性每天总水适宜摄入量为2 700ml，每天水的适宜摄入量为1 500ml，从食物中获得水为1 200ml。

应主动喝水，少量多次。感觉口渴已经是身体明显缺水的信号，应主动饮水，不要等到口渴了再喝水。喝水可以在一天的任意时间，每次1杯，每杯约200ml。建议成年人饮用白水或茶水。

在进行身体活动时，要注意身体活动前、中、后水分的摄入，可分别喝水100～200ml，以保持良好的水合状态。当身体活动强度较大、时间较长时，需要根据机体排汗量等补充水分，并酌情补充电解质。

2. **量化用盐**　目前我国居民食盐摄入普遍过多。人的味觉是逐渐养成的，需要不断强化健康观念，改变烹饪和饮食习惯，以计量方式（如定量盐勺）控制食盐的用量，逐渐养成清淡口味。

建议成年人每天摄入食盐不超过5g，并注意隐形盐的问题。隐形盐指酱油、酱类、咸菜以及高盐食品等中看不见的盐，如10ml酱油约相当于1.6～1.7g盐，10g豆瓣酱相当于1.5g盐，15g榨菜、酱大头菜、冬菜相当于1.6g盐，20g腐乳相当于1.5g盐。

（三）药物治疗

1. **拟胆碱药**　如毛果芸香碱和西维美林，两者都是美国FDA批准的药物。前者适应证是放疗和干燥综合征引起的口干,推荐剂量为 5mg/次、3 次/d,4 周可显效。后者适应证是干燥综合征引起的口干,推荐剂量是 30mg/次、3 次/d。不良反应包括心动过缓、流涎、头痛头晕、鼻炎、胃肠不适等。

2. **人工唾液** 如羧甲纤维素钠和黏蛋白,通过湿润、润滑、再矿化在一定程度上缓解口干症状,增加舒适感。一项 Meta 分析纳入 7 篇高质量随机对照研究,发现人工唾液能显著减轻口干感觉。

3. **α-干扰素** 推荐剂量 150IU/次、3 次/d,持续 12 周可显著增加唾液分泌量。

4. **茴三硫** 可刺激唾液分泌,但有效性和安全性有待进一步研究。

5. **辐射性损害保护剂** 代表药物是氨磷汀(amifostine),可防止需要接受放疗的肿瘤患者唾液腺受到放射性损害。

6. **中药治疗** 口干在中医中属于"燥症"范畴,病机有燥热伤津和阴虚内燥,根据不同病机予清热润燥和养阴润燥。如多篇文献认为放疗射线属于火热毒邪,灼伤津液后引起的放射性口干属于阴虚证,在放疗同时给予滋阴润燥的中药可缓解放疗不良反应,包括北沙参、南沙参、麦冬、天冬、地黄、玉竹、天花粉、百合等。另外,常用的复合制剂有六味地黄丸、知柏地黄丸、生脉胶囊、芦笋胶囊、白虎加人参汤等。

7. **其他** 临床研究显示乌梅含漱液、双糖口干缓释含漱液、柠檬水喷雾等可缓解 ICU 患者、心力衰竭患者、麻醉术后患者等特殊人群的口干症状。

(四) 其他治疗

1. **人文关怀** 疾病整个诊疗流程中,医师应与患者充分沟通,提升医疗服务质量,从而提高患者对医师的信赖感和增加依从性。强烈的口干不适体验会更加增加抑郁症患者的心理负担,医师应给予理解,有条件可以一对一进行开导,以提高其治疗信心;围绝经期妇女的口干原因除了雌激素减少、自主神经功能紊乱,社会心理因素影响占很大比重,医师的心理疏导很重要,鼓励患者多与家人交流,增加社会支持;重症患者由于气管切开、需要严格禁水或疾病本身所致,口干往往不能好转,患者处于恐惧、抑郁的情绪,此时更需医护人员和护工的关爱和言语鼓励。

2. **指导患者正确的生活方式**

(1)注意口腔卫生,建议每 3 个月检查 1 次口腔,佩戴义齿的患者应保持义齿清洁。

(2)劝导患者戒烟戒酒,向患者详细阐述吸烟的危害,必要时可转诊至戒烟门诊。

(3)勿进行高温作业和运动。

(4)保持心态平衡,减少焦虑情绪。

(5)对于夜间打鼾患者,还可予口唇贴防止嘴巴张开、夜间保护装置、呼吸机辅助治疗,如存在其他病因,应充分告知患者需到专科进行鼻部、肿大扁桃体等组织进行处理。

(6)咀嚼无糖口香糖刺激唾液分泌,也是一种持久且有效的方式。

3. **以家庭为单位的健康管理** 部分口干患者以家庭为单位的形式发病,提示可能和族群不良生活方式相关。建立家庭档案,对患者家属同时进行健康宣教,纠正不良生活习惯。

4. **非药中医外治法** 非药中医治疗主要有针刺法、穴位按压法、按揉水泉穴、经皮神经电刺激、耳穴压豆法等。以耳穴压豆为例,有研究对透析患者进行为期 6 周的耳穴压豆治疗,每周 3 次,每次 15 分钟,选穴包括涌泉、廉泉、会宗,发现此法可明显增加患者的唾液流率,缓解口干程度。

5. **并发症防治** 口干症患者由于唾液分泌减少,发生龋齿、口腔念珠菌感染风险高,应制订口腔卫生计划。注意饭后刷牙、慎食用含糖和酸性食物、常使用抗菌漱口液,必要时需要使用氟康唑、两性霉素 B 进行全身抗真菌治疗。

第十二节 | 乏 力

乏力(fatigue)是临床上最常见的主诉症状之一,属非特异性疲惫感觉(疲乏→疲劳→乏力→无力)。表现为自觉疲劳、肢体软弱无力。指自觉不能胜任原来能适应的活动、工作、生活,也可以是其他一些疾病的预警信号,如肿瘤等;乏力主要是患者的自我感受,有一定的主观性,主要是靠与平时的日常活动相比得出的。生理状态下,乏力在休息或进食后可缓解,而病理性乏力则不能在休息或进食后恢复正常。

一、病因及发病机制

造成乏力的机制可分为中枢性和周围性。中枢性乏力可由大脑皮质引起,也可能发生在脊髓,主要涉及神经肌肉连接处。相关机制主要包括:缺乏高阈值运动单元的补充;抑制性中间神经元输入增加导致的中枢驱动减弱;脱髓鞘或运动神经元缺失导致中枢传导阻滞;介导肌肉传入的Ⅲ型和Ⅳ型感觉神经元负反馈增加;缺乏Ⅰ型肌纺锤体传入的正反馈。周围性乏力产生于肌肉,主要涉及肌肉的兴奋和收缩。相关机制主要包括:肌膜到小管系统的电传导缺失;肌质网钙离子释放受损(兴奋-收缩解耦联);横桥循环中肌球蛋白和肌动蛋白的相互作用受损;钙离子的再吸收受损;氧化磷酸化、糖酵解或两者均受损导致的生物能量衰竭。乏力可发生于大脑皮质到肌肉横桥循环的多个环节。乏力可分为生理性原因和病理性原因。

(一)生理性原因

由于劳动者体力与脑力不断被消耗,不能及时休息,活动中产生大量乳酸积聚于组织内超过机体耐受量所致。可能伴有膳食过于清淡、睡眠不足、饮酒、饥饿、情绪低落、高温等因素。

(二)病理性原因

病理性乏力在许多慢性疾病患者中都有经历,其强度更大,持续时间更长,且这种乏力不能通过常规休息和睡眠得以缓解,增加了患者在疾病过程中的症状负担,对个体的功能活动和生活质量造成严重损害。其主要病因如下:

1. **营养不良**　因蛋白质和能量等摄入不足或吸收利用障碍导致的一种慢性营养缺乏性疾病。营养不良的原因包括单纯的食物供给不足、饮食方式不科学、消化系统疾病影响营养素的吸收、生长发育过快或慢性消耗性疾病导致营养素需求增加等,均可能导致乏力等症状出现。

2. **贫血**　乏力是贫血的主要症状,由于组织血氧饱和度下降而产生,常见原因包括:缺铁性贫血、巨幼细胞贫血、急性失血、急性溶血性贫血等。

3. **感染性疾病**　病毒性感染、细菌性感染、寄生虫感染、结核病等是乏力的重要原因。

4. **慢性心肺疾病**　如冠心病、慢性心力衰竭;慢性支气管炎、肺气肿、肺心病等。

5. **慢性消化系统疾病**　慢性病毒性肝炎、肝硬化;慢性萎缩性胃炎、溃疡性结肠炎、克罗恩病等。

6. **内分泌/代谢疾病**　糖尿病引起的周围神经病变常引起乏力。甲状腺功能减退为高度疲乏无力的原因之一;临床表现为嗜睡,听力减退,眼睑松弛下垂。甲状腺功能亢进的临床表现也不典型,但乏力与体重减轻则为突出症状。

7. **离子紊乱**　周期性麻痹、慢性肾病、急性呕吐或腹泻、醛固酮增多症等疾病所致的血钾异常,以及低钠血症、低镁血症等均可导致乏力。

8. **神经系统疾病**　多发性硬化症、重症肌无力、急性脑血管疾病等疾病的主要临床表现为乏力。

9. **癌因性疲乏**　癌因性疲乏(cancer-related fatigue,CRF)是肿瘤患者常见症状之一,是一种令人痛苦的持续性的主观疲劳感觉,与肿瘤本身和抗肿瘤治疗有关,严重影响肿瘤患者的生活质量。70%~100%的患者在经历抗肿瘤治疗后均有不同程度疲乏。相关机制主要涉及促炎细胞因子释放、中枢神经系统功能紊乱、激素水平失调等。

二、病理生理与营养代谢影响

中枢性乏力是起源于中枢神经系统所致的肌肉功能受损,它是由单次或多次最大电刺激施加的附加力决定的。在最大随意收缩(maximal voluntary contraction,MVC)期间,通过最大强度的刺激来表明肌肉激活(神经肌肉连接处近端)受损,阻止了完整的肌群招募。肌肉疲劳(在活动中逐渐失去

MVC)通常是周围性乏力的表现。乏力可导致食欲下降,营养素的摄入减少,可出现体重下降和营养不良。

营养不良对肌肉代谢产生影响,可导致或加重乏力。高糖酵解型肌纤维(Ⅱa型)受营养不良影响最大。与营养良好的人群相比,营养不良的人群肌肉内总肌酸含量和磷含量明显减少,骨骼肌的磷酸肌酸(CP)/ATP的比值以及磷酸盐水平明显降低,腺苷二磷酸(ADP)水平升高,糖原含量变化不大。这些指标的下降均导致BMI的显著降低,若营养状态得到改善,CP/ATP的比值以及磷酸盐水平恢复,则肌肉力量可以明显提高。

三、临床表现与诊断

乏力作为患者的主观感受容易受到多种因素的影响,因此诊断及评估乏力的程度存在一定的难度。诊断时需要通过详细全面地询问病史和体格检查,了解症状出现的时长、强度,有无伴随症状,既往健康情况、经济情况、职业、药物使用情况等;关注患者的进食状况,各方面营养素的摄入是否均衡,近期体重是否下降,是否存在情绪变化等情况,明确患者是主观感觉的乏力还是客观的肌力下降。若存在营养不良的风险,需进行PG-SGA评估。存在阳性体征时,还需完善相关实验室检验及影像学检查等。主要临床表现如下:

1. **身体疲惫**　临床上表现出非特异性的无力、虚弱、嗜睡、肌肉酸痛、头晕、活动后全身不适等多种表现。

2. **精神不振**　当人体出现注意力不集中、动作迟缓、反应迟钝以及记忆力减退时,就是劳作强度超过自身负荷、乏力的信号。

3. **心理疲劳**　心理负荷过重也是乏力的表现之一,可出现失眠、低落、忧郁、烦闷、易产生焦虑感及压迫感等不良情绪,引发身体素质及各方面免疫力下降。

明确乏力诊断后,应对乏力的程度进行评估,包括单维度量表和多维度量表(表15-4)。单维的疲乏量表简便易行,其中简明疲劳量表(Brief Fatigue Inventory,BFI)最为常用,得分1~3分为轻度疲乏,4~6分为中度疲乏,7~10分为重度疲乏。但简明量表只能提供关于患者疲乏的机械信息,仅适合作初步的筛检。多维量表通常包含功能、行为、情感及情绪等多方面的内容,着重于某种状态下人的行为能力。

表15-4　常用乏力评估量表分类和特征

分类	名称	主要内容	条数	评分
单维度量表	BFI	对躯体活动情绪、行动、工作、生活乐趣的影响	9	0~10
	MDASI	多症状评估癌肿瘤患者的痛苦状况	13	0~10
	FSS	用于慢性疲劳综合征、脑卒中、多发性硬化等多种疾病	9	1~7
多维度量表	MFI-20	一般性疲劳、体力或疲劳、活动减少、动力下降程度	20	5
	PFS-R	情感方面、认知情绪、疲乏严重程度及行为、感觉方面	22	0~10
	SSS	用于分类、筛查躯体形式障碍并量化其严重程度	20	4
	CFS	用于研究肿瘤患者的躯体疲乏、情感疲乏和认知疲乏	15	5

注:BFI,Brief Fatigue Inventory,简明疲劳量表;MDASI,M.D.Anderson Symptom Inventory,安德森症状评估量表;FSS,Fatigue Severity Scale,疲劳严重程度量表;MFI-20,Multidimensional Fatigue Inventory,多维疲劳量表;PFS-R,Revised Piper's Fatigue Scale,Piper疲乏修订量表;SSS,Somatic Self-Rating Scale,躯体化症状自评量表;CFS,Cancer Fatigue Scale,肿瘤疲乏量表。

四、治疗

识别乏力的潜在病因,制定针对性的干预措施。对于部分暂时无法明确病因的轻度乏力患者,应定期进行随访。轻度乏力的患者可接受乏力及营养管理的相关知识教育,中度乏力患者需接受宣教及心理干预、营养治疗等,重度乏力患者还需给予药物性干预及足够营养治疗。并且需要对患者进行定期随访和周期性筛查评估,调整干预措施。

1. 病因治疗 应通过详细地询问病史、体格检查及辅助检查来积极寻找乏力的病因。对于生理性乏力,可采取有效的健康教育、运动锻炼、改善生活习惯以及制订个体化膳食治疗方案等方式来缓解。明确病因后应及时就诊于相应专科,针对原发病进行治疗以改善症状。对于部分暂时无法明确病因的患者,应长期随访。

2. 营养治疗 因营养素不良导致的乏力或因乏力所致营养素摄入不足,均应给予足够的营养治疗。同时也需对营养不良的原因进行鉴别,需给予纠正病因。首先要保证每日所需能量及必需营养元素,注意营养均衡及膳食多样化。可选择适合的特殊医学用途配方食品,方便且高效地补充营养,也可配合促进食欲及消化的药物。若存在经口进食困难,首选肠内营养,保证每日充足的营养摄入,避免体重减轻。同时注意营养不良相关的水、电解质紊乱等,给予对症支持治疗维持代谢平衡,有效地管理患者治疗全程的营养状态。

3. 药物治疗 如果能够明确病因,则应给予特定疾病的治疗。乏力作为疾病的常见临床表现之一,目前无特效对症治疗药物,在排除其他引起乏力的原因后,可以考虑使用中枢兴奋剂,如哌甲酯是一种拟交感中枢神经兴奋剂或精神兴奋剂,可以提高精神活动,改善抑郁状态。近期研究证明哌甲酯可改善癌因性疲乏。纳曲酮是阿片受体拮抗剂,低剂量纳曲酮对慢性疲劳综合征可能有一定的疗效。

4. 其他治疗 对于存在心理因素的患者,医师应以同理心向患者提出建议,减轻心理痛苦、提高社会心理支持可降低乏力水平。有效的心理干预措施包括认知行为治疗、心理教育、正念减压、放松训练等。严重的睡眠障碍也会加重乏力,需纠正不良睡眠卫生习惯,必要时专业睡眠门诊就诊。此外,也可配合中医学疗法,例如推拿、针灸、拔罐等。

第十三节 | 疼 痛

疼痛(pain)是一种与实际或潜在组织损伤相关,或类似的令人不快的感觉和情感体验。疼痛的感知对生物体的生存和健康至关重要。疼痛会影响食欲,加剧疲劳和使机体功能下降,常与炎症及营养不良伴行,甚至导致恶液质的发生。适当的疼痛治疗对患者营养状况和身体功能会产生积极影响;必要的营养治疗同样利于疼痛的控制,进而提高患者生活质量和生存期。

一、病因及发病机制

疼痛由大脑区域的分散式结构群的激活引起。投射神经元的一个亚群通过丘脑向体感皮层传递信息,提供疼痛刺激的位置和强度信息。其他投射神经元通过与脑干(臂旁核)和杏仁核的连接建立与扣带回和岛叶皮质的联系,参与疼痛体验的情绪变化。疼痛形成的神经传导过程可分为4个环节,一是伤害感受器的痛觉传感;二是一级传入纤维 Aδ 纤维和 C 纤维、脊髓背角、脊髓-丘脑束等上行束的痛觉传递;三是皮层和边缘系统的痛觉整合;四是下行控制和神经递质的痛觉调控。

疼痛可由多种原因引起神经传导异常而诱发产生,例如,损伤或创伤刺激引起局部疼痛;牙齿感染、皮肤感染等感染炎症所致;坐骨神经痛、三叉神经痛等神经性疼痛;关节炎、糖尿病、肿瘤等慢性疾病;焦虑、抑郁等心理因素,可以引起身体上的疼痛。

二、病理生理与营养代谢影响

疼痛引发不良情绪反应,会影响食欲,加剧疲劳,使机体功能下降。同时疼痛引起的应激反应会导致儿茶酚胺、肾上腺素、胰高血糖素、皮质醇等激素分泌减少,进而使肠道内的三大营养物质代谢紊乱,导致肠道菌群失调和黏膜受损,从而影响营养物质的吸收,加重患者不良的营养状况(图 15-6)。

233

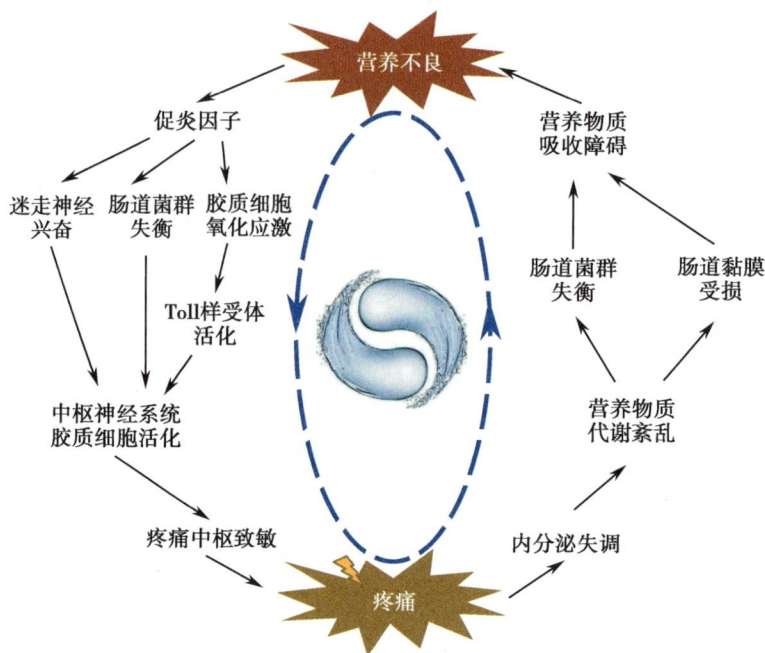

图 15-6　疼痛与营养代谢相互影响机制

　　膳食和营养因素与疼痛尤其是慢性疼痛（包括内脏疼痛、偏头痛、癌痛、纤维肌痛、关节痛等）的关系受到越来越多的关注。肥胖已被证实为慢性疼痛的独立危险因素。高碳水化合物膳食可通过氧化应激增加和全身炎症水平增加而使慢性疼痛发病率增高。外周的促炎细胞因子可以跨越血脑屏障影响中枢神经系统，直接影响神经胶质-神经元相互作用；促炎细胞因子也可导致外周神经炎及迷走神经传入激活，进而间接活化中枢神经系统胶质细胞，导致中枢致敏。

三、临床表现与诊断

　　疼痛是一种主观感受，表现复杂多样，不同部位的疾病可以引起不同性质的疼痛，但是相似的疼痛也可能由不同的疾病引起。如躯体痛通常定位准确，主要表现为钝痛、锐痛、跳痛、酸痛等；而内脏痛通常定位模糊，不够准确，主要表现为弥漫性疼痛、绞痛、隐痛、牵涉痛等；神经病理性疼痛多表现为电击样疼痛、烧灼痛、麻木痛、枪击痛、放射痛以及幻觉痛等。此外，要注意疼痛的持续时间、伴随症状以及引起疼痛加重或缓解因素等，上述临床表现均有助于疼痛的诊断与鉴别诊断。

　　疼痛的诊断要进行详细的病史采集、体格检查、疼痛评估，以及实验室及影像学等辅助检查。疼痛评估是为患者制订有效镇痛治疗方案的基础。通常使用数字评分表、面部表情疼痛评分量表以及主诉疼痛程度分级法等将疼痛程度分为轻、中、重度。疼痛评估应贯穿于疼痛诊治的始终。

四、治疗

　　疼痛常与疲劳、食欲改变、营养不良、抑郁和焦虑等症状伴行，疼痛的治疗包括去除病因、营养调节、药物对症止痛和非药物治疗的综合干预措施。

（一）病因治疗

　　病因治疗即针对引起疼痛的病因进行治疗。如肿瘤直接侵犯及其相关并发症等是引起疼痛的病因，需要进行抗肿瘤治疗。

（二）营养治疗

　　研究证明营养治疗（如低能量膳食、补充营养素等）可以缓解慢性疼痛，其主要机制为减少氧化应激和降低炎症反应。疼痛患者合并营养不良除遵循第八章临床营养治疗通则进行治疗外，与缓解疼痛相关的营养素补充同样不容忽视。

1. 维生素 D 研究显示在慢性疼痛人群中存在严重的维生素 D 缺乏,补充维生素 D 可以改善疼痛。

2. 维生素 B₁₂ 神经功能障碍和慢性疼痛是维生素 B_{12} 缺乏的后果。研究显示对维生素 B_{12} 缺乏的疼痛患者注射维生素 B_{12} 可降低疼痛评分和发挥镇痛作用。每天舌下应用 1 000mg 的维生素 B_{12} 可能会改善疼痛、失眠和疲劳症状。

3. 镁 镁是能量生产所必需的,对最佳骨密度和胶原蛋白生成至关重要,有助于调节血葡萄糖水平,控制神经放电速度,并使肌肉放松。纤维肌痛患者通常缺镁。镁可以改善低血压、心悸、偏头痛频率,以及肠易激综合征的痉挛和疼痛。

4. ω-3 脂肪酸 一项随机对照研究显示增加 ω-3 脂肪酸和减少 ω-6 脂肪酸的膳食干预,可减轻受试者的头痛。另一项研究发现添加 1 200mg 的 ω-3 鱼油可减轻 60% 的疼痛。炎症性关节痛患者补充 ω-3 脂肪酸后疼痛评分均显著降低。

(三)药物治疗

药物治疗是疼痛治疗最基本、最常用的治疗方法。使用药物进行镇痛治疗时,要遵循以下基本原则:口服给药、按阶梯用药、按时给药、个体化给药及注意具体细节。常用的镇痛药物主要包括以下几类:

1. 非甾体抗炎药 非甾体抗炎药(non steroidal antiinflammatory drug,NSAID)对炎症相关的轻、中度疼痛有较强的镇痛作用,是骨关节炎和其他慢性炎症性疾病的一线治疗方法。NSAID 药物包括非选择性 COX 抑制剂(阿司匹林、布洛芬、萘普生等)和选择性 COX-2 抑制剂(罗非昔布、塞来昔布和伐地昔布等)。

2. 阿片类药物 主要用于急性疼痛和中、重度慢性疼痛的治疗,是慢性癌痛的首选治疗药物。口服给药是最常用的给药途径。按照镇痛强度阿片类药物可分为弱阿片类药物和强阿片类药物。弱阿片类药物推荐用于轻中度疼痛的治疗,常见药物包括曲马多、可待因等。弱阿片类药物均有"天花板效应"。强阿片类药物是中重度疼痛的常用药物,主要包括吗啡、羟考酮、氢吗啡酮、芬太尼以及美沙酮等。强阿片类药物无"天花板效应"。患者对镇痛药的需求存在着较大的个体差异性,因此使用时要进行剂量滴定。

3. 其他药物 包括抗抑郁药和抗惊厥药物是神经性疼痛的一线药物。抗抑郁药物类药物包括:三环类抗抑郁药(如去甲替林和阿米替林)和 5-HT 与去甲肾上腺素再摄取抑制剂(如度洛西汀和文拉法辛)等适用于神经性疼痛的治疗,该类药物也可以改善心情、改善睡眠。抗癫痫药物,特别是加巴喷丁和普瑞巴林,在治疗带状疱疹后神经痛、糖尿病周围神经病变和脊髓损伤等神经性疼痛等方面都具有一定的疗效。N-甲基-D-天冬氨酸(N-methyl-D-aspartate,NMDA)受体的激活在伤害性刺激后中枢敏化启动和维持中发挥着重要的作用。氯胺酮为 NMDA 拮抗剂,主要用于术后镇痛、癌痛以及神经病理性疼痛的治疗。糖皮质激素主要用于炎症及创伤后疼痛、神经根病变引起的疼痛、风湿性疼痛以及癌痛的治疗,常见药物包括地塞米松、泼尼松龙、曲安奈德等。局部麻醉药主要用于神经阻滞疗法,常见药物包括利多卡因、普鲁卡因等。

(四)其他治疗

1. 微创介入治疗和手术治疗

(1)微创介入治疗:包括神经阻滞、射频消融及鞘内药物输注等微创介入治疗手段。如硬膜外类固醇注射可以改善椎间盘突出、狭窄、椎间盘源性疼痛和手术相关的颈部疼痛和功能;关节内注射类固醇可用于治疗大关节和中关节的骨关节炎;射频消融治疗小关节和骶髂关节疼痛以及膝骨关节炎;脊髓刺激以及腹腔神经丛阻滞等治疗混合性疼痛。

(2)手术治疗:常见指征包括大关节疼痛和脊椎相关疼痛。膝关节和髋关节炎是关节置换术的常见指征,但一部分人群在术后仍有可能经历持续疼痛,因此应该慎重选择。

（3）中医药治疗：姜黄素具有强大的抗炎活性，可用于治疗疼痛。主要通过破坏环氧合酶 2 途径发挥抗炎作用。研究发现姜黄素与布洛芬对膝关节骨性关节炎有相似的疗效。

2. 社会心理支持治疗及其他　社会心理支持治疗及认知-行为疗法、瑜伽、太极以及针灸等治疗手段均有利于缓解患者的疼痛。

疼痛是一系列生理、心理和社会因素的动态发展的结果；推荐进行跨学科、个体化的多模式方法进行合理的治疗。

（崔久嵬　石汉平　柳　鹏　庄则豪）

| 案例分析 | 本章目标测试 | 本章思维导图 |

第十六章 | 营养紊乱

营养不良、肥胖、肌肉减少症、恶液质、衰弱综合征、贫血、维生素和矿物质相关营养疾病、食物过敏、食物耐受不良、营养相关心理障碍和隐性饥饿是临床营养工作中最为常见的营养紊乱（nutritional disorders），主要由于营养素摄入异常和代谢紊乱所致，其病理生理过程主要与营养素异常相关，其治疗亦主要通过改善营养素紊乱来达成治疗目标。

第一节 | 营养不良

营养不良（malnutrition）是人类与生俱来的古老疾病，但时至今日，全世界仍然没有一个公认的营养不良定义、诊断方法与诊断标准。营养不良的定义经历了营养不足、营养不足+营养过剩、宏量营养素不足 3 个阶段。

第一阶段：营养不良 = 营养不足（宏量营养素+微量营养素）。

早期的营养不良定义特指营养不足，包括宏量营养素不足和微量营养素不足，没有营养过剩的内涵。

第二阶段：营养不良 = 营养不足+营养过剩。

1923 年，Tidmarsh FW 提出营养不良定义的两个方面：体重低于或超出正常标准均为营养不良。这可能是人类第一次将营养过剩加入营养不良的定义中，也可能是第一次用 BMI 来诊断营养不良。2006 年 ESPEN 明确地将营养不良分为营养不足和营养过剩两种。

第三阶段：营养不良＜营养不足（宏量营养素）。

2015 年 ESPEN 提出营养紊乱的概念，并将营养紊乱分为 3 类：营养不良、微量营养素异常（micronutrients abnormalities）及营养过剩（overnutrition）。实际上是将微量营养素异常（不足及过多）、营养过剩从第二阶段的营养不良内涵中剥离出来，将营养不良局限为能量及宏量营养素摄入不足、吸收或利用障碍导致的一种状态。第三阶段营养不良的范畴不再包括第一阶段营养不良的微量营养素不足。

一、发病原因与机制

全世界范围内，营养不良是人类的主要死亡原因之一，其发病率一直在上升。FAO 2013 年报告，2007 年全世界有 9.23 亿人营养不足，比 1990—1992 年期间增加 8 000 万。世界卫生组织 2006 年、2013 年分别报告：全世界营养不良相关性死亡占全世界全因死亡的 58%，全世界死于营养不良的儿童占全世界全因死亡儿童的 45%。联合国 2021 年报告：2015 年起全世界营养不良人口连续三年增加，占总人口的 11%。

营养不良可由多因素引起，其发病原因可以是生理的（如衰老）、病理的（如恶性肿瘤）、心理/精神的、经济的或社会的，其中生理或心理疾病是个体营养不良的最重要致病原因，社会因素如贫穷、战争、自然灾害是群体营养不良的主要原因。营养不良的本质是营养供给与营养需求（消耗）的失衡，其病理生理机制可归纳为如下 5 个方面：①摄入不足：各种原因尤其是疾病导致的摄入不足是营养不良最主要的原因和机制；②消耗增加：创伤、手术、应激、甲亢、肿瘤等导致的消耗及分解代谢增加是营养不良的又一个重要因素；③吸收障碍：各种原因如炎症性肠病导致的腹泻，短肠综合征吸收面积减少等常常导致营养吸收减少;④利用异常:先天性及后天性消化酶缺乏导致营养素利用异常;⑤需求增加:妊娠、哺乳、生长发育及疾病康复时营养需求增加,如果没有及时给予足够营养,也会导致营养不良。参见第六章第二节。

与其他人群相比,疾病患者,尤其是住院患者是营养不良更加高发的人群。调查显示:全球 86% 以上的住院患者、67% 的护理院和 91% 的康复中心及 38% 的社区老年人面临营养风险。与其他疾病患者相比,肿瘤患者是营养不良更高发人群。中国抗癌协会肿瘤营养专业委员会的 47 488 例患者调查数据显示:我国三级甲等医院住院肿瘤患者的营养不良(轻度+中度+重度)发病率达 80%,其发病情况除了与肿瘤分期、瘤种、部位密切相关外,还具有明显的人口学特征、地区及性别差异。

二、病理生理与营养代谢影响

营养不良与营养不足(undernutrition)同义,是指营养摄入(intake)或摄取(uptake,吸收)不足导致的体重丢失,人体成分改变,进而引起体力和智力下降,疾病临床结局受损的状态。特指三大宏量营养素摄入不足,能量或蛋白质摄入不足或吸收障碍造成的营养不足,通常称为蛋白质-能量营养不良(protein-energy malnutrition,PEM)。

营养不良是一种多器官、多系统功能不全综合征,其不良影响涉及机体的每一个细胞、组织、器官及系统,包括生理及心理两个层面。细胞是人体基本生命功能单元,人类的一切生命活动(生理的、心理的、精神的)都是能量驱动的,营养不良会抑制机体所有正常功能的发挥,包括生长、发育、繁殖、思维、学习、社会交往和对病原微生物的防御能力。生理水平上,营养不良导致肌肉丢失,内脏生命器官萎缩,甚至出现器官功能障碍。心理层面上,营养不良引起乏力、冷漠、抑郁等多种神经、精神、心理症状。表现为:①身体活动能力下降;②人体组成成分变化;③器官功能障碍;④精神心理异常;⑤生活质量下降。临床上,营养不良增加了并发症及死亡风险,降低了疾病治疗效果;增加了治疗的不良反应,降低了生活质量;增加了医疗费用,缩短了生存时间。

三、营养不良的表现

如前所述,营养不良可以表现为生理、精神心理及生活质量等多个方面的异常,不同类型营养不良的临床表现会有所不同。

(一) 症状

营养不良患者缺乏特异性症状,可能出现的症状包括 NIS 及非 NIS 两大类型,生理、精神心理两个层面,直接与间接两种表型,参见第十五章。要特别关注免疫力降低、过敏、皮疹、精神心理异常、行为异常、学习/工作能力及注意力下降乃至不孕不育这些非直接症状。

(二) 体征

营养不良患者最显而易见的体征是消瘦,消瘦是体重丢失、能量储备下降、蛋白质(骨骼肌)减少 3 个因素共同作用的结果或者是累积的综合表现。营养不良在成年人表现为消瘦,在儿童则表现为体重不增加或者生长发育缓慢甚至停止。

(三) 分型

临床上,营养不良可以根据缺乏的营养素种类、是否合并炎症和其他疾病有不同分型。

1. **根据营养素分型**　临床上,能量和蛋白质缺乏常常合并存在,单纯的能量或蛋白质摄入不足几乎不存在。因此,国际上最新营养不良的定义将营养不足统称为 PEM,并分为 2 个亚型:①Marasmus 综合征:能量和蛋白质摄入不足,皮下脂肪、骨骼肌显著消耗、内脏器官萎缩,患者突出表现为消瘦,又称为消瘦型营养不良。严重体重丢失是一个主要特征,体重丢失的主要原因是脂肪丢失。②Kwashiorkor 综合征:蛋白质严重缺乏而能量摄入基本满足,患者突出表现为水肿,又称为水肿型营养不良、恶性(蛋白质)营养不良。劣质乳粉(蛋白质不足)造成的大头婴是一种典型的 Kwashiorkor 综合征,其主要特征是外周组织水肿及腹腔积液(图 16-1)。

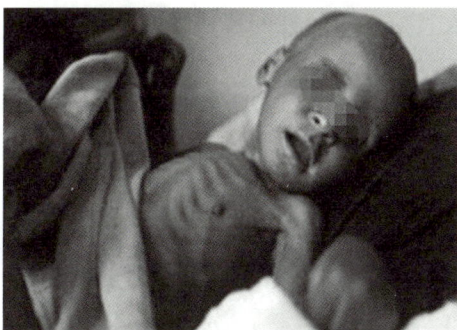

Marasmus综合征　　　　　　　　Kwashiorkor综合征

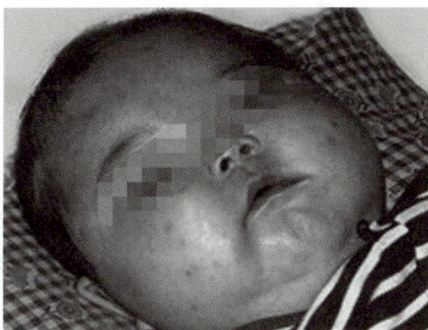

图 16-1　营养不良的类型

2. **根据炎症分型**　2010 年,国际营养不良共识与指南专家委员会依据机体炎症状况,将营养不良分为没有炎症的营养不良、有炎症的营养不良,后者又分为急性炎症营养不良、慢性炎症营养不良两类,该方法是基于医院背景的成年人临床营养不良分类,导致营养不良的原因是疾病或创伤。

（1）没有炎症的营养不良:即饥饿相关性营养不良,如神经性厌食、节食。该条件下,营养不良的病理生理特征是合成代谢及分解代谢均下降,脂肪丢失为主。增加营养摄入即可完全逆转脂肪及瘦体质减少,改善不良临床结局。

（2）有炎症的营养不良:又分为急性炎症营养不良及慢性炎症营养不良。急性炎症营养不良伴随严重急性炎症反应,如急性疾病或创伤(严重感染、烧伤、创伤等)。该条件下,营养不良的病理生理特征为 REE 升高、分解代谢加速、肌肉组织丢失增加。单独的营养补充只能部分逆转或预防肌肉蛋白质丢失,需要同时抑制炎症、调节代谢。慢性炎症营养不良:伴有轻度、中度慢性炎症,如慢性器官功能不全、肿瘤、风湿性关节炎、肌肉减少性肥胖。该条件下,营养不良的病理生理特征介于上述二者之间。营养治疗是整个治疗计划中的有机部分,营养补充可以有效促进药物的治疗效果。

3. **根据是否合并疾病分型**　根据是否合并其他疾病,将营养不良分为原发性营养不良和继发性营养不良。原发性营养不良临床少见,是单纯饥饿如节食、贫穷导致的营养不良;继发性营养不良多称为疾病相关性营养不良(DAM),是临床上最多见的营养不良。肿瘤相关性营养不良(cancer associated malnutrition)简称肿瘤营养不良,是一种慢性疾病相关性营养不良(chronic disease associated malnutrition,cDAM),特指肿瘤本身或肿瘤各相关原因如抗肿瘤治疗、肿瘤心理应激导致的营养不足,是一种伴有炎症的营养不良。

四、营养不良的诊断

营养不良的诊断应该遵循三级诊断原则,首先是营养筛查,即第一级诊断,采用任何验证合格的工具如 NRS 2002、MUST、MST、AIWW 等发现营养风险。对存在营养风险的人群实施营养评估,即第二级诊断,诊断营养不良并判断营养不良的严重程度,常用工具有 SGA、PG-SGA 及其简表和改良版本、MNA、GLIM 及其量化版本等。对严重营养不良的患者实施第三级诊断,即综合评价,了解营养不良的原因、类型及后果。具体内容详见第六章第二节。

由于营养不良定义的不确定性,导致了营养不良诊断方法的多样性及不同方法之间的异质性,以至于时至今日仍然缺乏国际公认的营养不良诊断标准。在将营养不良定义为各种原因导致的体重丢失和/或能量储备减少和/或蛋白质缺乏之后,营养不良的诊断将变得更简单、易行。诊断标准用体重丢失、能量储备下降、蛋白质减少三个表型。体重用单位时间内的体重丢失量及变化率、能量储备用脂肪量、蛋白质用肌肉量考核。将 6 个月内体重丢失>5%、6 个月以上体重丢失>10% 或 BMI<18.5kg/m² (<70 岁)或<20kg/m² (≥70 岁),或将脂肪量、肌肉量低于正常值或进行性减少定义为营养不良。脂肪量及肌肉量的检测有人体学测量如上臂、小腿围度、肱三头肌皮褶厚度,人体成分分析如

BIA、DEXA，影像学检查如 CT、MRI、超声，由于 BIA 良好的可及性和普适性，有可能成为营养不良诊断的标准工具。

临床上，营养不良常常与恶液质、肌肉减少症并存，三者的诊断边界甚至有相互重叠的地方，表 16-1 展示了三者的主要异同。

表 16-1　营养不良、恶液质与肌肉减少症的主要区别

条目	营养不良	恶液质	肌肉减少症
体重丢失	+	++	±
脂肪减少	+	++	±
肌肉减少	±	++	++
摄入量减少	+	++	±
疾病	±	+	±
炎症介质	±	++	±

注：+，表示有，±，表示可有可无，++，表示程度严重。

最新大样本（15 762 例）研究发现，恶性肿瘤患者 21 项实验室血液检查结果紊乱发生率最低的 3 个参数依次是高密度脂蛋白胆固醇（0.5%）、白蛋白（4%）及总蛋白（5.1%）。而以 47 488 例肿瘤患者 PG-SGA 调查得出的恶性肿瘤患者中、重度营养不良发病率为 58%。由此可见，以白蛋白作为营养不良诊断标准、治疗决策的传统观念应该改变，也提示应该区分能量不足与蛋白质不足的营养不良、区分营养不良与低蛋白血症。

五、治疗

营养不良不仅是疾病的后果，也是多种疾病的起因，因此，营养不良的治疗与原发病治疗同样重要，营养治疗是所有疾病的基础治疗、一线治疗。

（一）原发病治疗

临床上，营养不良绝大多数是 DAM，是疾病的后果，因此，原发病的治疗特别重要，治愈原发病，才能减少营养不良，并最终治愈营养不良。

（二）营养不良治疗

营养不良本身的治疗方法就是营养治疗。

1. **治疗目标**　营养治疗的基本要求是满足液体、能量、蛋白质及微量营养素目标需求，即四个达标。最高目标是调节异常代谢、改善免疫功能、控制疾病（如肿瘤）、提高生活质量、延长生存时间。患者的营养目标需要量应该根据患者的年龄、活动、营养不良严重程度、应激状况等调整为个体化能量需求。详见第八章第二节。

2. **治疗原则**　规范的营养治疗应该遵循五阶梯治疗原则：首先选择营养教育，然后依次向上升阶选择 ONS、全肠内营养、部分肠外营养、全肠外营养。遵循营养膳食优先、教育优先、口服途径优先、肠内营养优先的四优先原则。具体内容详见第八章第三节。

能量及营养素的供给是治疗所有各种类型营养不良的基础与前提。能量的供给经历了一个发展过程，由一个极端、传统的深静脉/高能量[>40kcal/（kg·d）]向另外一个极端、低蛋白质[<0.5～0.8kcal/（kg·d）]/低能量[10～20kcal/（kg·d）]转变，目前已经趋向理性，强调目标需要量。单独营养供给可以有效治疗没有炎症的营养不良，甚至有轻、中度炎症的营养不良，逆转其病理生理进程，改善临床结局。

对伴随严重炎症反应、代谢紊乱的营养不良患者，单独的营养供给常常显得力不从心，难以取得满意疗效，需要联合药物治疗或选择药理营养素，调节异常代谢、控制炎症反应。详见第十二章第一节。

第二节 | 肥胖症

肥胖症（obesity）是一种以体内脂肪过度蓄积和体重超常为特征的慢性代谢性疾病，受遗传和环境等因素影响。肥胖是全球第六大致死致残原因，每年约 340 万人直接死于超重或肥胖。WHO 明确认定，肥胖症已是全球发病率最高的慢性疾病。

一、肥胖的分类、发病原因与机制

（一）肥胖的分类

肥胖主要分为三类，包括原发性肥胖、继发性肥胖和遗传性肥胖。

1. **原发性肥胖**　是肥胖症的主要类型，约占全部肥胖症的 95%，无明显内分泌、代谢病因可循。发病原因主要是能量摄入过多以及运动过少的生活方式所致。

2. **继发性肥胖**　主要是内分泌或代谢性疾病导致的肥胖，约占全部肥胖症的 2%～5%。继发性肥胖并非单纯的体重问题，除体重过高外，还可能伴随着皮肤紫纹、多毛及甲状腺功能减退等症状。

3. **遗传性肥胖**　源于单基因或多基因的异常，为罕见病。相关疾病包括先天性卵巢发育不全症、睾丸发育不全症和颅骨内板增生症等。

（二）发病原因

肥胖症病因复杂，以能量摄入大于能量消耗最为常见，其他病因还包括不良的进食习惯、遗传等。

1. **能量摄入过多**　肥胖的主要病因，摄入过多食物导致能量超过需求，多余的能量以脂肪形式储存。

2. **不良的进食习惯**　进食速度过快、三餐不规律等容易导致肥胖。夜间副交感神经活动的增强可促进多余的能量以脂肪的形式储存。

3. **膳食结构不合理**　糖类比脂肪更容易引起体内脂肪积聚，但摄入过多高脂肪食物而谷类和蔬果摄入不足与肥胖存在关联，其原因与脂肪能量密度大有关。

4. **体力活动不足**　久坐、少动等现代生活方式导致日常能量消耗水平降低。

（三）肥胖的发病机制

肥胖发生的机制是能量摄入超过能量消耗。这一现象受到遗传、环境和社会心理因素相互作用的影响，这些因素通过调节脂肪沉积的食物摄入和能量消耗的生理途径发挥作用。

1. **能量平衡调节**　人体的能量平衡和体重调节是由神经系统和内分泌系统共同调节的复杂过程。下丘脑弓状核分泌的神经肽 Y（NPY）和刺鼠相关肽（AgRP）促进食欲，而阿黑皮素原（POMC）和可卡因苯丙胺调节转录物（CART）则抑制食欲。下丘脑食欲中枢受到多种信号的影响，包括传入神经信号、激素信号和代谢产物。这些信号整合后通过神经-体液途径调节胃酸分泌、胃肠排空速度和产热等过程。体内调节能量摄入的因子包括减少摄食的因子（如多巴胺、血清素、GLP-1 和瘦素）以及增加摄食的因子（如神经肽 Y、胃生长激素释放素等）。此外，代谢产物如血糖、脂肪酸等也参与调节能量平衡。高碳水化合物膳食导致血糖升高，胰岛素分泌增加，从而促进葡萄糖利用，引起摄食增加、脂肪组织生成，最终发生肥胖（图 16-2）。

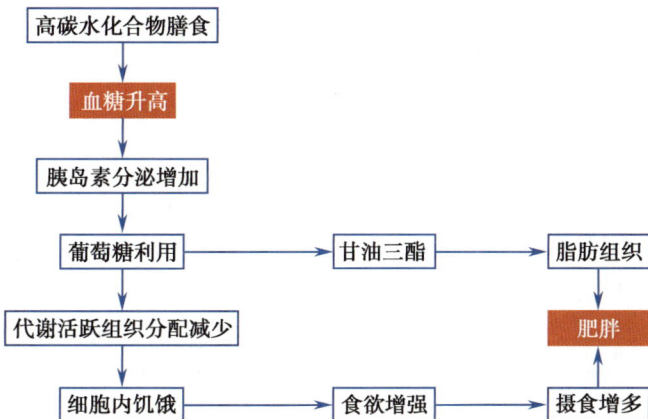

图 16-2　肥胖的碳水化合物-胰岛素模型

人体的脂肪组织分为白色和棕色两种,其中白色脂肪主要负责贮存能量,而棕色脂肪则主要负责产生能量。交感神经兴奋作用于棕色脂肪组织,通过 β 肾上腺素受体促使脂肪分解产生能量,从而参与能量平衡的调节过程。

2. 遗传因素 肥胖症的遗传基础是复杂而多样的。据统计,遗传因素可能占肥胖发生的 40% 至 70%。在肥胖的遗传机制中,多基因遗传起着主导作用,这意味着多种微效基因相互叠加影响着个体的肥胖易感性。欧洲人群已确定了 50 多个与肥胖相关的遗传位点,其中一些在亚洲人群中也得到了验证,如 FTO、MC4R 等基因。此外,"节俭基因学说" 被认为是肥胖发生的重要机制,这些基因在食物短缺时能够有效利用能量,但在食物丰富时可能导致肥胖和胰岛素抵抗。除了多基因遗传外,也存在一些由单基因突变引起的肥胖,如瘦素、瘦素受体、POMC 等基因。

3. 环境因素 肥胖患病率增加主要受环境因素的影响。主要原因包括能量摄入增加和体力活动减少。除了能量过剩外,膳食结构也是影响因素之一,糖类比脂肪更易引起脂肪积聚。胎儿期母体营养不良或低出生体重也与成年期肥胖密切相关。此外,环境内分泌干扰物如双酚 A(BPA)、邻苯二甲酸、多氯联苯等对肥胖的促进作用已得到关注。这些物质可能通过类雌激素样作用影响脂肪代谢和激素平衡,进而加剧肥胖的发展。

4. 社会心理因素 社会文化观念、心理健康状态以及社会压力等因素影响个体的饮食行为和运动习惯,进而影响体重管理。美体标准、体重认知以及心理健康问题如焦虑、抑郁等与肥胖密切相关,而社会压力和羞耻感可能阻碍个体积极应对肥胖问题。

5. 肠道菌群 研究发现,肥胖个体的肠道菌群多样性较低,且厌氧菌门和拟杆菌门的比例有所不同。尽管还需要更多的研究,但似乎这种肠道菌群失调有利于炎症状态的形成,影响某些营养物质的代谢,影响能量的摄取和分配方式。与肥胖相关的其他内源因素可能引起食欲控制的紊乱,导致能量生成的转变和无效循环,脂肪生成的受损,炎症过程和脂质代谢的紊乱。

二、病理生理及营养代谢影响

1. 脂肪的分布 男性和女性的脂肪分布存在性别差异,男性的脂肪主要分布在内脏和上腹部皮下,女性的脂肪主要分布在下腹部、臀部、股部皮下。故男性肥胖主要表现为"腹型""中心型"或"苹果型"肥胖,而女性肥胖主要表现为"外周型"或"梨型"肥胖。研究表明,脂肪分布比肥胖本身的临床意义更大,内脏脂肪、"苹果区"(腹部)脂肪累积与心血管、代谢性共病风险增高相关,而"梨区"(臀部)脂肪累积则能够降低共病风险。

2. 脂肪组织和脂肪细胞 脂肪组织的体积受脂肪细胞数目和大小的影响,根据脂肪细胞的变化情况,分为脂肪细胞体积增大(肥大型)及数量增多(增生型),如图 16-3。实际上,二者常常混合存在,即数量增多体积增大(增生肥大型)。青春期前,脂肪细胞可通过以上方式生长。青春期后,脂肪细胞数量基本稳定,体重增加主要由脂肪细胞体积增大引起。儿童期的能量过剩导致脂肪细胞数量明显增加,使儿童肥胖治疗更为困难。预防肥胖应从婴幼儿时期开始。长期高能量、高碳水化合物膳食导致体重增加,即使改善膳食也难以恢复。体重增加可分为可逆性和不可逆性,持续超重状态会导致体重调定点不可逆上升。可逆性体重增加由脂肪细胞增大引起,消除原因后脂肪细胞会缩小,体重可恢复。

3. 糖代谢的变化 肥胖患者的糖代谢存在多种病理生理特点。首先,部分中、重度肥胖患者可能出现餐前和餐后高胰岛素血症,但血糖水平正常。随着病情发展,糖耐量下降、高胰岛素血症和高血糖等糖代谢异常逐渐出现,可能导致糖尿病。此外,肥胖患者通常具有较高水平的胰高血糖素,可能与葡萄糖耐受性障碍和高胰岛素血症有关。最后,严重肥胖患者的糖代谢受到生物节律的影响,对胰岛素的敏感性和糖耐受性无显著变化,可能与睡眠相关的生长激素和肾上腺皮质激素分泌的节律异常有关。

4. 脂类代谢紊乱 肥胖患者脂代谢紊乱的特点是血浆甘油三酯、总胆固醇、低密度脂蛋白胆固醇和载脂蛋白 B 的浓度升高,高密度脂蛋白胆固醇和载脂蛋白 A 降低。

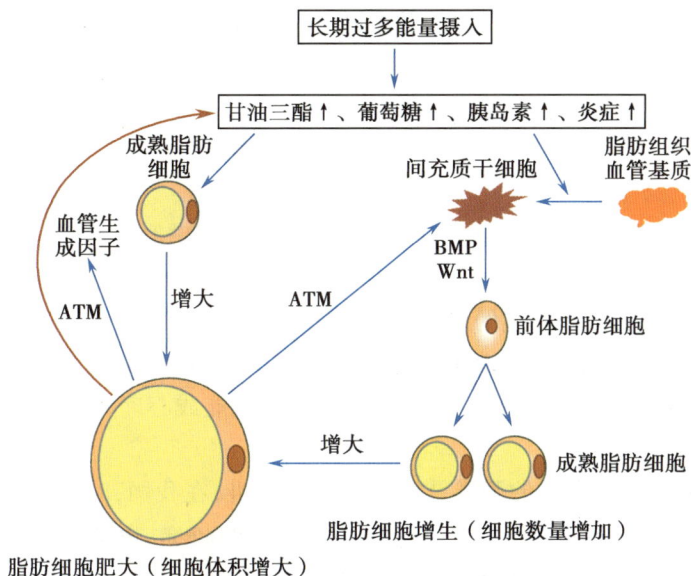

图 16-3　长期过多能量摄入情况下脂肪组织体积增加的机制

ATM：adipose tissue macrophage，脂肪组织巨噬细胞；BMP：bone morphogenetic protein，骨形成蛋白；Wnt：wingless and int-1，无翅基因同源基因。

5. 蛋白质代谢的变化　肥胖早期，由于能量摄入增多，机体的总蛋白质合成呈增高趋势，表现为机体肌肉的绝对含量增加。随着肥胖患者进一步摄入高能量、高脂肪、高蛋白质的食物，过多的蛋白质会经过体内糖异生作用转化为脂肪酸，进入脂肪细胞合成甘油三酯并储存，肥胖情况将会继续加重。此外，肥胖患者在进食低能量膳食时不易出现负氮平衡，可能与机体脂肪过多有关。

6. 炎症反应　肥胖患者存在全身性的慢性炎症反应，其脂肪组织中存在着大量炎症细胞浸润，同时脂肪细胞也能够分泌大量炎症细胞因子，如 TNF-α 和 IL-6 等。内脏脂肪的炎症水平高于皮下脂肪，肌间和肌内脂肪细胞的浸润显著损害骨骼肌功能。

7. 能量代谢的变化　肥胖患者的基础代谢率通常与非肥胖者相近，但肥胖者的食物特殊动力效应可能仅为正常人的一半。由于肥胖者常缺乏运动，形成了一种恶性循环，即"肥胖 - 少运动 - 更肥胖 - 更少运动"。

8. 水盐代谢的变化　肥胖患者体内脂肪含量较高，正常男性脂肪约占体重的 15%，女性为 22%，而肥胖者可达 25%～35%。由于脂肪组织含水量较少，正常体重者整体含水量通常占体重的 50% 以上（细胞内水分占 30%，细胞外水分占 20%），而肥胖者的整体含水量仅占 30% 以下。有些肥胖患者在短时间内体重急剧增加，出现面部、手足水肿，通常与水钠潴留相关。

9. 肥胖悖论　尽管通常认为肥胖对健康有害，但有研究发现，在某些慢性疾病（心力衰竭、冠状动脉疾病、脑卒中、糖尿病、肿瘤等）中，超重和肥胖患者比正常体重患者生存率更高，这一现象称之为"肥胖悖论"。最新研究发现：青年人，正常 BMI 具有较好的保护趋势；中年人，超重水平 BMI 具有明显保护作用；老年人，较高水平 BMI 是一种更优秀的保护因素；BMI 越高，肿瘤全因死亡越低，呈单向负相关，而非"U"形。肥胖悖论的本质是炎症负荷水平，炎症介导了 BMI 与全因死亡率之间 10.8%～24.0% 的相关性。

三、临床表现

肥胖症可发生于任何年龄和性别，常见于有进食过多和/或缺乏运动者，具有遗传倾向。轻度肥胖症通常无明显症状，而中至重度肥胖症可能导致气喘、关节疼痛、肌肉酸痛、活动能力下降以及焦虑、抑郁等情绪问题。肥胖常伴发其他疾病，包括血脂异常、脂肪肝、高血压、冠心病、高尿酸血症、糖耐量异常或糖尿病等，引起代谢综合征。此外，肥胖症还可能伴随阻塞性睡眠呼吸暂停综合征、胆囊疾病、高尿酸血症和痛风、骨关节疾病、深静脉血栓、生育功能障碍（女性可出现多囊卵巢综合征）以及某些肿瘤（如女性乳腺癌、子宫内膜癌、男性前列腺癌、结肠和直肠癌等）的发病率增加。严重肥胖者可能出现自卑、抑郁等心理问题，社会适应能力下降。

四、诊断

肥胖症的诊断包括肥胖本身的诊断、肥胖程度分级及某些特殊肥胖类型。

（一）肥胖症与程度分级

传统的肥胖症诊断多数基于单纯的 BMI，欧洲肥胖研究协会（the European association for the study of obesity，EASO）2024 年提出了肥胖症诊断的最新建议框架：①BMI≥30.0kg/m²，或者②BMI≥25.0kg/m²+腰围身高比（waist-to-height ratio，WtHR）≥0.5+躯体疾病、功能或心理障碍。这个建议增加了生理、心理的合并症及机体功能障碍。

1. **BMI**　BMI 是应用最广泛的肥胖及其程度诊断标准，在我国，BMI＜18.5kg/m² 为体重过低，18.5kg/m²≤BMI＜24.0kg/m² 为体重正常，24.0kg/m²≤BMI＜28.0kg/m² 为超重，BMI≥28.0kg/m² 为肥胖。肌肉含量高的人群可能由于总体重高而被误认为肥胖。

2. **腰围**　腰围指髂前上棘和第 12 肋下缘连线中点水平的腹部周长。男性腰围≥90cm、女性≥85cm 视为中心性肥胖。

3. **腰臀比**　腰臀比（WHR）是腰围和臀围的比值，臀围为围绕臀部骨盆最突出点的周径。WHR 男性＞0.9 或女性＞0.85 视为中心性肥胖。

4. **体脂率**　通过特殊的设备，如 CT、MRI、BIA、DEXA 等，可以测得体内绝对或相对脂肪含量，后者称为体脂率（FM%），FM% 男性＞25% 或女性＞30% 视为肥胖。但其确切的诊断切点值随年龄、性别及人种的不同而存在差异。

5. **理想体重**　计算公式为：理想体重（kg）= 身高（cm）−105，或理想体重（kg）=［身高（cm）−100］×0.9（男性）或 ×0.85（女性）。理想体重 ±10% 为正常，10%～19.9% 为超重，≥20% 为肥胖。

（二）识别特殊肥胖类型

1. **肌肉减少性肥胖**（sarcopenic obesity，SO）　根据 ESPEN 和 EASO 的最新专家共识，肌肉减少性肥胖是一个独立临床诊断。诊断时，首先以握力或坐起试验判断肌肉功能，如果肌肉功能下降，再判断人体成分变化：体脂率升高（FM%）同时伴随肌肉量减少（DEXA：ALM/W 或 BIA：SMM/W）。如果人体成分、肌肉功能两项检查异常并存，则可诊断为肌肉减少性肥胖。

2. **局限性脂肪异常增生**　如马德龙综合征（Madelung syndrome）（图 16-4），以颈部、胸部、背部等部位存在多个对称、无包膜的脂肪块为特征。体格检查即可明确诊断。

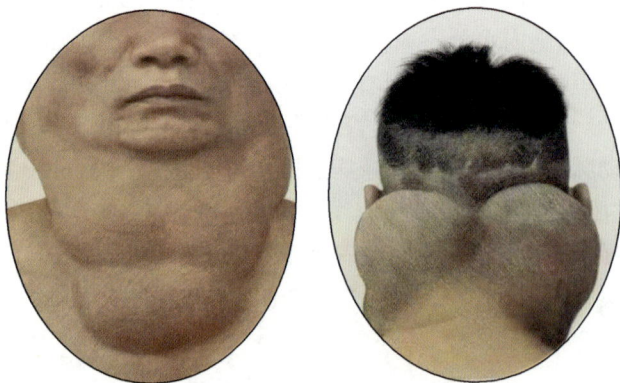

图 16-4　马德龙综合征

五、治疗

肥胖是一种长期能量摄入超过消耗的慢性疾病，治疗需持之以恒，通过控制能量摄入、增加活动，有序促进体脂分解，预防肥胖胜过治疗。膳食配餐应合理，维持营养平衡，结合运动消耗体脂，达到减轻体重、保持健康的目标。

（一）饮食调整

每日所需总能量按照理想体重 × 每千克体重所需能量计算，并按照蛋白质占总能量 15%～20%，脂肪＜30%，碳水化合物 50%～55% 的比例分配。碳水化合物应避免摄入单糖类食品，优先选择谷类和薯类食物,每日膳食纤维摄入不低于 12g。避免油炸食品、精制糖、巧克力和零食等高能量食物;碳酸饮料和果汁富含碳水化合物,建议选用矿泉水替代其他饮品,并将饮料能量计入总能量控制。在减重期间,不合理的膳食结构容易造成肌肉的丢失,故蛋白质补充应以优质蛋白质为主。全天能量应合理分配在三餐中,早餐应占总能量的 25%～30%,午餐占 30%～40%,晚餐占 30%～40%。选择健康的烹调方式,如蒸、煮、炖等,有助于减少额外的脂肪摄入。此外,避免体重在短时间内发生剧烈波动,以防发生内环境紊乱。

以下是常用的两种控制能量的膳食方案:

1. **限制能量膳食** 在满足营养素需求的前提下,按合适的比例降低每日摄入的总能量。每日总能量摄入 800～1 500kcal 称为低能量膳食,每日总能量摄入 400～800kcal 称为极低能量膳食。

2. **间歇性禁食** 主要包括两种类型:①限时进食,控制每日进食时间在 6～12 小时内;②5∶2 间歇性禁食,1 周内 5 天正常膳食、其他 2 天(非连续)摄取平日能量的 1/4(女性 500kcal/d,男性 600kcal/d)。

(二)运动疗法

运动是增加能量消耗的主要途径,通过联合有氧和抗阻运动,能够在保留肌肉的同时,促进脂肪分解。减重基本原则为控制膳食的同时增加运动量,每周应至少进行 150 分钟的中、高强度运动,但具体的方案因人而异,需根据实际制订个体化的运动方案。

中强度体力活动:如快走(≥5km/h),跳舞,骑马,割草,瑜伽,高尔夫,工作相关的走路,举高,太极拳,乒乓球,网球双打,骑自行车(<16km/h)。

高强度体力活动:如竞走,跳绳,跑步,快骑自行车(≥16km/h),足球,山坡滑雪,重体力劳动(如伐木,建筑),打篮球,网球单打,往返游泳。

(三)药物治疗

减重药物的风险与益处尚存争议。肥胖治疗首选膳食与运动,药物应在医师指导下使用。药物仅在改善膳食与运动基础上发挥作用,如单胺再摄取抑制剂(如西曲明)可抑制食欲但带来多种不良反应;酶抑制剂(如奥利司他)可减少脂肪吸收,但可能引发腹痛、脂肪泻等不良反应,需注意风险。

胰高血糖素样肽-1(glucagon-like peptide-1,GLP-1)受体激动剂最初用于 2 型糖尿病的治疗。然而,近年来有多项临床研究表明,GLP-1 受体激动剂已成为最重要的潜在肥胖治疗药物。GLP-1 受体激动剂通过与 GLP-1 受体结合,以葡萄糖依赖性方式刺激胰岛素分泌,并降低胰高血糖素分泌,具有刺激胰岛 β 细胞增殖和分化、延缓胃排空、抑制食欲、改善胰岛素敏感性等作用,但尚未获批用于肥胖症的治疗。

(四)其他治疗

1. **手术治疗** 外科治疗通常仅适用于重度肥胖患者,尤其是那些经过减重努力而未见效果并伴有严重并发症的患者,手术包括吸脂术、切脂术以及一系列消化道改造手术,如胃袖状切除术、胃转流术、空肠回肠分流术、胃束带术和胃囊术等。切除内脏脂肪如大网膜脂肪可以减轻胰岛素抵抗。马德龙综合征患者常常需要手术治疗。

2. **行为疗法** 行为疗法基于现代行为学理论,通过正性强化等方法,分析膳食与生活习惯,强化减肥动机;应对情绪性进食,实施刺激控制法和社会支持,强化积极行为,形成综合治疗策略。行为疗法有助于改变肥胖患者不良心理状态和生活习惯,建立健康的膳食和运动习惯。

第三节 | 恶液质

恶液质(cachexia)是一种与潜在疾病相关的,以体重持续下降为特征的,进行性消耗综合征(wasting syndrome)。其病理生理特征为炎症负荷水平升高、摄食减少、代谢异常等因素综合作用引起的蛋白质及能量负平衡。临床上突出表现为体重进行性下降(成年人)或生长发育减缓(儿童)。常见于慢性消耗性疾病,如肿瘤、AIDS、慢性心力衰竭、慢性肾病、COPD、多发性硬化症、结核病,是上述疾病的主要致死原因。30% 的良性疾病患者、50%~80% 的肿瘤患者死亡前存在恶液质,20%~40% 肿瘤患者直接死于恶液质。

一、发病原因与机制

总体上,恶液质的发病率在逐渐上升之中,大约为 1%。不同原发病的恶液质发生率不同,发病率最高的 5 个原发病为:风湿性关节炎(18%~67%)、慢性肾病(30%~60%)、肿瘤(28%~57%)、慢性心力衰竭(16%~42%)、COPD(27%~35%);发病患者绝对数最常见的恶液质类型为 COPD 恶液质、心脏病恶液质、肿瘤恶液质、慢性肾病恶液质、风湿性关节炎恶液质。恶液质发病率男性比女性多,老年人及儿童比成年人多。我国肿瘤患者恶液质的发病率为 37%,以胰腺癌最高(62.8%)、乳腺癌最低(15.4%),男性(40.5%)高于女性(32.7%),随年龄、TNM 分期升高而升高(图 16-5)。

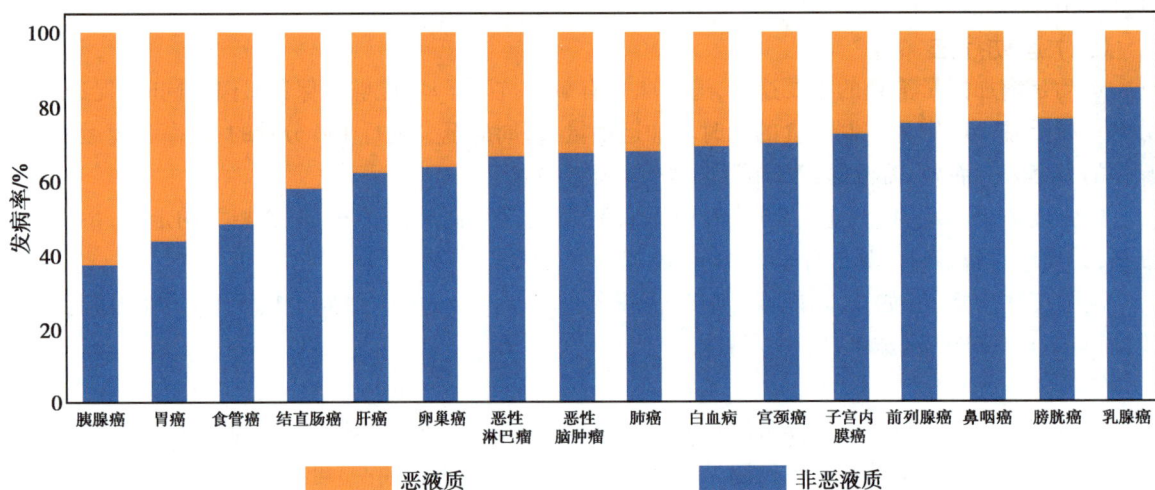

图 16-5　中国不同肿瘤恶液质发病率排序

恶液质的病死率因病而异,COPD 为 10%~15%,慢性心脏病及慢性肾病约 20%~30%,恶性肿瘤高达 80%。每年有 2 百万肿瘤患者死于恶液质,相当于每 15 秒就有一个肿瘤患者死于恶液质。当患者的体重丢失超过平时稳定体重的 30% 时,死亡风险开始出现,而且不可避免。

恶液质是由复杂多因素共同作用的结果,包括营养物质摄入不足,营养物质代谢紊乱,尤其是分解代谢增强,能量消耗增加,炎症反应水平升高。肿瘤自身产生的一系列介质直接或间接地调节物质代谢,如肿瘤自身分泌的细胞因子锌 α2 糖蛋白(zine α2 glycoprotein,ZAG)又称为脂肪动员因子(lipid mobilizing factor,LMF)、蛋白水解诱导因子(proteolysis induced factor,PIF)等参与脂肪和蛋白质的分解代谢;机体应答过程中产生的一系列体液 - 神经内分泌因子改变,如高皮质醇血症、低胰岛素血症、胰岛素抵抗、肾素血管紧张素活性增强等均参与恶液质进展,其中儿茶酚胺、心房钠尿肽等促进脂肪分解,胰岛素抑制脂肪分解,胰岛素样生长因子(insulin-like growth factor,IGF)-1 诱导肌肉肥大,肌肉生长抑制素(myostatin)导致肌肉萎缩;机体内炎症因子,如 TNF-α、IL-1、IL-6 和 IFN-γ 等均调控恶液质进展;复杂的细胞信号通路参与调控恶液质进程,如 ATP-泛素 - 蛋白酶体途径(ATP-ubiquitin-proteasome)、肌肉生长抑制素通路、IGF-1/AKT 信号通路等调控肌肉组织的分解和合成代谢;癌基因和抑癌基因调节网络,如致癌和抑癌 miRNA 调节基因表达,参与肿瘤恶液质的发生发展。

二、病理生理与营养代谢影响

恶液质是在始动因素(原发病)作用下,摄食减少、代谢异常、炎症反应、神经内分泌等因素综合作用引起的蛋白质及能量负平衡。疾病是始动因素,炎症反应是重要中间环节,负氮平衡、能量负债是主要代谢表型。为了方便理解与记忆,可以将恶液质的病理生理归纳为:一、二、三、四、五,即一个始动因素:原发病;两个影响:疾病如肿瘤、病原微生物对宿主的影响,宿主对疾病的影响;三个中心环节:摄食减少(厌食),炎症负荷升高,肌肉减少(分解);四个调控机制:神经内分泌激素,疾病特异性代谢因子,炎症细胞因子,自由基;五个临床结局:体重丢失,体力活动能力下降,生活质量下降,生存时间缩短,社会心理影响。以恶性肿瘤为例进行说明(图 16-6)。

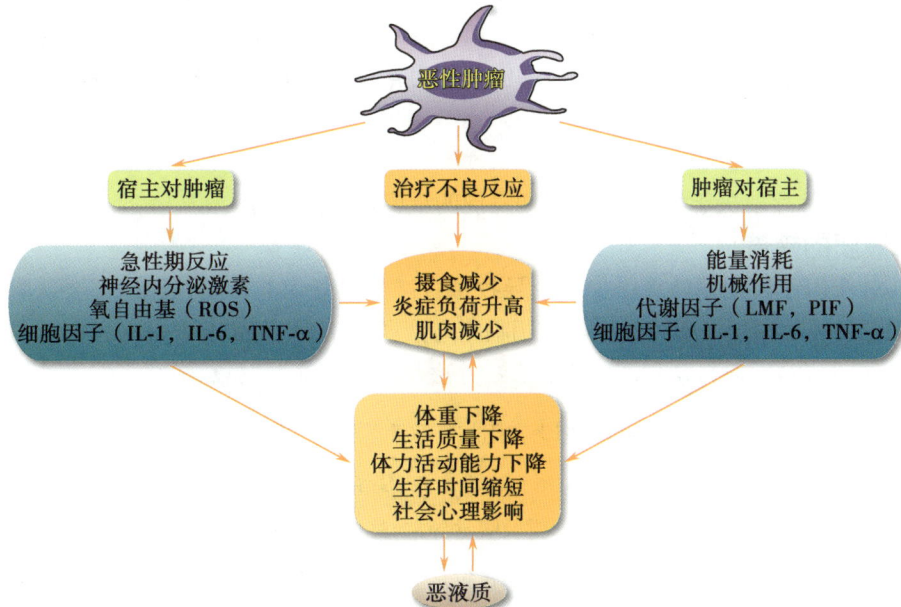

图 16-6 肿瘤恶液质的病理生理模式图

恶性肿瘤恶液质与良性疾病恶液质的一个重要区别在于,恶性肿瘤本身产生多种代谢因子如 LMF、PIF 并导致代谢变化,而良性疾病恶液质缺乏或较少有这些代谢因子的参与(图 16-7)。

恶液质患者持续体重下降实际反映了机体能量代谢的严重失衡和相应物质(糖、脂肪和蛋白质)代谢的严重紊乱,实际上是能量摄取严重减少、能量消耗不断增加矛盾运动的结果。与生理条件下能量摄入不足时的能量消耗减少形成鲜明对比,恶液质患者营养代谢的显著特征是营养(能量)摄入不足条件下的营养(能量)消耗增加,突出表现为 REE 升高。炎症因子、解耦联蛋白(uncoupling protein, UCP)及葡萄糖-乳酸循环增加是肿瘤恶液质能量消耗增加的核心因素。

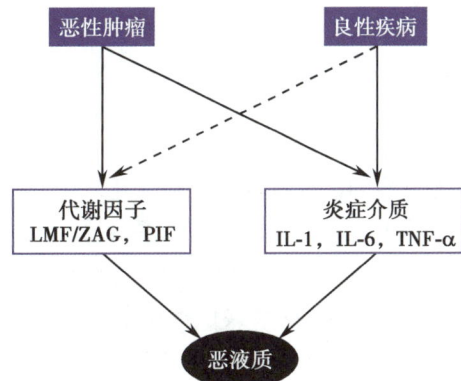

图 16-7 良性疾病与恶性肿瘤恶液质的发病机制
LMF/ZAG: lipid mobilizing factor/zine α2 glycoprotein, 脂肪动员因子/锌 α2 糖蛋白;PIF: proteolysis induced factor, 蛋白水解诱导因子;IL-1: interleukin-1,白细胞介素 1;IL-6: interleukin-6,白细胞介素 6;TNF-α: tumor necrosis factor-α,肿瘤坏死因子-α。

三、临床表现

恶液质的三要素为潜在疾病、营养素摄取减少及代谢变化,患者突出的主观症状是食欲下降(厌食),突出的客观体征是体重下降。

1. 主观症状 恶液质患者可以出现多个症状,其中食欲下降(厌食)是恶液质患者最具特征的症状,大多数肿瘤患者都存在中度或重度的食欲下降。导致食欲下降的主要原因包括疾病本身因素,疾病治疗相关因素和精神心理因素。调控食欲下降的介质包括:激素(如瘦素)、下丘脑弓状核肽(如神经肽 Y)、细胞因子(如 IL-1 和 IL-6、TNF-α)和神经递质(如 5-HT),其中炎症介质细胞因子起着至关重要的作用。具体参见第十五章。

2. 客观体征　体重丢失(weight lose,WL)是恶液质患者的最显著、最直接的表现,也是恶液质发生的早期征兆性表现,持续性 WL 则是病情恶化的标志。诊断恶液质的 WL 通常为:近 6 个月内体重丢失量超过正常体重的 5% 以上,或者体重丢失 2% 以上伴随出现消耗症状,消耗症状通常为 BMI 小于 20kg/m²。体重丢失对患者的危害应该结合患者的营养储备(体质指数)进行评估。中国肿瘤人群体重下降的死亡风险临床阈值为 5.76%,且随着 BMI 的升高,WL 的临床阈值呈升高趋势。体重过低、正常、超重和肥胖肿瘤患者 WL 的临床预后阈值分别为 4.21%、5.03%、6.33% 和 7.60%。

四、诊断

恶液质的有效治疗取决于早期发现,早期发现的重要途径是筛查。

(一)恶液质的筛查

临床上,对任何非自主性体重丢失以及导致摄食减少的任何非自主性原因都要认真排查,以期早期发现恶液质。《欧洲进展期肿瘤患者实用临床恶液质指南》(*Clinical Practice Guideline on Cancer Cachexia in Advanced Cancer Patients*)推荐的诊断方法及其内容见表 16-2。

表 16-2　《欧洲进展期肿瘤患者实用临床恶液质指南》推荐的恶液质筛查套餐

方法	内容
主观症状	食欲减退,早饱,恶心,呕吐,味觉及嗅觉异常,其他胃肠道症状,虚弱,疾病相关负担,一般情况
病史	体重变化,体重丢失的速度,目前摄食量是平常摄食量的百分数
临床检查	检查口腔、腹部、水合状态,水肿,体重及自我感受体力状况
实验室检查	CRP,血糖谱,睾酮
活动监测	体力状态(ECOG 或 KPS),握力测定,身体活动记录
人体成分	横断层面成像(CT 或 MRI),DEXA,人体测量(上臂中点肌肉面积),BIA

(二)诊断标准

恶液质的诊断标准一直在变化之中,总的趋势是逐渐放宽,已经由原来的一种疾病终末状态变为一个临床上比较常见的状态。恶液质诊断标准的前移,可能使更多的患者符合恶液质诊断标准,也使得恶液质变成一种可以提前预防与治疗的疾病。

2008 年国际专家共识提出了恶液质的诊断标准:①慢性疾病;②12 个月内体重下降≥5% 或 BMI<20kg/m²;③下列至少 3 项:肌力下降(最低下限),疲劳(乏力),厌食,FFMI 低,生化检查异常(炎症:CRP>5.0mg/L,IL-6>4.0pg/ml;贫血:HB<120g/L;低白蛋白:ALB<32g/L)。恶液质诊断①+②加③的任何 3 项,即可确诊恶液质。

2011 年国际专家共识提出了肿瘤恶液质的诊断标准:①无节食条件下,6 个月内体重下降>5%;或②BMI<20kg/m² 患者的体重下降>2%;或③ASMI 符合肌肉减少症标准(男性<7.26kg/m²,女性<5.45kg/m²)患者的体重下降>2%。

2023 年亚洲恶液质工作小组发表了亚洲版本恶液质诊断标准:①现患潜在疾病;②3~6 个月内体重非自主性丢失>2% 或 BMI<21kg/m²;③主观症状:厌食;④客观测量:握力下降(男性<28kg,女性<18kg);⑤实验室检查:CRP 升高(>5mg/L)。第①、②条为主要诊断标准,第③、④、⑤条为辅助诊断标准,同时符合第①、②条及第③、④、⑤条中的任何一条即可诊断为恶液质。

如上所述,恶液质的本质是疾病相关性炎症介导的营养摄入减少(厌食)条件下的静息能量消耗(REE)增加,突出表现为体重持续丢失。据此,恶液质的诊断主要应该包括:①现患疾病;②厌食;③体重进行性丢失;④炎症负荷升高;⑤REE 升高。鉴于 REE 的临床检测可及性低,而且 REE 升高的关键中介是炎症,为了方便起见,临床恶液质诊断主要参考现患疾病、厌食、体重进行性丢失及炎症负荷 4 个主要因素。

(三) 分期

"2011 年肿瘤恶液质国际共识" 将恶液质分为三期,即恶液质前期、恶液质期、恶液质难治期(表16-3),但是该分期在临床上难以操作。于世英教授团队发明了一个快速诊断恶液质的分期评分表(cachexia staging score,CSS),与传统方法相比,CSS 临床区分能力更强,预后预测更准,操作更为简便。

表 16-3　2011 年肿瘤恶液质国际共识

分期	诊断标准
恶液质前期	体重减轻≤5%;厌食和代谢改变
恶液质期	体重减轻>5% 或 BMI<18.5kg/m² 和体重减轻>2% 或肌肉减少和体重减轻>2%;常常有食物摄入减少 / 系统性炎症
恶液质难治期	不同程度的恶液质;分解代谢增强、对治疗无反应的癌性疾病;低体能状态评分;预期生存期<3 个月

(四) 预后预测

可以预测恶液质预后的指标非常多,白蛋白与球蛋白比值(AGR)、血红蛋白(Hb)、NRI 及握力等可及性强的临床参数可有效预测恶液质预后。低 AGR、低 Hb、低 NRI 及低握力是肿瘤恶液质的独立预后指标,与其他营养不良诊断工具相比,AGR、Hb、NRI 及握力可有效地对肿瘤恶液质患者的预后进行分层。

五、治疗

由于恶液质必然导致不良预后,所以,恶液质治疗的目的在于改善症状,提高生活质量,而不是逆转疾病进程。理想的恶液质治疗是要降低炎症负荷水平,提高瘦体质、生活质量及体能状况,改善REE、乏力、厌食。提倡多模式、多靶点、多方面、全方位的干预,欧洲恶液质指南编委会专家一致强烈支持采用最佳姑息治疗手段(如营养补充、食欲刺激、体力活动、症状管理等)应对、治疗难治性恶液质患者,提倡多学科、多模式整合治疗。

(一) 病因治疗

原发病是恶液质发生的始动因素,只有去除原发病才能从根本上预防恶液质的发生,或改善恶液质的转归,所以,恶液质的最好治疗方法及首要措施是治疗原发病如恶性肿瘤。原发病的早期发现与早期治疗特别重要,预防或减少恶液质的发生才是恶液质的最好治疗。

(二) 营养代谢治疗

营养不良是恶液质的一个重要特征,纠正营养不良意义重大。营养治疗同样遵循五阶梯营养治疗模式。目前推荐使用高能量密度(>1.0kcal/ml)、高蛋白质比例[>1.2g/(kg·d)]、高 EPA(2.0g/d)的三高营养配方。高能量、小份量、多餐次、多聚餐等被证明可以显著增加营养摄入量,推荐以 FSMP 在餐间补充,但是不推荐以 FSMP 代替日常食物。单纯增加能量摄入不能逆转恶液质进程,推荐使用富含优质蛋白质、高 BCAA(>35%,特别是亮氨酸)比例、高 ω-3 PUFA、富含微量营养素(维生素、微量元素)的特殊配方制剂。

营养代谢调节将成为肿瘤及其恶液质治疗的一个重要手段。补充外源性氨基酸可以为机体提供蛋白质合成原料,为肌肉(蛋白质)代谢及糖异生提供底物,防止肌肉分解,从而发挥节约肌肉蛋白质的作用。亮氨酸的代谢产物 β-羟基-β-甲基丁酸盐(β-hydroxy-β-methylbutyrate,HMB)可以通过修饰NF-κB 预防恶液质的发生,同时促进骨骼肌合成。

肉碱是长链脂肪酸进入线粒体进行氧化供能的必需物质,在脂肪代谢中发挥关键作用,并表现出强烈的抗氧化、抗炎症特性。肉碱(4g/d)可以改善恶液质患者的疲劳、肌肉无力、生活质量甚至生存时间。

肿瘤细胞糖代谢的一个特征是 Warburg 效应,减少葡萄糖供能占比成为荷瘤患者的重要治疗原则。二氯乙酸盐（dichloroacetate，DCA）激活丙酮酸脱氢酶，刺激丙酮酸进入线粒体，经三羧酸循环供能，促进氧化磷酸化，抑制糖酵解。

维生素 B_1 的主要磷酸化衍生物焦磷酸硫胺素作为丙酮酸脱氢酶复合物的重要组成成分，参与脱羧作用。大剂量维生素 B_1（摄入量大于推荐剂量 75 倍）显示出强烈的抗增殖效应，同时促进肿瘤细胞凋亡。

（三）药物治疗

目前没有任何一种广泛接受的特异性恶液质治疗药物，但有研究表明孕酮（甲羟孕酮或醋酸甲地孕酮），非甾体抗炎药（COX 非特异性抑制剂布洛芬，COX-2 特异性抑制剂塞来昔布），沙利度胺（thalidomide），ω-3 脂肪酸（包括 EPA），左旋肉碱（L-carnitine）、糖皮质激素、BCAA 及 $5-HT_3$ 拮抗剂（mirtazapine/olanzapine）是恶液质临床治疗优选药物。联合用药比单独用药效果好，提倡多药联合使用。

（四）其他治疗

1. **症状管理**　恶液质患者常常合并多种症状如疼痛、口干、恶心、呕吐、胃轻瘫、腹胀、早饱、便秘及情绪异常（抑郁）等，这些症状严重影响患者的食欲和摄食，加重营养不良及恶液质，因此，症状管理应该成为恶液质临床治疗的基础内容。甲氧氯普胺（胃复安）10mg，q4h（清醒患者最大用量可达120mg/d）可以有效治疗胃轻瘫。布洛芬、ω-3 PUFA 及 β 受体阻滞剂可以降低 REE，增加摄食量及体重。

2. **抑制炎症**　炎症反应不仅仅是恶性肿瘤患者生理功能障碍，也是恶性肿瘤患者心理压抑的重要原因。抗炎治疗不仅改善患者的生理状况，而且改善患者的心理状态，显著降低患者抑郁发生率。

沙利度胺抑制 TNF-α 的产生，并降低已经升高的 TNF-α 血液浓度，改善恶液质患者的瘦体组织。选择性 COX-2 抑制剂包括塞来昔布（200mg，b.i.d）、罗非昔布等对 COX-2 具有显著的抑制作用，对 COX-1 的抑制作用较小，可避免传统 NSAIDs 类药物的胃肠道出血等不良反应的发生。

3. **免疫调控**　免疫功能紊乱是恶液质的又一个临床特征，表现为免疫过激与免疫过抑并存。免疫营养素或药理营养素，在恶液质患者的作用受到人们的重视。富含优质蛋白质、亮氨酸、鱼油的肠内营养剂可以改善肌肉功能、体力活动能力及免疫反应功能。预防性口服补充谷氨酰胺粉剂，可以有效抑制肺癌放疗患者的体重丢失。联合使用谷氨酰胺（14g/d）、HMB（3～6g/d）及精氨酸（3g/d）可以增加进展期肿瘤患者的瘦体质。

4. **氧化修饰**　研究显示肿瘤患者处于一个低抗氧化状态、高氧化应激水平。氧化反应损伤是恶液质的重要发病因素。一项包括抗氧化剂、药理营养素、孕酮及 COX-2 抑制剂的Ⅱ期临床研究发现：上述药物的联合应用治疗不同肿瘤恶液质既安全又有效。大剂量维生素 C、三氧化二砷和放疗技术，可以通过增加细胞内 ROS 诱导肿瘤细胞凋亡。化疗药多柔比星（doxorubicin，DOX）通过产生 H_2O_2 介导肿瘤细胞凋亡。黄嘌呤氧化酶（xanthine oxidase，XO）抑制剂——别嘌醇抑制 IL-6、减少氧自由基。多途径联合作用改善临床结局，延长生存时间、增加摄食量、提高自主活动能力。

5. **刺激食欲**　厌食、早饱等多种原因导致摄入减少是恶液质的重要发病原因。食欲刺激剂如人工合成胃饥饿素（ghrelin）可改善食欲，促进营养摄入。阿那莫林（adlumiz）是一种选择性胃饥饿素受体激动剂，最新研究显示服用阿那莫林 3 周后，57% 的恶液质患者摄入量增加，服用 12 周后患者平均体重增加 1.4kg。$5-HT_3$ 拮抗剂、糖皮质激素（泼尼松 20～40mg/d 或地塞米松 3～4mg/d）、雄激素（睾酮）和孕激素（孕酮）及其类似物，均可以逆转体重下降，但是难以逆转肌肉丢失。选择性雄激素受体调节剂也在试验中，初步研究提示可以显著提高瘦体质，而且氟甲睾酮（fluoxymesteron）的不良反应小于醋酸甲地孕酮和地塞米松。使用食欲刺激剂时一定要权衡利弊，选择最小有效剂量。

第四节　肌肉减少症

肌肉减少症（sarcopenia）是一种以肌肉力量（功能）和肌肉含量进行性下降为特征的骨骼肌疾病，好发于老年人群，已成为全球突出的健康问题。社区居民肌肉减少症患病率约为 6.8%～12.5%，老年人群的患病率高达 12.9%～40.4%，80 岁以上高龄人群患病率高达 11%～50%。随着全球老龄化加剧，预计至 2050 年，肌肉减少症患者将达 5 亿人。肌肉减少症严重影响老年人生活质量，是导致其虚弱、活动受限、跌倒骨折与死亡的重要原因，严重威胁人类健康。

一、发病原因及机制

（一）发病原因

根据发病原因，肌肉减少症可分为原发性肌肉减少症和继发性肌肉减少症。

1. **原发性肌肉减少症**　是指与衰老直接相关的肌肉减少，表现为随着年龄增加而出现的肌肉含量和功能的持续减退。35 岁以后，肌肉含量每年下降约 1%，肌力每年下降约 1.5%。当进入 60 岁后，肌力下降速度上升至每年约 3%。80 岁时，人体肌肉含量可能减少达 40%。

2. **继发性肌肉减少症**　主要包括以下类型：①活动相关性肌肉减少症：与长期卧床和活动减少相关，增龄相关的运动能力下降是老年人肌肉丢失和力量下降的主要因素。长期卧床者肌肉力量的下降要早于肌肉含量的丢失，活动强度不足导致肌力下降，而后者又使活动能力进一步降低，最终肌肉含量和功能均下降。②疾病相关性肌肉减少症：与重要器官功能衰退、炎症、恶性肿瘤、内分泌疾病有关。③营养不良相关性肌肉减少症：与能量或蛋白质摄入不足、厌食或胃肠功能紊乱等有关。这些疾病或不良行为可能是原发因素，也可能诱发或加速肌肉减少。

（二）发病机制

骨骼肌萎缩的核心是肌肉蛋白质合成与分解的平衡失调。在蛋白质合成方面，哺乳动物雷帕霉素靶蛋白（mammalian target of rapamycin，mTOR）是控制蛋白质合成的关键分子。上游分子通过激活 mTOR 信号通路，从而促进蛋白质合成。其中，主要的上游调节因子包括生长因子（如胰岛素样生长因子 1）、营养成分（如氨基酸、葡萄糖）和能量状态（如 ATP 水平）。mTOR 通过调节 4E-BP1 和 p70S6K 促进肌肉蛋白质合成。首先，mTOR 的激活会导致 4E-BP1 的磷酸化和抑制，阻止其结合翻译启动因子 eIF4E，从而使 eIF4E 能够与其他翻译起始因子（如 eIF4G）结合形成 eIF4F 复合物，以促进翻译的起始。其次，mTOR 还会磷酸化和激活 p70S6K，进而促进蛋白质合成。激活的 p70S6K 可磷酸化多种靶蛋白，包括翻译后调节蛋白和转录因子，促进翻译和转录的过程。炎症和氧化应激等可以通过激活 IKK 和 JNK 等信号通路来抑制 mTOR 的信号转导，导致蛋白质合成减少。另外，代谢异常如营养不良和胰岛素抵抗也可能通过改变 mTOR 通路的信号转导来影响肌肉组织的代谢和功能。

在蛋白质分解方面，上游信号包括氧化应激、炎症因子、促萎缩因子等通过激活泛素蛋白酶体系统和自噬溶酶体通路，导致肌肉蛋白质的降解。IL-6/STAT3 和 TNF-α/NF-κB 是介导肌肉萎缩最重要的两条炎症信号通路。泛素-蛋白酶体系统将蛋白质标记上多泛素链，这些链通过泛素结合域被受体识别并结合，最终送入自噬体。在自噬溶酶体通路中，细胞内的蛋白质和细胞器被包裹成囊泡，与溶酶体融合后降解。

另外，衰老相关的神经-肌肉功能减弱也参与了肌肉减少症的发生发展，包括运动皮层萎缩、神经递质改变和运动神经元丢失。老年人 70 岁以后运动神经元数量显著减少，α 运动神经元丢失达 50%，其丢失直接导致肌肉协调能力下降和肌肉强度减弱。另一方面，神经营养因子是一类对神经元生存和功能维护至关重要的蛋白质，如神经生长因子、脑源性神经营养因子和胶质细胞源性神经营养因子。当神经系统受损时，神经元无法产生足够的神经营养因子，导致对周围肌肉的支持减弱，从而促进肌肉萎缩的发生。

二、病理生理与营养代谢影响

衰老过程中，肌肉含量的减少主要归因于肌纤维面积的下降，而非肌纤维数量的减少。肌纤维可分为 I 型（慢缩肌纤维）和 II 型（快缩肌纤维）。其中，衰老导致的骨骼肌萎缩主要来自 II 型肌纤维的面积下降。核心病理生理机制涉及蛋白质合成与分解失衡。

肌肉减少症的细胞变化包括肌纤维的面积萎缩,肌内和肌间的脂肪细胞浸润,以及线粒体功能障碍。肌肉减少症的分子变化涉及多个复杂信号通路,包括 mTOR、IGF-1、叉头盒蛋白转录因子(forkhead box class O proteins,FOXOs)等。神经信号转导和控制机制在肌肉功能中也发挥关键作用。

研究表明,肌肉和骨骼之间的串扰通过多种方式实现,包括内分泌因子的介导,如肌肉生长抑制素、鸢尾素、骨钙素等。有初步证据显示,肌肉收缩诱导的内源性肽艾帕素(apelin)减少与肌肉功能下降之间存在关联,相关机制仍需进一步研究。

三、临床表现

肌肉减少症缺乏特异的临床表现,患者可表现为虚弱、容易跌倒、行走困难、步态缓慢、四肢纤细和乏力等,其诊断有赖于肌肉含量、肌肉力量和身体活动能力等方面的评估。

四、诊断

1. **筛查**　60 岁以上的老年人和肿瘤等高危人群应常规接受肌肉减少症筛查。筛查工具以肌力、步行、起立、爬梯和跌倒(the strength,assistance in walking,rise from a chair,climb stairs,falls history,SARC-F)问卷较为常用(表 16-4)。

表 16-4　SARC-F 量表

评估项目	询问内容	分数
肌力	您拿起或搬动 4.5kg 重的物品会感到困难吗?	
	没有困难	0
	有一些困难	1
	很困难/无法完成	2
步行辅助	您步行穿过房间会感到困难吗?	
	没有困难	0
	有一些困难	1
	很困难/需使用工具/无法完成	2
从椅子上起身	您从床或从椅子上起身会感到困难吗?	
	没有困难	0
	有一些困难	1
	很困难/没有他人帮助时无法完成	2
上台阶	您走上 10 个台阶会感到困难吗?	
	没有困难	0
	有一些困难	1
	很困难/无法完成	2
跌倒	过去 1 年中您跌倒过几次?	
	没有跌倒	0
	1～3 次	1
	4 次或以上	2

注:SARC-F,简易五项评分问卷;总分≥4 分为筛查阳性。

2. **诊断标准**　肌肉减少症的临床诊断主要基于肌肉力量(muscle strength)减退和肌肉含量(quantity)下降,其诊断标准见表 16-5。

表 16-5　肌肉减少症诊断标准

类别	男性	女性
低握力	<28kg	<18kg
低肌肉含量		
BIA	<7kg/m²	<5.7kg/m²
DEXA	<7kg/m²	<5.4kg/m²
CT	<40.8cm²/m²	<34.9cm²/m²

低肌肉力量、低肌肉含量的判断因检测工具而异。推荐使用握力作为肌肉力量的测量工具,握力/上臂中点肌围(MAMC)计算的相对握力比绝对握力可以更好预测预后;使用 BIA、DEXA 或非增强 CT 扫描下的第三腰椎(L₃)肌肉横截面积作为肌肉含量的测量工具。

五、治疗

(一) 病因治疗

1. 原发性肌肉减少症　最基本和最主要的治疗方式是运动和蛋白质的补充,其他治疗方法包括调整膳食结构、补充维生素 D 和抗氧化营养素等。

2. 继发性肌肉减少症　其发生和发展起源于原发疾病,通过治疗原发疾病(如恶性肿瘤、心力衰竭、慢性肾衰竭和 COPD 等)才能从根本上预防和治疗肌肉减少症。

(二) 营养代谢治疗

肌肉含量与力量的维持依赖于肌肉蛋白质合成与分解代谢的平衡。大多数肌肉减少症患者存在能量和蛋白质摄入不足,以及其他营养要素缺乏的情况。肌肉减少症患者在日常生活中建议保持充足和均衡的营养摄入,对于延缓肌肉减少症的发生发展具有重要作用。

补充足量蛋白质是增加肌肉蛋白质合成的必要前提。抗阻运动后 1 小时内口服富含优质蛋白质的营养制剂可通过刺激 mTOR 通路,促进蛋白质合成。亮氨酸等 BCAA 是 mTOR 通路的主要营养调节物质,乳清蛋白等优质蛋白质的摄入也有助于促进肌肉蛋白质的合成。肌肉减少症的具体营养治疗方式包括:

1. 能量的补充　推荐每日供应 25～35kcal/kg 的能量,保持体重维持在健康区间,避免消瘦或肥胖。

2. 蛋白质的摄入　推荐每日摄入 1.2～1.5g/kg 的蛋白质,并均匀分配在早餐、午餐和晚餐中。优质蛋白质应占比 50% 以上,其中富含亮氨酸的优质蛋白质有助于促进肌肉蛋白质合成。

3. 维生素 D 的补充　每日补充 800U 的维生素 D₃,同时每日户外日晒至少 30 分钟,以维持血 25-羟维生素 D 水平在 75nmol/L 以上。

4. 其他　在达到总能量需求的前提下,多摄取深海鱼类和海产品,增加深色蔬菜、水果和豆类的摄入。

(三) 药物治疗

目前暂无治疗肌肉减少症的特异性药物,潜在的肌肉减少症治疗药物包括雌孕激素、睾酮、生长激素、生长激素释放激素、胰岛素样生长因子-1、吡格列酮、血管紧张素转换酶抑制剂、炎症因子单克隆抗体、肌萎缩因子单克隆抗体等。

激素疗法是肌肉减少症的潜在治疗方式,但其疗效尚需进一步验证。流行病学研究表明,肌肉强度减退与睾酮水平下降相关。睾酮可以促进肌肉蛋白质合成,而女性体内的雌激素可转化为睾酮。因此,晚期前列腺癌患者接受去势治疗后,下降的睾酮水平会影响肌肉强度。从代谢角度看,睾酮可抑制促分解代谢的炎症因子。因此,激素替代疗法在肌肉减少症治疗中备受关注。小剂量的睾酮可增加肌肉含量、减少脂肪含量,相对较大剂量的睾酮则同时增加肌量和肌力。但高剂量的睾酮可能对机体有害,特别是需注意其心血管不良反应。选择性雄激素受体调节剂可作用于骨骼肌雄激素受体,该疗法目前正在开展临床试验。生长激素通过刺激 IGF-1 的合成间接促进肌肉合成,联合应用生长激素释放激素治疗能够提高肌肉减少症患者的运动能力。

(四) 运动治疗

身体活动(physical activity,PA),又称身体运动(physical exercise,PE),是预防和治疗肌肉减少症的最简单、最有效和最经济的方法。运动不仅能够预防和改善肌肉减少症,还有助于改善其他慢性疾病。

对肌肉减少症患者推荐以下四种运动:抗阻运动(resistant exercise,RE)、有氧运动、柔性训练和平衡训练。研究表明,抗阻运动能够有效地增加肌肉含量与力量,有氧运动能够进一步加强抗阻运动的效果并促进心肺健康,而平衡训练则有助于防止跌倒。肌肉减少症的运动治疗推荐抗阻运动为主。抗阻运动的方式包括举重、拉伸器训练、俯卧撑、引体向上、仰卧起坐等,形式包括高负荷低重复次数与低负荷高重复次数的训练等。运动疗法的具体内容和方式的选择应根据患者的实际情况而定,关于何种抗阻运动方式能取得最优效果,目前并未达成一致。此外,运动的持续时间非常关键,国际肌肉减少症联盟建议至少持续 3 个月。

第五节 | 衰弱综合征

衰弱(frailty)的概念最早于 1978 年提出,作为一种临床综合征,目前广泛应用的是 Fried LP 等在 2001 年提出的定义,符合以下三项或以上表型即可诊断:①不明原因的体重下降;②疲乏;③握力下降;④行走速度下降;⑤体力活动下降。其特征是生理储备下降导致机体易损性增加、抗应激能力减退。近年来,关于衰弱综合征的研究迅速增加,"frailty"于 2018 年作为 MeSH 主题词引入,其定义为:一种多个生理系统功能和储备下降致压力源易感性增加的状态,这种状态会导致疲乏、行动迟缓、肌力减弱、体力活动下降和无意识的体重减轻。

一、发病原因与机制

衰弱综合征的危险因素有以下几个方面。

1. **社会环境因素** 高龄、女性、少数民族、低收入人群、低教育水平、独居等。

2. **临床因素** 多病(患有慢性疾病、营养不良、肥胖、抑郁症状、认知功能受损)以及多药治疗等。其中衰弱和多病互相影响,但它们是两个不同的概念,多病导致衰弱的原因可能是其引起多个生理调节系统的失代偿。

3. **行为和生活方式** 缺乏体力活动、低蛋白质摄入、吸烟、酒精摄入量增加等。

4. **生物学因素** 炎症(细胞因子或 CRP 升高)、内分泌因子(下丘脑 - 垂体轴通过糖皮质激素分泌、胰岛素样生长因子信号转导和雄激素产生异常发挥关键作用)、微量营养素缺乏(类胡萝卜素、维生素 B_6、维生素 D 或维生素 E 缺乏)等。

衰弱的发病机制目前并不十分明确,多数认为其本质上是一种多系统功能减退和失调的全身性改变,而慢性炎症和免疫激活可能是其中关键的病理生理过程,通过其他中间生理系统(如肌肉骨骼、内分泌和血液系统)直接或间接地引起各脏器生理储备功能减退,抗应激能力下降,从而导致衰弱综合征。随着年龄的增长,多种因素会导致衰弱,包括基因组不稳定、DNA 损伤、表观遗传变异、干细胞衰竭等。这些相互关联的因素综合导致组织稳态的丧失和储备能力的降低。因此,随着器官生理功能的下降,衰老的生物体逐渐表现出虚弱的症状。值得注意的是,大脑、心血管系统、骨骼肌和内分泌系统与衰弱有着内在的联系。

二、病理生理与营养代谢影响

1. **病理生理** 低度慢性炎症是衰老的标志,包括促炎细胞因子的增加和抗炎细胞因子的减少。

其中,促炎细胞因子可以通过促进蛋白质降解或通过影响重要的代谢途径间接影响衰弱。衰弱相关炎症,又被称为炎性衰老,是一种多因素影响下的慢性、无症状、全身性的炎症状态,靶组织处于长期或过度反应状态,而无法从抗感染或组织损伤状态过渡为平衡稳定状态,从而导致炎症反应的持续存在。

生活方式、遗传易感性及慢性疾病等通过促进机体的氧化损伤导致孤立器官或系统的慢性持续性炎症和功能失调,当功能障碍涉及多器官或系统时即出现衰弱表型。表现为炎症因子及免疫细胞增加、炎症/免疫系统通路被激活等,从而引起各组织器官结构破坏、功能下降,最终可能引起老年人生活能力下降、跌倒、骨折、住院以及死亡等不良结局风险增加。

2. **营养代谢影响**　在遗传、代谢营养因素、环境和生活方式以及急慢性疾病等高危因素的影响下,机体出现炎性衰老状态,炎症反应的持续存在,机体逐渐出现内分泌和代谢改变。其中,与氧化应激相关的线粒体功能障碍有可能是衰弱与其他衰老相关疾病关联的决定因素,导致人体器官组织逐渐发生相应改变,包括骨骼肌肉系统(肌肉减少症、骨质疏松)、内分泌系统(胰岛素抵抗增加导致糖尿病等)、心血管系统(心力衰竭)及血液系统(贫血),从而出现体重下降、肌力减退、运动减少、行动迟缓和营养不良等衰弱的临床表现。

三、临床表现

衰弱的本质是生理储备能力的下降,从而导致机体易损性增加、抗应激能力减退,进而影响多个生理系统,是一种与年龄或疾病相关的长期的、慢性的积累过程,其在早期可能是无症状的,但当储备损失达到导致衰弱的总阈值时,该综合征即可通过对患者功能行为的观察和生物标志物的检测来识别。

临床表现包括躯体功能障碍,心理障碍和营养不良三个方面。这些症状的临床表现为营养不良、肌肉减少症、骨质减少、日常生活活动能力障碍以及潜在的认知受损、心理脆弱、情绪不稳定等多系统功能下降。衰弱综合征的患者常常合并多种其他疾病,一项荟萃分析显示约 3/4 的衰弱综合征患者出现共病。衰弱与骨骼肌肉系统、心血管系统、内分泌系统、神经系统、免疫系统等相关联,也与呼吸功能、心血管功能、肾脏和造血功能以及凝血系统的功能储备耗损有关,常见合并症如肌肉减少症、心血管疾病、糖尿病和胰岛素抵抗等。住院期间衰弱老年人的不良事件(院内感染、住院日延长、跌倒、死亡等)发生率也显著升高。

四、诊断

目前衰弱综合征的诊断尚无"金标准",常用以下三种方法,即衰弱表型(frailty phenotype,FP)、衰弱指数(frailty index,FI)和 FRAIL 量表等。

1. **衰弱表型**　参考 Fried 衰弱表型,制定以下 5 条诊断标准:

(1)低体力活动:由体力活动问卷确定参加者只参与日常生活的走路和低体力活动,未进行任何中等或高强度的体育及其他活动;

(2)疲乏:采用流行病学研究中心抑郁量表(the Center for Epidemiologic Studies Depression Scale,CES-D)分数之和来表示,≥10 分归类为疲乏;

(3)低握力:根据研究人群最低五分位法:男性<26.5kg、女性<17kg 分别作为切点值;

(4)步速减慢:根据研究人群最低五分位法:男性<0.85m/s、女性<0.75m/s 分别作为切点值;

(5)体重减轻:过去 1 年中,体重减少>5kg 或 BMI<18.5kg/m^2。

符合 3 项以上,诊断为衰弱;符合 1~2 项,诊断为衰弱前期(pre-frailty,PF);符合 0 项,诊断为非衰弱。从衰弱前期到衰弱状态常由损伤、急性疾病或心理应激等引起。

该评估法的局限性:①未考虑社会心理因素对衰弱的影响;②体力活动下降和疲乏的评价指标不客观。而另一项研究提出 Fried 的衰弱表型可能不是一种同质性生物学综合征,该研究者根据以上五种衰弱表型将衰弱前期划分为不同类别(将 PF1 定义为疲惫和/或无法解释的体重减轻,将 PF2 定义为以下一种或两种:虚弱、迟缓、体力活动低),通过对不同类别衰弱前期患者进行前瞻性研究,发现其可能有不同的病死率和残疾发生率,得出 PF 可能不是一种同质性生物学综合征的结论。

2. 衰弱指数　FI 是最常用的衰弱综合征评估量表之一,其包括临床表现、体格检查、辅助检查、躯体功能和社会心理因素等超过 30 个评价指标。但该评估方法过于繁琐,临床实际应用受到限制。

3. FRAIL 量表　评估内容主要包括:

(1) 疲惫,即过去 1 个月总是或大部分时间感觉疲惫;

(2) 耐力下降,即独立上下 10 级台阶的能力受限;

(3) 行走能力下降,即独立行走 100 米的能力受限;

(4) 多种疾病共存,即≥5 种慢性疾病;

(5) 体重减轻,即最近 1 年体重下降>5%。

每项 1 分,总分 0~5 分,0 分诊断为健康状态,1~2 分诊断为 FS 前期,≥3 分诊断为衰弱。

除了以上三种评估方法,最近的研究还提出通过老年综合评估(comprehensive geriatric assessment,CGA)及其衍生的多维预后指数(multidimensional prognostic index,MPI),从多维度更及时、更准确地识别衰弱综合征并进行预后评估。

除了通过评估工具识别衰弱综合征,目前越来越多的研究者开始关注衰弱生物标记物的应用,从基因组学、转录组学、蛋白质组学和代谢组学等层面来描述衰弱个体内多种产物的表达特征,但目前尚未发现特异性强、灵敏度高并且稳定可靠的相关生物标记物。

最新研究发现:联合检测血肌酐和胱抑素 C 可以有效预测衰弱综合征风险及其预后,计算公式是切点值 =55.56 胱抑素 C(mg/L)−34.03 肌酐(mg/dl)+56.95,切点值<77、77~119、>119 分别为衰弱综合征低、中、高风险。

五、治疗

衰弱是一个动态过程,衰弱程度越重,预后越差,早期诊断和干预意义重大,减少衰弱的患病率和严重程度可以使患者、家庭和社会获益。有学者提出关于衰弱综合征治疗和护理的三个目标:①减缓衰弱表型的进展:避免衰弱导致患者功能丧失,如日常生活活动受损;②及时识别和治疗合并症:与衰弱相关的常见疾病,如心血管疾病、肌肉减少症或肾脏损害、认知障碍,可以加剧衰弱的进展,引起躯体功能受限和生活质量下降;③促进衰弱风险人群的锻炼活动和心理健康干预。

目前,已经提出的衰弱治疗措施有运动治疗、营养治疗、心理干预、提供健康和社会护理、药物治疗等。

(一) 非药物治疗

个体化的家庭运动和营养治疗可以有效改善衰弱的进展,针对性的健康教育有助于提高运动和营养治疗的效果。

1. 运动治疗　到目前为止,运动治疗被证实是干预衰弱最有效的方式之一。运动方法包括抗阻运动、有氧运动、平衡和柔韧性运动。运动可改善机体功能,如提高步速、增强平衡能力、减少跌倒发生率、减少氧化损伤和慢性炎症等,同时,运动可缓解焦虑和抑郁,减少社会隔离。

2. 营养治疗　营养治疗可以有效改善老年衰弱者的营养不良,如补充蛋白质,可以增加肌肉量,改善肌力,从而减少相关并发症等。一项荟萃分析表明,为衰弱者补充营养可改善身体功能和肌肉力量;坚持地中海膳食可降低老年衰弱综合征的发生率。另一项研究表明地中海膳食通过改善肠道微生物菌群从而改善衰弱。营养治疗和运动锻炼对于衰弱综合征患者有协同作用。

3. 间充质干细胞疗法　骨髓间充质干细胞(mesenchymal stem cell,MSC)移植是一种很有前途的衰弱综合征治疗策略,已经在人类受试者中进行了 I 期和 II 期试验,初步证明了 MSC 的安全性和有效性。MSC 移植治疗可以减轻衰弱患者的临床表现,包括改善免疫功能、6 分钟步行距离、1 秒内用力呼气量,降低血 TNF-α 水平,暂未发现相关不良反应,其内在机制有待探索,并且需要大样本研究验证。

（二）药物治疗

目前尚无充足证据证明药物治疗的有效性,衰弱的药物治疗仍在探索中。值得关注的是,衰弱患者常常为多病共病人群,其体内药物代谢动力学已发生改变,而多重用药又可增加衰弱发生的风险,因此需要临床医师合理、规范用药,加强共病管理,尽可能减少多重用药。

第六节 | 贫　血

贫血(anemia)是指人体外周血红细胞容量减少,血红蛋白(Hb)浓度低于正常值下限,导致氧供应不足而产生相应症状的综合征。我国正常成年男性的血红蛋白浓度为130～175g/L,女性为115～150g/L;成年男性 Hb<130g/L,女性(非妊娠)Hb<115g/L,妊娠期妇女 Hb<110g/L 即为贫血。根据贫血的发病机制,可将其分为多种类型,本节主要关注营养性贫血,包括缺铁性贫血和巨幼细胞贫血。

一、发病原因与机制

营养性贫血是指维持正常造血所需的营养素绝对或相对不足,导致机体血红蛋白合成减少、红细胞发育不良,最终导致氧供应不足。

（一）营养性贫血的分类及病因

1. **缺铁性贫血**　由于机体对铁的需求和供应失衡,机体依次经历贮存铁耗竭(iron depletion,ID)、红细胞内铁缺乏(iron deficient erythropoiesis,IDE)和缺铁性贫血(iron deficiency anemia,IDA)三个阶段(期)。缺铁性贫血以缺铁引起的小细胞低色素性贫血为特征,并伴有一系列组织缺铁表现。缺铁性贫血的主要病因包括:

（1）需铁量增加而铁摄入不足:多见于婴幼儿辅食添加不及时、青少年偏食、妇女妊娠和哺乳期等情况。

（2）铁吸收障碍:常见于胃切除手术、胃酸分泌不足时,食物迅速通过十二指肠,导致铁吸收减少。胃肠道功能紊乱、克罗恩病、慢性肠炎等也可导致铁吸收障碍。

（3）铁丢失过多:因长期慢性失血导致铁丢失而得不到纠正,可见于慢性胃肠道出血、月经过多、咯血和肺泡出血等情况。

2. **巨幼细胞贫血**　主要由叶酸或维生素 B_{12} 缺乏造成。

（1）叶酸缺乏的病因:①摄入不足:烹饪不当、偏食、少食;②需要量增加:孕期妇女、生长发育期儿童、慢性消耗性疾病、甲亢患者;③吸收障碍:急性胃肠炎、腹泻、药物干扰(如抗癫痫药物、柳氮磺吡啶等);④利用障碍:抗核苷酸药物干扰、甲氨蝶呤、氨苯蝶啶等;⑤叶酸排出增加:酗酒、血液透析等。

（2）维生素 B_{12} 缺乏的病因:①摄入减少:少见,多见于长期素食者;②吸收障碍:常见,可见于内因子缺乏、胃蛋白酶缺乏、胰蛋白酶缺乏、药物影响;③利用障碍:如抑制甲硫氨酸合成酶的药物影响维生素 B_{12} 的利用。

（二）发病机制

1. **缺铁性贫血**　其发病机制主要涉及铁代谢异常、造血系统受损以及细胞代谢功能下降等方面。

（1）铁代谢异常:当体内贮存铁不足以满足功能需求时,铁代谢出现异常。表现在贮铁指标(如铁蛋白、含铁血黄素)减少、血清铁和转铁蛋白饱和度下降、总铁结合力和未结合铁的转铁蛋白升高等方面。转铁蛋白受体(transferrin receptor,TFR)表达于红系造血细胞膜表面,其表达量与红细胞内 Hb 合成所需的铁代谢密切相关,体内贮铁不足导致红细胞内缺铁,进而促使转铁蛋白受体从红细胞膜表面脱落,成为血清可溶性转铁蛋白受体(soluble transferrin receptor,sTfR)。

（2）造血系统受损:缺铁导致红细胞内血红素合成受阻,使得原卟啉不能与铁结合成血红素,而以游离原卟啉或锌原卟啉的形式积累。血红蛋白生成减少,导致红细胞体积减小、胞质减少,出现小细胞低色素性贫血。严重时,也会影响粒细胞和血小板的生成。

（3）细胞代谢功能下降：组织中含铁酶和铁依赖酶的活性降低,影响了机体的精神、行为、体力、免疫功能等方面,以及儿童的生长发育和智力。缺铁还可能导致黏膜组织病变和外胚叶组织营养障碍,进一步影响机体健康。

2. **巨幼细胞贫血**　巨幼细胞贫血是一种与细胞合成和分化异常相关的疾病,其发病机制主要包括叶酸和维生素 B_{12} 缺乏所导致的核酸代谢异常和神经系统功能障碍。

（1）核酸代谢异常：叶酸及其活性形式在 DNA 合成中发挥重要作用,特别是胸苷酸合成酶催化 dUMP 甲基化形成 dTMP,进而形成 dTTP。叶酸缺乏导致 dTTP 形成减少,引发 DNA 合成障碍和复制延迟。这会使得细胞内 RNA/DNA 比值增大,导致细胞体积增大,胞核发育滞后于胞质,形成巨幼变。骨髓中的红系、粒系和巨核系细胞受到影响,发生巨幼变和分化成熟异常,甚至在骨髓中过早死亡,导致全血细胞减少。同时,黏膜上皮组织也受到 DNA 合成障碍的影响,影响口腔和胃肠道功能。

（2）神经系统功能障碍：维生素 B_{12} 缺乏会影响甲硫氨酸合成酶的催化反应,该反应由 N^5-FH_4 提供甲基,缺乏维生素 B_{12} 会导致甲硫氨酸合成障碍,进而引起 N^5-FH_4 转化为甲基 FH_4 的障碍,导致 N^5,N^{10}-甲烯基 FH_4 合成减少。这会影响 dUMP 形成 dTTP 的甲基供体,进而造成 dTTP 和 DNA 合成障碍。维生素 B_{12} 缺乏还可能引起神经精神异常,与两个维生素 B_{12} 依赖性酶的催化反应发生障碍有关。这些酶包括 L-甲基丙二酰-CoA 变位酶和甲硫氨酸合成酶,前者催化反应障碍导致神经髓鞘合成障碍,后者催化反应障碍引起神经细胞甲基化反应受损。

（3）药物干扰核苷酸合成：除了叶酸和维生素 B_{12} 缺乏外,一些药物也可干扰核苷酸合成,从而导致巨幼细胞贫血的发生。

二、病理生理与营养代谢影响

1. **缺铁性贫血**　人体内的铁分为功能性铁（血红蛋白铁、肌红蛋白铁）和贮存铁（铁蛋白、含铁血黄素）。体内总铁量成年男性 50～55mg/kg,女性 35～40mg/kg;其中,成年男性贮存铁约 1 000mg,女性 300～400mg。正常成年人每日从食物中摄取的铁含量约为 1～2mg,但每日造血的铁需要量达 20～25mg,主要来自衰老破坏的红细胞。多余的铁以铁蛋白形式储存,人体每日排铁约 1mg,主要经粪便排出。

体内铁在氧运输、呼吸链电子传递、氧化-还原等诸多代谢过程中发挥着重要作用,缺铁时,含铁酶或铁依赖酶的活性降低,进而产生广泛影响。对造血系统而言,红细胞内缺乏铁时血红素合成受阻,大量原卟啉无法与铁结合形成血红素,而以游离原卟啉或锌原卟啉的形式在红细胞内积累,导致血红蛋白生成减少,红细胞胞质减少、体积缩小,引发小细胞低色素性贫血。

2. **巨幼细胞贫血**　叶酸在三羧酸循环、脂质代谢、氨基酸转化、甲酸盐生成等中扮演着重要角色。叶酸在体内经过肝二氢叶酸还原酶的作用生成一碳基团辅酶四氢叶酸。叶酸缺乏导致 DNA 一碳单位不足和内因子吸收障碍。维生素 B_{12} 可将 N^5-甲基四氢叶酸的甲基移去形成四氢叶酸,促进细胞对叶酸的利用。叶酸和维生素 B_{12} 的缺乏均会导致四氢叶酸的减少,四氢叶酸作为辅酶为 DNA 合成提供一碳基团,因此,叶酸和维生素 B_{12} 缺乏时,会导致 DNA 合成障碍、复制延迟,导致造血细胞的胞核发育落后于胞质发育,形成巨幼变。

三、临床表现

（一）缺铁性贫血

1. **原发病表现**　消化性溃疡、肿瘤、痔引起的出血或腹部不适,寄生虫感染导致的腹痛,月经量过多,肿瘤性消瘦,血管内溶血导致的血红蛋白尿。

2. **贫血症状**　乏力,头晕,心率增快,苍白,呼吸急促,食欲缺乏等。

3. **组织缺铁**　行为异常,体力下降,易感染,儿童生长发育减缓,口腔问题,毛发脱落,皮肤干燥,指（趾）甲变脆。

（二）巨幼细胞贫血

1. **血液系统表现**　起病缓慢,常有面色苍白、乏力、耐力下降、头晕、心悸等贫血症状。

2. **消化系统表现**　口腔黏膜、舌乳头萎缩,舌面呈"牛肉样舌",可伴舌痛。

3. **神经系统表现和精神症状**　手足对称性麻木、深感觉障碍、腱反射消失及锥体束阳性等。叶酸缺乏者有易怒、妄想等精神症状。维生素 B_{12} 缺乏者有抑郁、失眠、记忆力下降、谵妄、幻觉、妄想甚至精神错乱等。

四、诊断

（一）缺铁性贫血

1. 实验室检查

（1）血象:显示小细胞低色素性贫血,平均红细胞体积(mean corpuscular volume,MCV)<82fl,平均红细胞血红蛋白量(mean corpuscular hemoglobin,MCH)<27pg,平均红细胞血红蛋白浓度(mean corpuscular hemoglobin concentration,MCHC)<316g/L。网织红细胞计数正常或轻度增高,白细胞和血小板计数正常或减低,有时血小板计数升高。

（2）骨髓象:增生活跃,以红系增生为主,红系中呈"核老浆幼"现象。

（3）铁代谢:男性血清铁低于 10.6mol/L,女性血清铁低于 7.8mol/L,儿童血清铁低于 9mol/L,总铁结合力大于 77mol/L,转铁蛋白饱和度小于 15%,sTfR 浓度超过 8mg/L,男性血清铁蛋白低于 15μg/L,女性血清铁蛋白低于 12μg/L。

（4）红细胞内卟啉代谢:游离原卟啉(free erythrocyte protoporphyrin,FEP)>0.9μmol/L(全血),锌原卟啉(zinc protoporphyrin,ZPP)>0.96μmol/L(全血),FEP/Hb>4.5μg/gHb。

（5）血清转铁蛋白受体测定:sTfR 测定是迄今反映缺铁性红细胞生成的最佳指标,一般 sTfR 浓度>26.5nmol/L(2.25μg/ml)可诊断缺铁。

2. 诊断及分期

（1）ID 期:①男性血清铁蛋白<15μg/L,女性血清铁蛋白<12μg/L;②骨髓铁染色显示骨髓小粒可染铁消失,铁粒幼细胞少于 15%;③血红蛋白及血清铁等指标尚正常。

（2）IDE 期:①ID 的①+②;②转铁蛋白饱和度<15%;③FEP/Hb>4.5μg/gHb;④血红蛋白尚正常。

（3）IDA 期:①IDE 的①+②+③;②小细胞低色素性贫血:男性 Hb<130g/L,女性 Hb<115g/L,妊娠期妇女 Hb<110g/L;MCV<82fl,MCH<27pg,MCHC<316g/L。

（4）病因诊断:IDA 仅是一种临床表现,其背后往往隐藏着其他疾病。只有明确病因,IDA 才可能根治。

（二）巨幼细胞贫血

实验室检查及诊断:

（1）血象:巨幼细胞贫血表现为大细胞性贫血,红细胞增大,形状椭圆,中央淡染区消失。MCV、MCH 均增高,MCHC 正常。

（2）骨髓象:增生活跃或明显活跃。红系增生显著、巨幼变(胞体大,胞质较胞核成熟,"核幼浆老");粒系也呈巨幼变,成熟粒细胞多分叶;巨核细胞体积增大,分叶过多。骨髓铁染色常增多。

（3）血维生素 B_{12} 及叶酸测定:维生素 B_{12}<74pmol/L,叶酸<6.8mol/L,红细胞叶酸<227nmol/L。

五、治疗

（一）病因治疗

1. **缺铁性贫血**　应积极去除导致缺铁的病因。例如,婴幼儿、青少年和妊娠妇女因营养不足引起的缺铁性贫血,应调整膳食,增加营养摄入;月经过多引起的缺铁性贫血,应调理月经;存在寄生虫感染者,应进行驱虫治疗;恶性肿瘤患者,应积极治疗肿瘤;消化性溃疡引起的缺铁性贫血,应进行抑酸,甚至手术治疗等。

2. 巨幼细胞贫血　对于高危或已患巨幼细胞贫血的患者,补充维生素 B_{12} 和叶酸可显著预防和治疗巨幼细胞贫血,例如孕期妇女应补充叶酸,长期素食者应同时补充维生素 B_{12} 和叶酸。

(二)营养治疗

1. 缺铁性贫血　在缺铁性贫血的治疗中,膳食摄入非常重要。增加膳食含铁量并注意合理配合,补充含血红素丰富的红色肉类、动物肝脏和血液等。母乳中含铁量虽不高,但吸收率高达50%;红色肉类、动物肝脏和黄豆含铁量高,其吸收率也高。上述食品和铁强化食品是较理想的防治缺铁的食品。

2. 巨幼细胞贫血　改善膳食结构,从食物中获得维生素 B_{12} 和叶酸是简便有效的治疗方法。建议多食用动物肝脏、内脏、番茄等富含维生素 B_{12} 和叶酸的食物,每日叶酸摄取量应达 $50\sim100\mu g$。

(三)药物治疗

1. 缺铁性贫血　补铁治疗及注意事项:

(1)治疗性铁剂分类:①无机铁:以硫酸亚铁为代表;②有机铁:右旋糖酐铁、葡萄糖酸亚铁等。

(2)药物选择与用法:首选口服铁剂:①硫酸亚铁:0.3g,每日3次;②多糖铁复合胶囊:0.15~0.3g,每日1次;③右旋糖酐铁:50mg,每日2~3次,餐后服用胃肠道反应小且易耐受。

(3)口服铁剂效果与持续时间:①血液参数改善:外周血网织红细胞增多、血红蛋白浓度上升;②时间:2周后血红蛋白浓度上升,一般2个月左右恢复正常;③治疗持续时间:血红蛋白正常后至少4~6个月,铁蛋白正常后停药。

(4)特殊情况与肌内注射:①口服不耐受或吸收受到影响时考虑肌内注射;②注射铁剂:右旋糖酐铁最常用,也可考虑蔗糖铁静脉滴注;③剂量计算:(目标血红蛋白浓度－实际血红蛋白浓度)×0.33×体重(kg)。

2. 巨幼细胞贫血　若确诊缺乏维生素 B_{12} 或叶酸,或存在原发病,应及时药物治疗。若不明确,可同时补充维生素 B_{12} 和叶酸。

(1)叶酸治疗:剂量为5~10mg/d,治疗1~2天后网织红细胞逐渐上升,4~7天达高峰,2~6周恢复正常。

(2)维生素 B_{12} 治疗:剂量为 $500\mu g$/次,肌内注射2~3次/周,严重时每日一次,持续半年至1年直至血象完全恢复。存在神经系统症状者减少剂量,延长注射时间。

第七节 | 维生素异常

维生素是维持人体正常生理功能的必需营养物质,需要量虽然很少,但是如果缺乏会引起特殊的临床表现(表16-6)。过量摄入维生素特别是脂溶性维生素,会引起急性和慢性中毒。

表 16-6　不同维生素缺乏导致的临床表现

维生素	维生素缺乏的临床表现
维生素 A	眼部和视觉及其他上皮功能异常的症状和体征,表现为夜盲症、干眼症、角膜干燥等
维生素 B_1	脚气病、韦尼克脑病,表现为记忆力减退、精神状态不稳定、肌无力、肌肉萎缩、厌食、心动过速、心脏扩大、水肿等
维生素 B_{12}	巨幼细胞贫血、周围神经变性、口腔溃疡、口干症等
叶酸	巨幼细胞贫血、腹泻、疲劳、抑郁、意识模糊等
维生素 C	坏血病、毛囊过度角化、伤口愈合迟缓、牙龈出血、毛细血管自发破裂等
维生素 D	儿童容易发生佝偻病,成年人容易发生骨软化症等
维生素 E	肌病、贫血和神经性疾病等
维生素 K	凝血障碍等

一、维生素 A

维生素 A 是一种脂溶性维生素,指所有具有视黄醇生物活性的化合物,包括维生素 A、维生素 A 原以及其代谢产物。维生素 A 主要储存在肝脏。机体的维生素 A 的活性形式有三种:视黄醇(retinol)、视黄醛(retinal)和视黄酸(retinoic acid)。

(一) 缺乏

1. 发病原因与机制　维生素 A 缺乏分原发性和继发性。原发性缺乏是指非外部因素导致的维生素缺乏,大多是自身原因如吸收、代谢、利用异常或是遗传性导致。在组织细胞需要维生素 A 时,它会被释放入血液中。在这个过程中,维生素 A 会与血浆中的视黄醇结合蛋白相互作用,形成复合体,以便有效地被转运至各个靶细胞。然而,当血浆中的视黄醇结合蛋白水平下降时,可能导致血浆维生素 A 水平的降低,从而触发维生素 A 缺乏的状况。

继发性缺乏则是由于外部因素,大多由于膳食中摄入含维生素 A 的食物较少、长期饮酒、胆汁或胰液不足、无 β 脂蛋白血症使转运受损,以及慢性肝病、蛋白质能量营养不良等多种原因造成的维生素 A 吸收不良。在小肠中,维生素 A 的吸收与膳食中脂肪含量密切相关。当膳食中的脂肪含量偏低,或由于胰腺炎或胆石症导致胆汁和胰腺酶分泌减少,以及一些消化道疾病的存在,都可能对消化吸收产生不利影响。维生素 A 缺乏症在临床上主要表现为眼部、视觉以及其他上皮功能异常。

2. 病理生理　维生素 A 在构建视觉细胞内的感光物质方面发挥着至关重要的功能。杆状细胞,即视网膜上对暗光敏感的细胞,包含有感光物质视紫红质。这种物质是由 11-顺式视黄醛与视蛋白结合而成。维生素 A 作为一种辅酶,不仅调控着糖蛋白的合成,也维护着上皮细胞的膜稳定性,维持上皮细胞的形态完整和功能正常。维生素 A 缺乏可导致上皮功能异常。维生素 A 还参与了细胞的RNA 和 DNA 合成,对细胞的分化和组织更新产生一定影响。维生素 A 参与软骨内成骨,其缺乏可能影响长骨形成和牙齿发育。维生素 A 在机体内有着多样性和不可替代性。维生素 A 缺乏可能对胎盘正常发育产生不良影响。维生素 A 对细胞功能活动的维持和促进作用主要通过其在细胞核内的视黄酸受体来实现。这种特异性受体可以形成异源性二聚体,与视黄酸反应元件结合,从而在靶细胞基因的特定区域进行调控,有助于提高免疫细胞产生抗体的能力,促进细胞免疫功能,以及激发 T 淋巴细胞产生特定的淋巴因子。维生素 A 缺乏时,可能对免疫功能产生不利影响。

3. 维生素 A 缺乏的临床表现

(1) 眼部和视觉表现:维生素 A 缺乏最常见的临床表现是干眼症(xerophthalmia)和夜盲症(nyctalopia)。维生素 A 缺乏导致干眼症的关键机制包括泪液分泌不足和角膜受损。维生素 A 是维持泪液分泌的重要成分,缺乏维生素 A 会导致眼睛表面湿润度降低,引发干涩感。继而杯状细胞减少黏液分泌,造成结膜干燥。在结膜的表面可能出现泡沫状毕脱斑,同时有单纯的角膜干燥,进而出现角膜软化或溃疡,导致眼球损伤,严重影响视力,引发干眼症。夜盲症主要是由于维生素 A 缺乏引起视网膜光感受器受损。维生素 A 是视紫红质合成的必需物质,而视紫红质是视觉适应低光环境的关键成分,缺乏维生素 A 使得视网膜中的光感受器细胞无法正常运作,削弱了在夜间的视觉适应能力,表现为夜盲。

尽管干眼症和夜盲症都与维生素 A 缺乏有关,但二者所涉及的眼部问题和病理生理机制存在一定的差异。维生素 A 的缺乏可能从不同层面影响眼部和视觉表现,从而引发这两种症状。然而,在实际情况中,维生素 A 缺乏通常不是单独导致这两种症状的原因,而是与整体膳食结构和营养状况密切相关。

(2) 上皮功能异常:维生素 A 缺乏时会引起毛囊增厚(毛囊角质化),皮肤干燥、鳞状和粗糙,出现特征性的"鸡皮疙瘩"或"蟾蜍变"。最初可出现于前臂和大腿皮肤,进而可累及全身。由于黏蛋白生成减少,黏膜的形态、结构和功能异常,导致疼痛,降低黏膜屏障功能,可累及咽喉、扁桃体、支气管、肺脏、泌尿道和消化道黏膜,增加细菌、病毒或寄生虫感染的风险。

（3）胚胎发育和生长异常：维生素 A 缺乏会损伤胚胎生长。严重缺乏维生素 A 的实验动物在胚胎发育期多出现胚胎吸收，而存活下来的胚胎也会出现眼睛、肺、泌尿道和心血管系统畸形。

（4）免疫功能受损：免疫功能受损表现为血液中淋巴细胞和自然杀伤细胞数量减少，以及特异性抗体反应减弱。维生素 A 不足的膳食可能导致白细胞数量下降、淋巴器官质量减轻、T 细胞功能下降，以及对免疫原性肿瘤的免疫反应能力下降。实验动物和人类研究均显示，维生素 A 缺乏可能导致体液和细胞免疫功能受损。

（5）感染性疾病的患病率和死亡率升高：感染性疾病的发病率和死亡率可能在维生素 A 缺乏情况下上升，尤其在贫困地区。儿童患有轻度到中度维生素 A 缺乏症的情况下，会更容易患上呼吸道感染和腹泻。研究显示，给患有麻疹的住院儿童补充高剂量维生素 A 可以显著降低病死率，并减轻并发症的严重程度。此外，补充维生素 A 还能减轻儿童患腹泻和疟疾的严重程度。

（二）过量

维生素 A 摄入过量可能导致急性和慢性中毒，成年人一次或连续摄入维生素 A 的量达 RNI 的 100 倍可引起急性中毒，而长期摄入维生素 A 的量达 RNI 的 10 倍可引起慢性中毒。维生素 A 摄入过量可能导致胚胎畸形，尤其在妊娠早期，包括胎儿颅面、中枢神经系统、心血管系统和胸腺方面的异常。长期大剂量维生素 A 摄入可能导致骨矿物质流失，也可能导致肝脏损伤，包括肝脏酶活性升高、肝脏纤维化、肝硬化和死亡。

此外，维生素 A 摄入过量也可能增加心血管疾病的风险。类胡萝卜素的毒性较低，但过多摄入 β-胡萝卜素可能导致胡萝卜素血症和皮肤黄染。长期摄入大量胡萝卜等食物或每日补充 30mg 及以上的 β-胡萝卜素时，可导致高胡萝卜素血症，表现为皮肤黄染。减少类胡萝卜素摄入后数天或数周，这些症状即可消退。

（三）诊断

准确评估易感个体和人群的维生素 A 水平对营养治疗策略的制订、实施和评估有着极为重要的意义。检查群体或个体维生素 A 营养状况常用的方法主要包括：眼干燥症的临床检查、膳食调查、暗适应能力的测定、夜盲史的询问、血清视黄醇含量的测定、相对剂量反应试验、同位素稀释法等。

（四）治疗

急性维生素 A 缺乏可用大剂量维生素 A 口服来治疗。当维生素 A 缺乏与蛋白质能量缺乏同时发生时，必须先处理营养不良以利于维生素 A 的治疗。补充维生素 A 以后，夜盲的治疗反应最快，而皮肤异常需要几周才能消除。

预防和控制维生素 A 缺乏是世界范围内亟待解决的公共卫生问题之一。维生素 A 的主要膳食来源有动物肝脏、蛋黄和乳汁等。许多蔬菜和水果含有维生素 A 原，包括 β-胡萝卜素等类胡萝卜素组分，它们在小肠黏膜内可转化为维生素 A。其中 β-胡萝卜素是类胡萝卜素组分中维生素 A 原活性最强的前体，分子 β-胡萝卜素可生成 2 分子维生素 A。通过进行营养教育和合理膳食，可以提高居民对富含维生素 A 的食物的摄入。此外，鼓励母乳喂养，增加乳制品、蛋类以及深色蔬菜的供应，以满足维生素 A 的需求。维生素 A 干预措施还包括食物强化、促进母乳喂养，以及定期提供大剂量维生素 A 补充剂等方式。

二、维生素 B_1（硫胺素）

维生素 B_1，又称硫胺素、抗脚气病因子和抗神经炎因子，是 B 族维生素中最早被提取的一种。它在真菌、微生物和植物中合成，主要分布于种子的外皮和胚芽，在酵母菌中含量也非常丰富。人体不能自身合成维生素 B_1，只能从食物中摄取。

维生素 B_1 的生物活性形式为硫胺素焦磷酸（TPP）。TPP 在细胞内的葡萄糖代谢产生 ATP 以及糖异生途径中扮演了重要角色，是关键的催化酶辅酶。此外，氧化还原反应的关键组成部分，如还原型烟酰胺腺嘌呤二核苷酸（reduced nicotinamide adenine dinucleotide,NADH）、NADPH 和谷胱甘肽的生成也需要 TPP 作为辅助因子。维生素 B_1 的衍生物参与了神经组织的基因表达调控、细胞应激反应和信号转导等途径,对维护正常的葡萄糖代谢、脑内氧化代谢平衡和神经传导具有重要作用,是维持神经、心脏和消化系统正常功能的重要生物活性物质。

（一）缺乏

维生素 B_1 缺乏症状涵盖多个身体系统。在消化系统表现为食欲减退、便秘、肠道蠕动减缓和腹胀。在心血管系统可能引起心动过速、水肿、心脏肥大和扩张。在神经系统表现为疲劳、记忆力下降、失眠,严重情况下甚至可能出现中枢和周围神经炎、精神错乱,以及韦尼克-科尔萨科夫综合征（Wernicke-Korsakoff syndrome,WKS）。有些患者还可出现对称性的脚趾感觉异常、足部灼痛、腓肠肌痉挛、脚痛等症状。

酗酒者往往存在维生素 B_1 摄入不足和吸收障碍,同时酒精的代谢增加了对维生素 B_1 的需求,更容易发生维生素 B_1 缺乏。长期服用利尿剂治疗高血压和心力衰竭的老年人,如果膳食不均衡,会出现维生素 B_1 缺乏风险;胃旁路术后的患者也常出现维生素 B_1 缺乏;还有一些患者有遗传性的转酮醇酶异常,无法结合 TPP,同样可出现维生素 B_1 缺乏症状。维生素 B_1 的生化改变发生在明显的症状出现之前,可以通过尿负荷试验、测定红细胞的转酮醇酶活性和血液的维生素 B_1 水平来评价。典型缺乏疾病包括韦尼克脑病、脚气病。

1. 韦尼克脑病（Wernicke encephalopathy,WE）

（1）发病原因与机制:韦尼克脑病是由维生素 B_1 缺乏导致的严重的神经系统综合征。人体仅储备 $30\sim50mg$ 维生素 B_1。持续超过 $3\sim4$ 周没有摄入维生素 B_1 可能导致维生素 B_1 完全耗尽。引起韦尼克脑病最常见的原因是慢性酒精中毒。各种原因导致摄入不足（胃肠外科手术、妊娠剧吐）、代谢增加（败血症、恶性肿瘤）、碳水化合物摄入增加（如静脉内使用葡萄糖）的患者,都会出现维生素 B_1 绝对或相对不足。

（2）病理生理与营养代谢影响:硫胺素二磷酸（thiamine diphosphate,TDP）是丙酮酸脱氢酶复合物、α-酮戊二酸脱氢酶复合物、支链 α-酮酸脱氢酶复合物、磷酸戊糖途径（胞质转酮醇酶）和植烷酸 α 氧化的辅助因子。维生素 B_1 缺乏抑制了上述酶在 TCA 循环中的作用,导致 ATP 合成减少、氧化损伤和细胞死亡。大脑、心脏、肝脏、胰腺、肌肉和神经等高代谢组织首先受到维生素 B_1 缺乏的影响,导致功能障碍。神经元能量供应减少、氧化应激增加,产生过氧化和乳酸堆积,破坏血脑屏障。神经递质谷氨酸能和 GABA 能系统障碍,导致中毒性神经兴奋状态。磷酸戊糖途径的紊乱导致神经元髓鞘形成减少和随后的信号转导障碍。随着维生素 B_1 缺乏加重,肌肉量减少,腓肠肌严重萎缩,表现为与肌肉丢失和周围神经病变相关的无力,见图 16-8。

（3）临床表现与诊断

1）典型的患者可有"三联征"（即眼球运动障

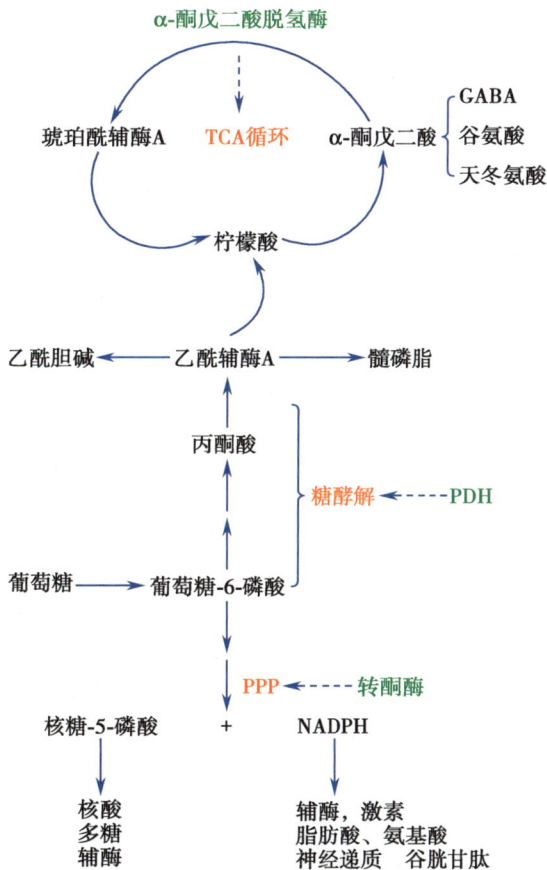

图 16-8　维生素 B_1 调节葡萄糖代谢与韦尼克脑病的发病机制

PPP:pentose phosphate pathway,戊糖磷酸途径;PDH:pyruvate dehydrogenase,丙酮酸脱氢酶;GABA:γ-aminobutyric acid,γ-氨基丁酸;TCA:tricarboxylic acid,三羧酸。

绿色代表依赖维生素 B_1 的关键酶,红色代表葡萄糖代谢途径。

碍、小脑性共济失调、精神意识障碍)或"四联征"("三联征"再加上多发性神经病),最常见的临床表现以精神状态变化为代表,这些变化包括混乱状态、空间定向障碍、头晕、嗜睡、冷漠、记忆障碍和无法集中注意力、昏迷和死亡。如果在脑细胞受损发生前补充足量维生素 B_1,治疗效果较好。其预后取决于能否早期静脉给予维生素 B_1。

2）韦尼克脑病的诊断主要根据维生素 B_1 缺乏史、典型的临床表现(突然发生意识改变、眼肌麻痹和共济失调)、颅脑 MRI 及维生素 B_1 血浓度和红细胞转酮醇酶活性。

（4）营养代谢治疗:治疗早期的关键在于及时给予足量的维生素 B_1,以防止脑细胞受损。一旦怀疑韦尼克脑病,应立即给予足量维生素 B_1 治疗,无须等待实验室检查和影像学检查结果,应在摄入任何碳水化合物之前给予维生素 B_1,并且应在补充维生素 B_1 后立即恢复正常膳食;维持韦尼克脑病患者的治疗中,静脉或肌内注射维生素 B_1(每天 $100\sim500mg$,分为连续的 3 天)具有至关重要的作用。这个疗程有助于确保血浆中的维生素 B_1 浓度达到足够的水平,以便其能够穿越血脑屏障,从而有效地治疗疾病。维生素 B_1 补充同时补镁治疗。

WKS 是一个综合病症,它实际上包括两个不同但相关的疾病:韦尼克脑病和科尔萨科夫综合征(Korsakoff syndrome,KS)。韦尼克脑病是 WKS 的早期阶段,通常与急性维生素 B_1 缺乏有关。最常见的原因是酒精滥用,并与剧烈呕吐、手术后、严重营养不良等有关。科尔萨科夫综合征是 WKS 的晚期阶段,通常是韦尼克脑病未经治疗的结果。科尔萨科夫综合征的主要特征是记忆和认知功能的严重受损。

在治疗方面,首先需要解决维生素 B_1 缺乏的根源,例如戒酒和改善营养状况,并加大剂量补充维生素 B_1。对于一些症状,如共济失调,药物治疗可起到缓解作用。长期护理和社会支持也是必要的治疗措施,特别是对于科尔萨科夫综合征患者,重点在于提供支持并改善患者的生活质量。虽然记忆障碍通常是不可逆的,但及早发现和治疗韦尼克脑病阶段对于预防科尔萨科夫综合征的发展至关重要。

2. 脚气病　"脚气"一词来源于日本汉字"脚気","beriberi"一词来源于僧伽罗语,意思是"虚弱、无力"。

（1）发病原因与机制:脚气病曾经长期被错误认为是感染性疾病,荷兰科学家 Christiaan Eijkman 发现本病的真正原因是维生素 B_1 缺乏,因而获得 1929 年诺贝尔奖。其主要症状包括肌肉萎缩、乏力、步态异常和感觉异常。脚气病的发病机制与原因密切相关。长期酗酒是导致脚气病的原因之一。酒精影响维生素 B_1 的吸收和利用,同时导致摄入量不足。

维生素 B_1 在体内主要以其活性形式硫胺素磷酸酯的形式存在,这是许多生化反应的辅酶。维生素 B_1 参与葡萄糖代谢,特别是三羧酸循环中的反应。缺乏维生素 B_1 会导致能量代谢的紊乱,影响神经系统和心脏的正常功能。

（2）病理生理与营养代谢影响:脚气病的临床症状包括神经系统障碍、心血管系统问题和肌肉衰弱。神经系统受损可能导致感觉异常、肌无力和运动协调障碍。心血管系统问题可能表现为心律不齐、心力衰竭等。良好的营养状态对于预防脚气病至关重要。维生素 B_1 是一种水溶性维生素,不易在体内积累。

（3）临床表现与诊断:脚气病的典型临床症状分为三种主要类型:湿性脚气病主要表现为心脏问题和水肿,对心脏影响较大;干性脚气病主要表现为肌肉乏力、感觉异常和步态不稳;混合型脚气病则同时出现心血管及神经系统的症状。

干性脚气病主要发生在成年人中,是由于慢性维生素 B_1 摄入不足,特别是与过高碳水化合物摄入相关。湿性脚气病主要发生在婴儿中,表现为食欲减退、呕吐、乳酸中毒、心率异常和心脏肥大。

（4）营养代谢治疗:长期使用不含维生素 B_1 的肠外营养或高含量葡萄糖的肠外营养可能在数周内引发急性维生素 B_1 缺乏症。常见的治疗方法是通过口服维生素 B_1 或静脉注射的方式进行维生素 B_1 的补充。预防的关键措施是改善膳食,以确保足够的维生素 B_1 摄入。

(二) 过量

食用天然食物一般不会引起维生素 B_1 过量和中毒。过多服用维生素 B_1 补充剂容易从肾脏排出，但一次服用剂量达 RNI100 倍以上时，可能存在潜在毒性。

三、维生素 C

维生素 C 又称抗坏血酸（ascorbic acid），是一种人类不能自身合成的水溶性维生素，主要来源为新鲜蔬菜和水果。其生理作用涉及多个方面，促进胶原成熟是主要机制，也是维生素 C 缺乏性疾病的核心病理生理学基础。胶原是皮肤、骨骼及血管壁等组织的基本结构单元，主要由甘氨酸、脯氨酸及羟脯氨酸组成，后者是胶原特有的氨基酸，对胶原稳定起关键作用。而羟脯氨酸的形成依靠维生素 C，维生素 C 与脯氨酸交互作用产生羟基（关键酶为脯氨酸羟化酶），后者连接到脯氨酸的碳分子并转变成羟脯氨酸，这个过程维生素 C 不可或缺（图 16-9）。

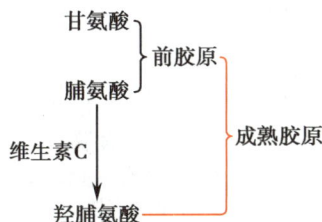

图 16-9　维生素 C 促进胶原成熟

1. **缺乏**　急性维生素 C 缺乏会导致坏血病（scurvy）的发生，"坏血病"一词来源于日本汉字"壊血病"。多见于儿童和未强化维生素 C 的配方乳喂养的婴儿中，表现为伤口愈合不良、水肿、出血，骨、软骨、牙齿和结缔组织薄弱。成年人缺乏维生素 C $45 \sim 80$ 天后可表现出明显的坏血病的体征，包括牙龈肿胀、出血，最终导致牙齿脱落、嗜睡、疲劳、腿部风湿性疼痛、肌肉萎缩、皮肤损害以及各种心理改变。

细胞内维生素 C 缺乏可导致细胞的氧化应激，收缩血管使缺血性心脏病风险增加。维生素 C 能将三价铁还原成二价铁以利于吸收，帮助铁从血浆转铁蛋白转移到肝脏铁蛋白，缺乏维生素 C 将加重缺铁性贫血。

维生素 C 通过参与白细胞的免疫活动、产生干扰素和维持黏膜的完整性以增加对感染的免疫力，感冒时服用高剂量的维生素 C 被认为可以减轻症状，但尚缺乏可靠的证据。应激期间肾上腺皮质激素活性增高，尿中的维生素 C 排泄增加，可增加机体维生素 C 缺乏的风险。

2. **过量**　儿童长期超量摄入维生素 C 会影响骨质对钙磷的吸收，成年后易患骨病。妇女长期大量服用维生素 C，可引起子宫黏液成分变化，影响精子穿透，造成不育症。孕期长期大量摄入维生素 C，会影响胚胎发育。

维生素 C 能对抗肝素和双香豆素的抗凝作用，促进血栓形成；增加红细胞溶解的敏感性，可产生严重溶血反应；铁的吸收增加可形成高铁红细胞性贫血，且可破坏维生素 B_{12} 的化学结构、减少肠道对维生素 B_{12} 的吸收，引起巨幼细胞贫血。

过量的维生素 C 从尿中排出，可导致尿葡萄糖测试假阳性；导致尿路草酸钙结石和肾结石。大量使用维生素 C 超过 60 天，会改变相应调节机制，加速维生素 C 的分解和排泄，体内维生素 C 的含量反而下降，一旦停药，可导致数日或数月的维生素 C 缺乏症，出现早期坏血病症状，如牙龈肿胀及出血、牙龈松动等。维生素 C 很难达到过量，因为它是一种水溶性维生素。当摄入过量时，身体会通过增加尿液排出多余的维生素 C，从而维持维生素 C 在正常范围内。

3. **治疗**　治疗维生素 C 缺乏的方法主要是通过增加富含维生素 C 的食物摄入，例如沙棘、鲜枣、柑橘类水果（如橙子、柠檬、柚子）、草莓、番茄和花椰菜等。在严重缺乏的情况下，可以考虑口服维生素 C 补充剂，以迅速纠正缺乏状态。在治疗过程中，对患者维生素 C 水平的定期监测是至关重要的。

第八节 | 矿物质异常

矿物质又称无机盐或灰分。按照化学元素在机体内的含量多少，通常将矿物质分为常量元素和

NOTES

微量元素两类。锰、硅、镍、硼、钒为可能必需的微量元素。

矿物质在体内不能合成,每天都有一定量的矿物质随尿液、粪便、汗液、毛发、指甲、上皮细胞脱落以及月经、哺乳等过程排出体外。因此,矿物质必须不断地从膳食中得到补充。如果膳食结构不当、偏食或患某些疾病时,就容易出现缺乏,摄入过量也可发生中毒(表 16-7)。

表 16-7　不同矿物质缺乏和摄入过量的临床表现

矿物质	矿物质缺乏	矿物质摄入过量
铁	缺铁性贫血,免疫功能障碍	急性和慢性铁中毒
锌	味觉减退,出现厌食、偏食甚至异食;儿童生长延缓、性成熟延迟、性腺功能减退。妊娠期妇女缺锌,会导致嗜酸食物、恶心呕吐等妊娠反应加重,导致宫内胎儿发育减缓、出现流产等	锌摄入量过多,会在体内蓄积引起中毒。影响铜、铁的吸收,导致缺铜或缺铁性贫血,生长减缓、肝细胞色素氧化酶活力降低
碘	地方性甲状腺肿、地方性克汀病(统称为碘缺乏病)等	高碘性甲状腺肿
钙	常与维生素 D 共同缺乏有关,婴儿和儿童佝偻病、成年人骨质疏松症等	便秘、胃肠胀气、牛乳/钙-碱中毒综合征、高钙血症、高钙尿症、血管及软组织钙化
磷	再喂养综合征、食欲减退、白细胞功能障碍、横膈肌收缩能力减弱、骨骼肌和心脏肌病、肌无力、心输出量降低、心律失常等	高磷血症
镁	恶心、呕吐、头痛、食欲减退、肌肉无力、痉挛和震颤、精神错乱、个性改变和幻觉	镁中毒,表现为恶心、潮红、双重视觉、口齿不清、肌肉无力、肌肉瘫痪、心脏和/或呼吸衰竭

一、铁

铁是人体组织和血液极其重要的组成成分,主要分布在红细胞的血红蛋白分子中,约占人体总铁量的 60%～70%,另外还分布在铁蛋白和肌红蛋白中。铁不仅为血液交换与输送氧气所必需,又是某些酶(如过氧化氢酶、过氧化物酶、苯丙氨酸羟化酶等)和许多氧化还原体系中不可缺少的元素,在生物催化、呼吸链传递电子等方面都起着重要的作用。

1. **缺乏**　人体铁缺乏仍然是世界性的主要营养问题之一。长期膳食铁供给不足,可引起体内铁缺乏或导致缺铁性贫血,多见于婴幼儿、妊娠期妇女、哺乳期妇女以及老年人。

根据程度,铁缺乏一般分为三期,即 ID 期、IDE 期及 IDA 期,详见本章第六节。ID 期为缺铁的早期,临床难以发现,此期仅有贮存铁的减少,可表现为骨髓细胞外铁减少,血清铁蛋白低于正常,而骨髓铁粒幼细胞、血清铁、转铁蛋白饱和度、血红蛋白浓度和红细胞压积均正常。IDE 期或称无贫血缺铁(iron deficiency without anemia)期,其特点为贮存铁减少或消失、骨髓铁粒幼细胞减少、红细胞游离原卟啉上升、血清铁及转铁蛋白饱和度可降低、总铁结合力增高,但血红蛋白浓度及红细胞压积均正常。IDA 期除以上指标异常外,血红蛋白浓度和红细胞压积均降低,出现不同程度的小细胞低色素性贫血。

铁缺乏也可导致免疫功能障碍,中性粒细胞对细菌的杀伤能力降低,淋巴细胞转化能力降低。

2. **过量**　铁过量可以引起急性和慢性铁中毒,可以发生在过多摄入含铁食物,也可发生在病理性铁过量,如遗传性血红蛋白沉着症,以及铁剂过度治疗、反复输血等。绝经后妇女及老年男性过度补铁可能增加心脏病及肿瘤的风险。因此,铁剂的补充需要动态监测。

3. **治疗**　纠正铁缺乏的首要步骤是增加富含铁的食物摄入。铁主要有两种类型:血红素铁(来自动物来源)和非血红素铁(来自植物来源)。动物性食物是更好的铁来源,因为血红素铁更易吸收,包括动物肝脏、动物血、瘦肉、肾、心以及海产品等。此外,使用老式铁锅烹调也能增加人体总铁的摄入量。维生素 C 也有助于提高非血红素铁的吸收效率,因此在食用含非血红素铁的食物时,可以考虑同时摄入富含维生素 C 的食物。但是咖啡、茶和钙含量较高的食物(如乳制品)可能会降低铁的吸收效率,因此在补充铁时,应尽量避免在餐前或同时摄入这些食物。如果膳食改变不足以纠正铁缺乏,建议使用口服补充剂。

治疗铁过量的第一步是减少铁的摄入,以降低身体对铁的吸收。如果这一步无法达到预期效果,可以考虑进行螯合治疗。螯合剂是一类能够结合多余铁的药物,并促使其排出体外,其中一种常用的螯合剂是去铁胺(deferoxamine)。在严重情况下,可能需要进行血液透析来清除体内的过多铁,以避免铁过量的进一步危害。

二、锌

锌是人体中分布广泛的微量元素之一,主要存在于细胞质,其主要生理功能与 300 多种不同的酶类有关。锌参与酶的合成、细胞分化、复制和基因表达;维持细胞膜的稳定,减少毒素吸收和组织损伤;营养和促进味蕾生长;增强免疫功能,促进免疫细胞分化和免疫因子合成;影响激素的产生、储存、分泌及激素受体效能;参与视黄醇结合蛋白合成;还能够抗氧化清除活性氧。

1. **缺乏**　锌缺乏在儿童、老年人、妊娠期妇女中较常见。缺锌的原因包括完全禁食或进食很少;慢性腹泻、吸收不良综合征、遗传性肠道吸收锌障碍等疾病;长期丢失或排泄过多,如患严重创伤、大面积烧伤、反复大量失血、溶血等;长期服用皮质激素、四环素类药物会促锌排出;糖尿病、肾病致锌从尿液中排出、大量出汗致锌从汗液中损失、长期采用静脉营养而未注意补锌等。处于生长发育旺盛期的胎儿、婴幼儿、青春期少年;消耗性疾病如结核、肿瘤的恢复期,手术后大面积创伤恢复期对锌的需求大大增加,如未及时充足供给也可引起锌缺乏。

缺锌会导致味觉下降,出现厌食、偏食甚至异食。锌是免疫器官胸腺发育的营养素,只有锌量充足才能有效保证胸腺发育,正常分化 T 淋巴细胞,促进细胞免疫功能。锌缺乏会引起一系列免疫缺陷,严重锌缺乏可伴随胸腺萎缩。

锌缺乏的症状主要有:生长延缓、性成熟延迟、性腺功能减退和精子减少、秃发、伤口愈合延迟、皮肤损害、食欲低下、免疫缺陷、行为障碍、眼损害(包括畏光和夜盲)、味觉受损等。妊娠期妇女缺锌,会导致嗜酸食物、恶心呕吐等妊娠反应加重,宫内胎儿发育减缓,出现流产、产程延长等分娩合并症。

实验室检查可以帮助判断是否缺锌。血锌、发锌是常用的参考指标,血碱性磷酸酶有助于反映婴幼儿锌的营养状态,红细胞、白细胞锌含量是人体锌水平比较敏感的指标,血液中含锌蛋白的测定可以评价体内的锌水平。

2. **过量**　长时间高剂量补锌会影响铜、铁的吸收,导致缺铜或缺铁性贫血。长期服用高浓度锌盐会导致生长减缓、肝细胞色素氧化酶活力降低。锌摄入量过多,会在体内蓄积引起中毒,出现恶心、吐泻、发热等症状,严重者出现脱水、酸中毒。

3. **治疗**　要确保锌的摄入,可以多食用畜肉、鱼、家禽等富含锌的食物。牡蛎是锌含量特别高的食物,其他贝壳类、肝脏、全谷物、干豆以及果仁也是良好的锌来源。一般来说,锌的摄入量与蛋白质的摄入量有关。如果食物摄入不足或存在吸收障碍,可以考虑口服锌补充剂。而当锌摄入过量时,增加水分摄入有助于通过尿液排出多余的锌。

三、碘

碘在体内主要参与甲状腺素的合成。碘主要储存在甲状腺,其是三碘甲状腺原氨酸(T_3)和四碘甲状腺原氨酸(T_4)合成的场所。碘的生理功能主要通过甲状腺素发挥生理作用,充足的甲状腺激素是正常发育所必需的。

1. **缺乏**　严重缺碘会对健康造成不利影响,在妊娠期妇女及其子女尤为明显。机体可因缺碘导致一系列疾病,包括地方性甲状腺肿、地方性克汀病,统称为碘缺乏病。缺碘早期无明显临床症状,表现为甲状腺轻、中度弥漫性肿大,质软,无压痛。极少数明显肿大者可出现压迫症状,如呼吸困难、吞咽困难、声音嘶哑、刺激性咳嗽等。缺碘严重时出现甲状腺功能减退，影响智力及生长发育。少数地方性甲状腺肿患者补充碘后，甲状腺素合成过多，形成碘甲亢。

长期大量摄入含抗甲状腺素因子的食物（如含有 β-硫代葡萄糖苷的十字花科植物萝卜、甘蓝、花菜等）可干扰甲状腺对碘的吸收利用，可引起碘缺乏，导致甲状腺肿大。

1990 年，联合国召开的"世界儿童问题 71 国首脑会议"确定了以全球消除碘缺乏病为目标，由此制订的全民食盐加碘方案，大大改善了全世界的碘营养状况。

2. **过量**　长期高碘摄入也可导致高碘性甲状腺肿。对于一些有潜在甲状腺病理改变的人群，膳食中过量的碘会导致甲状腺功能减退、甲状腺肿形成，或甲状腺功能亢进。

3. **治疗**　碘缺乏时，应减少长期大量摄入含有抗甲状腺素因子的食物，并避免食用含有碘拮抗物质的食物，如大豆制品等。为了确保碘的充足摄入，应优先选择富含碘的海产品，如海带、紫菜等海藻。除了在膳食中增加这些食物的摄入量，还可以通过使用含碘食盐来进行日常补充。这种方式简单易行，有助于在家庭环境中轻松实现碘的摄入。如果食物摄入不足，可以考虑使用碘补充剂。如碘摄入过量，除了减少膳食和碘补充剂的摄入，多喝水有助于通过尿液排出多余的碘。

第九节 ｜ 食物过敏

食物过敏（food allergy）是指机体因暴露于特定食物或食物成分（进食），重复发生特定的免疫反应并伴有一系列临床症状，如皮疹、呼吸困难和腹痛腹泻等。食物过敏可能影响任何年龄段，儿童患者更为多见。本节探讨食物过敏的病因、病理、诊断、治疗以及管理。

一、发病原因与机制

几乎任何食物都可引起过敏反应，包括加工食品、半加工食品以及生的食品原材料。过敏反应的触发因素可能来自食物中的蛋白质、糖蛋白或添加剂。约 90% 的食物过敏由牛乳、花生、大豆、小麦、鸡蛋、坚果、鱼类、贝壳类等引起，并且随年龄变化有不同的特点。婴幼儿常见的食物变应原包括鸡蛋、牛乳、花生等，儿童或成年人则以坚果或海鲜过敏更为多见。

食物过敏的常见病因主要有三个方面：

1. **遗传**　如父母一方或双方有过敏性疾病，如过敏性哮喘、过敏性鼻炎或食物过敏，子女发生过敏性疾病的风险显著增加。

2. **环境**　与环境中其他变应原相互作用后，致敏物质可进入机体引发食物过敏反应。如花粉食物过敏综合征，由于食物中的某些蛋白质与花粉中的某些蛋白质结构类似，患者接触含有类似蛋白质的食物也会产生过敏反应。

3. **年龄**　婴幼儿的胃肠道功能尚未发育成熟，消化功能较弱，且肠道菌群尚未完全建立，容易发生食物过敏。

食物过敏始于免疫系统对特定食物成分的过度反应，伴随着免疫细胞的激活和炎症介质的释放，发生机制包括 IgE 介导和非 IgE 介导两种类型，两者可同时存在。IgE 介导的食物过敏更常见，机体免疫系统将初次接触的某些食物蛋白质错误识别为有害物质，导致免疫系统产生针对该蛋白质的 IgE 抗体，再次食用这些食物时，机体会迅速识别并触发一系列免疫反应。非 IgE 介导的食物过敏则涉及 T 细胞和其他免疫细胞，导致不同类型的免疫反应。

二、病理生理与营养代谢影响

（一）病理生理

1. **IgE 介导的食物过敏**　IgE 介导的食物过敏反应通常在摄食后几分钟至 2 小时内发作，也称为速发型过敏反应，常见于食物依赖型运动致过敏反应（food-dependent exercise-induced anaphylaxis,

FDEIA)、牛乳蛋白质过敏(cow's milk protein allergy,CMPA)、花粉食物过敏综合征(pollen-food allergy syndrome,PFAS)等。

变应原经肠上皮吸收后进入免疫效应细胞所在的黏膜和血液,与肥大细胞表面的 IgE 及其高亲和力受体 FcεR1 相互作用,引起酪氨酸蛋白激酶 SYK 信号级联反应,促进组胺等超敏介质的释放,以及花生四烯酸相关脂质代谢物如白三烯、前列腺素、血小板活化因子(platelet activating factor,PAF)等的合成。这些炎症介质释放后,会导致血管舒张、增加血管通透性,引起血管性水肿(血浆在真皮深层和皮下或黏膜组织中积聚)、肠黏膜充血,还可诱发平滑肌收缩和黏液分泌,导致呕吐和腹泻等消化道症状。此外,类胰蛋白酶等蛋白酶可以激活补体和激肽-激肽释放酶级联反应,产生缓激肽(一种增加血管通透性的介质)。严重时,甚至可以导致快速全身过敏反应。

2. **非 IgE 介导的食物过敏**　非 IgE 介导的食物过敏反应通常为迟发性或慢性反应,由于 T 细胞、嗜酸性粒细胞、巨噬细胞等对特定食物成分产生异常反应,引发炎症介质的释放,也被称为细胞介导型。常见于食物蛋白质诱导的小肠结肠炎综合征(food protein-induced enterocolitis syndrome,FPIES)和食物蛋白质诱导的直肠结肠炎(food protein-induced proctocolitis,FPIP)以及系统性镍过敏综合征(systemic nickel allergy syndrome,SNAS)。

(二)营养代谢影响

食物过敏对机体营养代谢具有多重影响。一方面过敏反应引发的胃肠道症状,会影响食物的正常消化和营养素的吸收;另一方面,过敏性反应本身可能增加机体的能量需求和营养素需求,例如炎症过程中代谢活动增加,可能导致能量消耗增加,因此造成营养的缺乏。此外,作为食物过敏的防治措施——食物回避,也会不同程度地影响特定营养素的足量和均衡摄入。

三、临床表现

1. **IgE 介导的食物过敏**　发病快速,往往在摄入食物变应原后几分钟到 2 小时内发生,且诱发反应所需的食物摄入量较小。由于炎症因子释放导致血管性水肿和黏液分泌,在不同系统有不同的表现。皮肤症状常见全身性或接触性皮疹、瘙痒和皮肤潮红;消化道症状通常表现为腹部痉挛疼痛、恶心、呕吐、呃逆、腹胀、腹泻和便秘;呼吸道症状表现为鼻塞、流涕,严重者由于支气管痉挛和咽喉水肿可出现气促、喘憋、呼吸困难;心血管系统症状可表现为低血压以及头晕或昏厥。

2. **非 IgE 介导的食物过敏**　通常在接触大于 2 小时(4～6 小时)后出现症状,可反复发作。皮肤表现常见接触性皮炎和疱疹样皮炎,如食物接触部位的皮疹、瘙痒不适,皮炎的复发加重。消化道表现如 FPIES,可出现腹泻、便秘、便血等症状。

3. **IgE 介导与非 IgE 介导的混合型食物过敏**　混合型食物过敏是以上两种的混合表现。如牛乳过敏快速发作的症状可表现为皮疹、口腔或嘴唇周围有发痒或刺痛感、喉咙肿胀、咳嗽或呼吸急促、呕吐,缓慢发作的症状可能包括腹泻、便血甚至生长减缓等。

四、诊断

食物过敏的诊断主要依赖特征性临床病史、实验室检测和膳食试验。

1. **病史**　询问者需要详细了解患者的膳食和过敏史,并进行细致的体格检查,明确食物摄入与特定症状的关联。需要了解:①食物的种类和食用性状(例如,煮熟或生食)、进食数量等;②发病症状、持续时间等;③进食与症状出现的时间关系,包括重复摄入是否产生类似症状,以及在反应发生时或反应发生前后是否合并其他因素(如运动、使用非甾体抗炎药或饮酒);④家族史;⑤过敏史。反复发作的患者可以通过膳食记录协助诊断,母乳喂养的婴幼儿还需要记录母亲的膳食。

2. **实验室检测**　①血清特异性 IgE 检测:可协助了解 IgE 介导的机体致敏情况,但要注意结果受年龄、变应原暴露等因素影响。②皮肤点刺试验(skin prick test,SPT):可快速筛选患者是否存在与皮肤肥大细胞结合的食物特异性 IgE 抗体。一般来说,所致风团直径越大,越可能存在与食物临床反应相关的阳性结果。③斑贴试验(patch test):用于测试迟发型过敏反应,将含有标准变应原的贴剂贴在皮肤表面,48小时后移去并观察皮肤及其他部位的症状,对于非IgE介导的食物过敏有一定诊断参考价值。

3. 食物激发试验 食物激发试验(oral food challenge,OFC)包括双盲安慰剂对照食物激发试验(double-blind placebo-controlled food challenge,DBPCFC)、单盲食物激发试验、开放性食物激发试验等。通过回避可疑食物2~4周,待症状缓解后,逐步添加可疑食物或食物成分,观察食物摄入与临床症状之间的相关性。DBPCFC可提供食物过敏的明确诊断,但耗时且复杂。如果单盲或开放式OFC没有引起症状(阴性激发),或者在试验中观察到的客观症状与病史中报告的症状基本相同且得到实验室检测结果支持(阳性激发),则可视为明确的诊断。此外,实施食物激发试验的临床医师必须具有识别和管理过敏反应的经验。

五、治疗

1. 病因治疗 食物过敏受到遗传和环境的影响,确定致敏原是防治措施的关键。对于有过敏家族史的婴幼儿等高危群体,还应当密切关注其不同年龄阶段发生的过敏症状和表现,及早发现及早处理。

2. 营养代谢治疗 预防过敏反应的有效方法是避免变应原。

如果变应原明确,则应回避致敏的食物或食物成分,即回避膳食。患者及其照护者必须掌握如何识别不安全的食品。以牛乳蛋白质过敏为例,对于母乳喂养的患儿,因为牛乳蛋白质可通过母乳传递给孩子,则母亲需要回避所有含牛乳蛋白质的食物,包括乳酪、酸乳、黄油等;人工喂养的患儿,可使用低过敏性配方粉,如深度水解配方或大豆配方粉。此外,患者及照护者还应学会仔细阅读食品标签和食品说明。例如,花生过敏者不仅应避免摄入花生,还需留意阅读巧克力、饼干、果酱等食品的说明,了解是否有花生制品在同一流水线中混合生产。外出就餐时如果无法明确食品中是否含有致敏原,则不应食用。对于儿童或高龄患者,还应确保其照护者对此知情且充分了解膳食回避的重要性,以及紧急情况下的处理。

如果变应原并不明确,可以短期采用限制性食物疗法。即在2~4周内限定食用低过敏风险的食物如:大米、猪肉等。如果在这段时间过敏症状消失,可以每隔几天有计划、有步骤地添加单一食物,以明确引起过敏症状的食物。

3. 药物治疗 意外情况下的食物变应原摄入有时难以避免,因此,医护人员应当指导患者掌握过敏反应的急救处理方法。有严重过敏反应风险的患者必须随身携带抗过敏药物,在紧急情况下可以立刻进行处理。如抗组胺药可用于减轻荨麻疹和肿胀,口服色甘酸钠有助于缓解症状。肾上腺素自动注射器可用于严重反应时的自救,但患者应知晓如何使用且确保药物在有效期内。

另一种治疗方法是变应原免疫治疗,即脱敏治疗。随着变应原暴露剂量逐渐增加,患者的免疫系统对曾经引起症状的变应原数量不再发生反应。需要注意的是,脱敏治疗并不能彻底根治过敏,但可显著降低因意外摄入产生严重过敏反应的风险。

近年来,食物过敏的预防和治疗相关研究从未间断,如皮肤屏障功能受损与食物过敏的关联、致敏预防窗口期的探索研究等。肠道微生态是研究热点之一,特定益生菌和/或益生元在食物过敏治疗中显示出潜在的应用前景。食品领域的专家则尝试使用新型食品加工技术(如超声波、冷等离子体处理)以减少食物变应原性,为患者的膳食提供更多选择。治疗食物过敏的药物,如阻断IgE活性的单克隆抗体等也在积极研发中。这些研究有望为食物过敏的临床营养管理和治疗提供新的解决方案。

第十节 | 食物耐受不良

食物耐受不良(food intolerance),又称食物不耐受,是指人体无法消化或吸收某些食物成分而引发的不适症状,是常见的食物不良反应之一。研究显示,大约有15%~20%的人存在一种或多种食物不耐受。不同于食物过敏,食物耐受不良不涉及免疫系统的反应,但可能导致一系列不适症状,如腹泻、腹胀和腹痛。常见的食物不耐受包括乳糖不耐受与麸质不耐受。在本节中,我们将探讨食物耐受不良的常见类型、病因、病理、诊断及治疗,帮助大家了解食物耐受不良的识别和处理。

一、发病原因与机制

食物不耐受的常见原因包括以下几点:

1. **遗传**　以乳糖不耐受为例,亚裔体内乳糖酶的水平往往偏低,乳糖不耐受发生率较高。

2. **疾病**　疾病可能影响机体对某些食物成分的代谢能力,继而出现食物不耐受,如炎症性肠病常常会导致继发性乳糖酶缺乏症。特定疾病人群可能有更高的食物不耐受发生率,如孤独症谱系障碍(autism spectrum disorder,ASD)的儿童群体对牛乳、鸡蛋白、酪蛋白有非常高的食物不耐受反应,具体病因仍不明确。

3. **年龄**　某些酶的水平会随年龄而变化,如婴儿体内乳糖酶活性较高,而在成年人和老年人群体,酶的活性则明显降低。

食物不耐受是摄入常规剂量的食物或食物成分出现的非免疫性反应。这种反应往往是因为机体消化或转运特定物质的酶缺乏或分泌不足,或者是由于食物中某种物质刺激所致。

二、病理生理与营养代谢影响

(一)病理生理

1. **乳糖耐受不良**　这是最常见的食物不耐受,多数情况下是因为遗传性的乳糖酶缺乏导致。乳糖无法在小肠内被完全吸收分解成半乳糖和葡萄糖,进入大肠后被大肠内的细菌分解为短链脂肪酸、二氧化碳、甲烷和氢气,从而引起腹部的胀气、疼痛、痉挛和腹泻。

2. **果糖、低聚糖、双糖、单糖和多元醇耐受不良**　果糖、低聚糖、双糖、单糖和多元醇(fructose,oligosaccharide,disaccharide,monosaccharide and polyol,FODMAP)主要包括糖类和多元醇,如果缺乏相关的水解酶,会在结肠发酵并导致腹胀、腹泻、痉挛和胀气。FODMAP耐受不良常见于功能性胃肠道疾病的患者,如肠易激综合征。

3. **酒精耐受不良**　由于乙醛脱氢酶缺乏导致酒精在体内蓄积,引发酒后皮肤潮红发热、心跳加快、头晕、恶心、呕吐、血压下降等反应,常见于亚裔人群。

4. **生物胺/组胺不耐受**　患者在进食特定食物后会出现皮肤潮红、瘙痒、头痛、恶心、呕吐和腹泻等反应。这些症状是由于体内无法产生足够的二胺氧化酶或组胺-N-甲基转移酶来分解食物中的生物胺/组胺所致。生物胺/组胺含量较高的食物包括鱼、香肠、酒精、巧克力、成熟干酪、味精和阿斯巴甜等。酒精会减少组胺的降解,加重不耐受症状。

(二)营养代谢影响

食物耐受不良常常会导致营养素吸收不充分。例如乳糖不耐受的情况下,未被分解的乳糖在肠道内发酵,影响其他营养素的正常吸收,可能导致钙、镁以及维生素 D 的缺乏。同时,由于胃肠道症状的影响,可能导致患者食欲减退、摄入不足。患者可能采用回避膳食以避免不适症状,这会导致某些特定营养素的缺乏,如长期避免乳制品可能导致钙的缺乏。

三、临床表现

食物耐受不良的临床表现因人而异,通常在进食后数小时出现。症状的严重程度与摄入量直接相关,且每次摄入该食物都会引起相似的症状。如乳糖不耐受的症状常常在摄入乳制品后 30 分钟至 2 小时后显现,严重程度取决于乳糖摄入量、机体的乳糖酶功能和小肠运转时间。

食物不耐受主要表现为胃肠道症状,常见症状包括肠道产气过多、腹胀、腹痛和腹泻。其次是神经系统、心血管系统、呼吸系统和皮肤的症状,如皮疹,皮肤瘙痒以及偏头痛。

四、诊断

食物耐受不良的诊断与食物过敏相似,可参见第九节食物过敏的诊断,主要基于详细的病史、体格检查、膳食和症状日记,以及实施回避膳食和双盲安慰剂对照的口服食物激发试验。

五、治疗

食物耐受不良的治疗主要包括对症治疗和膳食管理,如果是因为疾病导致的食物不耐受,还应积极治疗原发疾病。

对症治疗主要是针对食物不耐受所产生的临床症状,做对症处理。轻症一般无须特殊处理,如果症状严重可采用物理疗法或药物治疗。膳食管理应根据机体对于特定食物或食物成分的耐受程度,制订相应的治疗方案。主要包括饮食调整、膳食回避、替代补充等。具体可在医师/营养师指导下,根据引发不耐受反应的特定成分及食物含量制订相应的方案。以乳糖不耐受为例,可以根据患者的耐受情况,选择无乳糖配方牛乳或酸乳(酸乳的发酵过程中乳糖几乎被分解),也可以通过口服补充乳糖酶来弥补体内酶的不足。亦有研究显示,富含嗜酸乳杆菌和双歧杆菌属的益生菌酸乳可以有效地缓解乳糖不耐受的症状。

近年来,对于食物不耐受的研究逐渐增多,其中低FODMAP膳食相关研究热度不减。粪菌移植以及益生菌治疗作为新兴治疗方式也显示了积极的效果。值得一提的是,无麸质、低乳糖和低FODMAP食品等新型食物的出现,为患者提供了更多的选择。

第十一节 | 营养相关心理障碍

心理健康是指个体在认知、情感和社交功能方面的健康状态。一个心理健康的人能够处理日常生活的压力,保持工作生产力,维持人际关系,并做出决策。营养紊乱可以导致不同形式的心理障碍,本节探讨营养不足或营养失衡如何影响心理健康,以及如何通过改善营养状态来缓解或预防心理障碍。

一、发病原因与机制

个体因各种原因未能摄取足够或适当的营养,即所谓营养剥夺(nutrition deprivation),可出现营养不足或失衡,进而导致心理和情感的改变及相关症状。常见的原因包括食物摄取不足、消化或吸收障碍、营养需求增加,例如为减肥而减少碳水化合物摄入、短肠综合征、严重腹泻,或是特定历史时期饥荒状态下的人群等。

营养不足往往伴随着不同程度的营养素缺乏,影响机体的氧化平衡、神经生长和可塑性、神经递质的合成与释放,进而干扰神经心理调节系统的正常运作并引起一系列症状或疾病。例如,蛋白质、B族维生素、锌、镁等营养素缺乏会影响大脑及神经系统功能,导致抑郁症状的发生。血清素是一种与情绪调节有关的神经递质,其合成需要色氨酸的参与。富含碳水化合物的膳食可引发胰岛素反应,导致色氨酸及其他中性氨基酸被脑组织吸收,从而提高大脑血清素的生物利用度。如大量减少碳水化合物的摄入,会导致血清素水平的变化,从而影响心情。

二、病理生理与营养代谢影响

(一)病理生理

1. 神经递质合成与代谢受损　营养素作为合成底物或辅基,在神经递质及激素的合成和功能维护中发挥着至关重要的作用。例如,神经递质多巴胺由酪氨酸合成,神经递质血清素由色氨酸合成,它们都与心理调节有关;镁对于抑制性神经递质 γ-氨基丁酸(gamma-aminobutyric acid,GABA)的功能维系十分重要,一旦缺乏可能会导致焦虑和睡眠障碍;叶酸作为辅酶参与将同型半胱氨酸转化为甲硫氨酸的过程,同时参与机体的一碳单位循环,缺乏时会影响单胺类神经递质(如 5-HT、去甲肾上腺素和多巴胺)的代谢过程。

2. **氧化应激失衡与炎症反应**　具有抗炎作用的 ω-3 脂肪酸,摄入不足可能增加脑部炎症,与心理障碍如抑郁症的风险增加有关。抗氧化剂如维生素 E、维生素 C 和硒等,在保护大脑免受氧化应激损伤中起着关键作用。长期缺乏这些营养素会增加发生心理障碍的风险。

3. **神经可塑性与神经生长因子水平降低**　脑源性神经营养因子(BDNF)与神经生长、突触形成和可塑性有关。大脑是脂肪含量最高的器官之一,DHA 和花生四烯酸(arachidonic acid,AA)等不饱和脂肪酸可调节突触形成、可塑性和神经传递。缺乏 ω-3 脂肪酸,可能会降低 BDNF 水平,进而影响情绪和认知。此外,人体无法从头合成这些重要的必需脂肪酸,必须通过膳食摄入。

(二)营养代谢影响

营养与心理健康之间的关系是双向的。个体的食物摄取受到生活境遇、经济条件、健康认知和疾病状况的综合影响,一旦出现营养不良或特定营养素不足不仅可能会导致心理障碍,同时也伴随其他的代谢改变。如营养不足可引起全身性的改变,包括体重丢失、电解质紊乱、微量营养素缺乏相关症状体征。此外,心理健康问题又会反过来影响个体的饮食习惯和健康行为,如偏食、挑食、异食、厌食、暴食等,进而引起或加重营养失衡。

三、临床表现

1. **抑郁症状**　以情绪或心境低落为主要临床表现,如做事无兴趣、失落感、疲劳感,部分患者存在自伤、自杀行为。

2. **焦虑紧张**　以焦虑综合征为主要临床表现,如过度担心、坐立不安、心跳加速、心悸、呼吸加快、入睡困难等。还可表现为恶心、头痛、胃痛、肌肉紧张、出汗过多等自主神经紊乱症状。

3. **其他情绪症状**　情绪波动、烦恼、烦躁、不自信、自我怀疑等。

4. **行为和注意力问题**　可表现为注意力不集中、不愿与人交流、决策困难和社交回避等行为。

5. **认知功能下降**　如记忆力下降、反应迟钝、难以应对复杂的思考任务等。

6. **睡眠问题**　失眠较常见,如入睡困难、早醒或睡眠中反复醒来。

四、诊断

营养与心理健康之间的关系可能与其他因素有关,如药物、其他医学疾病或生活压力等。因此,诊断时应进行全面评估,以确定症状的真正原因。

1. **病史采集**

(1)膳食回顾调查:询问患者的日常膳食和近期营养摄入情况,包括饮食偏好、食物种类、摄入量、进餐时间和频次等。

(2)心理健康病史:询问患者是否出现抑郁、焦虑、失眠等症状,以及这些症状的持续时间和严重程度。尤其需要关注是否存在消极的风险。

其他相关病史和家族史:如药物使用、慢性疾病、手术史等。

2. **体格检查**　除常规体格检查外,还应重点关注患者的营养状况、皮肤、毛发,并通过神经系统检查评估认知功能、情感状态、反应速度等。

3. **实验室检查**　依据患者的饮食情况和临床病史,检测相关指标,如常规生化指标、免疫、重金属、微量营养素、压力相关激素水平及营养代谢检测等。部分机构还开展患者血液、尿液、粪便等代谢物的组学检测分析。

4. **心理评估**

(1)量表评估:详见第六章第六节。

(2)心理咨询:由专业心理医师进行深入的心理评估,以确定患者的心理健康状况。

5. 其他检查　脑部影像学检查,如 MRI 或 PET-CT,评估大脑的结构和功能。

根据上述检查结果,结合患者的临床表现,综合评估营养与心理健康之间的关系。如果发现营养不足或不平衡与心理健康问题有关,应咨询专业的营养科医师和心理治疗师,给予相应的营养治疗和心理治疗。

五、治疗

营养相关心理障碍的治疗,需要包括营养师、心理医师和其他医疗专家在内的多学科团队,制定个性化的综合疗法。

（一）病因治疗

祛除病因是营养相关心理障碍治疗的第一步。

（二）营养代谢治疗

1. 营养教育　教育患者遵循健康的饮食习惯,如均衡膳食、定时定量进餐。

2. 膳食调整　根据患者的营养状况和食物摄入情况等综合评估,提供个性化的膳食指导。目前有机构尝试基于多组学的检测结果,制订个性化膳食营养方案来应对心理障碍,其结果和有效性仍有待更多的研究支持。特定食物中富含与心理情绪调节有关的营养素,可以根据患者病情,指导其适量增加摄入。如三文鱼含有大量 ω-3 脂肪酸和优质蛋白质;黑巧克力中富含可可碱和黄酮类化合物;坚果是色氨酸、锌和硒的良好来源;豆类富含膳食纤维、植物蛋白质和 B 族维生素;蓝莓含有丰富的黄酮类植物化学物,其抗炎成分有助于减轻创伤后应激性精神障碍;泡菜、酸乳等发酵制品中的益生菌可以促进肠道血清素的合成从而改善情绪。

3. 营养补充　如果患者有明确的营养缺乏,如铁、锌、维生素 D、维生素 B_{12} 或叶酸等,在膳食调整基础上,可以考虑使用营养补充剂。

（三）药物治疗

1. 抗抑郁药　首选 5-羟色胺选择性再摄取抑制剂(serotonin-selective reuptake inhibitor,SSRI),如舍曲林、氟西汀、氟伏沙明、帕罗西汀等,用于改善焦虑抑郁症状。

2. 抗焦虑药　可以选择如苯二氮䓬类药物或 β-受体拮抗剂,用于改善焦虑症状及躯体不适主诉。

3. 情绪稳定剂　可以选择抗癫痫药物,如拉莫三嗪、丙戊酸盐或非典型抗精神病药物如喹硫平、阿立哌唑等,必要时选择碳酸锂,用于调节情绪。

（四）其他治疗

1. 心理治疗和物理治疗

（1）心理治疗:可以选用认知行为疗法、焦虑放松技巧、人际治疗、精神分析疗法等来改善焦虑抑郁症状。认知行为疗法可改善患者不合理认知,重建认知体系。

（2）物理治疗:多参数生物反馈治疗可以治疗焦虑症状。可以依据抑郁的严重程度来选择物理治疗类型,经颅磁刺激治疗对于轻中度抑郁的患者有效,而对于重度抑郁,尤其是伴有消极风险的患者可以选择无抽搐电休克治疗。

2. 生活方式改变

（1）增加身体活动:定期锻炼可以帮助减轻抑郁和焦虑症状。

（2）睡眠管理:建议患者保持规律的作息,避免在晚上摄入咖啡因和酒精。

（3）减少应激:如时间管理、放松技巧和避免过度工作。

近年来,探索营养和心理障碍之间关系的研究逐渐增多。一方面,借助已经建立的数据库,研究者可以在分子、组学等不同层面探讨营养素缺乏和食物摄入不足在心理障碍性疾病发生发展中的因果关系和中介效应。另外,超常规剂量的营养素、抗炎膳食和功能营养成分对心理障碍性疾病的干预作用受到越来越多的关注。

第十二节 ｜ 隐性饥饿

隐性饥饿是指总体食物摄入充足的前提下,由于某些因素导致特定营养素摄入不足或利用受阻,从而诱发的营养失衡状态。这与传统意义上由食物摄入不足引发的饥饿有所区别,因此也被称作微量营养素缺乏(micronutrient deficiencies,MND)。据估计,全球至少有 20 亿人受到一种或数种微量营养素缺乏的影响。由于临床表现比较隐匿,人们可能对此毫无察觉。然而,它对健康、工作效率及心理健康带来的负面影响(甚至可能持续终身)却不容忽视。在本节中,我们将探讨如何识别隐性饥饿,以及如何实施营养治疗。

一、发病原因与机制

1. **食物选择不当**　长期只吃某一种或几种食物,导致某些营养素的摄入严重不足。

2. **消化吸收障碍**　即使食物中含有足够的营养素,但由于消化或吸收功能障碍,身体不能有效地利用这些营养素。

3. **生理需求增加**　在某些特殊时期,如生长发育期、妊娠期、哺乳期等,身体对某些营养素的需求增加,如果没有额外增加摄入,容易导致营养不足。

4. **疾病因素**　某些疾病会增加身体对某些营养素的需求,或导致营养素的流失,如接受透析的终末期肾病患者等。

5. **药物或其他外部因素**　某些药物或外部因素可能会影响营养素的摄入、消化、吸收或利用。

上述各种原因导致的特定营养素摄入不足或利用障碍,可导致营养素缺乏并出现相应症状。

二、病理生理与营养代谢影响

(一)病理生理

1. **营养素缺乏**　由于食物选择不当或其他原因,某些关键营养素的摄入量低于身体的需求。这可能导致细胞、组织和器官缺乏正常生理活动所需的关键物质,出现功能受损。

2. **细胞能量代谢障碍**　缺乏某些维生素和矿物质可能会影响细胞代谢的能量底物供给和关键酶的活性,导致细胞功能下降。

3. **酶活性受损**　很多营养素是酶的辅酶或辅基。当这些营养素缺乏时,酶的活性可能会受到影响,从而影响与之相关的生化途径。

4. **免疫功能下降**　某些营养素对免疫系统的正常功能至关重要。隐性饥饿可能导致免疫反应减弱,使个体更容易受到感染。

5. **组织和器官损伤**　长期的营养不足可能导致组织和器官的结构和功能受损,甚至可能影响儿童和青少年的生长和发育。

6. **神经和内分泌功能失调**　隐性饥饿可能导致认知障碍、注意力不集中或其他神经功能障碍,还可能影响体内的激素平衡,导致内分泌系统的功能受损。

(二)营养代谢影响

1. **营养代谢受损**　隐性饥饿可能导致代谢途径的改变。例如,B 族维生素缺乏会干扰糖代谢和脂肪酸氧化,影响能量产生。微量元素如铁、铜的缺乏会干扰氧的运输和利用,从而影响细胞的呼吸作用。

2. **蛋白质合成障碍**　某些微量营养素,如锌、铁,是许多酶的组成成分,缺乏这些元素可能导致蛋白质合成受损,影响肌肉合成甚至整体体能和免疫功能。

3. **神经递质的合成和功能**　维生素 B_6、维生素 B_{12}、叶酸在神经递质合成中扮演重要角色。缺乏这些营养素可能导致情绪障碍和神经功能下降。例如,叶酸缺乏可能导致同型半胱氨酸水平升高,与认知功能下降和心理疾病风险增加有关。

4. 氧化应激和炎症反应 缺乏抗氧化剂,如维生素 C、维生素 E 和硒,可能导致自由基积聚,从而增加氧化应激和炎症反应。

5. 激素合成和调节 微量营养素,如碘、锌和维生素 A,对激素合成和调节至关重要。其中,碘是甲状腺激素的关键组成部分,其缺乏可能导致甲状腺功能异常。

三、临床表现

隐性饥饿的临床表现往往并不明显,其症状主要表现为特定的营养素缺乏症状,有时会呈现复合性。

1. 全身性症状 如疲劳、乏力、频繁感染,这是许多营养素不足的常见症状,可能与铁、B 族维生素或其他营养素的缺乏有关。

2. 皮肤与毛发 皮肤可能变得干燥、苍白、无光泽,锌或维生素 A 等营养素缺乏时还可表现为反复的皮肤问题。毛发表现为发质干燥、脆弱、易断,可能出现脱发。

3. 神经系统症状 如麻木、刺痛或肌肉无力,可能是维生素 B_{12} 或其他营养素缺乏的迹象。

4. 口腔 如口角炎、牙龈出血或牙齿问题,可能是维生素 C 或其他营养素缺乏的迹象。

5. 视听觉 夜盲或视力下降可能与维生素 A 缺乏有关,还可能出现耳鸣、幻听等。

6. 消化系统 如腹泻、便秘或其他消化道不适症状,可能与锌等营养素的缺乏有关。

7. 肌骨关节 如骨折、骨痛或关节疼痛,可能是钙、维生素 D、维生素 K_2 或其他矿物质缺乏的结果。

8. 心理和情绪 如注意力不集中、记忆力下降、抑郁或焦虑,可能与某些营养素如维生素 B_6、维生素 B_{12} 或其他营养素的缺乏有关。

四、诊断

隐性饥饿的诊断主要依赖于临床病史和综合检测评估。

(一) 详细的病史采集

1. 膳食史 了解患者的饮食习惯、食物选择、食物摄入量等。

2. 症状史 询问患者是否有上述临床表现中提到的症状。

3. 既往史 了解患者是否有消化吸收障碍、长期用药病史或其他可能影响营养素摄入和利用的疾病。

(二) 体格检查

1. 观察患者的体型、皮肤、头发、眼睛、口腔等,查找可能的营养不足的体征。

2. 检查心肺、腹部、神经系统等,评估是否有与营养不足相关的异常。

(三) 实验室检查

1. 常规血液检查 如血常规、肝肾功能、电解质等。

2. 营养素水平检测 如血清维生素 D、维生素 B_{12}、叶酸、锌、钙、磷等。

3. 其他相关检测 如特定的组学分析或酶水平的测定等。

(四) 膳食评估

由专业的营养师进行膳食回顾或食物频率调查,评估患者的营养素摄入情况。

(五) 特殊检查

1. 如双能 X 线,评估骨骼健康状况。

2. 肌肉功能测试,评估肌肉健康和功能。

(六) 鉴别诊断

排除其他可能导致类似症状的疾病,如甲状腺功能减退、慢性疾病、消化系统疾病等。

综合上述信息,可以确定患者是否存在隐性饥饿、可能的原因和严重程度。在确诊后,应制订相应的病因治疗和营养治疗计划,以纠正营养素不足并预防其进一步发展。

五、治疗

隐性饥饿的治疗目标是纠正营养不足,恢复身体的正常功能,并预防潜在的健康状况恶化。治疗策略通常包括以下几个方面:

(一) 病因治疗

如饮食习惯偏差、疾病等引起的隐性饥饿,应当明确并祛除病因。

(二) 营养代谢治疗

1. **膳食建议**　①评估患者的饮食习惯,提供个性化的膳食建议,确保摄入均衡充足的营养;②鼓励患者多样化膳食,增加富含所缺乏营养素的食物;③对有特定膳食限制或偏好的患者,如素食者或过敏患者,提供个性化膳食建议。

2. **营养补充**　①根据患者的营养素缺乏情况,提供相应的营养补充剂,如维生素、矿物质等;②重度营养不良的患者,可能需要通过静脉或鼻饲给予营养。

3. **健康教育**　①教育患者和家属关于健康膳食的重要性,以及如何选择和准备营养均衡的食物;②科普隐性饥饿相关知识,帮助患者了解其原因、症状和预防方法。

4. **营养随访**　①定期评估患者的营养状况,调整治疗方案;②进行相关的实验室检查,如血液检查、营养素水平检测等,以监测治疗效果。

(三) 药物治疗

1. 某些特定的营养缺乏,如缺铁性贫血,可能需要药物治疗。

2. 由于疾病导致的营养不良,如消化吸收障碍,需要针对性地治疗原发疾病。

(四) 其他治疗

对于因饮食习惯或心理因素导致的隐性饥饿,提供心理咨询和支持,帮助患者建立健康的饮食观念和习惯。

总之,隐性饥饿的治疗需要综合考虑患者的具体情况,采取个性化的治疗策略。在治疗过程中,应密切监测患者的营养状况,及时调整治疗方案,以确保治疗效果。

近年来,关于隐性饥饿的研究主要聚焦于营养强化食品在特定人群中的干预效果。此外,传统饮食习惯以及特定膳食模式对预防隐性饥饿和改善人群营养状况的作用也受到研究者的关注。通过综合营养治疗策略,有望更好地应对隐性饥饿带来的挑战,提升人群营养状况和整体健康水平。

第十三节 ｜ 再喂养综合征

1945 年,Burger GCE 报道第二次世界大战战俘和集中营幸存者获救后,部分人在摄入高碳水化合物膳食之后迅速出现水肿、呼吸困难和致死性心力衰竭,他将这一病症命名为再喂养综合征(refeeding syndrome,RFS)。RFS 指长期饥饿或严重营养不良者,在重新摄入营养物质特别是高碳水化合物(糖)营养物质后的早期阶段,出现以低磷血症为特征的电解质代谢紊乱及由此产生的一系列症状及多器官系统损害,特征为低磷血症和容量超负荷。

RFS 是营养治疗潜在的致命性并发症,病死率可高达 48%。患者在应激、高代谢状态下更容易发生,且与不良预后、病死率增加密切相关。住院成年患者的 RFS 发生率为 0.8%、恶性肿瘤患者为 24.5%、接受 TPN 治疗患者为 42%。针对住院患者的大型调查发现,严重低磷血症的发生率为 0.43%;而在 ICU 住院的重症患者中,34% 在开始喂食后 2 天左右就可出现低磷血症。

一、RFS 的发生机制与病理生理

饥饿时,胰岛素分泌减少伴随胰岛素抵抗,胰高血糖素分泌增加,细胞内糖原、脂肪和蛋白质分解

以提供能量并参与糖异生。这一分解代谢过程导致机体磷、钾、镁和维生素等微量营养素的消耗。饥饿期间,尽管分解代谢大于合成代谢,但整体分解代谢及合成代谢均下调,此时血清磷、钾、镁浓度可能正常。重新喂养后,特别是补充大量糖类物质后,血糖升高,使得胰岛素分泌恢复,氧化磷酸化重新成为主要供能途径,合成代谢大于分解代谢。胰岛素作用于机体各组织,刺激糖原、脂肪和蛋白质合成,将葡萄糖转运至细胞内,同时通过 Na^+-K^+-ATP 酶共转运蛋白将钾、磷、镁转移入细胞内,导致低磷血症、低钾血症、低镁血症;糖代谢和蛋白质合成的增强还消耗维生素 B_1。形成所谓"四低二高"的病理生理特征,即低钾、低磷、低镁、低维生素 B_1、高血糖、高容量。

1. **高血糖** 饥饿条件下机体血糖维持在一个低水平,重新喂养后,特别是大量碳水化合物加入机体后,血糖水平迅速升高,刺激胰岛素分泌增加,启动合成代谢。这是 RFS 的始动因素。

2. **低磷血症** 低磷血症是 RFS 的主要病理生理特征。再喂养过程伴随磷的大量消耗。磷是细胞内核苷酸、核蛋白、磷脂的组成部分,其合成与细胞增殖均需要磷进入细胞内参与,磷的消耗又影响细胞膜稳定性,造成溶血性贫血,心肌及横纹肌溶解;糖酵解和氧化磷酸化恢复,细胞 ATP、肌酐磷酸激酶等物质和酶解中间产物葡萄糖-6-磷酸大量产生,增加对磷的需求。磷在红细胞的跨膜转运依赖血磷浓度梯度,低磷血症使得红细胞内磷及 2,3-二磷酸甘油酸耗竭,氧解离曲线左移,影响心肌、神经等组织供氧。

3. **低钾血症** 低钾血症是 RFS 死亡的重要原因。长期饥饿状态下 Na^+-K^+-ATP 泵摄钾能力降低,细胞内钾离子浓度下降;营养恢复后胰岛素和 ATP 增强 Na^+-K^+-ATP 泵的转移,使细胞内钾浓度升高,细胞外钾浓度降低,导致细胞超极化,抑制神经纤维电传导,从而导致全身各系统异常,如肌无力、心律失常、肠麻痹、便秘、横纹肌溶解、呼吸抑制等。

4. **低镁血症** 低镁血症是 RFS 进展的标志。镁离子辅助多种酶的活化,低镁血症可降低神经细胞的极化程度,增强神经细胞传导,诱发抽搐、癫痫等神经兴奋性增高症状。低镁血症可诱发心律失常,心肌及血管收缩能力降低,从而发生低血压或充血性心力衰竭。

5. **维生素 B_1 缺乏** 维生素 B_1 在乳酸转化为丙酮酸过程中发挥重要作用。维生素 B_1 的耗竭使蛋白质合成受阻,血 BCAA 增多,其生酮、氧化途径亦增强,导致丙酮酸和乳酸堆积,引起乳酸性酸中毒,加重充血性心力衰竭和肺水肿,还常伴有恶心、呕吐和严重腹痛。同时,维生素 B_1 是胆碱酯酶抑制剂,其缺乏使乙酰胆碱分解增多,神经传导受阻,表现为上升性对称性感觉、运动、反射障碍和记忆障碍,如麻痹、肌痛、韦尼克脑病等。

6. **水钠潴留** 水钠潴留发生于 RFS 早期。大量碳水化合物摄入后胰岛素分泌增加,对肾小管的抗利钠作用增强,肾脏排泄钠和水减少,患者可能迅速出现液体超负荷,表现为腹腔积液、肺水肿、低血压、心力衰竭等。

二、临床表现

再喂养综合征的发生伴随着一组临床综合征。其临床表现有:①低磷血症、低钾血症、低镁血症;②维生素缺乏(如维生素 B_1);③充血性心力衰竭、心律失常;④外周性水肿;⑤肌肉疼痛、横纹肌溶解;⑥肌无力、癫痫发作、谵妄、幻觉、韦尼克脑病;⑦溶血;⑧呼吸肌无力、呼吸困难、呼吸衰竭;⑨急性肾小管坏死(继发于横纹肌溶解)等。再喂养综合征的电解质代谢紊乱和心血管系统并发症的症状通常在再喂养开始 1 周内出现(2~4 天内发生),而神经系统症状通常在这些变化之后出现。其中低磷血症是最突出的临床表现,有的患者仅会出现低磷血症而无其他临床表现。

三、RFS 的诊断与风险筛查

再喂养、低磷血症和容量超负荷是诊断 RFS 的主要依据。ASPEN 的诊断标准为再喂养启动的 5 天内,出现血清磷、钾、镁的减少(电解质低于正常低限的 10%~20% 为轻度,20%~30% 为中度,>30% 和/或器官功能障碍为重度),并出现器官功能衰竭,或维生素 B_1 缺乏症状。具体地,饥饿/营养不良患者在接受营养治疗过程中发生以下临床表现时可诊断为再喂养综合征:①出现低钾血症(K$^+$<2.5mmol/L),低磷血症(磷<0.32mmol/L),低镁血症(Mg^{2+}<0.5mmol/L);②出现循环系统、呼吸系统或神经系统症状;③外周性水肿,体重急剧增加,出现液体急性聚集。

RFS的风险筛查是严重营养不良患者启动营养治疗之前的重要环节。RFS高风险人群包括:①营养物质摄入减少:长期饥饿或禁食、神经性厌食、老年抑郁症或老年营养不良患者;②营养物质吸收障碍:慢性酒精中毒、吸收不良综合征(如炎症性肠病、慢性胰腺炎、囊性纤维化、短肠综合征等)、严重呕吐、腹泻及减肥手术后;③营养物质代谢障碍:难治性糖尿病(电解质耗竭)、病态肥胖;④营养物质消耗增多:恶性肿瘤、恶液质、严重应激状态的危重症患者、结核及获得性免疫缺陷综合征等各种消耗性疾病患者。

英国健康与照护优化研究院(National Institute for Health and Care Excellence,NICE)推荐将RFS风险筛查分为三个层级(表16-8)。新近在NICE风险筛查基础上新增了疾病、皮下脂肪及肌肉丢失等风险因素,但应用证据尚不充分。

表16-8　NICE推荐RFS风险筛查标准

筛查标准一	筛查标准二	筛查标准三
BMI<18.5kg/m^2	BMI<16kg/m^2	BMI<14kg/m^2
3~6个月内非自主性体重丢失>10%	3~6个月内非自主性体重丢失>10%	体重丢失>20%
没有或少量营养摄入>5天	没有或少量营养摄入>10天	没有或少量营养摄入>15天
既往有酗酒或药物滥用史(包括胰岛素、利尿剂等)	再喂养之前出现低磷、低钾、低镁血症	

注:具备筛查标准一中的两项或具备标准二及标准三中的一项,均评估为RFS高风险。

四、治疗

(一)预防

1. **营养治疗前**　有RFS高危因素的患者,开始营养治疗前应检查血、尿电解质,检查心电图,发现并纠正低磷、低钾和低镁血症,纠正液体失衡。已存在明显水电解质紊乱者,在初步纠正前应延迟营养治疗12~24小时。

2. **启动营养治疗后的前10天**　预防低血糖、低能量和脱水,评估补盐量和补液量。在营养配方中经验性补充磷0.5~0.8mmol/(kg·d)、钾1~3mmol/(kg·d)、镁0.3~0.4mmol/(kg·d),治疗开始后4~6小时监测电解质浓度,以后每天监测1次。营养治疗前至少30分钟静脉或肌内注射维生素B$_1$ 200~300mg,此后,每日经口或经静脉补充维生素B$_1$ 200~300mg,复合维生素制剂每日按2倍参考剂量补充。

营养配方中可适当提高脂肪供能的比例。低能量喂养可减少RFS发生,第一个24小时以100~150g葡萄糖或10~20kcal/kg开始,每1~2天增加目标能量的33%;对于电解质紊乱的中高危患者,能量的增加应减慢或暂停,直至电解质紊乱纠正。

(二)营养治疗

一旦确诊RFS,应及时调整营养治疗方案,包括:①下调能量供给;②提高脂肪供能比;③适量增加补充矿物质(表16-9);④强化补充维生素B$_1$或多种水溶性维生素。

(三)监测与对症处理

每日监测体重、血压、脉率、心肺功能、水肿程度、电解质及维生素B$_1$水平。监测内容如下。①连续心肺监护(如有),每4小时记录一次完整的生命体征(根据需要调整);②每日详细的体格检查,重点是神经系统和心脏评估(如有必要,应经常进行);③严格控制能量的摄入和输出;④每日体重监测(儿童的目标体重增加尚未确定,但成年人为每周增加1kg);⑤每日代谢的基线和变化情况,并测量血尿磷、镁、钾、钠、葡萄糖浓度和肾功能。

表 16-9 RFS 电解质紊乱的推荐治疗量

类型	严重程度	推荐剂量
低磷血症	0.5mmol/L＜轻度≤0.8mmol/L	磷酸钠或磷酸钾口服,1~2g/d
	0.3mmol/L≤中度≤0.5mmol/L	无并发症者,同轻度低磷血症;机械通气者,同重度低磷血症
	重度＜0.3mmol/L	机械通气,溶血等并发症者,静脉给予磷酸盐 0.16~0.8mmol/(kg·d)
低镁血症	＜0.5mmol/L	静脉给予镁 0.3~0.4mmol/(kg·d)
低钾血症	＜3.5mmol/L	静脉给予钾 1~3mmol/(kg·d)

注:补钾期间需要监测心电图,补镁期间需要注意膝跳反射。

记录初始和每周的谷丙转氨酶、谷草转氨酶、总胆红素和直接胆红素、碱性磷酸酶、前白蛋白、白蛋白、总蛋白、胆固醇、凝血功能和甘油三酯。

(周福祥 吴 江 庄成乐 张片红 庄则豪 刘 明 石汉平)

案例分析　　　　本章目标测试　　　　本章思维导图

第十七章 | 特殊生理阶段重要疾病的营养治疗

儿童、妊娠期妇女及老年人是处于特殊生理阶段的人群。这类人群的疾病有一定特异性,相应的营养治疗在一定程度上也有别于其他阶段。

第一节 | 婴幼儿腹泻病

婴幼儿腹泻病(infantile diarrhea)是一组由多病原、多因素引起的以大便次数增多和粪便性状改变为特点的消化道综合征。目前较为接受的定义是婴幼儿粪便重量大于 10g/(kg·d),年长儿大于 200g/d,相当于每天出现大于 3 次稀便或水样便。婴幼儿腹泻病在 6 个月至 2 岁婴幼儿中发病率高,是造成儿童营养不良、生长发育障碍的主要原因之一。

一、代谢特征

婴幼儿腹泻可因感染(病毒和细菌等感染)和非感染(喂养不当、食物过敏或气候原因等)造成。腹泻时可造成营养素代谢吸收障碍。

1. **碳水化合物** 由于未能吸收的溶质滞留于肠腔内导致水分分泌而引起渗透性腹泻,其中涉及最多的是碳水化合物吸收不良,如乳糖。可由先天因素引起,如双糖酶完全缺乏、葡萄糖-半乳糖吸收不良等;或由后天因素导致,如因肠绒毛损伤、手术切除等导致肠道表面积减少,或过量摄入果糖、山梨醇等而造成双糖酶相对缺乏。

2. **脂肪** 脂肪消化不良(如喂养不当)可能导致粪便量增加,但一般不会引起血容量不足。由于细菌代谢分解甘油三酯,可能诱导结肠分泌游离脂肪酸,因此这些粪便通常含脂肪较多或呈油性,也可以是稀便或水样便。胰腺功能不全是脂肪消化不良最常见的原因。

3. **电解质** 由于病毒或细菌感染造成肠毒素分泌,或者因膳食不当引起肠腔内渗透压增加,肠蠕动加快等而引起腹泻、脱水、低钠低钾等电解质紊乱以及酸中毒。此外,腹泻患儿往往因进食少、吸收不良和从粪便丢失钙镁等而合并低钙低镁血症,这在活动性佝偻病和营养不良患儿中更为多见。

二、营养紊乱特点

腹泻程度不同对婴幼儿营养状况影响程度不同。连续病程在 2 周内的急性腹泻,起病可急可缓,轻者多为食欲减退、呕吐、大便次数增多且稀薄或带水,可有酸臭味;严重者腹泻频繁,多为水样或蛋花样便,甚至少量血便。腹泻期间由于膳食摄入减少伴大量的水分丢失致体重下降明显。急性腹泻治愈后,体重可逐渐恢复,整体营养状况无明显改变。然而,2 周至 2 个月的迁延性腹泻和超过 2 个月的慢性腹泻对婴幼儿的影响较大。多因急性腹泻未彻底治疗、治疗不当或迁延不愈而导致。急性腹泻时的体重下降主要因水分丢失造成,而迁延性和慢性腹泻时的体重下降多为肌肉组织和脂肪组织的丢失,并多伴有微量营养素的缺乏。营养不良婴幼儿腹泻患病率高,同时持续腹泻又加重营养不良,两者互为因果形成恶性循环,最终可导致多脏器功能异常。

三、营养代谢治疗

1. 急性腹泻

（1）调整膳食：早期进食能改善感染引起的肠内渗透压增加，因此应强调腹泻期间继续进食，满足生理需要，补充疾病消耗，缩短腹泻后康复时间。膳食结构应根据疾病的病理生理状况、个体消化吸收能力和饮食习惯而调整。尽快恢复母乳或其他配方乳和食物，由少到多，由稀到稠，选择适应患儿年龄的易消化食物。

（2）特殊配方粉：乳类对婴幼儿营养尤为重要。如考虑因腹泻导致继发性乳糖酶缺乏，可给予不含或低乳糖配方粉；对于严重腹泻者，可根据腹泻的严重程度使用蛋白质深度水解或氨基酸配方粉。腹泻好转后可逐渐转至正常配方粉。

（3）平衡肠道微生态：由于婴幼儿尚未完全建立正常肠道菌群，膳食不当或因治疗使用抗生素等，均可造成肠道菌群失调。某些益生菌对治疗儿童急性感染性腹泻具有疗效，尤其是对病毒感染导致的水样泻，在疾病早期使用疗效更明显。通过调节肠道微生态有助于恢复肠道生态平衡，抑制病原菌定植和侵袭，控制腹泻。

（4）其他营养治疗：由于急性腹泻时粪便丢失锌增加、组织锌减少，补锌治疗有助于改善急性腹泻病患儿的临床预后，减少腹泻病复发。6 个月以上患儿，给予元素锌 20mg/d，6 个月以下患儿 10mg/d，共 10～14 天。元素锌 20mg 相当于硫酸锌 100mg，或葡萄糖酸锌 140mg。

2. 迁延性和慢性腹泻

（1）调整膳食：应继续母乳喂养和/或配方粉喂养。已添加辅食的患儿应调整膳食结构，保证足够能量和优质蛋白质摄入。

（2）特殊配方粉：迁延性和慢性腹泻患儿往往伴有营养不良，其肠道黏膜变薄，肠绒毛萎缩变性，容易出现乳糖酶数量和活性降低，可采用不含或低乳糖配方粉。如婴幼儿因食物过敏（牛乳蛋白质过敏）导致慢性腹泻，应回避过敏食物，采用蛋白质深度水解或氨基酸配方粉喂养。

（3）肠外营养：少数患儿经口喂养不耐受不能满足营养需求，或存在严重营养不良，应结合临床症状和实际经口营养摄入情况，考虑给予肠外营养。

（4）其他营养治疗：包括补充微量元素和维生素，以及调整肠道微生态，有助于肠黏膜修复。

第二节 ｜ 儿童遗传性代谢性疾病

遗传性代谢性疾病（inborn-error of metabolism，IEM）多在儿童期发病，是由于代谢途径中具有重要临床意义的关键蛋白结构或功能的遗传缺陷而导致。这些疾病涉及能量产生、宏量营养素合成与分解、复杂大分子合成和降解、辅酶合成、物质跨膜转运，以及细胞内废物降解等过程。本节将介绍几种较为常见的遗传性代谢性疾病。

一、苯丙酮尿症

苯丙酮尿症（phenylketonuria，PKU）是氨基酸代谢中最常见的常染色体隐性遗传病，约 98% 遗传变异发生在 12 号染色体长臂 q22～q24.1 区域上的苯丙氨酸羟化酶基因位点。该病是自开展新生儿筛查技术以来，第一个被发现的遗传代谢性疾病，而膳食治疗是该病的重要治疗手段，并可预防其大脑损伤。

1. **代谢特征**　PKU 是主要由于苯丙氨酸羟化酶（phenylalanine hydroxylase，PAH）基因突变导致该酶活性降低而引起不同程度的高苯丙氨酸血症（经典型苯丙酮尿症）。该酶的辅酶——四氢生物蝶呤（tetrahydrobiopterin，BH_4）也是酪氨酸羟化酶和色氨酸羟化酶的辅酶，其活性缺陷亦导致高苯丙氨酸血症（非典型苯丙酮尿症），以及酪氨酸和色氨酸代谢异常，从而造成多巴胺、儿茶酚胺、5-HT、黑色素和一氧化氮等合成障碍。苯丙氨酸也可经旁路代谢转氨基作用形成苯丙酮酸,并和酮类化合物如苯乙酸、苯乙酰谷氨酰胺和苯乳酸等经尿液排泄,但旁路代谢途径的效果远不如羟基化代谢(图 17-1)。

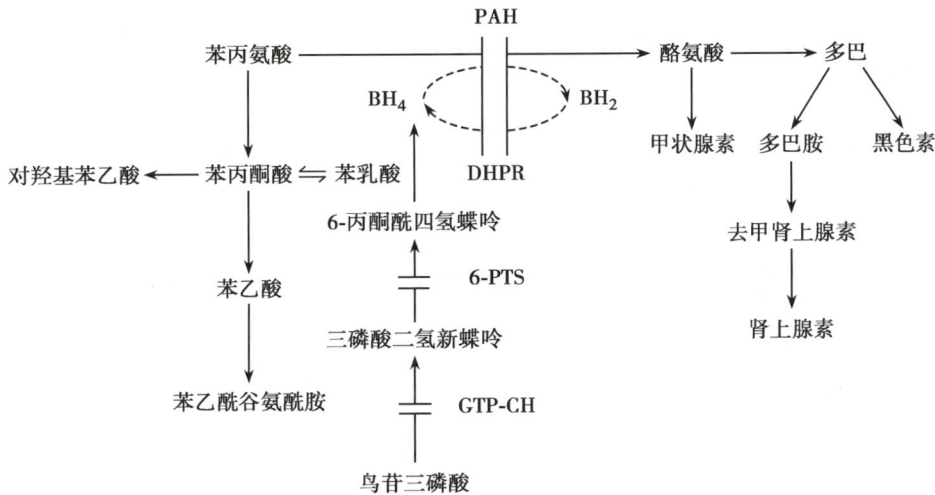

图 17-1　苯丙氨酸主要代谢途径

PAH:phenylalanine hydroxylas,苯丙氨酸羟化酶;BH$_4$:tetrahydrobiopterin,四氢生物蝶呤;
BH$_2$:dihydrobiopterin,二氢生物蝶呤;DHPR:dihydropteridine reductase,二氢蝶啶还原酶;
6-PTS:6-pyruvoyl tetrahydropterin synthase,6-丙酮酰四氢蝶呤合成酶;GTP-CH:guanosine triphosphate cyclohydrolase,三磷酸鸟苷环化水解酶。

2. 营养紊乱特点　早期诊断和低苯丙氨酸膳食干预对维持 PKU 患者神经和认知功能非常重要。PKU 患者发生营养不良与其低苯丙氨酸膳食管理有着密切关系。膳食管理依从性不良的患者可能导致血苯丙氨酸水平升高,从而干扰激素和细胞因子如儿茶酚胺、脂联素的产生,造成超重或肥胖的发生。相反,极其严格的低苯丙氨酸膳食患者往往因没有足够的必需氨基酸和微量营养素的摄入而表现为生长减缓。

3. 营养代谢治疗　PKU 一旦确诊应立即治疗。开始治疗的年龄越小预后越好,且终身治疗是最佳的治疗方式。该病营养管理原则是限制苯丙氨酸和补充酪氨酸,通常限制所有高蛋白质食物。由于限制苯丙氨酸摄入量,可导致酪氨酸缺乏,通过补充酪氨酸则可以防止酪氨酸缺乏,并减少苯丙氨酸需要量。可摄入的苯丙氨酸量取决于 PAH 残留活性和其他因素,包括年龄和生长速度。在限制苯丙氨酸和减少其他高蛋白质摄入的同时,应保证总能量和其他营养素满足这类儿童生长发育的需求,因此不含苯丙氨酸或含量低但含有其他氨基酸的 FSMP 是 PKU 膳食治疗的重要手段,这类 FSMP 和改良低蛋白质食品可应用于整个生命周期。当患儿血苯丙氨酸浓度降至理想范围时,可少量添加天然食物,首选母乳,因其含有的苯丙氨酸仅为牛乳的 1/3。定期监测血液苯丙氨酸浓度是膳食管理成功的关键。美国和欧洲对血苯丙氨酸浓度≥360μmol/L 的患者即开始治疗。欧洲建议 12 岁以下儿童的最佳苯丙氨酸水平在 120～360μmol/L,较大年龄患者的可接受值可高达 600μmol/L;美国则建议所有年龄组患者的血苯丙氨酸浓度维持在 360μmol/L 以下。

二、糖原贮积症

糖原贮积症(glycogen storage disease,GSD)是由于先天性酶缺陷造成的糖原代谢障碍性疾病,主要涉及肝脏、肌肉和大脑中的糖原代谢异常。目前有超过 16 种类型的糖原累积疾病,本节主要介绍较为常见的 GSD Ⅰ型。

1. **代谢特征**　GSD Ⅰ型为常染色体隐性遗传病,因葡萄糖-6-磷酸酶(glucose-6-phosphatase,G6Pase)异常导致糖代谢障碍。Ⅰa型为G6Pase突变致肝脏G6Pase-α缺乏所致,Ⅰb型为葡萄糖-6-磷酸转运蛋白缺乏所致。由于G6Pase活性缺乏,导致糖原分解和糖异生受损,即使糖异生过程仍然完整,也会出现葡萄糖短缺。当糖原储存耗尽时,禁食约12小时后可能出现低血糖,且还会导致前体产物丙酮酸和乳酸堆积而引起乳酸中毒。葡萄糖-6-磷酸的堆积也造成戊糖代谢亢进而产生过多的嘌呤,最终形成大量尿酸。此外,低血糖通过动员体内脂肪,生成脂肪酸,引起高脂血症(图17-2)。

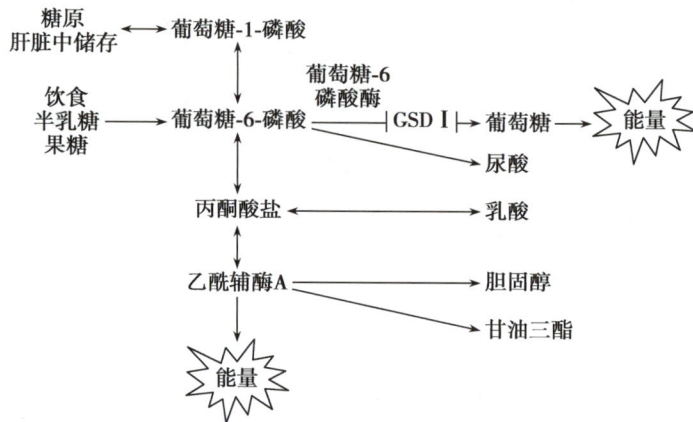

图17-2　糖原贮积症Ⅰ型代谢途径

2. **营养紊乱特点**　GSD Ⅰ型患者病情轻重不一,慢性期多伴生长发育落后。患者面容幼稚,未经治疗的患儿身材矮小,四肢相对瘦弱,且普遍伴有高甘油三酯血症和高尿酸血症。由于膳食的特殊性和多种限制,往往出现辅食引入延迟而致营养摄入不足。婴幼儿期常有排便次数增多、稀便,有些患者也可发生炎症性肠病,进一步加重营养不良。不少患者合并小细胞低色素性贫血,尤其多见于合并多发肝腺瘤的患者。由于慢性酸中毒、低血糖后皮质醇释放增加及维生素D缺乏,常发生骨质疏松。此外,年长儿多有易饥饿感,喜食碳水食物;家长或照护人为避免患儿低血糖发生,常过度喂养,这些均可造成患儿发生超重和肥胖。

3. **营养代谢治疗**　营养管理的主要原则是防止低血糖和乳酸浓度升高。

(1)膳食管理:GSD Ⅰ型患儿膳食宏量营养素推荐要点见表17-1。6个月内的患儿每1.5～2小时喂养一次。建议使用不含蔗糖的大豆配方,如不能耐受,可用不含蔗糖的水解或要素配方。4～6个月龄可引入固体食物。

表 17-1　GSD Ⅰ型患儿膳食宏量营养素推荐要点

营养素及其占能比	推荐要点
碳水化合物,占能比60%～70%	包括生玉米淀粉的能量
	使用复杂碳水化合物:每餐限15g或零食限5g
	避免果糖(每餐限2.5g):避免水果,有限蔬菜
	限制半乳糖和乳糖:允许每天1份(110ml或110g)乳制品
蛋白质,占能比10%～15%	提供优质蛋白质
脂肪,占能比<30%	限制饱和脂肪
	应包含单不饱和及多不饱和脂肪
	确保必需脂肪酸摄入

（2）生玉米淀粉：是治疗 GSD Ⅰa 型的经典方法。由于婴儿缺乏胰淀粉酶,故通常 9 月龄后开始使用玉米淀粉,从小剂量开始逐渐增加,每次 1.6～2.5g/kg,1∶2 比例与凉开水混合,4～6 次/d,于两餐间、睡前及夜间服用。应避免生玉米淀粉加热或添加到酸性饮料中,否则可致淀粉分子降解而降低其有效性。

（3）其他营养素：需补充无糖的多种复合维生素及矿物质,预防性补充无糖钙剂和维生素 D。Ⅰb 型患者补充维生素 E 可改善中性粒细胞减少;

（4）血糖监测：警惕低血糖发生,尤其在晨起空腹、餐前、生玉米淀粉服用前需监测血糖。

三、半乳糖血症

1. **代谢特征**　半乳糖血症（galactosemia）是一种常染色体隐性遗传性糖代谢疾病,因位于染色体 9p13 上的半乳糖-1-磷酸尿苷转移酶（galactose-1-phosphate uridyltransferase,GALT）基因突变而引起。乳糖是一种双糖,在小肠中被水解成葡萄糖和半乳糖。半乳糖须通过 Leloir 途径转化为葡萄糖才能用于能量生产,主要发生在肝脏。GALT 是这条通路中的第二个酶,严重缺乏时会导致典型的半乳糖血症（图 17-3）。半乳糖-1-磷酸（galactose-1-phosphate）升高,半乳糖醇和/或其他代谢物浓度增加,尿苷二磷酸半乳糖（UDP-半乳糖）合成减少,可导致经典半乳糖血症患者常见的长期并发症,如生长延迟、认知功能受损、语言异常、运动功能障碍,以及女性卵巢功能不全等。

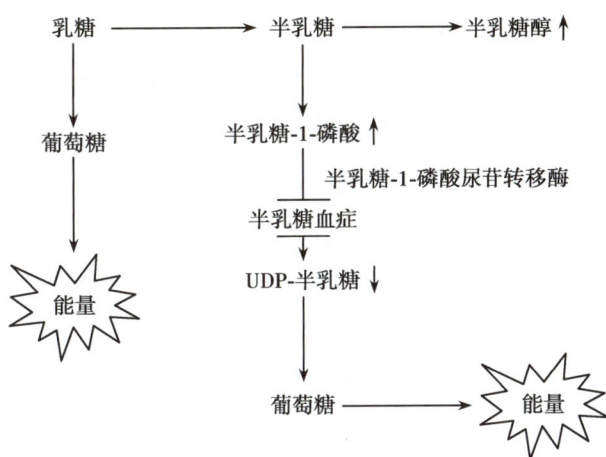

图 17-3　半乳糖体内代谢途径
UDP：uridine diphosphate,尿苷二磷酸。

2. **营养紊乱特点**　经典的半乳糖血症患儿常存在呕吐、腹泻、喂养困难,以及肝肾衰竭、败血症、脑白质和灰质病变,以及严重脑异常。这些表现一方面影响喂养,另一方面增加机体消耗,导致体重增长不良,生长发育减缓。有研究报道,一些半乳糖血症的儿童和青少年患有腰椎骨质减少症,尽管其膳食摄入钙、镁、锌、维生素 D 和蛋白质的量达到推荐量,但骨吸收和形成标志物的浓度异常。营养摄入不足、胶原蛋白形成缺陷,以及女性类固醇浓度异常都与这一人群中观察到的骨矿物质密度下降有关。

3. **营养代谢治疗**　限制乳糖和半乳糖摄入,不应对患半乳糖血症婴儿进行母乳或普通配方粉喂养,而是采用含有最少或不含有半乳糖的婴儿配方粉喂养,通常推荐含有少量乳糖的大豆分离蛋白配方或含有 L-氨基酸要素配方,后者不含乳糖,可以更快地降低半乳糖-1-磷酸盐浓度。由于乳制品摄入受限,应补充钙和维生素 D。经典的半乳糖血症患儿允许和限制的食物和成分见表 17-2。虽然半乳糖血症患者骨密度降低的机制尚不清楚,但确保适当摄入与骨发育和维持相关的营养素,可以防止骨质疏松症的发展。

四、肝豆状核变性

肝豆状核变性又称 Wilson 病,是常染色体隐性遗传的铜代谢障碍疾病,为 ATP7B 基因异常导致铜在体内贮积。

1. **代谢特征**　铜（Cu）是体内氧化还原酶的辅助因子,主要在肝脏中代谢,肝细胞能合成铜蓝蛋白。铜以 Cu^{2+} 的形式参与代谢。细胞膜内外 Cu^{2+} 的转运蛋白是 P 型 ATP 酶,即 ATP7A 和 ATP7B 两

表 17-2　经典半乳糖血症患儿允许和限制食物和成分

类别	食物和成分
允许的食物和成分	含大豆分离蛋白、氨基酸元素的婴幼儿配方粉
	所有水果、蔬菜及其汁、腌制水果和蔬菜
	所有豆类
	未发酵的大豆制品（豆乳、豆腐、水解植物蛋白质、浓缩大豆蛋白、未发酵的酱油）
	成熟乳酪（半乳糖含量＜25mg/100g）
	所有可可制品，牛乳巧克力除外
	其他成分：天然和人造香料，包括卡拉胶在内的所有口香糖
适量食用的食物	内脏：半乳糖含量未知，但没有直接证据表明有害
	发酵的大豆制品（如味噌、纳豆、豆豉、腐乳）
	肉类副产品
限制的食物和成分	母乳，所有以乳为基础的婴儿配方粉
	所有以乳为基础的食物和饮料，除允许的酪蛋白和熟乳酪以外
	以牛乳为主要成分，包括脱脂牛乳固体、酪蛋白、干乳蛋白、干乳固体、水解乳清蛋白、水解酪蛋白、乳糖、乳清蛋白、乳清

种酶。前者将铜和血中的蛋白结合，转运至肝脏进一步代谢，其缺乏导致 Menkes 病；后者主要将 Cu^{2+} 递交给铜蓝蛋白并使多余的铜经胆汁排泄。当 ATP7B 基因突变，引起铜蓝蛋白和铜氧化酶活性降低，铜自胆汁中排出减少，而患儿肠道吸收铜的功能正常，因此导致大量铜贮积在体内重要脏器组织，如肝脏、大脑、肾脏、角膜和血液系统等。

2. 营养紊乱特点　患儿从出生开始到发病前为无症状期，如膳食、喂养和身体状况无异常，通常没有营养不良发生。随着体内铜沉积量增加，患儿逐渐出现器官损伤，以 5～12 岁发病最为多见，确诊后需要终身限铜膳食。由于日常食物多数富含铜元素，剔除这些食物后可供这类患者选择的食物就十分受限。虽然限铜膳食对其有帮助，但容易导致营养不良或营养失衡。如出现肝肾功能异常、运动障碍、精神症状等，可进一步影响营养摄入和代谢而致营养不良。

3. 营养代谢治疗　治疗越早，预后越好。青霉胺是主要促进铜排泄的药物，但可引起维生素 B_6 缺乏，应每天补充维生素 B_6 10～20mg。锌制剂对肝豆状核变性的治疗有明确的疗效，其作用主要通过增加粪 Cu 的排泄，但通常需要 4～6 个月才能发挥作用。因此，对重症患者并非首选，主要作为维持治疗。除药物以外，膳食管理亦是重要治疗手段之一。充足碳水化合物、蛋白质、脂肪和多种维生素且种类丰富、营养均衡的日常膳食对此类患者的健康非常重要。在治疗的第 1 年应避免摄入含高铜含量的食物和饮用水，如巧克力、干果、动物肝脏、菌菇类、坚果、杂粮面包和贝类等。对肝型肝豆状核变性患者，应重点关注如何提高营养状态，防止营养不良并减少由于低蛋白血症所致的体液潴留。由于限铜膳食能给此类患者带来多少获益尚未被充分证实，之后可根据药物治疗反应、依从性及生活质量综合考虑是否需继续限铜膳食。此外，应避免服用含有铜的补充剂，需注意不少复合维生素和矿物质补充剂也包含铜。

五、肾上腺脑白质营养不良

肾上腺脑白质营养不良（adrenoleukodystrophy，ALD）是最常见的过氧化物酶体病，为 X-连锁隐性遗传，男性多见，无特异性治疗，预后差。

1. 代谢特征　该病致病基因为 ATP 结合盒转运蛋白超家族成员 1（ATP-binding cassetts subfamily D，Member 1，ABCD1），其编码的肾上腺脑白质营养不良蛋白（adrenoleukodystrophy protein，ALDP）负责将体内循环中酰基化的极长链脂肪酸（very long chain fatty acids，VLCFA）转运至过氧化物酶体内进行β-氧化分解。当 ABCD1 发生突变，导致 VLCFA 在大脑白质、肾上腺及睾丸等组织中堆积，引起脱髓鞘、神经变性及死亡。从儿童到成年人均可发病，可分为 7 型，儿童脑型 ALD 最多见，以进行性行为、认知障碍和神经系统症状为主要表现。大脑和肾上腺是体内胆固醇含量最高的组织。VLCFA 主要参与胆固醇和甘油磷脂酯化。研究认为，胆固醇转运障碍可能在氧化应答和炎症介导的过程中起着致病作用。VLCFA 修饰的髓鞘膜磷脂酰胆碱可能导致髓鞘结构完整性的改变，并导致以脑 ALD 为特征的髓鞘免疫介导的破坏。

2. 营养紊乱特点　儿童脑型 ALD 导致中枢神经系统功能损害及肾上腺皮质功能减退。异基因造血干细胞移植是其唯一有效治疗方法。该病进展快、病死率高，由于移植前预处理药物毒性、移植后相关并发症及吞咽障碍等多因素极易出现营养不良。

3. 营养代谢治疗　有研究认为，罗伦佐油（油酸和芥酸甘油三酯 4∶1 混合物）通过提供过量的 MUFA 前体来竞争性抑制饱和脂肪酸链的延长，与低脂肪膳食联合使用，在一定程度上能改善脑型肾上腺白质营养不良。

第三节　｜　儿童生长减缓

生长减缓（growth faltering）是儿童生长过程中的常见问题，WHO 将生长减缓定义为按儿童年龄的体重 Z 评分下降≥1.0，持续 1 个月或以上。儿童生长减缓包括了急性营养不良的标志——消瘦（wasting）和慢性营养不良的标志——生长迟缓（stunting）。5 岁以下儿童营养不良的分型包括①低体重（underweight），即体重低于同年龄、同性别参照人群值的 Z 评分＜−2；②生长迟缓，即身长（高）低于同年龄、同性别参照人群值的 Z 评分＜−2；③消瘦，即体重低于同性别、同身长（高）参照人群值的 Z 评分＜−2。儿童生长减缓及营养不良可导致儿童死亡和成年后疾病。

一、代谢特征

婴幼儿期是体格和神经系统快速发育的时期，在此阶段发生的生长减缓将影响其生长发育、学习认知能力和受教育程度，且增加婴幼儿期患病率和死亡率。生长减缓可以由疾病和非疾病因素引起，两者相互交织、转化。低收入国家婴幼儿生长减缓的病因多为单纯营养不良，而中高收入国家婴幼儿生长减缓的原因则更为复杂，包括疾病和非疾病如偏食、社会心理因素等。

1. 营养素缺乏　疾病、非疾病因素，以及两者交互作用，往往出现三大宏量营养素摄入不足，同时伴有维生素、矿物质等缺乏，缺少合适的治疗最终将对器官发育和功能产生长期影响。

2. 追赶生长和加速生长　改善生长减缓婴幼儿的生长，能给患儿带来多重益处，但应避免混淆"追赶生长"和"加速生长"。前者是指从疾病或饥饿状态恢复后的加速生长，在发生生长减缓一段时间后体重 Z 评分的生理性增加，理想情况下是追赶至原始体重 Z 评分；后者是指体重或身长百分位数向上跨越 1 个主百分位数，可以自发的（如在出生时为足月小样儿的婴儿中），也可由后天原因导致（如过度喂养）。婴幼儿期的追赶生长有助于改善近、远期健康结局，如改善体格发育、达到健康认知水平、改善某些疾病患儿的临床结局，以及改善神经损伤患儿的大运动功能评分等。然而，婴幼儿期的加速生长却存在潜在的远期健康风险，例如增加胰岛素抵抗、心血管疾病、肥胖，以及代谢性疾病等的发生风险。

二、营养紊乱特点

生长减缓通常是由于营养不良导致的。当婴幼儿体重 Z 评分下降≥1.0，持续 1 个月或以上，即存在生长减缓，这其中不包括急性体重下降（如伴随呕吐和腹泻而迅速出现的体重下降），以及出生后前两周的体重下降(正常生理现象)。此外,需注意生长减缓或发育停滞可能是由非疾病因素造成的,也可能是多种疾病的症状,因此体重增加不足和/或正常增长速度下降应被视为表面健康的儿童发生生长减缓的早期症状。

三、营养代谢治疗

营养充足是成功干预生长减缓的基础。对因干预的同时,进行个体化营养强化治疗。

1. **母乳喂养**　母乳是婴儿生长发育最佳的食物来源,鼓励坚持母乳喂养。针对生长减缓的婴儿可考虑使用母乳强化剂,增加母乳能量密度,提高蛋白质和维生素矿物质含量。

2. **配方粉喂养或混合喂养**　根据婴幼儿能量和蛋白质需求,及时添加高能量配方强化营养补充。高能量配方不仅可以改善疾病和非疾病相关的生长减缓,还可以让照护者有更多时间去改善患儿喂养困难和挑食偏食等不良饮食行为,从而有助于实现健康追赶生长。

3. **辅食添加**　6~24月龄是婴幼儿生长减缓高发期,与辅食添加密切相关。过早(小于4月龄)或过晚(晚于8月龄)添加辅食均会影响营养摄入,阻碍生长发育。辅食添加应先满足婴幼儿能量需求,在此基础上逐渐改变食物性状,引入各类食物(表17-3)。对生长减缓的婴幼儿应详细评估其膳食结构,包括辅食的质和量,并针对性进行辅食添加指导以改善和降低婴幼儿期因营养不良、宏量和微量营养素缺乏而导致的生长减缓。

表 17-3　每天添加辅食种类、质地、餐次和数量

类别	6个月	7~9个月	10~12个月	13~24个月
质地	泥糊状	泥状、碎末状	碎块状、指状	条块、球块状
辅食	1~2次	2次 每次2/3碗	2~3次 每次3/4碗	3次 每次1碗
乳类	4~6次 共800~1 000ml	3~4次 共700~800ml	2~4次 共600~700ml	2次 共400~600ml
谷薯类	含铁米粉1~2勺	含铁米粉、粥、烂面、米饭等3~8勺	面条、米饭、小馒头、面包等1/2~3/4碗	各种家常谷类食物3/4~1碗
蔬菜类	菜泥1~2勺	烂菜/细碎菜1/3碗	碎菜1/2碗	各种蔬菜1/2~2/3碗
水果类	水果泥1~2勺	水果泥/碎末1/3碗	水果小块/条1/2碗	各种水果1/2~2/3碗
动物类 豆类	—	蛋黄、肉、禽、鱼、豆腐等3~4勺	蛋黄、肉、禽、鱼、豆腐等4~6勺	鸡蛋、肉、禽、鱼、豆制品等6~8勺
油盐	—	植物油:0~10g 盐:不加	植物油:0~10g 盐:不加	植物油:5~15g 盐:<1.5g

注:1勺=10ml;1碗=250ml(小饭碗:口径10cm,高5cm)。

4. **疾病造成生长减缓**　积极治疗原发疾病,预防和减少常见病,如腹泻、上呼吸道感染等,是降低婴幼儿生长减缓的重要措施。已出现生长减缓者,在疾病稳定期和康复期逐步增加能量和蛋白质摄入,必要时可给予高能量配方粉进行营养素强化补充,从而达到机体功能恢复和追赶生长。对有食物过敏的婴幼儿(以牛乳和鸡蛋过敏最常见),主要采用膳食回避作为治疗手段。应注意回避牛乳、鸡蛋及两种以上食物的婴幼儿更易出现生长减缓。母乳喂养的婴幼儿发生过敏,则母亲应回避过敏食物。配方粉喂养的婴幼儿发生过敏,应根据过敏严重程度,采用深度水解或氨基酸配方替代普通配方粉至少持续6个月。食物过敏患儿的辅食添加时机和正常健康儿童一样,4~6月龄起即可添加辅食。遵循由少到多、由稀到稠、由细到粗、由一种到多种,并且在身体状况良好的情况下进行辅食添加的原则。同时,做好膳食记录以便及时发现引起过敏的食物,并采取回避措施,用同类非过敏食物替代,保

证营养素摄入,减少生长减缓发生。对不良出生史或先天疾病的婴幼儿,应早期识别、诊断并积极干预,可改善其预后。

5. 随访与监测　对生长减缓的婴幼儿在治疗过程中,应定期开展随访监测,评估营养素摄入和体格生长情况。通过膳食回顾评估宏量和微量营养素摄入是否充足,绘制生长曲线以了解追赶生长是否适宜,避免加速生长,及时调整治疗方案,实现健康追赶生长。

第四节 | 儿童单纯性肥胖

肥胖是能量代谢失衡,导致全身脂肪组织过度增生、体重超常的一种慢性营养性疾病。世界肥胖联盟发布的《世界肥胖地图》(2023 版)报告,预测到 2035 年我国男孩和女孩的肥胖率将分别超过 50% 和接近 40%。随着全球经济、社会不断发展,儿童肥胖已成为全人类关注的社会卫生问题。

一、代谢特征

儿童肥胖病因及机制复杂,95% 为单纯性肥胖,与遗传、环境因素有关;5% 为继发性肥胖,与内分泌代谢、遗传等相关。无论何种原因引起,均和能量失衡有关。

1. 能量平衡　能量摄入多于消耗时可引起脂肪组织中能量储存,并逐渐导致体重增加。虽然能量摄入与消耗之间轻度失衡具有潜在的巨大影响,但人体复杂的能量平衡系统通过调控下丘脑、脑干、胃肠激素和脂肪组织之间的相互作用,来维持多数儿童稳定生长和成年人相对恒定的体重。在这个过程中,存在对下丘脑直接或间接作用而改变能量消耗。

2. 下丘脑和能量平衡　下丘脑弓状核(ARC)对来自胃肠道、脂肪组织、胰腺和神经系统某些能量储存信号做出反馈,增加或减少释放促进和抑制食欲的物质。促食欲肽增加食物摄取,减少能量消耗;抑食欲肽减少食物摄取,降低体重。瘦素由脂肪组织分泌,是构成脂肪组织与食物摄取和能量消耗间的信号链接(图 17-4)。胰岛素抑制脂肪细胞释放游离脂肪酸,肥胖者的脂肪组织因发生胰岛素抵抗而致游离脂肪酸释放增加。此外,胃肠肽包括 PYY、胰多肽、胆囊收缩素、GLP-1、胃泌酸调节素、神经肽 Y 及刺鼠相关肽等,在长期和短期能量调节中均发挥重要作用。

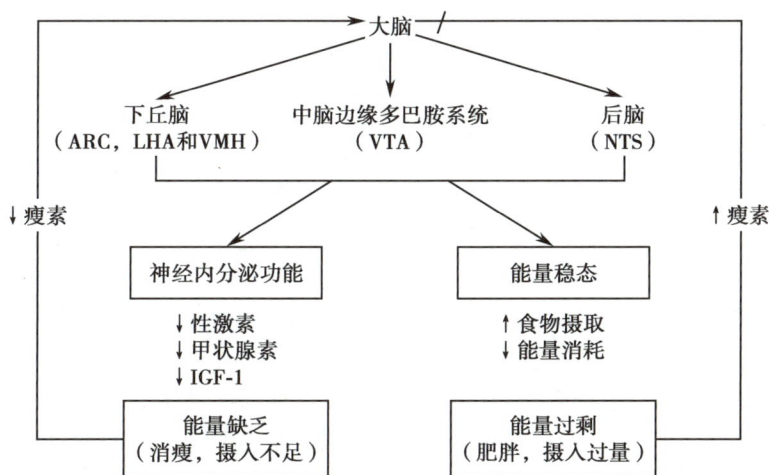

图 17-4　瘦素在能量过剩和能量缺乏状态中的作用

ARC:arcuate nucleus,弓状核;LHA:lateral hypothalamus area,下丘脑外侧区;VMH:ventromedial hypothalamus,下丘脑腹内侧;VTA:ventral tegmental area,腹侧被盖区;NTS:nucleus tractus solitarius,孤束核;IGF-1:insulin-like growth factor-1,胰岛素样生长因子-1。⊣:抑制。

3. 肠道微生物　人体肠道有着数万亿细菌,可影响营养物质吸收,菌群紊乱时可通过菌群发酵增加糖脂生成、改变肠源激素(如 GLP-1、瘦素等)而导致体重增加。厚壁菌门能从膳食成分中协助储存更多能量。此外,肠道菌群紊乱也可导致肠上皮屏障完整性受损,肠道通透性增加,造成局部炎症因子释放,最终形成慢性炎症反应。

4. 脂肪因子和炎症作用　肥胖被认为是一种轻度炎症状态。脂肪细胞可产生炎性细胞因子和急性期蛋白。脂肪组织也是重要的内分泌器官,当其分泌的瘦素水平升高,可刺激 IL-6 和 TNF-α 等促炎因子生成而导致低度炎症状态。肥胖还与全身炎症和 CRP 升高有关。

5. 内分泌失调　胰岛素可促进葡萄糖进入脂肪细胞而合成脂肪,并抑制脂肪细胞中的脂肪动员,从而导致脂肪蓄积,继而造成胰岛素抵抗、2 型糖尿病、高血压、高血脂、冠心病等代谢综合征的发生。

二、营养紊乱特点

肥胖是以营养过剩为主要表现,可发生于任何年龄,常见于婴儿期、5~6 岁和青春期,男童多于女童。此类儿童食欲旺盛且进餐速度快,大多喜欢吃甜食和高脂食物。体格检查时可发现皮下脂肪丰满,多有腹部膨隆下垂。重度肥胖者因皮下脂肪过多致胸腹部、臀部和大腿皮肤出现类似妊娠纹的皮纹;颈部、腋下和腹股沟皮肤色素沉着(黑棘症)。男童和女童均可有胸部脂肪堆积。男童也可因大腿内侧和会阴部脂肪堆积致阴茎隐匿而误诊为阴茎发育不良。此外体重过重,还可造成膝外翻、扁平足。肥胖儿童,尤其是重度肥胖,稍做运动即可出现气促气喘。由于脂肪堆积影响胸廓和膈肌运动,重者出现低氧血症、睡眠呼吸暂停及嗜睡等。

根据病史、体格检查和人体测量指标可作判断。当儿童 BMI 在同性别、同年龄段参考值的 P85~P95 时为超重;大于 P95 为肥胖。也可根据 2009 年《中国 0~18 岁儿童、青少年体块指数的生长曲线》(推荐用于 2~6 岁)和 2018 年中华人民共和国卫生行业标准《学龄儿童青少年超重与肥胖筛查》(6 岁以上)来进行诊断。

三、营养代谢治疗

儿童肥胖的治疗需要肥胖儿童、家长、教师和医务人员共同参与,进行综合性管理(图 17-5)。其中营养代谢治疗包含膳食调整和运动实施。

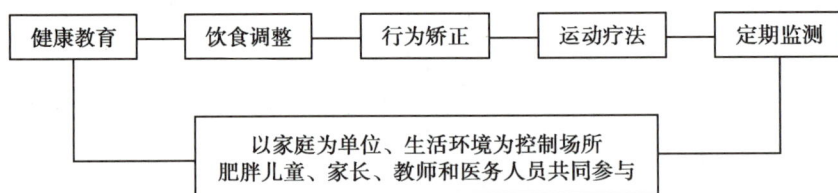

图 17-5　儿童肥胖综合性管理

1. 膳食调整　肥胖最基本的治疗之一为膳食疗法。由于儿童处于生长发育阶段,在成年人减重中应用的低碳水化合物膳食、轻断食、生酮膳食等不均衡膳食,并不适用于儿童青少年。

(1)确定适宜能量:应充分考虑儿童生长发育的需求,根据标准体重确定适宜能量,采用循序渐进的方法逐步减少能量供给,避免过度降低总能量摄入和短期内体重下降过快。碳水化合物、蛋白质和脂肪供能占比约为 55∶15∶30。

(2)食物选择:为满足肥胖儿童生长发育的需求,每天蛋白质供给应不少于 1g/kg,其中优质蛋白质占一半以上。主食以米饭、面食为主,可加部分杂粮,限制高碳水化合物食物和饮料。适当限制脂肪摄入,避免油炸等高油脂食物。新鲜果蔬能量低,富含多种维生素和膳食纤维。适量的膳食纤维可以在一定程度上增加饱腹感,且可减少糖类吸收和胰岛素分泌,阻止胆盐肠肝循环,促进胆固醇排泄和排便。

（3）饮食习惯：膳食调整的同时要纠正不良饮食习惯。合理安排餐次，避免暴饮暴食，可少食多餐，每日三餐变为五餐，每餐进食时间为 20～30 分钟，增加咀嚼次数。睡前 2 小时不进食。

2. 运动实施

（1）运动原则：肥胖儿童的运动形式应遵循安全、有趣、便于长期坚持的原则。通过有效运动，减少体脂，增加肌肉，改善心肺功能，提高机体代谢率。

（2）运动形式：包括有氧运动和抗阻运动。前者如走路、跑步、游泳、球类、骑自行车等。运动时做好相应关节保护，避免剧烈运动；后者包括举哑铃、弹力棒、俯卧撑等，以提高肌肉耐力和力量。两种运动可以交替进行，逐渐增加运动时间、运动量和强度。

第五节 | 儿童糖尿病

糖尿病是由多种病因引起胰岛素分泌缺陷或作用下降，导致糖、脂肪和蛋白质代谢紊乱，主要表现为高血糖。儿童糖尿病 90% 以上是 1 型糖尿病（type 1 diabetes mellitus，T1DM），2 型糖尿病甚少，但近年来随着儿童肥胖症的增多已有增加趋势。本节主要叙述 T1DM。

一、代谢特征

目前认为 T1DM 是在遗传易感基因基础上，由外界环境因素作用引起自身免疫反应，导致胰岛 β 细胞损伤和破坏。糖尿病患儿由于胰岛 β 细胞被破坏而致胰岛素分泌减少或缺如，因而出现葡萄糖利用减少。而分泌胰高血糖素、生长激素、皮质醇、肾上腺素和去甲肾上腺素等反调节激素的细胞则相对增长，促使肝糖原分解和葡萄糖异生，加速脂肪和蛋白质分解，形成血糖和细胞外液渗透压增高，细胞内液向细胞外转移。当血糖浓度超过肾阈值（10mmol/L 或 180mg/dl）时即产生糖尿。经尿液排出的葡萄糖高达 200～300g/d，可因渗透性利尿而出现多尿和电解质紊乱。患儿可表现为口渴、饮水增加；因组织不能利用葡萄糖，能量不足而产生饥饿感，造成多食。因胰岛素分泌不足和反调节激素分泌增加而影响脂肪代谢，导致乙酰辅酶 A 增加过多，在体液内造成乙酰乙酸、β-羟丁酸和丙酮等酮体蓄积，最终形成糖尿病酮症酸中毒（diabetic ketoacidosis，DKA）。

二、营养紊乱特点

T1DM 的自然病程在不同个体发展不同，儿童青少年起病者往往进展较快。基于儿童糖尿病的自然病程，将临床分为 3 期（表 17-4）。在 1 期和 2 期无明显临床症状，T1DM 儿童生长发育与其他儿童类似。但到 3 期时除出现糖尿病典型的临床症状外，患儿的身高体重较同龄儿童低。病程越长，起病年龄越小者生长落后越明显。晚期可影响肾功能出现蛋白尿。

表 17-4 1 型糖尿病分期的临床特征和诊断标准

分期	临床特征	诊断标准
1 期	存在胰岛自身免疫，血糖正常，无临床症状	≥2 种胰岛自身抗体阳性[b]；无 IFG 或 IGT
2 期	存在胰岛自身免疫，糖尿病前期，无临床症状	≥2 种胰岛自身抗体阳性[b]；糖代谢异常：IFG 或 IGT，空腹血糖 5.6～6.9mmol/L 或 OGTT 2 小时血糖 7.8～11.0mmol/L 或 HbA1c 5.7%～6.4% 或 HbA1c 较前升高 10%
3 期	存在胰岛自身免疫，符合糖尿病状态，有糖尿病临床症状[a]	达到糖尿病诊断标准[c]，空腹血糖≥7.0mmol/L 或 OGTT 2 小时血糖≥11.1mmol/L 或随机血糖≥11.1mmol/L 或 HbA1c≥6.5%

注：IFG，impaired fasting glucose，空腹血糖受损；IGT，impaired glucose tolerance，糖耐量受损；OGTT，oral glucose tolerance test，口服葡萄糖耐量试验；HbA1c，hemoglobin A1c，糖化血红蛋白。

a. 临床症状包括多饮、多尿、体重减轻、视力模糊、糖尿病酮症酸中毒等；b. 胰岛自身抗体包括胰岛素自身抗体、谷氨酸脱羧酶自身抗体、蛋白酪氨酸磷酸酶自身抗体、锌转运蛋白 8 自身抗体等；c. 无糖尿病典型症状者，需改日复查确认。

三、营养代谢治疗

T1DM 儿童营养治疗的目标包括:①维持血糖、尿糖和血脂达到或接近正常值;②减少 DKA 和低血糖等急性并发症发生;③防止或延缓糖尿病慢性并发症发生和发展;④摄入均衡膳食,保证正常生长,能与同龄儿童一起参加各种活动;⑤家长和/或儿童能明确理解营养治疗的要点及搭配品种丰富膳食的方法,合理安排一日三餐。

1. **每日总能量需要量**　对儿童糖尿病患者应进行个体化营养评估,兼顾儿童年龄、生长发育和日常活动需要,每日所需能量为[1 000+(年龄 × 系数)]kcal。3 岁以下系数为 100,3～6 岁为 90,7～10 岁为 80,大于 10 岁为 70。全天能量分配比例为:50%～55% 为碳水化合物,25%～30% 为脂肪,15%～20% 为蛋白质,参见第十三章。

2. **碳水化合物**　决定血糖水平最主要的膳食因素是碳水化合物的种类和数量。相对而言,多糖类碳水化合物消化时间长,血糖上升慢,应作为碳水化合物主要组成部分,食物来源包括谷类、薯类、根茎类蔬菜和豆类等。双糖类碳水化合物吸收快,如蔗糖,多用于预防和治疗低血糖,但因过多摄入可导致高血糖和转化为脂肪储存,故摄入应控制在总能量 10% 以内。膳食纤维可延缓碳水化合物消化和吸收,增加饱腹感和改善糖脂代谢。推荐每日膳食纤维摄入量为 14g/1 000kcal(≥1 岁),每日最低摄入量为(年龄+5)g(>2 岁),尤其是富含可溶性纤维的蔬菜、水果、豆类、薯类和全谷类食物。不推荐长期食用非营养性甜味剂。

3. **脂肪**　限制饱和脂肪酸和胆固醇摄入量。推荐儿童糖尿病患者的膳食脂肪组成为:MUFA 占总能量的 10%～20%,PUFA 不超过总能量的 10%,饱和脂肪酸和反式脂肪酸摄入量应少于总能量的 10%,胆固醇摄入量不超过 300mg/d。如已存在高脂血症,那么饱和脂肪酸的摄入量应在全天总能量的 7% 以下,胆固醇 200mg 以下,并增加 ω-3 PUFA 和膳食纤维摄入。

4. **蛋白质**　T1DM 儿童蛋白质摄入量不超过总能量的 25%,其中优质蛋白质(来源于鱼禽肉蛋乳等动物蛋白质以及大豆等植物蛋白质)占总蛋白质的 1/3～1/2。不同年龄每日蛋白质的推荐量不一,通常婴儿 2g/kg,幼儿期至青春期 1g/kg,青春后期 0.8～0.9g/kg。如糖尿病儿童出现持续性微量蛋白尿,可低于推荐摄入量,但为保证正常生长发育,每日蛋白质推荐摄入量为 0.8g/kg。当肾小球滤过率低于 60ml/min 时,应进行低蛋白质膳食治疗,每日蛋白质摄入量控制在 0.6g/kg。

5. **维生素和矿物质**　应从均衡膳食中获取每日必需的维生素和矿物质。如营养评估提示有某些维生素或矿物质明显缺乏的,应予额外补充。

第六节 ｜ 妊娠期高血糖

妊娠期高血糖,包括孕前糖尿病合并妊娠(pregestational diabetes mellitus,PGDM)、糖尿病前期和妊娠期糖尿病(gestational diabetes mellitus,GDM)。PGDM 是在孕前糖尿病的基础上合并妊娠,又称糖尿病合并妊娠;妊娠期糖尿病为孕前糖代谢正常,妊娠期发生的糖代谢异常。妊娠期高血糖妇女中 90% 以上为 GDM。GDM 患者的糖代谢异常大多于产后能恢复正常,但将来患 2 型糖尿病机会增加。妊娠期高血糖对母子健康均会造成巨大的危害。我国的妊娠期高血糖呈现明显上升趋势。

一、代谢特征

妊娠早中期,血糖水平随妊娠进展而降低,空腹血糖约降低 10%。这是由于:①胎儿从母体获取葡萄糖增加;②妊娠期肾血浆流量及肾小球滤过率均增加,但肾小管对糖的再吸收率不能相应增加,导致尿排糖量增加;③雌激素和孕激素增加母体对葡萄糖的利用。因此,清除葡萄糖能力较非妊娠期增强。到妊娠中晚期,体内拮抗胰岛素样物质增加,如 TNF、瘦素、胎盘催乳素、雌激素、孕酮等,对胰岛素的敏感性随孕周增加而下降,为维持正常糖代谢水平,胰岛素需求量必须相应增加。

二、营养紊乱特点

妊娠期高血糖与胰岛素抵抗(insulin resistance,IR)和高胰岛素血症有关。由于妊娠期存在生理性胰岛素抵抗,每个妊娠期妇女都存在不同程度的糖耐量受损,有高危因素的妊娠期妇女更易患妊娠期高血糖。正常妊娠期间胰岛素抵抗呈进行性发展,在妊娠早中期,随着孕周的增加,胎儿对营养物质的需求量增加,通过胎盘从母体获取葡萄糖是胎儿能量的主要来源,妊娠期妇女血浆葡萄糖水平随妊娠进展而降低,空腹血糖约降低 10%。对于胰岛素分泌能力相对不足的妊娠期妇女,妊娠期便不能代偿这一生理变化,使原有糖尿病加重或出现 GDM。

胎盘催乳素是引起 GDM 患者胰岛素抵抗增加的主要激素。胎盘催乳素具有垂体生长激素和催乳激素相似的免疫、化学和生物特征,并在妊娠期间引起重要的代谢变化,以支持和维持胎儿的营养状态。这种激素能够引起胰岛素受体的改变和修饰。生长激素、催乳素、促肾上腺皮质激素释放激素可导致或加重妊娠期间的胰岛素抵抗和高血糖。

高 GI 的食物可刺激胰岛分泌更多的胰岛素,长期大量进食高 GI 食物可使胰岛 β 细胞的代偿功能进行性下降,最终导致胰岛素分泌不足或相对分泌不足,继而发生不同程度的糖代谢异常。

三、营养代谢治疗

医学营养治疗是治疗 GDM 的关键,它可使 80%～90% 的 GDM 达到理想的血糖目标。医学营养治疗的目的是使妊娠期妇女的血糖控制在正常范围,保证妊娠期妇女和胎儿的营养摄入,减少胎儿畸形及围产期母子患病率和病死率的发生。GDM 或 PGDM 的妊娠期血糖控制目标为餐前及空腹血糖(FPG)<5.3mmol/L、餐后 1 小时血糖<7.8mmol/L 或餐后 2 小时<6.7mmol/L,避免夜间血糖<3.3mmol/L。妊娠期无低血糖风险者 HbA1c 水平控制在 6% 以内,如有低血糖倾向,HbA1c 的控制目标可适当放宽至 7% 以内。

由于妊娠期是特殊的生理时期,妊娠期高血糖者与血糖正常者一样,应根据孕前的 BMI 和妊娠期体重增长目标制订个体化、科学合理的医学营养治疗方案。

1. **能量**　在妊娠早期,每天食物摄入量不需要增加,应做到均衡膳食,摄入品种多样的食物。根据妊娠前不同 BMI 和妊娠期的体重增长速度来计划妊娠期每日能量摄入量。

妊娠期高血糖妇女应控制每日总能量摄入,妊娠早期不低于 1 600kcal/d;妊娠高血糖妇女在妊娠中期能量需要应在以往能量基础上平均每日增加 250kcal;妊娠晚期平均每日增加 400kcal,以 1 800～2 200kcal/d 为宜。多胎妊娠应在单胎基础上每日增加 200～300kcal。

能量控制有助于维持血糖水平、妊娠期体重和胎儿体重的适宜增长,如过度限制能量摄入(<1 500kcal/d)则易出现酮症,可对母子产生不利影响。孕前超重肥胖者应适当减少能量摄入,妊娠期间不建议减重,一般不低于 1 600～1 800kcal/d。虽然要控制每日摄入的总能量,但也应注意避免能量限制过度。

2. **碳水化合物**　碳水化合物对维持母体和胎儿神经系统、红细胞、骨髓和心脏的正常供能是不可缺少的。葡萄糖是胎儿主要的能量物质,也是其脂肪、糖原的合成原料,由母体提供。为适应胎儿的生理需要,母体的各个系统均会发生相应的变化以满足胎儿的生长发育需要。

在合理控制总能量的基础上,适量的碳水化合物供给不仅有助于刺激胰岛素的分泌,提高胰岛素的敏感性,促进葡萄糖的利用,减少体内脂肪的分解,预防酮症的发生;还可减少蛋白质的分解,有利于蛋白质的合成代谢。但过量的碳水化合物则会使血糖升高。推荐碳水化合物的供能比为 50%～60%,保证每日三餐均要有主食,每餐主食(生重)不低于 50～75g,强调等量碳水化合物的情况下应优先选择低 GI 的食物。由于不同食物来源的碳水化合物在消化、吸收等方面的差异以及由此引起的血糖和胰岛素反应的区别,混合膳食可使糖的消化吸收减慢,有利于控制血糖。使用胰岛素治疗的患者尤其要保证碳水化合物的摄入,以避免低血糖的发生。碳水化合物摄入不足时可发生酮症,因此,每日碳水化合物的摄入不应低于175g(折合成粮谷类食物约200g)。粮谷类食物应选用低 GI 的粗杂粮为主(红薯、糯玉米等除外)。

3. **蛋白质**　充足的蛋白质是满足妊娠期妇女及胎儿生长发育的必需营养物质,缺乏可导致妊娠期妇女出现贫血、低蛋白血症、胎儿生长发育减缓,因此,每日蛋白质摄入量不应低于70g,或蛋白质摄入量占总能量的20%～25%为宜。蛋白质的摄入应随孕期的增长而增加:妊娠早期应与孕前相同(折合成食物:粮谷类食物200g,鸡蛋 1 个,牛乳 300ml,畜禽、鱼虾等150～200g);妊娠中期每日应在妊娠早期的基础上增加15g蛋白质(折合成食物约为:粮谷类食物200～225g,鸡蛋 1 个,牛乳 300ml,畜禽、鱼虾等175～225g);妊娠晚期增加30g蛋白质(折合成食物约为:粮谷类食物200～225g,鸡蛋 1 个,牛乳 500ml,畜禽、鱼虾等200～250g)。

妊娠期蛋白质摄入也不宜过多,蛋白质过多摄入时可引起蛋白尿,增加胎儿肾溶质负荷,导致胎儿出现生长发育受限、神经系统受损等,还可能会出现羊水过少、胎儿窘迫等问题,严重时出现胎死宫内或早产等不良结局。

4. **脂肪**　脂肪摄入量占总能量的25%～30%为宜。饱和脂肪酸摄入量不应超过总能量摄入的7%,适当限制动物油脂摄入;适当提高 MUFA 含量高的植物油(如橄榄油、山茶油)等的占比(每天约20～25ml 烹调油),限制或不摄入反式脂肪酸。

注意隐形油脂的摄入,如坚果类食物的摄入应纳入全天总油脂的摄入,否则,可导致每日总能量的过量摄入。

5. **膳食纤维**　膳食纤维具有改善葡萄糖耐量、控制餐后血糖升高、降低血胆固醇、改善便秘等作用,推荐每日摄入量为25～30g。富含膳食纤维的食物有新鲜蔬菜、水果、藻类食物、粗杂粮等。

6. **维生素和矿物质**　孕期维生素和矿物质的需求量均较孕前增加,补充叶酸、镁、维生素 D、锌有助于降低妊娠期空腹血糖、胰岛素抵抗水平,降低 GDM 发生的风险。孕期铁、叶酸、维生素 D 的需要量较孕前增加 1 倍,钙、磷、维生素 B_1、维生素 B_6 增加33%～50%,维生素 B_2、锌的需要量增加20%～25%,维生素 A、维生素 B_{12}、维生素 C、生物素、烟酸等的需要量增加约18%。通过适当增加瘦肉、家禽、鱼、虾、乳制品、新鲜水果和蔬菜以满足妊娠期对维生素、矿物质的需要。当食物摄入难以满足妊娠期营养素增长的需要时,应在膳食摄入的基础上选择合适的营养素补充剂,以满足孕期需要。

7. **餐次安排**　少量多餐、定时定量进餐对血糖控制非常重要,既可以防止一次进食较多导致的血糖过度升高,又有助于防止餐前过度饥饿。早、中、晚三餐的能量应控制在每日摄入总能量的10%～15%、30%、30%,每次加餐的能量可以控制在 5%～10%。

条件允许的情况下,妊娠期妇女应进行膳食称重。

第七节　妊娠期高血压疾病

妊娠期高血压疾病(hypertensive disorders of pregnancy,HDP)是指妊娠与血压升高并存的一组疾病,其严重威胁母子健康和安全,也是孕产妇和围产儿死亡的主要原因之一。目前,妊娠相关高血压疾病分为 5 类,包括妊娠期高血压(gestational hypertension)、子痫前期(preeclampsia)、子痫(eclampsia),以及慢性高血压并发子痫前期(chronic hypertension with superimposed preeclampsia)和妊娠合并慢性高血压(chronic hyertension in pregnancy)。

一、代谢特征

孕前肥胖和孕期体重增长过快可能会增加发生子痫前期的易感性,因为肥胖诱发的慢性炎症和内皮功能障碍可能与胎盘血管生成因子发生协同作用,导致子痫前期的微血管病变表现。膳食和生活方式中有多种因素与子痫前期风险增加有关,如蛋白质、钙、镁、锌、硒等缺乏与子痫前期的发生发展有关。

1. **脂肪**　妊娠期高血压疾病时,妇女体内甘油三酯和低密度脂蛋白水平升高,高密度脂蛋白胆固醇水平下降。过多的低密度脂蛋白沉积在血管壁上,可导致动脉血管弹性降低,血压升高。另外,循环脂质浓度增加,可减少前列腺素的释放,导致内皮功能障碍。但 ω-3 脂肪酸可通过减少游离脂肪酸的可用性、增加磷脂合成和降低甘油三酯合成酶活性来调节氧化应激、炎症并降低甘油三酯浓度,从而对预防子痫前期有益。

2. **蛋白质**　低蛋白质性营养不良是妊娠期高血压疾病的主要诱发因素。甲硫氨酸及其代谢产物牛磺酸有降血压作用。补充牛磺酸可以抑制肾素-血管紧张素-醛固酮系统,可抑制血管紧张素转换酶活性、减少血管紧张素 II 生成、提高血浆 NO 水平,从而起到降压作用。此外,牛磺酸可通过减少血浆儿茶酚胺生成、抑制交感神经兴奋而发挥降压作用。

3. **碳水化合物**　过量碳水化合物摄入会引起妊娠期妇女能量过剩,体内脂肪堆积,加重血压升高。需要注意的是,适量膳食纤维的摄入可以降低血脂、血压,同时具有抗炎作用,可降低妊娠期高血压疾病的风险。

4. **钙与维生素 D**　一些流行病学研究提示低钙摄入可能是子痫前期的危险因素。低钙摄入可刺激甲状旁腺素、肾素的释放,从而增加血管平滑肌细胞内钙浓度,导致血管收缩、外周血管阻力增加和血压升高。妊娠期妇女应通过膳食和/或补充剂达到钙的日推荐摄入量。钙可能通过减少子宫动脉和脐动脉血管收缩影响子宫胎盘血流,从而降低先兆子痫风险。钙可能还具有抗炎作用。维生素 D 可调节促炎反应、促进血管生成、降低血压,同时可维持滋养层存活能力和免疫耐受性,因此维生素 D 缺乏会增加妊娠期高血压疾病患病风险。

5. **钠**　钠可促进动脉壁对血浆中某些血管收缩物质致敏,从而导致血管收缩;高钠水平时管壁结合钠量增加,吸收水分也增加,管腔缩小。钠的摄入增加可加重水钠潴留,进一步升高血压。另外,钠可使血管平滑肌细胞对钙离子的通透性增加,细胞内钙离子增高,加强血管平滑肌收缩,升高血压。

二、营养紊乱特点

孕前肥胖和孕期体重增长过多的妇女是妊娠期高血压疾病的重要危险因素,预防妊娠期高血压疾病的营养因素就是预防孕前超重/肥胖以及避免孕期体重增长过多。孕期增重是基于孕前 BMI 来推荐的。孕期增重建议参照我国妊娠期妇女体重增长范围及妊娠中晚期每周体重增长推荐值,见表 17-5。

表 17-5　妊娠期妇女体重增长范围及妊娠中晚期每周体重增长推荐值

妊娠前 BMI 分类/(kg·m^{-2})	总增长值范围/kg	妊娠早期增长值范围/kg	妊娠中晚期每周体重增长值及范围/kg
低体重(BMI<18.5)	11.0~16.0	0~2.0	0.46(0.37~0.56)
正常体重(18.5≤BMI<24)	8.0~14.0	0~2.0	0.37(0.26~0.48)
超重(24≤BMI<28)	7.0~11.0	0~2.0	0.30(0.22~0.37)
肥胖(≥28)	5.0~9.0	0~2.0	0.22(0.15~0.30)

三、营养代谢治疗

1. **能量**　肥胖会增加妊娠期高血压疾病的发生风险。研究表明,肥胖者减轻体重可显著降低子痫前期风险。对于患有妊娠期高血压疾病的妇女其能量摄入应在保证母子健康的基础上避免能量过剩(能量供给可参照本章第六节)。

2. **碳水化合物**　碳水化合物是孕期重要的能量来源,推荐每日摄入的碳水化合物占总能量的 50%～60% 为宜,其中建议膳食纤维摄入 25～30g/d。可选择全谷类食物替代精白米、精白面,如糙米、燕麦、荞麦、玉米、小米、高粱、杂豆等。避免摄入过量蔗糖、果糖、代糖,少进食甜食、含糖饮料等。

3. **蛋白质**　妊娠期高血压疾病时,应适当增加蛋白质摄入,因妊娠期高血压疾病患者常出现蛋白尿,尿中排出蛋白质可使血清总蛋白或白蛋白降低,可导致低蛋白血症的发生,继而会影响胎儿的发育,致胎儿生长受限。合并肾功能不全时则应适当限制蛋白质摄入,以减轻肾脏负担。孕期蛋白质的需要量增加,《中国居民膳食营养素参考摄入量》(2023 版)建议,妊娠早中晚期蛋白摄入量分别增加 0g、15g、30g,每日最低蛋白质摄入量为 70g。可以选用适量的瘦肉、去皮禽肉、鱼虾、蛋乳及豆制品,建议每周至少食用 2 次深海鱼。

4. **脂肪**　妊娠期高血压疾病患者,脂肪应占总能量的 25% 以下,饱和脂肪酸应占总能量的 6%～10%,MUFA 及 PUFA 均应占总能量的 8%～10%,胆固醇每日摄入量应限制在 300mg 以下。烹调多选用植物油,如茶油、橄榄油、花生油等。避免摄入动物油脂、浓肉汤、动物内脏、全脂乳制品等。烹调方式多选用清蒸、水煮、凉拌、白灼等。

5. **钠**　应减少食盐的摄入,因食盐摄入过多导致的水钠潴留会增加高血压的发生风险。一般建议妊娠期高血压疾病患者每天食盐的摄入量应少于 5g。对轻度高血压者及无水肿者,每日食盐 3～5g;中度高血压,每日食盐 1～2g(折合酱油 5～10ml);重度高血压应给予严格的无盐膳食。少吃或避免腌制食品如咸菜、咸鱼、咸肉、咸蛋、酱菜、腐乳等,甚者还需避免食物中添加了食盐、酱油和味精等含钠高的调味剂的加工食品、零食等。

6. **钙剂与维生素 D**　低钙摄入(摄入量<600mg/d)的妊娠期妇女建议补钙每日至少 1.0g。乳和乳制品是钙的主要来源,其含量及吸收率均高,虾皮、鱼、海带、芝麻酱中也含有丰富的钙。必要时补充钙制剂。妊娠期妇女通常需要补充维生素 D 以达到孕期指南推荐摄入量(10μg/d),建议进行维生素 D 水平筛查,对维生素 D 缺乏者及时补充。

第八节 ｜ 老年综合征

老年综合征是指老年人群中常见的一系列健康问题和症状的综合体,是由多种疾病或多种原因导致相同临床表现的综合征且不能确定其发病部位,也不能用一个传统病名概括的综合征。老年综合征不仅仅限于某个特定的器官或系统,而是涉及多个领域,如身体功能、认知能力、情绪状态和社交互动等。老年综合征的普遍性和重要性在老年人群中日益凸显。随着人口老龄化的加剧,老年综合征的发病率和影响范围都在不断增加。据研究,老年人中大约一半以上受到老年综合征的影响。

一、代谢特征

衰老导致身体组成、器官功能、能量摄入以及摄取食物的能力发生改变。腹部肥胖或体重减轻以及肌肉萎缩导致行动不便、骨骼疾病、胰岛素抵抗、高血压、动脉粥样硬化以及葡萄糖/脂质代谢紊乱。慢性疾病(干扰个体进食能力的疾病,如卒中和牙齿问题、吸收不良综合征、COPD、恶性肿瘤、高代谢状态、神经系统疾病、痴呆等)、心理障碍和社会问题会导致食物摄入减少。患者的营养状况与老年综合征数量相关,老年综合征的数量越多,营养状态越差。老年人营养不良的发展涉及多种机制,包括胃肠和内分泌系统紊乱、嗅觉和味觉丧失、食欲减退,以及与疾病状态和心理社会因素相关的膳食不足。肌肉萎缩、行动不便、抑郁、社交孤立和痴呆也与经口进食减少有关。

身体的能量调节机制通常会保护儿童和年轻人,既不增加体重,也不会减轻体重。相当多的机制可能在老年期受损,导致能量摄入调节受损。

1. 饥饿感和饱腹感的改变 老年期葡萄糖稳态的改变可能导致饥饿感和饱腹感改变。老年人胰岛素敏感性降低伴随餐后血糖水平升高及饥饿延迟恢复,可能是通过高胰岛素水平的中枢饱腹效应或通过改变中枢对机制级联中其他成分如胆囊收缩素和神经肽Y敏感性调节食物摄入。各种外周饱腹感信号,包括胆囊收缩素、瘦素、血糖和交感神经系统等激素,在老年时水平下降,可能与一个或多个能量调节信号的中枢机制受损有关。也可能与老年人胃排空率降低与饥饿感降低和饱腹感增加相关。

2. 味觉和嗅觉的变化 与年龄相关的味觉和嗅觉敏感性下降;功能性味蕾数量减少和结构变化及嗅觉受损;使用的药物影响味觉。完整的味觉和嗅觉是头相消化所必需的,头相消化由食物对嗅觉、味觉和认知的刺激包括交感神经系统和副交感神经系统的激活,从而启动和增强多种与消化相关的过程,为身体吸收营养做好准备。

3. 膳食多样性减少 膳食摄入的自我报告记录表明,老年人的膳食多样性减少,研究表明低BMI的老年人膳食多样性减少。

4. 医疗和社会因素 贫困、丧亲、社会隔离、牙列不齐、慢性疾病和多重用药被认为均可导致体重减轻。

二、老年综合征相关营养评估

老年综合征涵盖了多个具体的疾病和症状,其中包括跌倒、痴呆、尿失禁、谵妄、晕厥、抑郁症、疼痛、睡眠障碍、药物滥用和老年帕金森综合征等。这些综合征往往是多因素共同作用的结果,涉及多个生理和心理领域。例如,功能衰退可能涉及身体肌肉力量的减退、灵活性和平衡能力的下降;而认知障碍可能包括记忆力下降、思维能力受损和注意力不集中等。

老年综合征的诊断通常需要进行全面的老年评估,以便发现和评估老年人的身体、心理、社会和环境方面的问题。以下是常用的诊断方法和工具:

1. 老年综合评估(Comprehensive Geriatric Assessment,CGA) 这是一种多学科评估,涵盖了老年人的医学、体格、心理、社会、经济、功能和环境的评估。综合老年评估的工具主要为各种评估量表,而基本的评估量表一般包括日常生活量表、认知功能评估量表、老年抑郁评估量表、步态与平衡功能评估量表等。其他还包括用药管理、尿失禁、疼痛、失眠、营养不良、压疮等方面的评估量表。CGA的目的是全面了解老年患者的健康状况和需求,从而制订个性化的治疗计划。

2. 快速老年评估(Rapid Geriatric Assessment,RGA) RGA是一种简化的老年评估工具,包含了多个经过验证的筛查工具,例如快速认知筛查、简化营养食欲问卷、FRAIL量表(用于筛查衰弱)和SARC-F量表(用于筛查肌肉减少症)。RGA的目的是快速识别老年综合征,以便及早实施干预措施。

3. 营养评估 通过询问患者的饮食习惯、食欲、体重变化、营养摄入和消化吸收等方面的信息来评估患者的营养状况。常用的营养评估工具包括MNA和MUST等。详见第六章第三节、第四节。

4. 认知评估 通过认知测试来评估老年人的认知功能,常用的测试包括简易精神状态检查(Mini-Mental State Examination,MMSE)和蒙特利尔认知评估(Montreal Cognitive Assessment,MoCA)等。

5. 功能评估 通过评估老年人的日常生活能力、运动能力和独立性来评估功能状况。常用的功能评估工具包括Barthel指数和Katz自理能力评估等。

6. 抑郁评估 通过抑郁量表如汉密尔顿抑郁量表来评估老年人的抑郁症状。

7. 社会支持评估 社会支持评估量表评估老年人的社会支持网络和社交关系。

综合以上评估结果可以诊断老年综合征,并制订相应的治疗计划和干预措施,以提高老年人的生活质量和健康状况。老年综合征往往是多因素引起的,因此,综合评估和多学科协作非常重要。

三、营养代谢治疗

1. **营养素和其他膳食成分对老年人认知功能的影响** 蛋白质的摄入以及必要时补充肽类物质有利于老年认知功能;减少膳食饱和脂肪酸、反式脂肪酸的摄入,降低 ω-6 与 ω-3 脂肪酸的比值,以避免加重认知功能衰退。叶酸缺乏或不足相关的轻度认知障碍老年人补充叶酸($400\sim800\mu g/d$)可以改善其认知功能;改善维生素 B_6 和维生素 D 营养状况可降低老年人认知相关疾病的发生风险;膳食中胆碱、磷脂酰胆碱和甜菜碱的摄入有利于老年认知功能的改善。充足的锌摄入可降低脑卒中的发生风险,急性期脑卒中患者补充锌有利于脑功能恢复;中老年人保证从乳制品中摄入充足的钙可降低认知功能损伤的发生风险。增加黄酮含量高的食物摄入可降低帕金森病的发生风险。

遵循《中国居民膳食指南(2022)》和《中国老年人膳食指南(2022)》,做到食物多样、平衡膳食、足量饮水,摄入优质蛋白质。地中海膳食模式、地中海-DASH(the Mediterranean-DASH,MD-DASH)延缓神经退变膳食模式、富含 PUFA 膳食,以及控制高血压膳食模式有利于维护老年认知功能;多吃粗粮、少吃高添加糖膳食有利于降低认知功能衰退的发生风险。深色浆果、坚果($\geqslant10g/d$),以及深色蔬菜有利于维护老年认知功能;鱼类(每周至少吃 1 次)、每天饮绿茶(500ml),禽类和乳类可减少认知相关疾病的发生风险。过量饮酒、高盐膳食,摄入较多红肉和加工肉制品是脑卒中的危险因素,老年人应适量饮酒,每天酒精摄入量男性不超过 25g,女性不超过 15g,食盐摄入每天不超过 5g,红肉的摄入每天不超过 100g,尽量不吃或少吃加工肉制品;补充益生菌可改善轻度认知障碍老年人的认知能力。

2. **营养素和其他膳食成分对老年人肌肉量的影响** 食物多样,谷类为主,其中杂粮应占 25%～50%。谷类食物中富含的碳水化合物是神经系统的主要能源,杂粮中富含的 B 族维生素(维生素 B_1、烟酸、维生素 B_2)、镁等,这些营养素在维持神经肌肉的线粒体功能、抑制凋亡中发挥着重要作用。

肌肉减少症是一种受多因素影响的增龄性疾病,肌肉质量和肌肉力量的降低与膳食中较低的蛋白质摄入相关,充足的能量和蛋白质摄入是相关危险因素中的可改变因素之一。膳食中蛋白质摄入的数量和质量与肌肉减少症的发生和发展密切相关。增加老年人膳食中蛋白质的摄入量有利于促进肌肉蛋白质的合成。膳食中蛋白质的摄入量在 $1.2\sim1.5g/(kg\cdot d)$,可改善四肢肌肉质量指数。对于非肌肉减少症的 60 岁及以上老年人建议每日摄入 $1.0\sim1.2g/(kg\cdot d)$ 的蛋白质以预防肌肉减少症的发生;对合并严重营养不良的肌肉减少症患者每日蛋白质则需要补充到 $1.5g/(kg\cdot d)$ 以上;蛋白质摄入需平均分布于每日的 3～5 餐中。富含亮氨酸的优质蛋白质有利于促进蛋白质合成、减少肌肉减少症的发生,亮氨酸的最低摄入量为 $55mg/(kg\cdot d)$。当膳食中蛋白质摄入不足时,可应用蛋白质补充剂,乳清蛋白优于酪蛋白和豆蛋白,蛋白质水解物可能更好地发挥作用;蛋白质补充量不少于 20g/d。牛乳中乳清蛋白属于快消化蛋白,可引起餐后更高、更快的血液必需氨基酸浓度的上升,从而更好地促进肌肉蛋白质合成,提高肌肉量和肌肉功能。动物蛋白质和植物蛋白质联合可以进一步提高餐后肌肉蛋白质合成。

肌肉减少症特别是咀嚼肌的减少和吞咽障碍常互为因果,导致患者进食量不能满足身体需要量,形成恶性循环。可根据吞咽障碍评估情况,选择不同稠度的液体食物和不同质地的固体食物。如不能经口进食或经口进食量不足目标量的 60%,应给予口服营养补充剂或管饲喂养。少肌型肥胖是老年综合征常见的健康问题。联合运动和膳食控制(较能量需要量每天减少 500～750kcal)比单独运动或膳食控制更能提高力量、平衡、步速、峰值氧耗、功能状态问卷评分,并且肌肉和骨密度下降更少。

对于血清 25- 羟维生素 D 水平不足的老年人，应补充维生素 D 制剂。如 25- 羟维生素 D 水平 <30ng/ml 的群体补充维生素 D 对肌肉力量更为重要。补充 ω-3 PUFA 对患有肌肉减少症的老年人有益，可能会增加运动和/或蛋白质补充的效果。

（韩 磊 冯 一）

案例分析　　　　　　本章目标测试　　　　　　本章思维导图

第十八章 | 手术、创伤及危重症患者的营养治疗

创伤、感染引起的应激反应是机体抗御损伤、维持内环境稳定的防御性反应,其本质是一种炎症反应,伴随大量炎症介质释放。炎症介质一方面抑制食欲,使摄食减少,另一方面分解肌肉,为组织修复提供氨基酸,导致营养不良和肌肉减少。如果创伤、感染过重或未能得到有效控制,营养素未能及时和足量提供,过强程度和过长时间的炎症反应及其诱导的高分解代谢反过来将直接造成机体损伤,导致"自噬代谢",且难以逆转。营养治疗是手术、创伤和危重症患者的基础治疗、一线治疗,是救治过程中不可缺少的治疗手段,一方面提供机体所需能量及营养素,供机体修复使用,促进合成代谢;另一方面发挥代谢调节治疗作用,抑制过激炎症反应,纠正代谢紊乱,抑制分解代谢。由此可见,手术、创伤及危重症患者的营养治疗应该根据患者机体的代谢状况,合理制订并动态调整治疗方案,充分发挥营养供给和代谢调节双重作用。

第一节 | 创伤应激代谢特征

创伤、手术除本身的应激反应可引起一系列代谢改变以外,创伤性炎症、感染,以及围手术期的禁食和营养不良等均可引起不同程度的代谢改变。

一、创伤、手术应激代谢反应的基本过程

创伤、手术及其他应激后机体代谢反应的基本特征是高代谢,但应激持续时间长短、应激类型与严重程度不同,机体代谢反应各有特点。早在 1942 年,Cuthbertson DP 就观察到机体休克后会发生一系列代谢变化,并将这一过程分为消落期、起涨期及恢复期三个阶段。后来的研究证实,机体休克后的这种代谢反应实际上是机体遭遇创伤等应激后的一个共同特征性反应(图 18-1)。创伤严重程度影响机体涨落反应的程度及其持续时间。

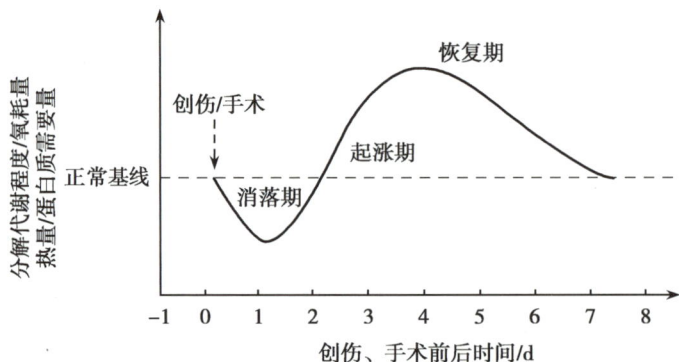

图 18-1 创伤、手术应激代谢反应的基本过程

第一期为消落期(ebb phase):机体创伤后即刻进入该期,持续大约 12～24 小时。本质机制为条件反射性躲避反应,此时血糖升高,外周血管收缩,外周组织灌流减少,优先保障重要生命器官血流供应,维持生命体征及内环境稳定。以"两低"为特征,即低合成代谢、低分解代谢,合成代谢等于分解代谢,氮平衡为 0 平衡。其数学表达式为:整体蛋白质分解(whole-body protein catabolism,WBPC)－整

体蛋白质合成（whole-body protein synthesis，WBPS）=0。临床上表现为"六低一高"，即心输出量↓、血压↓、氧分压（氧消耗）↓、体温↓、尿量↓、代谢率↓、血糖↑。此时机体的主要能量来源为肝糖原分解。有效的治疗可以防止机体进入起涨期。

第二期为起涨期（flow phase）：一般于创伤后 12～24 小时进入该期，持续大约 3～5 天，其本质机制是机体对抗创伤打击的回击性反应。此时期发挥最大作用的激素分别为儿茶酚胺、糖皮质激素和胰高血糖素，三者分泌急剧增加，炎症介质大量释放，引起机体一系列代谢改变。以"两高"为特征，即高合成代谢、高分解代谢，但是分解代谢＞合成代谢，氮平衡为负平衡，其数学表达式为 WBPC－WBPS＞0。临床上表现为"六高一低"，即体温↑、心率↑、呼吸↑、代谢率↑、血糖↑、白细胞↑、体重↓。

由于创伤后 18～20 小时肝糖原消耗殆尽，此时机体的主要能量来源为蛋白质分解（糖异生）及游离脂肪酸脂肪氧化（酮体），但以后者为主。此时肌肉蛋白质加速降解，外周组织氨基酸同时迅速动员，进入氨基酸池、重新分布，供糖异生、急性期蛋白如 CRP 合成、红细胞制造、免疫细胞及成纤维细胞增殖之用。由于肌肉大量分解，患者体重迅速下降。由于代谢加快，氧消耗大量增加，临床上给患者吸氧的理论根据也在于此。

此期是并发症多发期，也是临床治疗的最重要窗口期。发生并发症时，此期时间延长。如果没有并发症，应激反应可望逐渐自行消退，进入恢复期。缩短此期的时间、降低分解代谢，预防并发症是起涨期治疗的主要任务和策略。良好的镇痛、吸氧、睡眠、营养、预防感染，可以减轻起涨期分解代谢、缩短持续时间。

第三期为恢复期：如果没有并发症，一般于创伤后 3～5 天进入该期，持续大约 1～4 周，具体持续时间与创伤严重程度、营养状况及康复措施有关。创伤越小、应激越轻、治疗越好，进入该期的时间越早、持续时间越短，反之，进入该期的时间越晚、持续时间则越长。本质机制为机体创伤修复反应。以"一高一低"为特征，即高合成代谢、低分解代谢，且合成代谢大于分解代谢，氮平衡为正平衡，其数学表达式为"WBPC－WBPS＜0"。临床上可归纳为"六低六高"，六低：体温↓、心率↓、呼吸↓、WBC↓、CRP↓、疼痛↓；六高：尿量↑、白蛋白↑、肛门排气↑、讲话↑、胃液↑、食欲↑。

高代谢反应消退的标志是应激激素水平下降、细胞内外液体潴留引起利尿、胃肠道功能恢复。临床上表现为肛门排气、体温下降、尿量增多，实验室检查突出表现为 WBC 及 CRP 下降。经过数月的康复后，脂肪及瘦体质逐渐增加。能量来源转为依赖外源供给。

二、创伤、手术应激代谢反应的基本特征

创伤后机体代谢反应的主要表现为：①量热学：创伤患者氧化等量葡萄糖耗氧较多，产生二氧化碳量较少，呼吸商及非蛋白质呼吸商更低，提示葡萄糖氧化障碍，脂肪为主要能源物质。②糖代谢：创伤后血糖升高，肝糖原和肌糖原分解，乳酸升高，糖异生增加，外源性葡萄糖对糖异生的抑制作用下降，葡萄糖的氧化下降，提示糖异生增强，糖酵解加快，氧化磷酸化作用受到抑制。③脂肪代谢：创伤后，游离脂肪酸、甘油浓度升高，脂肪氧化率升高，提示脂肪分解与利用加强。④蛋白质代谢：创伤后，全部体蛋白合成与分解代谢均加速，但分解代谢超过合成代谢，丙氨酸水平升高，蛋白质净损失增加，糖异生底物增多。

创伤后机体蛋白质代谢有"4 个特异性"：①细胞特异性：肝细胞合成蛋白质增加，为净合成代谢；骨骼肌细胞合成蛋白质减少，分解代谢大于合成代谢。②蛋白质特异性：急性期蛋白（如 CRP）及创伤修复蛋白质（如纤连蛋白、纤维蛋白原）大量合成，而其他细胞相关蛋白如白蛋白的合成则受到抑制。③应激特异性：创伤应激越重，代谢变化越显著，蛋白质分解越多。严重烧伤的蛋白质分解远比一般机械性损伤严重。④部位特异性：人体近心部位尤其是重要生命器官创伤后，机体的代谢变化比远隔部位创伤严重。同样的腹部创伤，上腹部创伤的代谢变化比下腹部创伤显著（表 18-1）。

如前所述，创伤、手术应激代谢反应的基本特征是蛋白质分解代谢增强，无论外源性能量及蛋白质供给充足与否。外源性能量及蛋白质供应不足时，蛋白质分解代谢仍然增强；外源性能量及蛋白质供应充足时，仍不能抑制蛋白质分解代谢。单纯性饥饿则完全相反，蛋白质分解代谢下降，其代谢反

表 18-1　不同部位创伤的代谢变化

代谢变化	腹部/躯干创伤	头部创伤
高代谢	+	++
蛋白质分解	++	++
高血糖	+	+++
急性期反应	++	++
免疫功能改变	++	++

应与外源性能量及蛋白质供给密切相关。外源性能量及蛋白质进一步减少时,蛋白质分解随之进一步减少;随着外源性能量及蛋白质的逐渐增加,蛋白质分解代谢也逐渐恢复常态,与蛋白质合成保持平衡。图 18-2 以尿氮排泄量为例,说明不同创伤、手术等应激/饥饿对机体代谢情况的影响。

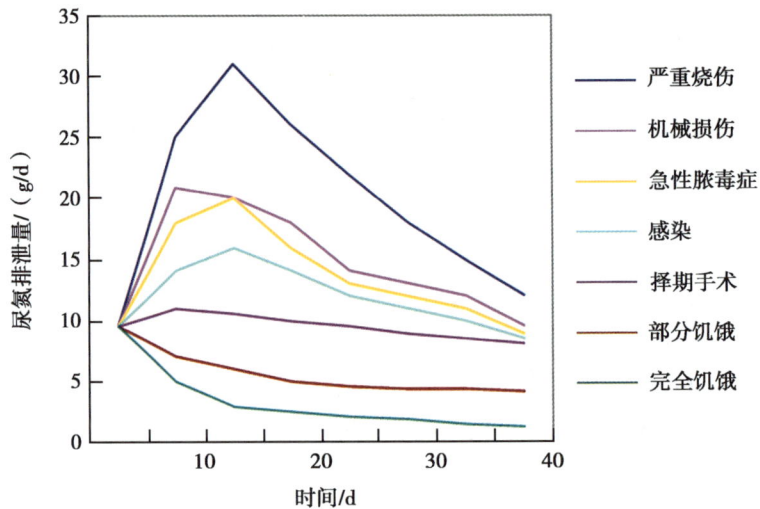

图 18-2　机体不同应激后尿氮排泄

由此可见,应激代谢反应与饥饿代谢适应有本质的不同,表 18-2 比较了严重应激后的高代谢反应与饥饿代谢适应的区别。

表 18-2　严重应激高代谢反应与饥饿代谢适应的特点

条目	饥饿	创伤应激
静息能量消耗	↓	↑↑
呼吸商	低(0.65)	高(0.85)
对抗调节激素	-	↑↑↑
主要能源	脂肪	脂肪+氨基酸
蛋白质水解	+	+++
支链氧化	+	+++
肝脏蛋白质合成	+	+++
急性期蛋白产生	-	+++
构成蛋白产生	↓	↓↓↓
尿氮损失	↓	↑↑↑
糖异生	+	+++
酮体产生	++++	+

注:对抗调节激素指应激后分泌的一组作用相互拮抗的激素,包括肾上腺素、去甲肾上腺素、皮质醇、醛固酮、抗利尿激素。
↑、↓分别代表升高、减少;+、-分别代表有、无;箭头及+数量多少代表显著程度。

三、创伤、手术应激代谢的调节

创伤、手术应激代谢反应受神经内分泌、细胞因子双重调节,创伤、手术后制动严重影响代谢反应。

1. **神经内分泌调节**　与生理条件下能量代谢的调节相似,创伤、手术等应激后,能量代谢神经内分泌调节的主要激素仍然是胰岛素/胰高血糖素。其他应激激素既可以通过影响胰岛素/胰高血糖素间接调节能量代谢,也可以直接作用于能源物质,直接调节能量代谢。儿茶酚胺诱导肝糖原分解、糖异生,在血糖升高的情况下,刺激胰岛素分泌,抑制胰高血糖素分泌。皮质醇升高可以刺激糖异生、肌肉蛋白水解、糖原分解,诱导胰岛素外周(肌肉)抵抗,从而限制肌肉组织摄取葡萄糖。与此同时,皮质醇还抑制糖原合成酶,强化肾上腺素、胰高血糖素的肝脏效应,刺激肌肉蛋白水解。尽管此时胰岛素水平比正常禁食情况下高,但是相对于正常胰岛素/血糖水平,其水平实际上是明显降低的。总体效应是血液循环胰岛素作用降低,胰岛素的同化作用(刺激蛋白合成、糖原合成、脂肪生成)受到抑制,导致脂肪分解、脂肪氧化、糖异生增加。

创伤后其他激素如胰高血糖素、精氨酸加压素(arginine vasopressin, AVP)升高。胰高血糖素增加糖异生、糖酵解及脂解,其作用部分是通过降低胰岛素/胰高血糖素比值实现的。AVP不仅可以对抗利尿、收缩血管,还能刺激肝糖异生、糖原合成。生长激素是合成代谢激素,可以增加糖原贮存、脂肪酸动员、蛋白质合成。创伤、应激条件下,生长激素分泌抑制,IGF-1的产生也受到抑制。

神经内分泌反应的总体结果是对抗调节激素之间的平衡紊乱,合成激素如胰岛素、生长激素的作用降低,导致瘦体质消耗加速(与饥饿相比)。

2. **细胞因子调节**　创伤、手术应激后大量释放的细胞因子不仅发挥其炎症介质作用,对创伤代谢调节也有深远影响。TNF-α可以增加静息能量消耗、引起心动过速、发热及其他炎症反应的全身症状,还刺激其他炎症介质的释放。IL-1通过影响胰岛素/胰高血糖素,协同TNF-α的作用,增加蛋白质水解、影响碳水化合物代谢;还通过刺激促肾上腺皮质激素分泌,影响糖原合成。TNF-α、IL-1β及IL-2通过抑制脂蛋白脂酶,抑制外周组织摄取脂质。IL-2通过抑制脂肪细胞肾上腺素能α受体,间接兴奋β2受体,促进脂肪分解。

IL-6在创伤后代谢反应中起重要作用,它刺激肝脏合成急性期蛋白、纤连蛋白、α-酸性糖蛋白和CRP。创伤后,血浆IL-6水平于24~48小时达到高峰,升高24~36小时后,肝细胞合成蛋白质与IL-6成比例地上升。创伤后肝细胞合成急性期蛋白可以增加10~1 000倍,使构成蛋白如白蛋白、转铁蛋白、前白蛋白的产生减少。

3. **制动**　运动对肌肉的维持是至关重要的,制动对机体的影响超出想象之外。三维MRI扫描发现:踝关节骨折固定7周后,跖屈肌及背屈肌分别萎缩18.9%和24.4%,其中51%跖屈肌萎缩、58%背屈肌萎缩发生于固定后2周内。制动后肌肉萎缩的原因可能与血供(营养)减少有关。有研究显示:健康青年志愿者右膝关节及右踝关节制动7天后,与对侧相比,其股动脉腔内径明显缩小,血流减少、血管传导性及可膨胀性降低。即使是非创伤患者的制动也可以导致3~4周的负氮平衡。临床上,创伤、手术后患者往往由于各种原因如损伤、气管插管、引流管、静脉通道而被迫制动,创伤、手术后患者制动的前3周不太可能获得正氮平衡,而是基本处于负氮平衡,而且这种负氮平衡不能被立即的肠内、肠外营养所逆转,因为制动与高代谢不仅减少肌肉血液(营养)供给,而且迅速分解肌肉。通过过量喂养的方式纠正负氮平衡是徒劳的,应该放弃。3周后随着制动及其他促肌肉分解因素的解除,若没有脓毒症及其他的高代谢诱发因素,可逐步达到正氮平衡。所以,如果术后病情允许,应鼓励患者早期下床活动。

四、创伤、手术情况下的营养需求与供给

创伤、手术后的营养需求与代谢反应密切相关,蛋白质需求增加高于能量需求,营养供给也应根据代谢反应的变化而动态调整,即动力(态)营养治疗。

1. 创伤、手术情况下的营养需求　创伤、手术情况下机体对能量、蛋白质的需求增加,临床上可用测定法、估算法评估创伤、手术患者的基础能量消耗。实际工作中,以 25～30kcal/(kg·d) 给予能量、1～1.5g/(kg·d) 给予蛋白质,可满足 80% 患者的基础能量及蛋白质需求。然后再根据创伤、手术的具体情况下计算机体对能量、蛋白质的需求增加部分。表 18-3 说明不同条件下蛋白质需要的校正。

表 18-3　不同应激条件下的蛋白质需求校正

类别	无应激	中度应激	重度应激
能量:氮	150:1	(100～150):1	(90～100):1
蛋白质/总能量	<15%	15%～20%	>20%
蛋白质/[g·(kg·d)$^{-1}$]	0.8～1.0	1.0～1.5	1.5～2.0

2. 动态时相营养治疗　如上所述,创伤后机体依次出现消落期、起涨期、恢复期,营养治疗也应该根据上述时相特征动态调整。

消落期:核心工作是复苏,而不是营养治疗。但“生命体征不稳定不能营养治疗”的传统观念正在改变。

起涨期:处于起涨期的机体,一方面炎症反应过激、代谢紊乱,另一方面免疫反应过抑制、免疫力下降。此时,营养治疗要围绕营养供给、代谢调节、免疫调理等方面发挥重要作用。

早期营养治疗优于延期营养治疗,推荐在创伤后 24 小时内开始。首选 EN,不足部分由 PN 补充。适度提高能量、脂肪、蛋白质及水溶性维生素供给,降低葡萄糖供能比例。创伤后能量需要量高于生理需要量。创伤越重,能量需求越多,能量计算应该考虑应激系数,最低应该满足目标需要量的 70%;既不主张低能量,也不提倡高能量,防止能量负债,防止代谢负担增加。提高非蛋白质能量中的脂肪能量比例至 30%～50%,降低葡萄糖能量比例。增加 ω-3 脂肪酸、中链脂肪酸及 BCAA 供给比例。

恢复期:机体进入恢复期,蛋白质合成增加,此时营养治疗的原则应该是“一高、二低、三防”。“一高”即高蛋白质。提高氮/能量比值,为创伤修复提供底物;“二低”即低能量、低脂肪。适当降低总能量及脂肪的供给,此时的能量供给不必再计算应激系数,并将非蛋白质能量中的脂肪能量比例降低至正常水平(25%)。“三防”即防止呼吸商大于 1.0,防止脂肪大量合成,防止体重增加过快(防止脂肪增加过多)。营养供给应以食物为主,不足部分用 FSMP 补充。

第二节 ｜ 围手术期

围手术期(perioperative period)是指包括术前、术中、术后三个阶段在内的一段时间,从决定手术治疗开始,一直到手术相关治疗基本结束。40% 左右的住院患者合并营养不良。外科患者中,胃肠疾病、恶性肿瘤、高龄、重症以及炎性肠病患者的营养不良发生率可高达 50% 以上。特别是消化道恶性肿瘤患者,能量消耗高,但营养物质通常摄入不足,其营养不良主要表现为蛋白质-能量缺乏、肌肉减少症、恶液质等形式。

外科患者围手术期发生营养不良的主要原因包括:各类急、慢性疾病引起的进食不足,手术应激反应,术后胃肠功能紊乱,术后并发症,以及其他治疗引起的机体炎症反应等。营养不良导致住院时间延长,手术并发症发生率及死亡率、医疗费用、不良临床结局发生率等上升。在围手术期给予合理的营养治疗,上述情况可以得到明显改善。

一、代谢特征

除了患者基础疾病外,外科住院患者的营养状况还与围手术期的禁食、手术创伤应激等因素有关。机体为了维持代谢和器官功能正常,通常会发生一系列的代谢改变。

1. **糖代谢**　围手术期的糖代谢变化在维持机体能量供应方面至关重要。术前患者可能处于饥饿或摄入不足状态,血糖水平下降。而麻醉、术后禁食以及手术创伤会引起机体的应激状态及炎症反应,促进机体储备糖原分解增加,胰岛素分泌减少,糖皮质激素、儿茶酚胺、胰高血糖素、促生长激素等分泌增多,从而升高血糖、增加供能。

2. **蛋白质代谢**　围手术期蛋白质代谢与伤口愈合、免疫反应和组织修复密切相关。手术引起机体的应激状态和炎症反应会引起体内分解激素增多,使机体组织分解代谢增强,释放氨基酸。手术创伤应激时机体大量消耗 BCAA,而其他氨基酸尤其是血中苯丙氨酸与丙氨酸增加,尿中尿素氮的排出量明显增加,出现负氮平衡。

3. **脂肪代谢**　脂肪是围手术期患者的重要能量来源。手术引起机体的应激状态和炎症反应会增加肾上腺素和皮质激素分泌,引发胰岛素抵抗,促使脂肪分解和游离脂肪酸释放;同时还会加速脂肪氧化以满足能量需求。

4. **维生素与微量元素代谢**　维生素和微量元素在维持机体正常代谢、生理功能和促进生长发育等方面的作用十分重要。体内无法合成或合成量不足以满足机体需要时,需要外源性补充维生素。机体在应激状态和炎症反应情况下,维生素 C 和维生素 E 消耗增加,以促进机体抵抗氧化应激和伤口愈合;血清维生素 D 水平下降,影响骨骼健康和免疫功能;锌和铜等微量元素的需求增加,它们在许多酶促反应中发挥关键作用,从而影响免疫功能和伤口愈合。

二、营养代谢紊乱特点

在围手术期,患者可能会面临营养代谢紊乱,这在术前和术后两个阶段会有所不同。

术前患者的营养代谢紊乱特点:①膳食限制:因为术前准备和术前检查的要求,患者通常在手术前一段时间内禁食或限制摄入固体食物,导致患者无法获得足够的营养物质,从而引发营养不良。②营养素不均衡:患者在术前由于紧张或误解,以及住院引起的环境改变,限制某些食物或营养素的摄入,膳食结构单一,导致膳食不平衡。③营养准备不足:有些患者在手术前没有接受针对营养的适当准备。④其他:包括不良的饮食习惯、缺乏关键营养素的摄入、焦虑、失眠、存在其他慢性疾病或营养问题。

术后患者的营养代谢紊乱特点:①进食受限:在手术后的早期,患者需要禁食或限制饮食,之后逐渐从液体食物过渡到固体食物,这会导致患者摄入的能量和营养素不足。②消化吸收问题:手术后,患者的胃肠道功能受到影响,消化和吸收营养物质的能力降低,患者无法有效地吸收和利用摄入的营养物质。③营养需求增加:手术后,患者需要额外的营养治疗来促进伤口愈合和机体康复。如果无法满足这些额外的营养需求,会影响康复进程和恢复速度。

三、营养代谢治疗

外科患者面临的营养风险因素主要包括:①基础疾病状态,如恶性肿瘤等消耗性疾病和代谢性疾病,如糖尿病等;②目前的营养紊乱状态,包括营养不良(如消瘦、生长迟缓和体重不足)、微量营养素缺乏(如缺铁性贫血、维生素 A 缺乏和缺碘疾病)、超重和肥胖等;③手术;④精神、环境因素。

1. **围手术期营养治疗的能量及营养素需求量**　确定围手术期患者能量及蛋白质目标需要量,需考虑手术创伤应激对机体生理需求的影响。手术患者每天能量摄入量应尽可能与能量消耗量保持平衡。疾病状态下,机体能量代谢率通常有所升高(择期手术增加 10% 左右),因此能量目标需要量应结合患者疾病状态适当调整。临床上大多数情况下患者的能量消耗值可能无法直接测量,此时机体的能量需要量可采用体重公式计算法估算。25～30kcal/(kg·d)能满足大多数非肥胖患者的能量需求,对于肥胖患者,推荐的能量摄入量为根据调节体重所计算的目标需要量的 70%～80%。

围手术期营养治疗过程中,碳水化合物与脂肪一同供给能量,且对氨基酸的吸收和储存有非常重要的作用。糖:脂肪比应为(0.5:0.5)~(0.6:0.4)。氨基酸的需要量以1.2~1.5g/(kg·d)为宜,同时注意补充必需氨基酸和一些非必需氨基酸,如谷氨酰胺和谷氨酸。另外维生素和微量元素的缺乏会导致各种并发症,需要适量补充。

2. 围手术期营养治疗的方式　围手术期患者的营养治疗包括膳食(常规膳食、治疗膳食、营养强化食品)、EN及PN等。如果肠道功能正常,患者能耐受喂食,首选经口进食。实施PN时推荐以"AIO"方式提供,即将各种营养物质按照合理比例混装于同一包装袋后输注,以实现合理的营养成分配比,降低整体渗透压,减轻肝、肾等器官代谢负荷和减少代谢性并发症。

3. 术前营养治疗　术前营养治疗应考虑患者营养状态、疾病状态以及手术情况等。围手术期给予营养治疗对术前营养状况良好或低营养风险的患者没有益处,反而会增加相关并发症。对于高营养风险或中重度营养不良的患者,应在术前给予7~14天的营养治疗。术前存在进食不足、合并肌肉减少症、髋部骨折等患者,首选ONS或经喂养管肠内营养。

4. 术后的营养治疗　手术后营养治疗的适应证主要有:①存在营养不良;②术后7天内经口摄食能量<60%目标量;③手术前营养不良已给予营养治疗,术后继续给予直至恢复正常膳食;④严重分解代谢状态的危重患者。

术后营养治疗方式的选择应考虑患者的肠道功能状态。胃肠道功能正常或有部分功能的患者,术后营养治疗可经口进食或口服营养补充;无法经口进食患者可给予肠内营养。术后早期(24~48小时内)进食或给予EN不仅能提供营养底物,更重要的是降低术后高分解代谢反应及胰岛素抵抗,减少炎性介质释放、促进合成代谢,维护肠黏膜屏障及免疫功能,防止肠道菌群易位,且不增加吻合口漏、误吸等并发症的发生。但对于术后早期胃肠道耐受性差、危重症及重度营养不良或术后发生并发症,导致不能耐受或无法进行EN的患者,应及早给予PN。此外患者口服和/或EN摄取能量小于60%目标量时,应联合应用SPN。

营养治疗目前已经成为围手术期患者重要的治疗手段,近年来,微创外科技术以及加速康复外科理念在临床广泛应用,外科患者营养治疗的理念也不断更新进步,有望实现全程营养管理疗效最大化。

第三节 | 创伤与烧伤

创伤(trauma)与烧伤(burn)是造成中青年人死亡的主要原因,其应激反应、营养代谢显著区别于一般良恶性疾病,也与手术创伤明显不同,而且创伤与烧伤二者本身有很大差异。

一、创伤

创伤从狭义上讲是指机械性致伤因素作用于人体,造成组织结构完整性的破坏或功能障碍;从广义上讲,物理、化学、心理等因素对人体造成的伤害也可称为创伤。本节主要讨论狭义上的创伤。

(一)代谢特征

创伤后机体会迅速产生各种局部和全身反应。局部反应主要表现为炎症,基本病理过程与一般炎症相同,但持续时间更长;全身反应包括多个系统的功能和代谢改变。

创伤后机体分解代谢加强,基础代谢率增高,能量消耗增加,糖、蛋白质、脂肪分解加快,糖异生增多。常出现高血糖、高乳酸血症,血中游离脂肪酸和酮体增加,尿素氮排出增加。容易造成机体代谢紊乱、免疫失衡,电解质酸碱失衡甚至引发多器官功能障碍综合征。

(二)营养代谢紊乱特点

创伤患者往往因为创伤、应激和炎症等情况而处于高分解代谢状态,机体蛋白质分解加速,其中耗损最大的是骨骼肌的细胞群,同时创伤患者可能伴有肠道屏障功能受损、免疫失调、肠道菌群失衡、便秘等各种复杂问题,导致伤口愈合延迟、肌肉萎缩、感染加重、呼吸机依赖等情况,营养不良容易发生,且难以纠正。

(三) 营养代谢治疗

由于创伤的严重程度、时间、部位、合并症及患者年龄的不同,能量消耗的个体差异也很大。重症患者能量需求尽量通过间接测热法获得。机体在生命体征稳定后尽早开展营养治疗,首选 EN,对于创伤后肠道功能不全/障碍的患者,可以使用 EN 结合 PN 或 TPN 的方式。

1. 碳水化合物的供给　碳水化合物作为主要供能物质,在非蛋白质供能中的比例约为 60%~75%。应激性高血糖会显著增加重症患者的感染发生率和病死率,应注意避免葡萄糖的过量摄入。对于重症创伤患者,碳水化合物供给量不要超过 5mg/(kg·min)。血糖应控制在 7.8~10mmol/L,当血糖水平超过 10mmol/L 时可给予胰岛素治疗。

2. 脂肪的供给　脂肪供应在非蛋白能量中的比例约为 20%~40%。静脉使用脂肪乳剂不应超过 1.5g/(kg·d),并根据患者的耐受情况及血甘油三酯等指标进行调整,同时要考虑机体对脂肪的利用和清除能力。

3. 蛋白质的供给　创伤较重的患者体内分解与合成代谢失衡,骨骼肌与内脏蛋白质会被快速消耗,机体呈现持续的负氮平衡状态及低蛋白血症。通常创伤患者的蛋白质需求量为 1.2~1.5g/(kg·d)。

4. 电解质供给　每日需补充的电解质主要包括钾、钠、氯、钙、镁、磷,可以根据血清电解质浓度来确定每日补充量。推荐创伤患者在营养治疗的前 1 周内每天监测电解质。

5. 维生素供给　维生素是细胞代谢过程中氧化-还原系统的主要辅酶,参与体内氧化还原反应,同时影响机体的免疫功能。维生素 K 参与凝血因子 Ⅱ、Ⅶ、Ⅸ、Ⅹ 的生成;维生素 D 参与免疫调节、感染控制和体内激素分泌的调节;维生素 C 具有抗氧化的作用;维生素 A、维生素 E 与创伤后机体的恢复也息息相关。严重创伤患者,对各种维生素的需求量明显增加,应给予充分补充。

6. 微量元素供给　微量元素是指以铜、锌、硒为主的含量低于体重 0.005%~0.01% 的物质。它们的含量极低,但与人体许多生理功能相关,尤其是其抗氧化的特性,可以在一定程度上防止细胞的损伤。

需要注意的是,在机体急性创伤应激状态下,过多的外源性营养补充在此阶段不仅不能完全阻止组织分解,达到营养的目的,反而会引起更多的代谢紊乱问题。

二、烧伤

烧伤泛指由热力、电流、化学物质、激光、放射线等造成的组织损害,狭义的烧伤指由火焰、热液、高温气体、激光、炽热金属液体或固体等所引起的组织损害(临床上也有将热液、蒸气所致的烧伤称之为烫伤)。

(一) 代谢特征

根据病理生理特征,烧伤一般分为四期。体液渗出期又称休克期,患者体液大量渗出,基础代谢大幅下降;急性感染期会出现较长时间的代谢增加;创面修复期与康复期,患者的代谢率会逐渐趋于稳定。

烧伤患者体液大量丢失。一方面,水分由创面蒸发而大量丢失;另一方面,毛细血管通透性增加,大量水分由血管渗出,造成组织间隙水潴留。易引起血容量不足而发生休克。烧伤患者的三大营养物质代谢具有以下特点:

1. 蛋白质代谢　烧伤后机体儿茶酚胺、皮质醇以及细胞因子 TNF-α、IL-1、IL-6 等分泌增加,促进蛋白质分解,早期出现高氨基酸血症,至恢复期血浆氨基酸浓度逐渐正常,排出的尿素氮增多,机体处于负氮平衡状态。

2. 糖代谢　烧伤后糖异生作用增强,同时胰岛素抵抗使组织摄取和利用葡萄糖能力下降,葡萄糖产生增多而利用率降低致使机体易出现高糖血症。

3. 脂肪代谢　烧伤患者体内儿茶酚胺及胰高血糖素增高,胰岛素作用降低,促使脂肪组织分解,使血浆游离脂肪酸、甘油及甘油三酯增加,烧伤后肝脏氧化脂肪酸效率降低,肉碱自创面大量丢失,酮体生成被抑制。

（二）营养代谢紊乱特点

烧伤患者常见的营养代谢紊乱特点表现在以下几个方面：①能量缺乏：烧伤会导致患者的能量消耗明显增加，尤其是在创伤初期。烧伤患者伴随高度应激反应，代谢率升高，需要更多的能量来支持创伤愈合和修复。②蛋白质丢失多：烧伤患者由于创伤后的炎症反应和组织损伤，常常出现大量的蛋白质丢失，进而导致负氮平衡和肌肉丢失，进一步加剧营养不良。③脂肪代谢紊乱：烧伤患者常常出现脂肪代谢紊乱，包括脂肪氧化能力下降和脂肪合成增加。④液体和电解质失衡：烧伤患者体液丢失显著增加且伴随电解质紊乱和酸碱平衡失调。这些营养紊乱特点使得烧伤患者更容易出现免疫功能下降、感染风险增加等并发症。

（三）营养代谢治疗

烧伤患者在入院后需进行营养诊断，存在营养不良的患者，尤其是烧伤面积大于 20%～30% 或重度烧伤的患者，应给予营养治疗。接受营养治疗的烧伤患者，应定期对其营养状况进行评估。间接测热法是较为理想的能量评估方法，每周 1～2 次测定患者的能量需求量，以调整营养治疗方案。临床上还可以使用能量计算公式评估能量需求，除外 HB 公式，还常用：

1. **Curreri 公式**　烧伤成年人能量需求（kcal/d）=25（kcal）× 体重（kg）+40（kcal）× 烧伤面积（%）

2. **第三军医大学烧伤能量公式**　烧伤成年人能量需求（kcal/d）=1 000× 体表面积（m^2）+25× 烧伤面积 %。注：体表面积（m^2）=0.006 1× 身高（cm）+0.012 8× 体重（kg）–0.152 9。

根据 HB 公式求得的烧伤成年人能量需求比实际需要量约低 10%，而 Curreri 公式估算的患者能量需求较高，第三军医大学公式结果更符合我国烧伤患者的能量需求。

因多数烧伤患者胃肠道功能尚好，对于烧伤面积小于 20% 的患者经口摄入高能量、高蛋白质的食物，即可满足其营养需要。烧伤面积较大的患者因其可能合并吸入性损伤或多发伤，单纯经口摄取的能量和蛋白质不能满足机体需求，应尽早开展 EN。不能耐受 EN 和存在 EN 禁忌的患者，且营养治疗时间较短（14 天内），可通过周围静脉给予 PN；胃肠道和周围静脉均不能利用时，或营养治疗时间较长（大于 14 天），可经中心静脉给予 PN。

宏量营养素：烧伤患者所需蛋白质约为总能量的 15%～20%，严重烧伤患者蛋白质的需要量约为 2g/（kg·d）；脂肪供应量占机体所需总能量约为 20%～30%，通常成年患者每日为 2g/kg，重度烧伤患者可增至 3～4g/kg；碳水化合物的补充量约占总能量的 50%～65%，每日供给量可达 400～600g，但不超过 5mg/（kg·min）；烧伤患者易发生电解质紊乱，应每天常规足量补充各类电解质，还应酌情补充微量元素如锌、铜、铁等；水溶性维生素在烧伤后可补充到正常需求量的 2～5 倍，而脂溶性维生素可引起毒性反应，其补充量需适当控制。

创伤患者通常需要更多的能量和蛋白质来应对机体应激反应和组织修复。营养摄入不足、微量营养素缺乏以及液体和电解质失衡是常见问题。烧伤患者面临高度代谢率和蛋白质分解的问题，因此，患者需要高能量、高蛋白质膳食来支持组织修复。创伤和烧伤患者更容易出现免疫功能下降、创伤愈合延迟、感染风险增加和恢复困难等并发症。因此，对于患者来说，及时评估和纠正营养不良非常重要，以促进创伤愈合和恢复。个体化的营养治疗在此类患者的康复过程中起着关键作用。

第四节 ｜ 重症胰腺炎

急性胰腺炎（acute pancreatitis，AP）是多种病因导致的胰酶在胰腺内被激活后引发胰腺组织自身炎症反应、伴或不伴有其他器官功能改变的疾病，是临床常见的急腹症之一。AP 按照临床表现和预后的不同，可分为三类。①轻症胰腺炎（mild acute pancreatitis，MAP）；②中度重症胰腺炎（moderately severe acutepancreatitis，MSAP）；③重症胰腺炎（severe acute pancreatitis，SAP）。本节主要介绍重症胰腺炎的营养治疗。

一、SAP 代谢特征

急性胰腺炎患者常出现一系列的代谢异常,包括高代谢、高血糖、高血脂、低蛋白血症、低钙血症和低镁血症等。代谢紊乱进一步扰乱内环境,影响器官的能量代谢和功能,成为导致器官功能损害的重要原因。SAP 患者体内细胞因子的大量释放、补体的活化和花生四烯酸代谢产物的产生,导致类似脓毒血症的高动力学改变,能量代谢和分解代谢均亢进,代谢率显著升高,其静息能量消耗的变化与疾病严重程度和病程有关。

1. **糖代谢异常**　SAP 患者高血糖的发生率很高,高血糖由胰腺 β 细胞损伤、胰岛素抵抗和严重炎症反应导致内源性糖异生增加所致。外源性葡萄糖补充可以部分抵消因蛋白质降解而产生的内源性糖异生,这在一定程度上可降低由于蛋白质分解所引起的不利影响。但补充过多的葡萄糖是有害的,可产生高血糖和高碳酸血症,而高血糖是感染和代谢性并发症发生的危险因素。

2. **蛋白质代谢异常**　SAP 患者蛋白质分解增加,特别是骨骼肌等肌肉组织出现明显消耗现象。尿中尿素氮、肌酐等蛋白质分解,含氮产物排泄明显增多,出现明显的负氮平衡。腹腔内炎性渗出导致机体丢失大量蛋白质,出现严重的低蛋白血症。因肝脏中白蛋白合成减少、丢失增加、营养底物补充不足等,血中白蛋白浓度迅速下降,而急性期反应蛋白,如 CRP 等浓度则显著升高。

3. **脂肪代谢异常**　急性胰腺炎患者常出现高脂血症。脂肪代谢改变的具体机制目前不完全清楚,SAP 患者脂肪动员加速,部分患者出现脂肪分解或氧化障碍,表现为血中甘油三酯增多,极低密度脂蛋白胆固醇分解产生的游离脂肪酸浓度升高,患者体脂储备减少,体重下降。另外,约 10% 的 SAP 患者本身存在高脂血症,也是 SAP 的发病诱因之一。

4. **其他营养素代谢异常**　40%~50% 的 SAP 患者会出现低钙血症。游离脂肪酸对钙离子的皂化作用、低蛋白血症、低镁血症、降钙素释放增加、甲状旁腺分泌减少等因素的协同作用,可能是导致低钙血症的原因。SAP 患者还可能出现微量元素和维生素的缺乏,如低锌、维生素 B 和叶酸缺乏等。

二、SAP 营养代谢紊乱特点

SAP 的营养代谢紊乱主要表现为机体能量消耗增加、蛋白质分解代谢加速、脂肪消耗增加和胰岛素抵抗导致的高血糖等。

1. **高代谢率**　SAP 患者由于炎症诱导的高代谢和/或脓毒性并发症,机体需要能量来对抗炎症反应和进行组织修复,静息能量消耗(REE)增加。

2. **蛋白质分解代谢增加**　炎症状态下,机体蛋白质分解代谢增加,导致肌肉蛋白质分解释放出大量氨基酸,用于炎症反应和组织修复,进而加重了负氮平衡状态。80% 的 SAP 患者会出现负氮平衡,氮损失可达 20~40g/d,而负氮平衡与病死率增加有关。因此,SAP 患者的营养治疗对蛋白质的需求更高。

3. **胰岛素抵抗和高血糖**　SAP 会导致胰岛素抵抗,使得机体对胰岛素的敏感性降低,同时炎症因子也会抑制胰岛素释放,导致血糖升高。胰腺损伤和感染并发症与高血糖有关,在 SAP 患者的营养治疗中应考虑胰岛素治疗。

4. **脂肪消耗增加**　由于代谢活性增加和组织修复需求,SAP 患者体内脂肪储备被消耗,导致脂肪分解和氧化代谢增加,甚至出现脂肪坏死等并发症。

5. **肠道功能障碍**　SAP 患者常伴有胃肠道动力减弱和肠道通透性增加等,导致患者消化吸收能力下降。

三、SAP 营养代谢治疗

大多数急性胰腺炎患者症状较轻微,多可在 7 天内恢复经口进食,治疗以禁食、抑酸、抑酶及补液治疗为主,一般无需特殊营养治疗。但重症急性胰腺炎患者病情复杂,病程长,胃肠道功能紊乱明显,并发症发病率高,因此,营养治疗在重症急性胰腺炎患者中有重要意义,主要表现在:①在胃肠衰竭和严重疾病状况下维持机体营养。②对疾病恶化的病理过程具有积极的阻断作用。

(一)营养治疗途径的选择

过去,PN一直被认为是急性胰腺炎标准的营养治疗方式,然而随后的大量研究推翻了这种观点。近年来,营养治疗策略从PN转为EN。EN不仅是一种营养治疗方式,更是治疗重症急性胰腺炎的重要措施,应作为患者营养治疗的首选途径。EN的时机视病情的严重程度和胃肠道功能的恢复情况而定,只要患者胃肠动力及吸收能力能够耐受,建议尽早实行EN(入院后24~48小时)。当EN通路不能建立、EN不耐受或达不到能量需求,PN作为补充性营养治疗,可为机体提供氨基酸、脂肪、糖及维生素、矿物质等营养素。当EN无法实施时,再考虑给予TPN。其中,高甘油三酯血症相关急性胰腺炎的治疗需降低血清甘油三酯水平,因此与其他病因所致急性胰腺炎的治疗不同,营养治疗可考虑限制口服摄入,以加速循环甘油三酯的清除,对于更严重或顽固的高甘油三酯血症相关急性胰腺炎,也可选择静脉注射胰岛素同时进行液体复苏或血浆置换。恢复口服/肠内营养时应使用贝特类药物;PN则应尽量降低脂肪含量。重症急性胰腺炎患者EN多采用鼻胃管或鼻空肠管途径进行。经口进食常因多种原因,如厌食、恶心、呕吐或由于胰腺肿大造成部分十二指肠梗阻,继而引起腹痛等导致不能很好实施。既往认为,与鼻空肠喂养相比,鼻胃喂养与误吸风险增加有关,但有研究表明,患者对鼻胃管和鼻空肠管的耐受性、操作后并发症发生率和病死率无显著差异。在患者可以耐受、无胃流出道梗阻或排空延迟的情况下,通过鼻胃管喂养也有较好的安全性和可行性。应用EN时最好使用输液泵控制连续滴注,能增加患者的耐受性、减少对胰腺的刺激,避免出现腹胀、腹泻、呕吐等症状并促进肠蠕动等;遵循浓度从低到高、容量从少到多、速度由慢到快的原则。初始容量在500ml,速度在25~50ml/h,3~4天后根据患者耐受程度可逐渐过渡到全量。应定期评估患者病情是否应允许恢复经口进食。实施肠内营养时应密切监测患者的全身情况以及胃肠道反应,尽可能避免相关并发症的发生。

(二)营养素的需要量

SAP患者处于高代谢状态,疾病越严重,代谢越高。静息能量消耗在这些患者中各不相同,确定能量摄入目标的最佳方法是通过间接测热法(代谢车)测定其基础代谢率,再根据患者的应激状况进行计算。在没有代谢车时,可按照25~30kcal/(kg·d)进行估算。应密切监测血糖,血糖水平若高于10mmol/L则应给予胰岛素治疗。通常情况下,碳水化合物的推荐摄入量是3~6g/(kg·d),理想的蛋白质摄入量是1.2~1.5g/(kg·d)。脂肪乳剂的使用剂量可以至2g/(kg·d),但是必须密切监测甘油三酯水平,血浆甘油三酯浓度应控制在3~4mmol/L以下。

AP的综合治疗被总结为"PANCREAS",即液体灌注(perfusion)、止痛(analgesia)、营养(nutrition)、临床及影像学评价(clinical and radiological assessment)、内镜(endoscopy)、抗生素(antibiotics)和手术(surgery),其中营养治疗是AP综合治疗中的重要一环,可以纠正AP患者的营养状况并调节免疫反应。建议对因疾病严重而不能耐受口服营养的SAP患者进行早期(入院后24~48小时内)EN干预,"胰腺休息"和"肠道休息"的理论已经过时。对于EN无法满足能量需求或无法使用EN的患者,予以补充性或全肠外营养。SAP患者营养治疗的时机、类型、途径和剂量等选择对于其治疗效果都将产生不同影响,而及时适当合理的营养治疗可以改善其营养状况、减少感染等并发症的发生、降低病死率,在SAP的综合治疗中对于营养治疗应保持其应有的重要性。

第五节 | 急性呼吸窘迫综合征

急性呼吸窘迫综合征(acute respiratory distress syndrome,ARDS)是由肺炎、非肺部感染、创伤、输血、烧伤、误吸或休克等危险因素诱发并由此导致肺血管和上皮通透性增加、肺水肿和重力依赖性肺不张的急性弥漫性炎症性肺损伤。

在上述诱发因素下,机体应答表现为肺实质的急性炎症,肺泡-毛细血管屏障功能异常,通透性增加,肺水肿及肺泡萎陷。进一步引起肺内分流、换气功能障碍,造成严重的低氧血症。同时炎症反应还可以造成凝血/纤维蛋白溶解功能失衡,导致弥散性血管内凝血(disseminated intravascular coagulation,DIC)。若炎症因子从肺泡内排出进入全身循环,可诱发多器官功能障碍。

一、代谢特征

ARDS 患者葡萄糖的直接氧化供能减少,无氧酵解及糖异生增加;组织对葡萄糖利用能力下降;脂肪分解增多,血液中游离脂肪酸及酮体含量升高;机体蛋白质分解代谢加速,导致负氮平衡,引起低蛋白血症、瘦体质减少;急性期蛋白(例如 CRP、α1-抗胰蛋白酶、α2-巨球蛋白等)合成增加;BCAA 浓度下降、BCAA/AAA 比例失调、精氨酸、谷氨酰胺血浆浓度下降;可伴随低磷、低镁、低钾及其他离子紊乱,导致呼吸肌收缩异常,也可有微量元素如铁、锌、硒等的缺乏。

ARDS 患者消化功能减弱,进食明显减少,且机体处于蛋白质的高分解代谢状态,同时伴有能量消耗(增加)与能量摄入(减少)失衡,短期内容易导致蛋白质-能量缺乏性营养不良。此时,患者的体重、三头肌皮褶厚度等及血清白蛋白、转铁蛋白等明显下降。患者若同时存在脓毒症、创伤、手术等因素,所需营养量和类型将进一步复杂化。

二、营养代谢紊乱特点

ARDS 营养代谢紊乱特点:①由于心、肺功能不全,进食活动受限,中晚期或急性发作期食欲锐减,因此导致能量摄入严重不足;②易出现胃肠道淤血和积气,以及胃肠道菌群紊乱,从而导致胃肠道消化吸收功能障碍;③某些药物影响患者对营养素的吸收或利用;④患者常合并呼吸道感染,在感染时机体产生应激反应,会引起机体糖原分解和糖异生加速、脂肪动员及周围组织蛋白质分解增加。

三、营养代谢治疗

(一)营养治疗的原则

对于 ARDS 合并多器官损伤的危重症患者,积极维持生命体征和内环境稳态,生命体征平稳后可进行筛查并开始实施营养治疗。如患者肠道功能允许,首选 EN。当患者不宜接受 EN 或肠内途径不满足其营养需求时可选择 PN。营养治疗应给予高脂肪、低碳水化合物和优质蛋白质,以减轻呼吸负荷、减少含蛋白质组织的分解。

(二)营养的实施

1. **营养诊断**　重症患者可以使用 NRS 2002 和/或 NUTRIC 量表进行营养筛查,并使用急性胃肠损伤(AGI)评估量表动态评估胃肠道功能。

2. **肠内营养**　在机械通气 24~48 小时内开始 EN,有利于促进肠道功能恢复、维护肠屏障功能、减少菌群易位,发挥代谢支持和调理作用。ARDS 患者第 1 周内开始进行滋养型喂养(10~20kcal/h 或不超过 500kcal/d),然后逐渐向足量喂养过渡。在此过程中一旦出现 EN 不耐受的情况,积极寻找原因并采取处理措施,直至达到目标喂养。

3. **营养治疗的注意事项**　在营养治疗过程中,由于葡萄糖在三大营养物质里呼吸商最高,过量的葡萄糖供能会加重呼吸负荷。故急性期的供给量可以限制在总能量的 40% 以下,随着病情好转,逐步增加至 50%~60%。而蛋白质供给应根据临床实际情况进行判断,可以根据患者 24 小时尿素氮排出量以及肝肾功能指标来评价其分解代谢状况以计算每日蛋白质需要量。一般应达到 1.2~1.5g/(kg·d)。脂肪供能一般占非蛋白能量的 30%~50%。由于脂肪呼吸商低,高脂肪膳食可以减少 CO_2 的生成,从而减少呼吸负荷。同时应关注电解质及微量元素,铜、铁、硒等微量元素具有抗氧化的作用,一定程度上可抑制肺的炎症反应。

(三)特殊营养素的使用

1. **谷氨酰胺**　不仅可以调节机体酸碱平衡,维持正氮平衡,增强机体免疫力,而且可诱导热休克蛋白(heat shock protein,HSP)的表达,对肺泡上皮/血管内皮细胞有保护作用,同时可调节机体炎症反应。谷氨酰胺参与氧化供能、黏膜细胞蛋白质的合成代谢,促进肠黏膜的更新和再生,抑制肠道黏膜上皮细胞凋亡,使其超微结构保持完整;增加萎缩肠黏膜中谷氨酰胺酶活性,以改善肠黏膜组织结构,从而维持肠道黏膜屏障功能。

2. ω-3 PUFA　通过改变脂质代谢产物,影响细胞膜的完整性、稳定性,能有效抑制局部肺组织炎症介质释放,延缓肺外器官病变,增加气体交换,改善肺功能、呼吸力学及预后。

3. 微量元素与维生素　硒、β 胡萝卜素、维生素 E、维生素 C 等可减轻机体氧化应激损伤,对合并严重创伤、感染的 ARDS 危重症患者的生存率有明显改善。

综上,ARDS 患者的营养治疗对其预后至关重要,但其营养实施是复杂而困难的,合理而有效的营养治疗是需要根据患者的代谢特征,通过合适的途径提供适当的营养素来进行。同时需积极治疗原发疾病,维护机体重要脏器功能,防止疾病进展及多器官功能衰竭的发生,从而提高 ARDS 患者的救治成功率。

第六节 | 多器官功能障碍综合征

多器官功能障碍综合征(multiple organ dysfunction syndrome,MODS)是指在感染及非感染因素下,诱发免疫功能紊乱,使原始受损部位以外的远距离器官发生功能障碍或衰竭的现象。MODS 的临床过程分为两种类型:一期速发型,是指原发急症发病 24 小时内有两个或更多的器官系统同时发生功能不全,如 ARDS+急性肾衰竭(acute renal failure,ARF),DIC+ARDS+ARF。由于原发急症十分严重在 24 小时内即因器官衰竭而死亡的患者,一般归于复苏失效,不属于 MODS。二期迟发型,一个重要器官或系统先发生功能不全,常为肾、肺或心血管的功能不全,经过一段近似稳定的维持时间,继而发生更多的器官或系统功能不全,此型多由二次打击后继发感染所致。

一、代谢特征

1. **细胞能量代谢紊乱**　应激状态和炎症反应作用下,机体能量消耗增加,引起细胞能量代谢紊乱。炎症因子刺激交感-肾上腺髓质系统,使儿茶酚胺大量分泌;应激状态下糖皮质激素、生长激素释放增加,胰高血糖素分泌增加。肝糖原分解增加,外周组织利用葡萄糖能力下降,糖异生作用加强,引起血糖升高。机体静息能量消耗增高的程度与 MODS 严重程度及持续时间有关。创伤尤其是合并感染时,机体可增加20%～50%的能量消耗,严重时,能量消耗可增加100%。能量消耗并非在所有的创伤应激患者中都会升高,在合并感染性休克或多器官功能衰竭的患者中,机体代谢也可能是下降的;使用某些镇静剂也会降低机体代谢;创伤应激时常合并饥饿状态,此时机体能量消耗可减少40% 左右。

2. **蛋白质分解与肌肉丢失**　持续大量消耗肌肉蛋白质,会使代谢紊乱进一步加重。肌肉群体积下降,呼吸肌无力,导致肺衰竭。血液中血红蛋白和血浆蛋白含量减少引起贫血和低蛋白血症,导致循环血容量减少,进而出现低血容量性休克;血浆蛋白降低,血浆渗透压随之降低,易发生营养不良性水肿,加上组织修复蛋白合成不足,不利于伤口的愈合。

3. **脂质代谢紊乱**　MODS 时,机体会紧急动员脂肪组织作为高能物质和机体的重要能源储备以满足能量需求。脂肪分解代谢增强,而合成代谢下降。血中游离甘油及脂肪酸浓度升高,甘油被肝脏摄取后进入糖异生途径,脂肪酸则在骨骼肌等外周组织中氧化供能。血浆游离脂肪酸升高可抑制糖酵解和丙酮酸氧化、减少糖异生、抑制蛋白质分解。

4. **营养不良与免疫抑制**　由于炎症反应和代谢紊乱导致的能量和蛋白质消耗增加,MODS 患者会面临营养不良的风险。营养不良会导致免疫抑制,使机体难以有效应对感染和炎症。此外,MODS 患者免疫系统的过度激活和抑制可能同时存在,造成免疫调节失衡,增加炎症和损伤风险。

二、营养代谢紊乱特点

MODS 是一种严重的疾病状态,常常涉及多个器官功能障碍。其营养代谢紊乱的特点可能包括以下几个方面:①能量需求激增:由于身体处于应激状态,患者的能量需求通常会显著增加。然而,由于疾病本身或治疗方法(例如机械通气或镇静)的影响,大多数患者无法通过正常膳食满足机体需求。②蛋白质分解消耗增加:MODS 通常伴随着炎症反应,这会导致身体分解蛋白质以供能,从而导致肌肉消耗。③营养吸收障碍:MODS 可能会影响肠道的功能,导致营养吸收困难。此外,一些药物和治疗也可能影响营养素的吸收和利用。④由于食欲减退、营养素吸收障碍或营养素需求增加,MODS 患者可能会有微量营养素的缺乏、液体和电解质平衡的失调,进一步影响机体营养状态和器官功能。⑤肠道菌群对营养吸收和免疫功能有重要作用。MODS 治疗过程中可能会出现肠道菌群的失调,从而影响营养状态,诱发感染等并发症。

三、营养代谢治疗

MODS 患者病情复杂,临床表现各不相同。合理的营养治疗可使机体代谢降至较低水平,防止出现严重营养不良而导致危重患者的进一步治疗难以实施。

(一)营养治疗的实施

MODS 涉及多种病理生理、代谢变化,且存在明显的个体差异,能量需求很难用公式准确估算。因此,应实际测定患者的每日能量消耗量,再结合患者疾病状态来评估患者能量需求及制订营养治疗计划。

营养治疗方式的选择通常根据患者疾病性质、整体状况以及医师的综合判断而定。在 MODS 的早期营养治疗中,如果患者胃肠功能良好,首选 EN。如果患者胃肠道功能不全甚至丧失,则须实施 PN,后酌情逐步过渡至 EN。

MODS 患者理想的能量需求应使用间接测热法来估算,对于卧床的营养不良患者,按照 1.25 倍实际测得的 REE 估算;而自主活动的营养不良患者,按照 1.5 倍实际测得的 REE 估算。条件不允许时能量估算也可以参考 $25\sim30kcal/(kg\cdot d)$,蛋白质提供至少达到 $1.2\sim1.5g/(kg\cdot d)$。对于重症患者来说,第一周提供目标能量的 50%~70% 更符合其代谢特点。

(二)特殊营养素

谷氨酰胺是一种组织特异性氨基酸(tissue specific amino acid),可增加应激蛋白,缓解炎性蛋白对应激的反应,但不宜早期使用,且患者合并严重肝、肾功能障碍和休克时不建议补充。ω-3 PUFA 对调控机体炎症反应,缩短住院时间有一定作用。各类抗氧化的营养素例如维生素 E、维生素 C、β-胡萝卜素、硒等可以减轻机体的氧化损伤,同时也可以减轻机体炎症反应。

总之,对于 MODS 患者,通过早期营养治疗,摄入适当的能量和蛋白质、补充微量元素和维生素、调节免疫等方式,可以改善患者的临床结局,提高生存率。个体化的营养治疗计划需要医疗团队密切合作,监测患者的营养状态,根据患者的变化随时调整治疗策略,以获得最佳的治疗效果。

第七节 ｜ 短肠综合征

短肠综合征(short bowel syndrome,SBS)是指因各种原因引起广泛小肠切除或旷置后,残存的功能性肠管不能维持患者的营养或儿童生长需求,并出现以腹泻、酸碱/水/电解质紊乱,以及各种营养物质吸收及代谢障碍为主的综合征。一般认为患者的剩余小肠长度<200cm 即可诊断为 SBS。国内一般将 SBS 分为 SBS 与超短肠综合征(ultra short bowel syndrome,USBS)。成年人 SBS:有回盲瓣,小肠长度≤100cm;无回盲瓣,小肠长度≤150cm。成年人 USBS:有回盲瓣,小肠长度≤35cm;无回盲瓣,小肠长度≤75cm。儿童 SBS:小肠长度≤38cm;儿童 USBS:小肠长度≤15cm。

一、代谢特征

小肠广泛切除后,其消化道功能会发生一系列的病理生理改变,导致机体产生以营养吸收不良为主要症状的一组综合征。小肠广泛切除后数天,残留肠道即开始逐步代偿,包括结构和功能代偿。结构代偿指肠黏膜绒毛变长、皱襞增多、肠腺凹加深、肠管增粗伸长和肠壁增厚等。功能代偿指小肠和结肠黏膜的吸收能力提高和传递时间延长。而肠功能代偿程度以及患者的预后则主要取决于下列因素:年龄;切除肠管的范围及部位;是否保留回盲瓣;残留肠管及其他消化器官(如胰腺和肝脏)的功能状态;剩余小肠、结肠的代偿适应能力等。儿童处于生长发育阶段,若残余肠管功能正常,其代偿能力强于成年人。回肠在营养物质的吸收过程中所发挥的作用强于空肠,保留回肠和回盲瓣能明显改善患者的预后。保留结肠不但延长了肠管的长度和食糜通过时间,增加了水和电解质的吸收,而且提供了分解膳食纤维为短链脂肪酸的部位,因此完整的结肠对患者肠道功能的代偿十分必要。消化道结构、运动、消化腺分泌及内分泌激素等相继出现变化,以适应或代偿广泛小肠切除后机体的病理生理改变。

(一)胃肠道运动的改变

空肠造口患者的胃排空和小肠传输速度加快,而有结肠存在的患者其胃肠道运动传输速度一般正常,这可能与循环血液中抑制胃肠道运动的 PYY 水平有关。

(二)胃肠道分泌的改变

小肠大部分切除后空肠正常分泌的抑制性激素,如胃抑制性多肽、血管活性肽等丧失,引起胃泌素增高,刺激胃酸分泌。高胃酸分泌可导致溃疡发生率增高;还会抑制胰脂酶的活性,抑制肠腔内胆盐结合而影响营养素吸收,同时使空肠运动增加并加重腹泻。空肠也是胆囊收缩素和促胰液素合成和释放的场所,切除该段小肠会导致胆汁和胰酶分泌减少,进一步加重肠道的运输、吸收障碍。

(三)胃肠道吸收的改变

小肠黏膜具有环形皱襞、绒毛和微绒毛等结构,这些结构使其功能面积极度扩大。黏膜细胞还含有多种酶类,具有强大的消化能力。营养物质的吸收大部分在小肠内完成,小肠近段主要吸收铁、钙、水溶性维生素、脂肪酸和部分单糖。小肠中段吸收大部分氨基酸、多肽及部分单糖。小肠远段(即末段回肠)具有吸收胆盐和维生素 B_{12} 的特殊功能。上述诸多消化、吸收功能在 SBS 时均受到不同程度的损害,尤其是三大宏量营养素。

1. **糖的吸收**　SBS 患者因小肠吸收面积减少和残存的二糖酶减少,使糖的吸收减少。此外,SBS 患者胃酸分泌增加,肠内容物的酸化也将进一步影响糖的吸收。

2. **氨基酸的吸收**　正常情况下,当食糜到达末段回肠时,氨基酸及多肽已被完全吸收。小肠被广泛切除后,不仅影响蛋白质的消化,氨基酸的吸收也受到明显影响。蛋白质、氨基酸消化吸收不良的程度与残留小肠长度密切相关。

3. **脂肪的吸收**　脂肪的吸收主要在空肠上段进行。SBS 患者不仅缺失了消化、吸收脂肪的大部分场所,还常伴有肠-肝循环中断,导致肠道中胆盐缺乏,加之胃酸分泌亢进,小肠环境酸化,都严重影响脂肪的吸收。而由于脂肪吸收障碍,脂溶性维生素(A、D、E 和 K)及钙的吸收也受到影响。

短肠综合征对机体营养代谢存在多方面的影响,认识短肠综合征产生的一系列代谢变化,了解其代偿机制及能力,才能针对性地采取最佳的营养治疗措施。

二、营养代谢紊乱特点

根据 SBS 患者肠道解剖特点,一般将其分为Ⅲ型 5 类。根据结肠是否保留分为:Ⅰ型:空肠造口型;Ⅱ型:小肠-结肠吻合型;Ⅲ型:小肠-小肠吻合型。其中,Ⅱ型和Ⅲ型根据剩余小肠是空肠还是回肠为主,进而分别分为 2 个亚型,Ⅱ型分为Ⅱ-A 型(空肠为主型)和Ⅱ-B 型(回肠为主型);Ⅲ型分为Ⅲ-A 型(空肠为主型)和Ⅲ-B 型(回肠为主型)。SBS 分型有助于指导临床治疗及进行预后判定。

　　Ⅰ型 SBS 是病情最严重的一种类型,普遍存在腹泻、脱水、体重减轻、维生素和微量元素缺乏等典型 SBS 临床表现,难以摆脱对 PN 的依赖。

　　Ⅱ型 SBS 主要表现为渐进的营养不良,残留的部分结肠可产生胰高血糖素样肽-2(glucagon-like peptide 2,GLP-2)和 PYY 提高肠适应程度,延长胃排空和肠内容物通过时间,增强空/回肠的吸收能力,从而增加小肠的有效吸收面积,增强其吸收营养和水分的作用。但由于此型 SBS 患者存在部分结肠,会增加对草酸盐的吸收,易出现泌尿系草酸盐结石等并发症。

　　Ⅲ型 SBS 由于回盲瓣的存在通常预后较好。待剩余肠道充分代偿后,大多不需要长期依赖 PN。

　　由于回肠对水、电解质、营养物质、胆盐以及维生素的吸收功能,以及 GLP-2 与 PYY 等促进肠道适应的激素分泌功能均显著优于空肠,因此以回肠为主的Ⅱ-B 及Ⅲ-B 型 SBS 患者的预后通常较好。

　　短肠综合征的临床过程经历三个阶段:即急性期、代偿期和恢复期。第一期为急性反应期:表现为大量腹泻导致液体和电解质丢失,酸碱平衡紊乱,能出现进行性营养不良的症状如体重丢失、肌肉萎缩、贫血、低蛋白血症,以及各种维生素和矿物质缺乏的症状,严重者危及患者生命。部分患者可能因为手术后应激状态导致胃酸分泌亢进而造成严重的消化溃疡和吸收不良。因缺乏钙、镁、钾等阳离子,患者可能出现肌肉兴奋性增强、手足搐搦及低钾血症。此阶段通常发生在小肠广泛切除术后的3～4 周。第二期为功能代偿期:此阶段一般发生在术后 1 个月以后,临床表现为腹泻明显减轻,水及电解质失衡有所缓解。这一过程往往持续 1～2 年左右。在此期间内,随着残余肠道在结构和功能上的逐步代偿,营养治疗是该阶段的重点,肠道结构和功能上的适应性变化基本发生在这一阶段。第三期是恢复期:一般指小肠切除后 1 年左右的时间,患者剩余小肠的代偿能力增强,部分患者能从肠道获得足够的营养,不再需要 PN 补充,但是也有部分患者不能达到这一阶段,需要长期或永久性依赖PN 支持。

三、营养代谢治疗

　　依据剩余小肠长度及解剖结构的不同及疾病所处的阶段,患者的营养代谢治疗方案不尽相同,部分 SBS 患者需要终身依赖 PN 以维持生命。PN 为 SBS 急性期的治疗赢得了宝贵时间,但长期 PN 不仅难以实施,且并发症多,对机体影响大。因此,摆脱 PN 的依赖就成为 SBS 最主要的治疗目标,尽早实施 EN 在 SBS 治疗及促进残余肠道代偿中起着十分重要的作用。

(一)肠外营养

　　几乎所有急性期 SBS 患者都需 PN 治疗,因为此时残留的小肠短期内尚无法承担消化、吸收的任务。任何进食甚至是饮水,均可能造成腹泻或造口液丢失,进而加重内环境紊乱。因此,SBS 急性期营养治疗应以 PN 为主,以维持患者内环境及营养状态稳定为目标,待每日腹泻量或造口液量减少并趋于稳定时,再开始尝试 EN。

(二)肠内营养

　　虽然 PN 是 SBS 患者在相当长的时间内赖以生存的必要手段,但作为非自然的营养治疗方式,其并发症不可避免。临床上应尽可能使患者及早摆脱 PN 而过渡到 EN 甚至是经口进食。由于 SBS 患者剩余肠道短,早期消化吸收功能差,肠内营养制剂应选用由短肽、单糖和脂肪酸为主要成分的产品,这些制剂在肠道内几乎不需消化就能被小肠吸收。若单纯 EN 无法满足患者的营养需求,不足部分可从肠外途径进行补充。

　　一旦病情稳定下来,建议 SBS 患者可尝试恢复经口进食,并通过增加口服摄入量来补偿吸收不良。膳食建议应根据患者个体量身定制,膳食中碳水化合物、脂肪、草酸盐和膳食纤维的量应根据患者剩余的肠道解剖结构而变化,尤其关注是否保留连续的结肠。应鼓励所有 SBS 患者摄入复合碳水化合物和优质蛋白质,补充电解质。Ⅰ型 SBS 患者可受益于更高的脂肪摄入量(约占总能量的 40%),但同时也可能导致二价阳离子(钙、镁、铜和锌)的结合和损失增加,需要密切监测。建议Ⅱ型和Ⅲ型SBS 患者采用高碳水化合物和低脂肪膳食。

(三)肠康复治疗

肠康复治疗可以促进 SBS 患者残留肠道的代偿和适应,增加水电解质和营养物质的吸收,以重新恢复肠道的功能,最终达到逐步减少甚至摆脱 PN 依赖的目的。

1. 生长激素和谷氨酰胺 美国 FDA 已批准将重组人生长激素用于 SBS 患者的治疗,但同时指出,生长激素的使用应该个体化应用于高碳水化合物 - 低脂肪膳食、同时联合营养治疗的患者,且应用时间不超过四周。谷氨酰胺是肠上皮细胞的主要能量来源,并可以通过促进肠上皮细胞增殖、增加微绒毛长度进而促进肠适应。单用生长激素和 / 或联合谷氨酰胺治疗只能在短时间内促进残余肠道吸收能力增强,一旦停用,其促吸收作用无法维持。因此,仅推荐在其他治疗方案无效的情况下使用。

2. GLP-2 是一种来源于小肠和大肠的 L 细胞合成的胰高血糖素原物质。GLP-2 不仅能促进肠黏膜增殖和生长,还能减少肠黏膜上皮细胞凋亡,促进残余肠道黏膜的代偿性增生。

替度鲁肽是一种重组 GLP-2 类似物,具有更长的半衰期、良好的耐受性和安全性,2012 年被美国 FDA 批准应用于改善成年 SBS 患者肠道吸收功能,后续作为孤儿药已在欧美获批,用于治疗 1 岁及以上 SBS 患者。但国内临床应用经验有限。需要注意 GLP-2 可以促进肠上皮细胞的增生,可能具有潜在的促进肿瘤增殖的作用。

(四)外科手术治疗

非移植手术是以肠康复治疗为目的的外科治疗技术,SBS 的非移植外科手术主要包括:①恢复肠道连续性的消化道重建手术:恢复小肠广泛切除术后的肠道连续性是肠康复治疗的前提;②延长小肠长度为目的的缩窄肠管直径类手术:适用于残存肠管扩张(直径≥4cm),并出现肠管扩张相关并发症且无法摆脱 PN 的患者,主要包括纵向肠道延长和缩窄术(longitudinal intestinal lengthening and tapering,LILT)和连续横向肠成形术(serial transverse enteroplasty procedure,STEP);③延长食物转运时间的手术:延缓食物在肠道内转运,增加食物与肠黏膜接触时间,从而提高小肠吸收营养的能力,主要包括小肠肠段倒置术、结肠间置术和小肠瓣或括约肌再造术。

小肠移植术存在排斥率高、感染多而严重、移植肠功能差且恢复缓慢等缺点,全球范围内手术例数现已明显减少。但当 SBS 患者出现严重 PN 并发症,尤其是 PN 相关肝衰竭或导管相关并发症,如复发性导管相关性败血症或由于中央静脉血栓形成导致血管通路丧失等情况时,小肠移植仍是 SBS 患者唯一可选择的治疗方案。

SBS 的治疗和管理复杂多面,包括营养治疗、水和电解质管理、药物治疗及肠康复治疗等,部分患者也可考虑包括肠移植在内的外科手术,需要经验丰富的多学科团队共同完成。肠切除术后剩余的肠道解剖结构和长度具有重要的预后和治疗意义,剩余肠道代偿适应使患者有望摆脱对于 PN 的依赖,而旨在促进肠道结构功能代偿的肠康复治疗融入了多学科治疗团队提供的一系列促进剩余肠道功能恢复的措施,在 SBS 的综合治疗中其重要性日益凸显,也是未来研究和治疗的重要方向。由于 SBS 患者面临严重的身体、心理和经济负担,在综合临床治理之外应对患者和护理人员进行持续教育,并鼓励其进行积极的自我管理。

第八节 │ 慢性伤口

慢性伤口(chronic wound)指无法通过正常、有序、及时修复达到解剖和功能完整的伤口,一般指经过 6~8 周标准治疗仍未愈合者。伤口愈合时间与伤口形成原因、伤口大小及健康状况等多种因素相关。慢性伤口常合并真菌感染。

一、代谢特点

1. 能量代谢 伤口愈合需要大量的能量来支持细胞增殖、蛋白质合成及组织修复,而慢性伤口因缺血、感染、炎症等因素使伤口组织能量供给减少。能量代谢来自氧化磷酸化和无氧糖酵解两个途径:前者可产生大量 ATP 提供细胞所需的能量;慢性伤口通常缺氧,无氧糖酵解为主要产能途径,产生 ATP 的量少。

2. **糖代谢**　慢性伤口可致血糖水平升高,因身体在应对损伤和炎症时释放应激激素,如肾上腺素和皮质醇,这些激素可致肝脏释放更多葡萄糖入血,高血糖可增加炎症反应,影响伤口愈合,且可阻碍免疫细胞功能,使伤口感染风险增加,同时减缓胶原蛋白的合成,而胶原蛋白是组织修复和愈合的必需物质,结果使伤口愈合减慢。

3. **蛋白质及氨基酸代谢**　①蛋白质合成受抑制:慢性伤口引起炎症反应和组织破坏,使蛋白质合成受到抑制;②蛋白质分解增加:因炎症反应和组织修复需要更多的氨基酸,致组织蛋白质分解增加;③氨基酸失衡:伤口愈合需要不同种类的氨基酸,而不同类型的氨基酸在机体内的含量和代谢速度存在差异,因此,慢性伤口可出现某些氨基酸失衡和供给不足,从而影响蛋白质合成和组织修复。

4. **脂肪代谢**　①脂肪分解减缓:慢性伤口可致身体处于持续应激状态,影响脂肪分解的速度,致脂肪无法被充分利用,从而影响伤口愈合;②脂肪合成减少:长期应激状态可致身体对营养物质吸收和利用下降,从而减少脂肪合成和贮存,进一步影响伤口愈合;③细胞信号转导异常:慢性伤口可致细胞内信号转导异常,从而影响脂肪代谢的调节。

二、营养代谢紊乱特点

慢性伤口患者若存在营养不良,更易出现:①伤口难以愈合:慢性伤口本身愈合困难,若身体缺乏必要的营养物质,伤口修复和再生进一步受影响,从而导致愈合更加困难;②缺乏纤维组织:纤维组织是伤口修复过程中的重要组成部分,可填补伤口并促进愈合,而营养不良可致伤口周围纤维组织形成减少,使伤口经久不愈;③免疫功能下降:良好的营养对免疫系统功能至关重要,营养不良可削弱免疫功能,使机体难以对抗感染,从而延缓伤口愈合;④蛋白质不足:蛋白质是伤口修复和再生的基本营养素,蛋白质为患者提供氨基酸,用于合成新的细胞、修复受损组织及合成胶原蛋白。营养不良可导致蛋白质供给不足,不利于细胞生成和组织修复,加重水肿,使伤口无法正常愈合;⑤脂肪缺乏:脂肪为伤口愈合提供能量,维持细胞功能和组织修复,若不足,可使细胞功能失调、组织修复受阻、抗炎反应减弱,影响伤口愈合;⑥维生素和矿物质缺乏:维生素和矿物质在伤口愈合中发挥重要作用,维生素 C 可促进胶原蛋白合成,维生素 A 参与上皮细胞修复和再生,维生素 E 具有抗氧化作用,维生素 K 参与激活凝血级联反应,形成纤维蛋白凝块,缺乏关键的维生素和矿物质可影响伤口修复;⑦营养代谢紊乱:营养不良可致机体代谢紊乱,包括能量和物质代谢异常,致机体无法有效利用营养物质来支持伤口愈合。

三、营养代谢治疗

慢性伤口除常规治疗外,营养治疗至关重要。营养治疗是治疗的基础,可改善营养状况、增强免疫力、减少并发症,促进伤口恢复。治疗前先进行营养评估,计算摄入量和微量营养素等(表 18-4)。通过改变膳食结构,保持均衡膳食,补充营养剂,摄入足够蛋白质、维生素及矿物质,加快伤口愈合。

(一)慢性伤口营养治疗发展史

20 世纪早期侧重于提供患者足够能量和蛋白质,治疗方法简单。20 世纪中期注重全面营养补充,开始应用维生素 C、锌及其他微量元素促进伤口愈合。20 世纪后半叶,发现脂肪酸摄入有助于维持细胞膜的完整性和功能,抗氧化物质可减少氧化应激和炎症反应,增加适量脂肪酸和富含抗氧化物质的食物。近年来,根据伤口类型、营养状况、炎症反应及代谢特点等,进行个体化营养评估和干预。

(二)治疗时机与时程

营养素在慢性伤口愈合中起重要作用,所以营养治疗时机应该尽早,且营养治疗的时程也应延

表 18-4　治疗前患者评估

姓名：			年龄：		
评估日期：			重新评估日期：		
一般情况	身高：		体重：		
	血压：		体温：		
病史	□呼吸系统疾病　□循环系统疾病　□内分泌系统疾病　□血液系统疾病　□神经系统疾病				
	□免疫系统疾病　□创伤　□恶性肿瘤　□感染				
药物史	□抗凝剂　□抗生素　□非甾体抗炎药　□激素　□药物过敏				
伤口病因	□压力性损伤　□血液病　□血管供血不足　□恶性疾病				
	□感染性疾病　□代谢性疾病　□炎性反应紊乱　□营养不良				
伤口颜色	□红色　□黑色　□黄色　□混合				
伤口有无渗液	□有　□无		渗液性质	□血清样　□浆液性　□血性 □脓性　□脓血性	
伤口气味	□无　□臭味				
疼痛分值	□1　□2　□3　□4　□5　□6　□7　□8　□9　□10				
疼痛表现	□接触伤口时　□仅在伤口护理时　□更换敷料时　□任何时候				
营养评估	营养摄入情况　□维生素　□矿物质　□蛋白质　□脂类　□糖类　□碳水化合物				
	皮肤状态　□干燥　□富有弹性　皮下脂肪厚度　□正常　□偏厚　□较薄				
	毛发颜色　□正常　□枯黄　黏膜　□苍白　□红润　甲床□苍白　□红润				
	实验室检查异常值　□血红蛋白　□白蛋白　□电解质　□肝功能　□血糖　□淋巴细胞计数/淋巴细胞百分比				

长到伤口完全愈合。在营养治疗中,应注重蛋白质、碳水化合物、脂肪、维生素和微量元素的摄入。其中,蛋白质是伤口修复必需的重要营养素;碳水化合物则是提供能量的主要来源;脂肪提供必需的脂溶性维生素和不饱和脂肪酸;另外,维生素和微量元素也对伤口愈合起重要作用。因此,在慢性伤口的营养治疗中,需要根据患者具体情况制订相应的膳食计划,保证充足的营养摄入,促进伤口愈合。同时,医师和营养师应密切关注患者的营养状况和伤口愈合情况,及时调整膳食计划。

（三）营养治疗建议

充足的能量摄入有利于伤口愈合,能量供应为 30～35kcal/（kg·d）,对于体重不足或减轻者,将摄入量增加到 35～40kcal/（kg·d）。能量应由 20% 蛋白质,40% 脂肪及 40% 碳水化合物组成。

1. **优质蛋白质**　蛋白质摄入量为 1.5～2.0g/（kg·d）,且 2/3 以上为优质蛋白质。富含蛋白质的食物包括鱼类、禽类、豆类、坚果及乳制品等。

2. **维生素**　口服维生素 A 10 000～15 000IU/d;增加柑橘类水果、草莓、番茄及菠菜等富含维生素 C 的食物;有压疮者给维生素 C 500～1 000mg/d,严重者给 1～2g/d;适当增加菠菜、甘蓝、羽衣甘蓝、鸡肝、豆制品及乳酪等富含维生素 K 的食物。

3. **微量元素**　微量元素参与慢性伤口修复,增加富含微量元素的食物:如牛羊肉、豆类和豆制品、葡萄干、鱼类、海鲜及坚果等富含铁的食物;红肉、海鲜、坚果及全谷物等富含锌的食物。但过量的锌可干扰其他离子吸收,最多补 40mg/d。

4. **ω-3 PUFA**　富含 ω-3 PUFA 的食物有鲑鱼和鳕鱼等鱼类、亚麻籽及葵花籽等,具有抗炎和抗氧化作用。

5. **水分**　每日摄入足够水分可保持组织湿润和血液循环畅通,对维持机体正常代谢和伤口愈合非常重要。

6. **血糖**　血糖控制对伤口愈合尤为重要,避免甜食和含糖高的蔬菜、水果,适量运动,必要时药物治疗,监测血糖 1～2 次/周,餐前血糖≤7mmol/L,餐后 2h 血糖≤8mmol/L。

7. **个性化营养方案**　慢性伤口的病因:①压疮:营养不良是压疮的高危因素,需增加精氨酸、维生素 C 及锌摄入;②糖尿病足:肥胖者即使摄入足够能量,仍存在宏量营养素和微量营养素不足,故肥胖的糖尿病足患者,需增加精氨酸和谷氨酰胺等特殊营养补充剂。

8. **其他治疗**　保持伤口清洁、积极治疗基础疾病、防止感染扩散、脱敏处理及刺激伤口愈合。

（四）随访

随访内容包括:①随访频率:在伤口处理后 1～2 周内首次随访,后续可根据伤口愈合程度和治疗需要进行;②评估伤口:观察伤口大小、深度、颜色、渗液及边缘来判断伤口愈合进展;③更换敷料:指导患者及家属正确使用和维护敷料;④症状问询:根据疼痛、红肿、渗液及异味等来判断伤口情况;⑤调整营养治疗计划:随访时可调整患者营养治疗方案;⑥宣教:向患者和家属提供必要的科普教育,日常生活注意事项等。

第九节 ｜ 肠　瘘

肠瘘(intestinal fistula)是指肠管之间、肠管与其他脏器、肠管与腹腔内或者腹壁外相通出现的病理性通道。根据瘘所在的位置可分为"高位肠瘘"与"低位肠瘘"。高位肠瘘是指距 Treitz 韧带 100cm 内的消化道瘘;低位肠瘘则是指距 Treitz 韧带 100cm 下的肠段发生的瘘。这种异常通道导致肠内容物溢漏到肠腔外引发感染、体液丢失、营养不良和器官功能障碍等一系列病理生理改变。由于营养不良及腹腔内感染严重,肠道状态极差,早期行肠瘘修补术失败率高,随着治疗理念的不断提升,特别是营养治疗的合理应用,肠瘘的病死率降至 10%～20%,治愈率达到 90%。

一、代谢特征

肠瘘是腹部外科常见的严重并发症之一,其发生的部位可在十二指肠、小肠或结直肠。因肠瘘瘘口的位置、大小、流量以及原有疾病的不同,对机体造成的影响也不相同。肠瘘患者的代谢改变以应激及饥饿所致的营养不良为特点。应激反应虽然是机体的防御反应,但严重感染、创伤时,过度的应激导致蛋白质及其他能源物质的过度消耗、水电解质及酸碱平衡失调,碳水化合物、蛋白质及脂肪代谢异常。在肠外瘘发生的早期,由于创伤、手术及肠液进入腹腔导致的感染等应激,加上肠道丢失大量消化液,患者处于代谢亢进和高分解代谢状态,体内营养物质大量消耗。全身性持续应激反应若得不到缓解或处理,将耗竭机体的能量储备,加重营养不良。肠瘘患者因肠屏障受损,不能经消化道摄食,经静脉途径输入的营养物质又不能被机体合理利用;随着疾病进展,营养物质消耗得不到及时足够的补充,患者出现营养不良,不仅体内储存的糖原、脂肪消耗殆尽,而且脏器的结构和功能也受到损害。

二、营养代谢紊乱特点

肠瘘患者的营养代谢紊乱具有以下特点:①肠瘘患者均存在胃肠道功能障碍,无法摄入足够的营养物质或进食后存在消化吸收障碍;②大量肠液的丢失、巨大的开放性伤口及严重腹腔感染创面开放的渗出伴随着大量蛋白质和消化酶的丢失,患者极易出现负氮平衡,导致肌肉分解;③消化液漏入腹腔所致的感染及反复手术创伤,导致肠瘘患者机体处于应激状态,蛋白质分解加剧;如肠瘘患者继发急性感染或其他原因的发热,体温每增加 1℃,可提高约 12% 的代谢。此时,若未增加摄入量,则将进一步加重营养不良。营养不良和蛋白质缺乏又将导致患者免疫功能出现障碍,增加发生感染风险,形成恶性循环。

三、营养代谢治疗

营养状态与肠瘘患者的治愈率和病死率密切相关,及时合理的营养治疗能明显地降低病死率。肠瘘的治疗应根据肠瘘类型、不同疾病状态、时期、不同器官组织功能,同时需结合患者自身营养状态选择个体化营养治疗方案,以达到维持或恢复机体的营养状态的目的。

1. **肠瘘患者营养状况评估** 肠瘘的治疗需要外科医师、营养科医师、造口护理师等多学科医师共同参与,及时对患者进行营养不良评估以指导营养治疗。合理的营养评估应包括主观与客观两个部分,主观部分是根据患病后体重的变化、摄食情况、肠瘘发生时间、禁食及营养治疗时长等评估;客观部分包括静态营养评估(人体测量性指标等)和动态营养评估(体重、氮平衡等)两种测定方法。美国营养与膳食学会和美国肠外肠内营养学会推荐使用以下 6 种指标中的 2 种或以上评价营养不良,包括能量摄入不足、体重减轻、肌肉质量减少、皮下脂肪减少、局部或全身体液潴留、握力测量功能状态。多频生物电阻抗分析可用于测定肠瘘患者人体组成,包括机体总液体量及细胞内、外液体组成、非脂肪群等。

2. **肠瘘患者的营养治疗目标及途径选择** 低流量瘘患者的营养需求为:总能量 20～30kcal/(kg·d),蛋白质 1～1.5g/(kg·d)。高流量瘘患者总能量摄入需求为:25～35kcal/(kg·d),蛋白质需求为 1.5～2.5g/(kg·d)。对于肥胖的肠外瘘患者,可参考《ASPEN 成年人重症患者营养治疗指南》(2016版)推荐的能量和蛋白质供给量。关于能量摄入,若 BMI 为 30～50kg/m^2,则提供 11～14kcal/(kg·d)能量(实际体重),若 BMI>50kg/m^2,则建议供给 22～25kcal/(kg·d)能量(理想体重);关于蛋白质摄入,若 BMI 为 30～40kg/m^2,则提供 2g/(kg·d)蛋白质(理想体重),若 BMI>40kg/m^2,则建议供给 2.5g/(kg·d)蛋白质(理想体重)维生素 C、锌、铜和硒等维生素和微量元素可促进愈合,需求量可能会大大增加(表 18-5)。

表 18-5　低流量瘘与高流量瘘患者的营养物质推荐剂量

类别	低流量瘘(<500ml/d)	高流量瘘(≥500ml/d)
能量/[kcal·(kg·d)$^{-1}$]	20～30	25～35
蛋白质/[g·(kg·d)$^{-1}$]	1～1.5	1.5～2.5
维生素 C	5～10 倍 RDA	10 倍 RDA
其他维生素	RDA	2 倍 RDA
微量元素(锌、铜、硒)	RDA	2 倍 RDA

注:RDA,recommended daily allowances,推荐每日允许量。

肠瘘患者营养治疗途径选择的主要依据为:①病情是否允许经胃肠道进食,是否存在胃肠功能紊乱;②胃肠道的供给量是否可以满足患者所需的营养摄入量;③患者是否存在肠外营养禁忌;④所需营养治疗的时间长短;⑤能否经外周静脉输注营养物质。

3. **肠外营养** 肠瘘发生的早期,由于大量肠液丢失,而又未得到合适的补充,机体出现循环容量不足,且合并电解质紊乱、酸碱平衡失调。在纠正水、电解质紊乱后,TPN 须尽早开始。TPN 可使肠道休息,减少每日消化液丢失,改善患者的营养状态,为肠瘘的愈合争取时间窗、创造更为合适的手术时机,加快康复速度,并在感染得到控制后提高瘘口闭合率。TPN 是肠瘘患者的初始营养治疗。

给予 TPN 的常见临床适应证有:①高流量小肠瘘且肠内营养无法维持水电解质及营养平衡;②高位肠内瘘;③肠瘘伴完全性肠梗阻、腹腔感染或肠麻痹未得到控制,无法给予肠内营养;④无合适的肠内营养途径或无法耐受肠内营养;⑤漏出液具有强腐蚀性以致周围皮肤感染。如需长时间应用 TPN,加用谷氨酰胺可降低病死率和提高肠瘘的闭合率,谷氨酰胺是肠道细胞和淋巴细胞的条件必需氨基酸和原料,补充谷氨酰胺可以增强肠黏膜中分泌型 IgA 的产生,促进肠黏膜细胞再生。但长期肠外营养可能导致糖代谢紊乱、肠外营养相关性肝损伤、导管相关性感染、肠道细菌移位等不良反应。因此,肠瘘患者血流动力学稳定、感染得到控制、肠瘘流出量稳定后,应尽早尝试肠内营养。

4. 肠内营养　在水电解质紊乱纠正、腹腔感染得以控制后,对于瘘管流出液<1.5L/d、无远端梗阻、剩余肠管可供消化吸收的肠瘘患者,建议口服膳食或 EN。EN 的最佳途径是口服,若患者对经口摄入食物耐受,建议高能量、高盐、低纤维和低残渣的膳食。因口服的依从性往往很差,常用的方法是通过鼻胃管、鼻十二指肠管、鼻空肠管或胃造口等方法进行肠内喂养。如:①低位小肠瘘、结肠瘘等可应用瘘以上的肠段,即通过经胃或近端空肠进行肠内喂养;②高位瘘可采用鼻肠管,将鼻饲管尖端置于肠瘘以下的肠管部分,若瘘口远侧具有功能的小肠超过 75cm 时,可经瘘口插入营养管将肠内营养输送到远端肠管;③针对瘘口大、肠液流出量大的高位小肠瘘患者,若瘘以下的肠管正常,可将近端的肠液收集起来,再从瘘以下的肠管回输灌入,减少液体、电解质、消化酶及蛋白质的丢失。应用肠内营养时应从低剂量、低浓度、低输注速度开始,逐渐增加营养液浓度、剂量及输注速度,浓度和速度不宜同时增加,同时密切监测消化道的耐受性。对于不能耐受者,可将速度和浓度减少到能耐受的水平,再逐渐增加。部分患者无法耐受肠内营养,需反复多次尝试。

总之,在肠瘘的营养治疗中,PN 与 EN 是两者并重,相辅相成;不论应用何种营养治疗方法,均要求有适当的能量与蛋白质供给,以达到正氮平衡。针对肠外瘘患者肠道完整性与连续性消失及肠液丢失的特点,我国学者提出"如果肠道有功能,且能安全使用时,就应使用肠道"。合理、有效的营养治疗不仅能提高肠瘘的自愈率,降低患者的病死率,从根本上改变肠瘘患者的临床结局。

第十节 | 器官移植

器官移植(organ transplantation)患者是特殊高危营养不良人群,术后长期使用免疫抑制剂,除导致机体免疫力下降、排斥反应减少外,同时可出现致命感染,因此,营养治疗对移植患者至关重要。

一、代谢特征

器官移植后需加强营养来促进器官和身体功能恢复。急性排异反应在短期内可致器官损害,慢性排异反应可逐渐影响器官功能。免疫抑制剂抑制 T 细胞活化、增殖及分泌细胞因子,使免疫反应降低,增加感染、肿瘤、代谢紊乱的风险。同时免疫抑制剂可致肝肾功能损害、高血压,排异反应及心负荷增加,引起一系列营养代谢变化。

1. 能量代谢　免疫系统受抑制,容易感染细菌、病毒及真菌,特别是心、肺移植者呼吸道感染风险高,应激和感染均增加能量需求,免疫抑制剂本身可致能量消耗增加。

2. 糖代谢　早期移植肝受热缺血、冷缺血影响,严重应激致促分解激素增加、糖代谢紊乱、肝糖原减少、糖耐量下降、糖异生增强。抗排斥药可抑制胰岛素释放,出现胰岛素抵抗。

3. 蛋白质代谢　蛋白质是重建组织和修复细胞的基本组分,充足的蛋白质可促进伤口愈合、预防肌肉丢失,维护免疫功能。移植后蛋白质合成减少而分解增强,出现负氮平衡。

4. 脂代谢　糖皮质激素增加肝分泌极低密度脂蛋白,环孢素减少其清除,致胆固醇积聚,约 14%～43% 的患者出现高脂血症。

5. 维生素和微量元素代谢　免疫抑制剂可致维生素和矿物质缺乏,如维生素 D、维生素 B_{12}、叶酸、铁、钙及镁等缺乏。

二、不同器官移植患者营养代谢紊乱特点

1. 肝移植　肝脏是人体物质代谢的中心器官,肝移植受者大多数是肝病终末期,肝功能严重失代偿,导致糖类、脂肪、蛋白质代谢失调,出现肝糖原贮备减少和糖耐量异常,血浆氨基酸谱比例失调,蛋白质合成减少而分解加速,甘油三酯合成增加而脂蛋白合成减少等诸多代谢障碍。临床上出现低

蛋白血症、大量腹腔积液、血浆氨基酸谱紊乱、血氨升高、水电解质和酸碱失衡等,在肝移植手术中,移植肝受到热缺血、冷缺血和再灌注的影响,肝功能受到损害,出现各种机体代谢障碍,蛋白质合成能力下降。无肝期肠道的缺血和再灌注可引起肠道通透性增加和吸收能力下降,一定程度上影响了术后肠功能的恢复和营养物质的吸收。移植术后强烈的应激反应造成血液中儿茶酚胺增高,胰岛素水平下降,肾上腺激素水平升高,加之皮质类固醇等药物的应用,使分解代谢明显增强,氮量的丢失增加,脂肪动员增加,机体出现负氮平衡。

2. 肾移植 肾移植患者在术前由于肾功能不全多采取低蛋白质膳食,常存在不同程度的营养不良。肾移植术后由于免疫抑制剂的长期使用,不同程度地影响机体的代谢,其中包括糖、蛋白质、脂类(如胆固醇)、尿酸、血钠、钾、钙等,可出现高血糖、高血脂、低蛋白血症、骨质疏松等并发症。加之术前透析治疗,在清除体内代谢产物和毒性物质的同时,也伴有蛋白质、氨基酸、维生素以及其他营养素的丢失,进一步加重营养不良的程度及发生率。

3. 肺移植 终末期肺病属于严重的消耗性疾病,肺移植患者术前长期受终末期肺部疾病影响,呼吸负荷加重,反复肺部感染,机体消耗大,加上精神抑郁,食欲下降,导致移植前营养不良。肺移植前营养不良发生率20%~70%,若同时合并呼吸衰竭,高达60%的患者会发生营养不良,而使用机械通气的患者营养不良的发生率超过70%。术前营养不良可增加呼吸道感染的风险并累及免疫系统,甚至影响呼吸肌功能;术后营养不良会降低呼吸肌耐力和强度,导致呼吸肌萎缩且降低呼吸中枢对缺氧的反应,增高呼吸机依赖率。肺移植患者营养不良与术后并发症的发生率和病死率密切相关。

4. 小肠移植 小肠移植患者术前长期接受PN治疗,各种营养素不经肠道吸收,出现营养不良的比例极高。营养状况受损主要表现为体重较轻,体脂及内脏蛋白质储备低;造口高排出量和经常发生的腹泻也可加重营养不良,引起体液及电解质失衡、代谢改变。PN所致并发症又可进一步加重患者营养缺乏。小肠吸收障碍、PN使用受限使患者微量营养素缺乏,主要表现为B族维生素及矿物质不足;还可能出现超微量营养素,如硒、锌、铜、铬、锰等的缺乏。小肠移植术后,移植的患者经历了缺血再灌注损伤、去神经、淋巴回流中断以及肠蠕动功能、激素分泌功能、免疫功能、吸收功能、黏膜屏障功能等变化,其恢复是一个漫长和渐进的过程。

5. 其他器官移植 患者移植后营养代谢可能因移植器官而异,但器官移植患者中也存在部分共性影响营养治疗的共性营养紊乱特点,如能量需求增加和蛋白质、糖、脂肪代谢异常等。在进行营养治疗时,应考虑综合营养不良、代谢异常和移植后器官功能障碍的影响。

三、营养代谢治疗

根据患者营养状况、疾病特点及治疗目标,制订合理的膳食计划和营养方案有助于提高患者的免疫力。移植后营养治疗取决于移植器官的功能、胃肠道功能、膳食情况及营养需求。一般术后3~5日可恢复膳食,肾移植后第1日即可进食,小肠移植需1周以上。器官功能恢复缓慢、心理因素、免疫抑制的不良反应及术后并发症等均可影响营养物质的摄取与吸收。

(一) 营养诊断

器官移植患者营养状况评估的指标包括物理学评价(确定脂肪、肌肉及水分的贮存和分布)、病史(确定营养不良的原因、程度及时间)、人体测量法(评价和监测其变化)、实验室检查等。接受器官移植的患者常伴营养不良,然而,由于缺乏标准化的营养评估工具和移植受者之间的差异,其营养不良患病率很难量化,SGA、GLIM可用于器官移植患者的营养状况评估。部分器官移植协会或疾病组织仍使用BMI作为单一标准来评估与术后负面结果相关的移植前营养风险(表18-6)。

移植患者的营养状况评估不仅需考虑患者的营养摄入史和各项评价指标,还需要考虑移植器官、器官衰竭的类型和程度以及其他合并症。在不同的器官移植人群中识别营养风险群体十分重要,营养不良是所有类型器官移植中不良预后的风险因素,器官移植患者术前营养状况可以直接影响术后结果。

表 18-6 移植协会关于移植相对禁忌证的 BMI 范围建议

器官	器官移植协会/疾病组织	移植的相对禁忌证
心	国际心肺移植学会	BMI<18.5kg/m² 或>35kg/m²
肺	国际心肺移植学会	BMI<16kg/m² 或 BMI>35kg/m²
肝	美国肝病研究协会	BMI>40kg/m²
肾	改善全球肾脏病预后组织 临床实践指南	器官移植受者不应仅因为肥胖而被排除

同时需注意,部分患者在接受移植时无营养不良或营养风险,不需要强化营养治疗,但仍需在术后进行营养评估和监测,以避免医源性营养不良。此外,在评估心脏移植或肾脏移植受者时,应使用多维营养评估工具来确定营养状况,因为水肿在心脏衰竭和肾脏衰竭患者中很常见。而液体潴留和水肿可能会扭曲通常用于诊断营养不良的营养评估标准,如体重和人体成分测量结果。

(二)治疗目标
营养治疗有助于减轻术后应激反应,促进创面愈合和器官康复,恢复免疫功能,降低感染和并发症,提高移植器官存活率,改善生活质量。

1. **维持免疫功能** 移植后免疫系统被抑制,提供足够的营养治疗以维持和促进免疫功能,减少感染。

2. **纠正代谢紊乱** 通过调整膳食结构、碳水化合物摄入及监测血糖,可纠正代谢紊乱,提高移植器官的存活率。

3. **预防排斥反应** 营养治疗可降低免疫系统的激活,从而减少排斥反应。

4. **维持适当体重和肌肉质量** 移植后体重减轻、肌肉丧失,通过营养使其恢复。

(三)营养治疗方案
营养不良可增加移植后并发症、病死率及医疗费用,因此,营养治疗是移植康复的重要组成部分。器官移植后,患者能量和蛋白质需求发生变化,不同器官移植患者,因术前基础疾病不同,营养不良差异较大,需个体化确定营养治疗方案。

器官移植患者术后营养治疗途径的选择取决于移植器官及其功能、胃肠道功能、患者摄食的能力和需求。营养治疗途径有口服、肠内营养及肠外营养。只要患者肠道有部分功能或部分肠道有功能就应该用 EN,不足部分用 PN 补充,只有在肠道完全无功能时才考虑用 TPN。

日常膳食为首选营养方式,能口服尽量口服,少量多餐、进食营养价值高的食品,加用 ONS、维生素及微量元素可弥补所进食物的不足。对不能经口摄入足够能量、蛋白质及微量营养素者,可行管饲,少量开始,逐步增加至耐受量。肠内营养不足或者不能实施时,应进行肠外营养。

营养成分的选择取决于患者营养状况、体重、年龄、性别、代谢状态、器官衰竭类型及级别,是否存在感染、吸收不良或额外丢失(如穿刺术和透析)等。术后早期营养以代谢支持为主,逐渐增加能量摄入。器官移植患者主要营养素需要量见表 18-7。维生素和电解质的需要量因移植器官的不同而有所差异,因常规使用利尿剂、腹腔引流及液体超负荷等,应密切监测移植者血清钠、钾、磷及镁等离子,

表 18-7 器官移植患者营养素需要量

营养素	推荐量
能量	BEE×(1.2～1.5)或 15～35kcal/kg(基于理想体重)
蛋白质	1.2～2.5g/(kg·d)(基于理想体重)
糖类	占总能量 40%～50%
脂肪	占总能量 30%
液体	1ml/kcal,根据出入量调整

注:BEE,basal energy expenditure,基础能量消耗。

及时纠正电解质紊乱。

患者移植器官功能尚未完全恢复时,可选择有针对性的营养制剂来缓解新器官的代谢压力,对肝功能不全者可选择含支链氨基酸多,芳香氨基酸少的营养制剂。肾功能不全者需使用富含足够能量、必需氨基酸、组氨酸、少量脂肪及电解质的营养制剂,从而有效减轻肾脏负担。肺移植后需提供充足的能量和蛋白质,可选用碳水化合物含量低、脂肪含量高的营养品来加快移植器官功能的恢复,同时减少 CO_2。

由于慢性器官衰竭、移植手术、常见的移植后并发症及终身免疫抑制治疗,器官移植患者面临更高的营养风险。器官移植患者术后不仅要克服手术导致的创伤应激,还要应对与手术、器官功能障碍、免疫抑制药物相关的并发症和代谢紊乱。在进行器官移植患者的营养治疗前,应全面评估患者移植前的营养状况、术后并发症和临床病程,以选择合适的营养治疗,包括营养治疗的时间、途径和持续时间。

第十一节 ｜ 乳糜胸和乳糜腹

乳糜漏(chylous leakage)是指胸导管或淋巴管主要分支破损引起富含蛋白质及脂质成分的淋巴液溢出的病理现象,引流液常呈半透明乳白色。可表现为乳糜胸及乳糜腹;乳糜胸(chylothorax)是来自胸导管渗漏的乳糜液或淋巴液在胸膜腔内积贮;乳糜腹(chyloperitoneum)是指胸导管、腹腔淋巴管及其分支受压、阻塞或创伤后乳糜液在腹腔内积聚。乳糜胸的病因很多,可大致分为非创伤性及创伤性;前者主要原因为恶性肿瘤,各类手术则已成为创伤性乳糜胸的主要原因。

乳糜胸的主要原因:创伤性(钝性伤、穿透伤),手术(颈部淋巴结清扫术、食管切除术、纵隔肿瘤切除术、先天性心血管手术),肿瘤(淋巴瘤、肺癌、纵隔肿瘤、慢性淋巴细胞白血病)、感染性疾病如结核,其他如淋巴系统的先天性或特发性疾病。

乳糜腹的主要原因:创伤性(钝性伤、穿透伤),手术(主动脉瘤术、腹部淋巴结清扫术、妇科手术),肿瘤(肿瘤侵犯腹膜后或肠系膜淋巴结,淋巴瘤,腹腔肿瘤),感染性疾病如结核、胰腺炎、丝虫病,其他如肝硬化、系统性红斑狼疮、淋巴系统的先天性或特发性疾病及肾病综合征。

一、代谢特征

乳糜漏的流量与患者活动情况、小肠功能、膳食中脂肪含量等有关,由于大量的液体、电解质、蛋白质和淋巴细胞的丢失,会引起一系列的严重问题。

1. **脂肪代谢**　甘油三酯的存在使乳糜液呈混浊的外观,这些占乳糜的 1%～3%,乳糜液包括中性脂肪、游离脂肪酸、磷脂、鞘磷脂和胆固醇,具体含量取决于最近摄入的膳食。一般而言,甘油三酯的含量远远超过胆固醇的含量。另一方面,长链甘油三酯需要依靠黏膜细胞膜中的脂肪酸转运蛋白变成直径约为 0.5mm 的乳糜微粒,并通过淋巴管和胸导管进入血流。而中链甘油三酯更易溶于水,直接被吸收到门静脉系统中,而不进入淋巴系统。

2. **蛋白质代谢**　乳糜的蛋白质含量约为 3%;在 2～6g/dl 之间,大约是血浆中的一半(6.5～8g/dl)。假设正常白蛋白水平为 4g/dl,对于乳糜丢失 1L/d 的患者,仅白蛋白的丢失(不包括其他蛋白质)至少可估计为 30g/d,所以需及时补充白蛋白,防治低蛋白血症。

3. **水、电解质**　正常成年人胸导管中乳糜液流量为 1 500～2 500ml/d。对于绝对卧床、饥饿、持续胃肠减压的患者可降至 10～15ml/h,但随膳食(尤其是长链甘油三酯)摄入的增加,可显著增加乳糜液的流量,最多可大于 3L/d。乳糜的电解质组成与血浆相似。在对持续的乳糜漏患者进行营养治疗期间,必须考虑水、电解质的丢失,并及时适量地进行补充,包括钠、钾、镁、钙、磷酸盐等。

二、营养代谢紊乱特点

乳糜胸最严重的并发症是蛋白质-能量营养不良。乳糜液中含有大量的乳化脂肪(甘油三酯、乳糜微粒)、淋巴细胞、电解质、蛋白质、免疫球蛋白和脂溶性维生素。持续性乳糜漏可导致机体丢失大量蛋白质、免疫细胞脂质、脂溶性维生素等营养物质,造成低蛋白血症、低钠血症、酸中毒、低钾血症及血容量难以维持,病死率高达 25%～50%。乳糜液持续丢失还造成细胞免疫和体液免疫功能异常。T 淋巴细胞是乳糜液中细胞的主要成分。大量乳糜液的流出使 T 淋巴细胞数量减少,细胞免疫受到抑制。低蛋白血症、淋巴细胞减少和抗体水平低下,使患者免疫功能下降,增加发生细菌或病毒感染的机会。

三、营养代谢治疗

由于淋巴液内含大量的脂肪和脂溶性维生素等营养元素,故乳糜漏发生后可迅速引起严重营养不良,病死率极高。应当尽早采取有效措施。乳糜胸诊断明确后,需要定期监测血清电解质、淋巴细胞计数、白蛋白、总蛋白和体重。对接受持续引流且经口进食受限的患者需仔细评估其营养状态,并提供肠内或肠外营养,以补充乳糜漏引流相关的蛋白质和能量丢失。

1. 肠内营养　少量乳糜漏患者在治疗原发疾病的基础上给予营养治疗、维持水、电解质平衡后瘘口可关闭。其营养治疗方案可选择经口进食或 EN,首选经口进食而非肠内营养,EN 可作为经口进食的补充治疗。初始治疗应采取高蛋白质、低脂肪或无脂肪膳食(脂肪<10g/d),适量补充维生素,摄入富含碳水化合物和蛋白质的食物补充能量。此营养治疗方案可减少肠道对脂肪的吸收,从而减少转运到淋巴管的乳糜量;但同时也减少了脂溶性维生素的吸收。最为重要的是需减少长链甘油三酯摄入,可避免其转化为单甘油酯和游离脂肪酸,后两者将以乳糜微粒的形式被转运到淋巴管。为避免必需脂肪酸的缺乏,可单独静脉提供脂肪乳剂(含必需长链脂肪酸)。

一般采用低脂肪膳食 7～10 日,随着病情改善和胸腔引流量减少(<500ml/d),可尝试摄入含中链甘油三酯的胶囊或乳液行过渡性营养治疗。中链甘油三酯可直接被肠道细胞吸收,并经门静脉直接运送到肝脏,从而绕过了胸导管。其推荐剂量为 50～100ml/d。含有中链甘油三酯的肠内营养配方,由于口感不佳,患者可能难以耐受。常见不良反应是轻度的胃肠道不适、脂肪泻和血胆固醇水平升高。需注意的是对于晚期肝硬化所致的乳糜腹患者不应使用中链甘油三酯,否则可能诱发嗜睡和昏迷。此外,有研究显示 ONS 在保守治疗乳糜胸中有较好的疗效。根据患者的病情可逐渐将长链甘油三酯加入到膳食中,并根据耐受情况过渡到正常膳食,如果病情无改善,可采用 TPN。

2. 肠外营养　大量乳糜漏(>1L/d)患者建议早期手术干预,而不是通过引流和膳食调整进行长期保守治疗。部分患者即使是饮水也能增加通过胸导管的流量;因此消除口服摄入量是必要的。其营养治疗方案多采用 TPN,可用于不能经口进食、不能接受 EN 的患者,以及经口进食和 EN 失败的患者。TPN 通过静脉途径而非通过胃肠道提供人体每天的必需营养,预防和减轻营养不良的发生,为组织修复和破口愈合提供必要的基础和条件。另外,PN 还可抑制胃肠液分泌,减少淋巴液的形成,保证胃肠道的休息,进一步促进破裂口愈合和缩短愈合时间。

乳糜漏导致乳糜液中液体、电解质、蛋白质、淋巴细胞和微量营养素的持续性大量流失,造成一系列有害的影响。乳糜漏的治疗在很大程度上取决于病因。膳食调整是乳糜漏患者的首要治疗手段,通过限制脂肪摄入可以有效减少乳糜的产生,促使受损部位的愈合,从而避免了手术干预的必要性。对于大量乳糜漏或经口进食和 EN 失败的患者,可以考虑进行严格的 TPN。所有患者均应接受专业营养科医师的评估,以协助制订符合这些原则的个性化膳食计划。

第十二节 │ 减重代谢手术

减重代谢手术(bariatric-metabolic surgery,BMS)是治疗肥胖及其相关代谢病的有效途径,但由于 BMS 的消化道重建,可导致一系列代谢重塑,围手术期营养管理是决定术后效果的重要因素。

一、术式及代谢特点

1. 腹腔镜胃袖状切除术(laparoscopic sleeve gastrectomy,LSG)　以缩小胃容积为主,在保持原胃

肠道解剖结构基础上切除部分胃,可达到良好减重和缓解合并症的效果,有操作简单、手术时间短、并发症少等优点,占国内减重手术的 87.5%。术前合并胃食管反流病的患者,不建议选择该术式。术后因胃酸分泌减少致消化能力减弱、食物摄入量减少、饮食习惯改变影响患者营养状态,常见营养不良包括蛋白质和维生素缺乏。

2. **腹腔镜 Roux-en-Y 胃旁路术**(laparoscopic Roux-en-Y gastric bypass,LRYGB)　以缩小胃容积和改变食物通道为目的,达到限制食物摄入量,减少小肠吸收而获得体重减轻、胰岛素抵抗改善等效果,是公认的"金标准"术式,也是治疗伴 2 型糖尿病肥胖者的首选术式。手术旷置的大胃囊与食管不相连,胃镜检查较难实施,因此,对有胃癌前期病变或有胃癌家族史者须慎重选择。术后除了消化能力减弱、食物摄入量减少、饮食习惯改变外,因小肠旷置与胃肠转流常出现铁缺乏。

3. **腹腔镜胆胰转流与十二指肠转位术**(laparoscopic biliopancreatic diversion with duodenal switch,LBPD-DS)　有持久减重效果和较高代谢病缓解率。但手术难度大,术后可出现明显营养并发症而局限。

二、营养代谢治疗

(一)围手术期营养治疗

1. **术前**　术前加强宣教,帮助患者选择手术方式,增加依从性,提高治疗效果。严重营养不良是术后营养并发症的高危因素,故术前完善检查,充分营养评估,制订营养计划。

2. **术后早期**　在保持能量平衡的同时,确保摄入足够蛋白质和其他营养素。腹腔镜胃袖状切除术维持原有肠道结构,术后营养不良的可能性小。常见并发症有胃食管反流、呕吐、蛋白质摄入不足、缺铁,以及维生素 D、维生素 B_{12}、叶酸、钙、锌、镁等缺乏。腹腔镜 Roux-en-Y 胃旁路术,要避免摄入过多脂肪和精制碳水化合物,以防倾倒综合征和脂肪泻。术后应增加纤维和复合糖摄入,避免摄入单糖。首选口服营养补充,无法在 3~7 天内通过胃肠喂养满足身体所需者,考虑使用 SPN。建议低能量肠外营养,能量 10~20kcal/(kg·d),蛋白质 60~80g/kg。围手术期应监测血糖变化,术后 1~5 天酌量给予清流质膳食,先给低糖、低脂肪、无咖啡因的流质膳食、半流质膳食,再过渡到软食和固体食物。

(二)术后长期

1. **膳食推荐**　结合生化指标、肌肉量、体重等情况,制订合适的营养方案。术后膳食需包含所有必需营养素,膳食模式可选择地中海膳食、健康餐盘膳食、得舒膳食。给精细并富含蛋白质的食物,增加水果、蔬菜、全谷物与 ω-3 脂肪酸,避免摄入浓缩糖。

为防止术后减重不足或复重。建议:①少食多餐,三餐间 1~2 次加餐;②减慢进食并仔细咀嚼;③每餐或加餐的份量应在 250ml 以下;④在正餐和加餐中选择少量固体食物;⑤避免过于黏稠、夹生或坚硬难以咀嚼的食物;⑥进固体和液体食物之间应间隔 30 分钟,液体在进餐 30 分钟后饮用,不要在正餐或加餐时用;⑦补充矿物质和维生素;⑧每天进行体力活动;⑨每天记录所摄食物情况;⑩每月至少记录 1 次体重,但每周最多记录 1 次。

2. **营养素补充**　①水分:入量应>2 000ml/d;②蛋白质:术后坚持 HPD 膳食法,蛋白质 60~80g/d,或 1.2~1.5g/(kg·d)。对胆胰转流十二指肠转位者,术后应增加 30% 的蛋白质摄入;③碳水化合物:建议150~200g/d;④脂肪:25~40g/d(以不饱和脂肪酸为主);⑤维生素与微量元素(表18-8)。

3. **随访和管理**　减重术后,参与长期(≥1 年)综合减重维持计划,可有效保持体重减轻的效果。

(1)术后一月,开始有规律运动,主要以有氧运动为主,运动时间为 150~300min/周。每周进行 2~3 次强化肌肉锻炼。

(2)建议术后一个月行超声检查,特别是 BMI>35kg/m² 者,注意预防胆结石。

(3)育龄女性术后 12~18 个月应适当避孕。术后无论何时妊娠,必须对妊娠母体维生素和微量元素进行监测,包括血清铁、钙、叶酸、维生素 B_{12} 及脂溶性维生素等。术后随访是防止复胖并有监督作用的有效措施,随访项目详见表18-9。

表 18-8　减肥手术后的微量营养素补充

营养素	预防性补充	治疗性补充
维生素 B_1	口服维生素 B_1 50mg/d 或复合维生素 B 1~2 次/d	口服 100mg，2~3 次/d，直至症状消失；肌内或静脉注射 500mg，持续 3~5 天后口服 250mg 至症状消失；长期口服 100mg/d，无限期治疗，或直至危险因素消除
维生素 B_{12}	口服 350~1 000μg/d；肌肉或皮下注射：每月 1 000μg	口服 1 000μg/d 以达到正常水平，然后恢复推荐剂量，建议维持正常水平
叶酸	口服 400~800μg/d；育龄妇女 800~1 000μg/d	口服 1 000μg/d 以达到正常水平，然后恢复推荐剂量以维持正常水平
维生素 A	RYGB/SG：5 000~10 000IU/d，DS：10 000IU/d	没有角膜改变的维生素 A 缺乏肥胖者：口服 10 000~25 000IU/d，至临床症状明显改善。伴有角膜改变者：口服 50 000~100 000IU/d，3 天之后再服用 50 000IU/d，持续 2 周
维生素 D	预防剂量应基于血清维生素 D 水平：维生素 D_3：3 000IU/d 直至血中 25-羟维生素 D 水平高于 30ng/ml	维生素 D_3：3 000~6 000IU/d
维生素 E	15mg/d	50~100mg/d
维生素 K	RYGB/SG：90~120μg/d；DS：300μg/d	对于急性吸收不良的肥胖者，注射 10mg；慢性吸收不良肥胖者，口服 1~2mg/d 或注射 1~2mg/周
钙	每日剂量取决于手术类型；BPD/DS：1 800~2 400mg/d；RYGB/SG：1 200~1 500mg/d	严重者 1~2 支葡萄糖酸钙 93~186mg 缓慢静推，随后静脉滴注，<3 000mg/d
铁	口服铁，男性和无贫血史者 18mg/d；女性 45~60mg/d	口服铁 150~300mg/d；并与其他口服补充剂分开服用；补充维生素 C 可促进铁吸收，减少铁超载风险；若口服效果不佳，应静脉补充
锌	BPD/DS：16~22mg/d；RYGB：8~22mg/d；SG：8~11mg/d	每补充 8~15mg 锌应同步补充 1mg 铜，以避免铜缺乏
铜	BPD/DS 或 RYGB：2mg/d；SG：1mg/d	轻中度缺乏：口服 3~8mg/d，直到指标恢复正常。严重缺乏：静脉注射铜 2~4mg/d，持续 6 天或直到血清水平恢复正常和神经症状缓解。铜含量恢复正常后，应每 3 个月监测 1 次

注：RYGB，Roux-en-Y gastric bypass，Roux-en-Y 胃旁路术；SG，sleeve gastrectomy，胃袖状切除术；BPD，biliopancreatic diversion，胆胰转流术；DS，duodenal switch，十二指肠转位术。

表 18-9　减重手术后随访及监测项目

随访项目	术前	术后			
		1 个月	3 个月	6 个月	1 年
营养和运动调查及教育 [a]	√	√	√	√	√
体重、腹围、皮下脂肪 [b]	√	√	√	√	√
呼吸、心率、血压、体温	√	√	√	√	√
药物使用（代谢相关）	√	√	√	√	√
血糖 [c]	√	√	√	√	√
血、尿常规	√	?	√	√	√
血液生化（血脂分类）	√	?	?	√	√

续表

随访项目	术前	术后			
		1 个月	3 个月	6 个月	1 年
OGTT[a]	√	?	√	√	√
血清胰岛素和 C 肽	√	?	√	√	√
糖化血红蛋白	√	?	√	√	√
血清维生素与微量元素	√	?	?	√	√
骨密度[d]	?	?	?	?	?
其他检查[e]	?	?	?	?	?
并发症监测	√	?	√	√	√

注："√" 为术后不同时间必须检查项目；"?" 为术后不同时间非必须检查项目。OGTT, oral glucose tolerance test, 口服葡萄糖耐量试验。随访 1 年后除骨密度外均每年检查 1 次。a. 如需要，可增加次数；b. 每周至少自测 1 次；c. 每月至少 1 次；d. 每 2 年监测 1 次；e. 根据临床实际需要实施。

（王新颖　黄　河　王昆华　石汉平）

案例分析　　　　本章目标测试　　　　本章思维导图

第十九章 | 慢性疾病的营养治疗

我国每年因慢性疾病（chronic disease）引起的死亡人数占到全国因病总死亡人数的 80%，疾病负担占到疾病总负担的 70%，慢性疾病已成为我国最大疾病负担和健康威胁。慢性疾病绝大多数是生活方式疾病，其最好的三级预防就是保持健康生活方式。膳食营养因素在生活方式疾病中占据主要地位，因此，慢性疾病的防治首先要从营养入手。2 000 多年前，医学先哲就告诉我们：when diet is wrong，medicine is of no use；when diet is right，medicine is of no need（膳食均衡，医生归田；营养不好，仙丹无效）！发达国家认为营养治疗是慢性疾病的最终解决方案。因此，要高度重视、充分发挥营养治疗在慢性疾病三级预防中的一线措施作用，慢病防控，营养先行。

第一节 | 恶性肿瘤

恶性肿瘤（cancer）是迄今为止对人类生理（生命）、心理及经济威胁最大的疾病，其发病率和死亡率仍在持续上升。恶性肿瘤与营养不良之间存在一种恶性循环，一方面营养不良的人群更容易发生恶性肿瘤，另一方面恶性肿瘤患者更容易出现营养不良，营养不良是恶性肿瘤患者最常见的合并症。恶性肿瘤本身和抗肿瘤治疗常常会导致患者摄食减少、消耗增加，出现营养不良；营养不良反过来削弱治疗效果、降低生活质量、缩短生存时间及增加医疗费用。鉴于营养不良在恶性肿瘤患者中的普遍性、特殊性及营养不良导致的严重后果，营养治疗应该成为肿瘤综合治疗中的基础措施和核心内容，应该成为肿瘤患者的基础治疗、一线治疗。营养（医）师或营养治疗小组成员应成为肿瘤多学科综合治疗团队（multidisciplinary team，MDT）的核心成员，全程参与肿瘤患者的全部治疗，包括院外管理。

一、代谢特点

越来越多的研究证实肿瘤本质上是一种代谢性疾病。在肿瘤发生、发展和转移过程中，肿瘤细胞发生了一系列代谢改变，即肿瘤代谢重编程（metabolic reprogramming），从而有利于肿瘤恶性增殖、侵袭转移和适应不利生存环境。

1. 能量代谢 肿瘤细胞能量代谢最重要的特征是 Warburg 效应，即在氧供充足条件下，肿瘤细胞多达 50% 以上 ATP 来自低产能效率的有氧糖酵解。其他特征包括：①总体能量消耗远高于正常细胞，肿瘤宿主 REE 平均高于正常人约 10%；②能量利用上具有很强的可塑性，在葡萄糖供能困难时，肿瘤细胞可利用其他能源分子如乳酸、脂肪酸、氨基酸、酮体和乙酸等产能。

2. 糖代谢 肿瘤细胞糖代谢最重要的特征就是葡萄糖有氧酵解。大部分肿瘤细胞的糖酵解能力显著增强，可达正常细胞的 20～30 倍。此外，戊糖磷酸途径（pentose phosphate pathway，PPP）也明显增强。与肿瘤细胞高度活跃摄取和分解利用葡萄糖不同，肿瘤宿主表现为一定程度的胰岛素抵抗和葡萄糖利用障碍。同时，由于糖异生原料（乳酸、甘油和氨基酸）增加，肿瘤患者肝脏糖异生能力显著增强。由于肿瘤与宿主肝脏之间的乳酸-葡萄糖循环（类 Cori 循环），每 1 次循环净消耗 4 个 ATP，所以肝脏糖异生越强，则 ATP 消耗越多，每天额外消耗约 300kcal，这也是肿瘤患者高能耗消瘦的重要机制之一（图 19-1）。

3. 蛋白质/氨基酸代谢 肿瘤细胞为满足自身增殖、生长及各种功能活动的需要，会摄取和代谢大量必需和非必需氨基酸，以谷氨酰胺消耗量最大，是其他氨基酸的 10 倍左右，体积较大的肿瘤捕获

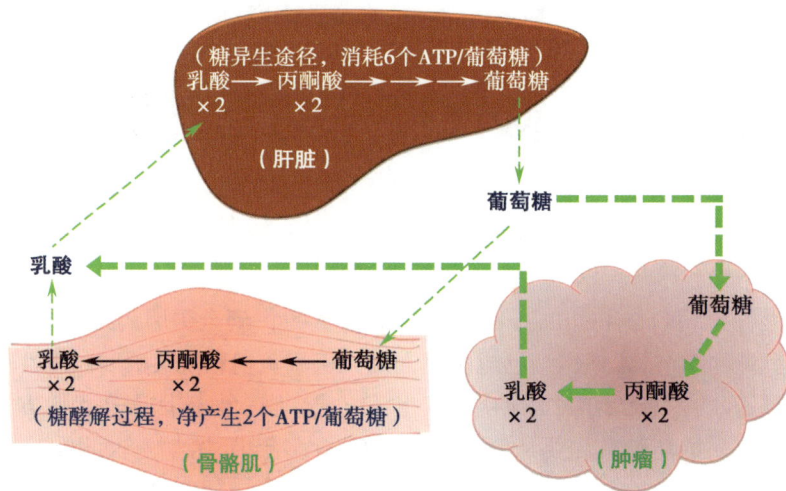

图 19-1 肿瘤与宿主肝脏之间的乳酸-葡萄糖循环

（摄取）氨基酸更多。骨骼肌是机体的蛋白质库,机体 60% 的蛋白质都以各种形式储存于骨骼肌内。肿瘤尤其是进展期肿瘤患者骨骼肌不断降解、瘦体质下降、内脏蛋白质消耗。与此同时,肝脏急性期反应蛋白合成增加,使机体总蛋白质转化率和净蛋白分解率增加,但白蛋白合成减少。

4. 脂类代谢 肿瘤细胞脂代谢主要表现为脂肪酸从头合成,磷脂和胆固醇合成增强,且不受食物脂类摄入的影响。这与肿瘤细胞不断增殖需要合成大量细胞膜密切相关。肿瘤患者体内脂类代谢改变主要包括:脂肪组织分解动员增强,外源脂类利用下降,血浆脂蛋白(乳糜微粒和 VLDL)和 TG 水平升高。肿瘤宿主脂肪分解是一个早期事件,肿瘤非侵袭、营养摄入没有减少时,其腹膜后储存脂肪即有严重下降。长期代谢改变会导致储存脂肪耗竭,身体消瘦,体重下降。

二、营养代谢紊乱特点

与良性疾病导致的营养不良相比,肿瘤营养不良有显著特征,突出表现在如下 7 个方面:①营养不良发病率更高:INSCOC 研究发现,我国三级甲等医院住院肿瘤患者中,营养不良总发病率高达80%(轻度、中度及重度营养不良分别为 22%、32% 及 26%),恶液质发病率为 37%。②REE 消耗升高:尽管不同肿瘤、同一肿瘤不同阶段的能量消耗不尽相同,但整体上肿瘤患者 REE 平均升高 10%。③持续生理、心理应激:恶性肿瘤诊断本身、伴随症状及其治疗给患者的身心都带来巨大的创伤和应激。④慢性低度不可逆炎症:慢性炎症促进肿瘤发生、发展,而肿瘤本身是一种慢性、低度、不可逆炎症。INSCOC 研究显示,我国 40% 的肿瘤患者炎症负荷水平升高,依据炎症负荷水平将肿瘤分为高、中、低炎症三类肿瘤,其 5 年总生存率分别为 83%、61%、47%(图 19-2)。与炎症负荷水平正常的患者相比,

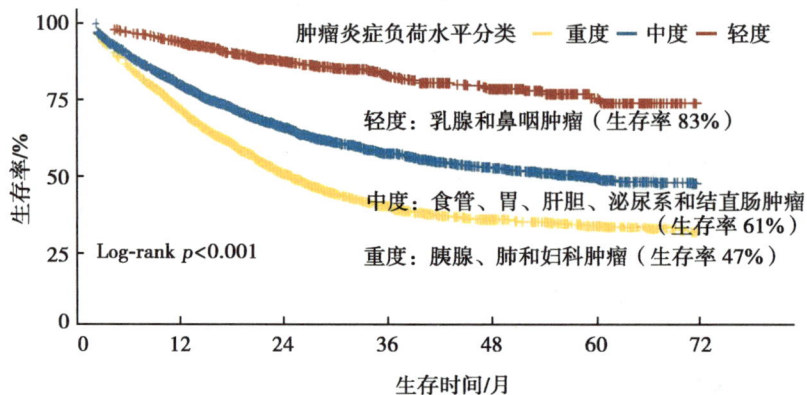

图 19-2 肿瘤炎症负荷水平分类

高炎症负荷的营养不良患者死亡风险增加33.1%,恶液质死亡风险增加1倍,说明炎症负荷水平直接影响患者预后。⑤消耗性代谢紊乱:恶性肿瘤作为一种代谢病,其物质代谢具有不同于正常细胞的代谢重编程,在炎症介质、代谢因子的作用下,发生显著的消耗性代谢紊乱,代谢紊乱发生率高达96%;紊乱发生率最高的3个参数是低密度脂蛋白胆固醇、总胆固醇及前白蛋白。⑥显著肌肉减少:由于炎症反应及分解代谢,18%的恶性肿瘤患者全身肌肉减少,而且女性显著高于男性(21% vs.16%,$P<0.05$)。⑦治疗难度大,需要整合治疗。肿瘤恶性程度越高,上述特征越明显。

三、营养代谢治疗

肿瘤患者的营养治疗是肿瘤患者的基础治疗、一线疗法,是与手术、放疗、化疗等肿瘤基本治疗方法并重的另外一种独立的治疗方法,即肿瘤营养疗法(cancer nutrition therapy,CNT)。CNT是通过计划、实施、评价营养治疗,治疗肿瘤及其并发症或身体状况,从而改善肿瘤患者预后的过程,包括营养诊断、营养治疗、疗效评价3个阶段。CNT作为一种治疗手段,应贯穿于肿瘤治疗的全过程。CNT根据患者的营养状况、肿瘤的类型与分期以及治疗手段而个体化。

(一)治疗时机与时程

营养治疗曾长期被视为抗肿瘤治疗无效后的姑息治疗手段,肿瘤患者何时开始营养治疗也有争议。现已明确,无论早期肿瘤还是进展期肿瘤患者,营养诊疗的时机强调越早越好,原则上应该在诊断为肿瘤的同时进行营养诊断并及时予以营养治疗,而不是等到其出现营养不良后才进行营养诊断和治疗。营养治疗的时程也不应局限于住院期间,而是应该延伸到社区和家庭,实施医院-社区-家庭(H-C-H)延续、分级营养治疗。营养治疗时机见图19-3。

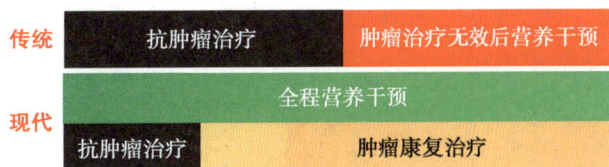

图 19-3　肿瘤患者营养治疗的时机

(二)治疗目标

维持体重是肿瘤患者最重要、最有意义的事情,可增重,不减重。理想的肿瘤营养治疗是实现4个目标:即抗消耗、抗炎症、抗肿瘤及增强免疫。CNT的基本要求是满足肿瘤患者目标能量及营养素需求,最高目标是调节代谢、控制肿瘤、提高生活质量、延长生存时间。良好的营养方案、合理的临床应用和正确的制剂选择可以改善慢性消耗导致的营养不良,抑制炎症介质的产生及其作用,增强机体自身免疫系统的功能,直接或间接地抑制肿瘤细胞的生长繁殖,从而达到提高肿瘤患者生活质量、延长生存时间的目标。

肿瘤本身是肿瘤患者发生营养不良的始动因素,因此,有效的抗肿瘤治疗是治疗营养不良的首要措施。肿瘤本质是一种慢性、低度、持续、不可逆的炎症反应,炎症介质如IL-1、IL-6、TNF-α、IFN-γ及自由基发挥重要作用,导致以代谢适应不良为特征的异常代谢综合征。所以治疗肿瘤患者的营养不良应该多管齐下,具体包括:控制肿瘤、调节代谢、抑制炎症、抗氧化及供给营养5大对策。

(三)能量与蛋白质需求

肿瘤患者的总能量消耗(TEE)是REE和活动相关能量消耗之和。考虑到肿瘤患者REE高于正常人,而体力活动少于正常人,其总能量需求可能与正常人相似。能量供给应不低于70%TEE,卧床者推荐20~25kcal/(kg·d),活动者推荐25~30kcal/(kg·d),还应考虑营养方法,肠内营养按25~30kcal/(kg·d)计算总能量,肠外营养按20~25kcal/(kg·d)计算非蛋白质能量。

肿瘤患者蛋白质需求明显升高,需要量应该满足机体100%的需求,一般推荐量为1.2~1.5g/(kg·d),消耗严重的患者需更多的蛋白质。肿瘤恶液质患者蛋白质的总摄入量(经静脉+经肠道)应达到1.8~2.0g/(kg·d),BCAA应该达到≥0.6g/(kg·d),EAA应该增加到≥1.2g/(kg·d)。严重营养不良的短期冲击营养治疗阶段,蛋白质给予量应达到2.0g/(kg·d),甚至2.5g/(kg·d);轻、中度营养不良肿瘤患者的长期营养补充治疗阶段蛋白质给予量应达到1.5g/(kg·d)。详见第八章第二节。

（四）分类治疗及阶梯治疗

肿瘤患者的营养治疗应根据营养状况进行分类治疗：无营养不良者，不需要营养治疗，直接进行抗肿瘤治疗（包括手术、放疗、化疗等，下同）；轻度营养不良者，在营养教育的同时，实施抗肿瘤治疗；中度营养不良者，在医学营养（EN、PN）的同时，实施抗肿瘤治疗；重度营养不良者，应该先进行医学营养治疗1～2周，然后在继续医学营养治疗的同时，进行抗肿瘤治疗（图19-4）。

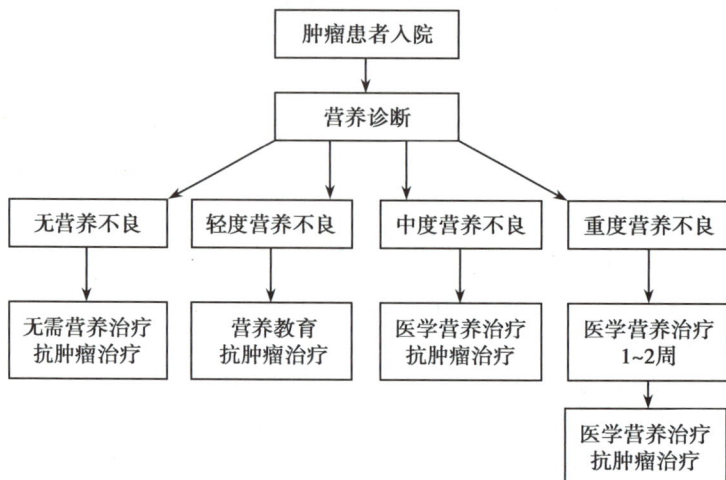

图 19-4 肿瘤患者分类营养治疗

规范营养治疗应该遵循五阶梯治疗原则。肿瘤患者，尤其是老年肿瘤患者、消化道肿瘤患者推荐终身ONS。由于肿瘤本身以及治疗不良反应的影响，肿瘤患者常常口服不足，建议通过肠外途径补充口服摄入不足的部分。PN在肿瘤尤其是终末期肿瘤、肿瘤术后、肿瘤放疗、化疗中扮演重要角色，有时甚至起决定作用。

（五）制剂选择

无瘤状态下，肿瘤患者的营养治疗及其配方与良性疾病患者无明显差异；荷瘤状态下，营养治疗及其配方具有特殊性，强调发挥代谢调节作用，推荐选择肿瘤特异性营养治疗配方。该配方既要保证肿瘤患者营养需求，维护患者的正常生理功能；同时又要选择性饥饿肿瘤细胞，从而抑制或减缓肿瘤进程。

1. 糖/脂肪比例　无瘤状态下三大营养素的供能比例与健康人相同，荷瘤患者应减少碳水化合物的供能比例，提高蛋白质、脂肪的供能比例，推荐高脂肪、低碳水化合物配方，二者比例可以达到1：1，甚至脂肪供能更多（表19-1）。按照需要量100%补充矿物质及维生素，根据实际情况可调整其中部分微量营养素的用量。

表 19-1 三大营养素供能比例

分类	无瘤患者	荷瘤患者
肠内营养	C：F：P=（45～55）：（25～30）：15	C：F：P=（30～50）：（40～25）：（15～30）
肠外营养	C：F=70：30	C：F=（40～60）：（60～40）

注：C，carbohydrate，碳水化合物；F，fat，脂肪；P，protein，蛋白质。

2. 脂肪制剂　中/长链脂肪酸可能更适合肿瘤患者，尤其是肝功能障碍患者。海洋来源的 ω-3 PUFA 在肿瘤中的作用得到越来越多的证据支持。橄榄油来源的 ω-9 MUFA 具有免疫中性和低致炎症反应特征，其维生素 E 含量丰富，也适用于肿瘤患者。

3. 蛋白质/氨基酸制剂　整蛋白型制剂适用于绝大多数肿瘤患者，短肽制剂含深度水解蛋白质，吸收较快。乳清蛋白可更好改善肿瘤患者的营养状况。肿瘤患者推荐使用富含 BCAA 的氨基酸制剂。

4.**药理营养**　在营养配方中添加 EAA/亮氨酸/HMB、精氨酸、ω-3 PUFA、核苷酸、谷氨酰胺、锌等成分,组成免疫调节配方,对肿瘤患者有正面作用。一般推荐上述 3～4 种成分联合使用,单独使用的效果有待进一步证实。

(六)肿瘤代谢调节治疗

肿瘤代谢紊乱或称肿瘤代谢重编程是肿瘤发生、发展、侵袭和转移的根本原因和基础,因此调节或干预肿瘤细胞和宿主的代谢,已成为肿瘤治疗的一个新方向。肿瘤代谢调节治疗涉及肿瘤和宿主两个方面,包括:直接纠正肿瘤代谢紊乱或选择性抑制肿瘤代谢,控制由肿瘤引起的慢性炎症状态,纠正激素和相关信号紊乱,选择性饥饿肿瘤和改善肿瘤患者营养状况等。生酮膳食是代谢调节治疗的典型范例。尽管目前这些研究多数停留在动物模型上,但进一步开展临床探索必将会对肿瘤治疗带来新的希望。

(七)体力活动

WHO "世界公共卫生建议及健康促进活动"向全世界推荐的三项行之有效的肿瘤预防措施分别为调整膳食、控制烟草、体力活动。体力活动,特别是运动,是预防和治疗几乎所有疾病包括恶性肿瘤的最有效措施之一,不仅仅具有显著的临床效果,而且具有显著的卫生经济学效益,广泛适用于不同诊断、性别、年龄、分期、治疗措施的肿瘤患者。

建议患者从低强度、短时间的运动开始,逐步过渡到推荐的运动强度及运动时间,并根据患者的情况随时调整运动计划。推荐每周至少 5 次中强度至高强度体力活动,每次 30～60 分钟。日常基本生活体力活动属于低强度体力活动,其作用未经证实,不能代替中强度及高强度体力活动。另一方面,肿瘤患者的体力活动不是时间越长越好、强度越大越好。每天超过 60 分钟的高强度运动反而增加患者的疲劳,降低患者的生活质量。

对绝大多数肿瘤患者来说,最简单但是非常有效的运动是晚饭后快步走。国人最重要的一顿饭是晚饭,吃得最好,也吃得最多,所以要选择晚饭后。晚饭后步行的基本要求有两个:一是快,普通漫步作用不大;二是长,时间不能短于 30 分钟,否则难以达到效果。

体力活动对多种营养代谢相关性疾病有显著疗效,但是,体力活动对恶液质的治疗作用不及肿瘤、营养不良和肌肉减少症,可能与恶液质的终末期状态本质有关。

肿瘤相关性营养不良是多因素共同作用的结果,包括肿瘤的全身和局部影响、宿主对肿瘤的反应、抗肿瘤治疗的干扰及营养认知。肿瘤患者更容易发生营养不良,而营养不良的肿瘤患者对抗肿瘤治疗的耐受力下降、敏感性降低;伴发疾病及并发症更多、医疗花费更高、生活质量更差、生存时间更短。因此,肿瘤患者更需要营养治疗,营养治疗对肿瘤患者意义重大,是肿瘤患者的一线治疗。防治肿瘤营养不良要多措并举:确切的抗肿瘤治疗是前提,规范的营养治疗是根本,合理的代谢调节是核心,有效的炎症抑制是关键,适度的氧化修饰是基础。

第二节 ｜ 炎症性肠病

炎症性肠病(inflammatory bowel disease,IBD)包括溃疡性结肠炎(ulcerative colitis,UC)和克罗恩病(Crohn disease,CD),是主要累及胃肠道的非特异性、慢性、复发性、炎症性疾病。由于 IBD 的发病机制复杂、治疗困难,多数患者病情反复发作迁延不愈。临床实践证据表明,营养治疗有助于 CD 的诱导缓解和维持治疗。

一、代谢特点

1.**能量代谢**　由于长期膳食摄入不足或不均衡、蛋白质消耗增加、疾病活动导致胃肠道吸收不良或治疗药物的影响,大部分 IBD 患者 LBM 下降,在 CD 患者更常见。尽管炎症带来的高代谢状态增加能量需求,但患者往往体力活动也减少,因此总能量需求与健康人群相似,其能量需求可根据间接测量法并结合体力活动程度评估。

2. 蛋白质代谢　IBD 患者的蛋白质需求取决于疾病的严重程度。炎症活动和糖皮质激素应用会引起负氮平衡，肠道炎症还会引起蛋白质丢失。

3. 微量营养素　由于腹泻、肠道吸收不良以及食欲、食量下降，多种微量营养素缺乏在活动期和缓解期均很常见。CD 常累及回肠，而回肠是维生素 B_{12} 和脂溶性维生素吸收的主要部位，因此 CD 患者常合并维生素 B_{12} 和脂溶性维生素，特别是维生素 D 的缺乏。

铁缺乏在 IBD 患者中十分常见。急性或慢性肠道出血是铁丢失的常见原因；其次，铁主要在十二指肠被吸收，十二指肠病变患者铁缺乏的风险更高；再者，炎症可以抑制促红细胞生成素的生成，还可减少肝脏和脾脏的铁储备。

二、营养代谢紊乱特点

IBD 的发病涉及胃肠免疫系统、遗传和环境因素的交互作用，其确切病因和发病机制尚不明确，但膳食肯定是重要的环境因素。IBD 的遗传易感因素复杂，多种基因突变可能影响机体对胃肠道菌群及膳食抗原的免疫反应，在抗原暴露增加、防御机制削弱或耐受性降低的情况下，机体产生过度且难以抑制的炎症反应，导致胃肠组织损伤；在炎症状态下，肠道对食物分子和细胞片段的通透性增加，进一步促进抗原和宿主免疫系统之间的交互作用。

UC 和 CD 都常伴有营养不良，原因涉及口服摄入量减少、营养需求增加、胃肠道营养吸收障碍，也可能与治疗药物的作用有关。CD 可影响胃肠道的任何部位，营养不良更常见且更难纠正；而 UC 主要局限于结肠，较少出现 CD 常见的消化吸收障碍。

三、营养代谢治疗

（一）一般膳食

膳食结构与 IBD 的发病风险相关，流行病学研究表明多吃水果、蔬菜，少摄入蔗糖，以及富含 ω-3 PUFA、低 ω-6 PUFA 的膳食可降低 IBD 的发病风险，但相应的膳食干预研究并未显示 IBD 结局显著改善。母乳喂养可以预防 IBD，6 个月以上的母乳喂养可降低 IBD 的患病风险。可长期保存的包装食品通常经过深度加工，往往含有较高水平的糖、脂肪、盐，且含有多种食品添加剂，其中的羧甲基纤维素等是诱发 IBD 的危险因素，应减少食用。

（二）营养治疗途径

包括 EN 和 PN。只要有适应证而无禁忌证，就首选 EN。

1. EN　EN 对 UC 患者的主要作用是纠正营养不良和降低营养风险。EN 对 CD 患者的作用除了纠正营养不良和降低营养风险外，更重要的作用是通过多种机制抑制炎症，诱导和维持疾病缓解。欧洲儿科胃肠病学、肝病学及营养学协会和欧洲克罗恩病和结肠炎组织发布的最新指南均明确指出，对处于生长发育阶段的儿童及青少年 CD 患者，EEN 是诱导缓解的第一选择，其疗效与皮质激素相当，但是无皮质激素的不良反应。EEN 并非仅适用于儿童及青少年 CD，同样也适用于成年人，其对病情的缓解率高达 80%。对药物治疗无效或者因禁忌证不能实施药物治疗的成年 CD 患者，EN 是有效的替代治疗手段。研究还发现，EEN 对 CD 的抗炎效果优于 PEN，EEN 诱导 CD 缓解率高于 PEN，所以 CD 的 EN 治疗选择是 EEN，而不是 PEN。以 EEN 诱导儿童和青少年 CD 缓解的推荐疗程为 6～12 周，成年人为 4～6 周。

2. PN　通常在无法实施 EN 时进行。应基于患者的临床特点，兼顾总能量、宏量和微量营养素优化 PN 治疗方案；预估疗程，酌情考虑深静脉置管。PN 的主要作用是快速改善营养不良和降低营养风险，但成本较高，不良反应较多，一旦出现 EN 的时机，应及时全部或者部分转换为 EN，同时要高度关注并及时处理再喂养综合征。

3. 肠内营养制剂　肠内营养制剂通常分为整蛋白型、短肽型和氨基酸型。虽然现有资料未发现各型肠内营养制剂对 IBD 的临床疗效有明显的差异,但鉴于 IBD 患者存在肠道微生态失衡、肠道黏膜屏障结构和功能异常以及免疫功能紊乱,而整蛋白型肠内营养制剂又具有一定的免疫原性以及需要进一步消化后才能够被吸收,因此,氨基酸型肠内营养制剂在理论上和临床实践中都更适合于肠道病变严重或有严重消化吸收不良的 IBD 患者。对于肠道病变并不严重的 IBD 患者,基于卫生经济学,可选择性价比更高的整蛋白型或者短肽型肠内营养制剂。

4. 肠内营养通路的选择　EN 治疗时优先考虑口服肠内营养制剂。但一日三餐的口服常常加重患者的腹痛、腹泻,甚至诱发或加重狭窄或穿透性病变。因此,可考虑模拟管饲的方法口服以提高患者的耐受性和依从性。具体做法为:选择合适的肠内营养制剂,按说明书每次配兑 200～300ml 并保温存放,每 3～5 分钟口服 30～50ml。对有上消化道狭窄、穿透性病变以及有吞咽功能紊乱等异常的 IBD 患者,经鼻或经皮置管管饲是必要的。通过留置营养管持续缓慢输注肠内营养制剂,能保证足够的能量供给。但是,管饲有明显的不良反应(包括咽喉炎、吸入性肺炎、诱发或者加重穿透性病变、诱发喉头水肿甚至窒息等),也不符合正常人的饮食生理和心理,且管饲系统中的输注泵和营养管护理有一定要求,应合理选择,避免滥用。

(三) 活动期的营养治疗

轻中度 CD 患者可考虑 TEN,或排除性膳食加部分 EN 为活动期的一线治疗手段。目前没有证据提示某些营养组分或要素对 IBD 患者特别有益,标准化的 EN(含有适量脂肪的多组分膳食)可用于基础的支持性营养治疗。

肠道狭窄是 CD 的常见并发症,合并近端肠腔狭窄且具有梗阻症状时,需调整膳食的稠度(含较少的不溶性膳食纤维)或流质膳食,条件允许时可置管越过肠内狭窄段进行管饲。

CD 患者常有肠管之间或肠道到其他器官(如皮肤、膀胱、阴道等)之间的瘘管。早期营养治疗能降低瘘管的发生率和严重程度,低位回肠或结肠瘘管者仍可以 EN 为主,但近端瘘管者应接受 PPN 或TPN,减轻肠道负担以助瘘管修复。

UC 患者一般只有在病情严重恶化或围手术期才需要额外的营养治疗,但即使是重度 UC,通过PN 减轻肠道负担也不能改善预后,因此同样应优先选择 EN。

IBD 患者常伴有骨质疏松。活动期 IBD 患者,在接受糖皮质激素治疗或可能合并维生素 D 缺乏时,应监测血清 25-羟维生素 D 水平,必要时补充钙剂或维生素 D。

(四) 围手术期营养管理

50%～70% 的 CD 患者需要外科手术切除部分肠管。然而手术并不能治愈 CD,患者往往需要多次肠段切除,可能导致不同程度的液体和营养素吸收障碍,甚至出现短肠综合征并需依赖 PN 维持。UC 可能因手术而治愈,大约 20% 的 UC 患者会接受外科手术。

营养不良的 IBD 患者术前应予营养治疗,严重营养不良患者先接受强化营养治疗 7～14 天后手术。正常膳食无法满足能量和蛋白质需求时,建议术前应用 ONS;若经口或经肠营养摄取不足超过7 天,应联合 EN 和 PN 治疗。只有无法建立 EN 通路、严重呕吐或腹泻或存在 EN 禁忌证时,才选择TPN。

早期营养治疗可降低 IBD 术后并发症的发生风险。大多数 IBD 患者术后早期均可予正常膳食、ONS 或者 EN。回肠或结肠造口的 CD 患者一般都可以接受 EN,但近端造口或造口高排量应接受PPN 或 TPN。末段回肠切除长度超过 20cm 或存在明确的维生素 B_{12} 缺乏时,应及时补充。

(五) 缓解期的营养治疗

现有证据表明,膳食补充 ω-3 PUFA 对诱导 IBD 病情缓解无效,也没有某种膳食能有效维持 IBD缓解,但缓解期 IBD 患者应避免食用可诱发病情活动的食物。缓解期常用的柳氮磺吡啶和甲氨蝶呤等药物,可抑制二氢叶酸还原酶或叶酸吸收,导致叶酸缺乏,应预防性补充。

(六) 肠道菌群调节

IBD 患者肠道微生物菌群多样性减少,代谢产物改变。单用益生菌对诱导或维持 CD 缓解无效,但轻中度活动期的 UC 患者,若无法耐受 5- 氨基水杨酸治疗,可考虑将益生菌制剂作为替代治疗方案,多重益生菌制剂亦可用于预防结肠贮袋炎。已有研究报道粪菌移植治疗 IBD 有效,但尚缺乏高级别循证证据支持。

第三节 | 慢性肝病

肝脏是人体重要的代谢器官,包括病毒感染、饮酒、脂代谢异常、药物、遗传等在内的多种病因可引起慢性肝病(chronic liver disease),长期、反复的肝脏损害还可导致肝小叶结构破坏和假小叶形成,并发展为肝硬化。慢性肝病患者存在复杂的营养代谢改变和不同程度的营养不良,而营养不良又影响肝病的发生、发展,带来不良预后。本节主要介绍肝硬化、酒精性肝病以及慢性肝病围手术期的营养治疗。代谢相关脂肪性肝病的营养治疗见第二十章第五节。

一、代谢特点

1. **能量代谢**　与正常人相比,慢性肝病患者的能量消耗增加或正常。在肝硬化和酒精性肝病(alcoholic liver disease,ALD)患者中,能量消耗通常增加。

2. **蛋白质代谢**　慢性肝病加速消耗状态,蛋白质的肝脏合成和肠道吸收减少,尿氮排泄增加,蛋白质总量丢失增多。由于乙醇抑制肝脏蛋白质合成,乙醛干扰蛋白质的合成和释放,慢性肝病合并饮酒者的蛋白质总量丢失更多。

3. **糖代谢**　慢性肝病时糖代谢受损,表现为肝脏葡萄糖生成减少,肝糖原消耗增加,葡萄糖非氧化代谢受损。

4. **维生素代谢**　由于肠腔胆汁缺乏和脂肪泻,慢性肝病患者常有脂溶性维生素 A、维生素 D、维生素 E 和维生素 K 的缺乏。水溶性维生素中,多数长期饮酒者维生素 B_1 和叶酸缺乏,其缺乏可能由摄入不足、胃肠道吸收下降或储备减少引起。维生素 B_2 缺乏较少发生,主要见于酗酒而摄食减少者。乙醇代谢过程中维生素 B_6 的分解增加,50% 以上的嗜酒者维生素 B_6 缺乏,且因摄入减少而进一步加重。

二、营养代谢紊乱特点

慢性肝病患者的高代谢状态引起能量消耗和尿氮排泄增加,锻炼不足、衰老以及慢性炎症还可使肌肉蛋白质合成减少。同时,慢性肝病患者还存在摄入减少和营养物质吸收、利用受限。厌食、恶心、肝性脑病认知改变及腹腔积液所致腹胀可限制膳食摄入;医源性因素,包括液体潴留时要求限钠、因检查和操作需要反复禁食等进一步加重了摄入不足。出于对蛋白质代谢产物透过血脑屏障干扰大脑能量代谢的顾虑,传统上对所有慢性肝病患者严格限制蛋白质摄入,事实上,轻度肝性脑病患者摄入蛋白质不但不加重病情,还有利于营养状况改善;重度肝性脑病患者严格限制蛋白质的时间亦不宜过长。随着肝功能的下降和门静脉高压的出现,未经肝脏代谢的营养物质增加,同时胆盐调节改变、肠道细菌过度生长、肠道动力改变和炎症等引起消化及吸收障碍,限制营养物质的吸收和利用。

三、营养代谢治疗

(一)肝硬化

1. **肝硬化代偿期**　推荐能量摄入量为 30～35kcal/(kg·d),蛋白质摄入量为 1.2g/(kg·d),如存在肌肉减少症,蛋白质摄入量可增至 1.5g/(kg·d);脂肪一般占总能量的 25%;可夜间加餐,避免长时间空腹以免过度利用糖异生维持血糖水平。如无法达到目标量,可予 ONS 或 EN,若仍无法满足需求,可考虑 PN。此阶段无须专门使用"肝病配方"的营养制剂。

2. 肝硬化失代偿期

（1）能量及营养素需求：在不增加肝性脑病风险情况下，应充分供给能量，摄入量为35～40kcal/（kg·d）。此阶段患者为促进恢复应摄入1.5g/（kg·d）蛋白质。膳食摄入蛋白质增加可引起肠道产氨增多、血氨升高，可选择产氨少的蛋白质食物，如乳类、蛋类、大豆及其制品。若不耐受，可补充复合氨基酸制剂或以BCAA为主的制剂补充氮源。脂肪摄入不宜超过1.0g/（kg·d），可采用低脂肪膳食，如需使用脂肪乳剂，选择中/长链脂肪乳剂更为适合。维生素、微量元素的缺乏是肝病的共同特点，对于不能经口摄入者，可通过静脉途径补充。

（2）营养治疗途径：经口膳食不能达到营养目标者应EN，不能口服者应该管饲。食管静脉曲张患者经鼻盲插置管有诱发出血的风险，可改用较为安全的内镜直视引导或其他可视化技术辅助置管。由于腹腔积液或静脉曲张，PEG置管并发症的风险增加，一般只在特殊情况下使用。PN应用于口服和/或管饲无效或不可行者。

3. 合并肝性脑病 每日总能量不应低于肝硬化患者的一般推荐量，可少量、多次进食。蛋白质推荐量为0.5～1.2g/（kg·d），补充BCAA可以改善神经精神状态。首选经口膳食和ONS，不能进食的Ⅲ～Ⅳ期肝性脑病患者可管饲或PN。

4. 合并骨质疏松 慢性肝硬化患者常伴有骨质疏松，与营养、激素、代谢、遗传和炎症因子释放均有关。肝硬化患者、胆汁淤积性肝病患者、长期接受糖皮质激素治疗及肝移植前患者均应测量骨密度，必要时补充钙剂和25-羟维生素D。

（二）酒精性肝病

1. 能量及营养素需求 总能量摄入量为35kcal/（kg·d），总蛋白质摄入量为1.2～1.5g/（kg·d）。患者常有维生素A、维生素D、维生素E和维生素K缺乏，应注意监测并及时补充。水溶性维生素中，维生素B_1预防性口服剂量为100mg/d；维生素B_2不需常规补充，出现缺乏时补充剂量为1.7mg/d；维生素B_6推荐补充剂量为2mg/d、叶酸400μg/d，复合维生素制剂可满足维生素B_2、维生素B_6和叶酸的推荐补充剂量需要；钙、镁或磷缺乏可能与摄入量减少、吸收不良或排泄增加有关，钙缺乏也可能继发于维生素D或镁缺乏，应按需补充。

2. 营养治疗途径 咳嗽和吞咽反射完好时首选经口摄入，受损者可选择EN，EN不可行时应予PN。重度酒精性肝病患者的ONS或EN可使用标准配方，最好使用高能量密度（≥1.5kcal/ml）的配方。

（三）慢性肝病患者的围手术期营养管理

择期手术的肝硬化患者应及时进行营养不良筛查和评估，术前纠正营养不良、改善蛋白质状况。术前总能量摄入30～35kcal/（kg·d），蛋白质摄入量1.2～1.5g/（kg·d）。成年人患者的术前营养建议采用标准方案，富含BCAA、增强免疫组件等特定配方在降低手术并发症发生率和死亡率方面并未显示出优势。等待肝移植的儿童应使用富含BCAA配方，肝移植术后应在12～24小时内开始正常膳食和/或EN，不可行时应采用PN以降低感染率。术后急性期，目标能量摄入量30～35kcal/（kg·d），目标蛋白质摄入量1.2～1.5g/（kg·d）。

含特定益生菌的肠内营养配方可以降低肝移植后感染率；富含BCAA配方可用于需要EN的肝性脑病患者；不推荐以静脉注射谷氨酰胺或精氨酸等特殊配方减轻缺血再灌注损伤。

第四节 | 慢性阻塞性肺疾病

慢性阻塞性肺疾病（chronic obstructive pulmonary disease，COPD）以持续存在的气流受限及相应的呼吸困难、咳嗽、咳痰等呼吸道症状为主要特征。30%～60%的COPD患者出现与疾病有关的营养不良，营养不良通常与气道阻塞的严重程度相关。严重的COPD患者常常伴有蛋白质-能量营养不良，体重进行性下降，临床称为"肺恶液质综合征"。

一、代谢特点

(一)能量代谢及摄入变化

1. 摄入不足 中晚期 COPD 患者长期慢性缺氧、CO_2 潴留、心肺功能不全和进食活动受限,导致胃肠道淤血,消化吸收功能障碍;长期使用平喘药对胃黏膜有刺激作用,患者食欲下降;抗生素的长期使用导致肠道菌群紊乱,常引起患者能量和营养物质摄入不足。

2. 能量消耗增加 气道梗阻可增加静息基础能量消耗。COPD 患者每日用于呼吸的耗能约 430~720kcal,较正常人高出 10 倍。在急性发作期,由于体温升高、呼吸耗能、组织耗氧增加、蛋白质分解加速、糖异生等,能量消耗显著增加。

3. 分解代谢增加 缺氧、感染和炎症因子引起机体神经内分泌紊乱,使之处于应激和高分解状态,引起糖原分解、糖异生增加、脂肪动员、蛋白质分解增加。COPD 患者大量排痰也是氮丢失的途径,机械通气患者排痰中氮含量最多可达 0.7g/d。

(二)肌肉减少

COPD 好发于老年,衰老伴有无脂组织(主要为肌肉组织)减少,肌力降低,基础代谢率下降,以及运动耐量减小。由于呼吸肌的力量和质量下降,其收缩功能障碍,导致限制性通气不足。长期的通气不足使肺泡表面张力下降,进一步降低肺顺应性,加重呼吸困难。COPD 心肺储备下降限制了运动量,进一步加重肌肉萎缩,转而降低心肺储备,形成恶性循环。COPD 患者高代谢状态不但引起肌肉萎缩,也会出现外周肌肉氧化表型减少,肌肉的能量利用效率降低,更易发生氧化应激。

(三)缺氧和高碳酸血症

COPD 患者的慢性低氧血症常合并贫血,氧输送总量减少,而为保证心脑肾等关键脏器的血供,骨骼肌等外周组织的血供不足,加重肌肉缺氧,最终可能导致全身炎症、蛋白质消耗增加和肌肉再生不足。高碳酸血症会导致肌肉功能障碍,酸中毒可能抑制蛋白质合成。

二、营养代谢紊乱特点

恶液质、肌肉减少和骨质疏松是 COPD 患者营养不良相关的最主要表现。约 5% 的 COPD 患者出现恶液质,其发生率随着肺功能的恶化而增加。骨骼肌质量减低和肌力下降在 COPD 患者中很常见。与单纯肌肉减少相比,伴随营养不良的肌肉减少(营养不良 - 肌肉减少症综合征)对病死率影响更大。骨骼肌血供不足,可导致早发性乳酸酸中毒和较高的 CO_2 潴留,增加运动负荷。随着 COPD 程度加重,肌肉受累表现可以从轻度的功能失调恶化到严重的肌肉减少,而严重 COPD 患者,肢体肌肉疲劳比通气限制对运动耐量的影响可能更大。COPD 患者的骨质疏松可能与体力活动减少、钙摄入不足以及维生素 D 低水平有关,维生素 D 水平低还可能伴随肺纤维化等其他肺部疾病患者的肺功能下降。

三、营养代谢治疗

合理的营养治疗可以维持和改善 COPD 患者的肌肉力量、维持有效呼吸通气,降低炎症水平、提高机体免疫力、减少急性发作、减轻发作程度,并有利于耐受各种治疗,减轻治疗反应。

(一)能量

COPD 患者能量摄入公式为:BEE×C×1.1× 活动系数。BEE 为基础能量消耗;校正系数 C 在男性为 1.16,女性为 1.19;乘以常数 1.1 是为校正 COPD 患者体重减轻而增加了 10% BEE;活动系数在卧床状态为 1.2,轻度活动为 1.3,中度活动为 1.5,剧烈活动为 1.75。

急性应激期能量摄入为 20~30kcal/(kg·d),稳定期可增加到 30~35kcal/(kg·d)。全日总能量应分多次供给,增加就餐次数,以避免食欲下降和高能量负荷所致的通气量增加。

(二)各种营养物质的补充

1. 蛋白质 COPD 患者蛋白质分解增加,建议补充蛋白质 1.0~1.5g/(kg·d),占全日总能量的

15%~20%,首选牛乳、鸡蛋和瘦肉等优质蛋白质。补充 BCAA 有助于改善呼吸肌的收缩力。同时应避免过度摄入蛋白质,防止代谢产物加重呼吸困难。

2. **脂肪** 脂肪的呼吸商低于碳水化合物和蛋白质,因此膳食中增加脂肪比例可减少 CO_2 生成,但过度摄入脂肪可能增加消化道负担,引发消化不良。稳定期脂肪供能占全日总能量的 20%~30%,应激状态下脂肪占比可升至 40%~45%。适当添加支链脂肪酸可提高脂肪代谢率和利用率;减少饱和脂肪酸比例、适当增加 ω-3 PUFA 比例更有利于抗炎。

3. **碳水化合物** 碳水化合物的呼吸商高于脂肪和蛋白质,高碳水化合物加重 CO_2 潴留,因此建议 COPD 患者采用低碳水化合物膳食,稳定期占全日总能量的 50%~60%,应激状态下应在 40% 以下。

4. **维生素** COPD 患者肺部及全身氧化应激增强,大多数患者维生素 C 和 E 含量较低,在急性加重期下降更明显。维生素 C 和 E 可以降低全身氧化应激水平,维生素 D 具有抗炎、抗感染和抗肿瘤以及改善神经肌肉功能的作用。补充维生素 C 和 D 可改善第一秒用力呼气容积(forced expiratory volume in one second,FEV1)水平,降低中度或重度急性加重风险,并提高吸气肌力量、活动耐力、携氧量。

5. **矿物质** 长期使用类固醇治疗的患者对钙的需求增加。一般情况下,要注意使钙、铁、镁、磷和钾等矿物质达到推荐摄入量,同时适量补充具有抗氧化功能的微量元素硒,但钠盐要限制。

6. **液体** 缺水可使呼吸道分泌的黏液变稠,不利于排出,因此适当的补液是十分必要的。但 COPD 急性期或 COPD 合并肺源性心脏病、肺动脉高压及液体潴留者,则应限制水的摄入。

第五节 | 慢性肾脏病

慢性肾脏病(chronic kidney disease,CKD)是指各种原因引起的肾脏结构或功能障碍≥3 个月,包括肾小球滤过率(glomerular filtration rate,GFR)正常和不正常的病理损伤、血或尿液及影像学检查异常;或不明原因的 GFR 下降[$<60ml/(min \cdot 1.73m^2)$]≥3 个月。根据 GFR 可以将 CKD 分为 1~5 期(表 19-2)。最新数据显示我国 CKD 的患病率为 8.2%,估计患病人数达 1.2 亿,将造成巨大的经济和社会负担。

表 19-2 CKD 分期

CKD 分期		GFR/[ml·(min·1.73m²)⁻¹]	肾功能描述
G1		≥90	正常或升高
G2		60~89	轻度下降
G3	3a	45~59	轻中度下降
	3b	30~44	中重度下降
G4		15~29	重度下降
G5		<15	肾衰竭

一、代谢特点

肾脏在调节物质代谢,水、电解质及酸碱平衡中起着十分重要的作用,代谢障碍和营养代谢紊乱既可加速肾功能不全进展,又是影响 CKD 并发症和病死率的重要因素。其代谢特点主要为:

1. **能量代谢** 肾脏是高能耗器官,大量研究证实 CKD 患者存在糖、脂类代谢等多种形式的能量代谢异常,主要表现为糖异生、酮体生成、糖原分解和线粒体脂肪酸 β 氧化增强。

2. **蛋白质代谢** 随着 GFR 下降,残余肾功能丢失,包括尿素氮、肌酐、胍类、胺类及吲哚等蛋白质代谢产物容易在体内蓄积。CKD 4～5 期患者往往存在多种代谢异常,必需氨基酸/非必需氨基酸比例下降,主要特征为 BCAA 不足。CKD 患者由于毒素蓄积、炎症状态、抑郁等原因或因膳食限制导致蛋白质摄入减少,蛋白尿又加剧了机体蛋白质的丢失,而代谢性酸中毒、微炎症状态、内分泌紊乱等导致机体蛋白质合成减少、分解增加,严重者可出现低蛋白血症。

3. **脂类代谢**　不同肾脏病脂类代谢并不一样,肾病综合征患者主要表现为高胆固醇血症,而慢性肾功能不全患者则多为高甘油三酯血症,这与 CKD 患者胰岛素抵抗和继发性甲状旁腺功能亢进导致的水解脂蛋白的脂肪酶和水解肝源性甘油三酯的脂肪酶活性下降有关。和血液透析患者相比,腹膜透析患者由于从腹膜透析液中吸收更多的葡萄糖,更容易出现高甘油三酯血症。

4. **糖代谢**　由于肾功能减退和代谢产物潴留,机体对糖的利用和代谢障碍,胰岛素敏感性降低,CKD 患者可出现糖耐量减低或高血糖;如果摄入不足,更易出现低血糖。

5. **维生素和矿物质代谢**　患者食欲减退和膳食限制容易导致维生素和矿物质摄入不足。肾脏损害和免疫抑制剂、镇静剂等药物的使用也会影响维生素的吸收和活性。透析治疗还可使多种维生素和矿物质丢失,因此患者常有不同程度的维生素缺乏,尤以 B 族维生素、维生素 C、维生素 D 等缺乏最为突出。铁、锌和硒等往往也存在缺乏和代谢异常。但相对正常人,CKD 患者过多补充某些营养素(如维生素 C 和维生素 D),又更容易出现中毒。

6. **水、电解质代谢**　部分 CKD 患者由于蛋白尿导致低蛋白血症以及激素的应用,容易出现水钠潴留。特别是当 GFR 进行性下降时,尿钾、尿磷排出减少,易出现高钾、高磷血症。CKD 患者由于钙摄入不足,活性维生素 D 缺乏导致钙吸收减少,以及骨骼对甲状旁腺激素脱钙作用的抵抗,常出现低钙血症。

二、营养代谢紊乱特点

CKD 患者由于尿毒症毒素蓄积、代谢性酸中毒、各种并发症、社会经济及心理等多种原因容易出现营养素摄入不足;蛋白尿和透析治疗又可引起包括蛋白质在内的多种营养素丢失,从而加剧蛋白质-能量营养不良的发生。CKD 患者因为微炎症状态、代谢性酸中毒、胰岛素抵抗及甲状旁腺功能亢进等原因使机体处于高分解、低合成状态,导致体内蛋白质、能量物质储备下降以及骨骼肌进行性消耗,国际肾脏营养和代谢学会(International Society of Renal Nutrition and Metabolism,ISRNM)把这种状态定义为蛋白质-能量消耗(protein-energy wasting,PEW)。PEW 普遍存在于 CKD 患者中,是判断患者预后不良、预测透析患者死亡的最强预测因子。不合理的低蛋白质膳食会增加营养不良风险,从而导致病死率增加。研究显示肌肉蛋白质丢失＞30%,感染和死亡的风险将提高 3～5 倍。

肾移植(renal transplantation)患者的营养代谢更为复杂,移植前受者常表现为轻度到重度的营养不良,移植后不仅能改善尿毒症症状、酸中毒和电解质紊乱,还能恢复肾脏内分泌功能,如促红细胞生成素、1,25-二羟维生素 D_3、激肽和前列腺素等的分泌。而且,移植后患者解除一定程度的膳食限制、恢复食欲,营养不良能得到明显改善,但免疫抑制剂的长期使用可导致患者出现血脂异常、尿酸升高、葡萄糖耐量减低及蛋白质分解代谢增高。因此,合理的营养治疗是移植肾存活的关键因素之一。

三、营养代谢治疗

(一)营养治疗的目的

CKD 营养治疗的主要目的包括:①保持机体良好的营养状态,提高生活质量。②减少含氮废物的堆积和代谢紊乱,减少并发症。③保护残存肾功能,延缓肾脏病进展,推迟开始透析时间。④改善透析患者预后,提高生存率。由于 CKD 患者在病程各期症状和临床表现不同,营养治疗应密切结合各期特点和病情变化,调整膳食配方,实现个体化营养治疗,以利于病情稳定和促进康复。

医学营养治疗(MNT)可防治 CKD 患者的 PEW 和维生素、矿物质代谢紊乱,减轻糖尿病、肥胖、高血压和脂质代谢紊乱等各种致病因素对肾脏疾病进展的影响。包括美国国家肾脏基金会肾脏疾病预后质量倡议（National Kidney Foundation's Kidney Disease Outcomes Quality Initiative，NKF/KDOQI）和改善全球肾脏病预后组织（Kidney Disease：Improving Global Outcomes，KDIGO）在内的多个指南均建议CKD患者应接受注册营养师的个体化营养管理。对于具有疾病进展风险的CKD患者，建议予以多学科共同照护。CKD患者一旦确诊就应考虑MNT，从而维持充足的营养状态，阻止疾病进展和延缓进入肾脏替代治疗。对预期进行肾脏替代治疗（透析或移植）的患者至少提前12个月开始MNT。同时指导肾移植患者正确的饮食和生活习惯可以防止营养代谢紊乱，提高移植成功率，并可能改善移植肾的功能。

（二）能量和营养素需求

1. 能量　非透析CKD患者执行低蛋白质膳食时须保证充足能量，以预防营养不良。利用代谢车测定REE，并结合体力活动系数计算每日能量消耗量是目前临床确定能量需要量的"金标准"。不同分期CKD患者能量推荐摄入量见表19-3。

表 19-3　中国慢性肾脏病营养治疗临床实践指南（2021版）

疾病分期	蛋白质摄入量	能量摄入量
非糖尿病CKD 1~2 期	应避免高蛋白质膳食：>1.3g/（kg·d）；非持续性大量蛋白尿者推荐 0.8g/（kg·d），不推荐≤0.6g/（kg·d）；大量蛋白尿者建议 0.7g/（kg·d），同时加用酮酸治疗	保证足够能量摄入同时维持健康体重的稳定
糖尿病CKD 1~2 期	应避免高蛋白质膳食：≥1.3g/（kg·d），建议摄入量 0.8g/（kg·d）	推荐 30~35kcal/（kg·d），对于肥胖者建议减少能量摄入至 1 500kcal/d；老年患者可减少至 30kcal/（kg·d）
非糖尿病CKD 3~5 期	推荐低蛋白质膳食 0.6g/（kg·d），可补充复方α-酮酸制剂 0.12g/（kg·d）或极低蛋白质膳食 0.3g/（kg·d），联合补充酮酸制剂	推荐 30~35kcal/（kg·d），根据患者年龄、性别、无脂组织以及其他因素个体化调整能量的摄入
糖尿病CKD 3~5 期	代谢稳定者推荐摄入量 0.6g/（kg·d），并可补充酮酸制剂 0.12g/（kg·d）；建议适量增加植物蛋白质摄入比例	推荐 30~35kcal/（kg·d），建议摄入全谷类、膳食纤维、新鲜水果、蔬菜等低糖食物以保证充足的能量；根据患者年龄、性别、体力活动、人体成分、目标体重等制定个体化能量摄入量，以维持正常的营养状况
腹膜透析和血液透析	应给予个体化的优化蛋白质膳食方案，推荐摄入量维持在 1.0~1.2g/（kg IBW·d）；摄入的蛋白质 50% 以上为高生物效价蛋白质；有残余肾功能的腹透患者推荐 0.8~1.0g/（kg·d）；建议全面评估后个体化补充复方α酮酸制剂 0.12g/（kg·d）	推荐透析患者 35kcal/（kg IBW·d），60 岁以上、活动量较小、营养状况良好者（白蛋白>40g/L，SGA 评分 A 级）可减少至 30~35kcal/（kg IBW·d）；根据患者年龄、性别、体力活动水平、人体成分、目标体重、合并疾病和炎症水平等制订个体化能量平衡计划；腹膜透析患者应减去腹透液中所含葡萄糖被人体吸收的能量
肾移植	术后 3 个月内推荐高蛋白质膳食 1.4g/（kg·d），3 个月后 0.6~0.8g/（kg·d）；经全面评估患者营养状况后，可补充复方α酮酸制剂 0.12g/（kg·d）	推荐术后早期 30~35kcal/（kg·d），稳定期 25~30kcal/（kg·d）

注：IBW，ideal body weight，理想体重；SGA，subjective global assessment，主观整体评估。

2. 蛋白质　人体蛋白质每日生理最小需要量为 0.6g/（kg·d），低于 0.8g/（kg·d）为低蛋白质膳食。目前关于不同分期CKD患者蛋白质最佳摄入量及对营养不良CKD患者蛋白质推荐尚无统一标准。《中国慢性肾脏病营养治疗临床实践指南》（2021版）的建议见表19-3。ISRNM 则建议临床医师可以考虑一个更合理的目标，即 0.6~0.8g/（kg·d），而不考虑CKD病因，同时努力接近 0.6g/（kg·d）的摄入量。

3. **脂肪**　成年人CKD患者是心血管疾病高危人群,建议优化脂肪供能比和来源。推荐脂肪供能不超过总能量的30%,其中饱和脂肪酸供能不超过7%,反式脂肪酸不超过1%,同时增加ω-3 PUFA和MUFA的摄入。研究显示海产品中更高的ω-3 PUFA水平与更低的CKD事件风险相关。微炎症状态是CKD患者PEW发生的重要因素,鱼油具有调节血脂、抑制炎症反应的作用,其在CKD患者中得到一定应用。

4. **碳水化合物**　碳水化合物占总供能的60%左右,包括淀粉类食物,鼓励CKD患者多进食全谷类食物,其富含B族维生素和膳食纤维,膳食纤维有助于减少肠道钾的吸收、降低胆固醇、减少肠道毒素和维持更好的肠道菌群。全谷物中含的磷主要以植酸形式存在,人体肠道的吸收率很低,不会增加膳食中磷的摄入。

5. **钠**　研究表明限钠可使血压、细胞外液量、尿蛋白下降。适当限钠能降低CKD患者高血压风险,延缓肾病进展,改善心血管结局,建议CKD患者食盐摄入<5g/d。

6. **钾**　血钾正常者不必限钾,有持续性高钾血症患者应限制膳食钾摄入量,钾的推荐摄入量应根据患者GFR水平和血清钾水平个体化制定。

7. **磷**　CKD患者易出现矿物质及骨代谢紊乱,高磷血症与心血管不良结局密切相关,是终末期肾病患者死亡的预测因素之一。控磷是防治继发性甲状旁腺功能亢进、肾性骨病及软组织钙化的基础。早期血磷正常者无须限磷;建议CKD 3~5期患者限制膳食中磷的摄入以维持血磷正常范围,应根据患者实际情况综合考虑给予个体化建议,限磷膳食治疗时应考虑磷的来源(动物、蔬菜和食品添加剂)。建议血透患者磷摄入量800~1 000mg/d,选择磷/蛋白质比值低、磷吸收率低的食物,减少含磷食品添加剂的食物。建议肾移植患者磷摄入量1 200~1 500mg/d。

8. **钙**　推荐成年CKD 3~4期非糖尿病患者和3~5期糖尿病患者(未服用活性维生素D),元素钙(包括膳食钙、钙片和含钙磷结合剂)摄入量800~1 000mg/d以维持钙平衡。建议透析患者根据血钙水平及同时使用的活性维生素D、拟钙剂等调整元素钙的摄入。移植患者膳食中钙的推荐摄入量为800~1 500mg/d。

9. **维生素**　合并维生素D不足或缺乏者应补充天然维生素D,必要时可选择推荐摄入量范围内的多种维生素制剂。对于维持性血透患者推荐补充水溶性B族维生素和维生素C,不建议额外补充微量元素。

10. **膳食纤维**　研究显示增加膳食纤维摄入可延缓GFR下降,大量膳食纤维的摄入可能有益于老年CKD患者认知功能,鼓励CKD患者,特别是老年CKD患者多摄入膳食纤维,如蔬菜、水果、豆类和坚果类食物,推荐每日摄入量14g/1 000kcal。

11. **益生菌**　研究显示特定益生菌可通过调控短链脂肪酸和烟酰胺代谢,延缓急、慢性肾脏病进展,改善生活质量及维持糖尿病血透患者的血糖稳态。

(三)治疗膳食

1. **保证充足能量供应**　非透析CKD患者适当限制蛋白质摄入。

2. **合理计划餐次及能量、蛋白质分配**　三餐能量分别占总能量的20%~30%、30%~35%、30%~35%,合理分配三餐食物中的蛋白质。可在三餐间加餐,占总能量的5%~10%。

3. **膳食计划及营养教育个体化**　根据患者生活方式、CKD分期及营养状况、经济条件等进行个体化膳食安排和相应的营养教育。

4. **食物选择**

(1)非透析患者的优质低蛋白质膳食强调限制米、面类等植物性非优质蛋白质摄入量,采用淀粉(如麦淀粉、玉米淀粉等)、粉丝、藕粉、薯类等,或低蛋白质大米/面粉及其制品作为主食部分代替普通米、面类,将适量的各种肉类、大豆类、乳类、蛋类等优质蛋白质食物作为蛋白质的主要来源。

(2)限磷膳食应慎选动物肝脏、蛋黄、菌藻类、豆类、坚果类、肉汤及各种含磷加工食品(如加工肉类、快餐食品、速食食品、碳酸饮料等)。

（3）低嘌呤膳食应限制动物内脏、肉汤、海鲜、甜点、果汁、饮料等高嘌呤或影响尿酸排泄的食物。

（4）限钾膳食应慎选果脯、坚果、水果制品、马铃薯、绿叶蔬菜、香蕉、鲜枣等高钾食物。

（5）当能量摄入不足时，推荐增加麦淀粉、全谷物和植物油。

（6）禁食超加工食品，因超加工食品的高摄入量可能是 CKD 早期进展的影响因素，并且与成年 CKD 患者的全因死亡风险增加相关。

（四）EN 和 PN

对于单纯经营养教育、治疗膳食仍达不到营养需要量或存在营养不良的患者，应在临床营养师或专业临床医师指导下给予 ONS，建议优先选择 FSMP。CKD 患者常用 ONS 包括非透析患者的低蛋白型肾脏疾病全营养配方食品和透析患者的高蛋白型肾脏疾病全营养配方食品、膳食纤维、乳清蛋白、微量元素、维生素、益生菌、鱼油及脂肪酸等组件。10 岁以上 CKD 患者肾病全营养配方食品应遵循相应国家标准，非透析者蛋白质 1.3～2.7g/100kcal，脂肪供能不超过 40%，亚油酸供能比≥2.0%，α-亚麻酸则≥0.5%，饱和脂肪酸供能比<10%；透析者蛋白质 3.3～5.0g/100kcal，脂肪供能比<35%，所含的维生素和矿物质符合相应标准。血透患者推荐补充水溶性维生素。非蛋白质能量补充剂能显著改善 CKD 3b～5 期非透析患者及透析患者的营养状态；口服乳清蛋白有益于改善营养不良血透患者营养状况，纠正腹透患者的低蛋白血症、改善营养状况。若经口补充受限或仍达不到目标营养需要量，可予以管饲，必要时予以补充性 PN 治疗。肾病专用型 FSMP 配方设计应以医学和营养学的研究结果、权威机构发布的指南和专家共识为依据。

营养治疗是 CKD 一体化治疗的重要组成部分。新近关于营养代谢、氧化应激、线粒体功能障碍、表观遗传修饰的研究揭示了治疗干预的潜在新途径。膳食抗氧化剂摄入量与不健康生活方式诱发的促氧化剂之间的平衡可能是预防肾功能恶化的关键。炎症是膳食影响肾功能的一个潜在因素，富含植物的膳食对预防 CKD 可能具有潜在益处。根据"生物-心理-社会-环境-工程"医学模式，构建由肾病科、心血管科、内分泌科和呼吸科等医师、营养（医）师、护师、心理咨询师、物理治疗师等组成的 MDT，有助于实现个体化的精准营养治疗。

第六节 | 高血压

高血压（hypertension）是以体循环动脉血压（收缩压和/或舒张压）增高为主要特征的心血管综合征，可分为原发性高血压（essential hypertension）和继发性高血压（secondary hypertension）。高血压定义为未使用降压药物的情况下，非同日 3 次测量诊室血压，收缩压≥140mmHg 和/或舒张压≥90mmHg。患者既往有高血压史，目前正在使用降压药物，血压虽然低于 140/90mmHg，仍应诊断为高血压。收缩压≥140mmHg 且舒张压<90mmHg 为单纯收缩期高血压。我国居民高血压患病率总体呈上升趋势，目前成年人高血压患病人数估计为 2.45 亿。高血压是导致冠心病、脑卒中等心血管疾病死亡的主要原因之一。

一、代谢特点

（一）糖代谢

胰岛素抵抗（insulin resistance，IR）是 2 型糖尿病和高血压的共同病理生理基础。目前认为 IR 造成高胰岛素血症，进而促进肾脏对水和 Na^+ 的重吸收，交感神经系统活性亢进，动脉弹性减退，从而使血压升高。

（二）脂类代谢

脂肪和胆固醇摄入过多，可致肥胖症，同时通过氧化型低密度脂蛋白途径，导致 NO 与前列环素（PGI2）释放减少，而具有强力血管收缩作用的内皮素-1（ET-1）、血栓素 A2（TXA2）释放增多，引起血压增高。

（三）蛋白质代谢

蛋白质摄入量与高血压呈负相关。蛋白质摄入增多可增加某些多肽和微量营养素的摄入,产生一定降压作用,如大豆蛋白质含有丰富的精氨酸、半胱氨酸和甘氨酸。同时蛋白质摄入的多样性越高,高血压发病风险越低,摄入多样性蛋白质可使高血压发病风险下降66%。

（四）营养素代谢

1. 钠过多　因摄入的钠盐较多而引起的高血压被称为盐敏感性高血压。钠的排泄和潴留是盐敏感性高血压病理生理学的重要基础。一方面钠摄入量增加会促进细胞外液量和心输出量增加。盐敏感个体对盐摄入表现出异常的肾脏反应,由于交感神经系统异常过度反应和肾素-血管紧张素轴的抑制减弱,肾脏通过重吸收保留了大部分盐。另一方面盐敏感者存在血管内皮功能失调,盐负荷后内源性一氧化氮合酶未能上调,造成 NO 合成受抑制,发生内皮依赖性血管舒张功能障碍。

2. 钾缺乏　钾可通过多种途径降低血压,血管平滑肌细胞外 K^+ 浓度升高促进胞膜上 Na^+-K^+-ATP 酶活性增高,使胞内 Na^+ 和 H^+ 外流增多,Na^+-Ca^{2+} 交换增加,导致 Ca^{2+} 活性降低,血管平滑肌舒张,血管阻力下降。补钾还可抑制 Na^+ 的重吸收,肾小球滤过率增加,血压下降。

3. 钙摄入不足　钙的摄入量与血压呈负相关,当钙摄入不足,细胞外液中的钙含量相对较低,致血管壁平滑肌细胞膜通透性增加,激活平滑肌细胞兴奋-收缩耦联,细胞外的钙向细胞内流,促使平滑肌细胞收缩,阻力增加使血压上升。当钙摄入增加时,促进钠的排泄,降低血压,而低钙膳食易导致血压升高。

二、营养代谢紊乱特点

高血压营养紊乱主要表现为:①合并糖脂代谢紊乱比例高,高血压患者约有 50% 存在 IR,同时合并糖脂代谢紊乱。②蛋白质摄入不足,脂类、碳水化合物摄入过多。③钠摄入过多,我国盐敏感性高血压占比高达 60%,且中国人高血压患者钠盐摄入量平均为 9.2g/d,明显高于<5g/d 的推荐标准。④钾、钙摄入不足,我国成年人钙摄入量为 389mg/d,远低于平均需要量 800mg/d 的推荐标准。⑤过量饮酒:过量饮酒(酒精摄入量男性≥25g/d,女性≥15g/d)或有害饮酒(酒精摄入量男性≥61g/d,女性≥41g/d)会通过肾素-血管紧张素系统使血压升高。

三、营养代谢治疗

长期坚持生活方式干预的营养代谢治疗是高血压治疗的基石,合理使用降压药是血压达标的关键,两者缺一不可。主要措施如下:限制脂肪总摄入、控制体重,减少钠盐摄入,增加钾、钙与膳食纤维,戒烟限酒,保证足够睡眠等。

1. 限制脂肪总摄入、控制体重　限制脂肪的总摄入量,使其不超过每日总能量 25%,减少饱和脂肪酸,增加 PUFA 摄入。优选富含 ω-3 PUFA 的食物。超重和肥胖者应减重,将减重 5%~15% 及以上作为体重管理目标,1 年内体重减少初始体重的 5%~10%。运动干预推荐中等强度有氧运动为主,每天 30 分钟,每周 5~7 天,最好辅以每周 2~3 次的抗阻运动;同时结合呼吸训练与柔韧性和拉伸训练。对于血压未控制者(收缩压≥160mmHg),不推荐进行高强度运动。

2. 减少钠盐摄入　我国居民膳食中 75.8% 的钠来自家庭烹饪用盐,其次为高盐调味品。随着膳食模式的改变,加工食品中的钠盐已成为重要的钠盐摄入途径,WHO 建议每人摄入量<5g/d。限盐措施包括:烹饪时使用定量盐勺,少放食盐,提倡淡味膳食,即食物中有轻度咸味即可,减少腌制食品的摄入。

3. 摄入足够的优质蛋白质　除并发肾功能不全者外,高血压患者不应过分限制蛋白质摄入,尤其应增加一些优质蛋白质的摄入。考虑蛋白质的生理作用,选用生物价值高的优质蛋白质,动物蛋白质选用鱼、畜禽类精瘦肉、鸡蛋、牛乳等,尤其是鱼类蛋白质中的含硫氨基酸能增加尿钠排泄,从而减轻钠盐对血压的不利影响,起到降压和减少脑卒中的作用。植物蛋白质摄入量可占蛋白质总摄入量的 50%。

4. 增加钾、钙与膳食纤维　高血压患者建议膳食补钾,钾多存在于新鲜水果蔬菜中,不建议服用钾补充剂来降低血压。补钙选择适宜的高钙食物,可优选乳类及乳制品,即 250~500ml/d 脱脂或低脂牛乳。推荐高血压患者多吃含膳食纤维丰富的蔬果,且深色蔬菜要占总蔬菜量的一半以上;摄入适量的谷类、薯类,其中全谷物或杂豆占谷类的 1/4~1/2。

5. 戒烟限酒　戒烟可降低心血管疾病风险,建议高血压吸烟者戒烟,且避免二手烟,不提倡使用电子烟替代疗法。大量饮酒是高血压的危险因素,高血压患者酒精摄入量限制在男性<25g/d,女性<15g/d,青少年不宜饮酒。

6. 管理睡眠　良好的睡眠可以显著提高降压药的药效,从而提高血压的控制率,降低病死率。管理睡眠主要措施包括睡眠评估、睡眠认知行为疗法和必要时进行药物治疗。

第七节 | 缺血性心脏病

缺血性心脏病(ischemic heart disease,IHD)是指冠状动脉发生粥样硬化引起管腔狭窄或闭塞,导致心肌缺血缺氧或坏死而引起的心脏病,也称冠状动脉粥样硬化性心脏病(coronary atherosclerotic heart disease,CHD)。

IHD是动脉粥样硬化导致器官病变的最常见类型,严重危害人类健康。多发于40岁以上成年人,男性发病早于女性,经济发达国家发病率较高。近年发病呈年轻化趋势,已成为威胁人类健康的主要疾病之一。

一、代谢特点

1. 能量代谢　心脏是人体第二大高能耗器官。正常心脏代谢所需的能量 50%~75% 来自脂肪酸,20%~50% 来自葡萄糖。心肌组织根据缺血程度不同,发生相应的能量代谢变化:轻度缺血时,心肌细胞能量代谢无明显变化;中度缺血时,心肌细胞糖酵解加速,脂肪酸氧化代谢增强,葡萄糖的氧化磷酸化受到抑制(图 19-5)。

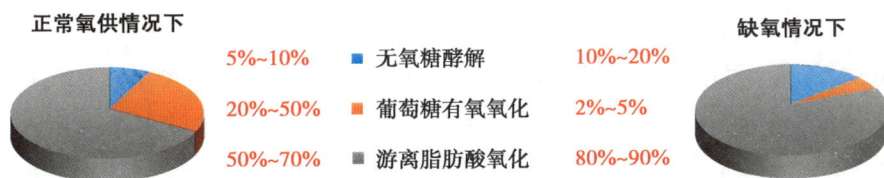

图 19-5　不同情况下心肌细胞能量来源

2. 糖代谢　正常情况下,葡萄糖和脂肪酸分别代谢成为乙酰辅酶 A,在线粒体通过三羧酸循环和氧化磷酸化产生 ATP。IHD 引起心肌缺血时则发生不同程度的代谢变化,脂肪酸利用增多,但糖类利用减少。由于脂肪酸供能较葡萄糖供能耗氧多,使氧利用率下降,同时脂肪酸代谢产物对细胞膜有损害作用。中国心脏调查组研究结果显示,绝大多数 IHD 患者存在糖代谢异常。糖代谢异常患者的高血浆糖化血红蛋白会降低血红蛋白携氧功能和心肌收缩力,使心肌发生病理改变。

3. 蛋白质代谢　动脉粥样硬化时,动脉壁氨基葡聚糖含量降低,胶原纤维含量增加。此外结构性糖蛋白和弹性蛋白含量也比正常动脉壁高。这些成分可与脂蛋白,尤其是 LDL 结合形成不溶性复合物,沉积于动脉壁上。研究发现,IHD 患者除了脂蛋白升高外,高敏 CRP(hs-CRP)也明显升高,其水平高低与 IHD 的发生有关。近年研究证实,CRP 是 IHD 发生的独立危险因子之一。

4. 脂类代谢　IHD 的发生与脂类代谢异常密切相关,表现为 HDL-C 降低,LDL-C 升高。升高的氧化型 LDL 和富含 TG 的脂蛋白在血管内膜区域残留,引起内皮细胞激活。单核细胞与内皮细胞黏附分子结合,进入内膜,分化为巨噬细胞,巨噬细胞吞噬脂蛋白,成为富含胆固醇酯的泡沫细胞。血管平滑肌细胞从收缩状态转变为增殖状态,并迁移到内皮细胞下,形成保护病变免受破裂的"纤维帽"。当病变破裂或内皮侵蚀引发血栓形成,可诱发急性心肌梗死。

5. **维生素和微量元素**　IHD 患者体内维生素和矿物质代谢与正常人相比均发生了改变。心脏功能和心肌代谢异常时,会使镁、铁、钾、铬、锌和维生素 D、维生素 B_1 等缺乏。IHD 伴高同型半胱氨酸血症的患者,体内常缺乏叶酸和维生素 B_6。摄入适宜的维生素和矿物质对于预防 IHD,改善心肌代谢具有重要作用。

二、营养代谢紊乱特点

IHD 患者营养代谢紊乱特点:①糖代谢异常比例高:中国 IHD 患者约 80% 合并糖代谢异常,除空腹血糖升高外,部分患者主要表现为单纯餐后血糖升高。②脂代谢异常:LDL-C 增高,HDL-C 降低,同时多伴有肥胖,特别是腹型肥胖。③维生素和微量元素缺乏,研究证实维生素 D 的缺乏可促进冠状动脉钙化,增加动脉僵硬度。

三、营养代谢治疗

通过合理的膳食调整和生活习惯改变,达到并维持理想体重,延缓动脉粥样硬化斑块病变进展,改善心肌缺血,从而控制病情,改善预后。

1. **控制总能量**　肥胖是动脉粥样硬化的重要危险因素,应控制总能量摄入,并适当增加运动,保持理想体重。对于体重已经超标或有肥胖症家族史患者,更应严格控制总能量。可根据 Harris-Benedict 能量公式或简易能量法计算每日总能量,一般建议以 25～30kcal/(kg·d)为宜。

2. **适量的蛋白质**　蛋白质供能可占全天总能量的 15%～20%,适当减少动物蛋白质、增加植物蛋白质的摄入,推荐两者比例为 1:1。

3. **限制脂肪及胆固醇**　脂肪供能应占总能量的 20%～25% 为宜,食用植物油为主,植物油脂与动物油脂比例≥2:1,胆固醇应限制在 300mg/d 以下。如有高脂血症,动物油脂比例还应适当下调,胆固醇严格控制在 200mg/d 以下,选择胆固醇含量低的食物。

4. **适量的碳水化合物**　碳水化合物占总能量的 55%～65%。食物应以谷类为主,粗细搭配,多吃粗粮,少食甜点、糖果等含单糖、双糖高的食物。

5. **丰富的维生素**　叶酸、维生素 B_6、维生素 B_{12} 的摄入可降低血清同型半胱氨酸水平,降低冠心病的发病率和病死率。通过膳食摄入较高的叶酸可以使患 IHD 的风险下降 16%。

6. **增加膳食纤维**　膳食纤维不能被胃肠道酶类所消化,但可以保留水分,增加饱腹感,减少总能量摄入,同时降低血 TC 和 LDL-C。IHD 患者应适量增加膳食纤维摄入,推荐 25～30g/d。

7. **清淡少盐膳食**　IHD 患者的膳食宜清淡。减少食盐、味精和食品添加剂等的使用量,有助于控制膳食钠摄入量,每人食盐摄入量<5g/d 为宜。

8. **戒烟限酒**　吸烟可引起心肌缺氧、缺血,心肌应激性增强,大量吸烟可诱发严重心律失常,导致猝死。长期大量饮酒可升高促肾上腺皮质激素水平,引起水钠潴留、血容量增多,导致血压升高。

四、急性冠状动脉综合征的营养治疗

急性冠状动脉综合征(acute coronary syndrome,ACS)是 IHD 的严重类型,及时进行抢救是治疗成功的关键,合理营养治疗对于患者康复及并发症预防有重要作用。ACS 营养代谢治疗方案如下:

1. 急性期 1～3 天,一般每天低脂肪流质膳食。根据病情控制液体量,经口摄入能量以 500～800kcal 为宜。病情好转可渐改为低脂肪、半流质膳食,全日能量 1 000～1 500kcal,可食用鱼类、鸡蛋清、蔬菜及水果、面条、米粉等。禁止导致肠胀气和刺激性食物,避免过冷过热食物;少食多餐,5～6 餐/d。

2. **限制脂类** 低脂肪、低胆固醇、高 PUFA 膳食,病情稳定逐渐恢复活动后,膳食可逐渐增加或进软食。脂肪限制在 40g/d 以内,伴有肥胖者应控制能量和碳水化合物。

3. **维持电解质平衡** 对合并有高血压或心力衰竭者限制钠摄入,注意应用利尿剂有大量电解质自尿中丢失时,则不宜限制过严。镁对缺血性心肌有良好的保护作用,建议镁摄入量为 $300\sim450mg/d$。

第八节 | 慢性心力衰竭

慢性心力衰竭(chronic heart failure,CHF)是多种原因导致心脏结构和/或功能的异常改变,使心室收缩和/或舒张功能发生障碍,从而引起的一组复杂临床综合征。主要表现为呼吸困难、疲乏和液体潴留如肺淤血、体循环淤血及外周水肿等。多数急性心力衰竭患者经住院治疗后症状部分缓解,而转入 CHF。心力衰竭是各种心血管疾病的终末期表现和最主要死因。

一、代谢特点

随着心力衰竭病情的不断进展,胃肠道血流障碍加重,营养素的摄入、消化与吸收受限,严重影响患者的营养状况。

1. **能量代谢** 心力衰竭早期心肌能量底物代谢基本保持正常。在心肌受损情况下,心肌更易偏向于糖酵解,ATP 合成减少,AMP 增加,最终导致嘌呤含量增加;有氧氧化障碍而造成能量不足,即 ATP 的不足。同时,随着心力衰竭加重,葡萄糖无法在线粒体中进行有氧氧化而迅速启动糖酵解,使糖酵解增加。心力衰竭病情的不断进展,胃肠道血流动力进行性减低,乏力、呼吸困难等会不断影响营养素消化吸收,导致能量摄入不足,从而影响心室射血分数,造成全身血流灌注障碍,组织器官缺血缺氧,引起营养不良。营养不良预示 CHF 的不良预后。

2. **糖代谢** 心力衰竭早期葡萄糖摄取率及糖酵解率均增加,心力衰竭可造成心肌细胞线粒体的损害,进而可通过氧自由基对能量转换器产生损害或抑制,葡萄糖消耗量增加。随着心力衰竭的加重,葡萄糖在线粒体中因缺氧而迅速启动糖酵解,使糖酵解增加。心力衰竭晚期,血氧严重缺乏可引发 IR,因此,心力衰竭后的糖尿病是 CHF 后的一种慢性并发症。

3. **脂类代谢** 心力衰竭时常伴有脂代谢异常,脂肪酸摄取的肉碱棕榈酰转移酶 1 及 β 氧化的中链乙酰辅酶 A 脱氢酶活性下调,致脂肪酸氧化率降低。脂肪酸堆积会增加心肌毒性,加速心力衰竭进展。

4. **蛋白质/氨基酸代谢** 由于能量摄入减少,生酮氨基酸亮氨酸及生糖兼生酮氨基酸异亮氨酸均可转化成糖和脂质,为机体提供能量。有研究证实异亮氨酸有可能是缺血心肌的潜在能量来源。脯氨酸代谢后可转化成丙酮酸、α-酮戊二酸,是重要的能量代谢物质且可向其他物质转化,进入柠檬酸循环,也为机体提供了能量。

5. **维生素和矿物质** 慢性心力衰竭患者由于摄入不足、吸收障碍以及使用利尿剂等药物,可能会有多种微量营养素缺乏并存。B 族维生素作为辅助因子参与能量代谢,缺乏可能会影响 ATP 产生,对心肌代谢具有重要意义。心力衰竭患者维生素 B_2 缺乏占 27%,维生素 D 缺乏的发生率高,只有 9% 的患者能达到最佳水平;铁缺乏发生率为 37%～61%,已成为心力衰竭不良结局的独立预测因子。

二、营养代谢紊乱特点

CHF 营养代谢紊乱的主要特征:①发病率高:CHF 患者营养不良发病率为 16%～62%,而重度和急性失代偿性心力衰竭患者营养不良的发病率则高达 75%～90%,心力衰竭恶液质发病率约为 15%。②营养摄入减少,吸收障碍:心力衰竭导致肠道水肿,食欲减退,营养物质摄入减少,同时吸收功能障碍。③高代谢状态:机体炎症反应、神经激素激活致高消耗状态。④消瘦状态,但心力衰竭引起全身水肿,致体重不减。

三、营养代谢治疗

CHF 患者营养代谢治疗的主要目的:补充足够优质蛋白质和维生素,保持机体良好营养状态;维持水电解质平衡,减轻心脏能量代谢障碍,改善心脏功能;增加心力衰竭患者免疫力,减少并发症,提高生活质量。

(一)营养治疗原则

1. **适宜的能量和蛋白质摄入**　CHF 急性发作期,可给予能量约 600kcal/d,蛋白质 25~30g/d。缓解期,随着心力衰竭症状的改善,可逐渐增加至能量 1 000~1 500kcal/d,蛋白质 40~50g/d。恢复期根据理想体重确定每日能量摄入量,蛋白质摄入量可按 1.0g/(kg·d)来计算。

2. **限钠限水**　心力衰竭急性发作伴容量负荷过重时,限制钠摄入 2g/d,轻度或稳定期时不主张严格限钠。避免摄入大量液体,严重心力衰竭患者 1.5~2.0L/d,轻、中度心力衰竭患者常规限制液体并无获益。

3. **膳食宜软烂、清淡、易消化**　对于日常活动受限,甚至出现腹胀、食欲减退、恶心的严重心力衰竭患者,膳食需要软烂、清淡、易消化。宜多选用富含膳食纤维的粗杂粮、杂豆类、蔬菜和水果,尤其是富含可溶性膳食纤维的燕麦、水果等,以保持大便通畅,防止心力衰竭加重。

4. **少食多餐**　每日进餐 5~6 次,可采取 3 次主餐,2~3 次辅餐的方式。严重 CHF 患者辅餐可适量给予易于消化吸收的肠内营养制剂或 FSMP,以及时补充能量与各种营养素。

5. **注意水电解质平衡**　最常见的电解质紊乱是钾平衡失调。摄入不足、丢失增加及利尿药的使用均可导致低钾血症,同时注意使用利尿剂者镁的缺乏问题,合理补钾补镁,多选取含钾、镁丰富的食物。如因肾功能减退,出现高钾、高镁血症,则应选择含钾、镁低的食物。

6. **适当补充 B 族维生素和适宜的矿物质**　由于膳食摄入受限、使用强效利尿剂以及年龄增长,心力衰竭患者存在维生素 B_1 缺乏的风险。心力衰竭合并铁缺乏及贫血,需要补铁治疗,膳食选用铁含量较高如鸭血、鸡血、猪血等血制品,必要时口服或静脉补充铁剂。钙与心肌收缩性密切相关,适量补钙在心力衰竭治疗中具有积极作用。

7. **适当运动**　有研究证实在 CHF 标准治疗基础上加入瑜伽和太极拳,可能有助于改善运动耐力和生活质量,并降低血压。

(二)营养方案

1. **CHF 急性发作期膳食方案**　急性发作期需低盐、低脂肪、易消化、少刺激的流食或半流食等,每日进餐 5~6 次。缓解期可给予易消化、少胀气的软食或 FSMP,少食多餐,采用三餐两点的方式。

2. **CHF 恢复期膳食方案**

(1)食物多样、谷类为主:多选择复合碳水化合物,每天摄入谷薯类食物 250~400g,其中全谷物和杂豆类 50~150g,薯类 50~100g。限制单糖、双糖含量高的食品,如甜点、巧克力等。碳水化合物供能应占总能量的 50%~65%。合并肥胖患者适当限制主食摄入,增加粗杂粮、蔬菜、水果等膳食纤维含量丰富的食物摄入。对于腹胀、食欲差的患者可打磨成糊状后食用。

(2)多吃新鲜水果、蔬菜:每日宜摄入新鲜蔬菜 300~500g,新鲜水果 200~350g,其中深色蔬菜应占蔬菜的 1/2。

(3)限制脂肪摄入:每日脂肪摄入量不超过膳食总能量的 25%,同时应限制饱和脂肪酸和反式脂肪酸的摄入,建议每日饱和脂肪酸摄入量不超过膳食总能量的 7%,减少肥肉、动物内脏、油煎油炸食品等高脂肪食物的摄入。

(4)增加优质蛋白质摄入:多选用鱼、乳、蛋、瘦肉、大豆等食物。每天饮乳 300g 或相当量的乳制品,心力衰竭较重患者可饮脱脂乳或酸乳,以减少脂肪摄入并易于消化、吸收。

(5)清淡少盐:减少食盐、酱油、食品添加剂和味精等使用量,有助于控制膳食中钠摄入量,限制盐总量<3g/d。

（6）合理应用 FSMP：对于经口摄食无法满足营养需要的患者，建议口服补充 FSMP。对于口服补充 FSMP 仍达不到目标营养需要量的患者，可予以管饲肠内营养，必要时予以 SPN 或 TPN。

第九节 ｜ 慢性皮肤病

皮肤作为人体的第一道生理防线和最大器官，参与了机体多种生理功能，包括屏障作用、感觉作用、调节体温、吸收作用、分泌和排泄作用、物质代谢及免疫作用等，对维护机体健康十分重要。常见的慢性皮肤病（chronic skin disease）主要包括慢性湿疹、慢性荨麻疹、痤疮、白癜风及银屑病等，其发生不仅与细胞分裂异常、致病微生物感染及其产生的毒素、机体代谢紊乱、免疫功能失衡和内分泌紊乱等有关，而且与营养代谢失衡密切相关。

一、代谢特点

1. **能量代谢**　皮肤是一个不断进行细胞更新的器官，代谢旺盛的细胞需要充足的能量。很多慢性皮肤病，线粒体的氧化损伤会引起细胞能量生成受阻，从而导致皮肤代谢和稳态失衡。慢性皮肤病如银屑病，尤其是合并感染，表现为代谢率和能量消耗增加，需要结合患者基础营养状况调整能量供给。有证据表明肥胖是银屑病发病的一个危险因素，$BMI > 29kg/m^2$ 会使罹患银屑病的风险增加 1 倍以上。

2. **糖代谢**　多种慢性皮肤病与 IR 相关。部分白癜风患者出现空腹和餐后血糖升高及 IR，糖代谢异常相关指标乳酸的水平也会明显升高。痤疮患者皮损部位 mTOR 复合物 1 过度活化可导致 IR 和糖代谢异常。慢性自发性荨麻疹（chronic spontaneous urticaria，CSU）患者空腹血糖和糖化血红蛋白增高。银屑病患者损害皮肤糖原含量达到了正常皮肤 4 倍以上，相关糖代谢酶的含量也明显增多。

3. **脂类代谢**　皮肤脂质对维持皮肤屏障具有重要作用。在银屑病、特应性皮炎（atopic dermatitis，AD）、脂溢性皮炎和痤疮等炎症性皮肤病中，皮肤脂质成分及脂代谢相关酶的表达均有不同程度变化，其主要特征是神经酰胺链缩短，短链和不饱和脂肪酸水平及脂代谢相关酶表达异常。特应性皮炎患者血清 γ-亚麻酸（γ-linolenic acid，GLA）水平较低。银屑病患者不饱和脂肪酸代谢通路被破坏，银屑病斑块中磷脂酶 A2 和花生四烯酸以及其代谢产物水平升高，促进表皮细胞增殖和炎症的发生。CSU 患者血清 TG 升高。痤疮患者皮脂中亚油酸含量较低，导致毛囊周围的必需脂肪酸减少，同时丙酸杆菌产生的脂酶可分解皮脂中的 TG，产生游离脂肪酸导致痤疮炎症性损害，严重痤疮患者血清 TC、LDL-C 和脂蛋白（a）[LP（a）]水平明显增高。

4. **微量营养素**　许多慢性皮肤病患者存在微量营养素缺乏。白癜风、银屑病和痤疮患者维生素 E、铜、铁、锌、钙和镁水平较低。严重银屑病患者常有维生素 A、维生素 C 和维生素 D 等缺乏。慢性湿疹患者缺乏维生素 A、维生素 C、维生素 B_2、维生素 B_6 和维生素 E 等。特应性皮炎患者血清、毛发和红细胞中锌水平以及血清 25-羟维生素 D 水平较低。

5. **肠道菌群**　研究表明，银屑病和特应性皮炎患者肠道菌群多样性和分类发生改变，肠黏膜屏障受损，银屑病患者粪便中短链脂肪酸如乙酸和丙酸含量显著降低。16s rRNA 基因测序和非靶向代谢组学分析结果发现 CSU 患者拟杆菌属、粪杆菌属和双歧杆菌属丰度显著降低，血清代谢组学显示其不饱和脂肪酸和丁酸代谢途径发生了显著改变，高通量分子技术证实 CSU 患者的肠道微生物组成和代谢产物与健康人群之间存在差异。肠-脑-皮肤轴的假说表明肠道菌群的异常不仅可以推动局部过敏反应，同时还可作为"第二大脑"参与精神压力所致的肠道免疫和屏障功能紊乱，使神经系统释放更多 P 物质，加重瘙痒和全身免疫功能的失调。

二、营养代谢紊乱特点

慢性皮肤病可导致机体代谢失衡，引起能量和营养素，特别是微量营养素的缺乏。银屑病时鳞屑脱落容易导致蛋白质和脂肪的流失。患者皮肤的慢性炎症状态,一方面会导致患者能量消耗增加,对叶酸和氨基酸的需求增加;另一方面皮肤的修复又需要大量的营养素作为底物,摄入不足容易造成机体能量、蛋白质、脂肪和微量营养素的相对缺乏。痤疮患者血清维生素 A、维生素 E 和锌水平较正常人显著降低,其下降水平与痤疮症状严重程度有很强正相关性。银屑病患者血浆硒含量明显降低,且硒含量越低,银屑病越严重。多数慢性皮肤溃疡患者存在微量营养素改变及临界性营养不良。白癜风患者毛发中铜、锌含量和血浆维生素 B$_{12}$ 的水平低于健康人群,铜的含量随病程的延长而逐渐下降,而血浆维生素 B$_{12}$ 水平的降低可能与白癜风色素脱色有关。

慢性皮肤病的临床表现如瘙痒和疼痛等症状会影响患者情绪和食欲,严重者可导致患者产生心理性厌食,从而引起营养不良。慢性皮肤病的用药也可能引起机体营养不良,如银屑病患者使用甲氨蝶呤会导致叶酸缺乏;雷公藤多苷、阿维 A、激素等药物可引起胃肠道不良反应,如恶心、呕吐、腹胀等,导致患者食欲下降而出现营养不良。此外,部分患者存在饮食误区,盲目限制优质蛋白质如鱼、虾、蛋乳及鸡、牛、羊肉等的摄入,甚至长期素食,均会导致营养不良的发生。

三、营养代谢治疗

不良饮食习惯是导致营养不良的主要原因之一,因此合理的膳食结构和特定营养素的补充、保持适当的体重、体育锻炼等有助于慢性皮肤病的防治。

1. 平衡膳食,合理的膳食结构　参考《中国居民膳食指南(2022)》,推荐平衡膳食模式。每天的膳食应合理搭配,碳水化合物供能占总能量的 50%~65%,蛋白质占 10%~15%,脂肪占 20%~30%。膳食会影响包括银屑病在内的炎症性疾病的临床表现和进程。长期膳食摄入不均衡易导致相关营养素缺乏或诱发营养不良。超重或肥胖的银屑病患者建议采用低能量、低蛋白质、平衡 ω-3 和 ω-6 膳食,充足的蔬菜摄入,减少饱和脂肪酸、单糖和红肉的摄入可减轻银屑病斑块。疱疹患者需避免精制糖和富含精氨酸的膳食。硬皮病患者不宜食用高纤维膳食。产前和围产期营养和膳食干预在特应性皮炎初级预防中发挥重要作用。通过膳食干预减轻体重有望改善寻常痤疮和银屑病。痤疮患者应避免高碳水化合物食物、酒精、巧克力、高盐膳食等。天疱疮患者不宜摄入富含硫醇和异硫氰酸盐的芥末、红辣椒、黑辣椒、香菜和孜然等香料。

2. 营养素的合理补充　营养素的合理补充有助于慢性皮肤病的防治。口服维生素 A、维生素 D 和 GLA 可能对特应性皮炎具有一定防治作用。补充维生素 D、铁和黄酮类化合物等可能会减轻荨麻疹症状。富含膳食纤维、维生素和多酚类物质的地中海膳食以及补充抗氧化剂(如维生素 A、维生素 C、维生素 D、维生素 E、类胡萝卜素、类黄酮和硒等)可通过抑制炎症通路或诱导调节性 T 细胞改善银屑病。膳食的有效性不仅在于其抗炎能力,还在于它能够对肠道微生物群产生有利影响,改善肠道菌群失调和肠道微环境,进而降低自身免疫性疾病的发生。

研究表明联合补充 GLA 和 ω-3 PUFA 的膳食在减少炎症反应方面表现出较大潜力,有利于炎症性皮肤病如 AD、银屑病和痤疮的治疗。由于人群差异和个体遗传变异导致基因差异表达,会影响 PUFAs 的代谢途径、代谢产物以及免疫应答过程,应该鼓励有针对性地给皮肤病患者提供均衡营养并额外给予抗炎性不饱和脂肪酸补充剂,从而保持和改善皮肤健康。与慢性皮肤病相关的主要营养素见表 19-4。

3. 去除诱因,避免变应原　皮肤是发生食物超敏反应最常见器官之一,对于某些皮肤病,应检测膳食诱发因素,避免摄入可能诱发或加重其发病的食物。"麸质过敏"的人群应当进行无麸质膳食,否则易引起乳糜泻,乳糜泻是一种累及小肠的慢性、多器官自身免疫性疾病,通常是因食用麸质类食物引起。银屑病、特应性皮炎、疱疹性皮炎及红斑痤疮等患者通过无麸质膳食可缓解相应症状。无麸质膳食、低能量膳食和地中海膳食对儿童、成年银屑病患者的病情控制可能产生积极影响,已经证明儿童银屑病与心理压力、乳糜泻和肥胖有关。对于中至重度以及复发性银屑病,极低能量生酮膳食是否优于普通膳食和低能量膳食,有待进一步的研究。痤疮患者应避免高糖负荷食物。脂溢性皮炎患

表 19-4　营养素与慢性皮肤病

营养素	慢性皮肤病
维生素 A	治疗银屑病、寻常痤疮、维生素 A 缺乏症和角化性皮肤病等
维生素 B_1（硫胺素）	多用于治疗湿疹、皮炎、各种瘙痒性皮肤病、光敏感性皮肤病等
维生素 B_2（核黄素）	用于治疗核黄素缺乏症、寻常性痤疮、脂溢性皮炎等
维生素 B_6	用于辅助治疗各种皮炎，如脂溢性皮炎、痤疮、湿疹、烟酸缺乏症等
维生素 B_{12}	用于治疗白癜风、慢性接触性皮炎、银屑病等，还可改善特应性皮炎患者的瘙痒和红斑等症状
维生素 C	主要用于治疗过敏性皮肤疾病、紫癜性皮肤病、湿疹和荨麻疹
维生素 D	有助于抵抗细菌性皮肤感染，减少痤疮发生，并可改善冬季特应性皮炎的症状和体征，活性维生素 D 能明显改善银屑病皮疹
维生素 E	能增强皮肤毛细血管的功能，维持其正常通透性，有较强的抗氧化作用，治疗特应性皮炎的一种较好选择
叶酸	常用于治疗银屑病
维生素 K	用于治疗慢性荨麻疹、寻常型银屑病等
维生素 PP（烟酸）	常用于治疗烟酸缺乏病、白癜风和扁平苔藓等
锌	可减轻痤疮的一般症状以及与之相关的炎症
铜	直接参与人体色素代谢过程，在白癜风的作用机制有待进一步完善
铬	能延缓皮肤衰老，加速生长发育
硒	增强人体免疫功能等作用，用于治疗湿疹、皮炎和皮肤瘙痒症等
铁	对预防和治疗银屑病有重要意义
姜黄素	可以缓解湿疹和酒渣鼻等皮肤状况
ω-3 PUFA	α-亚麻酸具有抗炎作用，用于成年人和婴幼儿荨麻疹患者；ω-3 PUFA 和 GLA 补充剂均能改善痤疮患者损伤的临床和组织病理学改变

者应限制高脂肪及高碳水化合物膳食，忌饮酒及辛辣刺激性食物，高水果摄入量与较少的脂溢性皮炎相关，而女性对"西式"膳食模式的高度遵循与更多的脂溢性皮炎相关。过敏性皮肤疾病，如皮炎、湿疹、炎症性皮肤病、毛囊炎等患者忌饮酒及辛辣刺激性膳食，如辣椒、生葱、生姜、生蒜及火锅等。当疾病处于急性期时，避免食用洋葱、大葱、小葱、火锅、海鲜、河鲜等。慢性期可以相对忌口，但仍需忌食芒果、榴莲、桃子等容易引起过敏的水果；避免食用韭菜、蘑菇、香菇等容易过敏的菌类和蔬菜。膳食与慢性荨麻疹之间的关系尚未明确，膳食补充剂如必需脂肪酸、维生素 D、铁和黄酮类化合物可以减轻荨麻疹症状。

4. 调节肠道菌群　特定益生菌可显著降低儿童与成年人特应性皮炎严重程度评分，并上调皮肤病生活质量指数。世界变态反应组织指南推荐有高危特应性皮炎风险的婴幼儿、妊娠期妇女和哺乳期妇女可考虑使用益生菌以预防儿童湿疹。益生菌是包含特应性皮炎在内的过敏性疾病的辅助治疗，还可防止季节性过敏、显著降低后代特应性皮炎发病率。而某些特定复合菌可改善和预防婴幼儿湿疹、食物过敏和荨麻疹。研究表明在生命早期补充益生菌预防慢性炎症性皮肤病效果优于晚年才开始补充。益生菌具有维护肠道菌群平衡、改善肠道通透性、提高肠道消化能力和肠黏膜屏障作用、有效降低过敏的发生，从而恢复特应性皮炎患者肠道菌群稳态，并抑制炎性反应的进一步发展。这为研究 CSU 的发病机制提供了新思路。最新科学证据揭示微生物组靶向疗法有望成为治疗银屑病的有效手段。研究发现硒、维生素 D、维生素 B_{12}、ω-3 PUFA、短链脂肪酸及膳食纤维等通过抑制炎症可成为治疗银屑病的一种营养策略。

第十节 ｜ 共　病

2008 年,WHO 正式将共病(multimorbidity)定义为共存于同一患者体内的两种或两种以上的慢性疾病,不仅指常见慢性疾病(如高血压、糖尿病、冠心病等),还包括老年人特有的老年综合征或老年问题(如抑郁、老年痴呆、尿失禁、衰弱和营养不良等)以及精神心理问题和药物成瘾等。随着老龄化进程给人类疾病谱带来的变化,老年共病人数也相应增加。目前我国 65 岁以上人群中,共病发生率高达 60%,有 2 种及以上疾病的比例达 76.5%,有 3 种及以上疾病的比例达 50%。美国数据统计显示有 2/3 的老年人有多病共存。慢性疾病共病,特别是老年共病已成为不容忽视的重要公共卫生问题。

一、代谢特点

共病之间可以相互影响,也可互相平行而互不关联,主要有 2 类模式:①不同类别疾病有共同的致病危险因素;②一类疾病可增加另一类疾病的易感性。共病的表现形式主要有:①躯体-躯体疾病共存,如高血压与高尿酸血症;②躯体-精神心理疾病共存、精神心理疾病叠加,如尿毒症与抑郁;③躯体疾病-老年综合征共存,如骨关节炎与便秘。基于中国 50 万人队列研究发现:心血管代谢共病(冠心病、卒中、高血压和糖尿病)和呼吸系统共病(结核、哮喘和 COPD)是最主要的共病模式且死亡风险最高。

共病患者的代谢特点,有的兼具不同疾病的代谢特点,相互之间可能比较类似,例如肿瘤合并结核,二者都属于高分解代谢,存在叠加效应。但有些共病之间可能相互矛盾,如糖尿病合并慢性胰腺炎,糖尿病患者碳水化合物代谢较差,需要控制碳水化合物的比例,而胰腺炎患者蛋白质、脂肪代谢受限,需要增加碳水化合物的比例来保证能量供给。还有些共病,彼此干扰较小,需要彼此兼顾,如结核病与糖尿病共病患者由于结核病会消耗大量能量,每日摄入能量应较普通糖尿病患者多 10%~20%。此外,共病患者高发人群为老年人,其本身具有老年人的一些生理代谢特征:基础代谢率偏低,心肺功能不佳,咀嚼、胃肠消化吸收功能较差等。

二、营养代谢紊乱特点

共病患者营养代谢紊乱的特点主要包括:①共病患者营养风险大于非共病患者。②老年共病患者营养不良发生率高。共病与营养不良之间可相互影响,互为因果。研究显示老年住院共病患者发生营养风险的可能性比无共病患者高约 3 倍,且住院时间延长 50%。老年共病患者容易合并骨质疏松、肌肉减少症,引起消化吸收等生理功能衰退,导致食欲下降。另外部分老年人无法正常管理膳食,有些老年共病患者常年卧床,甚至无法正常进食。③合并消耗性疾病或胃肠道疾病患者,因疾病影响会限制患者食物摄入的种类和数量,最终导致能量和微量营养素缺乏,营养不良发生风险高。如老年肿瘤共病患者因摄食减少及消耗增加,机体处于一个高消耗、低摄取的状态,极易发生营养不良。④服用药物种类和数量过多者营养不良发生风险高,多重用药是营养风险的独立危险因素。⑤合并需要限制性饮食的慢性疾病患者容易出现营养不良。⑥老年患者共病状态与营养状况有显著相关性,并且影响营养治疗的疗效,共病是营养风险的独立影响因素。⑦随着共病数量增多,营养风险和营养不良的危险因素随之增加。⑧合并心理问题的患者容易出现营养不良,部分患者可能会存在消极、焦虑、抑郁等情绪,导致食欲下降、失眠、社会活动减少,从而导致营养不良。

三、营养代谢治疗

共病一般病因复杂、病程长、病情迁延不愈。其病情的发生发展与营养密切相关,营养代谢治疗可运用健康促进、健康管理和疾病管理三种手段,掌握合理膳食、身体活动和健康体重三种平衡。共病在住院患者中尤为普遍,2023 年 6 月 ESPEN 发布了《ESPEN 指南:共病住院患者营养支持》,从共病住院患者的营养筛查、评估、需求、监测和干预等方面提供了 32 项推荐建议,对防治共病患者的营养不良具有重要的指导意义。

(一)共病营养治疗目的

在合理能量和充足蛋白质摄入的基础上,适当补充微量营养素及特定营养补充剂,预防营养摄入不足和治疗营养不良,以维持和改善机体功能状态和生活质量。

(二)共病营养治疗

1. 营养诊断　是共病患者实施营养治疗的首要环节。多个指南或共识推荐 NRS 2002 作为住院患者首选的营养筛查工具,老年患者则推荐 MNA 筛查工具。这两种工具操作方便,内容效度和信度高,适用于包括认知功能障碍在内的共病患者。对筛查出有营养风险的患者应进行更详细的营养评估,制订营养治疗计划,尽早实施个体化营养治疗,确定治疗成功的结局指标,掌握营养与多病状态演变之间的关联证据。

2. 能量和营养素的补充

(1)合理供给能量:共病住院患者的能量需求可用间接能量测定法(IC)、已发表的预测方程或基于体重的公式估算。在无 IC 时,共病老年患者(年龄≥65 岁)的 TEE 可按 27kcal/(kg·d)估算,REE 可根据 18~20kcal/(kg·d),加上活动或应激系数估算 TEE。严重体重低下患者的 REE 可按 30kcal/(kg·d)估算,这类患者为再喂养综合征高风险人群,需谨慎、缓慢地达到能量目标。

(2)保证足量蛋白质摄入:需要营养治疗的共病住院患者应保证每日摄入 1.2~1.5g/kg 蛋白质,可减少并发症、改善预后和生活质量。为优化营养治疗,美国胃肠病学会关于成年人住院患者营养治疗的指导建议指出需要 1.5~2.0g/(kg·d)的蛋白质目标。但肾功能受损[eGFR<30ml/(min·1.73m²)]且未接受肾脏替代治疗的有营养风险的共病住院患者,应选择 0.8g/(kg·d)的低蛋白质摄入量。值得关注的是,对于食物摄入减少和营养状况受损的共病患者,能量和蛋白质摄入至少应达到目标量的 75%,以降低不良结局风险,因此可建议患者选用能量和蛋白质强化食品或高能量密度、高蛋白质的 FSMP。

(3)保证充足微量营养素摄入:共病住院患者因摄入减少或微量营养素利用率增加而面临微量营养素缺乏的风险,从而延缓康复和损害机体健康。应确保摄入足够的微量营养素来满足每日营养需求量,明确或疑似缺乏的都应及时补充。研究发现,超过 65 岁的住院患者容易缺乏维生素 B_6、维生素 B_{12} 和叶酸。微量营养素与多病状态演变之间存在关联,如老年膳食锌摄入量、血清锌水平与共病存在关联。高微量营养素(包括钙、镁、钾、维生素 A、维生素 C、维生素 D、维生素 E、锌、碘和叶酸)指数得分与共病风险较低有关,摄入充足的膳食微量营养素可以预防老年共病。

3. 合理选择特定营养补充剂　膳食纤维、ω-3 PUFA、BCAA、谷氨酰胺等,有助于改善共病住院患者的临床结局。指南建议压疮共病住院患者,添加特定氨基酸(精氨酸/谷氨酰胺/HMB 混合物)可促进压疮愈合。使用富含可溶性和不溶性膳食纤维的 EN 配方有助于改善肠道功能。肌肉减少症的共病患者,添加 HMB、乳清蛋白和 ω-3 PUFA 等有助于增加 LBM。长期卧床的老年共病患者往往存在吞咽障碍,需要添加增稠剂以减少误吸风险。益生菌联合 EN 能更好地改善肺结核合并 2 型糖尿病营养不良患者的营养状况,改善患者预后且不良反应少。

4. 遵循五阶梯营养治疗原则　首先对营养不良或有营养风险的共病患者进行营养教育和膳食干预,当膳食摄入不能满足 60% 目标能量需求 3~5 天时,应启动 EN,对可接受口服营养摄入的营养不良共病住院患者,应通过 ONS 提供个体化的营养治疗,以满足其能量和蛋白质需求,改善营养状况、提高生活质量和总体生存率。优选高能量、高蛋白质的 FSMP,对老年共病患者推荐添加 HMB 的高蛋白质型 ONS,有助于增加肌肉量,减少并发症。对于营养需求不能经口满足的共病住院患者,应合理使用 EN 或 PN 以保证营养来源,已有证据支持优先选择 EN。营养治疗的有效性应通过随后的营养监测来衡量,包括膳食摄入量、体重、精神和身体功能以及临床结局的测量。

5. 早期营养治疗　具有营养风险的共病患者应尽早给予营养治疗(即入院后 48 小时内),早期营养治疗可减少和改善自身的能量和营养素消耗,有效降低肌肉减少症的发生。尤其在老年急性住院患者中,能量和蛋白质的摄入量往往难以满足需要,从而加剧营养不良,并导致不良结局。

6. 运动 有营养风险的老年人常表现为失能状态,应鼓励老年人适当活动,根据个体疾病和营养风险程度制订运动方案等,可以预防失能、维持身体功能。在基础能量充足的情况下,蛋白质的充分摄入可促进肌肉蛋白质的合成。

7. 出院后的营养治疗 共病患者相较于某种特定慢性疾病患者,更易发生营养不良。共病患者出院后应继续提供营养治疗,以维持体重、改善营养状况、功能状态和生活质量。在从医院向家庭过渡的过程中确保充足的营养摄入是营养不良患者的一个重要治疗目标,以防止患者恢复期延长、计划外再入院或丧失自主性。对有营养不良高风险或年龄在65岁以上已确定营养不良的共病患者,出院后应考虑至少2个月的ONS或个体化营养治疗继续进行营养治疗以降低病死率。共病患者的营养治疗是一个复杂但具有挑战性的新课题,多病共存高发病率是老龄化国家的一个主要问题,共病状况影响营养治疗的疗效,及时为老年共病患者和肌肉减少症患者提供健康教育、足够能量和蛋白质的营养治疗可能对解决老龄化社会的健康问题至关重要。

(姚 颖 庄则豪 鲍慧慧 石汉平)

案例分析　　　　　本章目标测试　　　　　本章思维导图

第二十章 | 内分泌代谢性疾病的营养治疗

内分泌疾病（endocrine disorders）是指内分泌腺、内分泌组织分泌的激素过多、过少、结构异常或激素作用的受体前、受体或受体后异常所致疾病，如甲状腺疾病等，而代谢性疾病是指营养物质进入机体后，在体内合成和分解代谢过程中会发生一系列化学反应，如其中的某一环节出现障碍引起的疾病如代谢综合征、糖尿病、血脂异常等。内分泌代谢性疾病在发生、发展过程中，多伴有营养代谢紊乱，需要营养治疗。

第一节 | 代谢综合征

代谢综合征（metabolic syndrome，MetS）是一组以肥胖、高血糖、血脂异常以及高血压等心血管风险疾病聚集发病为特点，严重影响机体健康的临床综合征。它也是在代谢上相互关联的危险因素的组合，直接促进动脉粥样硬化性心血管疾病（atherosclerotic cardiovascular disease，ASCVD）的发生。

MetS 是遗传和环境因素相互作用的结果。慢性应激和肠道菌群失调可能参与发病。肥胖是 MetS 最常见的始发原因。

一、代谢特征

MetS 的代谢特征是胰岛素抵抗（insulin resistance，IR）。IR 是胰岛素敏感性降低和/或胰岛素反应性下降的状态。肥胖、骨骼肌量减少、运动不足、营养失衡、环境污染物、微量营养素缺乏、昼夜节律紊乱、精神应激、药物应用（包括糖皮质激素、抗精神病药物等）、高血糖和高胰岛素血症等都是 MetS 患者发生 IR 的常见诱因。IR 与脂肪组织异位沉积及其分泌的各类细胞因子如 TNF-α、瘦素、抵抗素、游离脂肪酸等增多及脂联素不足等有关。内脏脂肪越多，IR 越严重。相同 BMI 的情况下，中国人群较欧美人群内脏脂肪更多，因而，中国人群 BMI 较低却伴随更严重的 IR。

IR 的危害是多方面的。机体为了克服 IR，胰岛 β 细胞代偿性分泌过多胰岛素，引起高胰岛素血症。高胰岛素血症和 IR 通过直接或间接机制参与 MetS 相关疾病和动脉硬化的发生发展。主要包括以下几个方面：①慢性低度炎症状态：体内多条炎症信号通路被激活。②血管内皮细胞功能障碍：血管内皮细胞功能障碍是在细胞水平上联系 IR 和 ASCVD 的核心机制。IR 导致血管内皮细胞功能障碍，一氧化氮产生减少，血管舒张功能降低，而内皮缩血管物质产生增加。③血脂异常：IR 时，FFA 生成增多，脂蛋白脂肪酶活性下降，血清甘油三酯和胆固醇水平增高，而高密度脂蛋白胆固醇水平下降。④高血压：IR 时，交感神经系统兴奋，肾素-血管紧张素-醛固酮系统激活，肾小管钠水重吸收增加，引起血压升高。此外，血管内皮细胞功能障碍也会引起血压升高。⑤高血糖和 2 型糖尿病（type 2 diabetes mellitus，T2DM）：当胰岛 β 细胞功能失代偿时，可发生高血糖和 T2DM。⑥血液高凝状态：IR 状态下，纤维蛋白原、血管性血友病因子和纤溶酶原激活物抑制物-1 增加，导致血液高凝状态。⑦代谢相关性脂肪性肝病：能量过剩和 IR 引起脂质异位沉积，导致脂肪肝的发生发展。

二、营养代谢紊乱特点

（一）能量代谢异常

患者大多存在能量摄入增加和/或能量消耗不足（久坐不动、体力活动不足），导致能量过剩，脂质外溢,内脏脂肪过度堆积。

(二) 宏量营养素代谢紊乱

1. 糖代谢紊乱　患者存在 IR,组织细胞葡萄糖利用下降,糖原分解增加,糖异生增加,血糖升高。

2. 脂代谢紊乱　患者组织细胞利用葡萄糖减少,脂肪动员增加,FFA 增加,经 β 氧化产生的乙酰CoA 增加,肝脏合成甘油三酯和胆固醇增加,导致血总胆固醇、甘油三酯和低密度脂蛋白胆固醇升高,而高密度脂蛋白胆固醇降低。

3. 蛋白质代谢紊乱　患者存在 IR,胰岛素作用下降,蛋白质分解增强,合成代谢减弱,导致负氮平衡。

(三) 微量营养素代谢紊乱

普遍存在钙、镁、铁、锌、铬、维生素 D、维生素 C 摄入不足。有高血糖的患者常伴有 B 族维生素和维生素 C 的缺乏以及锌、钙、磷、镁等矿物质的代谢异常。

三、营养代谢治疗

主要目的是预防 ASCVD 和 2 型糖尿病,对已有 ASCVD 的患者需预防心血管事件再发。重点围绕甘油三酯合成增加的原因进行预防和治疗(图 20-1),实施"三减一增",即减少总热量、减少高碳水化合物膳食、减轻体重、增加体力活动。

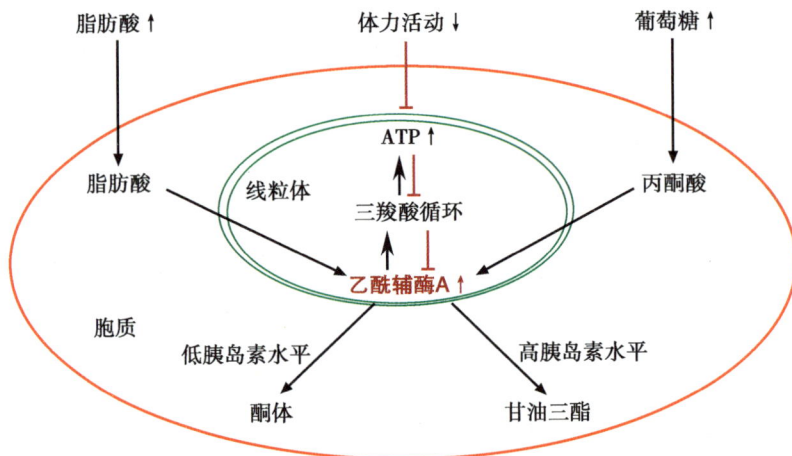

图 20-1　细胞内甘油三酯来源模式图
⟶,促进;⊣,抑制;↑,升高;↓,下降。

(一) 减轻体重

减重,尤其是减少内脏脂肪可改善胰岛素抵抗和 MetS 相关的代谢紊乱,并降低 ASCVD 和 2 型糖尿病的发病风险。

1. 合理膳食　减少饱和脂肪、反式脂肪、胆固醇、单糖和盐的摄入,减少能量摄入,造成能量负平衡。每周减重 0.5~1kg,每月减重 2~4kg,6~12 个月减重 5%~15% 为宜,最终使体重控制在合适范围。避免急于求成而过度节食。常见减重膳食模式有限能量平衡膳食、高蛋白质膳食、间歇性断食、低碳水化合物膳食和生酮膳食,详见第九章第五节、第六节、第七节和第十六章第二节。合并慢性肾病患者应慎重选择高蛋白质膳食。

2. 加强运动　有氧运动结合抗阻运动。运动减重存在显著剂量-效应关系。每周至少 150 分钟中等强度运动。高强度间歇运动具有时效优势。参见第十六章第二节。

(二) 降低血糖

除了减重和运动外,以大量血糖指数较低的植物性食物(蔬菜水果、五谷杂粮)、适量鱼或禽类肉、乳制品、少量红肉和以橄榄油为主的地中海膳食模式有利于控制血糖。对伴高血压的患者采用的低钠、高钾、高钙、高镁、高纤维的 DASH 膳食模式对控制血糖也有积极作用。详见第九章第五节、第六节、第七节及本章第二节。高钾血症、慢性肾病、严重肠炎等患者不宜采用 DASH 膳食。

(三) 降低血压

采用 DASH 膳食和地中海膳食模式优化膳食结构。同时,控制钠盐摄入量,食盐摄入应<5g/d;并增加钾和镁的摄入。其中,蔬菜和水果是钾最好的来源,建议每天摄入水果 200～350g,蔬菜 300～500g,深色蔬菜和水果应占 1/2。富含镁的食物有各种干豆、鲜豆、蘑菇、桂圆、豆芽等。

(四) 调节血脂

DASH 膳食和地中海膳食能改善血脂,可参照这两种膳食模式优化膳食结构。建议膳食脂肪供能比不超过 20%～30%,摄入胆固醇<300mg/d,避免摄入反式脂肪酸,优先选择富含 ω-3 PUFA 的食物(如深海鱼、植物油、坚果等),避免食用高脂肪食物(如肥肉、油炸食品等)。

(五) 补充维生素和微量营养素

注意补充维生素和各种矿物质。钙、镁、锌等矿物质缺乏会引起血脂异常。铬、锌参与胰岛素的合成与分泌,铬、锌缺乏可引起糖代谢紊乱。硒具有类胰岛素的作用。B 族维生素及维生素 C、维生素 E 具有抗氧化作用,能改善 IR。此外,维生素 D 缺乏可能通过影响胰岛素受体的表达和功能,使胰岛素敏感性降低,因此,肥胖患者维生素 D 的补充也很重要。

(六) 改变不良的生活方式

改变久坐不动、熬夜、进食过多高能量膳食、进食速度过快、暴饮暴食、长期快餐、睡前进食、过多饮用奶茶和碳酸甜饮料等不良生活方式或饮食习惯。戒烟、戒酒。

第二节　高糖血症与糖尿病

正常人的血糖相对稳定。胰岛素在调节葡萄糖稳态中起关键作用。当机体胰岛素分泌不足和/或生物效应降低时,就会出现高糖血症(hyperglycaemia)和糖尿病(diabetes mellitus,DM)(表 20-1)。

表 20-1　糖代谢状态分类(WHO 1999)

项目	静脉血浆葡萄糖/(mmol·L^{-1})	
	空腹血糖	糖负荷(口服葡萄糖 75g)后 2 小时
正常血糖	<6.1	<7.8
空腹血糖受损	6.1～7.0	<7.8
糖耐量减低	<7.0	7.8～11.1
糖尿病	≥7.0	≥11.1

注:空腹血糖受损和糖耐量减低统称为糖调节受损,也称糖尿病前期;空腹血糖正常参考范围下限通常为 3.9mmol/L。

一、代谢特征

糖尿病是多种病因引起以慢性血糖升高为特征的代谢紊乱性疾病,由于胰岛素分泌绝对或相对不足和/或作用缺陷,引起碳水化合物、蛋白质、脂肪、水和电解质的代谢异常,继而出现眼、肾、神经、心血管等组织的慢性进行性病变,最终导致器官功能减退或衰竭。病情严重或应激时可发生高血糖危象,如糖尿病酮症酸中毒、高血糖高渗状态等。我国目前采用 WHO(1999 年)糖尿病病因学分型体系,将糖尿病分为 T1DM、T2DM、特殊类型糖尿病和妊娠期糖尿病,其中,T2DM 是临床最常见类型。慢性高血糖是糖尿病的代谢特征。

二、营养代谢紊乱特点

高血糖病理生理最核心的机制为胰岛素相对不足(胰岛素抵抗)和/或绝对不足或缺乏。胰岛素不足可引起碳水化合物、蛋白质、脂肪、水和电解质等物质代谢紊乱和能量代谢异常。

1. **能量代谢异常**　体内胰岛素不足使血液循环中葡萄糖不能有效地进入组织细胞内氧化供能，同时机体动员脂肪供能，易生成过多酮体而诱发酮症或酮症酸中毒。

2. **碳水化合物代谢异常**　碳水化合物是血糖的主要来源。机体血糖去路减少和/或血糖来源增加都会升高血糖。在应激时，体内升糖激素显著升高，增加肝脏葡萄糖的释放并减少外周组织对葡萄糖的摄取和利用，可导致血糖显著升高，易诱发酮症酸中毒。

3. **脂质代谢紊乱**　患者体内的葡萄糖不能有效地氧化供能，机体脂肪就分解供能，会产生大量酮体。其中，乙酰乙酸和 β-羟丁酸呈酸性，在体内大量积聚易造成酮症酸中毒。同时常伴高胆固醇血症和高甘油三酯血症。

4. **蛋白质代谢负氮平衡**　蛋白质分解代谢增加，合成代谢减缓，导致负氮平衡。负氮平衡不仅使儿童生长发育受阻，还导致消瘦、免疫力下降、易感染和伤口愈合不良。

5. **维生素代谢异常**　患者 B 族维生素消耗增多，加重糖代谢紊乱。抗氧化维生素 E、维生素 C 和 β 胡萝卜素能清除自由基，防止生物膜脂质过氧化。上述三种营养素水平低下可能在糖尿病慢性并发症的发生发展中起重要作用。

6. **矿物质尿中丢失增加**　患者因渗透性利尿使体内硒、锌、镁、铬、锰等矿物质丢失增加，加重物质代谢紊乱，促进糖尿病并发症的发生发展。

三、营养代谢治疗

医学营养治疗是各种类型糖尿病的基础管理措施，需贯穿于糖尿病全病程。总的原则是控制总能量摄入，合理、均衡地分配各种营养素，达到或维持合理体重。近年来，研究显示，病程在 5 年内、有一定胰岛功能、无严重糖尿病并发症的超重/肥胖 T2DM 患者通过饮食、体重管理等综合措施降糖、减重，有可能实现一定时间的糖尿病缓解（糖尿病逆转）。营养管理是糖尿病缓解的根本保障。

糖尿病的 MNT 包括治疗膳食、肠内营养和肠外营养三种措施。

（一）糖尿病膳食

以平衡膳食为基础。

1. **食物对血糖的影响**　碳水化合物是进餐 2 小时内血糖升高的最主要原因。蛋白质和脂肪主要导致进餐 3 小时后的血糖升高。

2. **血糖指数和血糖负荷**　血糖指数（GI）是指含 50g 碳水化合物的食物与 50g 葡萄糖在餐后 2 小时的血糖反应水平的百分比，是衡量食物升高餐后血糖能力的指标，反映碳水化合物的"质"。根据 GI 值，可将食物分为低 GI（＜55）、中 GI（55～70）和高 GI（＞70）食物。血糖负荷（glycemic load，GL）是食物 GI 值与所摄入食物中碳水化合物含量（g）的乘积/100，同时反映碳水化合物的"质"与"量"。GL＜10 为低 GL 食物，对血糖的影响很小；10≤GL≤19 为中 GL 食物，对血糖影响介于低 GL 食物和高 GL 食物之间；GL≥20 为高 GL 食物。GL 值越高提示进食后引起的餐后血糖升高越明显。

3. **碳水化合物计数法**　是一种根据进食的碳水化合物来估算餐时胰岛素需要量的膳食管理工具，适合于强化胰岛素治疗（包括胰岛素多次皮下注射和胰岛素泵治疗）的糖尿病患者。如何使用碳水化合物计数法？①估算拟摄入食物的碳水化合物含量。②计算碳水化合物系数（即 1U 胰岛素对抗的碳水化合物克数）。碳水化合物系数 = 每天碳水化合物（g）/每天胰岛素用量，由胰岛素敏感性决定。一般成年人为 10～15g/U，超重或肥胖者可达 5g/U，消瘦者可达 20g/U，儿童 20～25g/U。也可按成年人使用"450 法则"（使用短效胰岛素）或者"500 法则"（使用速效胰岛素）、儿童使用"300～450"法则来计算，即碳水化合物系数 =500 或 450 或 300～450/每日胰岛素总量。③计算进食前注射的胰岛素剂量。

4. **糖尿病食谱计算**　食谱计算可分为三个步骤：①计算每日总能量摄入量；②分配并计算三大产能营养素摄入量；③将营养素换算为食谱。

可按下面步骤制定糖尿病膳食处方。

（1）计算每日摄入的总能量：需综合考虑患者年龄、性别、身高、体重、生理状态、应激和体力劳动强度，以维持标准体重为原则。

1）成年人糖尿病患者：按以下步骤计算每日总能量：①计算标准体重；②计算 BMI；③判断体力活动强度；④计算每日总能量摄入量。在评估体重情况的基础上，结合每日体力活动强度，通过查阅表 20-2 来计算患者每日所需的总能量。妊娠期妇女、哺乳期妇女、伴消耗性疾病者适当增加 10%～20%。

表 20-2　成年人糖尿病患者每天能量摄入量　　　单位：kcal/（kg·d）

劳动强度	低体重	体重正常	超重或肥胖
卧床休息	25～30	20～25	15～20
轻体力劳动（公司职员、简单家务等）	35	25～30	20～25
中体力劳动（学生的日常活动、机动车驾驶等）	40	30～35	30
重体力劳动（非机械化的农业劳作、舞蹈、体育运动等）	40～50	40	35

2）儿童糖尿病患者：每日总能量（kcal）=1 000+ 年龄 × 系数（70～100）。公式中的系数可结合年龄选择：小于 3 岁按 100，3～6 岁按 90，7～10 岁按 80，大于 10 岁按 70。然后，再根据儿童的营养状况、体力活动量和代谢水平进行个体化调整。

（2）分配并计算三大产能营养素摄入量：碳水化合物供能比为 45%～60%，蛋白质为 15%～20%，脂肪为 20%～35%。以碳水化合物占 60%，蛋白质占 15%，脂肪占 25% 为例，三大产能营养素计算如下：碳水化合物（g）= 每日总能量 ×60%÷4；蛋白质（g）= 每日总能量 ×15%÷4；脂肪（g）= 每日总能量 ×25%÷9。

1）碳水化合物：成年患者每日摄入量为 250～400g，肥胖者酌情减少。粗细搭配，选择低 GI 食物；限制单、双糖摄入；高膳食纤维膳食（25～36g/d 或 12～14g/1 000kcal），保证可溶性膳食纤维摄入（10～20g/d）。

2）蛋白质：蛋白质摄入宜占总能量的 15%～20%，成年患者蛋白质可按 0.8～1.2g/（kg·d）提供；妊娠期妇女、哺乳期妇女、营养不良或伴消耗性疾病者可增至 1.5～2.0g/（kg·d）；伴糖尿病肾病而肾功能正常者应限制到 0.8g/（kg·d）；肾小球滤过率下降者，需降至 0.6～0.7g/（kg·d）。至少 50% 来自动物蛋白质，以保证必需氨基酸的供给。

3）脂肪：限制饱和脂肪酸、反式脂肪酸、胆固醇的摄入量。MUFA 10%～20%，PUFA 不超过10%，饱和脂肪酸和反式脂肪酸摄入量应低于 10%，每日胆固醇不超过 300mg。如已存在高脂血症，饱和脂肪酸的摄入量应在 7% 以下，胆固醇 200mg/d 以下，并增加 ω-3 不饱和脂肪酸。

（3）将营养素换算为食谱：可采用食物交换份法，将全天碳水化合物、蛋白质和脂肪换算为具体食物重量，再合理分配至三餐：早餐30%，中餐40%，晚餐30%，或结合个人饮食习惯制定个体化食谱。

5. 膳食结构　地中海膳食和 DASH 膳食等膳食结构对糖尿病防治有长期益处，也有较多研究推荐低碳水化合物膳食，甚至生酮膳食用于糖尿病治疗，可以显著减少糖尿病药物剂量。

（二）维生素和微量元素

复合维生素及矿物质联合补充可能对 T2DM 合并肥胖患者的血糖、血脂有益。铬缺乏可能与糖尿病的发生有关。

（三）益生菌、益生元和合生元

特定益生菌或益生元可能改善血糖控制。与益生菌相比，补充特定合生元可能获得更好的代谢改善。

（四）糖尿病的肠内营养和肠外营养治疗

不能经口进食或经口进食不能满足营养需求时,可给予肠内或肠外营养治疗,其原则与非糖尿病患者相同,但应考虑糖尿病特有的代谢特点和血糖状态。

肠内营养制剂应选择低 GI 的糖尿病型肠内营养制剂。营养泵持续滴注方式给管饲有利于平稳控制血糖。

肠外营养治疗与非糖尿病患者类似,推荐采用全营养混合液输注,即"全合一"。营养治疗期间应进行血糖监测,及时调整胰岛素剂量,维持随机血糖 7.8～10mmol/L。

第三节 │ 血脂异常和脂蛋白异常血症

血脂异常根据空腹静脉血清检测指标分为 4 种:高胆固醇血症(总胆固醇,TC≥5.2mmol/L)、高甘油三酯血症(TG≥1.7mmol/L)、高低密度脂蛋白胆固醇血症(LDL-C≥3.4mmol/L)、低高密度脂蛋白胆固醇血症(HDL-C<1.0mmol/L),上述血脂指标任何一项及以上异常则可诊断为血脂异常;血浆脂蛋白代谢异常则称为脂蛋白异常血症[脂蛋白(a),Lp(a)≥300mg/L]。临床上将血脂异常分为:高胆固醇血症、高 TG 血症、混合型高脂血症以及低 HDL-C 血症。

在上述血脂异常类型中,HDL-C 降低是高度一致性独立健康危险因素。HDL-C 主要来自肝脏合成,少量来自肠道合成及血浆脂蛋白(CM 和 VLDL)代谢转变。HDL-C 主要通过胆固醇逆向转运(reverse cholesterol transport,RCT)发挥保护作用,即将血液和组织细胞(包括血管平滑肌细胞、巨噬细胞、脑、肾和肠黏膜细胞等)中多余胆固醇通过 HDL 运进肝脏,并代谢转化为胆汁酸而随胆汁排出体外。RCT 过程分为三步,第 1 步:新生 HDL 装载肝外组织流出的游离胆固醇(free cholesterol,FC);第 2 步:HDL 上的 FC 在卵磷脂胆固醇脂酰转移酶(lecithin cholesterol acyltransferase,LCAT)催化下,卵磷脂 2 位脂酰基与胆固醇 3 位游离羟基酯化结合形成胆固醇酯(cholesteryl ester,CE),CE 脂溶性增强而不断进入 HDL 内核,使双脂层圆盘状 HDL 膨胀为单脂层球状 HDL,即为成熟 HDL-C;第 3 步:成熟 HDL-C 被肝脏 HDL 受体识别而摄取进入肝脏,并进行代谢转化为胆汁酸,最后排出体外。HDL 上 70%CE 在胆固醇酯转运蛋白(cholesteryl ester transfer protein,CETP)作用下,不断转移到 VLDL 和 LDL,后者被肝细胞膜 LDL 受体识别和结合而进入肝脏代谢转化。

血脂异常通常起病隐匿,大部分患者无症状或在体检时发现,部分患者以黄色瘤、脂性角膜弓就诊,少部分以急性胰腺炎为首发症状。

一、代谢特征

（一）脂类代谢

1. **胆固醇** 食源性胆固醇占人体胆固醇来源的 1/3,其主要来自动物脑、动物内脏等。人体对膳食胆固醇的反应差异大,可能与年龄、遗传、膳食史及膳食中各种营养素的比例有关。摄入过多富含胆固醇的食物,肝脏胆固醇含量增加,小肠通过外源性途径合成乳糜微粒增多,肝脏经内源性途径合成 VLDL 增加,大量 TG 被转运至肝外组织,转运入血,导致血 TC、TG 水平升高。

2. **饱和脂肪酸** 牛油、猪油等动物性油脂中饱和脂肪酸含量较多,摄入过多可导致细胞表面 LDL 受体活性降低,增加含 ApoB 脂蛋白产生,引起血 TC 升高。豆蔻酸($C_{14:0}$)和月桂酸($C_{12:0}$)升高 TC 效果最明显,主要存在于椰子油、棕榈油等饱和脂肪酸中。

3. **PUFA** 富含 ω-3 PUFA 的鱼油、深海鱼等,作用机制与饱和脂肪酸相反,即增加 LDL 受体活性,使循环中的 LDL 清除加快,同时 VLDL 残粒向 LDL 的转化减少,从而降低血 TC、TG、LDL。

4. **MUFA** 富含 MUFA 的食物有茶油、橄榄油、坚果等,作用机制与 PUFA 相近,但氧化作用敏感性较低,不易引起脂质过氧化。

（二）糖代谢

当进食大量高碳水化合物膳食后血糖升高,过高的血糖会刺激胰岛素过度分泌,胰岛素可促使肝脏 TG 和 VLDL 合成增加,引起血 TG 升高。

（三）蛋白质代谢

蛋白质的构型和氨基酸组成均可影响血脂代谢。L-精氨酸是体内合成 NO 的原料,补充足量的 L-精氨酸,能对抗因高胆固醇血症引起的内皮 NO 活性降低的作用。

（四）维生素

维生素 C 参与类固醇羟基化反应,促进脂质代谢转化,使胆固醇转变成胆酸,降低血 TC。维生素 E 通过抑制体内 HMG-CoA 还原酶活性,降低血 TC,同时抑制细胞膜脂质过氧化反应,提高 LDL 抗氧化能力。

（五）矿物质

镁能改善脂质代谢。缺钙会引起血 TC 和 TG 升高。缺铬可引起糖代谢和脂类代谢紊乱,补铬可降低血 TG、TC 和 LDL,并提高 HDL。碘可减少胆固醇在动脉壁的沉积,钒有利于脂质代谢。

二、营养代谢紊乱特点

1. **发病率高** 随着我国生活水平提高,不健康的膳食结构及生活方式导致我国血脂异常发病率高且越来越低龄化。2018 年全国调查结果显示,成年人血脂异常总患病率为 35.6%,高 LDL-C 血症患病率为 8.0%。2012 年全国 7 个省、自治区、直辖市 6～17 岁儿童和青少年调查显示,儿童和青少年高胆固醇血症患病率为 5.4%。

2. **肌肉减少症性肥胖** 长期摄入高能量膳食,尤其是高碳水化合物膳食后血脂升高,身体的瘦体质与脂肪含量严重失衡,引起肌肉减少症性肥胖,肌肉减少症与血脂异常协同作用使得代谢紊乱加重,导致机体出现慢性炎症、胰岛素抵抗、氧化应激等病理改变,增加慢性疾病死亡风险。

3. **微量营养素缺乏** 由于长期不合理的饮食习惯,维生素、矿物质等微量营养素相对摄入不足,影响身体的正常代谢和生理功能。

4. **动脉粥样硬化** 血浆中过多的脂质沉积于大、中动脉血管内膜,经过纤维组织增生和钙质沉着,引起动脉粥样硬化。若同时伴有动脉壁损伤,动脉内膜生成脂质斑块,可导致 ASCVD 甚至急性心肌梗死、猝死等。

5. **恶性肿瘤** 恶性肿瘤患者常合并血脂异常,肿瘤相关治疗可能影响血脂代谢,诱发或加重血脂异常,增加 CVD 发生风险。研究显示长期摄入高胆固醇膳食可能增加食管癌、胰腺癌、卵巢癌、乳腺癌、前列腺癌等恶性肿瘤发生风险。

6. **其他** 肥胖、糖尿病、非酒精性脂肪性肝病、高血压、冠心病、肾病综合征等疾病常伴有血脂异常;糖皮质激素、免疫抑制剂、雌激素、维 A 酸、抗抑郁药物、血管内皮生长因子抑制剂、芳香化酶抑制剂等药物会导致血脂升高。

三、营养代谢治疗

LDL-C 是防治 ASCVD 的首要干预靶点,非 HDL-C（即 TC 减 HDL-C）为次要干预靶点,根据个体的 ASCVD 风险确定相应的 LDL-C 及非 HDL-C 目标值。健康的生活方式是降低 LDL-C 及非 HDL-C 的基础,包括合理膳食、适度增加身体活动、控制体重、戒烟限酒等,生活方式对血脂的影响见表 20-3。当生活方式干预不能达到降脂目标时,应考虑加用降脂药物。

（一）合理膳食

控制总能量及脂肪摄入,选择食物多样的平衡膳食模式,食物种类每日应不少于 12 种,每周不少于 25 种。

1. **碳水化合物、蔬菜及水果** 碳水化合物供能比为 50%～60%,适当控制精白米面摄入,多吃

表 20-3 生活方式对血脂的影响

血脂	合理膳食	增加身体活动	控制体重	戒烟	限酒
LDL-C	降低	降低	降低	—	—
TC	降低	降低	降低	—	—
TG	降低	降低	降低	—	降低
HDL-C	升高	升高	升高	升高	—

注:LDL-C,low density lipoprotein-cholesterol,低密度脂蛋白胆固醇,TC,total cholesterol,总胆固醇,TG,triglyceride,甘油三酯,HDL-C,high density lipoprotein-cholesterol,高密度脂蛋白胆固醇。

富含膳食纤维的食物(糙米、荞麦、燕麦、高粱、杂豆及蔬菜等)。膳食纤维在肠道与胆酸结合,可减少脂类吸收,推荐每日摄入 25～40g 膳食纤维,每天摄入新鲜蔬菜 500g 左右,深色蔬菜应占 50% 以上。每日摄入新鲜水果 200～350g,以低糖水果为主(柚子、猕猴桃等)。

2. **控制脂肪摄入** 总脂肪(烹调油、动物性食品和坚果等)供能比为 20%～25%,其中饱和脂肪酸和反式脂肪酸供能比应分别少于 7%～10% 和 1%。每日烹调油 20～25g,采用植物油替代动物油,避免油炸烹饪方式,多采用蒸、煮、拌等方式。少吃或不吃动物脑、内脏等富含胆固醇的食物。每日可摄入 20～30g 坚果。每日可饮用低脂或脱脂乳 300～500ml。

3. **适量蛋白质** 蛋白质推荐供能比为 15%～20%。首选鱼肉或禽肉,适当提高大豆及其制品等植物性蛋白质摄入,每日摄入含 25g 大豆蛋白质的食物,可降低发生 CVD 风险。

4. **适量饮水** 肾功能正常者,每日饮水量为 2～2.5L,饮白开水、矿泉水及茶水,适当多饮绿茶,绿茶富含茶多酚,可以抗氧化、降脂。

(二) 改善生活方式

1. **控制体重** 血脂异常伴肥胖者在满足每日必需营养需求基础上,每日总能量可在原来基础上减少 300～500kcal,适宜体重和体脂率可改善胰岛素敏感,降低血 TC、TG、LDL-C,升高 HDL-C。

2. **科学的运动** 成年人每周进行 5～7 次,每次 30 分钟中等及以上强度有氧运动,如快走、慢跑、游泳等。ASCVD 患者评估安全性后选择适宜运动方式,量力而行。

3. **戒烟限酒** 戒烟可升高 HDL-C,减少饮酒可降低 TG。成年人每日限酒精摄入量:男性≤25g,女性≤15g。

4. **血脂异常儿童** 血脂异常和动脉粥样硬化开始于儿童,血脂需从儿童时期开始管理。对于儿童血脂异常,运动与膳食同样是治疗的基础。建议血脂异常儿童每日进行不少于 1 小时中等及以上强度运动,如滑板、球类运动、小游戏等,且每日静坐时间不宜超过 2 小时。健康的生活方式有助于儿童轻、中、重度血脂异常的改善甚至恢复。

(三) 健康宣教

早期及时筛查出血脂异常人群,对其进行健康宣教,提高对血脂异常的认知,不论是否进行药物治疗,都要进行健康生活方式的指导,做到吃动平衡,保持健康体重,生活方式干预是调脂治疗的基础及关键的治疗手段。

第四节 高尿酸血症与痛风

高尿酸血症(hyperuricemia,HUA)与痛风(gout)是典型的与生活方式相关的代谢性疾病。目前HUA 已成为我国仅次于糖尿病的第二大代谢性疾病。HUA 除引起痛风外,还与内分泌代谢、泌尿系统、心脑血管等系统疾病的发生发展有关。我国成年人 HUA 患病率为 14%,男性(24.5%)高于女性(3.6%)。正常嘌呤膳食,不分男女,非同日 2 次空腹血尿酸(UA)大于 420μmol/L 可诊断为 HUA。痛风即 HUA 的患者由于尿酸盐结晶沉积,导致痛风性关节炎(急性发作期、慢性痛风性关节炎期)、尿酸盐性肾病及尿酸性肾结石。根据病程分为：无症状 HUA 期、痛风关节炎急性发作期、痛风关节炎发作间隙期及慢性痛风性关节炎期。通常进食高嘌呤食物、饮酒尤其是啤酒、受寒、劳累、饥饿、创伤及手术是痛风急性发作最常见诱因。

一、代谢特征

正常情况下，体内 UA 生成和排泄保持平衡，凡导致 UA 生成过多和/或排泄减少的因素均可导致 HUA。当血 UA 饱和度超过 420μmol/L 时，尿酸盐晶体析出沉积于关节及周围软组织、肾脏和血管等部位，趋化巨噬细胞及中性粒细胞与尿酸盐晶体相互作用释放炎症介质（IL-1、IL-6）等，引起关节、软骨、骨质、肾脏及血管壁等急、慢性炎症损伤，导致心、脑、肾等多器官损害。

1. **嘌呤代谢**　人体内氨基酸、磷酸核糖及其他小分子化合物合成核酸，核酸是细胞核的重要组成部分。核酸水解成核苷及嘌呤经复杂的代谢过程大部分嘌呤重新合成核酸被组织利用，剩余嘌呤代谢为 UA，机体代谢产生的 UA 为内源性 UA，约占体内 UA80%。体内 20%UA 来源于富含嘌呤的食物，为外源性 UA。1/3UA 从肠道排出，2/3UA 由肾脏排出，尿液 pH 在 6.2～6.9 时，可以增加尿中 UA 的溶解度，有利于 UA 排泄。高嘌呤食物、过度饮酒使三磷酸腺苷（ATP）加速分解导致其代谢产物次黄嘌呤、黄嘌呤及 UA 明显增加。

2. **脂类代谢**　肥胖尤其是内脏脂肪增多的腹型肥胖与 HUA 关系密切。血脂异常是 HUA 和痛风常见的合并症。高碳水化合物膳食摄入过多导致肥胖、高脂血症，同时肝脏将大量脂肪酸转移入线粒体，分解为乙酰 CoA，乙酰 CoA 合成酮体并释放入血，血酮与血 UA 竞争排出体外，导致血 UA 排出减少。肥胖相关的轻度慢性炎症和胰岛素抵抗增加 HUA 和痛风的风险。

3. **糖代谢**　米、面等碳水化合物属于低嘌呤食物，是能量的主要来源，提供的能量占总能量的 55%～65%，但要避免高果糖食物的摄入，如蜂蜜、芒果、荔枝、可乐、苹果汁及某些甜味剂等，果糖通过与血 UA 竞争性排出体外、磷酸化产物累积及肝脏 ATP 持续消耗、氧化应激、炎症反应等机制升高 UA。

4. **微量营养素代谢**　B 族维生素、维生素 C 可促进尿酸盐晶体溶解，有利于缓解痛风；叶酸和维生素 D 对血 UA 的影响还有待进一步研究。钾促进肾脏排出 UA，减少 UA 沉积，降低血 UA 水平；而钠促进 UA 沉积的作用。

5. **肠道菌群**　部分肠道菌株通过产生短链脂肪酸（如丁酸）调节肠道上皮细胞的增生和修复，改变机体 UA 转运子的数量和分布，影响 UA 转运与排泄。

二、营养代谢紊乱特点

1. **发病原因复杂多样**　HUA 分原发性 HUA 和继发性 HUA。原发性 HUA 除少数由于嘌呤代谢的某些酶缺乏引起外，大多数病因不明确，可能跟肾脏排出 UA 减少有关，与遗传有一定的关系。继发性 HUA 可继发于慢性肾功能不全、急性白血病、淋巴瘤、红细胞增多症及恶性肿瘤等疾病，低剂量（60～300mg/d）阿司匹林、吲达帕胺、氢氯噻嗪、呋塞米、美托洛尔及环孢素 A 等药物也可导致血 UA 升高。

2. **发病年龄低龄化**　随着儿童肥胖增加，HUA 也发生在儿童和青少年中。与成年患者相比，早发型即儿童青少年起病的 HUA 患者更易发生肾功能不全和痛风，增加心血管疾病风险，影响预后。

3. **慢性全身炎症性疾病**　HUA、痛风与肥胖、高血压、糖脂代谢紊乱等代谢性疾病密切相关，肥胖相关轻度慢性炎症和胰岛素抵抗，增加 HUA、痛风发生风险。非酒精性脂肪性肝病与 HUA 关系密切，HUA 不仅是非酒精性脂肪性肝病的独立预测因子，还与非酒精性脂肪性肝病患者肝组织损伤的严重程度有关。

4. **肠道菌群紊乱**　血 UA 持续升高通过肠道慢性炎症引起肠道菌群变化，进而影响尿酸生成和分解代谢。目前明确的是大肠杆菌促进尿酸生成;乳酸菌属和假单胞菌属,促进肠道尿酸分解和排泄。

5. 血清铁蛋白水平升高 研究发现 HUA 和痛风患者血清铁蛋白与 UA 水平呈正相关,较高的血清铁蛋白水平可能通过影响糖脂代谢紊乱,导致嘌呤代谢异常。

6. 其他 有研究提示儿童和青少年时期食物缺乏或营养不良与女性成年后发生 HUA 有关。妊娠期发生 HUA 影响母子结局,增加妊娠相关高血压、早产和子代低体重及小于胎龄儿的发生风险。

三、营养代谢治疗

患者管理是 HUA 及痛风防治的基础,首先发现高危人群,它包括一级亲属有 HUA 或痛风、高嘌呤高脂肪膳食者、肥胖、糖脂代谢异常、心脑血管疾病者及慢性肾脏病的患者,杜绝高嘌呤膳食、寒冷、劳累、创伤等急性痛风性关节炎的诱发因素。给予膳食及运动方面的健康指导,保持适宜的体重、平衡膳食及科学运动。

1. 避免高嘌呤膳食 急性痛风性关节炎发作期嘌呤摄入量应控制在 150mg/d 以内,选择低嘌呤食物(嘌呤含量＜50mg/100g);发作间歇期正常平衡膳食,适量摄入中嘌呤食物(嘌呤含量 50～150mg/100g);HUA、痛风患者应避免高嘌呤食物(嘌呤含量＞150mg/100g),根据嘌呤含量高低将食物分类,见表20-4。

表 20-4 不同嘌呤含量的食物(举例)

嘌呤含量	食物举例
低嘌呤食物	谷薯类;多数绿叶蔬菜、瓜类蔬菜、菌藻类如新鲜蘑菇等;各类水果;蛋类;乳及乳制品;部分坚果如葵花籽、杏仁、核桃等
中嘌呤食物	各种畜、禽肉类;淡水鱼如草鱼、鲤鱼、鳝鱼,海鱼如鳕鱼、鳗鱼,虾、鱼丸;豆制品如豆腐、豆浆;部分坚果如腰果、花生、榛子等
高嘌呤食物	动物内脏,动物脑,水产品如凤尾鱼、沙丁鱼、白带鱼、白鲳鱼、鲭鱼、鲱鱼、鲢鱼、小鱼干、牡蛎、蛤蜊等;菌藻类如各类干蘑菇、紫菜(干);干豆、杂豆类;其他如各种肉汤、鸡精、酵母粉等

2. 控制总能量摄入保持适宜体重 HUA、痛风伴肥胖者应限制每天总能量,实际能量摄入应小于能量消耗,予 20～25kcal/(kg·d)减轻体重。若患者实际能量摄入与上述能量目标差距较大,可每天减少 500～800kcal 能量摄入,每周减少体重 0.5～1.0kg 为宜,逐步达到适宜体重。避免体重减轻太快,因脂肪替代碳水化合物提供能量,机体产生大量酮体,酮体与 UA 竞争排出体外,血 UA 升高,易诱发急性痛风性关节炎。

3. 清淡低盐膳食 脂肪供能比为 20%～25%,SFA、MUFA、PUFA 的比例为 0.8∶1.2∶1。以植物油为主,不吃或少吃猪油、牛油等。清淡膳食可减少能量摄入,减轻体重,还能减少酮体合成。钠能促进尿酸盐晶体沉淀,盐摄入量 3g/d,避免食用辣椒、胡椒、芥末等可能诱发急性痛风性关节炎。

4. 适量蛋白质 蛋白质供能比为 10%～15%,鼓励食用蛋类、低脂或脱脂乳及制品,每天可摄入 300ml 以上或相当量的乳及乳制品。植物性食物中的嘌呤人体利用率低,豆腐、豆干等豆制品在加工后嘌呤含量有所降低,可适量食用。避免食用含嘌呤高的蛋白质食物如动物内脏、海鲜,适当限制食用畜禽肉类。保证三餐规律膳食,动物性蛋白质食物先焯水,去汤再烹饪,以减少嘌呤含量。

5. 保证蔬菜和水果的摄入量 《中国居民平衡膳食宝塔(2022)》推荐,每人每天应摄入水果 200～350g,蔬菜 300～500g。蔬菜和水果含有较多钾、钠、钙、镁等元素,在体内氧化生成碱性离子,对尿液碱化有一定作用,但要避免摄入果糖含量高的水果、蜂蜜及果脯蜜饯等。

6. 戒酒 饮啤酒后易诱发急性痛风性关节炎,建议禁饮啤酒;烈酒次之;中等量以下红酒不增加急性痛风性关节炎风险。

7. 保证充足的饮水量 心肾功能正常者每天饮水 2～2.5L,饮用白开水、淡茶水、矿泉水,不喝果糖含量较高的含糖饮料、鲜榨果汁、果葡糖浆及奶茶等。睡前饮水可防止尿液浓缩,减少尿酸盐结晶沉积。

8. **运动**　运动程度与血 UA 水平呈负相关,久坐与血 UA 水平呈正相关,有规律的运动和减少久坐可以降低 HUA 的发生风险。HUA、痛风患者应根据具体情况选择运动方式,推荐 HUA、痛风发作间歇期患者每周至少进行 150 分钟中等强度有氧运动,无氧运动作为补充,超重肥胖人群每天通过运动消耗 250～500kcal 的能量为宜。中等强度运动为达到最大心率 50%～70% 运动［最大心率(次/min)= 220- 年龄］,避免剧烈的运动以免诱发急性痛风性关节炎,运动后及时补充水分。

目前我国医务工作者对 HUA 与痛风的重视程度应进一步提高,应加大科普宣传,提倡健康膳食,让营养代谢治疗成为 HUA 治疗的基础。建议所有 HUA 和痛风患者知晓、关注血 UA 水平,通过药物和生活方式干预等综合治疗,将血 UA 水平控制在理想水平,做到定期筛查与监测靶器官损害,以期早发现、早诊断、早治疗,改善临床预后。

第五节 ｜ 非酒精性脂肪性肝病

随着肥胖和 MetS 的流行,非酒精性脂肪性肝病(non-alcoholic fatty liver disease,NAFLD)已成为我国第一大慢性肝病,它是一种与胰岛素抵抗(IR)和遗传易感性密切相关的代谢应激性肝损伤,是肝细胞内脂质蓄积过多的病理状态。其疾病谱包括非酒精性单纯脂肪变、非酒精性脂肪性肝炎(non-alcoholic steatohepatitis,NASH)、肝硬化、肝细胞癌,最新国际专家共识认为代谢相关脂肪性肝病(metabolic associated fatty liver disease,MAFLD)比 NAFLD 更好地反映了该疾病的本质,因而建议以 MAFLD 代替 NAFLD。全球 NAFLD 患病率为 25.2%,其中约 59.1% 为 NASH。目前我国 NAFLD 患病率高达 29.2%,且呈逐年上升趋势。NAFLD 与 T2DM、心血管疾病、MetS 甚至结直肠肿瘤的高发密切相关。

NAFLD 患者通常无特异性症状和体征,少数患者可出现乏力、食欲下降、怕油荤,大多数患者因体检发现血清 ALT、GGT 升高或影像学检查结果显示弥漫性脂肪肝而疑诊为 NAFLD。NAFLD 的诊断标准为:①肝活检病理学检查发现 5% 以上的大泡性肝脂肪变或肝脏影像学显示弥漫性脂肪肝的典型改变;②无饮酒史或饮酒折合酒精量男性<30g/d(<210g/周),女性<20g/d(<140g/周);③排除基因 3 型丙型肝炎、药物性肝病、自身免疫性肝病、全胃肠外营养、肝豆状核变性、炎症性肠病、甲状腺功能减退症等可导致脂肪肝或肝转氨酶升高的其他疾病。肝活检病理学检查是诊断脂肪肝的"金标准",但因是有创检查,临床上主要依靠 B 超来发现和随访脂肪肝。

一、代谢特征

1. **脂类代谢**　肝脏是 TG 和脂肪酸代谢的重要器官。NAFLD 患者可伴有各种类型脂代谢紊乱,以高 TG 血症多见。食源性和体内脂肪组织中的脂肪酸在肝脏经过 β- 氧化后彻底分解供能,其余部分在肝脏内合成 TG。正常情况下,肝脏能有效协调脂肪酸氧化供能和酯化合成 TG 两条途径。肝细胞内 TG 异常堆积的原因主要为:①高血脂和外周脂肪组织动员增加,脂肪酸输入肝脏的量增多;②线粒体功能障碍,脂肪酸 β- 氧化减少,合成 TG 增多;③VLDL 合成不足与分泌减少导致 TG 转至肝外利用减少。

2. **氨基酸代谢**　有研究表明 NAFLD 与氨基酸代谢异常有关。BCAA 水平升高与 IR 密切相关,IR 使得肝内 TG 堆积,同时增加肝脏脂肪酸的从头合成,促进脂肪变性,游离脂肪酸在肝内蓄积引起氧化应激和脂质过氧化,进展为 NASH。BCAA 还可能与线粒体功能障碍、肝细胞自噬等相关。

3. **糖代谢**　NAFLD 与 MetS 互为因果,代谢紊乱与 T2DM 的高发密切相关。T2DM 患者外周组织对胰岛素的敏感性下降,葡萄糖不能被充分利用,过剩的葡萄糖刺激机体胰岛素过度分泌,肝脏在过多胰岛素作用下,以葡萄糖和脂肪酸为原料合成大量 TG,在肝细胞内堆积,形成脂肪肝。

4. **维生素**　维生素 D 主要参与人体钙磷代谢、免疫调节、骨骼和肌肉生长。其通过维生素 D 受体介导细胞内信号转导,作用于相关基因,调节脂质及葡萄糖代谢、细胞增殖、分化及凋亡,起到抗炎、抗氧化、抗纤维化等作用。低水平血清 25-羟维生素 D 与肝组织脂肪变性、炎症、纤维化程度有关,因此维生素 D 不足或缺乏可能会导致 NAFLD。维生素 E 被人体吸收后大多由乳糜微粒携带到达肝脏,通过 VLDL 载体作用进入血浆,具有抗氧化、调节免疫、降低血 TC 水平等作用。补充维生素 E 可以降低 NASH 患者的肝转氨酶水平。

二、营养代谢紊乱特点

1. **胰岛素抵抗**　几乎是 NAFLD 和 NASH 的共同特征,IR 在 NAFLD 发病机制中起关键作用。IR 导致 NAFLD 可能机制包括:IR 引起脂肪酶活性下降,外周脂肪组织分解增多,游离脂肪酸水平增高,大量游离脂肪酸通过门静脉系统进入肝脏,使肝脏对游离脂肪酸氧化和利用不足,从而酯化形成 TG;同时,脂肪运出肝脏的能力受限,使肝细胞内脂肪堆积形成脂肪肝。

2. **必需氨基酸缺乏**　营养不良及神经性厌食也可以引起脂肪肝,原因在于 EAA 匮乏时,肝细胞 E3 泛素连接酶 Ubrl(EAA 受体)失活,不能催化脂滴包被蛋白 2(Plin2)的多聚泛素化降解,Plin2 蛋白水平升高从而抑制肝脏脂肪滴分解,造成脂肪肝。

3. **糖脂代谢紊乱**　长期摄入过多的糖及脂肪,机体消化、吸收后,首先以脂肪形式在皮下和内脏脂肪组织内堆积,当其存储能力达到极限时,脂肪将大量聚集于肝脏、骨骼肌、心肌、胰腺等非脂肪组织,形成异位脂肪沉积,诱发 IR,使机体对糖的吸收能力减弱,大量外周游离脂肪酸进入肝脏,肝内脂肪过量沉积。

4. **肥胖和代谢综合征**　NAFLD 合并肥胖的发病率高达 57.4%～74%,合并 MetS 的患病率为 42.54%。高能量膳食结构、久坐少动的生活方式,也是导致 NAFLD 的主要原因。

5. **2 型糖尿病**　T2DM 患者中约有 49%～62% 伴发 NAFLD,且进展为 NASH 的风险增加 2～3 倍。同时 NAFLD 不仅增加 T2DM 的发病风险而且也加快糖尿病相关靶器官损害的进程。

6. **肠道菌群失调**　肠道菌群可调节机体糖、脂肪及能量代谢,NAFLD 患者因长期摄入过多的能量使得肠道菌群失调,导致肠道屏障受损、肠道通透性增加,细菌及其代谢产物进入血液循环通过门静脉到达肝脏,肠源性内毒素引起炎症应激反应,不仅加速肝细胞损伤和肝纤维化的进展,而且与 IR 的发生发展密切相关。

7. **其他**　NAFLD 是儿童和青少年最常见的慢性肝病,黑棘皮病、腰围增加、IR、TG 升高是儿童 NAFLD 的重要诊断依据。需要提醒的是,若低龄儿童出现脂肪肝应该进一步检查排外肝豆状核变性等遗传性肝病。

三、营养代谢治疗

NAFLD 的治疗原则是通过改变生活方式、平衡膳食、个体化科学的运动、保持正常的体重。早期发现、及时治疗,单纯性的脂肪肝可以完全恢复。脂肪性肝炎和肝纤维化通过治疗肝脏病变仍可以得到逆转。

1. **控制体重及腰围**　控制体重及腰围是预防和治疗 NAFLD 及其合并症最为重要的治疗措施。1 年内减重 3%～5% 可以改善 MetS 组分和逆转 NAFLD。对于超重、肥胖患者建议每天三餐规律进食,只吃七八成饱,不吃零食。

2. **蛋白质**　蛋白质提供的能量占总能量的 10%～20%,蛋白质摄入量 1.0～1.5g/(kg·d),动物蛋白质和植物蛋白质各占 50%,营养不良及神经性厌食的患者蛋白质的摄入量为 1.5～2.0g/(kg·d),糖尿病肾病、肾功能不全者根据病情决定蛋白质的摄入量。儿童青少年因为生长发育旺盛,蛋白质摄入量 2.0～4.0g/(kg·d)。

3. **脂肪**　NAFLD 应选择低脂肪膳食,脂肪提供的能量占总能量的 20%,烹饪食物时禁用动物油,选用植物油,尤其是富含 MUFA 的橄榄油、茶油,不吃含动物类脂肪高的食物如肥肉、动物内脏等。

4. **碳水化合物** 适当降低碳水化合物供能比,其原因为碳水化合物摄入过多可以增加胰岛素的分泌使其转化为脂肪,加重 NAFLD 的发生和发展,建议多吃粗粮,如红薯、玉米、荞麦、燕麦,不吃高糖的糕点、冰淇淋、糖果等。

5. **"隐形肥胖"** "隐形肥胖"(BMI 正常但体脂率或腰围超标者)建议每天摄入的能量是 25~30kcal/kg,蛋白质、脂肪、碳水化合物的摄入见上。

6. **维生素和膳食纤维** B 族维生素和维生素 E 参与了脂肪肝的代谢,蔬菜及水果含丰富的维生素及膳食纤维,因此 NAFLD 患者应该保证每天摄入 200g 的低糖水果,300~500g 的新鲜蔬菜。

7. **合理的饮水** NAFLD 伴有肥胖者因为体内水分较正常人少了 20% 左右,故每天的饮水量应达到 2 500ml 左右,建议少量多次饮用白开水、矿泉水、淡茶水,不能用各类含糖饮料、奶茶等代替饮水。

8. **运动** 中等强度有氧运动可降低肝脏脂肪含量,根据患者兴趣选择能够坚持的运动方式,如快走、慢跑、游泳等,每周运动时间为 150 分钟(每周 5 天,每天 30 分钟中等强度的有氧运动)。

9. **NAFLD 伴肥胖儿童** 改善生活方式是最重要和最基本治疗措施,在控制总能量摄入前提下,低碳水化合物及高蛋白质膳食对儿童减肥效果更好,限制零食、含糖饮料、油炸食品摄入,保证足够运动量。

10. **多学科会诊模式** NAFLD 多伴有心血管系统疾病、内分泌系统疾病、肥胖等,需要多学科团队对患者进行诊治,力争将血压、血脂、血糖、体重及腰围等控制在理想范围内。

11. **健康教育** NAFLD 是 MetS 累及肝脏的表现,涉及全身多系统疾病,是目前导致慢性肝病和肝脏酶学指标异常最常见的原因。因此,不仅需要强化医务人员对 NAFLD 的认识程度,加强对大众科普宣传的力度,力争对 NAFLD 患者早期的发现、及时的诊断和治疗。帮助患者理解和充分认识 NAFLD 危害,逐步纠正不良饮食习惯,建立健康生活方式。

第六节 | 骨质疏松症

骨质疏松症(osteoporosis,OP)是一种以骨量减少、骨组织微结构破坏,导致骨脆性增加,易发生骨折为特征的全身性代谢性骨病。可发生于任何年龄,但多见于绝经后女性和老年人。人体骨量约在 30~40 岁达峰值骨量,主要由遗传因素决定,与性发育、营养和生活方式也密切相关。OP 的发生与青年期峰值骨量的高低及年老时骨丢失的量和速度关系密切。

一、代谢特征

OP 的代谢特征为骨重建失衡,即骨吸收增加和/或骨形成减少,骨吸收与骨形成处于负平衡。骨骼的完整性由不断重复的骨重建维持。成年前,骨形成和骨吸收的正平衡使骨量增加,并达到峰值骨量;成年期骨重建保持在平衡状态以维持骨量。凡使骨吸收增加和/或骨形成减少的因素都会引起骨重建失衡,导致骨丢失和骨质量下降,发生 OP,甚至 OP 性骨折。

二、营养代谢紊乱特点

OP 患者可能存在矿物质和维生素以及蛋白质的代谢紊乱。

1. **钙** 钙是骨骼的主要成分,身体中 99% 钙存在于骨骼和牙齿。成年人全身钙量约为 1 100~1 200g,每天 400~1 000mg 的钙摄入量可维持钙平衡。随着年龄增长,长期膳食钙摄入不足、吸收不良和排泄增多共同作用导致骨矿物质丢失。血钙降低引起继发性甲状旁腺功能亢进,骨吸收增强,骨钙动员,长此以往,导致 OP 的发生。钙缺乏也可能影响到峰值骨量和绝经后骨丢失。

2. **磷** 成年人全身磷总量约为 500~800g,大部分存在于骨骼中。膳食中钙磷比例影响钙吸收。高磷摄入会引起血磷偏高,抑制 $1,25(OH)_2D_3$ 生成,刺激甲状旁腺素的分泌,骨吸收增强,不利于 OP 的防治。从理论上来说,膳食中的钙磷比值为 1∶1~2∶1 时,膳食中的钙吸收得最充分。

3. 维生素 D 维生素 D 是一种重要的脂溶性维生素,包括维生素 D_2 和维生素 D_3。维生素 D_2 是植物麦角固醇经紫外线照射合成的麦角钙化醇;维生素 D_3 是皮肤下 7-脱氢胆固醇经紫外线照射合成的胆钙化醇。维生素 D_2 与维生素 D_3 结构式、药理作用相似。人体内大量的维生素 D 是经皮肤通过紫外线照射合成,少量通过食物摄取。

摄入足量的钙和维生素 D 是各年龄段人群骨健康的基本保证。维生素 D 在体内需要经过肾脏 1α-羟化酶和肝脏 25-羟化酶转变成 1α-$(OH)D_3$ 和 1,25-$(OH)_2D_3$(即活性维生素 D)才能有效发挥钙磷调节作用。血清 25-羟维生素 D 是国际公认的反映人体维生素 D 营养状态的最佳指标,而血清 1,25-$(OH)_2D_3$ 水平反映肾脏的功能状况。OP 患者可能存在维生素 D 和/或活性维生素 D 的不足或缺乏。

4. 维生素 A 维生素 A 参与骨胶原和糖胺聚糖的合成,有利于骨钙化。维生素 A 缺乏或过量会抑制或刺激骨形成。维生素 A 摄入过低($<500\mu gRE/d$)或过高($>15\,000\mu gRE/d$)都会损害骨骼健康。

5. 维生素 K 骨钙素是骨形成的生化标志物。骨钙素分子中 3 个谷氨酸残基需要在维生素 K 依赖性羧化酶的作用下,羧化为 γ-羧化谷氨酸。γ-羧化谷氨酸与骨的羟磷灰石中的钙离子结合。维生素 K 缺乏时,一部分谷氨酸残基不能形成 γ-羧化谷氨酸,因而与羟磷灰石结合力低下,影响骨骼的正常矿化。

6. 蛋白质 蛋白质对骨健康的作用具有双重性。一方面,足够的蛋白质摄入不仅促进骨基质合成,还可刺激骨骼肌蛋白质合成,改善增龄所致骨骼肌功能退变,从而间接作用于骨骼,维持骨密度和骨强度。长期蛋白质摄入不足会造成骨基质合成不足,新骨形成缓慢。另一方面,蛋白质摄入过多导致尿钙增加,降低肠钙吸收。蛋白质摄入高于 75g/d,钙摄入低于 600mg/d 时,会出现负钙平衡。

三、营养代谢治疗

OP 的防治应贯穿于生命全过程。OP 的主要防治目标包括改善骨骼生长发育,促进达到理想的峰值骨量,维持骨量和骨质量;预防增龄性骨丢失;避免跌倒和骨折。

OP 的防治措施主要包括基础措施、药物干预和康复治疗。基础措施包括调整生活方式和使用骨健康基本补充剂等。

1. 保持合理体重 体重减少或 BMI 过低($<18.5kg/m^2$)均会导致甲状旁腺素和骨转化指标增高,进而导致骨量降低。防治 OP 应保持合理体重和足够肌肉量。避免体重过低(女性 BMI 不低于 $23kg/m^2$、男性 BMI 不低于 $24kg/m^2$)和防止骨骼肌量不足,有利于骨健康。肥胖对 OP 的影响尚有争议。

2. 保证充足的钙摄入 充足的钙摄入有利于获得理想峰值骨量、缓解骨丢失、改善骨矿化和维护骨骼健康。尽可能通过膳食摄入充足的钙,补钙食物首选牛乳及乳制品,其他富含钙的食物有豆腐及豆制品、虾皮、海带等。膳食中钙摄入不足时,可给予药物钙剂补充。在选择钙剂时要考虑其钙元素含量、安全性和有效性。每日摄入钙元素(膳食钙+补充钙)成年人应达 800mg/d,50 岁以上人群应达 1 000mg/d。

3. 适当补充维生素 D 维生素 D 对钙的吸收具有决定性作用,补钙的同时,应维持体内适宜的维生素 D 水平。首先建议接受充足的阳光照射,以促进体内维生素 D 的合成,增强钙吸收。直接暴露皮肤于阳光下接受足够紫外线照射,每天约 15 分钟。注意避免涂抹防晒霜,但需防止强烈阳光照射灼伤皮肤。此外,可以增加富含维生素 D 的食物摄入如三文鱼、金枪鱼、牡蛎、明虾等。对于维生素 D 缺乏或不足患者,应给予维生素 D 补充剂。对于存在维生素 D 缺乏危险因素人群,有条件时,应检测血清 25-羟维生素 D 和甲状旁腺激素水平以指导维生素 D 补充。OP 患者,尤其是在 OP 药物治疗期间,血清 25-羟维生素 D 水平应长期维持在 30ng/ml(75nmol/L)以上。然而,需要注意的是,当血清 25-羟维生素 D 水平超过 150ng/ml 时,可能出现高钙血症。

维生素 D 缺乏或不足者可首先尝试每日口服维生素 D_3 1 000～2 000U。对于存在肠道吸收不良或依从性较差的患者,可考虑使用维生素 D 肌内注射制剂。开始补充维生素 D 后 2～3 个月时检测血清 25- 羟维生素 D 水平,如上述补充剂量仍然不能使血清 25- 羟维生素 D 水平达到 30ng/ml 以上,可适当增加剂量。肥胖患者通常需要较大剂量。无论是维生素 D_2,还是维生素 D_3 均能等效地提升体内 25- 羟维生素 D 的水平。使用活性维生素 D 或其类似物不能纠正维生素 D 缺乏或不足。

4. **适量的磷摄入** 磷参与软骨和类骨质的矿化。合适的钙磷比例有利于钙的利用和延缓骨钙丢失。磷的适宜供给量为 700mg/d。磷在含蛋白质的食物中含量很高,标准均衡膳食基本可提供足量的磷,通常不会发生由膳食引起的磷缺乏。磷摄入过多可能会增加 OP 的风险,磷的可耐受最高摄入量为 3 000mg/d。

5. **避免摄入过多的钠盐** 尿钙会随尿钠排出增多而增多。《中国居民膳食指南(2022)》推荐成年人每日食盐摄入量不超过 5g,相当于钠约 2 000mg。

6. **适量的蛋白质摄入** 蛋白质促进钙的吸收和储存,但过量时会促进钙的排泄。推荐成年人每日蛋白质摄入量为 1.0～1.2g/kg,动物与植物蛋白质约为 1∶1 为宜。老年人应在正常成年人的基础上每日增加 10% 的蛋白质摄入。当膳食中的蛋白质摄入量从缺乏增加到适宜水平时,钙的吸收率、肌肉量及强度均会随之增加。

7. **补充富含维生素 K 的食物** 维生素 K 是骨骼健康不可缺少的营养素。摄入量多,髋部骨折发生率低。OP 患者可多吃富含维生素 K 的食物,如发酵大豆(纳豆)、海藻、绿叶蔬菜等。茶叶中也富含维生素 K。

8. **科学烹调** 菠菜、甜菜等蔬菜富含草酸,谷类含有植酸,它们会在体内与钙结合成不溶性钙盐而降低钙的吸收率。在烹调时,应注意采取适当措施去除食物中干扰钙吸收的因素。如对含草酸高的蔬菜可先用热水焯烫后,再烹调。对于面粉、玉米粉等可加入发酵剂发酵一段时间,使植酸水解,以增加游离钙。

9. **纠正不良生活方式** 吸烟、过量饮酒、饮用咖啡或茶均会影响钙的吸收和利用。应戒烟限酒,成年人每日酒精摄入量不超过 15g。避免过量饮用咖啡、碳酸以及含糖饮料,用白水替代饮料。

第七节 | 高同型半胱氨酸血症

高同型半胱氨酸血症(hyperhomocysteinemia,HHcy)是一组常见的代谢病,包括遗传性和非遗传性两大类,可自胎儿至老年发病,患病率高达 5%。由于病因不同,临床表现缺乏特异性、可轻可重。持续 HHcy 可导致神经系统疾病、精神疾病、心脑血管疾病、肾脏疾病、眼及骨骼等多系统损害。同型半胱氨酸(homocysteine,Hcy)源于一碳代谢通路,是甲硫氨酸代谢的中间产物,它主要通过再甲基化和转硫化两条途径转化及代谢(图 20-2)。血 Hcy 水平受参与甲硫氨酸代谢的各种酶及辅酶影响,任一酶和/或辅酶缺陷均可导致 HHcy。参照《中国高血压防治指南(2018 年修订版)》,HHcy 诊断标准为 Hcy≥15μmol/L。根据血 Hcy 浓度可分为轻度升高(15μmol/L≤Hcy≤30μmol/L)、中度升高(30μmol/L<Hcy≤100μmol/L),重度升高(血 Hcy>100μmol/L)。

一、代谢特征

遗传性因素主要由胱硫醚 β 合成酶(cystathionine beta synthase,CBS)缺乏、亚甲基四氢叶酸还原酶(methylenetetrahydrofolate reductase,MTHFR)缺乏和辅酶如维生素 B_{12} 合成障碍及叶酸吸收和代谢障碍引起。非遗传性因素如营养不良、长期偏食及素食、衰老、吸烟、饮酒、慢性胃肠道疾病、高血压、糖尿病、肾病、恶性肿瘤等。某些药物甲氨蝶呤、卡马西平、苯妥英钠、降压药、降糖药等会影响血中 Hcy 水平。

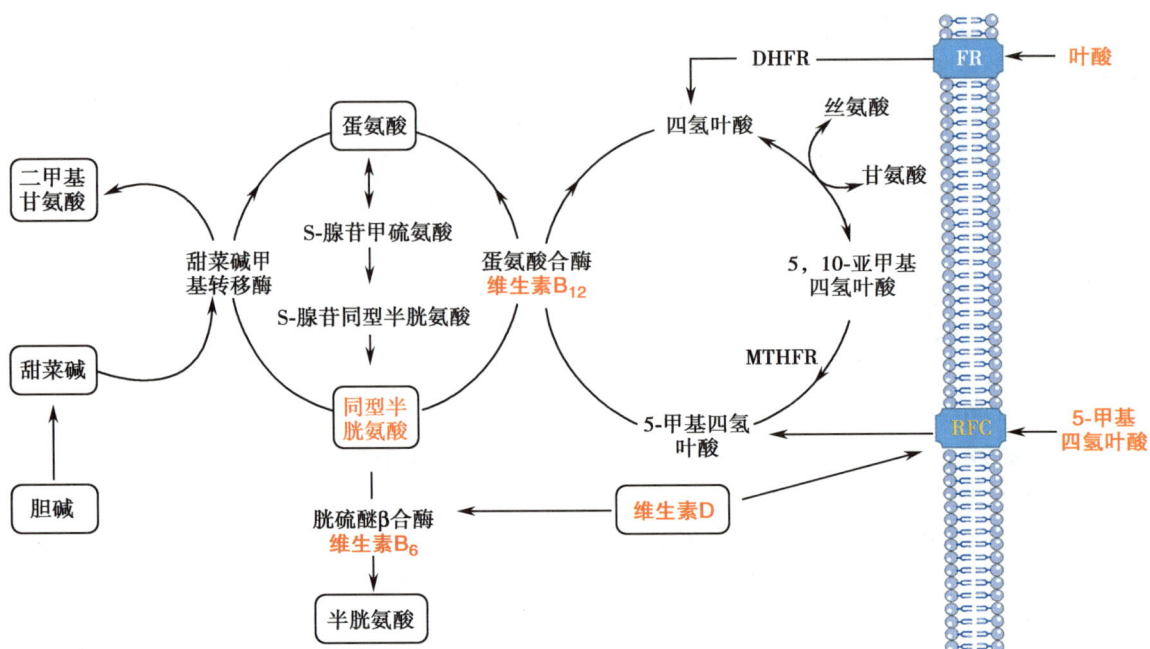

图 20-2　一碳代谢通路概要图

DHFR：dihydrofolatereductase，二氢叶酸还原酶；MTHFR：methylenetetrahydrofolate reductase，亚甲基四氢叶酸还原酶；RFC：reduced folate carrier，还原性叶酸载体；FR：folate receptor，叶酸受体。

1. **氨基酸代谢**　Hcy 转化主要通过再甲基化和转硫化两条途径进行代谢转化为甲硫氨酸，①再甲基化途径：以维生素 B_{12} 为辅酶，以 5- 甲基四氢叶酸为甲基供体，在甲硫氨酸合成酶的作用下生成甲硫氨酸；②转硫化途径：以维生素 B_6 为辅酶，在 CBS 催化下生成胱硫醚，并进一步转化为半胱氨酸和 α 酮丁酸。Hcy 代谢过程中任何一个步骤受到影响，均会导致 HHcy。食物来源的甲硫氨酸约 50%转化为 Hcy，过量甲硫氨酸膳食增加 Hcy 水平。研究显示限制甲硫氨酸膳食对改善肥胖、衰老、氧化应激、炎症反应、自噬、肿瘤免疫、认知及肠道菌群等方面有积极作用，目前甲硫氨酸的研究主要集中在细胞领域，临床研究较少。

2. **糖代谢**　HHcy 通过诱导氧化应激增加葡萄糖摄取、胰岛素抵抗（IR）及破坏肠道菌群导致糖代谢异常。研究提示血 Hcy 水平每增加 $5\mu mol/L$，糖尿病发生风险增加 29%。IR 降低 Hcy 代谢过程中酶的活性，抑制 Hcy 向甲硫氨酸和半胱氨酸转化，同时损伤血管内皮细胞，引起肾脏排泄 Hcy 减少。

3. **脂类代谢**　肝脏是 Hcy 重要的代谢器官，对 Hcy 合成和分解起重要作用，HHcy 引起脂类代谢紊乱主要包括：影响脂肪细胞功能，抑制腺苷单磷酸活化蛋白激酶（AMPK）的活性，使脂肪分解减弱；促进脂蛋白沉积，泡沫细胞形成，最终导致脂质条纹病变和纤维斑块的形成。

4. **维生素**　维生素 B_{12} 和叶酸为水溶性维生素，人体不能合成，需靠食物补充。食物摄入的维生素 B_{12} 经胃酸、十二指肠消化后与胃壁细胞分泌的内因子（intrinsic factor，IF）结合成 IF-维生素 B_{12} 复合物，在回肠末段经钙离子协助与 IF-维生素 B_{12} 受体结合后被人体吸收。叶酸主要在十二指肠及近端空肠被吸收。维生素 B_6 参与 Hcy 转硫化途径和维生素 B_{12} 及叶酸代谢、血红素的合成，可预防巨幼细胞贫血，保护血管内皮细胞，降低血 Hcy 水平。

5. **甜菜碱**　作为甲基供体，在降低 Hcy 水平的同时可促进脂肪分解和肌肉蛋白质合成，改善人体成分。

二、营养代谢紊乱特点

1. **维生素缺乏**　维生素 B_6 缺乏可导致患者出现乏力、口角炎、脂溢性皮炎等，婴幼儿可出现生长发育不良、惊厥、抽搐等。维生素 B_{12} 和叶酸缺乏可引起巨幼红细胞贫血，表现为皮肤黏膜苍白、乏力、头晕、厌食、恶心等,儿童表现为反应迟钝、智力减退等。

2. 免疫炎症反应　HHcy 促进炎症细胞活化与增殖及炎症因子的表达,影响细胞免疫系统功能,加速内皮细胞老化,在动脉粥样硬化的发生和发展中发挥重要作用。

3. 肥胖　多数研究结果显示,肥胖者血 Hcy 水平高于非肥胖者,这与肥胖者多伴有慢性炎症状态和胰岛素抵抗有关。

4. 代谢综合征　研究显示代谢综合征患者发生 HHcy 风险增加,HHcy 是代谢综合征的独立危险因素。

三、营养代谢治疗

应在针对病因治疗的基础上,通过调整生活方式、平衡膳食、合理烹饪方法来维持理想体重。合理限制甲硫氨酸的摄入、适当补充叶酸、维生素 B_{12}、维生素 B_6 或甜菜碱,以改善营养代谢。

1. 调整生活方式　吸烟影响胃肠道消化吸收维生素 B_6、维生素 B_{12} 及叶酸的能力,烟雾中的氰化物可使维生素 B_6、维生素 B_{12} 活性降低,影响 Hcy 代谢。饮酒可能抑制 Hcy 代谢过程中再甲基化和转硫化两条途径,干扰 B 族维生素代谢。因此建议 HHcy 患者戒烟,不饮酒或少量饮酒。不饮酒是指每月 <1 饮酒单位,少量饮酒是指每月 1~3 饮酒单位。1 饮酒单位 =12g 酒精;酒精摄入量(g)= 饮酒量(ml)× 酒精含量(%)× 酒精比重 0.8。

2. 平衡膳食,合理烹饪方法,维持理想体重　平衡膳食,食物多样化;合理控制能量摄入,维持理想体重。多样的食物应包括谷薯类、蔬菜水果类、畜禽鱼蛋乳类、大豆坚果类,建议平均每天至少摄入 12 种食物,每周至少摄入 25 种食物。HHcy 患者伴超重肥胖、代谢综合征等需共病治疗时,应制订个体化体重管理方案,逐渐达到并维持理想体重。煎炒等烹调方式易造成蔬菜中 B 族维生素损失,烹调方式建议多采用蒸、煮、炖、拌等,少油煎油炸。此外,富含 ω-3 脂肪酸膳食如海产品、鱼油等可以改善脂代谢,对降低 Hcy 水平有一定作用。建议日常膳食中可强化 ω-3 PUFA、叶酸、B 族维生素及抗氧化膳食计划,包括地中海膳食、低脂肪膳食、低碳水化合物膳食,对改善 HHcy 有益。

3. 科学运动　运动能够降低体内氧化应激水平、抗炎及稳定动脉粥样硬化斑块,改善 HHcy。在叶酸缺乏所致 HHcy 中,补充叶酸并运动能更好促进 Hcy 再甲基化转变为甲硫氨酸,降低 Hcy 水平。推荐每周进行 150 分钟中等强度有氧运动。

4. 合理限制甲硫氨酸的摄入　研究发现甲硫氨酸含量高的动物性蛋白质(牛肉、猪肉,鸡蛋,海鲜)摄入较多、膳食纤维丰富的蔬菜水果摄入不足易引发 HHcy,按照《中国居民膳食指南(2022)》建议,保证食物多样化、不偏食。

5. 适当摄入富含叶酸、维生素 B_{12}、维生素 B_6 及天然甜菜碱的食物　叶酸广泛存在于动植物食物中,动物肝脏、深绿色蔬菜、豆制品及发酵食品(腐乳)等是叶酸的良好来源。

维生素 B_{12} 主要来源于动物性食物,如动物内脏、肉、鸡蛋、牛乳,植物性食物中几乎不含维生素 B_{12}。

维生素 B_6 广泛存在于各种食物中,坚果、豆类如黄豆、绿豆,水果如香蕉,蔬菜如蘑菇、紫衣甘蓝、芹菜、胡萝卜、韭菜等。维生素 B_6 缺乏通常与多种 B 族维生素缺乏同时出现,单独使用维生素 B_6 降低血 Hcy 效果不明显,与叶酸、维生素 B_{12} 联合补充有协同作用。

甜菜碱天然存在于各种食物中,如小麦、菠菜、甜菜、虾及贝类等。临床研究显示,甜菜碱在遗传性因素(如酶缺陷)所致 HHcy 治疗中安全而有效,长期补充甜菜碱可有效降低 CBS 缺乏所致 HHcy,进而降低心血管疾病风险。

鉴于 Hcy 在预测疾病风险、控制疾病并发症、影响疾病转归等方面发挥着重要作用,然而医务工作者及民众对其的认识还有待提高。从一级和二级预防入手,HHcy 临床治疗离不开营养治疗,通过合理的营养代谢治疗,同时基于病因给予个体化、精准治疗,有助于降低 HHcy 相关疾病风险,改善临床预后。

第八节 | 甲状腺疾病

甲状腺通过甲状腺滤泡上皮细胞合成和分泌甲状腺素（tetraiodothyronine，T_4）和三碘甲腺原氨酸（triiodothyronine，T_3），在调节机体代谢和生长发育中起重要作用。碘是合成甲状腺激素的必需原料。人体中 80%～90% 的碘来源于食物。

碘与甲状腺疾病（diseases of thyroid gland）关系密切。碘缺乏可导致地方性甲状腺肿、克汀病和甲状腺癌。碘过量会增加散发性甲状腺肿、碘甲亢和自身免疫性甲状腺病的患病率，还使甲状腺癌的组织类型发生变化。

一、甲状腺肿

甲状腺肿主要分为弥漫性非毒性甲状腺肿和非毒性多结节性甲状腺肿。前者女性发病率是男性的 3～5 倍，分为地方性和散发性甲状腺肿；后者成年人患病率高达 12%，女性、老年人和缺碘地区更常见。甲状腺肿的发生与遗传、自身免疫和环境因素等有关。长期缺碘和长期高碘摄入如服用胺碘酮等都可导致垂体分泌过量的促甲状腺激素（thyroid stimulating hormone，TSH）促使甲状腺肿的发生发展。营养状况差、蛋白质摄入不足、维生素 A 摄入不足及过多食用含有致甲状腺肿物质的食物，如十字花科蔬菜中富含硫氰酸盐，豆类、橘子、苹果等中富含类黄酮类物质，花色素苷，可促进甲状腺肿的发病。

（一）代谢特征

甲状腺肿患者的代谢特征取决于甲状腺功能。多数患者甲状腺功能正常，无代谢异常，部分患者可伴有甲状腺功能减退，出现血脂异常。地方性甲状腺肿流行区居民存在尿碘水平降低、甲状腺摄碘率增高、血清 T_4 下降，而反 T_3 升高。

（二）营养代谢紊乱特点

碘缺乏时，甲状腺代偿性肿大，产生足够的甲状腺激素，一般不会出现明显的代谢异常和生长发育障碍。部分碘缺乏患者血清总 T_4 可轻度降低，TSH 正常或轻微升高，碘水平降低。

尿碘测量可了解碘水平。尿碘中位数（median urinary iodine，MUI）100～200μg/L 是最适当的碘营养状态，MUI<100μg/L 为碘缺乏，MUI 200～299μg/L 为碘超足量，MUI>300μg/L 为碘过量。

（三）营养代谢治疗

1. **纠正碘缺乏**　进食富含碘的食物可改善碘的营养状态。食盐碘化（USI）（10～15mg/kg 盐）是目前国际公认的预防碘缺乏病的有效措施。WHO 建议妊娠和哺乳期妇女碘摄入量为每日 250μg，MUI 150～250μg/L。最理想的补充剂是碘化钾。WHO 推荐成年人碘的适宜供给量为 150μg/d。

2. **供给充足的蛋白质**　提供充足的蛋白质和能量能改善甲状腺功能。

3. **其他**　补充硒可能降低甲状腺过氧化物酶抗体（thyroid peroxidase antibody，TPO-Ab）水平。纠正维生素 A 的不足。避免过多食用含有致甲状腺肿物质的食物。

二、甲状腺功能亢进症

甲状腺功能亢进症简称甲亢，是指各种原因导致甲状腺本身产生过多甲状腺激素而使血液循环中甲状腺激素过多，以神经、循环、消化等系统兴奋性增高和代谢亢进为主要表现的一组临床综合征。

毒性弥漫性甲状腺肿（toxic diffuse goiter）称格雷夫斯病（Graves disease，GD）在甲亢中最多见，是以遗传为背景，在感染、药物、精神刺激等环境因素作用下，诱发自身免疫功能紊乱所致。本病女性多见，男女之比为 1∶（4～6），以 20～40 岁好发。GD 的特征性自身抗体是 TSH 受体抗体，其中，甲状腺刺激性抗体是其致病抗体，存在于 90% 以上的患者。食物中的碘、吸烟、精神刺激、感染、药物和辐射暴露等环境因素是 GD 和 GD 眼病的诱发因素。

（一）代谢特征

甲亢患者多有高代谢表现如怕热、多汗、体重下降、大便次数增加及情绪易激动,甚至出现低热、餐后血糖升高及失眠。

（二）营养代谢紊乱特点

1. 能量消耗增加　甲状腺激素分泌增多促进营养物质代谢,增加基础代谢率和能量消耗。甲状腺激素促进氧化磷酸化,使氧耗增加,伴氧化磷酸化解耦联使能量以热能散发,患者出现怕热、多汗、体重下降。

2. 宏量营养素代谢紊乱　甲亢时,可出现宏量营养素代谢紊乱,涉及糖脂代谢及蛋白质代谢异常。

（1）糖代谢紊乱:甲状腺激素过多促进肠道对葡萄糖的吸收,促进肝糖原的分解、糖异生和葡萄糖的氧化利用。患者常有糖代谢异常,严重者发生糖尿病。

（2）脂代谢紊乱:甲状腺激素促进脂肪动员和胆固醇合成。甲亢时,由于胆固醇的降解及胆汁排出速度超过胆固醇的合成速度,反而使血胆固醇水平偏低。患者多有血总胆固醇、低密度脂蛋白胆固醇下降,血甘油三酯水平和游离脂肪酸升高。

（3）负氮平衡:过多的甲状腺激素促进蛋白质分解,导致负氮平衡。肌肉组织消耗,患者疲乏无力,体重下降。

3. 碘代谢障碍　碘在体内蓄积过多可诱发碘甲亢。而49%的甲亢患者存在中度缺碘。

4. 水、电解质紊乱　甲状腺激素有利尿作用,并能加速矿物质的排泄。在尿中,钾的排泄多于钠,加之钾大量转入细胞内,甲亢时可伴有低钾血症,尤其是东方青年男性。此外,甲状腺激素对破骨细胞和成骨细胞均有兴奋作用,使骨骼的更新加快,导致骨质疏松的发生发展。罕见高钙血症。

5. 维生素和其他矿物质消耗增加　甲亢时,B族维生素、维生素C及维生素A消耗增多。此外,血中的镁、锰、锌等微量元素明显降低。

（三）营养代谢治疗

应遵循高能量、高蛋白质、高维生素和限制碘摄入的原则,纠正高代谢引起的各种营养素消耗,改善营养状况。

1. 提供足够的能量和蛋白质　患者能量摄入较正常人需要增加50%～70%,每天可供给能量3 000～3 500kcal。其中,碳水化合物供能60%～70%,蛋白质可按1.5～2.0g/（kg·d）供给,保证动物蛋白质和大豆蛋白质等优质蛋白质摄入。增加餐次,在两餐之间可加牛乳、豆浆、甜食等。发生低血钾时,可选用富含钾的水果如橘子、苹果、香蕉等,并及时补充药物钾。

2. 补充足够的水分　在高代谢状态未纠正前,患者出汗多,应保证足量的饮水。

3. 供给足够的维生素　患者可出现多种水溶性维生素缺乏,尤其是B族维生素和维生素C。鼓励患者多食新鲜绿叶蔬菜及水果。也应保证充足的维生素D供给,尤其是腹泻患者。

4. 忌用富含碘的食物和药物　忌用富含碘的食物,如海带、紫菜、牡蛎等海产品和含碘丰富的药物如胺碘酮等,少食含碘食盐,提倡进食无碘盐(无机碘可通过加温挥发,但有机碘不能通过加温消除)。

三、甲状腺功能减退症

甲状腺功能减退症简称甲减,是由各种原因导致的甲状腺激素合成和分泌减少或组织作用减弱而引起的全身性低代谢综合征。甲减病因复杂,以原发性甲减最多见,占99%,主要原因为自身免疫、甲状腺手术和甲亢[131]I治疗。碘过量可引起甲减。含碘药物胺碘酮诱发甲减的发生率是5%～22%。碘缺乏所致甲减往往发生在碘缺乏区。

（一）代谢特征

甲减患者多表现出乏力、食欲下降、怕冷、水肿、便秘和体重增加等低代谢表现,可有贫血及血脂异常和低血糖等代谢改变。

(二)营养代谢紊乱特点

1. 宏量营养素代谢紊乱 甲减时,患者宏量营养素代谢可出现紊乱。

(1)脂肪代谢紊乱:甲减时,胆固醇合成速度不快,但胆固醇的代谢速度缓慢,因而患者容易出现高甘油三酯和高胆固醇血症。

(2)蛋白质代谢紊乱:甲减时,因小肠黏膜更新速度减慢,消化液分泌腺体受到影响而导致酶活性下降,血白蛋白降低。

(3)糖代谢紊乱:甲状腺激素是一种升糖激素。甲减时,患者可能会出现低血糖,尤其在长时间空腹或饥饿时。

2. 碘代谢紊乱 缺碘可使甲状腺激素合成不足发生甲减。有甲状腺组织残留的甲减患者可正常摄碘。

3. 造血功能异常 容易出现贫血。

(三)营养代谢治疗

1. 补充适量的食物碘 食用加碘食盐是治疗碘缺乏所致甲减最有效的方法。缺碘所致甲减患者需要选用适量的海带、紫菜,也可应用碘盐、碘酱油、碘蛋或面包加碘。

2. 供给足量蛋白质 甲减时,白蛋白水平下降,应供给足量蛋白质。蛋白质补充选用动物蛋白质如蛋类、乳类、各种鱼类、肉类,植物蛋白质如黄豆及各种豆制品也是不错的选择。

3. 限制脂肪和富含胆固醇的食物 甲减患者多伴有高脂血症,应限制脂肪摄入,并限制食用富含胆固醇的食物如蛋黄、奶油、动物脑和内脏等。还应减少高脂肪食物如食用油、硬果类食物、芝麻酱、火腿和五花肉等的摄入。

4. 纠正贫血,供给丰富的维生素 有贫血者,应补充富含铁和维生素 B_{12} 的膳食,如摄入动物肝脏等。必要时,还应供给富含叶酸的食物如各种蔬菜和新鲜水果或使用药物等。

5. 其他 左甲状腺素钠片的最佳服药时间是空腹早餐前 1 小时。如果这个时间难以做到,可选择早餐前半小时或睡前,但应注意不要与其他营养品和药物同时食用,尤其是钙片和牛乳,以免影响左甲状腺素钠的吸收。

(翁 敏 刘石平)

案例分析　　　　本章目标测试　　　　本章思维导图

第二十一章 | 感染性疾病的营养治疗

感染性疾病（infectious disease）是人类死亡的主要原因之一，通常由一种或多种病原微生物所致，如细菌、病毒、真菌和寄生虫等。其中病原微生物毒力强弱、侵入机体数量、感染部位及感染性质差异是影响感染者疾病缓急的重要因素，并呈现不同的临床症状。病原微生物可引起机体内分泌及代谢改变，致使机体营养素大量消耗，出现严重蛋白质-能量营养不良，而患者营养不良时将延缓器官功能恢复，增加并发症发生危险，甚至延长住院时间。在药物治疗的同时，补充疾病中相对缺少的营养素，兼顾各营养素的平衡，能够维持组织营养需求，促进机体康复，减少并发症的发生。

第一节 | 病毒性肝炎

病毒性肝炎（viral hepatitis）是由多种肝炎病毒引起的以急性肝细胞坏死、变性和炎症反应为特点的传染性疾病。根据病原学诊断，肝炎病毒主要为甲、乙、丙、丁、戊型，分别引起甲、乙、丙、丁、戊型肝炎。各类型病毒性肝炎临床表现相似，以乏力、食欲下降、厌油、肝功能异常为主，部分病例出现黄疸，随着疾病进展可发生肝硬化、肝衰竭及肝性脑病，使患者的营养代谢发生改变，容易引发营养不良。

一、营养代谢特征

肝脏作为消化系统最重要的器官之一，参与碳水化合物、蛋白质、脂肪的代谢，包括糖原分解和合成、蛋白质及脂肪的分解与合成、维生素的活化和储存、合成和分泌胆汁、氨转化及激素代谢等。肝炎能够影响肝脏功能，进而影响营养代谢。肝功能障碍时，蛋白质合成减少、分解代谢增强，引起低蛋白血症和营养不良。同时，胆汁合成和分泌受影响，脂肪消化吸收受阻，血中脂肪酸和胆固醇升高，易形成脂肪肝。此外，肝炎还会导致肝糖原合成和储备、激素灭活能力减弱。严重肝功能障碍时，肠道黏膜受损，蛋白质和氨在肠道积存，血氨升高，易诱发肝性脑病。

1. **碳水化合物** 单糖在肝内可转化为肝糖原，当血糖大量消耗时肝细胞又能将肝糖原分解为葡萄糖进入血液循环，对调节血糖浓度和维持血糖稳定具有重要作用。当患者出现肝功能障碍时，其糖代谢同时发生异常，表现为肝糖原储备减少、糖异生下降，在空腹时极易出现低血糖。此外，因糖原合成障碍、胰岛素抵抗，患者在饱餐后会出现一段较长时间的血糖升高状态，引起高血糖或糖耐量降低。

2. **蛋白质** 肝脏能对肠道吸收的氨基酸进行蛋白质合成、脱氨、转氨等，将合成的多种蛋白质分泌到血浆中发挥不同的作用。肝脏作为合成蛋白质的主要场所，肝功能障碍时，蛋白质分解酶活性异常，蛋白质分解代谢增强、合成减少，引起低蛋白血症，出现腹腔积液、水肿、肌肉消耗，最终导致营养不良。此外，肝脏将氨基酸代谢产生的氨合成尿素，并通过肾脏排出体外。肝功能障碍时，机体合成尿素的能力显著下降，引起血氨升高。当疾病进展至肝硬化失代偿期，门静脉高压导致肠道黏膜受损，肠道的消化、吸收和排空障碍，蛋白质及其分解产物在肠道内积存，使氨的产生增多，同时还因肝脏对氨清除的能力减弱，导致血氨升高，这是引起肝性脑病的重要因素。

3. **脂肪** 肝脏对于脂类代谢至关重要，参与脂类的消化、吸收、运输、分解与合成等代谢过程。肝功能受损时，胆汁合成和分泌受到影响，进而影响脂肪的消化和吸收，部分患者可出现厌食油腻食物、脂肪泻等表现。人体内的血脂成分依赖于肝细胞的调节处于相对平衡的状态，当肝内脂肪不能以脂蛋白形式运输到血液中时,脂肪将在肝内堆积形成脂肪肝。除此之外,肝功能障碍时脂肪的氧化分解代谢受阻,载脂蛋白合成减少,血中游离脂肪酸、胆固醇水平升高,也将导致高脂血症发生。

4. 电解质及维生素　血液中的各种激素经过肝脏的分解转化在一定正常范围内波动,肝功能障碍导致肝脏对醛固酮及抗利尿激素等灭活能力减弱,引起水钠潴留,促使腹腔积液的形成和加重。肝脏内储存着大量的脂溶性维生素,例如体内 95% 的维生素 A 都储存在肝内,此外肝脏还具有储存和代谢维生素 C、维生素 D、维生素 E、叶酸等多种维生素的功能。肝功能障碍常导致患者维生素缺乏,患者可出现夜盲症、骨质疏松等。

二、营养代谢紊乱特点

急性病毒性肝炎起病急,若患者发病前处于正常营养状态,较少发生营养紊乱。急性或慢性肝炎患者进展为重症肝炎、肝衰竭并发肝性脑病时,受食欲减退、厌食及肝功能下降的影响,患者易发生营养紊乱,其特点为:血糖波动较大、糖耐量下降;低蛋白血症、血氨升高诱发肝性脑病;高脂血症、脂肪肝;离子紊乱、水钠潴留,同时伴有多种维生素和矿物质缺乏等。

三、营养代谢治疗

病毒性肝炎患者因其肝脏功能受损,可发生不同程度的营养不良,而营养不良一直被认为是影响肝病患者临床结局和治疗效果的重要因素。

肝炎的营养治疗应针对其营养代谢特点、肝脏功能受损程度以及患者的营养状况制订个体化治疗方案。ESPEN 肝病临床营养指南推荐使用 RFH-NPT 筛查。尽可能准确识别出患者的营养状况,进而实施营养治疗,以达到改善营养状况、保护或改善肝功能、调节营养物质代谢的目的。

(一)营养治疗原则

肝炎患者因病情和病程不同,对消化功能和肝功能的影响也不同。急性病毒性肝炎起病急,绝大多数患者病前没有营养不良,且病程相对短,因此可只考虑消化功能、食欲等影响进食的因素,给予低脂肪易消化的食物。随着肝功能好转,食欲逐渐改善,患者饮食也可逐渐恢复正常。大部分慢性肝炎患者能正常进食,可给予平衡膳食,肝功能代偿期和失代偿期依据受损程度不同,采用不同的治疗方案。若预计患者经口进食 5~7 天内不能达到正常需要量,则应提供 EN。具体干预见表 21-1。

表 21-1　按肝病分期对病毒性肝炎的营养治疗

类别	急性病毒性肝炎（HAV/HBV/HEV 相关）	慢性病毒性肝炎（HBV/HCV 相关）	HBV/HCV 相关的肝硬化	HAV/HBV/HEV 相关的急性肝衰竭
代谢率	通常升高	正常或低	通常升高	通常升高
REE	升高	正常或低	升高	升高
能量	正常	正常	30~35kcal/(kg·d) 碳水化合物占 50%~60% 脂肪占 20%~30%	35~40kcal/(kg·d)
蛋白质	正常	正常	1.2~1.5g/(kg·d)	1.2~1.5g/(kg·d)
特殊说明	无	补充锌:可能对慢性 HBV 和 HCV 患者有用	每4~6小时一次,少量多餐;高蛋白质早餐,晚餐后加餐(50kcal);可补充钙、维生素 D 和锌;肥胖患者应采取低能量膳食	由肠内营养引起的肝性脑病患者可给予富含 BCAA 食物

注:HAV,hepatitis A virus,甲型肝炎病毒;HBV,hepatitis B virus,乙型肝炎病毒;HCV,hepatitis C virus,丙型肝炎病毒;HEV,hepatitis E virus,戊型肝炎病毒;BCAA,branched-chain amino acid,支链氨基酸。

（二）慢性肝炎患者的营养治疗

1. 能量 适量的能量摄入有利于肝组织和肝功能的恢复,能量供给要与患者的体重、病情、活动等情况相适应,以维持理想体重。患有慢性肝病且有久坐不动的生活方式的患者建议能量 $1.3 \times$ REE,REE 可采用间接测量法测量。能量供给可随体力活动增加而增加。不建议给予患者较高能量,因为较高能量摄入不仅会增加肝脏负担、加重消化功能障碍,还会引起肥胖和脂肪肝。同时还要避免能量摄入不足,以免组织蛋白质消耗,不利于肝细胞的修复和再生,同时避免引发营养不良。

2. 碳水化合物 现有研究认为碳水化合物能够保护肝细胞、提供能量,并有利于蛋白质在体内充分利用。建议每日碳水化合物的摄入占总能量 55%~65%,以谷薯类为主。

3. 蛋白质 补充充足的优质蛋白质可促进蛋白质合成代谢,有利于肝细胞修复、再生。建议蛋白质供给 1.2~1.5g/(kg·d),占总能量的 15% 左右,适当增加植物性优质蛋白质的比例。富含优质蛋白质食物包括乳类、蛋类、禽畜肉、鱼虾类、大豆制品等。

4. 脂肪 脂肪摄入过多会加重患者胃肠道症状,如恶心、呕吐和腹泻,进而影响食欲,因此应避免高脂肪摄入。脂肪摄入以占总能量 20%~25% 为宜。

5. 维生素和矿物质 肝脏病变时易出现维生素和铁、锌、硒等微量元素的缺乏,应注意补充维生素和微量元素,以利于肝细胞修复和肝功能好转。

（三）肝硬化患者的营养治疗

肝硬化代偿期患者,应摄入充足的能量以避免营养不良以及蛋白质和微量元素的缺乏,推荐患者能量摄入量为 30~35kcal/(kg·d)。在确保不增加肝性脑病风险的情况下,肝硬化失代偿期患者的能量及蛋白质供给应充足,能量摄入量为 35~40kcal/(kg·d),或者 $1.3 \times$ REE。肝硬化患者应缩短饥饿时间,建议每天进食 3~5 次,晚餐后可再加餐一次,以提高机体蛋白质水平,对肝硬化的合成代谢抵抗和肌肉减少症的发生具有逆转作用。详见第十九章第三节慢性肝病。

第二节 | 肺结核

结核病(tuberculosis,TB)是由结核分枝杆菌(*Mycobacterium tuberculosis*,MTB)引起的慢性感染性疾病,可累及全身多个脏器,其中以肺结核(pulmonary tuberculosis)最为常见。在 WHO《2023 年全球结核病报告》中显示,2022 年全球估算约有 1 060 万人感染结核病,其中有 750 万人被诊断为肺结核患者,全球结核病死亡人数为 130 万,结核病仍然是世界第二大单一传染源死因。其中,我国估算的结核病新发患者数为 74.8 万,在 30 个结核病高负担国家中我国估算结核病发病数排第 3 位,占全球发病数的 7.1%。结核病的诊断和防治仍面临着艰巨挑战。营养不良既是结核病的一个重要危险因素,也是其常见后果,是活动性结核病患者的常见合并症,并与死亡风险增加和治疗效果差有关。在标准的结核病治疗基础上,提供营养治疗,可以改善肺结核的治疗结局。

一、营养代谢特征

肺结核与机体营养状态之间相互影响,互为因果。肺结核容易出现营养不良;营养不良会增加活动性结核病的发病风险,也是影响成年人重症结核病患者预后及死亡的独立危险因素。

1. 能量与蛋白质代谢 肺结核患者能量需求增加,易出现体重减轻。研究结果表明,肺结核患者氨基酸分解代谢升高、蛋白质合成受阻,即使在抗结核治疗和膳食充足的情况下,体重增加和蛋白质合成仍受限。机体长期不规则低热,也会增加能量的消耗。肺结核患者 IL-6、TNF-α 及其他细胞因子和可溶性受体升高,是体重快速下降和厌食的原因之一。患者体内的病原菌不断排出毒性物质,导致机体中毒和全身性反应,蛋白质分解代谢显著增强,且患者常伴有多浆膜腔积液,蛋白质丢失过多,机体处于负氮平衡,血总蛋白、白蛋白及前白蛋白水平下降。

2. 脂肪代谢 MTB 在宿主中的生长、代谢与脂质密切相关。感染期间,MTB 依靠巨噬细胞内的胆固醇作为主要能源而存活;感染后,MTB通过影响巨噬细胞内胆固醇的合成、摄取、酯化以及外排等过程,致使胆固醇在巨噬细胞内积聚,改变巨噬细胞的形态与结构,为MTB在宿主细胞中存活提供营养保障。因此,肺结核患者肺内脂质含量增加,外周血内胆固醇含量降低,脂质代谢出现异常。

3. 糖代谢　肺结核患者由于肺部的病理生理变化导致低氧血症和缺氧,引起糖代谢障碍,其血糖曲线和糖尿病患者的血糖曲线相似。长期血糖控制不良是结核病患病风险升高和治疗效果不佳的原因,糖尿病会使罹患活动性肺结核的风险增加2~5倍。糖尿病患者的结核病症状往往不典型但严重,临床中常见结核病重症患者合并糖尿病。肺结核合并糖尿病时,常会导致痰菌转阴延迟、结核病病死率增加,即便治疗完成,也容易出现结核复发,且糖尿病是导致耐多药肺结核的重要危险因素之一。

4. 维生素和矿物质代谢　大多数活动性肺结核患者处于高分解代谢、高能量消耗状态,微量营养素的消耗和需求增加。因此在肺结核患者中,维生素A、维生素C、维生素D、维生素E及B族维生素的不足及缺乏的情况普遍存在,甚至经常同时合并多种维生素的缺乏,这可能会进一步削弱免疫系统的功能,从而加剧病情的恶化。病灶钙化是结核病痊愈的形式之一,这一过程需要大量钙质。同时,进行性肺结核患者多极度衰弱,常伴摄入不足和慢性肠炎、多汗等因素导致钾、钠丢失过多,继而出现低钾、低钠。微量营养素缺乏是继发性免疫缺陷和TB等感染性疾病发病的最常见原因。

二、营养代谢紊乱特点

肺结核患者机体处于高分解代谢、高能量消耗状态,蛋白质分解代谢显著增强,同时丢失过多、合成受阻,患者容易出现营养风险,严重者则导致PEM。另外,由于患者食欲减退、恶心及腹痛而减少食物摄入,导致能量及营养素摄入不足,呕吐、腹泻以及疾病本身引起的代谢变化而造成营养丢失和消耗增加,也是导致PEM发生的原因。因维生素和矿物质的消耗和需求增加,易发生微量营养素缺乏,如低钾、低钠及缺铁性贫血。

三、营养代谢治疗

中华医学会结核病学分会重症专业委员会组织编写的《结核病营养治疗专家共识》于2020年发布,共识中指出营养治疗是结核病治疗的基础,是结核病自然病程中必不可少的预防和控制措施。结核病患者病情复杂多变,在机体代谢和能量消耗等方面有其特点。合理的营养供给不仅是一种支持手段,也是改善疾病进程和预后的重要治疗措施。结核病营养治疗的目的是增加患者治疗期间的膳食摄入,以补充疾病康复和体重增加所需的能量,支持人体细胞生成和免疫反应,对受损和病变组织进行修复,减轻抗结核药物的不良反应如恶心、呕吐、厌食、腹泻和口味改变。确诊结核病的患者应根据其营养状态提供合理的营养咨询,制订营养治疗处方,并贯穿整个疗程。

(一)营养诊断

营养不良与活动性结核之间存在明显的双向因果关系,结核病经常伴随HIV感染、糖尿病、吸烟和酒精滥用的情况,这些情况也均有其自身的营养问题,因此营养诊断和营养治疗是结核病诊疗的组成部分。详见第六、七章。

(二)营养治疗原则

肺结核的营养治疗应遵循高能量、高蛋白质、富含维生素及矿物质的原则。

1. 能量　结核病作为一种慢性消耗性疾病,能量需求高于正常人,能量增加可能使患者体重增加,提高治疗期间的生活质量,但对病死率、治愈率、治疗完成率和痰培养转阴率无明显影响。消化功能正常时,推荐结核病患者摄入能量为35~50kcal/(kg·d),产能营养素占总能量的百分比分别为蛋白质15%~20%、脂肪20%~30%、碳水化合物50%~65%。消化功能下降的患者,应循序渐进逐步提高供能。合并肥胖、糖尿病、心血管疾病、肾脏病等患者以及儿童、妊娠期妇女、老年人等特殊人群,应设计个性化的营养治疗方案。营养供给方式遵循五阶梯营养治疗模式(参见第八章第三节)。

2. **蛋白质**　推荐肺结核患者摄入蛋白质 $1.2\sim2.0g/(kg\cdot d)$，其中优质蛋白质应占 50% 以上。结核患者可多摄入牛乳及乳制品，其中酪蛋白和钙含量较高，有利于病灶钙化。但利福平不能与牛乳同时服用，以免影响药物治疗效果。

3. **脂肪**　肺结核患者对脂肪的摄入以适量为原则，每日摄入 $60\sim80g$。尽量降低饱和脂肪酸和反式脂肪酸的摄入，防止血脂升高，合并肠结核患者摄入脂肪过多可加重腹泻，应根据病情进展给予相应的膳食。目前有研究显示，在 TB 感染治疗中，ω-3 PUFA 可能有助于减少过度的炎症性肺损伤并提高机体免疫细胞的杀菌活性，特别是在结核病的后期阶段，建议增加 ω-3 PUFA 的摄入。但需要更多的研究来证实其在活动性结核病患者中的临床益处和安全性。

4. **碳水化合物**　能量主要来源于碳水化合物，应鼓励多进食，适当采用加餐的方式增加摄入量。合并糖尿病时，每日碳水化合物应控制在 $200\sim300g$，并应包含一部分全谷物、杂豆等粗粮。

5. **维生素**　为患者提供富含维生素 A、B 族维生素、维生素 C 及维生素 D 的食物。充足的维生素 B_6 可预防异烟肼的不良反应，维生素 A 可强化结核患者的免疫应答，应多食新鲜深色蔬菜、水果、鱼、虾、动物内脏及蛋类等，鼓励患者多进行户外活动，以促进维生素 D 的合成。不建议盲目使用微量营养素补充剂，如微量营养素摄入不足或需求增加，可摄入 $0.5\sim1.5$ 倍推荐摄入量的复合微量营养素膳食补充剂。

6. **矿物质**　结核病病灶钙化过程中钙需要量增加，建议多食用富含钙的食物。如牛乳，含钙量高，吸收率好，每日可饮用 $250\sim500ml$；另外，豆制品、绿叶蔬菜、海产品（如海带、贝类、紫菜、虾皮及牡蛎等）也是钙的良好来源。对于少量反复出血和营养不良的肺结核患者常伴缺铁性贫血，维持结核病患者铁的正常水平有助于降低病死率，对于合并轻至中度贫血患者，在治疗初始阶段补充铁可以加速造血功能恢复，使患者获益。但是，铁也是 MTB 生长必需的营养素，铁摄入过多可能会加速 MTB 的生长繁殖。目前关于铁的补充争议较多，因此建议纠正贫血后停止使用，或轻度贫血者尽量通过富含铁的食物来补充铁，如动物肝脏、瘦肉等。同时，应注意补充钾和钠，尤其是避免进行性肺结核患者因摄入不足和丢失过多，而出现低钾、低钠。

（三）结核病的特殊状况和合并症的营养治疗

1. **结核性肠梗阻的营养治疗**　完全性肠梗阻的患者应禁食，采用 TPN；对长时间禁食的肠梗阻患者，要询问其 PN 治疗史，检测血电解质水平，预防再喂养综合征的发生；对不全性肠梗阻患者，给予少渣半流食或流食，少量多餐，限制膳食纤维含量高的食物，以减少对炎性病灶的刺激，减少肠道蠕动与粪便形成，但不能完全无渣膳食，容易造成便秘，可能导致或加重肠梗阻；半流质或流质膳食适用于近端不全梗阻，靠近肛门的梗阻部位可无须改变食物的质地；建议患者采取 ONS 以解决其摄入不足的问题。

2. **结核病合并糖尿病患者的营养治疗**　能量比没有合并结核的糖尿病患者摄入量多 10%～20%，蛋白质的摄入量保证在 $1.2\sim2.0g/(kg\cdot d)$，其他原则同普通糖尿病患者。

3. **老年结核病的营养治疗**　摄入充足的食物，保证蛋白质摄入以延缓肌肉衰减。食物种类应多样化，均衡搭配，膳食结构合理，烹调时煮烂软，使食物易于消化吸收，还应注意色、香、味俱全以刺激食欲。适当增加餐次，可采用三餐两点制或三餐三点制，以保证摄入量，必要时通过 ONS 补充营养以达到目标喂养量，ONS 应提供至少 400kcal/d 的能量及 30g/d 的蛋白质，并且应持续至少 1 个月。为避免肌肉衰减，推荐蛋白质摄入 $1.2\sim1.5g/(kg\cdot d)$，优质蛋白质比例占 50% 以上，蛋白质均衡分配到一日三餐中。

4. **儿童结核病的营养治疗**　营养治疗应在营养评估的基础上进行，WHO 建议，身高、体重及中上臂围可作为评估儿童营养状况的指标。5 岁以下儿童，推荐使用身高别体重或身长别体重的 Z 评分；5～19 岁的儿童和青少年，推荐使用性别和年龄别 BMI 的 Z 评分。结核病强化治疗期的额外能量供应非常重要，应为儿童结核病患者增加食物并保证均衡膳食。产后不具备传染性的妊娠期妇女，鼓励母乳喂养，并尽可能延长至 24 个月，以保证儿童的早期营养。对于营养不良的患儿建议调整膳食结构,增加营养素丰富食物或强化补充食品,而不是常规使用膳食补充剂。在缺乏强化或补充性食物的情况下,建议儿童结核病患者按每日营养素推荐摄入量进行多种微量营养素补充。对膳食中维生素 B_6 摄入量较低的儿童,建议在接受异烟肼治疗时,补充维生素 B_6。

5. 妊娠哺乳期结核病的营养治疗　妊娠期妇女应增加能量和蛋白质摄入以保证合理增重及孕期增加的蛋白质需求,推荐为患有活动性结核病和中度营养不良或体重增加不足的妊娠期妇女提供营养丰富的食物或营养强化食品,以保证她们在妊娠中期和晚期平均每周至少增重约 300g。对患有活动性结核病的妊娠期妇女和哺乳期妇女应进行多种微量营养素补充,包括铁和叶酸以及其他维生素和矿物质,以满足其微量营养素需求;接受异烟肼治疗的妊娠期妇女可补充维生素 B_6 以预防并发症的发生,建议所有服用异烟肼的怀孕或哺乳期妇女补充维生素 B_6 25mg/d,应注意多种维生素制剂中维生素 B_6 的含量一般低于需要量,因此仅服用多种维生素制剂不能达到 25mg/d 的维生素 B_6 需要量。对于钙摄入量不足的活动性结核病妊娠期妇女,尤其是有高血压高风险的妊娠期妇女,应将钙补充纳入产前保健。每日 1 500～2 000mg 钙的补充可有效降低妊娠期高血压、子痫前期和早产的发生风险。

第三节 | 艾滋病

获得性免疫缺陷综合征(acquired immunodeficiency syndrome,AIDS),简称"艾滋病",是由人类免疫缺陷病毒(human immunodeficiency virus,HIV)引起的慢性传染病。可经过性接触、血液或母婴垂直传播途径感染,主要侵犯 CD4$^+$T 淋巴细胞,导致机体细胞免疫缺陷,继发各种机会性感染或肿瘤。

一、营养代谢特征

HIV 感染者/AIDS 患者常伴随多种代谢异常现象,如高皮质醇症、低性腺素、蛋白质分解代谢及脂肪酸代谢调节障碍,导致营养不良、皮下脂肪减少、向心性脂肪堆积、严重的脂代谢紊乱及糖代谢异常等现象。

1. 能量与蛋白质代谢　HIV 感染者/AIDS 患者由于营养摄入不足、吸收障碍以及代谢紊乱,会出现蛋白质-能量营养不良,尤其进展到艾滋病期,甚至出现 AIDS 消耗综合征(AIDS wasting syndrome,AWS)。

(1)营养素摄入不足:可能的原因为:①吞咽困难或吞咽疼痛感(可由肿瘤、胃炎和/或食管炎、念珠菌病导致);②恶心或呕吐(可由药物副反应、味觉改变、食管反流病引起);③其他(由于接受"替代治疗"而自愿节食,存在精神问题、劳累、孤独等)。

(2)营养素吸收障碍:可能的原因为:①腹泻,引起腹泻的原因很多,包括 CD4$^+$T 淋巴细胞计数降低后,由机会性致病菌所致的感染、抗病毒药物的不良反应、无症状的肠通透性增加或其他肠功能缺陷、由 HIV 感染本身引发的肠上皮损伤;②合并肝病或胰腺炎等其他疾病时,脂肪和碳水化合物吸收不良。

(3)代谢紊乱:可能的原因为:①感染导致机体能量和蛋白质需要量增加,同时也造成营养素丢失和利用障碍;②消耗所致恶液质,由急性期针对感染的代谢变化所致;③机会性感染或肿瘤;④睾酮水平降低;⑤甲状腺功能降低。由于以上各种因素叠加,一旦营养与代谢异常,将会持续累积或快速发展,患者可在较短时间内出现严重消耗。

2. 皮下脂肪减少　接受高效抗逆转录病毒治疗者,1/3 以上病例可出现皮下脂肪减少,主要有面部、臀部、腿部及上肢的脂肪减少。皮下脂肪减少主要由营养状况和药物因素引起,致皮下脂肪减少的药物主要有司他夫定和齐多夫定等,这些药物可引起线粒体毒性并可导致脂肪细胞凋亡,其他抗逆转录病毒药物如奈非那韦等也可加重脂肪减少。

3. **向心性脂肪堆积** 接受抗逆转录病毒治疗并获得一定疗效的患者中,部分可能出现向心性肥胖,这是内脏脂肪沉积的表现。如出现颈部脂肪垫,肝脏、心外膜下、肌肉组织内的异位脂肪堆积等。HIV 感染者出现脂肪堆积的可能机制包括:有效抗 HIV 治疗引起的免疫重建和消耗减少;因服用某些药物如阿扎那韦/利托那韦合剂导致的不良反应;病毒感染易干扰脂肪酸代谢,增加局部皮质醇浓度和患者自身生长因子功能的相对缺陷。

4. **脂肪代谢紊乱** 未经治疗的严重 HIV 感染者,通常出现甘油三酯、高密度脂蛋白胆固醇及低密度脂蛋白胆固醇水平同时下降;而未经治疗的轻症 HIV 感染者,主要表现为高密度脂蛋白胆固醇降低,这一现象与炎症因子升高有关。经有效的抗逆转录病毒治疗,HIV 感染者体内总胆固醇和低密度脂蛋白胆固醇水平可恢复正常。但抗逆转录病毒药物的不良反应易使患者出现高脂血症,且抗逆转录病毒药物引起的脂代谢异常可增加患者的心、脑血管病变风险。多种蛋白酶抑制剂如洛匹那韦/利托那韦合剂升高甘油三酯的作用尤为显著。

5. **胰岛素抵抗与糖尿病** 接受抗逆转录病毒治疗的 HIV 感染者更易发生胰岛素抵抗和 2 型糖尿病。一些蛋白酶抑制剂可通过抑制葡萄糖转运蛋白 4 而可逆性诱导胰岛素抵抗,且患者使用核苷类似物会损伤线粒体,从而导致糖代谢异常;此外,抗逆转录病毒治疗出现的区域性脂肪堆积、慢性炎症反应和脂肪动员异常均有可能影响葡萄糖代谢。

二、营养代谢紊乱特点

消耗是 HIV 感染后最突出的营养问题,成年人体重减轻和儿童生长发育障碍在 HIV 感染者/艾滋病患者中很常见,抗逆转录病毒治疗可以抑制病毒复制,但不能纠正由艾滋病毒感染导致的体重损失,包括肌肉质量。在 HIV 感染者/AIDS 患者中,AWS 通常并发贫血、低蛋白血症,免疫力损害等,严重者还会并发恶液质。值得注意的是,随着近年来治疗的普及和进展,使 HIV 感染者/AIDS 患者的生活质量提升,生存期延长,但代谢综合征、肥胖等问题在 HIV 感染者中却也逐渐增加。

三、营养代谢治疗

AIDS 是一种慢性消耗性传染病,HIV 感染、相关机会性感染和其他感染使患者能量需求增加,然而,代谢改变、食欲下降和腹泻又会降低患者营养的摄入和吸收,导致营养状况受损,从而出现营养不良。成年人 BMI≤18.5kg/m², 儿童体重减轻和消瘦是艾滋病进展和死亡的独立危险因素。科学合理的营养治疗不仅能够维持 HIV 感染者/AIDS 患者的体重、改善营养状况,而且可以增加患者对抗病毒治疗的反应性和提高机体免疫重建的效果。营养治疗应该从患者接受护理和抗逆转录病毒治疗时开始,并贯穿治疗的始终。

(一) HIV 感染者/AIDS 患者营养诊断

营养筛查和营养评估是成年人和儿童艾滋病常规治疗项目中不可或缺的组成部分。目前临床常用的营养筛查工具包括:NRS 2002、MUST 等,营养筛查阳性的患者应进行营养评估,甚至综合评价,判定 HIV 感染者/AIDS 患者营养状况,确定营养不良的类型及程度。WHO 建议,在艾滋病流行地区,由于 HIV 感染者/AIDS 患者往往合并营养不良,因此应对营养不良成年患者及患儿进行艾滋病筛查。

(二) HIV 感染者/AIDS 患者的营养代谢治疗

1. **能量** 无症状 HIV 感染者静息能量消耗增加约 10%,严重感染后的恢复期,能量需求会增加 20%～50%。通常来说,绝大多数无症状 HIV 感染者可以通过合理膳食获取足够的能量及营养素,一般推荐无症状 HIV 感染者能量给予 30～40kcal/(kg·d);AIDS 患者能量给予 35～50kcal/(kg·d);存在肝肾等脏器功能障碍的患者应根据疾病治疗需要个体化设计能量及各营养素供给量。但应注意的是,部分艾滋病期患者无法通过膳食摄入足够的能量和营养素,针对此类患者,应常规增加口服营养补充,必要时应给予管饲和肠外营养治疗。

2. **蛋白质** 无症状 HIV 感染者蛋白质按均衡膳食蛋白质供给量给予即可,蛋白质约占总能量 12%~15%;AIDS 患者由于蛋白质消耗增加,蛋白质供给量可达到总能量 20%。

3. **脂肪** 脂肪代谢紊乱是 HIV 感染者/AIDS 患者抗病毒治疗后的重要代谢问题,因此,无症状 HIV 感染者推荐脂肪摄入占总能量的 20%~30%,并控制 SFA、胆固醇和 ω-6 PUFA 的摄入,避免反式脂肪酸的摄入;AIDS 患者推荐脂肪摄入占总能量的 20%~40%,必要时可增加中链脂肪酸供能。

4. **碳水化合物** 无症状 HIV 感染者碳水化合物摄入量占总能量 50%~60%,并要注意控制精制糖的过量摄入;AIDS 患者碳水化合物占总能量 40%~60%。

5. **维生素和矿物质** 无论 HIV 感染状况如何,都应使患者维生素和矿物质摄入量达到推荐摄入量水平,可以通过多样化的膳食,营养强化食品以补充维生素和无机盐。

(1)维生素:补充维生素 A 可以降低 5 岁以下 HIV 感染者/艾滋病患者的腹泻发病率和病死率。艾滋病的抗逆转录病毒治疗会引起 HIV 感染者/艾滋病患者维生素 D 的缺乏,补充维生素 D 有利于维持 HIV 感染者/艾滋病患者的骨密度,保持骨骼健康;另外,补充维生素 D 可能会降低艾滋病合并症,如结核、冠状动脉硬化等的发生风险。

(2)矿物质:补充多种矿物质能够增强人体免疫系统功能,其抗氧化作用可以降低 HIV 感染者/艾滋病患者机体的氧化应激水平。补充硒可以延缓艾滋病病程进展,改善 CD4$^+$T 淋巴细胞计数;适量补充锌有助于减少 HIV 感染者的机会性感染,提高免疫治疗成功率,降低腹泻率。

第四节 | 急性肠道传染病

急性肠道传染病是一组由细菌或病毒经口进入人体引起的以消化道症状为主要表现的传染病,主要包括:伤寒、副伤寒、痢疾、霍乱等,本节将简述常见的两种急性肠道传染病:伤寒及霍乱。

伤寒(typhoid fever)是由伤寒沙门菌经肠道引起的全身性急性传染病。其基本病理特征是持续菌血症和全身单核-吞噬细胞系统的增生性反应,以回肠下段淋巴组织病变最明显。临床特点主要有持续发热、相对缓脉、全身中毒症状与消化道症状、玫瑰疹、肝脾大与白细胞减少等。

霍乱(cholera)是由霍乱弧菌所致,主要通过水和食物传播的烈性肠道传染病。霍乱的发病机制是霍乱弧菌进入体内后,产生霍乱肠毒素引起小肠液的过度分泌。本病发病急、传播快,可引起剧烈腹泻和呕吐,导致脱水、电解质及酸碱失衡,在我国传染病防治法中被列为甲类传染病。

一、营养代谢特征

1. **伤寒的营养代谢特征** 伤寒最具有特征性的病理特点是全身单核-吞噬细胞系统的增生性反应、回肠下段的集合淋巴结与孤立滤泡的病变。病程初期肠道淋巴组织增生肿胀呈纽扣样突起;镜下可见淋巴组织内有大量巨噬细胞增生,胞质内常见被吞噬的淋巴细胞、红细胞和伤寒杆菌,称为"伤寒细胞",它们聚集成团形成的小结节称为"伤寒小结",具有病理诊断意义。目前尚无研究表明伤寒患者能量需求与健康成年人有明显差异。但部分患者由于出现腹泻症状,可能出现营养素吸收障碍,进而出现蛋白质-能量营养不良。

2. **霍乱的营养代谢特征** 霍乱的病原体为霍乱弧菌,数量较多时可在小肠碱性环境中霍乱弧菌大量繁殖,并产生霍乱肠毒素(cholera enterotoxin,CET),CET 通过 cAMP 通路起作用,当细胞内 cAMP 浓度升高时,刺激隐窝细胞过度分泌氯化物、水及碳酸氢盐,同时抑制肠绒毛细胞对氯、钠的正常吸收,导致大量水分与电解质聚积在肠腔,超过肠道的正常吸收功能,形成本病特征性剧烈水样腹泻及呕吐。CET 还促使肠黏膜杯状细胞分泌黏液增多,使腹泻水样便中含大量黏液。腹泻导致的失水可使胆汁分泌减少,因而粪便可呈"米泔水"样。其营养代谢改变多与脏器损害程度相关。疾病过程中,由于严重肠道病变反应导致脂肪、碳水化合物、蛋白质等营养素吸收不良,造成明显的营养素吸收障碍。当持续脱水造成急性肾衰竭时,会导致胰岛素抵抗发生,骨骼肌的葡萄糖最大摄取量减少及肌肉中的糖原合成受损。与此同时,还会伴有蛋白质分解代谢加快,脂类分解作用受损等营养代谢变化。

二、营养代谢紊乱特点

1. **伤寒的营养紊乱特征**　伤寒潜伏期一般为 7～14 天。初期多以发热起病,起病大多缓慢,体温呈阶梯形上升,常伴乏力、食欲减退、轻度腹泻或便秘等。伤寒极期常有典型表现,包括食欲下降、腹胀在内的消化道症状,一系列神经系统症状等,肠出血、肠穿孔等并发症较多在本期出现。伤寒缓解期体温出现波动,并开始逐步下降。食欲渐好,腹胀逐渐消失,肿大的脾脏开始回缩。常需 1 个月左右完全康复,体弱、原有慢性疾患或出现并发症者,病程往往较长。由于较长的病程,部分患者可能由于食欲下降及明显的消化道症状引起低蛋白血症、肌肉质量下降等,严重者可出现电解质紊乱,诱发相关并发症。

2. **霍乱营养紊乱特征**

（1）水和电解质紊乱:霍乱患者由于剧烈腹泻和呕吐,体内水和电解质大量丢失,导致脱水和电解质紊乱。严重脱水患者因血容量锐减出现循环衰竭,如纠正不及时,可进一步由于肾灌注不足引起急性肾衰竭。

（2）代谢性酸中毒:由于腹泻丢失大量碳酸氢根,失水导致周围循环衰竭、组织因缺氧进行无氧代谢因而乳酸产生过多,加重代谢性酸中毒。

霍乱主要病理变化为严重脱水所引起的一系列改变,脏器实质性损害并不严重;如能及时治疗,大多能迅速恢复。

三、营养代谢治疗

1. **未发生脱水的患者**　可通过多饮含钾、钠等电解质且有一定含糖量的运动饮料,以及进食苏打饼干、汤等补充丢失的水分、电解质和能量。腹泻尤其是水样泻患者的理想膳食以含盐的淀粉类熟食为主,补充能量和电解质,苏打饼干、酸乳、汤、熟制蔬菜也是较好的选择。部分患者因腹泻可能发生一过性乳糖酶缺乏,最好避免牛乳摄入。粪便成形后,患者饮食可逐渐恢复正常。急性感染性腹泻患者一般不需要禁食,如有较严重呕吐的患者则需要禁食,口服补液疗法或静脉补液开始后 4 小时内应恢复进食,少量多餐,建议每日 6 餐,进食少油腻、易消化、富含微量元素和维生素的食物如谷类、肉类、水果和蔬菜等,尽可能增加能量摄入。避免进食罐装果汁等高渗性液体,以防腹泻加重。发生脱水的患者采用补液疗法。

2. **发热期患者**　应给予流质或无渣半流质膳食,少量多餐。当患者退热后,膳食仍应从稀粥、软质膳食逐渐过渡至普食,此过程大约需要 2 周时间。食物的选择应包括足量的碳水化合物、蛋白质和各种维生素,以补充发热期的消耗,促进恢复。过早进食多渣、坚硬或容易产气的食物有诱发肠出血和肠穿孔的风险。如有严重消化道功能障碍或存在肠内营养禁忌证则需积极应用肠外营养方式补充营养素。

3. **益生菌**　肠道微生态失衡可能是成年人急性感染性腹泻的诱发因素,也可能是后果。近年来已有较多证据表明,由肠道益生菌组成的特殊活性微生物制剂,不仅对人体健康有益,还可以用于治疗腹泻病。多项循证医学证据证明,益生菌能有效减少抗菌药物相关性腹泻（antibiotic-associated diarrhea,AAD）的发生。研究显示,益生菌能显著降低艰难拟梭菌感染（*Clostridioides difficile* infection,CDI）的发生率。可提供益生菌制剂来降低过度免疫反应和感染性或抗生素相关性腹泻儿童的症状严重程度和持续时间。益生菌的常见不良反应包括胃肠胀气和轻度腹部不适,严重不良反应较为罕见。免疫功能缺陷及短肠综合征为益生菌使用的禁忌证。益生菌为活菌制剂,应尽可能避免与抗菌药物同时使用。

4. **营养治疗**　如有各种原因不能或不愿经口摄食,使得机体营养需求无法得以满足时,可考虑行肠内营养,若存在肠内营养禁忌证,则需考虑肠外营养。如反复腹泻、肠道吸收不良而导致营养不良,可采用短肽或氨基酸型的肠内营养制剂喂养,该类制剂不仅无需初步消化即可被机体吸收,而且还可减少肠黏膜对大分子蛋白质的变态反应。存在肠内营养禁忌的患者应考虑肠外营养。

第五节 ｜ 病毒性肺炎

病毒性肺炎(viral pneumonia)是由上呼吸道病毒感染向下蔓延所致的肺部炎症。引起肺炎的病毒种类较多,主要有流感病毒、冠状病毒、呼吸道合胞病毒、腺病毒、副流感病毒、鼻病毒等。发病早期常以上呼吸道感染症状如鼻塞、流涕、咽痛、咳嗽等症状为主要表现,同时可有发热、肌痛、乏力、食欲减退等非特异的全身症状,严重者可出现呼吸困难,不同的病毒导致不同的症状。病毒性肺炎一年四季均可发生,大多见于冬春季节,可暴发或散发流行。

一、营养代谢特征

病毒性肺炎导致患者出现急性肺损伤和呼吸衰竭,严重者表现为ARDS,需要机械通气或有创通气或体外膜氧合(extracorporeal membrane oxygenation,ECMO)。

由于病毒感染、肺间质损伤导致的进行性呼吸困难和顽固性低氧血症,以及肺部病变、胸膜腔积液和血白蛋白降低等原因所致,病毒性肺炎患者常存在明显的全身炎症反应,机体处于高分解代谢状态。由于多种应激相关激素和促炎症细胞因子的释放以及供氧不足等原因,其营养代谢特点主要表现为:①葡萄糖氧化供能减少,糖酵解增加,糖异生增强,胰岛素抵抗,血糖增高;②蛋白质分解增加,急性期蛋白合成增加,肌肉蛋白质合成减少,氨基酸谱改变,如BCAA浓度下降;③脂肪动员和分解增加;④多种维生素和微量元素消耗增加。在这种情况下,患者容易出现营养不良,且对于伴有慢性基础疾病的患者,营养不良的发生率更高。这些病理生理改变使患者处于负氮平衡,影响了患者的免疫功能,增加了机会性感染的风险,也不同程度地损伤了患者的呼吸功能。病情后期的并发症如细菌感染、肝肾损害等又进一步加重了患者的代谢负担,导致患者普遍存在营养风险。

二、营养代谢紊乱特点

病毒性肺炎患者发生营养代谢紊乱的主要原因是机体能量供需的失衡。

1. **能量消耗增加**　由于发热、呼吸肌做功增加、机械通气等因素,机体能耗增加,对能量的需求也增加。

2. **代谢紊乱**　葡萄糖利用障碍,蛋白质和脂肪分解增加,机体出现负氮平衡,容易诱发PEM。

3. **摄入不足与营养吸收不良**　长期卧床后食欲减退、呼吸困难、机械通气、意识障碍等因素可导致患者摄入不足;新冠病毒可直接攻击胃肠道,药物治疗或肠内营养不耐受等引起的腹泻、恶心、呕吐等胃肠道症状或功能障碍,可导致营养吸收不良及丢失增加。

三、营养代谢治疗

营养治疗对病毒性肺炎患者的预后十分重要,合理营养有助于肺组织的修复,可增强机体对病毒的清除作用;同时还可以减少呼吸肌疲劳发生的概率、改善高碳酸血症。通过营养治疗补充患者过度分解代谢造成的消耗,防止负氮平衡,纠正营养不良状态,可以减少患者的并发症和缩短病程,改善患者的预后。患者的病情得到控制后也需要进行营养治疗,有助于提高患者的生存质量。

1. 轻型或普通型患者　鼓励患者经口进食,保证足够能量和蛋白质,结构合理、均衡、食物多样化,尤其注意存在营养风险或营养不良的老年患者,以获得充足的维生素、微量元素和膳食纤维。注意补充充足的水分。

（1）无基础疾病患者:考虑到感染状态下的炎症反应和消耗,可在推荐的能量 25～30kcal/（kg·d）摄入的基础上适当增加摄入量。推荐蛋白质摄入 1.2～1.5g/（kg·d）,其中优质蛋白质类食物达 150～200g,建议每天给予乳及乳制品 300g;具体蛋白质可按照个体患者的基础代谢情况进行调整。

（2）合并慢性疾病患者:提供相应的治疗膳食,以保证符合疾病营养治疗需要,如糖尿病膳食和慢性肾脏病膳食等。

（3）摄入不足或存在营养风险的患者:建议在每天膳食供给的基础上,早期补充营养强化食品、FSMP 或肠内营养制剂,以保证能量 25～30kcal/（kg·d）及蛋白质 1.2～1.5g/（kg·d）摄入。ONS 提供 200～400kcal/d（200～400ml/d）。

（4）存在营养不良的患者:应鼓励患者进食,并早期经口补充营养强化食品、FSMP 或肠内营养制剂。ONS 补充剂量为 200～400kcal/d（200～400ml/d）,可随餐或餐间补充,每日 2 次;肠内营养耐受性差者,可分多次摄入或啜饮。其他遵循五阶梯治疗模式。

（5）咀嚼或吞咽功能障碍/存在较高误吸风险的患者:建议在经口膳食和/或 ONS 之前,进行吞咽功能评估,推荐采用饮水试验。根据吞咽功能状况选择吞咽障碍食品（如细泥型、细馅型等）,也可以服用黏稠度适当的液体或营养补充剂;建议最好在有人监护的条件下食用。存在高度误吸风险或经口膳食不能满足充足营养时,需要考虑经鼻胃/空肠管喂养。

2. 重型或危重型患者　强调在规范化营养治疗基础上体现个体化营养治疗;注意评估脏器功能及内环境稳定性,对存在水电解质紊乱或血流动力学不稳定的患者,应先予纠正后再给予营养治疗。

（1）能量:建议有条件的定点医院采用间接能量测定方法,结合病情确定能量供给的目标量;也可按 25～30kcal/（kg·d）估算。一般以低剂量起始喂养,在感染等应激初期,营养供给不应超过目标量的 70%,也可尝试允许性低能量（≤50% 的目标喂养量或每天 10～15kcal/kg）,3～7 天达到目标量。供能营养素的构成比例应根据病情和脏器功能等因素设定或调整。

（2）蛋白质:推荐蛋白质目标量为 1.2～2.0g/（kg·d）。对于老年及高龄危重型患者应实施个体化方案,并根据病情动态评估与调整。

（3）脂肪:优先选择或使用含中长链脂肪酸、较高 ω-3 或 ω-9 MUFA 比例较高的配方或处方。

（4）微量营养素:包括维生素和微量元素。对可以经膳食摄入或接受营养治疗的患者,只需按每日推荐量提供。若实验室检测证实某种微量营养素缺乏,则应予以相应补充。

（5）液体量:应遵循液体疗法的一般原则。予病情稳定的患者 30～40ml/（kg·d）液体。对严重营养不良、心肺和/或肾功能障碍的患者,适当控制液体摄入量。加强观察,避免水过量或脱水。

（6）选择营养治疗方式

1）经口摄食:对能够自主进食且无呕吐或误吸风险的患者,应尽早优先给予经口摄食,少量多餐,并以在 3～7 天内满足机体 70% 营养需要量为目标。

2）ONS:若患者膳食摄入不能达到预计目标需要量,即予 ONS 200～400kcal/d（200～400ml/d）,分次补充。

3）管饲肠内营养:对无法经口摄食或存在误吸风险,并且无肠内营养禁忌证的危重症患者,应首选管饲肠内营养;在入院 24～48 小时内尽早放置鼻胃管或鼻空肠管启动喂养。

4）肠外营养:因肠内营养耐受性差或存在肠内营养禁忌证而无法达到营养需求目标量时,可予以 SPN 或 TPN。对于 NRS 2002 评分≥5 分或 mNUTRIC≥5 分的患者,当肠内营养在 48～72 小时内无法达到目标量的 60% 时,建议尽早实施 SPN。

3. 营养治疗相关并发症的防治及监测要点　病毒性肺炎患者在疾病的不同阶段,机体代谢改变不尽相同,能量及营养物质需求亦处于动态变化中。因此,在营养治疗过程中,应观察患者的症状和体征、评估营养治疗的效果、动态监测实验室参数的变化和调整营养治疗方案。重点关注伴有基础疾病、老年、重型和危重型患者的营养治疗前、中、后的代谢变化以及时防止与营养治疗相关的不良反应和并发症的发生。

(周 芸 孙 剑)

案例分析　　　　本章目标测试　　　　本章思维导图

第二十二章 | 神经、精神心理疾病的营养治疗

神经系统疾病病因复杂多样。某些神经疾病可简单源于一种营养素的缺乏和过量,而另一些则有复杂的病因,如糖尿病性神经病变、脑卒中等,有些涉及遗传学和其他因素的相互作用,如帕金森病等;营养与行为、情绪以及精神疾病的病理学和治疗之间关系密切。营养作为一项可改变的风险因素,通过基于食物和营养的方法,即使是营养方面的微小改善,也能够显著减轻神经、精神心理疾病的医疗投入及社会负担。

第一节 | 帕金森病

帕金森病(Parkinson disease,PD)又称"震颤麻痹(paralysis agitans)",由英国医师詹姆斯·帕金森(James Parkinson)于1817年首次报道,是常见于中老年的神经系统变性疾病。我国60岁人群帕金森病的患病率为1%,65岁人群患病率为1.7%,患病率随年龄增加而升高,与欧美国家相似,男性稍高于女性。以我国世界第一的人口基数,我国帕金森病患者数量也居于世界第一。帕金森病患者营养不良的发生率为0%~24%,另有3%~60%存在营养风险。

一、代谢特点

帕金森病是由于中脑黑质多巴胺能神经元变性死亡,致使脑内多巴胺浓度明显减少,表现为震颤、动作迟缓、僵硬等运动症状及嗅觉减退、焦虑、抑郁、睡眠障碍、便秘等非运动症状,中、晚期还会出现剂末现象、异动症等运动并发症及吞咽困难、平衡障碍、精神症状、认知减退等非运动症状。

1. **能量代谢** 患者多为中老年人,基础代谢降低,活动减少,对总能量的需求逐渐下降;但是患者肌张力高导致静息耗能增加,若合并异动症等运动并发症耗能增加,每日所需能量比正常略高或持平。

2. **糖代谢** 葡萄糖是维持脑功能的主要物质,如脑感知、刺激神经内分泌系统。帕金森病患者未发现明显糖代谢异常,但2型糖尿病患者易患帕金森病,血糖控制欠佳的帕金森病患者症状更重。糖类摄入太少、蛋白质摄入就会增加帕金森病风险,而高蛋白质膳食会严重影响帕金森病的主要治疗用药左旋多巴的疗效。

3. **蛋白质代谢** 低蛋白质膳食可改善帕金森病患者的运动症状;高蛋白质膳食不利于左旋多巴的吸收,但是中、晚期有运动并发症的患者可在晚餐摄入更多蛋白质,使左旋多巴在白天发挥更好的治疗作用。

4. **脂类代谢** 帕金森病患者脂类代谢并无明显异常。PUFA可减少患帕金森病的风险。近年来以脂肪供能为主的生酮膳食对帕金森病的作用日益受到重视。

二、帕金森病营养代谢紊乱的特点

帕金森病营养不良与一般营养不良相同,多为营养不足,用不同的评估方法,营养不良发生率波动很大。由于帕金森病患者多为中老年慢性疾病患者,进食较少;早期症状较轻,药物疗效好,不太影响营养的摄入;中、晚期患者药物疗效减退,摄入的蛋白质会影响常用治疗用药多巴制剂的疗效,故患者常主动减少蛋白质的摄入,而出现低蛋白血症;且中、晚期帕金森病患者存在吞咽、咀嚼障碍,症状

重,难以进食,容易发生误吸及肺部感染;胃排空减慢、食物在肠道停留时间延长会导致腹胀及便秘,并且直接影响营养物质及抗帕金森病药物的吸收;药物吸收不稳定同时影响了症状的控制;震颤与肌强直等运动症状、异动症等运动并发症及抑郁焦虑和睡眠障碍等非运动症状使患者营养消耗增加。

三、营养代谢治疗

（一）治疗时机与时程

早期帕金森病患者症状轻,多选非多巴制剂类抗帕金森病药,对营养治疗无特殊要求。中、晚期帕金森病患者,出现剂末现象或异动症等运动并发症时,服帕金森病药物种类多,多巴制剂量较大时,对营养治疗要求较高。

（二）营养治疗目标

帕金森病患者血清营养指标低于正常健康对照;运动症状和运动并发症越重,病程越长,年龄越大,用药量越多的患者,血白蛋白等营养指标越低;强直、迟缓症状或运动并发症越重,智能评分越低,营养状态越差。相反,营养状态越差,病症状也越重。所以,控制症状是改善患者营养代谢的基础,纠正营养不良,提高患者生活质量是治疗目标。

（三）营养需求量

1. **能量**　鼓励患者摄入足够的能量,每日 25～30kcal/kg;一般提倡高碳水化合物、高脂肪膳食,能量一般来源于碳水化合物;通常碳水化合物与蛋白质供能比维持在 4～5:1,与正常人基本相当。

2. **蛋白质**　蛋白质的供给需维持正氮平衡,以补充优质蛋白质为主,蛋白质每日供应量 0.8～1.0g/kg。餐前 1 小时或餐后 2 小时服用多巴制剂,避免蛋白质与多巴制剂同时服,影响多巴制剂的疗效。

3. **碳水化合物（糖类）**　帕金森病患者应该以葡萄糖为主要能量物质。帕金森病患者可多吃米、面等主食,粗粮、杂粮以及薯类食物如红薯、白薯、山药等。

4. **脂肪**　脂肪供能约占总能量的 30%,应以不饱和脂肪酸为主。可根据情况选择茶籽油、花生油、豆油、橄榄油、葵花籽油等。

5. **维生素和矿物质**　帕金森病患者易发生 B 族维生素缺乏。维生素 B_6 会增强外周脱羧酶的作用,进而减少左旋多巴入颅内,使治疗作用减弱,故维生素 B_6 不宜过多摄入。维生素 A、维生素 C、维生素 E 及某些矿物质等有抗氧化、抗自由基的作用,可改善线粒体的能量供给,进而起到神经保护的作用。钙摄入量应在 1 000～1 500mg/d,并应同时适量摄入维生素 D,可减少骨质疏松的发生。铁剂可减少左旋多巴的吸收,不建议合用。由于某些原因不能从食物中摄入充足维生素及微量元素时,可适当补充维生素及微量元素的复合制剂。

6. **膳食纤维**　帕金森病患者最常见的非运动症状是便秘,肠道蠕动慢,患者因如厕不便而主动减少饮水。故需补充足量水分 1 500～2 000ml/d 及大量膳食纤维,促进肠道蠕动,改善便秘,间接使抗帕金森病药物在肠道充分吸收进而改善帕金森病的运动症状。

（四）分类治疗

定期监测体重,计算 BMI,了解帕金森病患者的营养状态。BMI 值越低,帕金森病患者的营养状态越差。定期进行营养筛查,使用量表进行营养筛查,如 NRS 2002、MNA、MUST,其中 MNA 使用较多。同时测量三头肌皮褶厚度、上臂中点围、白蛋白、前白蛋白、血红蛋白等可了解帕金森病患者的营养状况。早期帕金森病患者可每年评估一次,进展期患者可三个月评估一次,晚期患者可每个月评估一次。

无营养不良的患者,不需要营养治疗;有营养不良时需营养治疗。

（五）营养治疗途径的选择

肠内营养是帕金森病患者主要营养治疗途径,经口摄取营养物质是人体正常生理营养治疗途径,为首选。中、晚期帕金森病患者存在吞咽困难及咀嚼困难时采取管饲喂养,分为鼻饲管及 PEG。

帕金森病患者较少使用肠外营养,当合并其他疾病且病情较重,肠道条件不佳不能进行肠内营养时可以考虑。

(六) 膳食指导

1. 膳食模式　提倡地中海膳食,还可选素食、日本膳食。

(1)地中海膳食:地中海膳食有两个特点,第一以橄榄油、果仁、多脂鱼为主要脂肪来源,允许摄取丰富的脂肪,富含 PUFA;第二,适量饮用红酒,可发挥抗氧化和抗炎作用。

(2)素食:是指以蔬菜和水果为主的一种膳食,一般素食回避所有类型的肉(例如猪肉、牛肉和家禽)、鱼和海鲜。

(3)日本膳食:以蘑菇、海藻、马铃薯、蔬菜、豆类、水果、鱼和贝类的摄入量较高为特征,并且饮用味噌汤和茶等。日本膳食模式提供了大量的抗氧化剂和 ω-3 脂肪酸。

(4)生酮膳食:是一种脂肪高比例、碳水化合物低比例、蛋白质和其他营养素合适的配方膳食。生酮膳食近年用于帕金森病的治疗对运动症状有改善作用。

2. 食物选择　多进食水果、蔬菜,多喝绿茶、咖啡,保证足量饮水。

(1)绿茶、咖啡和吸烟等可降低帕金森病的患病风险,但吸烟会增加心脑血管病的患病风险。

(2)水果、蔬菜、坚果等富含维生素 A、维生素 C、维生素 D 与维生素 E,有抗氧化、抗自由基作用。

(3)维生素 B_6 与抗帕金森病最常用药左旋多巴同服减弱左旋多巴的疗效,故不宜摄入过多富含维生素 B_6 的食物。可选择含中等剂量维生素 B_6 的食物,如麦麸、菜豆、扁豆、青豆、麦乳精、燕麦片、猪肉、甘薯、黄豆、豌豆、金枪鱼。

(4)牛乳等乳制品对增强营养提高血白蛋白有重要作用,注意蛋白质会影响左旋多巴的吸收而降低帕金森病的疗效。

(5)蚕豆等荚果类植物含有天然的治疗帕金森病的药物成分左旋多巴,但不同地区蚕豆左旋多巴的含量不一致,且其有效剂量、致毒剂量尚未知晓,所以不宜用多进食蚕豆代替药物治疗帕金森病。

(6)红酒发挥抗氧化和抗炎作用。

(7)帕金森病患者便秘明显,需保证足量饮水 1 500~2 000ml/d。

3. 肠道菌群的作用　肠道菌群通过神经、免疫、内分泌等多重途径参与肠-脑轴的双向通信,可激活小胶质细胞、改变肠道通透性、促进肠道 α-Syn 聚集及磷酸化并引起神经炎症等一系列机制参与帕金森病的发病过程。近年来提出的各种治疗策略包括益生菌、益生元、合生元及粪菌移植,粪菌移植可显著改善肠道菌群失调,减少粪便中的短链脂肪酸,减轻机体损伤,增加纹状体中 5-HT 和多巴胺的含量,对患者的运动及非运动症状有一定的改善。

第二节 | 阿尔茨海默病

阿尔茨海默病(Alzheimer disease,AD)是一种起病隐袭、慢性进行性神经退行性疾病,临床特征主要为认知障碍、精神行为异常和社会生活功能减退。据世界卫生组织报告,目前全球约有 5 000 万人患有痴呆,其中 AD 是老年人痴呆最常见的病因。ESPEN 指南提出,痴呆患者最突出的营养相关状况是体重下降和营养不良,这两种改变可出现在疾病各个阶段,且随着疾病进展更加明显。AD 与营养不良互为因果,营养不良可以加快 AD 的发生和发展,导致预后不良,而 AD 患者由于高营养需求、摄食减少或消耗增加容易出现营养不良。AD 作为一种复杂的异质性疾病,病因迄今不明,主要与遗传和环境因素互作有关。近年来,肠-脑轴被认为是 AD 的重要发病机制。膳食营养作为影响肠道菌群最常见的环境因素,也是 AD 发生发展的重要环境因素。高能量膳食和高碳水化合物膳食会增加 AD 的风险,而地中海膳食则可能会降低 AD 的风险。因此,尽早营养治疗对预防或延缓 AD 相关认知障碍营养不良甚至疾病发生十分重要。

一、代谢特点

越来越多的研究表明 AD 是一种代谢性疾病,由营养代谢、能量平衡和神经递质通信等多种生化途径失调引起,其中,糖代谢与脂类代谢障碍最为显著。

1. **能量代谢**　能量代谢障碍是 AD 早期的重要病理事件之一。最新研究发现,AD 早期海马区线粒体代谢增加,使细胞自噬过程受到破坏,进而导致突触发生变化。随着疾病的进展,线粒体能量代谢降低,表现为三羧酸循环的相关酶活性降低,呼吸链功能下降,ATP 的产生减少,自由基和活性氧水平增加。

2. **糖代谢**　AD 患者糖代谢障碍主要表现为葡萄糖摄取减少、胰岛素抵抗与糖基化。糖酵解通量减少导致的糖代谢受损可能介导 AD 发病机制,其发生早于 AD 临床症状的出现。特定脑区葡萄糖转运蛋白,如 GLUT3 的缺乏与 AD 晚期广泛突触丢失相关。

胰岛素抵抗是影响代谢和认知功能障碍的关键因素,糖尿病是 AD 的可干预危险因素,糖尿病患者出现不同程度认知功能障碍亦可见报道。脑内胰岛素抵抗可出现营养分配中枢调控作用受损、认知和情绪调节功能障碍以及大脑特异性神经退行性病变。由于 AD 与糖尿病和胰岛素抵抗相关认知损害具有共同的分子和细胞特征,有学者提出将 AD 视为"3 型糖尿病"。

3. **脂类代谢**　载脂蛋白 E(apolipoprotein E,APOE)ε4 等位基因是迟发型 AD 最强遗传风险因素,所介导的胆固醇代谢异常与 AD 病理有关。胆固醇在星形胶质细胞的内质网(endoplasmic reticulum,ER)中产生,一旦合成,它就会与 APOE 结合,通过 ATP 结合盒转运蛋白 A1(ATP-binding cassette transporter A1,ABCA1)转运到细胞外。APOE-胆固醇复合物在低密度脂蛋白受体(low density lipoprotein receptor,LDLR)和低密度脂蛋白受体相关蛋白(low density lipoprotein receptor-related protein,LRP)的帮助下内化到神经元中,诱导 β 淀粉样前体蛋白(amyloid-beta protein precursor,AβPP)处理过程的增加,导致 β-淀粉样蛋白(amyloid-beta protein,Aβ)的释放,在脂质存在的情况下,Aβ 会以寡聚体的形式聚集,从而引起神经元的受损(图 22-1)。研究显示,AD 患者早期额叶皮质中以 DHA 为主的 ω-3 PUFA 和油酸含量显著降低,还出现脂肪酸改变与脂质过氧化。

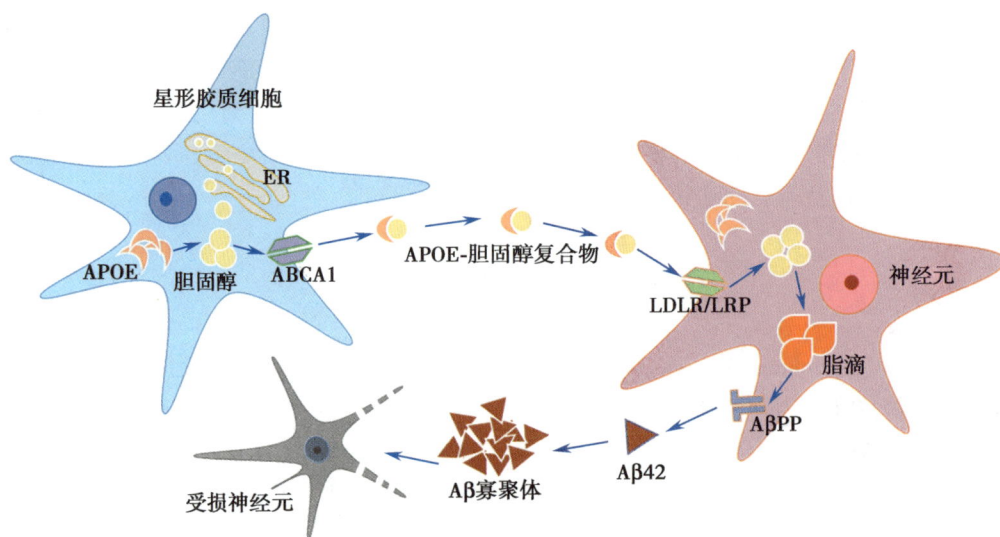

图 22-1　APOE 4/4 基因型 AD 患者脂质代谢示意图

APOE:apolipoprotein E,载脂蛋白 E;ER:endoplasmic reticulum,内质网;ABCA1:ATP-binding cassette transporter A1,ATP 结合盒转运蛋白 A1;LDLR:low density lipoprotein receptor,低密度脂蛋白受体;LRP:low density lipoprotein receptor-related protein,低密度脂蛋白受体相关蛋白;AβPP:amyloid-beta protein precursor,β 淀粉样前体蛋白;Aβ:amyloid-beta protein,β-淀粉样蛋白。

二、营养代谢紊乱特点

AD 患者最突出的营养相关状况是体重下降和营养不良,这两种改变贯穿疾病全程,与疾病互为因果。AD 患者不同阶段由于认知障碍、精神行为症状或咀嚼吞咽障碍等不同临床表现,出现食欲下降、忘记进食或准备食物能力下降,引起营养摄入减少;对于表现为激越、谵妄等精神行为异常的患者因活动增多、能量消耗增加,进而导致营养不良。此外,遗传因素、特定脑区的神经退化、炎性改变、受累脑区突触丢失和功能紊乱等机制,可影响食欲调节与饮食行为,促使嗅觉味觉功能紊乱,对特定营养素的需求增加,导致患者发生营养不良。因此,AD 患者一方面需要摄入足够的能量与营养素来满足病理生理过程以及精神行为异常所需的高营养需求,另一方面需要补偿因摄入不足和吸收下降所致的营养不良,即呈现疾病特异性营养需求。

三、营养代谢治疗

(一) 营养诊断

对于 AD 患者建议采用营养不良三级诊断方法,即利用营养筛查工具选出高营养风险者;其次,对这类患者进行营养评估,做出营养不良的诊断及严重程度分级;最后,对患者进行综合评价,以明确营养不良的类型、原因与后果,为下一步制订营养治疗计划提供依据。

对于认知障碍科门诊就诊及住院患者,应该在其首次就诊即进行营养筛查;对于已确诊 AD 的患者而言,应在疾病诊断、开始治疗以及症状波动时进行筛查,记录基线时营养状况。经筛查未提示存在营养风险者,需常规门诊随访,随访频率以 1~3 个月为宜;提示为高营养风险人群,需要进一步完善营养评估。

营养评估主要包括病史采集(现病史、营养史、社会心理学病史、能量、蛋白质和液体的摄入)、人体测量(身高、体重变化、BMI)、营养方面体格检查(一般外观、头发、皮肤、眼睛、口腔、指甲、肌肉或皮下脂肪丢失的迹象以及微量营养素缺乏的表现)、实验室检验(微量营养素、生化指标等)、人体成分分析和功能状态(身体活动、日常生活能力)。推荐使用 MNA-SF 和 MNA 进行营养筛查和营养评估。

(二) 营养治疗原则

营养不良的规范治疗应该遵循五阶梯治疗原则。营养治疗流程包括:首先,以患者为中心,制订满足患者和照护者双需求的营养管理计划,包括营养治疗方案及对其监测、评价和记录,以便随时调整营养方案;其次,积极干预营养不良危险因素,纠正营养不良可逆病因;第三,根据营养状况和患者自身情况寻找最合适的给药途径和营养补充方法;第四,重视照护者的教育与培训,促进患者膳食营养平衡照料;最后,制定可测量的短期和长期营养目标。

1. 营养治疗途径的选择　经营养诊断存在营养不良,且胃肠道有功能且能安全使用者,应首选 EN,包括 ONS 与管饲营养。能经口进食的患者,首选 ONS;无法经口进食或膳食联合 ONS 无法达到 60% 能量目标者,可选择管饲。ONS 可按照 "3+3" 模式实施,即在三顿正餐后加服 FSMP。ONS 在膳食基础上提供额外的营养素和能量,当额外能量供给达到 400~600kcal/d 时,有助于改善机体营养状况。补充合适剂量的 ONS 可以改善 AD 相关认知障碍患者的营养状况和生活质量。早期 AD 和 AD 源性轻度认知障碍患者可考虑尽早选择 FSMP 补充,但并不推荐中重度或晚期 AD 患者使用任何 ONS 用以改善认知症状。目前,肠内营养在 AD 患者中的应用仍存在争议,EN 对患者生活质量的影响尚不清楚,并不建议在临终关怀中盲目使用,故应用 EN 需要结合患者预期寿命、生活质量以及护理费用等综合评估。

根据痴呆患者对 EN 耐受度以及营养供应情况,选择 PPN 或 TPN 支持方式。然而在现阶段,PN 在临终关怀中的应用亦存在争议。对于晚期或终末期 AD 患者,使用管饲或肠外营养时需要综合考虑宗教信仰、患者生活质量、预期寿命以及家庭照料或机构工作人员的负担等情况个体化使用。

2. 膳食指导　高度依从地中海膳食或地中海-DASH 延缓神经退变(the Mediterranean-DASH intervention for neurodegenerative delay,MIND）膳食模式,遵循平衡膳食原则。

保证食物来源的多样性,提高全谷物、深色蔬菜、新鲜水果以及富含优质蛋白质的豆制品的比例。增加富含 PUFA 的水产品和低脂乳制品的摄入。控制糖和含糖食品消费,进一步减少油、盐和高度精细化加工食品摄入。

第三节 | 脑卒中

脑卒中（stroke）又称脑血管意外（cerebrovascular accident,CVA）,是一种急性脑血管疾病,是由于脑部血管突然破裂或因血管阻塞导致血液不能流入大脑而引起脑组织损伤的一组疾病,分为缺血性卒中和出血性卒中。脑卒中现已成为世界公共卫生首要问题,且已成为我国第一位死亡原因,也是中国成年人残疾的首要原因。脑卒中发生和转归是多因素的,其中机体营养状态直接影响脑卒中转归,营养不良是导致脑卒中患者不良预后的独立危险因素。

一、代谢特点

脑卒中患者合并营养不良是导致其不良预后的独立危险因素。脑卒中患者由于神经功能受损,存在不同程度的运动功能障碍、吞咽功能障碍,多数患者无法自主进食,导致蛋白质和能量摄入不足。脑卒中可导致肠黏膜发生缺氧、缺血等障碍,影响机体的消化和吸收功能,致使患者营养不良发生率增高。

1. **能量代谢**　缺血性脑卒中后,能量被快速消耗,在持续缺氧状态下,大量细胞坏死释放出各种损伤分子引发脑组织炎症反应。在脑细胞缺血缺氧状态下,中枢神经系统再生需要耗费大量能量,但由于脑细胞中糖原储备量非常低,在这种环境下葡萄糖将进行无氧糖酵解,产生大量乳酸,进一步加重损伤。

2. **蛋白质代谢**　脑卒中患者存在严重的急性期蛋白分解,导致蛋白质严重消耗,进一步降低蛋白质合成率。正常人禁食情况下,机体每天氮的分解代谢为 $3\sim5g$,而禁食的重型颅脑损伤患者每天氮排泄量是 $14\sim25g$。在缺乏营养摄入时,该程度的氮丢失会导致患者的瘦体质在 7 天内丢失约 10%。

3. **脂肪代谢**　脂肪摄入与脑卒中发病之间的关系目前尚存在一定争议。多数研究观察到血浆胆固醇水平与脑出血的发生呈负相关,部分降胆固醇的治疗会增加脑出血的危险。部分研究证明,一些不饱和脂肪酸与脑卒中的发生呈负相关。有研究报道,血浆甘油三酯水平与缺血性脑卒中呈明显的对数线性关系,但是更多的研究则认为甘油三酯与脑卒中无关。

4. **维生素代谢**　维生素 C 和维生素 E 等抗氧化维生素可以通过减少自由基的产生来降低危险因素对血管内皮的损害。叶酸、维生素 B_6 和维生素 B_{12} 等可降低总同型半胱氨酸水平、减少脂蛋白（a）和纤维蛋白原,延缓周围血管疾病的进展。维生素 D 则可以通过降低血压、改善内膜功能、抗炎作用以及增加胰岛素敏感性等多种机制降低心脑血管疾病的发病风险。及时对脑卒中患者开展强化营养治疗,在预防和管理营养不良方面发挥着核心作用,有助于最大限度地改善脑卒中患者的预后。

二、营养代谢紊乱特点

1. **神经内分泌因素影响**　神经内分泌功能稳定是机体保持正常营养代谢的首要条件。脑卒中患者因下丘脑分泌肾上腺皮质激素释放因子,促使大量的皮质类固醇、儿茶酚胺、胰高血糖素释放,同时体内释放各种激素使人体处于高分解代谢状态。脑卒中患者的平均能耗是正常人静息能耗的 $1.2\sim1.7$ 倍,因能量消耗过高,易导致营养不良的发生。

2. **意识障碍和颅内压增高**　脑卒中患者常伴有意识障碍,意识障碍导致患者无法自主进食。颅内高压引起患者频繁呕吐,不仅影响患者的消化吸收,而且还会导致体液丢失等情况。

3. **吞咽困难**　吞咽困难是脑卒中患者最常见的并发症之一。大约 37%～78% 的卒中患者存在吞咽困难。卒中后吞咽困难是由广泛的皮质和皮质下吞咽网络破坏引起的。吞咽困难的临床表现包括吞咽障碍、饮水咳嗽、流涎等症状。卒中后吞咽困难与营养不良、脱水、电解质紊乱、肺部感染、焦虑和抑郁密切相关,还会导致住院时间延长、生活质量下降和死亡风险进一步增加。

4. **神经功能缺损**　脑卒中所致的肢体或面肌瘫痪、感觉异常、视野受损及共济失调等,都会不同程度地影响患者进食。具体表现为体位不稳、操作困难、张口或闭口、咀嚼、吞咽等障碍,进食太慢,严重者需他人协助,影响患者进食的主动性,进而影响机体对营养物质的摄取。

5. **心理因素**　脑卒中发生后,患者的工作和生活能力下降甚至丧失,这些意外打击易造成患者抑郁或焦虑,极大地影响患者食欲,使其进食减少,增加了患者营养不良的发病风险。

6. **并发症**　感染是脑卒中最常见的并发症。感染造成机体能量、蛋白质的消耗增加,使得脑卒中患者营养不良的概率升高。

三、营养代谢治疗

(一)营养治疗原则

1. **能量**　卒中患者的基础能量消耗约高于正常人的 30%,在综合考虑患者身高、体重、性别、年龄、活动度、应激状况的基础上,推荐脑卒中患者能量摄入为 20～35kcal/(kg·d)。卒中患者合并感染时,应根据个体化需求适当增加能量摄入。

2. **蛋白质**　脑卒中患者常存在分解代谢过度的情况,推荐脑卒中患者应将蛋白摄入量增至 1.2～1.5g/(kg·d)。蛋白质占全天能量的 15%～20%,适当减少动物蛋白质,增加植物蛋白质摄入,两者比例为 1:1。

3. **脂肪**　建议脑卒中患者膳食中脂肪比例低于正常人群。脂肪供能占每日摄入总能量的比例不超过 30%,对于血脂异常的患者要控制在 25% 以下。膳食中脂肪应主要来源于植物油,尽量减少动物油脂的摄入,植物油与动物油脂比例不低于 2:1。对于血脂异常的脑卒中患者,应严格控制 SFA 和胆固醇的摄入,建议每天胆固醇摄入量不超过 200mg。

4. **碳水化合物**　在合理控制总能量的基础上,脑卒中患者膳食中碳水化合物应占每日摄入总能量的 50%～65%。由于脑卒中患者大多处于卧床状态,胃肠道蠕动减弱,推荐脑卒中患者膳食纤维摄入量要达到 25～30g/d,以减轻患者可能存在的便秘症状。

5. **维生素、矿物质**　脑卒中患者在日常生活中可适当补充含有多种维生素、矿物质和微量元素的营养组件,以满足日常代谢需求。

(二)营养治疗途径选择

经口营养补充是脑卒中患者营养治疗的首选,但意识障碍、严重吞咽困难、精神及认知功能障碍者则需要选择管饲喂养。针对脑卒中重症患者,疾病初期的应激反应,加之患者频繁呕吐体液过度丢失,使得机体能量需求短期内剧增,此时应及时进行肠外营养的输注。肠内营养+肠外营养的联合营养治疗对急性重症脑卒中患者的临床价值显著高于肠外营养或肠内营养的单独应用。

(三)膳食指导

1. **谷薯类食物**　脑卒中患者应保证每日粮谷类和薯类食物摄入量在 200～300g。优选低糖高膳食纤维的种类,如荞麦、玉米面、小米、燕麦等。

2. **动物性食物**　建议每日摄入动物性食物 120～200g。优选低脂肪高优质蛋白质的种类。建议每日蛋类的摄入量在 25～50g。对伴有高血压、血脂异常、糖尿病的脑卒中患者,应少吃蛋黄,可 2～3 天吃一个。建议每天饮 300g 乳或相当量的乳制品,优选低脂肪、脱脂乳及其制品。

3. **豆类及其制品**　建议每天摄入 30～50g 大豆或相当量的豆制品。优选绿豆、黑豆、红小豆、黄豆、豆浆、豆腐等。

4. **蔬菜及水果**　建议每日蔬菜摄入量为 500g 以上,以新鲜绿叶类蔬菜为主。不伴有高血糖的脑血管疾病患者每日水果摄入量为 150g 左右。

5. 其他　建议脑卒中患者以植物油为主，不宜食用含油脂过高及油炸类食物，如肥肉、动物油等。不宜吃含盐高的菜品或腌制品。食盐每日应不超过 5g。不宜吃辛辣调味品及咖啡、浓茶等刺激性食物。

（四）营养相关并发症及处理

无论采用肠内或是肠外营养途径，并发症的处理均是医护人员不容忽视的重要问题。

1. 胃潴留　当脑卒中患者接受肠内营养治疗出现胃潴留时，可以从以下方面改善：①控制流速；②抬高床头 30°～45°，右侧卧位，且每 4 小时抽取胃潴留液，密切监测患者情况；③促胃动力药的适当使用。

2. 误吸　对于存在高误吸风险的患者，可采取以下干预措施降低误吸风险：①由胃内喂养改为幽门后喂养；②由间歇性改为持续喂养；③定期口腔护理；④使用促胃肠动力药物。

3. 腹泻　腹泻是 EN 治疗常见并发症。EN 治疗期间发生腹泻，应首先排除疾病或非营养药物性原因，而非停止 EN。明确腹泻原因后，采取对因治疗。如果腹泻持续存在，则应考虑暂时减慢输注速度、修改制剂配方、将间歇性输注改为持续性输注等方法进行处理。若采用了以上方法问题仍然存在，则应考虑暂停肠内营养，改用肠外营养。

脑卒中患者常常伴有吞咽障碍、意识障碍、认知障碍、情感障碍等情况，这些脑功能障碍可以导致患者进食困难、营养摄入不足和/或营养消耗增加（如发热等），从而引发卒中后营养不良或营养风险增加。营养不良导致机体免疫功能被削弱，加剧了脑卒中后残疾和死亡发生的问题。研究表明，脑卒中患者的早期营养状况与其长期预后密切相关，早期营养管理可以显著降低脑卒中患者营养不良的发生风险。对于脑卒中患者应该进行全面营养诊断，尽早发现营养不良，及时给予营养治疗。

第四节　癫　痫

癫痫（epilepsy）是一种由多种病因引起的慢性脑部疾病，以脑神经元过度放电导致反复性、发作性和短暂性中枢神经系统功能失常为特征。癫痫是一种神经系统常见疾病，在任何年龄、地区和种族的人群中都有发病。大多数癫痫患者于幼年发病，复发多发生在 60 岁以后。我国癫痫患病率约为 4‰～7‰。癫痫发作时，特别是处于持续状态，由于高热、缺氧、呕吐、脱水、酸中毒，营养素消耗增加，而且发作后进食过少，或是禁食，使得营养摄入不足，导致营养失调。因此，营养治疗对于癫痫的防治具有重要意义。

一、营养代谢特点

大脑作为高耗能器官，需消耗大量能量才能发挥其功能。中枢神经系统兴奋与抑制的失衡可导致癫痫发作，须注意调节脑的能量代谢。癫痫发作时，机体能量和营养素消耗增加，而且发作后进食过少，或是禁食，使得能量和蛋白质摄入不足，导致营养失调。长期使用抗癫痫药物会对患者的营养状况产生影响，导致某些维生素及矿物质的吸收代谢障碍。

1. 能量代谢　脑能量代谢与癫痫发病密切相关，星形胶质细胞在调节神经元能量代谢方面发挥至关重要的作用，其功能异常可能导致中枢神经系统兴奋与抑制功能失调而诱发癫痫。血糖水平与癫痫发作易感性之间的相互作用尤为复杂。葡萄糖是中枢神经系统的主要能量供应来源。癫痫发作极大地提高了大脑的代谢率，增加了耗氧量、脑血流量和神经元对葡萄糖的摄取。神经元的兴奋性也可以直接受到血糖水平的影响。高血糖和低血糖状态都会加剧癫痫发作。随着血糖状态的控制，癫痫发作通常会得到改善，而血糖波动与抗药性癫痫有关。

2. 蛋白质代谢　蛋白质等营养物质摄入不足，将减少体内蛋白质的合成，会加重癫痫的发展。健康成年人禁食 3 天时，蛋白质合成减少约 20%，禁食 10 天后蛋白质合成进一步减少 20% 左右。神经系统障碍患者存在严重的急性期反应,导致蛋白质严重分解、消耗,蛋白质合成率降低。为避免营养不良的发生,营养治疗应尽早开始,应每天提供至少 1g/kg 的优质蛋白质。

3. 脂代谢　低碳水化合物、合适蛋白质、高脂肪的生酮膳食可以在体内产生酮体:乙酰乙酸、β-羟基丁酸和丙酮,发挥治疗癫痫的药理作用。酮体乙酰乙酸通过囊泡谷氨酸转运蛋白 2 抑制谷氨酸向突触小泡的运输,从而减少谷氨酸向突触间隙的释放。谷氨酸是大脑中一种主要的兴奋性氨基酸;其信号转导被酮体抑制,潜在地减少神经元兴奋和癫痫。相反,酮体可以降低腺苷激酶的表达,增强腺苷 A1 受体(A1R)的表达,并介导腺苷激活的信号通路,A1R 的激活表现出抗惊厥作用。

4. 维生素代谢　抗癫痫药物的使用会改变患者的营养状况。长期使用抗癫痫药物,可以使细胞色素 P450 酶水平升高,诱导维生素 D 降解失活,导致从胃肠道中吸收的钙减少,钙稳态失衡。血清维生素 D 和钙的水平降低,易导致患者发生如骨质疏松、佝偻病等疾病。

抗癫痫药物可以干扰叶酸结合酶的正常功能,影响食物中叶酸的吸收。同时,叶酸能够干扰苯妥英钠代谢,使血药浓度难以达到治疗水平。对于必须给予叶酸的患者,叶酸应尽量保持平稳给药,并且对相应的治疗用药及时做出种类或给药剂量的调整。长期的药物治疗也可使 B 族维生素水平降低,同型半胱氨酸水平升高。

二、营养代谢紊乱特点

癫痫患者易发生蛋白质-能量营养不良,主要是由于膳食中对蛋白质的限制摄入或者膳食口味难以接受,或由于疾病导致的进食困难,咀嚼肌无力等。同时,由于癫痫患者活动能力下降,机体能量消耗减少,当摄入能量密度较高的食物后,导致机体能量堆积,易造成癫痫患者超重肥胖的发病风险升高。

癫痫患者也面临发生骨质疏松、软骨病、佝偻病等疾病的风险。其原因在于,苯巴比妥或苯妥英等抗癫痫药物,会影响维生素 D 和钙的吸收,降低血清钙水平刺激甲状旁腺激素的释放(甲状旁腺素),导致骨质中的钙释放入血,降低了骨质中的钙含量。因此长期接受抗癫痫药物治疗的患者,应监测血清维生素 D 水平和骨密度。钙和维生素 D 的补充可弥补维生素 D 和钙不足,改善癫痫患者的骨密度。

长期抗癫痫药物治疗也可能降低患者血清 B 族维生素的浓度,发生 B 族维生素缺乏病,因此,建议癫痫患者补充 B 族维生素。癫痫患者由于生酮膳食和咀嚼困难等因素导致肉食摄入量减少,使得患者易出现铁缺乏和锌缺乏的现象。

三、营养代谢治疗

生酮膳食疗法现已成为药物难治性癫痫公认的治疗方法,该膳食是一种高脂肪比例,低碳水化合物比例,合适的蛋白质和其他营养素的膳食。其中脂肪与蛋白质+碳水化合物的重量比为 4:1。生酮膳食将机体能量的来源由葡萄糖替换成脂肪,通过使机体产生并维持酮症状态,改变神经元的代谢而发挥癫痫治疗效果。

(一)筛查和评估

在开始生酮膳食前,需要详细的病史和检查(包括饮食习惯),以评价发作类型、排除生酮膳食禁忌证,同时预估并发症及危险因素。

(二)膳食

1. 传统生酮膳食中脂肪比例较高,能量摄入比例为 3:1~4:1,即每 3~4g 的脂肪对应的蛋白质和碳水化合物总量为 1g,脂肪至少占总能量的 80%。另外,仍需供给相应的蛋白质以满足生长需要[约 1g/(kg·d)],剩余小部分能量由碳水化合物补充。该膳食应严格执行,因为额外碳水化合物的摄入极易导致癫痫突然发作。有必要使用不含碳水化合物的复合维生素和矿物质补充剂,如补充钙 [30mg/(kg·d)]、维生素 D_2 [40IU/(kg·d)]和硒等,以确保营养完整性。传统生酮膳食更适合 2 岁以下患者。

2. 改良阿特金斯膳食更平衡和易于接受,其能量不需要限制,每天碳水化合物限制在 10～20g,由 10g 开始,在保证维持血酮酸水平的前提下,向上调整碳水化合物的量。脂肪与蛋白质+碳水化合物的比值通常是 1∶1。

3. 中链甘油三酯膳食,采用中链甘油三酯以达到生酮的效果。相比传统的生酮膳食,该膳食中碳水化合物和蛋白质的比例可以提高。膳食中必须含有必需脂肪酸。

4. 食物选择:可以选择食用黄油、奶油和花生酱(不含糖类等)。面包、意大利面、水果和蔬菜等食物必须受到严格的限制。

(三) 评估与管理

1. 通过测定血清 β-羟基丁酸来定期监测血酮水平。大多数患者需要维持 35～60mg/L 的浓度才能控制癫痫发作。

2. 正确处理治疗初期常见问题,包括低血糖、酮症酸中毒、高脂血症、恶心/呕吐、困倦、嗜睡、癫痫发作增加或无效等,需对症处理。

3. 注意随访,情况稳定后 3～6 个月随访一次。

4. 如果膳食方案无效,应逐渐降低生酮膳食的比例,所有摄入食物中的脂肪/(蛋白质+碳水化合物)比例由 4∶1 至 3∶1 至 2∶1,直到酮症消失。如果有效,可维持生酮膳食 2～3 年,特别是 1 年内都没有癫痫发作的患儿。停止生酮膳食需要在几个月到 1 年的时间内,逐渐少量增加碳水化合物,以观察是否会引起复发。

癫痫患者常常存在宏量和微量营养素摄入不平衡的现象。能量摄入过高且蔬菜摄入过少的患者更易出现癫痫发作控制不良的情况。因此,癫痫患者可以从个体化的营养评估和膳食改变中受益。开发一种用于癫痫患者的营养筛查工具和制定癫痫患者特定的营养参考值,能够帮助医务人员筛选需要营养治疗的患者,优化患者的膳食摄入量和营养治疗方案,这将在临床实践中具有重要意义。

第五节 │ 神经性厌食/贪食

进食障碍(eating disorder)是指以进食或进食相关行为的持续性紊乱为特征,导致食物消耗或吸收的改变,并显著损害躯体健康或心理社交功能。包括回避性/限制性摄食障碍、异食症、反刍障碍等。神经性厌食(anorexia nervosa,AN)和神经性贪食(bulimia nervosa,BN)为此类疾病中较为常见疾病。

一、营养代谢特点

神经性厌食/贪食属于单相障碍,因此不仅仅是行为问题,也是心理问题。改变食物或饮食行为可能是单相障碍最早出现的一种指征。日常活动均可诱发他们去寻求别人的帮助或者膳食改变减轻自己的压力。在狂躁阶段消耗大量的糖、咖啡因及食物,抑郁时食物的摄入量可能完全停止。发作的特点是饮食失调,但后面没有不适当的代偿行为,可能影响营养状况,可能导致营养状况下降或肥胖。研究表明,AN 患者的大脑体积普遍减少。AN 患者的皮质体积的减少与疾病的严重程度有关,并且在 AN 患者体重恢复的过程中,皮质体积可以逐渐恢复正常。关于 BN 的文献较少,综合关于 BN 的研究结果显示区域灰质体积较大或正常,由于白质较低,颞顶灰质表面积较低。暴饮/清除(即自我引吐,滥用泻药、利尿剂或灌肠)可能会减少皮质体积或厚度。这些结果表明,限制饮食、暴饮和清除会改变大脑结构。

AN 患者的静息能量消耗较低,这与体重下降、瘦体质减轻、能量限制有关。AN 患者重新进食会增加并使静息能量消耗恢复正常。BN 患者的代谢率因其饮食习惯不规律,而具有难以预料性。BN 患者在暴食发作间隙对饮食的控制,使患者处于半饥饿状态,导致低代谢率;而暴食后呕吐可引起代谢率继发性增加。

1. **能量代谢**　AN 患者缺乏糖异生的前体和葡萄糖生成,常出现低血糖。由于摄入能量减少,体型和各器官功能都发生相应改变。多数改变是适应性的。一方面,可以降低机体消耗;另一方面,是为了最大限度地维持功能。严重营养不良与静息能量消耗降低有关,而静息能量代谢与瘦体质、低能量摄入所致代偿性改变有关。

2. **蛋白质**　机体在饥饿状态下首先消耗体内脂肪,蛋白质的消耗往往在疾病较为严重状态下才出现。对于严重的 AN 患者,脂肪基本消耗殆尽,机体开始消耗蛋白质进行供能,AN 患者的肌肉组织消耗严重。对于 BN 患者,由于暴食和厌食行为交替存在,患者的蛋白质消耗基本正常。营养不良合并其他疾病时,患者蛋白质合成减少。恢复喂养时,机体会发生一些与再喂养模式相关的代谢改变,主要包括葡萄糖依赖的蛋白质分解,静息代谢率升高。由于这些代谢和生理的异常,需要在营养治疗过程中密切关注,及时进行医学评估。

3. **脂肪**　营养不良的 AN 患者,尤其是极度消瘦者,虽然身体脂肪基本被消耗殆尽,但经常出现血脂异常的现象。其原因在于 AN 属于一种单纯饥饿并伴有继发性高脂蛋白血症的模型,患者血浆脂肪酸模式影响血浆脂质和脂蛋白的水平。BN 患者的血脂水平通常也是异常的。过早地应用低脂肪、低胆固醇的食谱只能加剧这一状况,因此需要经过一段饮食稳定期之后,才能获得准确的血脂指标。

4. **维生素和矿物质**　大多数 AN 患者存在至少一种微量营养素缺乏的现象。锌缺乏症最为常见,铜和硒的缺乏也较为普遍。维生素 D 和维生素 B_1 是 AN 患者最容易缺乏的两种维生素。AN 患者经常出现高胡萝卜素血症,这是由体脂的代谢、体重降低造成的。血清类胡萝卜素水平在营养康复过程中会恢复正常。在低体重和长期慢性 AN 患者中会有核黄素、维生素 B_6、硫胺素、烟酸、叶酸及维生素 E 的缺乏。AN 患者对铁的需要量继发性下降,在严重营养不良的 AN 患者体内,铁的利用可能被阻滞。饱和的铁蛋白结合铁储备增加了可导致细胞损伤的游离铁出现的风险。因此,在这一阶段治疗时应避免补铁。在后续的治疗过程中,应定期对患者铁储备的消耗和必要铁的补充进行评估。AN 患者普遍存在骨量减少和骨质疏松这一现象,多是由于激素分泌失调和体重下降造成的,同时膳食中对于钙、镁和维生素 D 的缺乏可能加剧这一症状。

5. **水和电解质**　AN 患者和 BN 患者使用催吐剂、泻药和利尿剂可造成严重的液体和电解质失衡,出现低血钾、脱水、低钠血症等。预防性补充钾、镁和 / 或磷酸盐可有效预防再喂养综合征或低磷血症。很多严重营养不良 AN 患者在营养治疗期间出现晚期高磷血症。

二、营养代谢紊乱特点

神经性厌食症/贪食症患者由于自我诱导呕吐或者滥用泻药和利尿药,容易出现体液和电解质失衡,皮肤弹性变差,食管炎,上消化道出血,心动过速,心律失常,血清钾、氯下降,尿素氮下降,代谢性碱中毒,锌、铁等矿物质缺乏的情况。

患者发生蛋白质-能量营养不良的风险较高。由于神经性厌食症患者长时间严格限制食物的摄入,或者长时间进行高强度体育锻炼,导致机体摄入严重不足且能量消耗过大,出现蛋白质-能量营养不良。患者可表现为身高体重过低、生长迟缓,水肿,头发稀疏、质地改变,女性闭经等。

三、营养代谢治疗

(一) 治疗原则

1. AN 营养治疗的目标是恢复体重、饮食方式和行为常态化。营养治疗原则如下:

(1) 能量处方:能量由低到高,循序渐进增加能量。初期能量 30～40kcal/(kg·d);控制阶段 70～100kcal/(kg·d);保持阶段:成年人 40～60kcal/(kg·d),生长发育中的儿童和青少年可达 40～60kcal/(kg·d)。对于存在严重营养不良的患者,其能量供应的初量则应比推荐量要低,最初供给能量为正常需要量的 50% 左右。

（2）合理分配宏量营养素：蛋白质占总能量的 15%~20%，碳水化合物占 50%~55%，提供不溶性膳食纤维；脂肪占 30%，包括必需脂肪酸，少量增加脂肪摄入，直至达标。

（3）按需补充微量元素，在治疗早期禁止补铁，但是，在后续的治疗过程中，应定期对患者铁储备的消耗和必要的铁补充进行评估。

2. BN 患者主要是恢复正常饮食习惯，对伴有消瘦的患者帮助其恢复至正常体重。营养治疗原则如下：

（1）能量处方：①患者处于低代谢状态时，能量应在 1 500~1 600kcal/d；②代谢率正常，能量要符合膳食参考摄入量（DRI）；③监测体重。

（2）宏量营养素：蛋白质提供 15%~20% 的能量；碳水化合物提供 50%~55% 的能量，鼓励便秘患者进食不溶性膳食纤维；脂肪提供 30% 的能量，包括必需脂肪酸。

（3）微量元素：按照推荐膳食供给量全量供给多种维生素和无机盐。在治疗的初始阶段，可能需要向患者提供多种维生素和矿物质制剂，以保证充足的摄入量。

（二）膳食指导

对于病情轻微的 AN 患者，多鼓励其经口进食，膳食以流质、半流质为主。少量多餐，每天不少于 8 次。随病情好转，能量逐渐增加至正常量，食物种类逐渐过渡到普通膳食。

对于 BN 的患者，不限制患者经口进食，但控制患者进食次数，每天不多于 5 次。保证每餐次的能量供给，避免患者自行加餐，逐渐形成规律饮食。

（三）肠内营养和肠外营养

自然喂养、口服营养补充和管饲喂养的组合是实现 AN 体重恢复最有效的策略。严重营养不良患者，肠内营养最初给予能量为 15~20kcal/（kg·d）、蛋白质 1~1.2g/（kg·d）。当肠内营养治疗 5~7 天且不能满足患者能量需求的 70% 时，应给予肠外营养。应用肠外营养时要密切注意患者的身体状况。应用肠外营养的患者在过渡到肠内营养时切不可快速转变，要缓慢地过渡到肠内营养，以刺激胃肠道功能的恢复，建立肠道耐受性。

（四）营养教育

大多数 AN 患者和 BN 患者对食物、营养、运动和体重有错误的认识。需要对这类患者提供认知和营养膳食选择方面的帮助。使患者明白可以通过健康的方式来有效地控制体重，进而杜绝自我诱导呕吐或过度锻炼等行为的出现。

（五）营养相关并发症的防治

1. **胃肠道并发症和高血糖症**　AN 患者的胃肠道功能存在一定程度的降低，常发生胃排空延迟，同时，由于长期低碳水化合物摄入，胰岛细胞分泌功能失调，在恢复膳食过程中引起血糖升高。因此，肠内营养应从低容量、低浓度开始，逐渐提高。

2. **再喂养综合征**　是一类以低磷血症为主要特征的严重水电解质紊乱和代谢异常，常见于重度营养不良患者开始营养治疗后，严重者可致猝死。在营养治疗中需循序渐进增加营养素摄入量，并定期监测血钾、镁、磷等浓度，及时补充电解质和微量元素。

大多数神经性厌食症和神经性贪食症患者对食物和营养以及运动量存在错误的认识。他们可能需要很长一段时间来恢复至平衡膳食。这一类患者在认知和营养膳食的选择方面需要帮助。起初，营养医师要为他们制订膳食计划，以不挑食为明确的目标。逐步让患者在食物的选择和摄入足够的食物上承担更多的责任，使患者逐步建立健康的饮食习惯，同时保持能量消耗平衡，避免借助不健康的手段（如自我诱导呕吐或过度锻炼）来控制体重。对于饮食紊乱的患者需要学习新的饮食理念，使患者把注意力放在食物的营养与其他益处上，而非仅仅关注食物所包含的能量。对于常规的体力活动，患者考虑的目标是把其作为一种保持健康和娱乐的手段，而不是单纯将其视作一种控制体重的工具。

第六节 ｜ 物质依赖

物质依赖（substance dependence），也称为药物依赖（drug dependence），为物质使用障碍，是一种生物-心理状态，包括持续使用物质以获取欣快感、逃避现实、满足心理需求而不考虑负面后果的状态。国际疾病分类把物质依赖归为精神疾患和异常行为。

常见诱发物质依赖的十大类刺激物，包括酒精类、阿片类、可卡因类、大麻类、镇静催眠剂类、烟草类、致幻剂类、挥发性溶剂类、咖啡因类兴奋剂及其他精神活性物质。以酒精类、阿片类及致幻剂类最为普遍，后者包括新型毒品，如冰毒和 K 粉等。联合国《世界毒品报告 2023》（*World Drug Report 2023*）：全球范围内毒品使用人数超过 2.96 亿，成瘾者高达 3 950 万，10 年内增加近 45%。毒品依赖者中不同程度的营养不良超过 74%，毒品戒断人员身体状况较差，伴有营养不良者预后较差，甚至威胁生命。营养治疗可降低戒断症状，改善健康状况，对复吸有积极的预防作用。

一、营养代谢特点

1. 糖代谢　酒精类、阿片类及致幻剂类等均可导致糖酵解、三羧酸循环、磷酸戊糖途径的损害。不同物质依赖可导致多个系统紊乱，继发出现代谢升高或低下等紊乱。

糖代谢异常多为糖耐量降低，胰岛素分泌不足或胰岛素抵抗，出现高血糖，尤其在摄食过量或运动不足时更易发生。物质依赖者戒断后对甜食等高碳水化合物类食物渴望程度增加，更容易处于长期高血糖状态，可增加患糖尿病的风险，尤其是存在胰岛素抵抗者。

2. 脂代谢　血清总胆固醇和高密度脂蛋白明显降低，甘油三酯和低密度脂蛋白明显升高，高脂血症等风险增加。急性戒断期可出现脂肪酸，尤其是短链脂肪酸和有机酸代谢显著下调。由于运动量少，代谢能力弱，长期物质依赖人群骨骼突出，皮肤薄、干燥、无弹性、苍白、发冷，面部脂肪丧失致脸颊下陷、眼睛凹陷、头发干燥、稀疏、易脱落。严重者肌肉和脂肪组织缺乏致恶液质。

3. 蛋白质代谢　因摄入蛋白质不足，蛋白质的合成减少，长期物质依赖者血清总蛋白、白蛋白降低，低蛋白血症风险明显增加。为了提供能量和必需氨基酸，机体可能会增加蛋白质降解速度。物质依赖者的机体为最大限度地利用有限的氨基酸，可减少氨基酸排泄，增加氨基酸的再利用。机体会转向利用蛋白质作为主要能源。上述改变多与物质滥用期间食欲减退有关。氨基酸是脑内主要神经递质的合成前体，物质依赖者蛋白质摄入不足或者蛋白质代谢异常，容易引起脑内神经系统功能紊乱，免疫系统功能减退。

4. 矿物质代谢　物质依赖者的矿物质代谢失衡，出现钙缺乏和高镁血症、高铁血症。毒品可延迟胃排空，导致高钾血症，锌、铜水平降低。钙和镁失衡引起物质依赖者神经和肌肉疼痛；血中钙和锌含量降低，与吸毒量增加成正比，可加重物质依赖者厌食、偏食、龋齿、降低睡眠质量等。

5. 维生素代谢　因毒品滥用和饮食习惯改变，可致维生素 A、叶酸、维生素 B_{12}、维生素 C、维生素 E 浓度显著降低。维生素 B_{12} 是神经递质、核苷酸、髓鞘合成以及维持神经元完整性所必需的辅助因子，与神经、认知、精神及情绪症状有关。叶酸是细胞分裂、修复及合成不能储存的核苷酸所必需的维生素，缺乏可导致血浆同型半胱氨酸和脑卒中发生风险增加，高血压伴叶酸缺乏或同型半胱氨酸升高，可使脑卒中发生风险增加十几倍。

酗酒者特别容易出现维生素 B_1 缺乏，导致神经炎、认知障碍等，原因与多种因素有关，如长期大量饮酒会损伤胃肠道黏膜，影响维生素 B_1 的吸收；乙醇增加尿量，加速维生素 B_1 通过尿液排出体外；乙醇抑制维生素 B_1 的活化，维生素 B_1 需要在体内磷酸化为活性形式，而乙醇抑制这一过程。最直接的原因在于乙醇代谢大量消耗维生素 B_1，具体过程如下：乙醇在体内首先被乙醇脱氢酶（alcohol dehydrogenases，ADH）氧化为乙醛，乙醛进一步被乙醛脱氢酶（aldehyde dehydrogenases，ALDH）氧化为乙酸，最终进入三羧酸循环。ALDH 是一种含巯基的酶，维生素 B_1 的活性形式 TPP 是 ALDH 的辅酶。

TPP 通过与 ALDH 上的巯基结合,帮助乙醛转化为乙酸,消耗大量维生素 B_1,这是酗酒者容易发生维生素 B_1 缺乏性疾病的核心机制(图 22-2)。

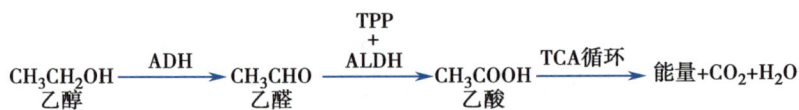

$$CH_3CH_2OH \xrightarrow{ADH} CH_3CHO \xrightarrow[ALDH]{TPP} CH_3COOH \xrightarrow{TCA循环} 能量+CO_2+H_2O$$
乙醇   乙醛   乙酸

图 22-2 乙醇代谢过程中维生素 B_1 的消耗

ADH:alcohol dehydrogenases,乙醇脱氢酶;ALDH:aldehyde dehydrogenases,乙醛脱氢酶;TPP:thiamine pyrophosphate,硫胺素焦磷酸;TCA:tricarboxylic acid,三羧酸。

二、营养代谢紊乱特点

物质依赖者通常存在较严重的营养不良,与营养代谢紊乱密切相关。物质依赖者多数存在神经系统和消化系统的损害,使得物质依赖者食欲下降,进食减少,普遍出现营养不良,严重时可造成其免疫受损,伴发感染,甚至死亡。

1. 神经内分泌紊乱 物质依赖者神经内分泌系统紊乱,对食欲和营养物质摄入产生不良影响致营养不良。包括肾上腺皮质激素增加导致蛋白质分解加速、肌肉流失、食欲减退及消化功能紊乱。去甲肾上腺素水平增加,致物质依赖者情绪不稳定,注意力不集中,影响食欲和摄食行为。多巴胺系统损害或紊乱,对食欲和满足感产生负面影响。生长抑素增多,可抑制食欲,促进饱腹感,致食欲下降和摄食减少,最终出现抑郁和睡眠障碍,加剧营养物质的消耗,增加营养不良的发生。

2. 胃肠道功能紊乱 物质依赖可致胃肠功能受损和肠道吸收障碍。胃肠道消化酶对食物中的营养物质分解代谢有重要作用,物质依赖可致患者胃酸减少、胰腺功能异常,影响食物消化、吸收及利用,营养物质吸收减少,出现营养不良,免疫系统功能受损,出现代谢紊乱。此外,物质依赖常发生肠道菌群失调,有益菌减少,有害菌增多,同时食物通过肠道的速度加速,致腹泻、营养物质吸收减少。另外,某些药物还可致肠道吸收功能障碍,如乳糖不耐受和脂肪吸收不良等。

3. 严重代谢紊乱和器官受损 物质依赖可诱发一系列机体功能与形态紊乱,统称为物质使用紊乱(substance use disorders,SUD)。在营养方面表现为体重丢失、肌肉减少与肌病、骨减少与骨质疏松、人体成分改变(体脂率<10%)及激素代谢调节因子变化。

物质依赖者的营养状况与其生活方式密切相关。物质代谢紊乱、各系统器官功能衰退、食欲减退、消化吸收障碍,致营养不良和免疫受损,严重时可导致死亡。

三、营养代谢治疗

(一)营养诊断

每两周进行一次膳食评估,计算能量需求和营养物质摄入量,估算膳食中微量营养素的量,根据评估结果进行膳食指导和调整。针对戒断人员,多采用 MNA 评价,也可采用其他任何公认的营养筛查与评估量表。一旦戒断人员经过营养筛查和营养评估后,若确定存在营养不良,需进一步明确营养缺乏的种类和原因,制订治疗计划。

(二)改变不良嗜好,建立健康生活方式

建议戒断者摒弃不良嗜好,保持健康生活方式,如戒烟、戒酒、规律作息、适当运动,保证每天睡眠时间不少于 6 小时,提高戒断成功率。

(三)补充营养

摄入高能量和富含优质蛋白质的食物。以细软、易消化吸收的食物为主,避免油炸食物。每餐不宜过饱,少量多餐,细嚼慢咽。选用乳清蛋白等富含 BCAA 的食物。当膳食无法满足营养需求时,可补充 FSMP。各类营养素补充原则如下:

1. 能量补充　戒断期摄取足够营养,有助于保持正常的生理功能。能量供应一般为 30~35kcal/(kg·d),60 岁以上可减为 25~30kcal/(kg·d)。应确保能量需求达到目标值的 70%~90%。

2. 脂肪摄入　戒断者脂肪摄入量占总能量的 10%~30% 为宜。最新研究显示,高脂肪生酮膳食可有效减少、减轻酒精依赖者的戒断症状;通过抑制 mTOR 活性、诱导代谢重编程及氧化还原状态变化,抑制胶原纤维分解,防止物质依赖者肌肉及骨丢失。认为生酮膳食应成为物质依赖的潜在辅助治疗。

3. 蛋白质摄入　摄取充足的优质蛋白质非常重要。保证蛋白质摄入量为 1.2~2.0g/(kg·d),其中超过 2/3 应来自含优质蛋白质的高质量食物,如鱼类、牛乳、鸡蛋及豆制品等。

4. 微量营养素补充　应粗略估算膳食中维生素的含量,包括常见维生素 A、维生素 B、维生素 C、维生素 D、维生素 E 及维生素 K 等,同时还要估算矿物质,如钾、钙、磷及钠的量,根据不同年龄需求进行调整,有助于戒断者尽快恢复身体功能。补充维生素 D 对户外活动少,伴肌肉衰退、骨质疏松的人群尤其重要。

5. 水分补充　每日饮水量不少于 2 500ml,以白开水或淡茶为主,减少含糖饮料的摄入,有助于增加尿液排出,从而排出体内代谢产物。

6. 制订个体化营养计划　根据个人身体状况和康复需求的不同,制订个性化的膳食计划。食欲不佳者,应少量多餐,增加能够增进食欲的食物,如山楂汁或药膳等;腹泻者,应采用少渣、低纤维的膳食,细嚼慢咽,尽量不吃容易产气的食物;便秘者,可吃黑芝麻、胡萝卜及香蕉等食物促进排便;若消化系统功能不能维持正常进食时,可通过高蛋白质肠内营养进行补充;严重营养不良者可在经口进食的前提下适当给予 ONS,若存在严重消化问题或不能通过经口摄入足够营养时,可使用静脉营养以满足其营养需求。应保持食物的多样性,包括各种不同食材来源、种类及颜色,尽可能减少食用辛辣、冰冷以及其他刺激性的食物,要确保每天摄取足够的新鲜蔬果。

要高度重视戒毒人员的严重营养不良问题,因大量的营养被消耗,可能导致神经内分泌系统失调,身体的适应能力和排毒能力下降,物质和能量代谢出现异常等问题。因此,通过合适的营养疗法提供必需的营养物质,增强免疫力,缓解戒断反应,加快身体康复,增加戒毒的自信心,提高戒断效果。营养治疗是物质依赖者的基础治疗,生酮膳食是物质依赖者整合治疗的重要内容。

第七节 ｜ 抑郁症

抑郁症(major depressive disorder,MDD)是一种心境障碍,主要表现为持续的情绪低落,是最常见的精神障碍之一。抑郁症是一种严重的全球性卫生问题,截至 2023 年,全球约有 2.8 亿人患有抑郁症。抑郁症与膳食模式、激素水平、饮食习惯、营养摄入不均衡等因素相关。

一、营养代谢特点

抑郁症患者的营养代谢改变是多方面的。炎症与抑郁症的病理生理学有关,抑郁症患者固有免疫系统和获得性免疫系统均出现失调。而促炎症膳食与抑郁症风险增加呈正相关,控制膳食炎症可能带来整体治疗效果好转。长期坚持地中海膳食能够控制膳食炎症指数,这与抑郁症发病率的减低密切相关。

(一) 各类营养素与抑郁症的关系

1. PUFA　PUFA 与许多脑部疾病(包括焦虑症和抑郁症)有关,大量流行病学和临床研究表明,ω-3 PUFA 及其代谢物作为调节炎症和神经炎症的信号分子发挥着重要作用,在预防和治疗抑郁症和焦虑症为主的神经精神疾病方面至关重要。

2. 维生素 B_1　作为人体必需营养素,维生素 B_1 缺乏会导致多种情绪症状出现,包括易怒和抑郁症状。临床研究表明,维生素 B_1 能够缓解多发性抑郁症患者的抑郁症状。

3. **维生素 C**　研究发现,机体维生素 C 水平与抑郁、困惑和愤怒呈反向关系,较高浓度的维生素 C 水平可能与整体情绪的改善有关。

4. **维生素 D**　维生素 D 作为一种神经类固醇激素,对抑郁症的发病有着重要的潜在作用。通常抑郁症患者体内维生素 D 水平较低。

5. **硒**　硒水平与抑郁情绪呈 U 形关系,低血清硒浓度和高血清硒浓度的抑郁症患者疾病程度均更为严重。硒浓度在 85μg/L 左右时,抑郁症症状最轻。

6. **钙**　钙摄入量与抑郁症评分呈负相关,这可能与患者体内钙平衡紊乱有关。由于血清钙和脑间质钙在正常生理状态下保持长期平衡,血清钙水平可能会影响神经元,进而影响认知功能。

7. **镁**　作为人体中最重要的元素之一,镁影响着与抑郁症发展相关的多种神经传递途径。当镁缺乏时,人的性格会发生变化,包括冷漠、抑郁、激动、焦虑和谵妄等。大量研究结果证实,镁及其化合物具有改善情绪的潜力。镁补充剂具有良好的耐受性,并能增强传统抗抑郁治疗的效果,可以作为抑郁症标准疗法的重要补充。

8. **锌**　锌在减少或预防抑郁症发生方面具有潜在的作用。锌能够显著降低抑郁症患者的抑郁症状评分,补锌作为一种独立的干预措施或作为传统抗抑郁药物治疗抑郁症的辅助手段,具有潜在的价值。

(二) 膳食模式对抑郁症的影响

不同膳食模式与习惯可能会对抑郁产生不同的影响,可以通过控制饮食辅助治疗抑郁症,同时克服药物治疗带来的不良反应。常见的膳食模式有生酮膳食、高蛋白质膳食、高脂肪膳食和素食等模式。其中,生酮膳食已被证明可以提高体内 GABA/谷氨酸比例,具有潜在的抗抑郁作用。而其他限制食物摄取类别的膳食模式则有可能增加抑郁症发病风险。

二、营养代谢紊乱特点

营养不良与代谢性疾病是导致抑郁的原因之一,这使得临床营养治疗成为抑郁症预防、干预的重要手段。抑郁症和代谢性疾病可能在病理生理学上有高度的重叠,涉及下丘脑-垂体-肾上腺轴的异常激活和自主神经系统的失衡,从而导致肥胖、2 型糖尿病和肿瘤风险增加。而不健康的生活方式因素,包括膳食不均衡和缺乏运动,可能是抑郁症和代谢综合征并发的诱因。健康膳食可以抵消抑郁与代谢性疾病之间的正相关关系,改善人群的身体与精神健康状态。

限制性饮食失调常导致营养不良,长时间的限制性饮食会使患者的抑郁评分升高。经常食用油炸食品与焦虑症和抑郁症的高风险密切相关,丙烯酰胺作为油炸食品中的一种代表性污染物,长期暴露会通过氧化应激介导的神经炎症诱发焦虑和抑郁行为。在特定肿瘤的研究中发现,营养不良患者的生活质量明显恶化,抑郁症风险明显升高。

此外,抑郁症患者营养不良发生的原因与宏量营养素摄入不足和多种微量营养素缺乏有关,包括氨基酸、ω-3 PUFA、叶酸、维生素 B_{12}、维生素 D、矿物质等。

三、营养代谢治疗

(一) 营养教育

对抑郁症的治疗,除了心理疏导、药物、针灸等方法外,无论从预防还是治疗的角度,都不能忽略营养教育和营养治疗这些基本方法。面对抑郁症患者,营养师的首要职责是提供信息以及膳食选择,以使疾病对患者及其家人的消极影响降到最低。大多数抑郁症患者,都会出现食欲增加或减少的情况,使这些患者认识到自身的营养不良类型并为其提供营养咨询是非常必要的。

营养诊断及营养治疗主要包括食物和营养知识缺乏、错误的食物和营养观点、食物选择不佳、低体重及超重或肥胖症等。个人的精神状况如果不能适应生活的变动,其饮食和生活习惯的改变就会加剧焦虑和抑郁。营养师应该针对抑郁症患者的不同膳食、环境、遗传和压力情况做出不同判断,并给出营养治疗方案。即使很小的营养状况改善对于抑郁症的治疗也具有积极意义。

(二) 营养需求量

抑郁症患者能量需求的计算可参考 ASPEN 指南推荐,以公式估算能量需求。BMI≤30kg/m² 的患者:按照 25~30kcal/[kg(实际体重)·d] 计算能量;30kg/m²＜BMI≤50kg/m² 的患者:按照 11~14kcal/[kg(实际体重)·d] 计算能量。

(三) 膳食指导

血清素的下降与膳食中多种营养素的供给相关。其中最重要的是几种具有神经传导递质特性的人体必需氨基酸,如苯丙氨酸、色氨酸、酪氨酸等,在治疗抑郁症方面起着重要的作用。此外,还有 ω-3 必需脂肪酸、B 族维生素以及微量元素铬、硒、锌等都对抑郁症的治疗有帮助。

1. 蛋白质　抑郁症患者每日的总蛋白质摄入量应该在 80~100g 之间为宜。

推荐食用深海鱼虾贝类,如三文鱼、金枪鱼、沙丁鱼、鲑鱼等。其特点是富含抗抑郁的必需氨基酸。另外,牛磺酸也有特殊的补脑作用。ω-3 脂肪酸是抗抑郁症的有效食品成分,深海鱼油对抑郁症的辅助治疗有良好效果。因此,日常高蛋白质食品应以海鲜类为首选。

乳类及其制品,如乳酪、益生菌酸乳和纯牛乳中含有丰富的酪氨酸。蛋类含色氨酸丰富,禽肉、畜肉以及大豆等都可以作为高蛋白质食物的选择。不但能增加必需氨基酸的互补性,同时还含有丰富的、有利于抗抑郁的微量铬、硒、锌、维生素 B_{12}、肌醇等具有相应疗效的营养素。

2. 脂肪　富含 ω-3 脂肪酸的油脂在抑郁症的治疗中发挥不可忽视的作用。研究表明,通过补充 ω-3 脂肪酸,约有 70% 患者的情绪压抑、失眠等症状得到改善。抑郁症患者的烹调方法要以清淡为宜。

3. 碳水化合物　在选择碳水化合物类主食时,要注意兼顾有食疗作用的五谷杂粮以及各种豆类。如小米、黑芝麻、玉米、燕麦、荞麦、薏仁、黄豆、红豆、绿豆等。这些食物中所富含的 B 族维生素、铬元素以及植物化学物质有助于抑郁症的治疗。

4. 忌(少)用食物　抑郁症患者应少食用或不食用肥肉、动物油、动物内脏、鱼子、食用糖、糖果、咸菜、腌渍食物、熏酱食物、油炸食物、烟、酒、茶叶、咖啡、辛辣调味品等。

由于抑郁症预防与治疗的复杂性与多维性,很难建立完善的临床证据基础。但目前的证据表明,富含水果、蔬菜、全谷物、低脂乳制品和瘦肉蛋白质食物的健康膳食能够改善抑郁症患者的健康状况。通过营养与膳食预防是抑郁症等精神健康疾病防治的重要策略之一。综合运用膳食模式、特定食物和关键营养素生物作用机制干预,能够降低抑郁症的风险并改善其临床管理。

第八节 | 焦虑障碍

焦虑障碍(anxiety disorder)是以焦虑综合征为主要临床表现的一组精神障碍。焦虑障碍的特点是过度恐惧和焦虑,以及相关的行为障碍。2019 年发布的中国精神卫生调查(The China Mental Health Survey,CHMS)结果显示,焦虑障碍是我国最常见的精神障碍,年患病率为 5.0%,终生患病率为 7.6%。焦虑障碍可发生于各个年龄,通常起病于儿童期或少年期,到成年期就诊。焦虑障碍有性别差异,女性患者是男性的 2 倍。随着人口老龄化进程加快,老年人的焦虑症状越来越常见,并常与抑郁症状共存。焦虑障碍的发生发展与营养物质代谢密切相关。我们体内某些氨基酸、矿物质、维生素的缺乏,可能与焦虑障碍的发病及预后有关。

一、营养代谢特点

焦虑障碍是一种常见的心理疾病,其发生发展与营养物质代谢密切相关。人体神经系统与代谢系统有着密切的联系,焦虑障碍发生和发展的过程中,机体代谢过程也会受到一系列的影响。

1. 能量代谢　在焦虑障碍的发病机制中,能量代谢紊乱起到了关键的作用。当一个人处于焦虑状态时,机体会释放出更多的肾上腺素和皮质醇等应激激素。这些激素的释放会导致葡萄糖代谢紊乱,使得患者的血糖水平升高。此外,焦虑还会引起交感神经兴奋,使得患者的心率加快、呼吸加深,从而导致更多的能量消耗。焦虑还会导致患者睡眠质量下降,使患者出现入睡困难、多梦等问题,而睡眠不足也会进一步影响能量代谢。由于焦虑障碍对能量代谢的影响,患者在患病期间也易出现体重波动。有些患者可能因为焦虑导致食欲减少而出现体重下降,而另一部分患者则可能由于焦虑引起的暴饮暴食致使体重增加。这种能量代谢紊乱还可能进一步影响患者的心理状态,造成恶性循环。

2. **蛋白质代谢**　焦虑障碍患者通常处于持续的紧张和不安状态中,这种长期的情绪压力可能会导致蛋白质代谢的紊乱。一方面,焦虑状态会导致食欲减退,患者可能会减少进食或偏食,从而导致蛋白质摄入不足。另一方面,焦虑状态下身体释放出过多的应激激素,这些激素在一定程度上会影响蛋白质的代谢。过高的皮质醇水平会使肌肉蛋白质分解,而肾上腺素的释放则会导致蛋白质合成减少。

3. **脂肪代谢**　焦虑状态下,人体内分泌系统和神经系统会发生变化,导致糖类和脂肪的代谢紊乱。患者常常出现食欲减退或暴饮暴食的情况,这会影响脂肪的合成和降解过程,导致体内脂肪堆积。此外,焦虑也会影响到激素的分泌,例如增加肾上腺素和皮质醇的释放,这些激素会抑制脂肪的分解,加速脂肪存储。另外,焦虑障碍患者常常处于紧张和压力之中,易导致皮质醇的过度分泌。长期高水平的皮质醇会抑制胰岛素的分泌,干扰葡萄糖代谢和利用,从而导致血糖升高。而高血糖会促进脂肪的合成和储存,加剧体内脂肪代谢紊乱的问题。

4. **维生素代谢**　焦虑障碍可能导致维生素代谢紊乱。长期紧张不安的状态,使得患者的身体需要消耗更多的维生素来维持机体的正常功能。这可能会导致维生素的不足,并引发一个恶性循环,即焦虑症导致维生素代谢紊乱,而维生素代谢紊乱又会加剧焦虑症状。另一方面,维生素代谢异常也可能是焦虑障碍的诱因之一。某些维生素,如维生素 B_6、维生素 D 等,对于调节神经系统功能具有重要作用。当这些维生素缺乏时,可能会影响神经递质的合成和释放,进而影响情绪和心理状态,增加焦虑症的发病风险。

5. **矿物质代谢**　焦虑障碍患者的神经系统极易被激活,导致身体内分泌系统调节矿物质平衡的机制出现紊乱。例如,焦虑状态可以增加肾上腺素和皮质醇的释放,这将影响钙、镁、钠和钾等重要矿物质的吸收和利用。同时,焦虑障碍患者常常在饮食上存在问题,例如常常忽略进食、偏食或暴饮暴食等不规律的饮食习惯。这些不良的饮食习惯会导致矿物质的摄入不足或不均衡,进而影响矿物质的代谢。例如,食物中富含的镁、钙和锌等矿物质对于缓解焦虑症状有一定的作用,而不均衡的饮食习惯可能会导致这些矿物质的摄入不足,从而加重焦虑症状。

二、营养代谢紊乱特点

焦虑障碍患者的营养不良主要表现为食欲减退、食物恐惧症、暴食症状以及消化系统问题等。

焦虑障碍患者经常因为对未来的不确定性和担忧而导致食欲减退。他们可能会有食物恐惧症,表现为对特定食物或食物类型的强烈厌恶,甚至可能拒绝进食。这些行为易造成患者体重下降、营养摄入不足,导致营养不良的发生。

焦虑障碍患者还可能出现暴食现象。他们可能会因为焦虑而通过过度进食来缓解不良情绪。这种暴饮暴食会导致身体摄入过多的能量,引起体重增加和其他健康问题。同时,焦虑患者的暴食行为可能会带来内疚和自卑感,使其陷入恶性循环。

焦虑障碍患者的营养状况也受到消化系统的影响。焦虑会导致胃肠紧张,增加胃肠蠕动,可能会出现胃痛、腹泻和消化不良等症状。这些问题可能会影响食物的吸收和消化,导致机体营养摄入不足。

三、营养代谢治疗

(一) 相关营养治疗

1. **蛋白质与氨基酸**　研究证据表明,膳食中足够的蛋白质,特别是足够的色氨酸,对改善焦虑症状具有重要作用。色氨酸对于血清素和褪黑素的合成以及改善情绪至关重要,也是调节睡眠 - 觉醒周期的基础因素。

2. 脂肪酸与磷脂补充剂　研究表明,必需脂肪酸与情绪状态以及抑郁症等症状的出现有关,摄入足量的 PUFA 可改善某些认知障碍。ω-3 PUFA 是人体营养必需脂肪酸和神经细胞膜的重要组成成分,具有调节多种神经递质的传递过程,降低大脑氧化应激和神经元凋亡水平,以调节和改善心血管系统的病理生理过程等作用。ω-3 PUFA 的摄入量同焦虑抑郁的发生率和严重性有着不同程度的相关性,ω-3 PUFA 有助于焦虑抑郁的治疗。在早期和成年时期的膳食中添加磷脂补充剂,可以缓解与慢性压力相关的一些行为后果。这意味着,通过在食物中加入磷脂补充剂,可以在早期生活阶段和成年时期,减轻由长期压力引起的包括焦虑、抑郁、认知受损和情绪不稳定在内的行为问题。通过添加磷脂补充剂,可以平衡体内的神经化学物质,促进神经传递的正常功能,从而减轻慢性压力对大脑和行为的负面影响。

3. 维生素　叶酸和维生素 B_6、维生素 B_{12} 参与血清素和其他神经递质的合成,在情绪调节中起着重要作用。维生素 B_{12} 缺乏症不仅与情绪有关,还常常与注意力、集中力和记忆力的缺陷以及一般的精神功能障碍有关。机体内叶酸水平过低,除了与出现焦虑抑郁症状有关外,还常常与精神错乱、冷漠、乏力、疲劳和易怒等症状有关。既往研究提示,抗氧化维生素(维生素 C 和维生素 E)的使用与情绪障碍的预防有关。维生素 C 与降低情绪障碍的严重程度有关,维生素 E 与降低焦虑抑郁症状的频率有关。

4. 矿物质　缺铁除了会导致贫血外,还会产生烦躁、注意力不集中、疲劳和冷漠等症状,这些症状可能单独出现,也可能与情绪或睡眠障碍、痴呆症或焦虑症等疾病合并出现。在使用口服避孕药的妇女中也发现了进一步的证据,这些妇女有铁缺乏症,但没有贫血,她们更容易患抑郁症。人体必需矿物质锌的缺乏会使机体产生免疫抑制,这可能与焦虑症状的出现和维持有关。

5. 微生物与益生菌　压力会影响和干扰肠道微生物群,并对消化系统的健康产生负面影响。肠道微生物群是应对诸如焦虑、抑郁和认知等情感障碍的关键因素。研究证据表明摄入有益的微生物和益生元将有益于焦虑的治疗。

(二) 膳食指导

临床和实验证据表明,食物的合理选择对于减轻焦虑症状具有重要意义。

1. 增加富含色氨酸食物的摄入。主要包括糙米、大米、玉米、小米、牛肉、羊肉、鱼类、牛乳、羊乳、香蕉和苹果等。

2. 增加膳食中富含 ω-3 PUFA 的食物,包括鱼类等海鲜,以及亚麻籽、坚果、鱼油。

3. 膳食中需注意对 B 族维生素的补充。维生素 B_{12} 广泛存在于动物性食物,如鸡蛋、牛乳、肉、鱼类及动物肝脏等;维生素 B_6 主要存在于白色肉类(如鸡肉和鱼肉)、动物肝脏、豆类和蛋黄,水果和蔬菜中维生素 B_6 含量也较多;叶酸含量高的食物包括绿色蔬菜、水果、动物性食品及豆类、坚果。

4. 注意在膳食中增加富含锌(诸如牡蛎、甲壳类动物、动物肝脏、瘦肉、叶菜和根茎类蔬菜)和硒(诸如坚果、海鲜、肉类、豆类和扁豆)的食物。

调整饮食习惯和提供足够的营养物质是治疗焦虑障碍和营养不良的关键。膳食应包含丰富的碳水化合物、蛋白质、脂肪、维生素和矿物质。规律进食和摄取充足的营养素可以帮助缓解焦虑症状和改善情绪。未来应加强对焦虑障碍和营养不良关系的研究,寻求解决焦虑障碍患者营养不良问题更有效的干预方法。同时,提高公众对焦虑障碍和营养不良的认知与关注,为焦虑障碍患者提供全方位的支持和治疗。

第九节 | 孤独症谱系障碍

孤独症谱系障碍(autism spectrum disorder, ASD)曾称孤独症、自闭症,是指一组以持续性社会交往障碍、兴趣狭窄、行为刻板等核心症状为主要临床表现的神经发育障碍性疾病,起病于发育早期,迁延终生,多数伴有智力障碍。全球孤独症谱系障碍发病率约为1%,且各国的发病率正稳步上升。目前对孤独症谱系障碍的发病机制仍知之甚少,考虑为遗传和环境因素综合作用的结果,营养代谢因素是遗传和环境因素相互作用的桥梁,大部分孤独症谱系障碍患者拥有一个"饥饿的大脑"。合并症在孤独症谱系障碍中很常见,累及消化、神经精神、免疫等多个系统,其中常见营养相关异常包括饮食行为问题、营养不良、超重和肥胖。越来越多证据表明,及时进行营养治疗可改善孤独症谱系障碍的预后。

一、营养代谢特点

1. **能量代谢与糖酵解** 孤独症谱系障碍患者的细胞能量和氧化应激水平发生改变,体外研究发现孤独症谱系障碍模型的最大ATP产量、三羧酸循环代谢物水平有减少的趋势,线粒体呼吸链活性降低。

2. **蛋白质/氨基酸代谢** 谷氨酸含量升高和必需氨基酸含量降低是孤独症谱系障碍患儿的显著特征。谷氨酸在脑发育如细胞迁移和成熟、突触发生和神经可塑性的过程中具有中心作用,这些过程与认知功能相关。高水平谷氨酸可导致N-甲基-D-天冬氨酸受体的过度刺激,随后是钙的高内流,这导致兴奋性毒性和神经元损伤。色氨酸水平的升高可能与孤独症谱系障碍的严重程度有关。γ-氨基丁酸、谷氨酰胺、肌氨酸、δ-氨基乙酰丙酸、甘氨酸和瓜氨酸均显著升高,血浆乙醇胺、苯丙氨酸、同型半胱氨酸、焦谷氨酸、羟脯氨酸、鸟氨酸、组氨酸和谷胱甘肽水平显著降低。

3. **脂类代谢** 孤独症谱系障碍患者多不同程度脂代谢异常,大部分表现为低胆固醇血症和PUFA水平升高或降低、短链脂肪酸水平升高。低胆固醇血症会引起神经髓鞘厚度减少、突触可塑性功能障碍和神经元功能受损。

二、营养代谢紊乱特点

营养素是神经网络的发生发育的关键要素,在婴幼儿和儿童时期,大脑发育迅速,对营养素缺乏的易感性增加。由于特殊的饮食行为、能量摄入异常、胃肠功能紊乱、消化不良、营养吸收不良等问题,孤独症谱系障碍患者营养不良的风险明显高于正常儿童。

1. **超重和肥胖** 与普通人群相比,孤独症谱系障碍患儿和青少年患者超重和肥胖症的风险更高。这些问题主要出现在2~5岁的儿童身上。超重和肥胖的原因很多,孤独症谱系障碍患者喜欢的休闲活动种类有限,尤其很少参加有组织的体育运动。他们还表现出重复的膳食模式,经常食用高能量食物。此外,他们更有可能服用非典型抗精神病药或抗惊厥药,这也会导致代谢综合征。同时,父母的受教育程度、睡眠问题和情绪问题也与儿童超重和肥胖有关。

2. **维生素失衡** 孤独症谱系障碍儿童红细胞和血浆内的吡哆醛堆积和维生素B_6的浓度异常高,因患儿吡哆醛激酶活性可能较低。患儿可能缺乏某些维生素,如维生素A、维生素D、维生素B_{12}、维生素E和叶酸。

3. **矿物质失衡** 与发育正常的儿童相比,孤独症谱系障碍患儿钠、铁、钙、镁、钾、磷、硒等元素的摄入量不足,体内的镁、铁、碘、铬和锂等含量较低。缺铁会导致认知能力受损和发育缺陷,这可能加剧患者的沟通和行为缺陷。缺锂与各种精神疾病有关,导致参与生长因子信号通路和神经递质水平调节的酶的活性降低,低浓度的锂补充剂有助于稳定患儿的情绪。

还有研究发现孤独症谱系障碍患儿体内铜(血浆、血清、红细胞、头发和指甲)、磷(红细胞)、硼(红细胞)、汞(头发和指甲)和铅(头发和指甲)的含量增加。

4. **饮食行为问题** 饮食行为问题是孤独症谱系障碍患儿普遍存在的营养相关问题。这与患儿经常出现的刻板行为、兴趣狭窄/受限、执拗、感官敏感、感觉异常有关,部分伴有胃肠道问题、口腔运动发育减缓及异食癖等非典型进食行为,这些会影响饮食习惯和食物选择。研究表明,孤独症谱系障碍儿童饮食行为问题的总体发生率高达53.5%,并且可能会持续到青春期。

（1）进食行为问题：孤独症谱系障碍患儿难以保持注意力集中，导致吃饭时分心看电视或玩玩具。有些患儿对就餐环境十分挑剔，忙碌的厨房、明亮的灯光甚至家具的摆放都会影响进餐，甚至不愿意在餐桌上进食。有些患儿则表现为拒绝进食，将食物长时间含在嘴里、故意作呕、呕吐、反刍（自我刺激性呕吐和重新吞咽胃内容物）。

（2）食物选择问题：回避性/限制性摄食障碍（avoidant/restrictive food intake disorder，ARFID）存在于21%的孤独症谱系障碍患儿中，他们对食物的味道、气味、颜色、温度、外观和质地高度敏感，因此避免进食或限制食物摄入。研究发现许多孤独症谱系障碍患儿更容易接受清淡的、高能量密度的、"米色"的食物，例如饼干、土豆、米饭和面包制品，通常会对味道浓烈的食物、富含膳食纤维的水果和蔬菜产生厌恶，甚至表现出异食癖。

（3）饮食行为问题的影响：孤独症谱系障碍患儿的饮食行为问题对其身体健康造成长期的不利影响。最直接的影响是重要营养素或能量摄入不足，生长发育减缓，同时诱发一系列消化道疾病如便秘、腹泻、腹痛、胃食管反流等，进一步导致消化和吸收障碍，形成恶性循环。有些孤独症谱系障碍患儿则选择性使用高脂肪、高碳水化合物或高盐的食物，导致超重和肥胖。患者的社会功能亦受严重影响，他们难以参与涉及进餐的社交活动，如家庭聚餐和应酬，影响维持亲密关系能力的培养。

三、营养代谢治疗

孤独症谱系障碍的康复治疗主要是针对教育训练和行为疗法，尚无特殊的药物治疗，营养治疗为孤独症谱系障碍患者的康复带来一线新的希望，及时发现和纠正营养风险对于改善预后至关重要。

1. 饮食行为评估和干预　对首诊孤独症谱系障碍患儿同时实施饮食行为评估，有助于了解喂养问题的性质和程度，找出可能与这些问题有关的环境因素，如父母的饮食习惯、进食时间等。常用的方法有膳食记录直接评估或者问卷评估。常用的量表有加拿大儿童饮食行为量表（Children's Eating Behavior Inventory，CEBI），此外还有简易孤独症饮食行为量表（Brief Autism Mealtime Behavior Inventory，BAMBI）、中文版-IMFed问卷等。

家庭是实施饮食行为干预的理想场所。一方面，让孤独症谱系障碍患者参与食物采购和烹饪过程，有助于他们以一种低压力、积极的方式熟悉新食物。在这个过程中，需要每次增加一种新食物，并增加新食物出现的频率，最终逐渐增加食物的种类。此外，还可以考虑调整引入新食物的尺寸，从小份开始尝试，从汤逐渐过渡到泥状、丁状、小块状，然后是正常大小，也可以把这些新食物与熟悉的食物混合在一起。另一方面，家庭成员可以帮助患者养成规律的饮食习惯。每天在同一时间进餐，每餐使用相同的餐具，让患者选择自己喜欢的灯光和座位。可以将进餐时间限制在半小时以内，避免在正餐之外提供额外的零食，减少电视和玩具等分散注意力的物品，从而鼓励其养成专心进餐的习惯。对患者表现出的积极饮食行为及时给予奖励。

如果患者表现出严重呕吐、严重挑食、异食癖、反刍或食物厌恶，则需心理治疗师实施行为干预。如果出现口腔运动问题，则需进行言语或作业治疗。此外，表现出严重拒食行为并导致营养不良的患者需要肠外营养。

2. 一般营养需求　孤独症谱系障碍患者因能量摄入减少、胃肠功能紊乱、营养物质消化吸收障碍而导致营养不良的风险升高。加强对患儿微量营养素的监测，并提供及时、适当的干预措施。孤独症谱系障碍患者的营养摄入可以参考《中国居民膳食营养素参考摄入量》（2023版），建议使用这些营养素安全摄入量范围的高值。

3. 特殊营养需求　越来越多的证据表明，特定的膳食调整有助于改善疾病症状。①ω-3脂肪酸：ω-3脂肪酸可改善患者多动症、社交能力、注意力、易怒和攻击性等症状，膳食中可适当增加深海鱼、亚麻籽、奇亚籽等食物的摄入；②维生素B_6和镁：维生素B_6和镁可改善孤独症谱系障碍患者的能量代谢紊乱、改善患者的总体症状、认知和情绪评分，建议患者进行多样化膳食，包括谷物、肉、蛋、坚果的摄入；③维生素A和维生素D：补充维生素A和维生素D可以改善孤独症谱系障碍患者的刻板行为、目光躲避、注意力分散等症状,维生素 A 的最佳来源是内脏、乳脂、鱼和鱼肝油,富含维生素 D 的食物有深海鱼、牛乳、蛋黄等,同时保证充足日照;④叶酸:补充叶酸使患者在社交、认知和接受性语言、情感表达、沟通方面均有显著改善;⑤益生菌与消化酶:多数孤独症谱系障碍的患者存在胃肠道问题,适当补充益生菌与消化酶有助于平衡肠道生态、改善消化功能。

(李增宁　陈 玲　王昆华)

案例分析	本章目标测试	本章思维导图

第二十三章 | 延续营养管理

营养管理是充分发挥营养治疗价值的前提条件,通过建立健全营养管理体制和规范,提高营养服务质量,为患者创造价值。营养治疗可以改善临床结局、提高生活质量、节约医疗费用,其终极目标是实现患者利益最大化。由于营养是一个连续的过程,因此,患者的营养管理应该由院内延伸到院外。

第一节 | 营养管理的内涵、模式与评价

随着现代医学的进步,营养治疗的有效性得到了广泛证明。对患者实施早期、规范、准确的营养治疗是实现有价值的营养管理的关键。营养管理涵盖医院营养管理、社区营养管理、家庭营养管理、个人营养管理、临床营养护理和营养教育等内容,采用医院-社区-家庭分级营养管理模式,可将营养管理的内容、范围、对象及目的进行延伸与扩展。

一、营养管理的内涵

营养管理包括临床营养科的人员和业务管理,以及社区营养、家庭营养、营养护理和营养教育等内容。

当前,临床营养科现状与临床营养发展的需求存在很大差距,为了指导和规范医疗机构临床营养科建设与管理、提高临床营养诊疗能力和服务水平,2022年国家卫生健康委员会发布了《临床营养科建设与管理指南(试行)》(以下简称为《指南》)。《指南》是医疗机构设置临床营养科和开展相关医疗服务的基本要求,明确二级以上综合医院以及肿瘤、儿童、精神等专科医院设置临床营养科,要按照相关规定进行建设和管理。鼓励有条件的其他医疗机构参照相关规定设置、建设和管理临床营养科。《指南》要求医疗机构内独立开展临床营养诊疗服务的临床科室,名称统一为临床营养科。其工作职责主要包括:①营养诊断、营养治疗的实施与监督;②根据临床需求,参与特殊、疑难、危重及大手术患者会诊,或加入MDT团队;③按需提供医疗膳食、肠内、肠外营养建议或处方;④规范管理、监督肠外营养执行;⑤规范管理医疗膳食业务;⑥规范指导特殊医学用途食品使用;⑦制定并组织实施本机构的临床营养相关工作规范。同时,《指南》还明确了营养筛查及评估的工作规范,要求医疗机构临床营养科按照相关规定,规范开展营养筛查及评估工作。此外,还对临床营养科诊疗活动范围、诊疗场所、营养专业人员和设备设施等提出了相关要求。

营养管理提倡多学科合作模式。要加强营养与临床、护理的紧密合作,与各科室相互配合制订营养治疗方案,开展多学科、多领域合作。国内外大量实践证明,建立营养诊疗路径、组建营养治疗小组、建设MDT团队、结合实际开展"无饿医院""营养示范病房"等建设,可以有效提高营养管理质量。

二、营养管理的模式

中国抗癌协会肿瘤营养专业委员会首次提出一种全新的分级营养管理模式:医院(hospital)—社区(卫生服务机构 community health service organization)—家庭(home),HCH营养管理模式。"HCH"分级营养管理模式的特点是对营养管理内容、范围、对象及目的4个核心问题进行了延伸和扩展。营

养管理内容由单纯的患者临床营养治疗延伸为个体和群体营养预防;营养管理范围由医院延伸到社区和家庭;营养管理对象由患者扩展为患者、患者家属及社区居民;营养管理目的由单纯的治疗疾病扩展为预防疾病、减少疾病及强身健体。医院、社区(卫生服务机构)、家庭在整个营养管理系统中既相互区别更相互联系,HCH 模式是一种分级管理、三级联动、无缝衔接及双向流通的营养管理模式,不仅适用于营养管理,同样适用于各种慢性疾病管理,详见第八章第五节。表 8-3 总结了不同单位的角色定位及工作内容。

三、营养管理的评价

一个良好的营养管理模式应该满足"5E"要求,即 Efficient(有效的)、Economical(经济的)、Ecologic(生态的)、Exact(精确的)、Enforceable(可推行的)。对照这一标准,目前国内外尚没有一种成熟、公认而且被广泛接受并严格执行的营养管理模式。临床营养工作者和临床医务人员正在努力探索中,HCH 分级营养管理模式就是其中的探索之一。

第二节 ｜ 营养查房及会诊

营养查房与营养会诊是临床营养诊疗工作的两个重要环节。不仅要遵守《医疗质量安全核心制度》,还要遵循临床营养查房与会诊的特殊要求。通过营养查房和营养会诊,筛查出存在营养风险的患者,进一步综合评价做出营养诊断,制订营养治疗方案,提升患者营养状况,改善疾病预后和转归。

一、临床营养科查房制度及流程

1. 临床营养科应实行三级查房制度,主任营养(医)师每周查房不少于 2 次,主治营养医师或主管营养师每周查房不少于 3 次,营养师每天查房不少于 1 次。

2. 临床营养医师应当具有临床执业医师资格,经过临床营养专业教育或专业培训并考核合格,全面负责营养诊疗工作,对于疑难病例应进行科室讨论或院内/院外会诊。营养技师、营养护师应配合临床营养医师,对患者进行膳食调查、营养评估、人体学测量,对营养治疗方案实施进行监控及对营养治疗疗效进行评价。

3. 新会诊营养治疗患者、危重患者、疑难患者、特殊患者应作为重点查房对象,其中危重患者、疑难患者需由中级以上营养医师查房。

4. 对有严重腹泻、消化道出血、不完全性肠梗阻、电解质紊乱等情况的危重患者,应每日查房。

二、临床营养科会诊制度及流程

凡是与营养相关的问题,均在临床营养科会诊范围。临床营养科会诊应及时、准确。

1. 急会诊要求临床营养医师 10 分钟内到达。

2. 普通会诊要求临床营养医师 24 小时内完成。

3. 要求会诊人员必须具备相应资质,熟悉患者诊断、病情,了解患者症状、体征及相关检查结果,了解患者既往膳食情况、营养治疗情况,熟练运用相关营养筛查、评估工具,并制订营养治疗方案。

4. 需要肠内、肠外营养的患者,要及时与主管医师、护师、家属沟通,确保营养治疗方案的顺利执行。

5. 需要膳食指导的会诊患者,应给予书面膳食指导意见或提供具体参考食谱。

6. 疑难会诊病例应及时向上级临床营养医师或科室主任汇报,讨论制订营养治疗方案。

三、营养支持小组

营养查房及会诊由营养支持小组(nutrition support team,NST)负责实施,NST 是多学科协作的一种主要模式,由临床医师、营养(医)师、营养护师、药剂师和相关行政后勤人员组成。NST 通过整合不同学科的专业知识和技术优势,为患者提供全面及综合的临床营养诊疗服务,从而降低营养治疗过程中并发症的发生率,改善临床预后。

(一) NST 的工作职责

1. 制订营养治疗路径和标准操作流程。

2. 组织并参与营养查房,负责特殊及疑难重症患者的会诊,对有营养治疗需求的患者进行规范化营养诊疗。

3. 对营养治疗进行质控,及时调整营养治疗方案,处理在营养治疗过程中出现的各种问题及并发症。

4. 对医护人员进行营养知识的教育及培训,对患者进行营养知识的宣教。

5. 制订家庭营养治疗计划,并对患者进行营养监测及随访。

6. 承担营养治疗的基础与临床科研工作。

(二) 工作路径

NST 工作路径见图 23-1。

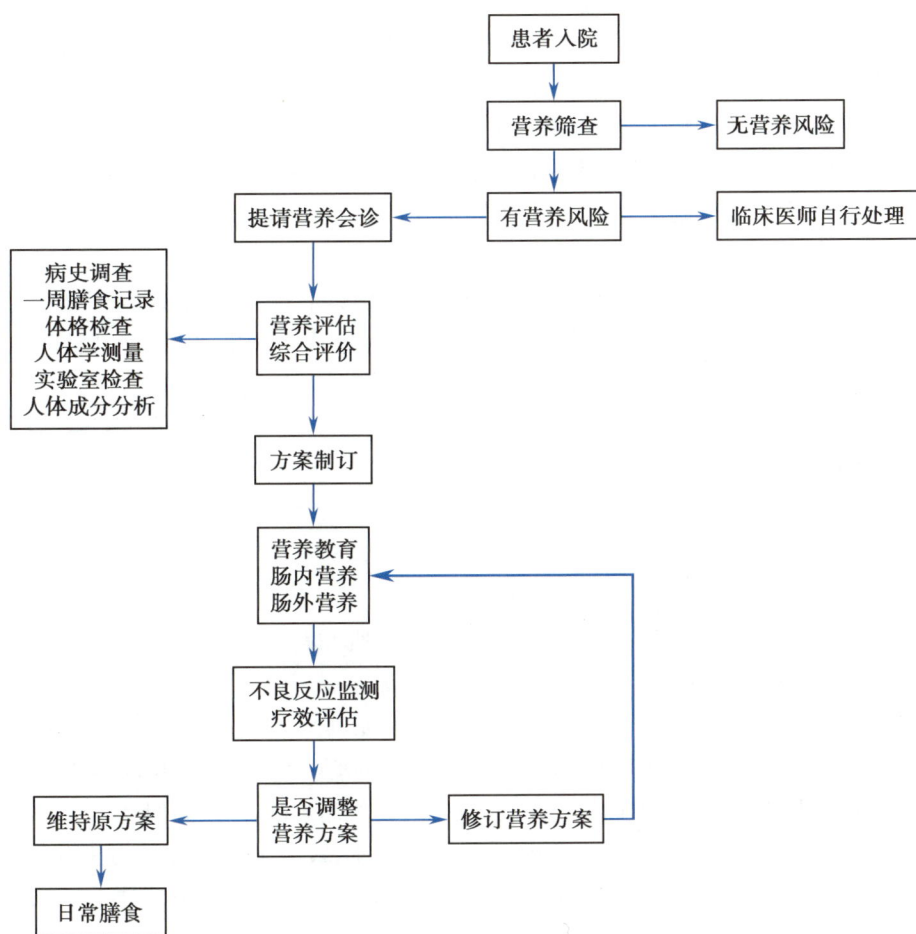

图 23-1　NST 工作路径

第三节 ｜ 医院营养管理

医院是营养不良发病率最高的场所,住院患者是营养不良发病率最高的人群,住院患者营养不良发病率显著高于社区居民,老年患者、儿童患者及慢性疾病(包括肿瘤)患者尤甚,无论在发展中国家还是发达国家都是如此。文献报告,高达 20%～60% 的患者入院时存在营养不良,30%～80% 的患者住院期间发生显著的体重丢失,多数患者出院时营养指标相比入院时变差,提示患者在住院期间发生了医源性营养不良(nosocomial malnutrition,NM)或医院获得性营养不良(hospital acquired malnutrition,HAM),从而进一步加重了原有的 DAM。

医院营养不良高发的原因是多方面的,包括疾病本身的影响、疾病治疗的不良反应、营养治疗不规范、医疗护理措施的干扰及医院膳食的质量差等。医院营养管理要围绕可能导致住院患者营养不良的各种原因进行管理,积极预防医院获得性营养不良,有效治疗疾病相关性营养不良,把医院建设成为"无饿医院",以预防饥饿(摄入不足)、治疗营养不良为手段,达到保障患者健康和安全的目的。具体措施包括:①确保患者住院期间吃到卫生、经济、营养丰富的膳食;②尽可能减少诊疗活动对进食的干扰;③把营养状况作为患者入院时的常规生命体征检查指标;④确保患者得到合理的营养治疗。

一、规范临床营养诊疗

规范营养诊断、营养治疗、疗效评价与护理全流程管理,切实落实营养一线治疗理念。

1. **简化摄食调查**　摄食情况调查包括食欲、摄食量及食物性状,是营养诊断的重要内容,传统的方法复杂且难量化,均要求专业人员实施,且普适性、可及性较差,不适用于忙碌的临床工作者。而食欲温度计、摄食量(饱感)视觉评分刻度尺及摄食量变化镜像阶梯将复杂问题简单化、将模糊问题数字化,更加切合临床应用。详见第六章第三节。

食物性状与能量多少密切相关。为方便使用,将患者每餐摄入的食物分为流食、半流食、软食、普食,并分别赋值 1、2、3、4 分,经过估算,其对应的能量为:1 分＜300kcal,2 分 300～600kcal,3 分 600～900kcal,4 分 900～1 200kcal。临床观察发现,上述简化的方法非常有助于临床营养调查及患者自我评价。

2. **落实二元诊断、三级诊断及五阶梯治疗**　落实二元诊断,即原发病诊断+营养诊断。营养状况应该视为患者的基本生命体征,所有患者入院时应常规评价营养状况,入院诊断应该常规包括营养诊断。营养诊断依照三级诊断原则实施,通过一级诊断(营养筛查)发现营养风险,通过二级诊断(营养评估)发现营养不良并判断营养不良严重程度,通过三级诊断(综合评价)分析营养不良的原因、类型及营养不良给机体带来的后果。

营养不良的规范治疗应该遵循五阶梯治疗原则,详见第八章第三节。

二、改善医疗与护理行政管理

基于政策的管理是最好、最高效的管理。改善行政管理是提高医院营养管理水平,打造"无饿医院"的重要推手,推进医院管理目标由效益向营养和健康转变。

1. **规范营养诊疗路径与流程**　将营养诊疗纳入疾病尤其是恶性肿瘤等主要慢性疾病及手术患者的诊疗路径,并规范其临床营养诊疗流程,重点了解 5 个问题:有无营养不良及其严重程度、肠道是否可以使用、营养摄入量能否满足目标需要量的 60%、有无代谢紊乱、疗效如何(图 23-2)。

2. **加强营养科建设**　按照国家卫生健康委员会的要求,规范临床营养科的建设与管理,在人、财、物、地等多方面予以充分保障。鼓励临床医师转岗营养科,大力培养临床营养(医)师。鼓励设立临床营养科病房或营养治疗单元(位)(NCU)。

3. **建立 NST**　NST 的人员组成、工作分工及运行机制在国际上已经有非常成熟的经验,其作用也得到众多研究证实。NST 提高了临床肠内、肠外营养的使用率和肠外营养的安全性,降低了营养相关并发症及治疗不良反应的发生率,提高了治疗的依从性和完成率。

4. **优化诊疗计划**　诊疗干扰是住院患者摄食不足的一个重要原因。诊疗(如肠镜、手术、肝胆 B 超等)性禁食、肠道准备都严重影响患者摄食,应尽量缩短禁食时间,尽可能将需要禁食及肠道准备的诊疗活动安排在上午,诊疗结束后尽快恢复膳食。应尽可能减少静脉输液,以降低输液对食欲的抑制

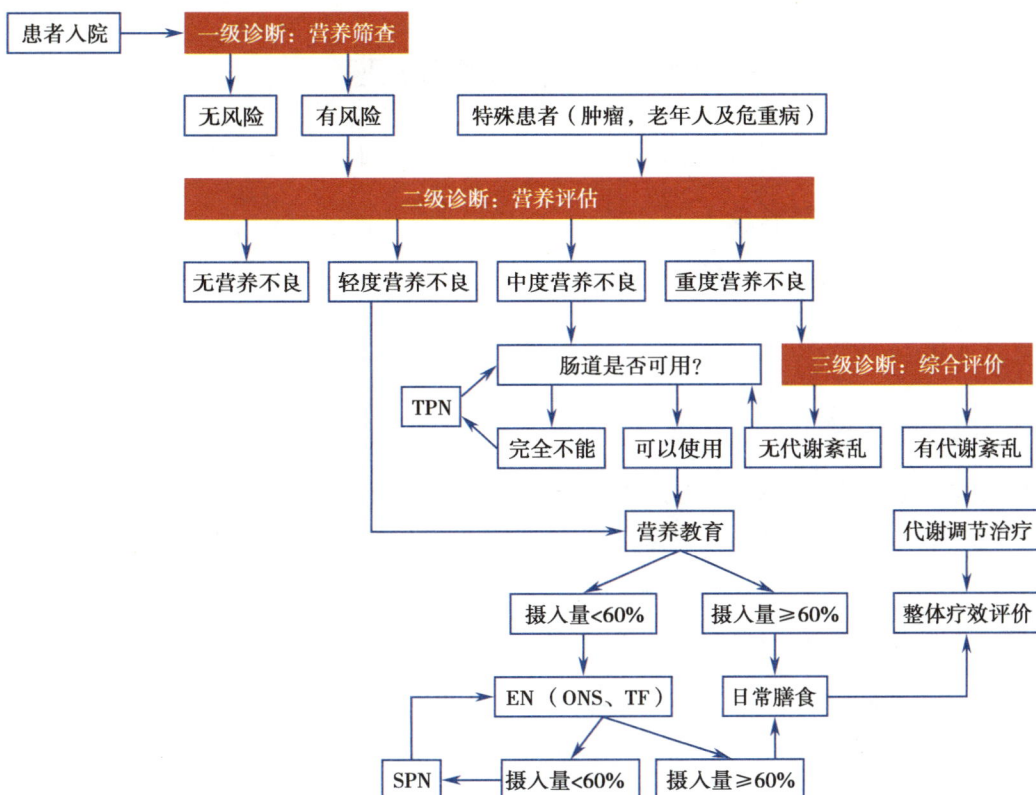

图 23-2　规范化营养诊疗流程图

TPN：total parenteral nutrition，全肠外营养；EN：enteral nutrition，肠内营养；ONS：oral nutritional supplement，口服营养补充；TF：tube feeding，管饲喂养；SPN：supplemental parenteral nutrition，补充性肠外营养。

作用。抑制食欲、影响胃肠道功能的药物尽量不在餐前服用。早、中、晚餐时间不安排诊疗活动及操作，以保障就餐时间及就餐环境。

三、强化后勤保障

医院营养管理离不开高效的后勤保障，根据"无饿医院"的要求改革、建设医院后勤保障体系。

1. **医院标准化膳食**　国际上只有极少数的国家或地区有统一的医院膳食标准，我国目前尚无国家或省市统一的医院膳食标准，相关的医院健康膳食标准正在研究制定中。加拿大医院食谱调查发现，与 DRIs 相比，医院普通食谱中的膳食纤维符合率为 0，谷物制品符合率为 11%，肉类及替代品符合率为 8%，提示建设医院标准化膳食十分重要。

2. **保障医院食品安全**　加强从种子到患者口中食物的全流程监管，强化生产、加工、销售全流程的标准化操作，加强厨师技能培训与队伍建设，提高食品加工、制作工艺与卫生水平，减少高糖饮料、碳酸饮料和不健康食品在医院的销售。

3. **改善医院膳食供给服务**　提高膳食供应频次，增加膳食种类与风味，延长供应时间，改善就餐环境，提供膳食帮助。根据营养时相学要求，为营养不良的患者提供加餐、夜宵服务。增设营养食品自动售货机及专卖部，提供即食补充食品（RUSF）及即食治疗食品（RUTF）。研究发现 RUSF 及 RUTF 在治疗多种原因导致的急性或慢性营养不良中有确切的效果，得到儿童、成年及老年患者的广泛接受。在 RUSF 中补充或强化某些营养素如 DHA、EPA、精氨酸等，可使其成为 RUTF，不仅可以有效治疗营养不良，还可以发挥疾病治疗作用。

4. **成立营养指导委员会**　成立营养指导委员会（nutrition steering committee，NSC），成员包括院长、职业经理、卫生专业人员及餐饮工作人员。NSC 的主要作用是为临床营养的机构、流程及管理制定标准，同时监管营养治疗及营养不良事件。

第四节 | 社区营养管理

社区(卫生服务机构)是营养管理的主要场所和重要的实施单位,在营养管理中发挥重要作用。

一、社区营养管理概念

社区营养管理是指在社区内运用营养科学理论和技术,研究和解决社区人群营养问题,提高营养知识水平,改善饮食习惯,调整膳食结构,提供适当的营养治疗方案,为社区人群提供防治疾病的营养相关措施,改善社区人群整体健康水平。

二、社区营养管理人员组成

社区营养管理需要一个多元化的团队,各成员之间密切合作,共同为社区居民提供全面及个体化的营养指导与全程管理。社区营养管理的组成人员主要包括社区医师、营养(医)师、护师及社会工作者等。

三、社区营养管理对象

社区营养管理的对象几乎涉及所有人群,其中婴幼儿、学龄前儿童、青少年、妊娠期妇女、哺乳期妇女、老年人等人群为主要工作对象,还包括其他慢性疾病导致的轻、中度营养不良患者。

四、社区营养管理工作内容

1. **社区人群营养与疾病信息调研**　通过对社区人群进行营养流行病学调查,收集年龄、职业、教育程度、食物支出、家庭收入、饮食习惯、社会心理等信息,分析各种因素与疾病发生的关系,为社区营养科学研究提供数据支持。

2. **营养监测与管理**　营养监测是为了全面了解被调查社区人群的食物消费水平、营养摄入量等,评价膳食结构是否合理、营养是否均衡,找出存在的营养问题。社区营养管理作为医院与家庭营养管理的桥梁,通过对社区人群相关营养指标的定期监测,为居民建立营养及健康档案,实施个体化营养管理,掌握人群营养状况的动态变化趋势,及时发现营养问题,采取营养干预措施。

3. **营养指导及干预**　针对社区人群存在的营养问题,需要根据其年龄、身体素质、活动量等因素,制订符合营养学要求的膳食计划,确保摄入足够的能量和营养素。针对慢性疾病导致的轻、中度营养不良患者需要定期筛查评估其营养状况,及时提供相应的营养治疗,若出现重度营养不良时应及时前往医院就诊。

4. **营养咨询与营养教育**　营养咨询与营养教育能提高居民对营养的重视程度,提升营养理念,减少慢性疾病及营养不良的发生。针对各种疾病(包括慢性疾病、肿瘤)患者一般每1～3个月开展一次,对其他社区居民一般每6～12个月开展一次。此外,通过开展健康膳食知识讲座、推广营养膳食等活动,能让居民了解正确的营养知识,树立健康的饮食观念,培养健康的生活习惯,预防肥胖、高血压、糖尿病、肿瘤等慢性疾病的发生。

社区营养管理以社区为单位,以改善社区人群的营养状况为目的,通过开展社区人群营养与疾病信息调研、营养监测与管理、营养指导及干预、营养咨询与营养教育等工作,提升社区人群的营养意识和营养水平,预防慢性疾病发生,促进健康中国战略实施。

第五节 | 家庭营养管理

营养治疗持续时间通常较长,患者出院后仍需要接受数月甚至更长时间的营养治疗,这促使营养治疗从医院延伸到了家庭。随着医学技术的进步及医疗保险的统筹规划,患者及家属逐渐认识并接受家庭营养管理,家庭营养治疗数量逐渐增长。

一、家庭营养管理的概念

家庭营养(home nutrition,HN)是指在营养(医)师或 NST 的指导下,病情相对平稳的患者在家中接受营养治疗。家庭营养是 HCH 营养管理模式的重要组成部分,将患者营养治疗从院内扩展到院外,将单一治疗方式调整为多形式的治疗方案,是营养分级诊疗的"最后 1 公里"。家庭营养管理的目标是维持和改善患者营养状况,提高生活质量,恢复家庭生活,降低医疗费用,最终使部分患者恢复经口进食,达到部分或完全康复。

二、家庭营养管理的程序

(一)建立家庭营养管理团队

家庭营养管理首先要建立管理团队,团队成员包括医师、营养(医)师、药师、护师、社区工作者、患者及患者家属等。以患者为中心开展工作,医师负责评估患者疾病状况和胃肠道功能,根据患者身体状况、家庭情况以及经济需求选择合适的营养途径。营养(医)师负责营养评估、营养方案制订及营养咨询与指导。药师负责用药咨询和指导、药物不良反应评估等。护师负责营养筛查、患者及患者家属的营养教育、护理指导、家庭营养的组织和协调工作、定期随访并及时向团队反馈随访结果,由团队讨论决定是否继续、变更或终止营养治疗。社区工作者协助团队完成随访工作。目前国内 MDT 整合医学团队已越来越多地参与到肿瘤患者的家庭营养管理中。

(二)制订与实施营养治疗方案

在疾病评估、营养状况评估和胃肠道功能评估的基础上,制订个体化营养目标及方案,包括能量目标、营养治疗途径和营养制剂种类等。

1. **营养治疗途径选择**　家庭营养管理团队综合考虑患者的胃排空能力、误吸风险、个人意愿和营养治疗时间等多种因素,确定营养治疗途径。家庭肠内营养(home enteral nutrition,HEN)适用于肠道功能正常或基本正常,但不能经口摄入充足的营养素,特别是需要管饲的患者。HEN 是比较复杂的治疗方法,患者营养状况、营养治疗持续时间、患者依从性及家庭经济状况等都可能影响 HEN 的实施效果。随着患者对疾病的认知程度逐渐加深以及社会医疗水平的稳步发展,HEN 已被越来越多的患者接受。HPN 治疗的对象是不能经肠道摄取足量营养素的患者。不同于住院期间的肠外营养,HPN 的安全实施对患者及负责实施 HPN 的家属或指定人员的要求较高,目前国内尚处于发展的初期阶段。

2. **营养制剂的选择和用量**　家庭营养管理团队需要根据患者营养状态、疾病状况、胃肠功能、肝肾功能、营养制剂输注途径及经济情况等诸多因素,选择合适的营养制剂,同时必须审查所用药物与营养制剂之间、各类营养制剂之间及营养制剂与疾病之间的交互作用,确定所需营养制剂后,根据患者的基础代谢率、活动量、年龄等决定所需能量、蛋白质及其他营养素的量。合理的营养治疗方案能维持与改善患者营养状况和器官功能,降低并发症发生率,增强体力及活动能力,提高生活质量,还可以减少医疗费用并节省医疗资源。NST 后续还需要定期监测家庭营养的实施情况,并对此做出合适的调整。

3. **营养制剂的喂养方式**　家庭营养管理团队要综合考虑患者疾病状态、身体活动情况及并发症预防等因素,依据照护者能力及经济费用等客观条件,选择合适的喂养方式。例如实施 HEN 时,对能活动、胃肠功能正常的患者可采用定时推注,对有误吸风险和胃肠功能障碍患者可采用重力滴注,对严重胃肠功能障碍的患者,可采用肠内营养泵循环滴注或 24 小时持续滴注。实施 HPN 时,肠外营养制剂经静脉给予,对患者及负责实施 HPN 的家属或指定人员要求较高,需要经过相关的教育及培训,并在具有资质的医护人员监督下反复独立实践,确认准确熟练掌握 HPN 全部操作过程后,方可施行

HPN。

（三）营养教育

家庭营养实施前必须对患者及其照护者进行专业教育。营养教育是通过改变人们的饮食行为而达到改善营养状况的一种有计划活动，家庭营养教育不仅包括面向社会公众传授科学、营养的饮食习惯，更需要培训患者及照护者临床方面的营养知识，包含肠内及肠外营养的适应证、制剂选择、输注方式、不良反应及注意事项等。

1. 家庭营养教育内容　家庭营养教育内容包括营养相关疾病的普适性内容，同时应根据不同患者的情况制订个性化教育方案。普适性内容包括科普膳食营养知识、强化营养治疗态度、指导营养制剂的选择、储存及消毒、预防与处理营养相关并发症等；个性化内容是指针对不同病情、不同营养治疗途径和喂养方式进行针对性指导，如对留置鼻胃（肠）管患者，讲解防误吸的技巧、预防管路滑脱的方法、监测内容及方法、指导输注技术操作等；对经皮内镜下胃造口/空肠造口术的患者，指导造口周围皮肤的护理方法和导管的维护事宜等。

2. 家庭营养教育方式　有效的教育方式是保证家庭营养教育实施效果的关键，通过为每位患者制订详尽的营养教育路径，包括时间、频次和内容等，从而实现有计划、重复和渐进的营养教育。例如在院期间通过营养（医）师或护师规范化培训患者及照护者营养专业知识，监督其亲自操作营养制剂的输注、储存及消毒等，及时纠正不良操作，出院准备阶段进行考核，检查操作者是否熟练掌握营养操作技能，出院1周后进行家庭随访，现场查看家庭环境中的执行情况，之后进行定期随访，重复询问和查看家庭营养的实施情况，起到督促作用。

（四）监测与随访

家庭营养管理团队应根据患者的复诊频率、家庭营养治疗方案及实施情况等制订营养监测与随访计划。营养监测应由患者、家属与NST共同完成。管理团队要指导患者及其照护者每日记录营养日记，包括每餐摄食量、体重变化、体力状况、活动能力、营养制剂耐受度、是否有不适症状及改善情况等。通过实验室检查了解机体内环境及营养状态变化。根据记录结果，进行前后对比以了解营养治疗的效果，及时调整方案。营养随访可采取家庭随访或电话随访方式，了解营养治疗进行的情况，解决患者在家庭营养治疗中所遇到的问题并给予指导和帮助，消除患者及家属的顾虑，保障家庭营养顺利实施。

第六节　个人营养管理

《"健康中国2030"规划纲要》对提高全民健康素养、全面普及健康生活方式作出了战略部署。人类健康的四大基石为饮食（营养）、睡眠、活动（心理及生理）及医疗，其中营养是第一位的。《国民营养计划（2017—2030年）》立足国民生命全周期、健康全过程的营养健康，倡导吃动平衡的健康生活方式，提出每个人是自己健康的第一责任人，提倡个人和家庭要主动学习健康知识，养成健康生活习惯，自觉维护和促进自身健康，和医务人员共同应对健康问题。个人营养管理就是要从自身做起，养成健康生活方式，树立科学饮食理念，预防慢性疾病，提高健康水平。

一、树立主动健康理念

《国务院关于实施健康中国行动的意见》（国发〔2019〕13号）明确提出，到2022年，健康促进政策体系基本建立，全民健康素养水平稳步提高，健康生活方式加快推广；到2030年，全民健康素养水平大幅提升，健康生活方式基本普及，居民主要健康影响因素得到有效控制。这标志着主动健康将成为我国未来健康保障体系的重要组成部分，是我国面向新时代人民群众的健康需求提出的新的理念和模式。

主动健康是指个人对自身健康负责，自主形成健康生活方式，并创建有利于健康生活方式的社环境与社会氛围,包括在所有社会活动源头控制健康危险因素、在所有社会活动过程中创造健康价值、在所有社会活动环节中积极应对人口安全危机等。主动健康强调每个居民、每个家庭都是健康的"第一责任人",其倡导的理念是主动发现、科学评估、积极调整、促进健康。主动健康的实施包括主动健康理念的树立、主动健康知识的普及和主动健康行为的实施。主动健康的核心主体是个人,增强个人健康管理的能力,做出正确的健康促进决策,持续开展自我健康行动是主动健康的关键点。

吃得好一点、动得多一点、体重轻一点、活得长一点(eat better,move more,weigh less,live longer)等"四个一点"应该成为现代人的主动健康生活观念和主动健康行为准则,更应该成为慢性代谢性疾病患者的特别追求。前三条是手段,后者是目的。

二、提高健康素养

健康素养是指个人获取和理解基本健康信息和服务,并运用这些信息和服务做出正确决策,以维护和促进自身健康的能力。健康素养包括基本知识和理念素养、健康生活方式与行为素养、基本技能素养、基本医疗素养、慢性疾病防治素养、传染病防治素养等。普及健康知识、提高全民健康素养水平是提高全民健康水平最根本、最经济、最有效的措施之一。

当前,我国居民健康素养水平总体仍比较低,城乡居民关于预防疾病、早期发现、紧急救援、及时就医、合理用药、应急避险等维护健康的知识和技能比较缺乏,不健康生活行为方式比较普遍。科学普及健康知识、提升健康素养有助于提高居民自我健康管理能力和健康水平。公民要主动学习、了解、掌握、应用《中国公民健康素养——基本知识与技能》(2024 版)和中医养生保健知识。遇到健康问题时,积极主动地获取健康相关信息。提高理解、甄别、应用健康信息的能力,优先选择从卫生健康行政部门等政府部门及医疗卫生专业机构等正规途径获取健康知识。

三、养成健康生活方式

(一)健康生活方式的概念

生活方式是一个内容相当广泛的概念,它包括一个人维持生命新陈代谢活动的基本行为,如饮食行为、饮水行为、睡眠行为、卫生行为、运动行为、性行为和嗜好行为等,以及适应环境与社会的心理行为、人格行为。每个人都有其特定的、具体的和习惯的生活方式。

健康生活方式定义为:①当前不吸烟:从不吸烟和已戒烟(因病戒烟除外);②不过量饮酒:非每日饮酒和每日适量饮酒;③健康的饮食习惯:膳食得分≥4 分;④积极进行体力活动:体力活动水平位于同性别人群的前 25%;⑤健康体重:BMI 18.5~23.9kg/m^2;⑥健康体脂:男性腰围<85cm,女性腰围<80cm;符合定义赋值为 1,不符合则赋值为 0,相加得到健康生活方式得分,分值范围为 0~6 分,分值越高表明生活方式越健康。

(二)生活方式与疾病

生活方式是健康的一个主要决定因素,世界卫生组织对影响健康的因素进行过总结:健康 =60%生活方式 +15% 遗传因素 +10% 社会因素 +8% 医疗因素 +7% 气候因素。全球非传染性疾病最主要原因是不健康的生活方式,全世界所有死亡人数中约 63% 归因于不健康的生活方式。

《中国居民营养与慢性病状况报告(2020 年)》指出,居民不健康生活方式仍然普遍存在。膳食脂肪供能比持续上升,农村首次突破30%推荐上限。家庭人均每日烹调用盐和用油量仍远高于推荐值。儿童青少年经常饮用含糖饮料问题已经凸显,15 岁以上人群吸烟率、成年人 30 天内饮酒率超过四分之一。居民身体活动不足问题普遍存在,每日业余静态行为时间较长,儿童青少年身体活动不足问题尤为突出。居民超重肥胖问题不断凸显,重大慢性疾病患病率/发病率仍呈上升趋势。城乡各年龄组居民超重肥胖率继续上升,超过一半的成年居民超重或肥胖,农村居民超重和肥胖率上升幅度较大;6~17 岁、6 岁以下儿童青少年超重肥胖率分别达到 19%、10.4%。高血压、糖尿病、高胆固醇血症、慢性阻塞性肺疾病患病率和肿瘤发病率与 2015 年发布结果相比有所上升,慢性肾脏病、骨质疏松症、慢性消化系统疾病等慢性疾病流行情况也不容乐观,慢性疾病防控工作仍然面临巨大挑战。

(三) 健康生活方式

为遏制我国居民与生活方式有关的慢性疾病的快速增长,2017 年发布的《关于印发全民健康生活方式行动方案(2017—2025 年)的通知》中,要求"针对全人群和重点场所,组织实施'三减三健'、适量运动、控烟限酒和心理健康等专项行动。"

1. **"三减三健"生活方式**　三减:减盐、减油、减糖;三健:健康体重、健康骨骼、健康口腔。"三减"提出每日盐不超过 5g,控制烹调油用量,食品饮料要少糖。"三健"提出早晚两次正确刷牙,测体重、算指数、量腰围,强健骨骼、爱护关节。"三减三健"互为补充、相辅相成,对保护和增进人民群众健康,减少疾病负担具有重要意义。

2. **适量运动**　久坐不动的生活方式已经被世界卫生组织列为十大致死性疾病的主要原因之一。体育锻炼作为强身健体的一种非药物手段越来越受到人们的关注,科学、有效、安全的运动就是能从个人实际情况出发,选择的运动项目既是本人爱好的,又是易于坚持做到的,运动量适合本人身体条件的,运动强度达到有效心率限度的,花费较少时间就可以达到最佳效果的运动。

3. **控烟限酒**　烟草燃烧时烟雾中含有 7 000 多种已知的化学物质,其中包括 250 种有害物质,近 70 种致癌物质。每年全世界有 500 多万人死于烟草相关疾病。为保护公众健康的权利,减少烟草对公众健康的危害,2015 年以来,北京、深圳、上海相继颁布控烟条例,室内公共场所全面禁烟。世界卫生组织研究提出,正常情况下男性每日摄入的纯酒精量应不超过 20g,女性不超过 10g,不论什么性别,每周至少应有 2 天滴酒不沾。如需饮酒时,应限量、科学、安全、健康地饮酒。

4. **心理健康**　现代社会中,部分人群会受到诸如抑郁、焦虑等精神障碍的困扰。通过改善不良生活方式减少负面情绪产生、延缓多种心理及精神疾病的发生和进展受到人们的关注。有研究显示,适量运动可成为抑郁、焦虑、应激相关障碍、注意缺陷、多动障碍的辅助治疗手段;此外,良好睡眠、尽早戒烟、健康膳食也被发现有益于心理健康。

(欧凤荣　姚庆华)

思考题及解题思路　　本章目标测试　　本章思维导图

推荐阅读

［1］ 石汉平,凌文华,李增宁.临床营养学.北京:人民卫生出版社,2022.

［2］ 杨月欣,葛可佑.中国营养科学全书.北京:人民卫生出版社,2019.

［3］ 石汉平,凌文华,李薇.肿瘤营养学.北京:人民卫生出版社,2012.

［4］ 樊代明,石汉平,崔久嵬,等.中国肿瘤整合诊治技术指南:营养疗法.天津:天津科学技术出版社,2023.

［5］ 中国抗癌协会肿瘤营养专业委员会.肿瘤恶液质临床诊断与治疗指南(2020版).中国肿瘤临床,2021,48(8): 379-385.

［6］ 中国医疗保健国际交流促进会营养与代谢管理分会,中国营养学会临床营养分会,中华医学会糖尿病学分会, 等.中国糖尿病医学营养治疗指南(2022版).中华糖尿病杂志,2022,14(9):881-933.

［7］ 中国血脂管理指南修订联合专家委员会.中国血脂管理指南(2023年).中国循环杂志,2023,38(3):237-271.

［8］ 中华医学会内分泌学分会.中国高尿酸血症与痛风诊疗指南(2019).中华内分泌代谢杂志,2020,36(1):1-13.

［9］ 中华医学会肝病学分会脂肪肝和酒精性肝病学组,中国医师协会脂肪性肝病专家委员会.非酒精性脂肪性肝病防 治指南(2018更新版).中华肝脏病杂志,2018,26(3):195-203.

［10］ 中国营养学会骨健康与营养专业委员会,中华医学会肠外肠内营养学分会,中国老年医学学会北方慢性病防治分 会.高同型半胱氨酸血症诊疗专家共识.肿瘤代谢与营养电子杂志,2020,7(3):283-288.

［11］ 宋春花,王昆华,郭增清,等.中国常见恶性肿瘤患者营养状况调查.中国科学:生命科学,2020,50(12):1437-1452.

［12］ 石汉平,赵青川,王昆华,等.营养不良的三级诊断.肿瘤代谢与营养电子杂志,2015,2(3):31-36.

［13］ 中国抗癌协会肿瘤营养与支持治疗专业委员会.营养不良的五阶梯治疗.肿瘤代谢与营养电子杂志,2015,2(1): 29-33.

［14］ Cederholm T,Barazzoni R,Austin P,et al. ESPEN guidelines on definitions and terminology of clinical nutrition.Clin Nutr, 2017,36(1):49-64.

［15］ Thibault R,Abbasoglu O,Ioannou E,et al. ESPEN guideline on hospital nutrition. Clin Nutr,2021,40(12):5684-5709.

［16］ Link VM,Subramanian P,Cheung F,et al. Differential peripheral immune signatures elicited by vegan versus ketogenic diets in humans. Nat Med,2024,30(2):560-572.

［17］ Zeng Q,Li N,Pan XF,et al. Clinical management and treatment of obesity in China. Lancet Diabetes Endocrinol,2021,9 (6):393-405.

［18］ Setiawan T,Sari IN,Wijaya YT,et al. Cancer cachexia:molecular mechanisms and treatment strategies. J Hematol Oncol, 2023,16(1):54.

［19］ Chen Y,Zheng X,Liu C,et al. Anthropometrics and cancer prognosis:a multicenter cohort study. Am J Clin Nutr,2024, 120(1):47-55.

［20］ Linthicum MT,Snider JT,Vaithianathan R,et al. Economic burden of disease-associated malnutrition in China. Asia Pac J Public Health,2015,27(4):407-417.

［21］ Li X,Hu C,Zhang Q,et al. Cancer cachexia statistics in China. Precis Nutr,2022,1(1):e00008.

［22］ Liu C,Liu T,Deng L,et al. Sarcopenic obesity and outcomes for patients with cancer. JAMA Netw Open,2024,7(6): e2417115.

［23］ Busetto L,Dicker D,Frühbeck G,et al. A new framework for the diagnosis,staging and management of obesity in adults. Nat Med,2024,30(9):2395-2399.

［24］ Arai H,Maeda K,Wakabayashi H,et al. Diagnosis and outcomes of cachexia in Asia:working consensus report from the Asian working group for cachexia. J Cachexia Sarcopenia Muscle,2023,14(5):1949-1958.

［25］ Tang M,Xu H,Huang H,et al. Metabolism-based molecular subtyping endows effective ketogenic therapy in *p53*-mutant colon cancer. Adv Sci(Weinh),2022,9(29):e2201992.

86检